小儿矫形外科

主编 秦泗河

编写人员名单（按姓氏拼音排序）

蔡　刚	北京市垂杨柳医院	矫形外科
陈　亮	复旦大学附属华山医院	手外科
陈哨军	乌鲁木齐解放军第23医院	小儿骨科
戴祥麒	天津医院	小儿骨科
顾玉东	复旦大学附属华山医院	手外科
李承鑫	首都医科大学附属北京儿童医院	小儿骨科
潘少川	首都医科大学附属北京儿童医院	小儿骨科
彭爱民	北京骨外固定技术研究所	
秦泗河	北京市垂杨柳医院	矫形外科
孙　莉	吉林大学第二医院	骨科
孙丹舟	吉林大学中日联谊医院	小儿骨科
王汉林	河北医科大学附属第三医院	小儿骨科
夏和桃	北京骨外固定技术研究所	
许瑞江	解放军总医院	小儿骨科
杨建平	天津医院	小儿骨科
杨述华	华中科技大学同济医学院附属协和医院	骨科
于炎冰	中日友好医院	神经外科
赵俊会	北京积水潭医院	手外科
郑学建	北京市垂杨柳医院	矫形外科

编写秘书：李艳

北京大学医学出版社

图书在版编目（CIP）数据

小儿矫形外科/秦泗河主编.—北京：北京大学医学出版社，2007.8
ISBN 978-7-81116-329-2

Ⅰ.小… Ⅱ.秦… Ⅲ.儿科学：矫形外科学 Ⅳ.R726.2

中国版本图书馆CIP数据核字（2007）第097856号

小儿矫形外科

主　　编：秦泗河
出版发行：北京大学医学出版社（电话：010-82802230）
地　　址：(100083) 北京市海淀区学院路38号 北京大学医学部院内
网　　址：http://www.pumpress.com.cn
E-mail：booksale@bjmu.edu.cn
印　　刷：莱芜市圣龙印务有限责任公司
经　　销：新华书店
责任编辑：韩忠刚　　责任校对：格　言　　责任印制：张京生
开　　本：787mm × 1092mm　1/16　　印张：43　　字数：1091千字
版　　次：2007年9月第1版 2007年9月第1次印刷　　印数：1-3000册
书　　号：ISBN 978-7-81116-329-2
定　　价：136.00元

版权所有，违者必究
（凡属质量问题请与本社发行部联系退换）

秦泗河简介

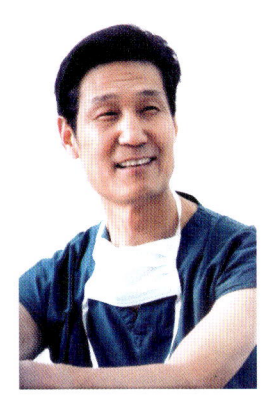

  1951年4月出生于山东省五莲县，1973年毕业于山东潍坊医学院，现任北京市肢体残疾矫治中心主任，北京市垂杨柳医院矫形外科主任、主任医师。从事矫形外科工作28年，主持矫形骨科手术2万余例，其中小儿骨关节畸形矫正约占40%。在下肢畸形矫正、肢体残缺的修复与功能重建领域有所探索、有较多创新，有所贡献，形成了独具特色的矫形手术风格。初步创立了适合国情和广大病人需求的"下肢畸形与残疾外科治疗技术体系"（专家技术鉴定结论）。是国内骨科学界第一位3次赴俄罗斯学习、引进伊里扎洛夫（G A Ilizarov）理论、器械与技术，并积极进行应用、研究与推广的学者。

  兼任华裔骨科学会理事、中华骨科学会微创骨科学组委员、足踝外科学组委员。中国残疾人康复协会理事、肢体伤残专业委员会副主委、"伊里扎洛夫"研究与应用学会主任委员。《中国矫形外科杂志》副总编辑、《中华骨科杂志》编委、《中华外科杂志》特邀审稿专家、《医学与哲学》编委、北京骨外固定技术研究所副所长。被泰山医学院、山东潍坊医学院、福建中医学院第一临床学院聘为客座教授与名誉教授。

  先后获全国卫生先进工作者，全国五一劳动奖章，全国残疾人康复工作先进个人，国家有突出贡献中青年科学、技术专家，1991年获得国务院颁发的政府特殊津贴。

  自1982年起，先后发表论文140余篇，出版专著3部，参编10余部，并发表了生物进化与人类疾病、《医学与哲学》类文章50余篇。已获得1项国家级、3项省部级科技进步奖，2项实用发明专利。

前　言

先天或后天性各种原因导致的肢体畸形和残缺，到目前为止，矫形外科治疗仍然是唯一科学的医疗选择。但由于我国地、市级以下的医院很少设立小儿骨科，故小儿肢体畸形的矫治多由成人骨科医师或综合小儿外科医师兼任，常因忽视了小儿生长发育的特点而按成人骨与关节疾病的处理原则予以治疗，造成不良后果，甚至导致患儿终身残疾。

一类或一种疾病的发生率、病情特点、年龄结构、病人对治疗的需求等，与每个国家和地区的经济状况、卫生管理体制、社会保障程度、专科医疗水平、文化习俗等有很大关系。我国很多小儿肢体畸形的患者及其家属得不到正确的就医信息，甚至不了解"矫形外科"是矫正小儿肢体畸形、改善功能的科学、有效的方法，以至于四处奔波乱求医，造成不良的后果。也由于小儿四肢畸形的矫正，较少应用昂贵的高、顶、尖设备，体内很少放置昂贵的内置物，缺少强大的市场推动，也是我国小儿矫形外科发展缓慢的原因之一。

目前严重的现实状况是：我国存在大量的脑性瘫痪，其肢体畸形发展到青少年阶段尚未得到合理科学的矫形治疗，小儿麻痹后遗症、延误治疗的先天性马蹄内翻足、大年龄先天性髋关节脱位、脊髓脊膜膨出后遗下肢畸形等患者数以百万计，而全国各个大医院，专门从事下肢畸形与残疾矫形外科治疗的矫形外科医师，十分缺乏。更应注意的是这些疾病或严重的肢体畸形类型，在欧、美、日等经济发达、社会保障较完善的国家已经很少见了。如何正确治疗我国众多、严重的肢体残缺患者，重建其肢体功能，是我国政府有关部门和骨科（矫形外科）医师应当关注和妥善解决的社会问题。

完全效仿西方发达国家的矫形外科医疗模式和技术标准，并不能很好地解决中国肢残儿童和青少年的矫形康复问题，必须根据我国小儿肢体畸形的发病率、病情特点、医疗需求和经济状况，创建适合于我国特色的矫形外科技术体系和医疗模式，这是主编者近20年来临床工作努力的方向，也是本书编写过程中注意体现的特色之一。

小儿上肢的畸形与功能重建在"手外科专著"中有详细叙述，脊柱的畸形与外科矫正，在各种脊柱外科专著中亦有详细介绍，各种创伤骨科的专著都有专门章节论述小儿的骨与关节损伤，因此，本书对上肢、脊柱的矫形仅进行原则性论述，小儿骨与关节损伤的诊疗，仅做简单介绍。重点介绍下肢先天性或后天性各种畸形、残缺的外科治疗。

由俄罗斯医生G.A.Ilizarov创立的张力-应力法则与微创牵拉技术，是20世纪骨科发展的里程碑之一，大大推动了现代骨外固定技术的发展，尤其对小儿各种骨与关节重度畸形的矫正效果，发生了突破性的变化，已在经济发达国家及地区普及应用，且有新的基础与临床应用研究成果。但在我国由于种种原因，尚未引起骨科学术界的充分重视，更没有在全国推广，故本书对现代骨外固定技术在矫形外科的研究和临床应用，做了重点叙述。人类肢体畸形尤其是下肢畸形的发生、发展与生物进化的历史过程有很大关系，Ilizarov技术的基础之一是遵循仿生学的原理，本书首次对生物进化与人类骨科疾病进行了探索。

由于下肢畸形与残疾的矫形治疗，需要医生具有综合的知识面、辩证思维的头脑、较丰富的临床经验和良好的手术技能，本书对微创技术与手术技巧、外科医生手术技能的成长规律进行了探索性阐述。并介绍了当前国际上认为放之四海而皆准的矫形外科原则：下肢畸形分析的（CORA）方法。为体现看图识病、看图识术的要求，本书是国内附真实临床资料图最多的小儿矫形外科专著。

秦泗河

E-mail:qsihe@Yahoo.com.cn

内容简介

先天性、遗传性、代谢性、外伤性、感染性等各种疾病，皆可导致小儿运动系统疾病或继发骨与关节畸形，尤其是小儿下肢畸形一旦发生，随年龄增大与骨骼发育，不正常持重应力的作用会出现复杂的病理改变，增加了治疗的困难。如何能做到小儿骨科疾病早诊早治，如何采用现代矫形外科的理论与技术，在临床工作中贯穿微创与微创技术的理念，治疗小儿骨科疾病，是编写本书的主要宗旨。全书分14章，附图800余幅，为节约读者时间，文字尽可能简练，编写形式也不求条陈一律，避免泛泛而谈。

小儿创伤骨折在许多骨科著作中有详细叙述，小儿脊柱畸形的矫正，已出版很多专著，没有必要详细地重复编写。因此，本书重点论述小儿四肢尤其是下肢骨与关节畸形的诊断与外科治疗。由于Ilizarov"微创牵拉组织再生"的生物学理论、组合式环形骨外固定器与标准的操作技术，已在世界范围内推广应用，改变了矫形外科的理念与治疗手段。近年在基础研究、器械创新与临床应用方面又有新的进展，能用微小创伤甚至是无血的手术，满意地矫正各种复杂的肢体畸形，修复残缺的肢体，重建肢体的形态与功能，且不会产生严重的手术并发症。因此，现代矫形外科已经进入了以骨外固定技术为主导的组织修复与重建的时代（体塑工程）。本书对骨外固定技术、尤其是对新近研究与临床成熟应用的"牵拉组织再生"的基本理论与技术做了较详细的介绍。

脑性瘫痪所导致的肢体畸形，在小儿矫形外科中越来越突出，且近年在矫形外科和神经外科领域对脑性瘫痪的外科治疗有较多进展，但有关专著和文献很少，故本书作为重点内容介绍。

本书适于广大医药卫生工作者、医学院校学生和研究生阅读，尤其适合临床骨科、小儿外科、整形外科医师、神经外科医师参考。

目 录

绪 论 1

第一章 概 论 5

第一节 对生物进化与人类骨科疾病的探索 5
参考文献 14

第二节 下肢骨与关节X线检查与测量 14
一、正常骨盆与髋关节X线解剖及常见畸形X线表现 14
二、股骨干X线解剖及常见畸形X线改变 21
三、正常膝关节X线解剖及常见畸形X线表现 22
四、正常小腿部X线解剖及常见畸形X线表现 26
五、足、踝部X线解剖及常见畸形X线表现 27

第三节 下肢机械轴、解剖轴的测量与CORA概念 33
一、现代矫形外科的起源与矫形的技艺性 33
二、CORA主要来源于Ilizarov器械关节铰链 33
三、CORA成为下肢畸形分析与矫正的国际通用语言 34
四、骨骼的机械轴和解剖轴 34
五、关节的中心点与关节走行方向线 35
六、正常下肢机械轴和解剖轴的测量方法 35
七、下肢力线异常和畸形矫正的术前CORA计划 37

第四节 肢体畸形外科治疗的基本原则 43
一、手术适应证 43
二、手术方案制定的基本原则 43
三、常用的手术类别 44
四、骨性畸形矫正后固定方法的选择 46
五、小儿肢体畸形矫正应注意的基本问题 46

第五节 术后制动、功能训练与疗效评价 49
一、石膏 49
二、矫形器 50
三、功能训练 55
四、常见下肢矫形手术后功能训练的程序 56
五、矫形手术后康复指导卡 58
六、CPM在下肢功能训练中的应用 59
七、下肢畸形与残疾外科治疗术后疗效评价表 59

小儿矫形外科

第六节　微创技术与手术技巧 60
　　一、微创外科概念 60
　　二、外科艺术与矫形手术技巧 60
　　三、手术速度与手术质量的关系 61
　　四、外科医生的手术风格 61
　　五、微创手术技巧形成的过程和体会 62
　　六、下肢微创矫形手术技巧的应用方法 62
　　七、肌腱、筋膜皮下闭合松解术的注意事项 63
　　八、微创手术技巧的适应证与临床应用介绍 63
　　九、止血带的合理应用 65
第七节　外科医生手术技能成长规律的探索 66
　　一、外科手术的起源与手术的"技艺性" 67
　　二、临床实践是提高手术技能的阶梯 68
　　三、外科临床技能的提高规律 68
　　四、形成高水平外科专家的四大要素 70
　　五、对外科手术有关问题的困惑与思索 70
　　参考文献 70

第二章　先天性颈部及脊柱畸形 71
第一节　先天性肌性斜颈 71
第二节　先天性颈椎融合 73
第三节　先天性脊柱侧凸 74
第四节　特发性脊柱侧凸 77
第五节　脊髓纵裂及脊髓栓系综合征 82
　　一、脊髓纵裂 82
　　二、脊髓栓系综合征 83
第六节　脊柱裂及其后遗下肢畸形的矫正 86
第七节　小儿脊柱畸形动态矫正简述 89
　　一、小儿脊柱畸形矫正发展简史 89
　　二、叶启彬脊柱侧弯板棍矫正装置 90
　　三、头-盆牵引矫正脊柱畸形 91
　　四、Ilizarov技术矫正脊柱侧凸 92
　　五、躯干肌力平衡和肌腱固定术矫正麻痹性脊柱侧凸 93
　　参考文献 96

第三章　上肢畸形的修复 97
第一节　手部先天性畸形的修复 97
　　一、概论 97
　　二、并指畸形 102
　　三、多指畸形 105

四、分裂手	111
五、巨指畸形	113
六、先天性拇指发育不全	117
七、Madelung畸形	119
八、桡侧与尺侧纵裂缺如	121
九、先天性束带综合征	124
十、关节发育不良、发育不全和发育异常修复	124

第二节　后天性上肢畸形 126
　　一、Ilizarov技术在上肢矫形中的应用 126
　　二、Ilizarov技术矫正肘关节屈曲挛缩 137
　　三、肘内翻、肘外翻 145
　　参考文献 148

第三节　分娩性臂丛神经麻痹的诊治 149
　　一、病因、损伤机制及预防 149
　　二、分型与临床表现 150
　　三、诊断 151
　　四、治疗 151
　　五、继发性畸形的表现与诊断 156
　　六、继发性畸形的治疗 158
　　七、产瘫的功能评定 163
　　参考文献 164

第四节　肱内翻畸形 165
　　参考文献 168

第四章　髋关节脱位与髋臼发育不良 169

第一节　先天性髋关节脱位 169
　　一、发病情况、病因、病理、诊断和保守治疗 169
　　二、常用诊查方法以及X线检查 171
　　三、诊断与鉴别诊断 175
　　四、治疗 177

第二节　组合性手术治疗年长儿先天性髋关节脱位 219
参考文献 227

第三节　髋臼发育不良 228
第四节　先天性和发育性髋内翻 231
第五节　先天性髋外展肌挛缩 235
　　参考文献 236
第六节　Ilizarov技术治疗青少年髋关节畸形 236
　　一、髋关节横向推拉术矫正髋关节僵直内收畸形 236
　　二、Ilizarov骨盆支撑截骨术重建髋关节功能 239

第五章　先天性膝部与踝足部畸形..........246
第一节　先天性膝关节过伸和脱位..........246
第二节　先天性髌骨脱位..........246
第三节　先天性胫骨假关节..........248
　　一、先天性胫骨假关节概论..........248
　　二、外科治疗策略..........248
　　三、Ilizarov 技术治疗先天性胫骨假关节..........250
　　四、先天性胫骨弯曲..........253
第四节　先天性胫骨或腓骨缺如..........253
　　一、先天性胫骨缺如..........253
　　二、先天性腓骨缺如..........258
　　参考文献..........262
第五节　先天性足畸形..........262
　　一、概论..........262
　　二、先天性马蹄内翻足..........264
　　三、先天性跖骨内收..........277
　　四、多趾症..........278
　　五、扁平外翻足..........278
　　六、先天性垂直距骨..........284
　　七、副舟骨..........285
　　八、先天性多发性关节挛缩症..........285
　　九、先天性下肢肥大症..........286
　　十、巨趾..........289
　　十一、裂足（龙虾足）..........289
第六节　足踝畸形矫正现代概念..........290
　　一、用人类直立行走的整体观探讨足踝畸形发生、发展的原因..........290
　　二、矫正足踝畸形，要关注患者体质与下肢的持重力线..........291
　　三、足的畸形矫正由关节融合走向保留关节功能的方向发展..........291
　　四、足的畸形矫正与美学修复结合..........291
　　五、微创牵拉技术使足踝畸形的矫正进入生物学时代..........292
　　六、现代足踝矫形器的使用，延缓或减少了手术的范围..........292
　　参考文献..........292

第六章　骨骺及骺板疾病..........294
第一节　股骨头骨软骨病（股骨头缺血性坏死）..........294
　　一、病因与发病机制..........294
　　二、病理及 X 线表现与分期..........295
　　三、临床表现..........296
　　四、鉴别诊断..........296

五、治疗 296
　　六、自然重建理念治疗股骨头缺血性坏死 298
第二节　其它骨软骨病 300
　　一、胫骨结节骨软骨病 300
　　二、跟骨结节骨软骨病 301
　　三、足舟骨骨软骨病 301
　　四、跖骨头骨软骨病 302
第三节　股骨头骨骺滑脱 302
第四节　骺板早闭与干骺端续连症 304
　　一、骨骺骺板早闭 304
　　二、干骺端续连症 309

第七章　其他疾病致下肢畸形 313
第一节　成骨不全 313
　　一、组织病理 313
　　二、分型与典型临床症状 313
　　三、Ilizarov 技术矫正成骨不全所导致的下肢严重畸形 315
第二节　软骨发育不全 317
第三节　多发性骨骺发育不全 323
第四节　进行性肌营养不良症 328
第五节　骨纤维异常增殖症 329
第六节　佝偻病 331
第七节　骨化性肌炎 333
　　一、进行性骨化性肌炎 333
　　二、骨化性肌炎 333
第八节　血友病性关节病 335
　　参考文献 339

第八章　膝内翻、膝外翻与小腿旋转畸形 341
第一节　发育性膝外翻 341
第二节　膝内翻与膝外翻畸形的外固定器矫正 344
　　一、膝内、外翻畸形分类 344
　　二、手术适应证 345
　　三、截骨断端固定方法的选择 346
　　四、手术策略与外固定器安装的基本方法 346
　　五、Ilizarov 矫形外固定器关节铰链的合理应用 350
第三节　可恢复性骨骺阻滞术矫正儿童膝内外翻畸形 353
第四节　下肢旋转畸形 354
　　一、下肢旋转的胚胎发育 355
　　二、出生后下肢旋转发育 355

三、旋转不良对关节的影响 355
　　四、临床检查方法 356
　　五、影像学检查 356
　　六、下肢旋转畸形的外科矫正与注意事项 357
　参考文献 359

第九章　脊髓灰质炎后遗症 361
　第一节　概论 361
　　一、脊髓灰质炎流行和防疫简史 361
　　二、12840例小儿麻痹后遗症外科治疗统计分析 361
　　三、手术适应证和手术方案的正确制定 362
　第二节　外科治疗的基本技术 365
　　一、软组织松解术和截骨术 365
　　二、肌腱或肌肉转位术 365
　　三、关节固定术 366
　　四、下肢均衡术 366
　第三节　足踝部瘫痪畸形 366
　　一、概述 366
　　二、马蹄足 367
　　三、马蹄内翻足 370
　　四、马蹄外翻足 376
　　五、高弓足 378
　　六、跟行足 379
　　七、足趾畸形 381
　第四节　股部肌肉瘫痪和膝部畸形 384
　　一、屈膝畸形 384
　　二、小腿外旋畸形 389
　　三、膝反屈畸形 390
　　四、肌移位重建股四头肌功能 393
　第五节　髋部畸形 395
　　一、髋关节屈曲挛缩 395
　　二、麻痹性髋关节脱位 397
　　三、骨盆倾斜 397
　　四、肌肉移位重建臀肌瘫痪 402
　第六节　连枷腿的综合手术治疗 405
　　一、连枷腿的分型 405
　　二、手术适应证 408
　　三、外科治疗策略 408
　参考文献 408

第十章 脑性瘫痪 ... 410

第一节 概论 ... 410
- 一、定义 ... 410
- 二、脑瘫发病率 ... 410
- 三、病因 ... 410
- 四、痉挛性脑瘫临床基本表现 ... 411

第二节 脑性瘫痪类型与SPR手术回顾 ... 413
- 一、脑瘫的分类、分型 ... 413
- 二、痉挛性脑瘫肢体畸形、残疾的发生机制 ... 414

第三节 选择性脊神经后根切断术 ... 417
- 一、选择性脊神经后根切断术发展简史 ... 417
- 二、选择性脊神经后根切断术的原理与疗效 ... 417
- 三、选择性脊神经后根切断术的术前评估与术后随访 ... 419
- 四、选择性脊神经后根切断术的选择标准 ... 420
- 五、选择性脊神经后根切断术术中电生理监测 ... 421
- 六、选择性脊神经后根切断术手术技术 ... 421
- 七、选择性脊神经后根切断术手术后处理 ... 423
- 八、选择性脊神经后根切断术的手术并发症 ... 424
- 九、内镜下选择性腰骶段脊神经后根部分切断术 ... 425
- 十、选择性颈段脊神经后根部分切断术 ... 426
- 十一、几种特殊情况的神经外科处理 ... 428
- 参考文献 ... 431

第四节 选择性周围神经切断术与药物解痉术 ... 432
- 一、选择性周围神经切断术 ... 432
- 二、肢体痉挛的药物治疗 ... 437
- 参考文献 ... 438

第五节 脑性瘫痪致髋关节畸形 ... 439
- 一、髋内收畸形 ... 439
- 二、髋屈曲畸形 ... 445
- 三、髋内旋畸形 ... 457
- 四、下肢长骨扭转畸形 ... 464

第六节 膝关节畸形 ... 473
- 一、屈膝畸形 ... 473
- 二、僵直膝 ... 491
- 三、膝反屈畸形 ... 498
- 四、膝关节冠状面与横断面畸形 ... 500
- 参考文献 ... 500

第七节 脑瘫后遗足踝部畸形 ... 500
- 一、脑瘫后遗足畸形的外科治疗原则 ... 502

二、脑瘫不同足畸形的手术矫正方法 506
　　参考文献 510
　第八节　组合性手术矫正脑瘫下肢复合畸形 511
　　一、手术适应证 512
　　二、手术策略 512
　　三、不同类别下肢畸形的手术组合与手术步骤 512
　　四、术后固定 512
　　五、组合性手术矫正脑瘫下肢多关节畸形的优缺点 512
　　六、实施组合性手术的注意事项 517

第十一章　臀肌挛缩症与周围神经性麻痹足 519
　第一节　臀肌挛缩症概论 519
　第二节　臀肌挛缩症有关问题的探讨 526
　　一、臀肌挛缩症合并骨与关节畸形 526
　　二、2000例"臀肌挛缩症"的探讨与思考 527
　第三节　周围神经性麻痹足 531
　　一、腓总神经损伤性麻痹足 531
　　二、胫神经麻痹性足 532
　　三、坐骨神经麻痹性足 534
　　参考文献 534

第十二章　骨外固定技术在小儿骨科中的应用 535
　第一节　骨外固定技术概论 535
　　一、骨外固定是矫形外科医生必须掌握的技术 535
　　二、骨外固定治疗骨与关节畸形的适应证 536
　　三、骨外固定的力学作用方式 536
　第二节　Ilizarov技术概述与评价 537
　　一、Ilizarov理论与技术的发现背景与传播 537
　　二、多用途环型外固定器 537
　　三、肢体延长术、骨转移与肢体畸形矫正 537
　　四、治疗创伤骨折 539
　　五、矮身材增高术 540
　　六、Ilizarov技术的并发症与缺点 540
　　七、Ilizarov技术的学习曲线 540
　　八、基础研究方面应当深入探索的问题 541
　　九、正在开展的新手术方法 541
　　十、未来展望 541
　　参考文献 542
　第三节　Ilizarov环型外固定器的基本构型与穿针截骨原则 543
　　一、器械的基本部件与主要的几种连接方式 543

二、铰链关节与矫形附件的应用 543
　　三、穿针固定与截骨术原则 545
第四节　Ilizarov 技术矫正膝关节畸形 554
　　一、手术适应证与手术需要的基本条件 554
　　二、膝关节牵伸器的构型及手术操作 555
　　三、Ilizarov 技术矫正膝关节重度复合畸形 557
　　四、Ilizarov 技术治疗重度膝关节屈曲挛缩畸形 563
　　五、Ilizarov 技术矫治膝关节屈曲挛缩畸形的有关问题 569
第五节　足踝部畸形的 Ilizarov 技术矫正 571
　　一、足踝畸形 Ilizarov 技术矫正的基本条件和原则 572
　　二、重度马蹄内翻足畸形的牵伸矫正 573
　　三、Ilizarov 技术矫正重度或僵硬型马蹄足畸形 576
　　四、Ilizarov 张力-应力法则矫正重度高弓足畸形 579
　　五、小腿缺血性肌挛缩后遗踝足畸形的牵拉矫正 582
　　六、Ilizarov 技术矫正不同踝足关节畸形的器械研制 584
　　七、Ilizarov 技术在足外科临床的创新性应用 587
第六节　组合式外固定器 589
　　一、基本构件 589
　　二、构型选择 590
　　三、组合式骨外固定手术的基本操作技术 593
　　四、进行整体固定时尚须注意的问题 594
　　五、骨外固定的术后处理 594
　　六、并发症的防治与处理 595
　　七、微型外固定器在小儿矫形中的应用 596
　参考文献 599

第十三章　肢体延长与重建 601
　第一节　概论 601
　　一、肢体延长与重建的定义 601
　　二、肢体延长技术理念的转变 601
　　三、古老民族追求美的肢体延长习俗 602
　　四、Ilizarov 技术与骨科自然重建理念 604
　　五、自然重建理念在于调动组织自然修复的潜力和医生的潜能 605
　　六、自然重建理念符合以中国文化为代表的"天人合一"哲学观 605
　　七、自然重建理念减少了对人体"替代重建"的开发速度 606
　　八、自然重建理念又将分解的骨科专业统一起来 606
　第二节　儿童下肢不等长 607
　　一、病因学 607
　　二、肢体生长的病理生理学 607

三、临床检查 ... 608
　　四、肢体生长的预测 ... 608
　　五、治疗 ... 611
　　参考文献 ... 617
第三节　下肢延长手术指征与手术策略 ... 617
　　一、手术指征与基本条件 ... 617
　　二、健肢股骨干缩短术 ... 619
　　三、麻痹性下肢不等长手术策略 ... 619
　　四、髂骨延长或髂骨、耻骨截骨延长 ... 621
　　五、股骨干延长术 ... 623
　　六、股骨带锁髓内钉与体外延长器结合延长术 ... 624
　　七、胫骨延长术 ... 626
　　八、股骨与胫骨同期延长术 ... 628
　　九、股骨或胫骨"Z"形或斜形截骨延长术 ... 631
　　十、胫骨延长结束后残留扭转畸形的处理 ... 631
　　十一、跖骨延长术矫正足趾不等长 ... 632
　　参考文献 ... 636
第四节　计算机辅助下 Taylor 环型空间外固定矫形延长器 ... 636
　　一、Talor 环形空间架的基本结构 ... 636
　　二、矫正肢体畸形的基本原理和操作方法 ... 636
　　三、适应证 ... 636
第五节　肢体延长的基础进展及临床有关问题 ... 641
　　一、肢体延长基础研究进展 ... 641
　　二、影响骨再生的因素 ... 643
　　三、肢体延长对关节软骨的影响 ... 645
　　四、器械的改进与创新 ... 645
　　五、肢体延长的疗效标准 ... 647
　　六、适应证问题 ... 648
　　七、并发症的防治 ... 649
　　参考文献 ... 655

第十四章　小儿骨与关节损伤外科治疗的原则 ... 658
　　一、骺板 ... 658
　　二、肥厚的骨膜 ... 658
　　三、骨骼有巨大的可塑性能 ... 658
　　四、在生长发育中矫形能力强 ... 658
　　五、骨折愈合快 ... 659
　　六、关节僵直少见 ... 660
　　七、小儿骨折分型 ... 660

八、骨骺损伤 660
九、骨骺损伤后遗症 661
十、软骨膜环损伤 662
十一、骨折诊断注意点 662
十二、小儿骨折诊断常因骨骺而发生错误 663
十三、切开复位适应证 664

绪 论

小儿麻痹后遗症、脑性瘫痪、先天性或体质性四肢畸形，骨与关节外伤后发育畸形以及各种原因所导致的四肢畸形和残疾，主要分布在农村和经济不发达地区。而我国地、市级以下的医院极少设立小儿矫形外科，四肢畸形一般的矫形手术由大骨科医生兼任，难以对畸形获得合理、满意的矫正。由于人们对下肢畸形与残疾的早期矫形治疗认识不足，开展这个专业很少需要高、顶、尖的设备和器械，大城市大医院专门从事下肢畸形与残疾矫形专业的骨科医生也少。因此，我国广大农村遗留了数以百万计的严重肢体畸形和残疾病人。而这些患者大多数为家庭经济贫困的社会阶层，难以到大城市找到专科医生就医，致使小儿的肢体畸形与功能障碍发展到严重程度甚至于成年后才就医，增加了矫形治疗的难度，这是实际的国情（图1~7）。

国际上建立的矫形外科原则与技术方法，并不能完全适应于中国广大病人的需求。在遵循国际矫形外科原则的基础上，创建适合我国的病人、病情特点的矫形外科技术体系，是中国矫形外科医生肩负的责任。现将北京市朝阳区矫形外科医院矫形手术治疗的下肢畸形和残疾病人统计资料与临床研究思路，报告给同道供参考。

矫形外科临床工作与研究方向是：减少手术创伤、扩大外科治疗指征、提高疗效、降低医疗费的指导思想。根据不同的病种和畸形类型，对术前检查、X线拍照和划线测量方法、残疾评估、手术指征与手术策略的确定、手术方法、石膏及支具固定、功能训练、疗效评估以及工作流程等，开展了一系列的矫形外科技术创新和临床应用的研究。特别是引进和开发了Ilizarov生物学理论和骨外固定技术在四肢矫形外科的应用，对畸形严重、复杂的患者，应用动态的四维治疗模式（三维结构加一维时间），将现代医学的微创技术与自然重建理念辩证地结合。

结果：从1993年6月~2006年10月，共手术治疗5531例，男3059例，女2472例，

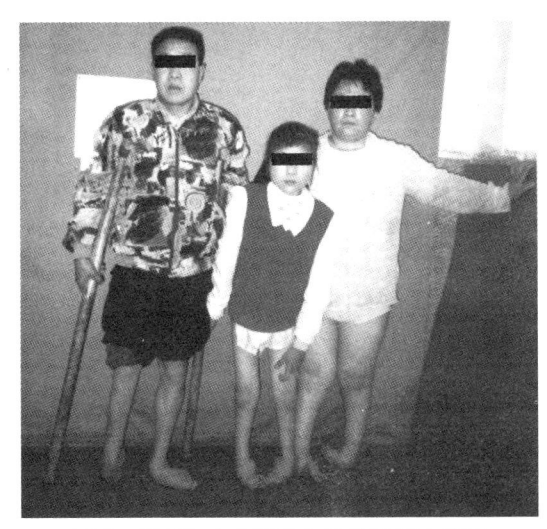

图1 父母和女儿皆患先天性马蹄内翻足

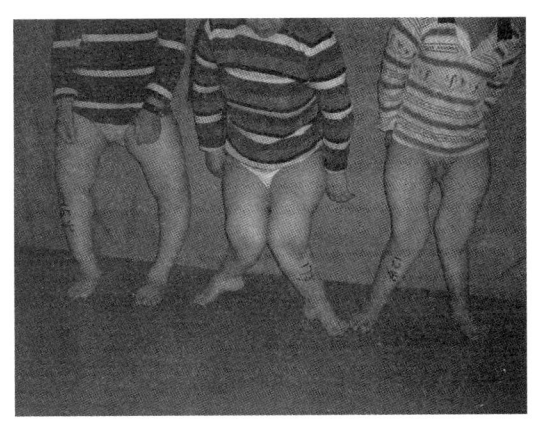

图2 兄妹三人皆是体质性骨病致膝内外翻畸形

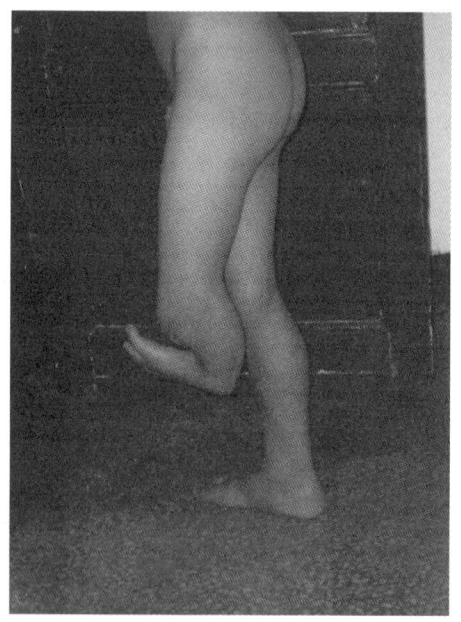

图3 左下肢先天性畸形

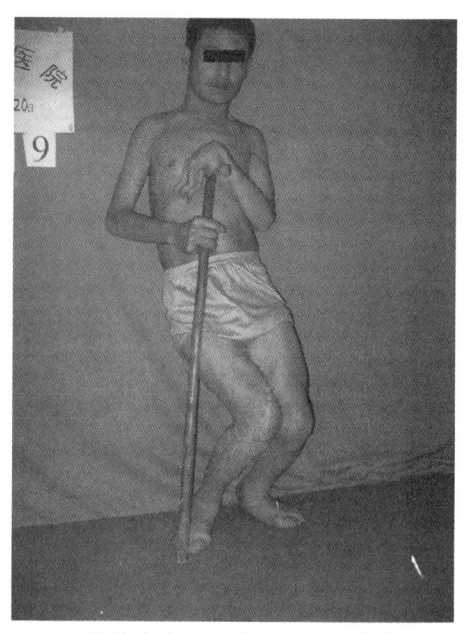

图4 脑性瘫痪，31岁，形成严重的股内收、屈膝畸形

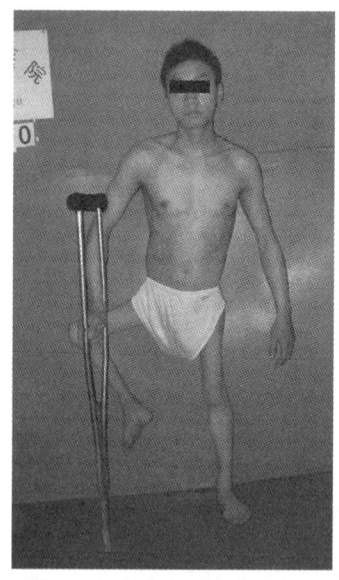

图5 小儿麻痹后遗症，右下肢严重屈髋、屈膝畸形

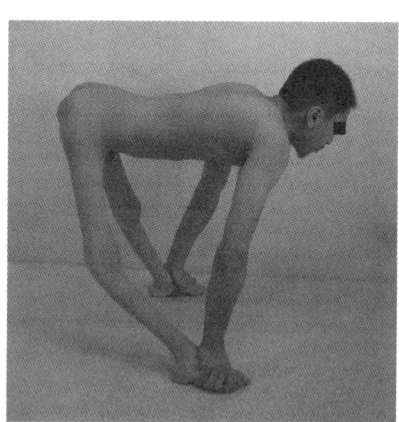

图6 小儿麻痹后遗症双手抓足爬行

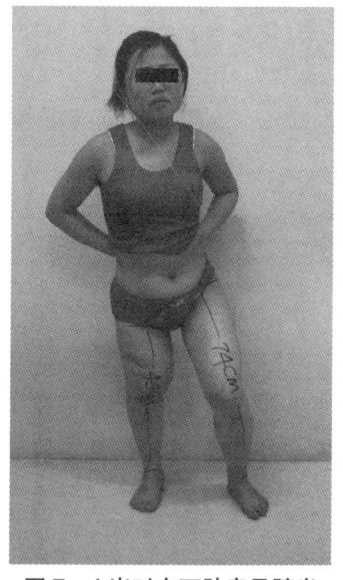

图7 4岁时右下肢患骨髓炎23岁检查，右下肢短缩25cm

年龄6个月～67岁；涉及20余类病种；其中小儿麻痹后遗症4059例，占73.4%；脑性瘫痪664例，占12%；先天性下肢畸形476例，占8.61%，其他下肢畸形和残疾332例，占6%，实施下肢各种矫形外科手术9664例次。所有手术的病例未发生1例大的血管、神经损伤和骨与关节感染的并发症，发生皮肤切口感染4例，占0.72‰。对下肢重度和复合性畸形的矫正应用了组合性手术策略，将现代矫形技术与自然重建理念结合，初步形成了较完善的体现我国矫形医术特色的下肢畸形外科矫治体系。

表1 5531例下肢畸形患者手术次数及比例

手术次数	例数	所占%
1次	2825	51.1
2次	1642	29.7
3次	701	12.7
4次	363	6.5

共实施9664例次手术

表2 1993年6月～2006年10月间所治病人年龄统计

年龄组（岁）	例数	所占%	年龄组（岁）	例数	所占%
0.5～5岁	232	4.2	26～30	349	6.3
6～10	924	16.7	31～40	150	2.7
11～15	952	17.2	41～50	17	0.3
16～20	1278	23.1	50～60	3	<0.1
21～25	1621	29.3	60以上	5	<0.1

20岁以下者3386例，占61.2%。15岁以下者2108例，占38.1%。

表3 下肢矫形手术病种分类（1993年6月～2006年10月）

病种	例数
小儿麻痹后遗症	4059
脑性瘫痪	664
先天性足畸形	283
先天性髋关节脱位	8
膝内、外翻	112
骨关节或神经损伤后遗症	23
脊椎裂后遗症	96
先天性多发性关节挛缩症	7
先天性胫骨或腓骨缺如	5
注射性臀肌挛缩症	59
先天性胫骨或股骨假关节	12
先天性翼蹼关节症	2
周围神经病变后遗肢体畸形	12
平足症	7
先天性多趾症	6
类风湿性关节炎致下肢畸形	2
下肢血管瘤继发关节畸形	3
股骨头无菌性坏死	14
成骨不全致下肢多发畸形	4
骨不连、骨缺损	11
膝关节僵直	28
创伤后遗下肢严重畸形	18
足趾不等长	3
其他	13

本组病人来源于除西藏、台湾、澳门以外的所有省、市、自治区，还有8例病人来自于美国、印尼、缅甸、巴基斯坦、蒙古国。

儿童下肢畸形的矫治不完全等同于大骨科的治疗原则，首先要有综合的整体观念，改善功能与恢复解剖轴线兼顾，要有进化发育学上的科学预测，时间的变量，正确的术前计划，系统的治疗过程。手术中一次完成畸形矫正的既往矫形理念，是并发症多、甚至加重患者残疾的主要原因。Ilizarov牵拉组织再生技术在矫形中的应用，弥补了既往矫形外科技术的缺陷，使得复杂的手术简单化，疗效更加确切，手术风险降低到了最低。能够有效地治疗传统矫形手术难以治疗或不能治疗的严重肢体残缺病人，挽救濒临截肢的患者。因此，本书将Ilizarov理论与技术作为重点介绍。

（秦泗河）

第一章 概 论

第一节 对生物进化与人类骨科疾病的探索

医学已经进入了从生命的遗传物质、生命的起源与进化过程，从人类的生态、生活模式与情感行为等方面，解释人体生命与健康、躯体与灵魂、疾病与衰老等奥秘的时代。达尔文创立的以"自然选择，适者生存"为核心内容的生物进化论，已成为整个自然科学乃至社会科学的普遍规律。正如当代物理学家普里高京·斯唐热所言："无论向哪里看去，我们所看到的都是演化"。

人们对生物进化与科技进步、生态医学、人体疾病，与医疗模式之间的关系，还缺乏较多的研究。这是因为从事生物进化和人类学研究的学者，缺乏医学知识背景和临床经验，又没有主动和临床医师交流，而医学领域的学者由于过细的分科，又把主要精力和研究经费，投到微观物质与生命某一现象的观察、分析与细节的描述；忽视用生物进化论的武器，解释某些疾病的成因、演变过程以及指导临床医师的诊疗决策。

作者复习生物进化的新近文献，比较脊椎动物骨骼演化的结构改变，分析人类直立行走的身体结构特点、行为方式与其他灵长目的差异；结合自己的临床医学背景，初步探索进化与人类骨科疾病发生的一些内在联系。

1. 从原始生命到人的进化历程

古生物化石的证明，地球上最早的原核生物约在太古宙早期（距今约38亿年）出现，经过10亿年之后才由原核生物进化成含有细胞核的真核生物（细胞）。脊椎动物约发生在距今约3.5~5亿年的显生宙-古生代-石炭纪；约3300~2400万年前从旧世界的猴子中进化出猿；约600~700万年前人类与黑猩猩分手，直立起来用双足行走，走向属于人的大道。而人类的脑量快速膨胀约在不足200万年前才开始，比人类直立行走晚了几百万年。因此，直立行走引发了人类解剖学上的巨大改变，为其它方面的天择演化奠定了基础。

前单细胞生物进化到脊椎动物经过了20多亿年的时间，占了整个进化史的2/3。从生物进化的时间跨度上也说明了脊椎动物结构的复杂性。脊椎动物进化成灵长类动物用了约3亿年，而灵长目进化成人猿超科动物仅用了2000多万年的时间。与38亿年的生物进化史比较，仅是短短的瞬间。大约在15万年前智人在地球上出现了，从此人类的形态与脑的重量就基本没有改变。由此昭示出一个奇特的现象，就是脊椎动物的进化速度越接近人的阶段，其变成新物种的"转型周期"越短，但产生了与直立行走相关的结构缺陷与"特有疾病"：如下肢静脉曲张，在应力作用下膝关节与足踝畸形（图1-1-1）、颈椎病、腰腿痛、股骨头坏死塌陷、脊柱侧凸、骨质疏松、高血压、内脏下垂、阑尾炎、痔疮、难产、近视眼等。

2. 脊椎动物的出现为人类的诞生打下了基础

脊椎动物是生物进化史上低级迈上高级的分水岭。以脊椎骨为轴心机体形成完美的对称结构，脊椎是身体运动中轴和中枢神经的保护屏障。神经管分化成脑和脊髓，加上头骨就形成了动物的头部。嗅、听、视觉等感觉器官集中于头部，增加了对外界感知的敏感度与广

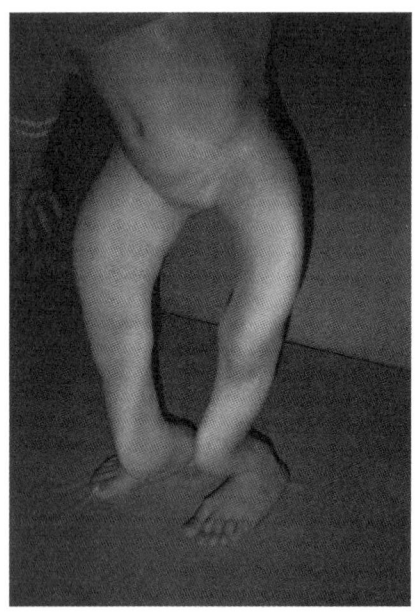 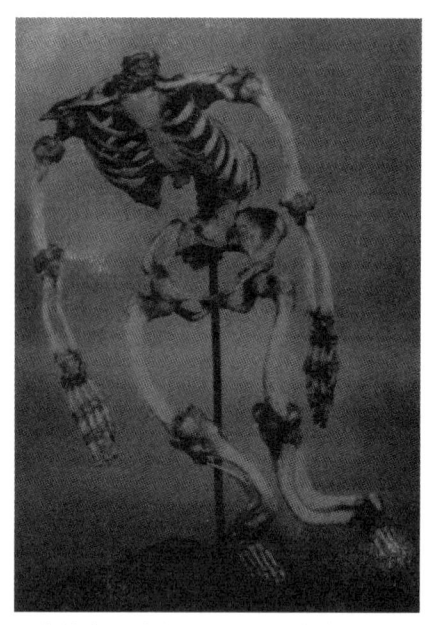

A 成骨不全者形成下肢复合性畸形　　　B 佝偻病导致脊柱、下肢重度弯曲畸形

图 1-1-1　人类成骨障碍性疾病加直立行走的应力，易出现负重骨的畸形改变

度，完成了中枢神经系统对全身运动与生理的调节，为陆生爬行纲、哺乳纲动物的诞生奠定了基础。

低级脊椎动物（如鱼）脊椎全由肋骨包绕，爬行类仅颈椎出现，故身体的灵活性运动受到很大限制。进化首先表现在颈椎、腰椎部的肋骨退化，到哺乳动物形成了灵活的颈部与腰部两个躯体的多自由度的旋转中心（图1-1-2），从此人类管状骨的生长、发育过程与其它哺乳动物基本相同（图 1-1-3）

组成人体脊椎的33块骨头中，每一块骨头又有6个关节，向6个不同的方向旋转，可以形成两亿种不同转动方向的排列组合，其中任何一种非正常的组合都有可能造成身体的不适。所有哺乳动物都有7个颈椎，腰椎由其他脊椎动物的6～7个减少至5个（表1-1-1），人的骶椎融合在一起，这是直立行走的结果。

表 1-1-1　哺乳类家畜与人的脊椎骨数目比较

	颈椎	胸椎	腰椎	骶骨	尾椎
牛	7	13	6	5	18～20
羊	7	13	6～7	4	3～24
马	7	18	6	5	14～21
猪	7	14～16	6～7	4	20～23
狗	7	13	7	3	20～23
兔	7	12	7	4	10
人	7	12	5	5	4

（摘自董常生主编.家畜解剖学.北京.中国农业出版社.第三版.2006：15.）

人的颈椎数与其它哺乳类家畜相同，而胸椎、腰椎减少，这是直立行走出现的结构改变，与四足行走动物比较，人的腰、骶骨的结构与功能演变较大，故人类腰骶部先天性畸形或后天性疾病的发生率增高了，如脊椎裂、脊椎滑脱、椎间盘疾患等。

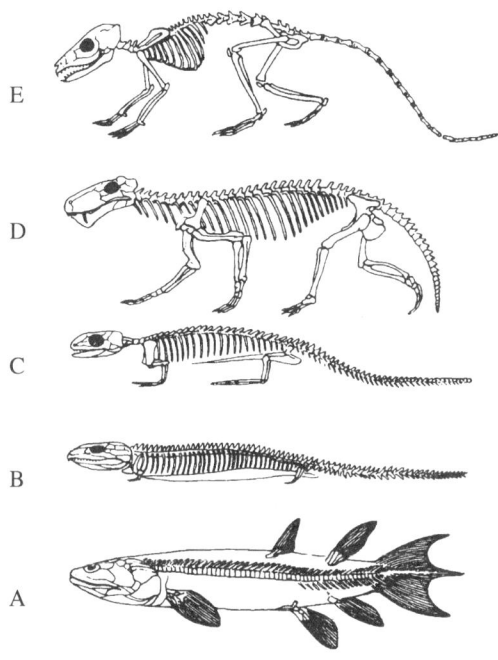

图 1-1-2　脊椎动物骨骼的进化图
A 鱼　　　B 蝾螈类　　C 爬行动物
D 地球上已消失的雷赛兽　　E 陆地哺乳动物

从上图所示，脊椎动物越进化到高级阶段颈部和腰部的肋骨退化，最终出现颈椎和腰椎两个灵活的运动枢纽。

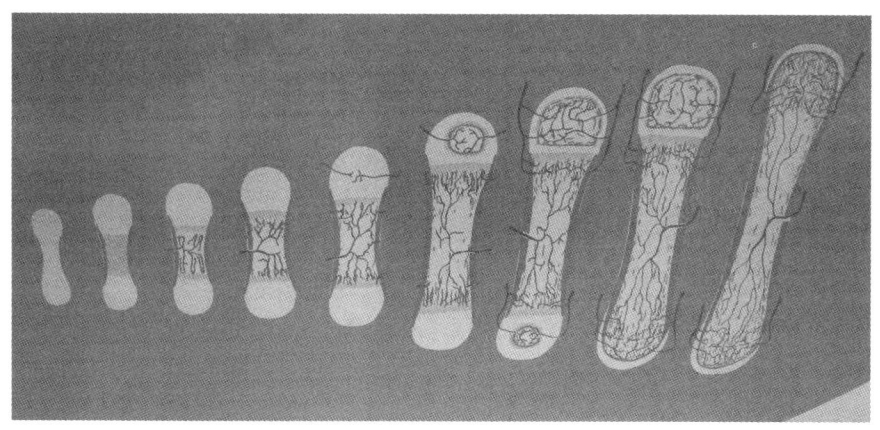

图 1-1-3　人类和其它陆地哺乳动物管状骨的形成、生长、重建和发育成熟过程

人类肢体发育开始于妊娠的第4周，第6周出现软骨细胞，第8周形成初级骨化中心伴随着血管侵入，在中心的两端软骨区域变成生长区域，出生后才形成次级骨化中心

在其它灵长目动物，脊柱原本起到拱顶的作用，一旦人类直立起来它就只好充当承重的立柱了。为了支撑我们的脑袋并平衡髋关节和下肢以上的体重，幼儿在发育过程中脊柱演化成S形弯曲（图1-1-4），从而维持了人体平衡和省力的双足运动。但也为人类颈背部疼痛、脊柱多发性疾患留下了隐患。

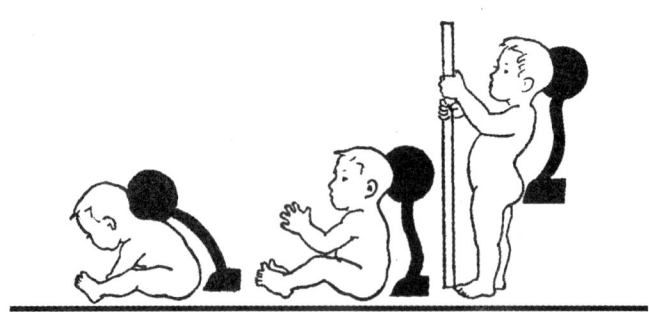

图 1-1-4 脊柱弯曲的形成过程

婴儿坐位时脊柱弯曲弧出现,具备抬头能力后,颈曲出现;直立后逐渐形成与下肢持重力线相符合的脊柱矢状位"S"形弯曲

3．人手的诞生过程

人类在运动行为上最特有的物种区别是两只手得到完全解放能自由自在的运动。某些灵长类动物的前爪正在向手的方向演变,但从结构看,他们的前爪还不能运用自如,大拇指不能完成与其它四指的对掌动作,奔跑时常常需要前爪辅助。由灵长目前爪演化成人手的基本过程可能是:

(1) 灵长目攀缘、采摘的树栖生存方式,使上肢的功能与结构逐渐发生有利于灵活运动的变化与相应神经系统的复杂调控。

(2) 环境的变化迫使下到地面生存的猿类,为更好的采摘食物,不定期的直立或半直立行走,胳膊变短,腿变长,如此,能腾出前肢并在前肢的辅助下进食,学会对同类拥抱、抚摩、用胳膊携带幼儿等温情行为,这些行为都增加了前爪进化成人手的内在动力需求。灵活、复杂的行为需求世代积累,便可能促成个体的微小变异或基因突变,使运动器官结构的改变与功能升级,这就是内因的累积进化。从不同种的哺乳动物与人前肢的比较解剖学,可以证明人手的演化过程(图 1-1-5)。

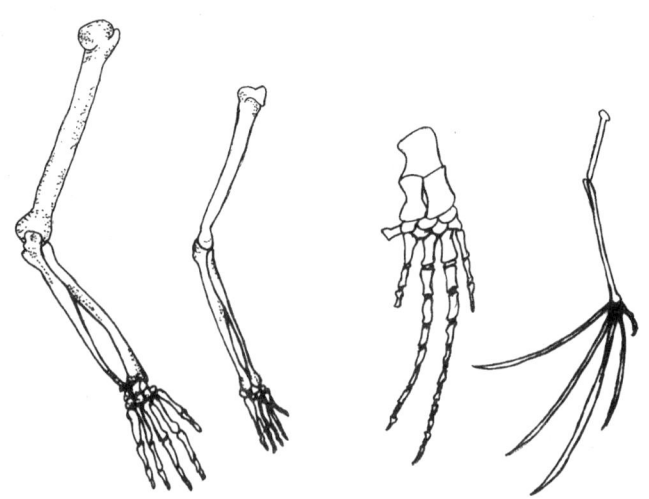

图 1-1-5 哺乳动物前肢经过选择和适应导致的变化,人类、猫、鲸和蝙蝠的同源性骨骼构成,已具备了各自物种的特定功能,但都有 5 个趾(指)骨

选自恩斯特．迈尔著．田铭译．进化是什么．第 25 页．上海科学技术出版社,2003．

(3) 目前生活在地球上的250多个灵长类物种，大猩猩和黑猩猩与人的血缘最近，人与黑猩猩的基因98.87%是相同的，远小于黑猩猩与其它灵长目的基因差异，而形态的主要差异在骨骼与皮肤。手与舌头在人的大脑皮层功能代表区所占的区域最大。脑科学研究发现，手在进行精细运动时如弹钢琴，会促使脑血流量明显增加，证明了手的劳动与语言的形成促使了人脑的发展，手的精细运动必然与人类的心理活动联系在一起。

4．人类的"幼胎持续"现象

人类是所有哺乳动物中"幼胎持续"或生长发育期最长的动物，幼儿从10～15个月学会站立行走，20岁以后，行走的方法（步态）才基本定型（图1-1-6）。从幼年到成年，身体的骨骺一般于22～25岁才完全闭合。生长期几乎占整个生命周期的30%。而其他哺乳动物幼儿的生长期一般约占生命周期的1/5～1/6。如此漫长的运动系统发育过程，使人类出现比其它高等脊椎动物多的骨关节发育障碍性疾病。大自然之所以给人类规定这么长的生长、发育周期，主要原因是由于直立行走、股骨头迫使双髋臼内陷、骨盆缩窄，难产率增加，迫使婴儿只能在未发育成熟之前（幼胎阶段）即降生（图1-1-7），一岁左右才学会基本的站立和行走（图1-1-8）。且人类属于社会性动物，身体发育与智能发育必须同步，且必须经过长期的教育和实践经验，才能成为合格的具有独立生活与善于劳动的社会人（图1-1-9）。

5．人类直立行走的代价

（1）四足行走的脊椎动物快速演变为两足行走的人，赢得了双手的自由和大脑的智慧，但形成了并不完善的人体结构。为了支撑身体的重量并缓冲直立移动所形成的冲击应力，四

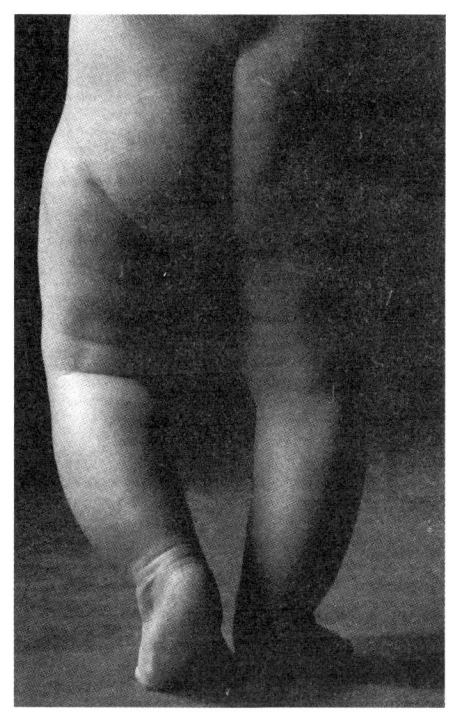

图1-1-6 幼儿初期行走脚掌是平的，双膝关节轻度内翻

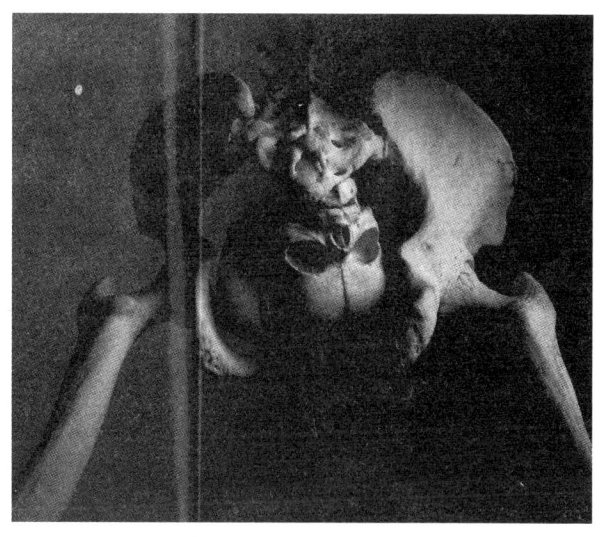

图1-1-7 直立行走使人类的双髋臼窝加深，减少了小骨盆的直径，迫使婴儿在未发育成熟之前降生。直立行走是造成人类早产、难产、婴儿窒息的主要原因

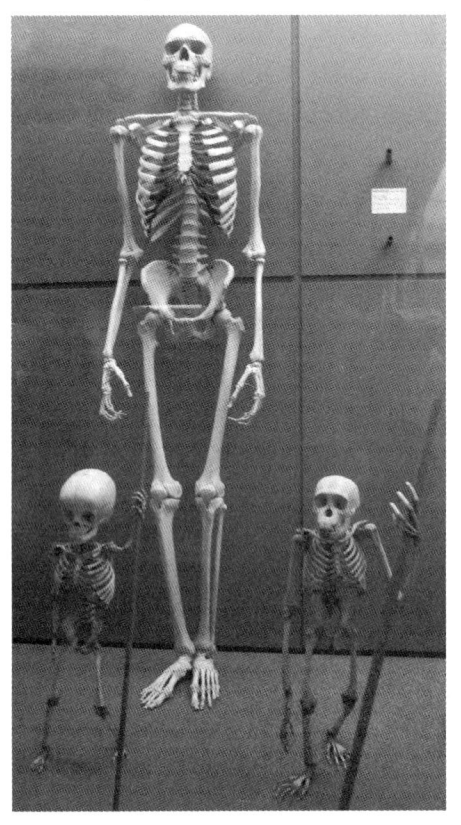

图1-1-8 幼儿、成年人与黑猩猩站立状态的比较，显示初期学习站立、行走的幼儿与黑猩猩的站立姿态相似

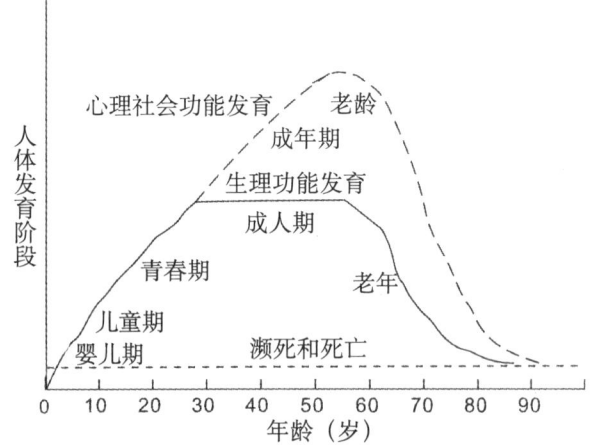

表1-1-9 人体运动功能和心理功能发育过程

此图显示人的运动生理功能，25岁发育成熟，55岁即开始下降，而心理和社会智能（学习）的发育于60岁才达到顶峰，70岁以后开始下降

（摘自《人体发育学》（第2版）第1章13页。华夏出版社，2005）

肢的关节和脊椎骨都变大了，足部也演化出了足弓，关节与肌肉的总数增多，全身约282个关节，639条肌肉，还有无数的按规律分布的韧带，使人体的灵活、精细运动与平衡功能达到高等动物的顶峰。但双足着地直立行走终究是一个不稳定的结构，人体不管采用什么样的站立行走方式（包括走钢丝的杂技演员），必须维持身体的平衡，即从头到足的着地着力部位必须保持动态的相对垂直的持重力线，如此，人体才能完成在各种不同的地面行走。一个看似简单的站立、行走运动，需要内耳的平衡器官，深浅感觉，无数条神经、肌肉的参与调节，如果其中有一个环节出现问题，就会产生运动与行走功能障碍有关的疾病。

（2）颈椎病

枕骨大孔是颅骨连接脊柱的位置。在四足行走的哺乳动物，枕骨大孔朝后，头位于脊柱的前方，扑获食物与生存斗争主要靠牙齿的撕咬和头部（牙齿）的强力运动，且需要克服头下垂的垂直剪力，颈椎比腰椎强壮、粗大（图1-1-10）。人类的脑袋增大，枕骨大孔朝下使头颅位于脊柱的顶端，枕骨大孔的横断面与眼窝的横断面几乎相交成直角（图1-1-11）。头的重量相对垂直地压在躯干上，头能后仰，基本脱离了头下垂的剪力。不需要强壮的椎骨与颈部的肌肉支持，更需要颈部的柔软自如的运动与美学要求，由此使人类的颈部较之于相同体重的其它哺乳动物明显变细，这个进化上的优点也就成了颈椎间盘应力增加的弱点，证明

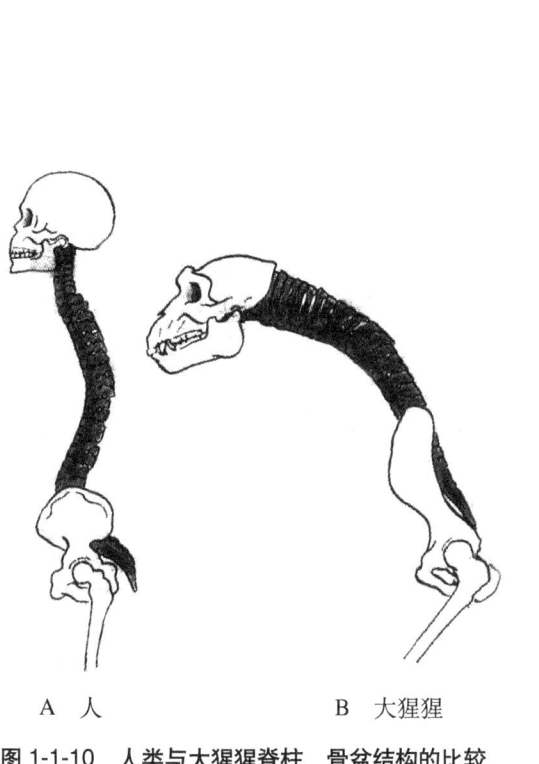

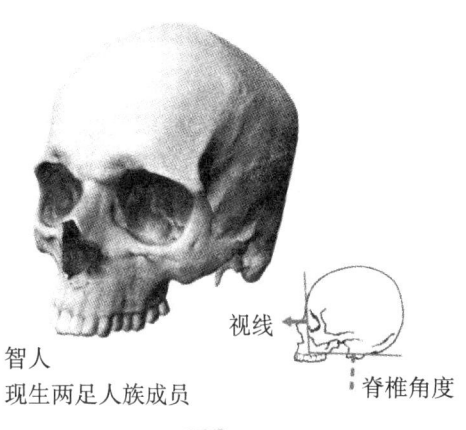
智人
现生两足人族成员

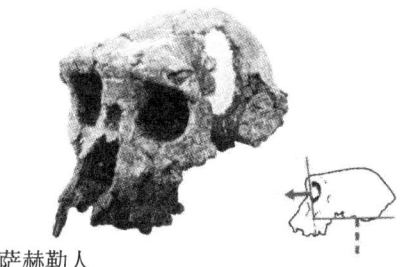
萨赫勒人
可能是最早的两足人族成员

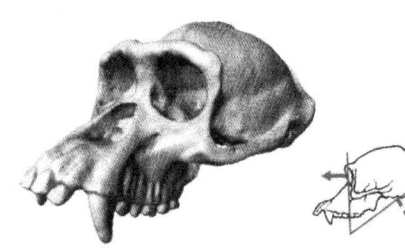
黑猩猩
四足猿类

600万～700万年以前

A 人　　　　B 大猩猩

图 1-1-10 人类与大猩猩脊柱、骨盆结构的比较，人的脊柱呈"S"形，椎体从颈椎到腰椎逐渐变大，大猩猩的脊柱呈弧状，颈椎椎体＞腰椎，骨盆呈划船木浆样形状

图 1-1-11 灵长目动物进化成人类，脊椎角度与眼眶角的变化

了人的脖子不能长时间一个姿势或长期低头位置下工作，也不能经受快速、暴力的剪切运动，否则很容易发生颈肌劳损、损伤和各种类型的颈椎病。

(3) 直立运动的枢纽与腰部的脆弱

在胚胎发育过程中，脊索是原始的中枢支架，胎儿在第10周才形成完整的软骨性脊椎，后逐渐发生骨化，至青春期后在每一节脊椎上就出现5个二次骨化中心，直到25岁左右腰椎的骨化中心才能完全融合。

现代科学对人类腰椎的结构、生理、类型、协调运动轨迹与老化过程，腰部疾病对全身健康的影响等，还有许多未知数。但有一些观点已经得到科学界与社会界的公认，如男人普遍喜爱细腰肥臀的女性，奥斯汀大学的辛格教授认为细腰、肥臀的女性运动的灵活性与生育能力都高于同龄腰粗的女性，最迷人的腰臀比例在0.6～0.7之间。维护腰椎灵活性运动的存在，是个体健康与生活质量的一个重要指标。因为，从事任何运动都几乎不同程度的有腰椎的参与，腰部是机体的重心，名副其实的人类运动枢纽，是脊椎动物进化成人类后，最突出的薄弱点。

人类的脊柱结构除了尾椎退化之外，颈椎、腰椎的个数和结构，基本保持了四足哺乳动物的特征，尤其是椎间盘的结构并不太适应于长期的站立和强度劳动，腰椎间盘约在30岁左右就开始退变。腰椎的急性扭伤与慢性劳损非常多见，如腰肌劳损、椎间盘疾患、不明原因的腰骶部疼痛等。若腰围≥臀围者，必然影响了腰椎的灵活性，容易继发许多代谢性与心、脑血管性疾病，平均寿命会缩短。

骨科医师应开展对"腰椎保护方法和避免腰椎损伤"的研究，临床上制定腰椎疾病治疗策略时，应首先考虑如何尽量保留腰椎的灵活性运动。如椎间盘脱出的治疗从直立行走的要求看，治疗的基本原则是消除对神经根的压迫，恢复腰部的灵活运动，而不应该固定脊柱关节。

(4) 脊柱、髋、膝关节畸形

特发性脊柱侧凸、发育性髋关节脱位、股骨头缺血性坏死、膝内、外翻畸形等，属于人类直立行走的代价，尚未发现其它的哺乳动物患有以上类似的骨科疾病。各种实验用的动物模型基本上用的是四足动物，纵然是用两足行走的动物鸟类，也与人类的直立行走模式与生活行为相差甚远；因此，实验动物模型很难真实地反应人类许多骨科疾病的病因、病理与疾病转化过程。如果从脊椎动物进化的角度探讨这些疾病的发生原因与病理转化过程，有助于我们跳出纯技术的圈子看问题，提出更符合生物学和人性化的预防和治疗方法。

特发性脊柱侧凸至今病因不清。目前的矫正与融合脊柱关节的治疗原则，不符合脊柱灵活性运动的生理要求。能否用生物进化这个大统一场的理论，分析脊柱侧凸畸形的发生、发展与人类直立行走之间的个体关系，探讨脊柱的平衡运动与头颅的位置，分析不同个体的生存环境、躯干类型以及与步态之间的关系。采用不融合或尽可能少的融合脊柱关节而矫正脊柱畸形的方法，可能是脊柱侧凸畸形矫正的最有价值的研究方向。

股骨头缺血性坏死与扁平髋目前研究的重点集中在股骨头血液循环的障碍，而其真正的发病原因是人类直立行走、生活方式改变与医源性因素。

(5) 与行走有关的足疾病

树栖生活的猴类，手、足外形与骨关节结构相似。前足向内旋转，足内缘凹陷，外缘凸起。足跟不负重，故跟骨较小。美国人类学家曾研究比较体重160公斤的雄性大猩猩比体重45公斤的女人的跟骨还小。为适应人体直立行走的需要，跟骨发育成足最大的骨骼，且皮质骨较薄，松软的网状海绵骨很多，如此，可减少跟骨着地时震荡。具有弹簧作用的纵弓和横弓在幼童发育过程中形成；踇指与第二趾靠近平行，足的跖屈内翻肌力明显大于足的背伸外翻肌力，足部韧带发育壮大，而足的内在肌萎缩退化。这些足的结构和形态变化适应了足的稳定站立、行走、跑跳时的弹性推进与节省运动能量的效应。

由猿猴灵活的具有抓握等功能的后爪，变成"只能推动身体前进与缓冲前进中震动的人足"（图1-1-12），结构演化的并不完美，如足的稳定与灵活之间的平衡还不协调；经常发生足的内翻性扭伤，足内翻畸形的发生率远多于足的外翻畸形，足踝骨间韧带演化的强度尚达不到人类长期站立的承重要求。先天性马蹄内翻足、爪状趾、踇外翻畸形以及平足症、疼痛性鸡眼、踝关节退变性疾病十分常见。若用生物进化的思想和人类直立行走的代价,解释足踝疾病的成因,会启示我们对这些疾病提出更合理的预防和治疗原则。例如目前世界上正大力推广的潘塞(Dr.Ignacio Ponseti)马蹄足矫正方法,将手法、石膏、矫形器与有限矫形手术结合在一起,凡两岁以内的患儿不用开刀、仅需要很少的医疗费就能治愈。本方法的理论基础就是生物学和足的功能解剖学,认为马蹄内翻畸形足的发生并非是先天性原因,而是

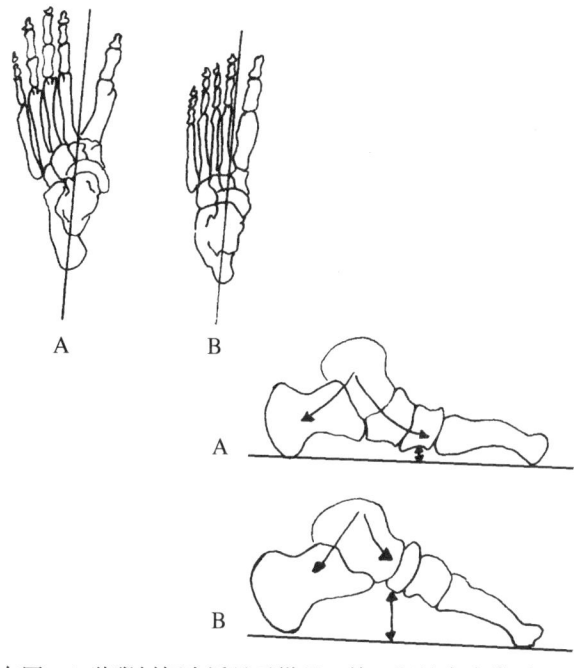

左图:A 猿猴树栖生活足无纵弓,第一跖骨向内张开。
B 人直立行走,形成足弓,跟骨发达,第1、2跖骨靠拢足专司站立行走

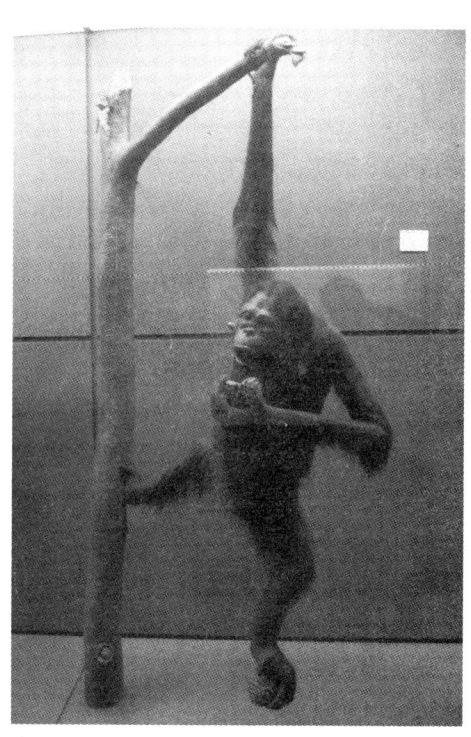

右图:猿猴的手和足都具有相同的抓握功能

图1-1-12 人足与猿足的比较,人足专司站立、行走的功能。

足的结构与进化有关的发育性原因。

6. "进化医学"将有很大的发展远景

自1859年达尔文出版《物种起源》专著算起,148年过去了,这期间有许多学者对生物进化论进行了宏观与微观的系列研究,目前世界上发表的分子生物学文献中,约三分之一以上的文献是关于如何通过进化的方法揭示出一些重要分子的一些历史性质,通过研究进化问题,确定不同的基因种类及其在种系发生过程中的详尽细节。

进化问题是生命世界中最令人着迷也最令人困惑的问题,不仅科学家需要了解进化,公众也需要了解进化。医学工作者如果不至少了解进化的某些方面,就无法理解我们身边的生物世界;无法理解人类的独特性、个体的差异性;无法理解遗传性疾病及其可能的治疗办法;无法理解细菌的抗药性、某些人的过敏体质、机体的结构层次及内外环境的和谐调节等问题。直立行走使人类得到了高效率的直立移动能力,却换来髋、膝、踝、足关节众多的特

有疾病和潜在问题，作者预见，"进化医学"或用进化的思想和模式来解决医学上的许多问题，将是现代医学发展的重要方向。

（秦泗河）

参考文献

1. 普里高京，斯唐热．从混沌到有序．上海：上海译文出版社，1987．23．
2. 张昀编著．生物进化．北京：北京大学出版社，1998．54～56．
3. 董常生．家畜解剖学．第3版．北京：中国农业出版社，2006．14．
4. 郭明，董安立．美式脊椎矫正学在临床康复应用中的前景．医学与哲学，2006，1；51-53．
5. 赵功民著．谈家桢与遗传学．南宁．广西科学技术出版社．1996．63．
6. 江钟立编著．人体发育学．第2版．北京：华夏出版社，2005．2-3．
7. （美）斯缔芬．杰，古尔德著．田铭译．自达尔文以来．北京生活、读书、新知三联书店．1997，第一版；226．
8. 周天健等著．临床实用步态分析学．北京：北京出版社，1993．前言．
9. 张昀编著．生物进化．北京：北京大学出版社，1998．233～234．
10. 恩格斯．《自然辩证法》．于光远等译编．北京：人民出版社，1984．295．
11. 扬汝生等编译．生命之谜．北京：北京时事出版社，2006．100-101．
12. 毛宾尧．足外科学．北京：人民卫生出版社，1992．467．
13. 秦泗河．进化缺陷使我们生病．大众健康，2005，5；65～68．
14. 恩斯特．迈儿著．田铭译．进化是什么．上海：上海科学技术出版社．2003．242．
15. [美] 珍妮佛、阿克曼．走路演化学．华夏地理，2006，7（49）；155-171．

第二节　下肢骨与关节X线检查与测量

下肢骨与关节是由骨盆、髋关节、胫、腓骨、踝关节、足部多个部分组成，各部分组织器官不同，厚度差别大，加之较长，很难在同一张普通X线上同时清楚显示各部分，因此，应根据畸形部位分段投照进行检查。如果应用数字摄影设备，可同时拍摄立位双下肢全长（包括髋、膝、踝3个关节）X线片，如此方能正确测量下肢持重力线与管状骨的轴线。摄影范围必须包括骨、关节与周围软组织。检查下肢长骨一端病变时，必须包括邻近的关节，必要时应该包括邻近的两个关节；一侧下肢畸形X线表现较轻微，确诊或疑为正常变异时，应拍摄对侧相应部位作对照观察。这种对照对畸形矫正亦有指导意义。

一、正常骨盆与髋关节X线解剖及常见畸形X线表现

（一）正常骨盆和髋关节X线解剖

髂骨、耻骨和坐骨三骨联合处构成髋臼，其内侧面和骶、尾骨共同组成骨盆。

耻骨和坐骨各分为体部、上支和下支。耻骨上、下支结合处有椭圆形的耻骨联合面。坐骨上下支结合处为坐骨结节。

髋关节包括髋臼和股骨上端。髋臼在骨盆外侧面中部朝向前外下方。髋臼边缘呈堤状，下缘有切迹，横韧带架在切迹上方。髋臼缘和横韧带周边镶有环形软骨，即关节盂唇。髋臼窝在髋臼中央，窝底骨质很薄，受外伤或被破坏时股骨头可突入骨盆腔。

(二)髋部的骨发育过程

髋骨的三块骨出生时都已开始骨化,中间由很宽的透亮带(软骨)相隔。随着骨化进程,软骨逐渐变窄,到 4~5 岁时成 Y 形,叫做 Y 形软骨或 Y 形骨缝。约在 9~14 岁,Y 形软骨出现多个二次骨化中心,在 X 线片上因与髋臼上部重叠表现极不规则,可呈分离骨片或花边样,以髂、耻骨间表现较明显。二次骨化中心在 13~17 岁与髋骨愈合,亦可推迟至 20 岁。1~2 岁时髋臼边缘影像光滑,2~3 岁以后开始不整齐并可呈明显波浪状,大约 15 岁以后逐渐整齐。髋骨的其他二次骨化中心像其他扁骨一样于青春期出现,20 岁以后愈合,耻骨支和坐骨支在 5~11 岁骨性联合。髂骨嵴有多个二次骨化中心,开始时影像呈分节状或花边样与髂骨缘平行,两侧可以不对称,逐渐相连并由前向后与髂骨相融合。髂嵴骨骺愈合反映髂骨发育终止。非特异性脊柱侧弯病人可以由此推断侧弯发展停止,有一定意义,常称为 Risser 征(图 1-2-1)。

股骨近端出生时全部为软骨。股骨头化骨核在 6 个月至 1 岁时出现,3 岁左右成半圆形,骺板渐窄,颈干角渐小。大转子可有多个化骨核(图 1-2-2)。

(三)髋部正常变异的 X 线解剖

1. **股骨头圆韧带窝** 在髋关节正位片上表现为股骨头顶部小半圆形骨质缺损,在旋转屈曲位时表现为股骨头中心部有小空洞。

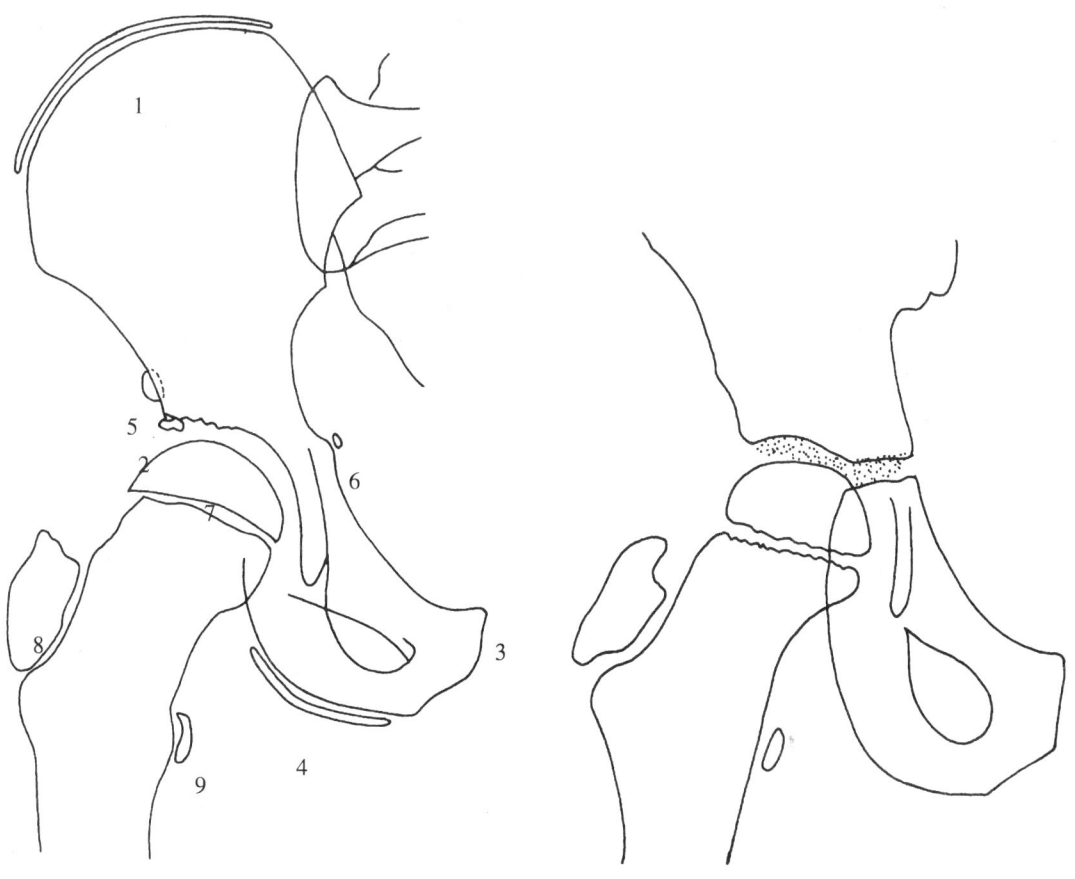

图 1-2-1 髋部骨化时间　　　　图 1-2-2 10 岁时髋关节部位骨发育图

2．股骨颈　偶可见环形阴影，为软骨岛，该影内可见重叠的骨质结构，切勿误为病理变化。在正常的成年人中，股骨远端内侧皮质有局限性、对称性向外增厚，不可误认为病理情况。

3．股骨大、小转子的化骨核可为多个，形态可不规则。

4．在股骨大转子外或上可有滑囊钙化，亦称腱鞘钙化。

5．在不标准的股骨近段侧位片上，小转子可能和股骨干重叠形成三角形密度减低区，类似骨破坏，不应误诊。

6．臀肌粗隆线　在股骨侧位片上，股骨上段后面臀肌粗隆呈粗糙凹凸不整或较光滑，是臀大肌的附着点，不要误为骨膜增生。

7．小儿的髋关节诸骨，因软骨较厚，关节腔显得较宽，各骨间距离亦较远，所以有时很难肯定是否为髋关节脱白，尤其在投照时，若两下肢的位置不对称，一侧稍外旋，股骨显得较短，可能被误认为脱白，Shenton线有助于鉴别。

8．2～4岁小儿的髋白边缘高低不平，不规则，10岁以后逐渐趋向整齐。在正位片上，14～18岁时髋白外缘可能出现多余的化骨核，呈三角形或卵圆形，有时可分裂成3～4个小块，称髋白小骨。

9．髂嵴在出生时为光滑的，2～3岁以后变为不规则，青春期出现二次化骨核，这些化骨核往往不整齐或呈分节状。

10．在髂骨翼部有时可找到放射状及Y形血管沟阴影。

11．肠内气泡和髂骨重叠，类似骨质破坏。

12．髂角　为发自髂骨翼向上向后突出的骨质隆起，为多种内胚层或外胚层发育缺陷之一。

13．骶髂关节骶侧的二次骨化中心，多于15～16岁出现，此时关节面略呈模糊并增宽，系正常变异，不要误为病变。

14．骶骨下切迹　骶骨下部一侧或两侧有局限性骨凹陷，浓度不一，两侧往往不对称，很像骶骨肿瘤。

15．骶髂关节旁沟　即解剖学上的耳前沟，位于小骨盆腔后缘，骶髂关节下方髂骨侧，表现为半圆形或弧线形切迹，为骶髂韧带附着处，也是女性骨盆特征之一。此切迹有时也可出现于骶髂关节的骶骨侧。

16．坐骨结节的二次化骨核有时不完整，呈分节状。

17．妇女的耻骨联合在生育前后增宽，可出现透亮裂隙（潜在关节腔）。其出现率达41.5%。偶可见于男性。

（四）髋关节和骨盆划线及测量

1．Shenton线　股骨颈下缘与闭孔上缘及内侧缘的连线为一光滑弧线。髋关节病变或股骨近端错位时此线不连续。但正常髋关节在股骨内收或外旋位时可影响此线连续性。

2．髂颈线（Calve线）　髂前下棘下方、髂骨外缘与股骨颈外缘连线正常时为一光滑弧线，仅在股骨头外缘有小隆起。在髋关节半脱位，股骨颈骨折，股骨头滑脱或髋白发育不良时连线变形或两侧不对称。

3．Skinners线　从股骨大转子顶端作股骨纵轴的垂线，正常情况下，此线通过圆韧带窝或在其下方。圆韧带窝距上述两线交点的距离为4～5cm。髋部骨折或股骨头脱位时，此线在圆韧带窝上方。

4．髋关节 CE 角　自股骨头中心至髋臼顶外缘做一连线，再经股骨头中心做一垂线，两线夹角为 CE 角，平均值 30°，最小值 20°。

CE 角测量在临床上用得很多，但是测量时需分别从髋臼和股骨头取测量点，髋关节疾病时取点不易准确，其正常值范围较大，所以并非很好的方法。

5．髋臼角　髋臼顶外缘和 U 形影像（泪滴样影像）下端之间的连线与两侧 U 形影像下缘间水平线形成的外侧夹角为髋臼角，亦即髋臼倾斜角，正常值 33°～38°，32°以下的较少见。39°～43°为正常值上界，若股骨头较小，头臼关系仍然稳定（图 1-2-3）。

6．Kohler 线　经闭孔外缘和小骨盆入口骨边缘做切线，髋臼底在此线外侧而且不能越过此线，若越过此线表示髋臼内陷，最常见原因包括特发性髋臼内陷，类风湿性关节炎和畸形性骨炎等。

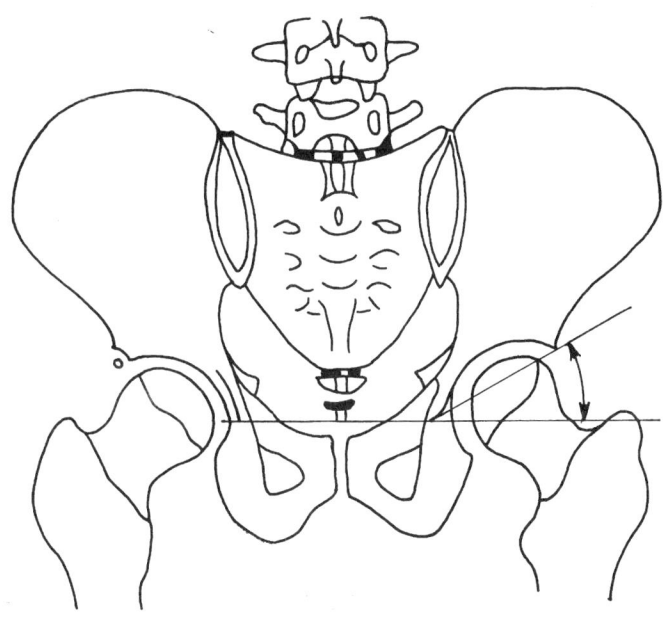

图 1-2-3　髋臼角

7．股骨颈干角　股骨干纵轴线和股骨颈纵轴线内下方夹角为股骨颈干角。根据国内苗氏测量结果，成人为 $127.52°\pm0.41°$（图 1-2-4），儿童平均 151.70°，男大于女。新生儿约为 160°。髋内翻时股骨颈干角甚至<90°。

8．股骨头颈中轴长度及股骨粗隆下距的测量　根据苗氏测量股骨头颈中轴长度为 9.57 ± 0.35 cm，男大于女 1.25cm。股骨大转子下缘至股骨颈纵轴与股骨干外侧皮质交点的距离即为股骨转子下距。正常值为 2.45 ± 0.03 cm，男大于女 0.89cm。

9．髋关节腔宽度　分上、中、下三个部位测量，平均宽度分别为 4mm（3～6mm），4mm（3～7mm）和 8～9mm（4～13mm）。上段及中段关节腔宽度基本相同，内侧关节间隙宽度约为上关节间隙的两倍。内侧间隙增宽表示关节积液或股骨头向外侧移位。关节间隙狭窄表示软骨破坏。

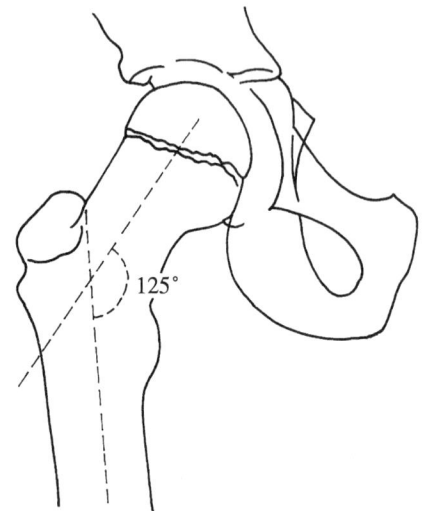
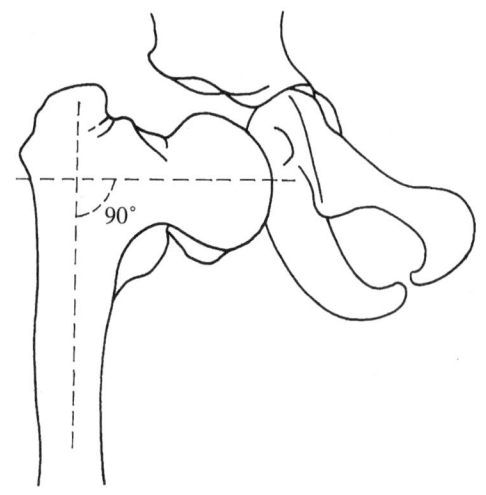

A 正常时股骨颈干角为125°　　　　B 髋内翻时颈干角减少到90°

图1-2-4　股骨颈干角

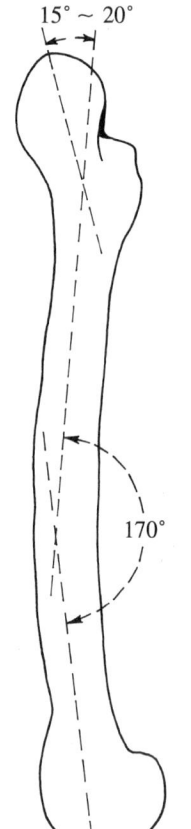

图1-2-5　**股骨前倾角的测量**
股骨干轻度弓向前方，上下段轴线成170°角，股骨颈前倾角15°~20°

10．股骨颈前倾角　有不同测量方法。在侧位像上股骨颈轴线与股骨干轴线上方交角表示前倾角，角度大小各家报告不同，约12°~20°（图1-2-5）。CT扫描测量前倾角较简便。

11．髂嵴间连线　两侧髂骨嵴影像最高点连线75%以上通过第四腰椎椎体下1/3和腰4~5椎间盘水平。髂嵴间线位置偏高者易患腰4~5椎间盘病变，位置偏低即通过第五腰椎时，易患腰5骶1椎间盘退行性变。

12．耻骨联合宽度　耻骨联合相对面中点距离。正常值男6mm（4.8~7.2mm），女5mm（3.8~6mm）。耻骨联合增宽见于外伤后耻骨联合分离及炎性吸收，如强直性脊柱炎和耻骨骨炎。也见于甲状旁腺机能亢进和颅、锁骨发育不全等。

13．Klein线　沿股骨颈外侧缘做切线，正常其延长线穿过股骨头外上缘，两侧对称。否则，表示有股骨头骨骺滑脱。

（五）骨盆及髋关节常见畸形X线表现

1．骨盆畸形

（1）髋臼向内突出症：又称Otto骨盆，系两侧髋臼对称性变深及向骨盆内突出，原因不明，可能为先天性发育异常，有家族性发病倾向。发病与髋臼软化有关。多见于女性，常起病于青春期。X线显示髋臼变深并向内突入盆腔，髋臼边缘密度增高，正常泪滴样影像消失；股骨头被变深的髋臼所包绕，呈轻度外翻位，承重部位变扁平，有斑点状骨质硬化；髋关节间隙狭窄，髋臼、股骨头的边缘有唇状骨质增生。

(2) 耻骨联合分离：X线表现为耻骨弓分开，严重者可达10cm。耻骨支发育不全合并骨化延迟，髂骨翼及坐骨向两侧张开且移位，骨盆呈门形，整个骨盆形态宛如牌坊。

(3) 髂骨角：又称丰（Fong）氏病，特点是两侧髂骨翼后面对称性骨质突出，指向外方，是由各自独立的骨化中心所形成。

2．先天性髋内翻　颈干角小于120°者称髋内翻。系因股骨颈骨化障碍所致，大多数为单侧发病，亦可双侧对称发生。临床上主要表现为无痛性跛行，患肢短缩，大转子抬高、凸出。一般在5岁左右即有明显X线改变，表现为股骨颈变短、增宽，颈干角变小，近呈直角。在颈的内侧与股骨头接近处可见一三角形骨缺损区或骨发育不全区，其边缘与周围骨质有较清楚的界线，骨骺线在其近端。有三角形骨缺损区者，其远端另一骨质疏松区拱过股骨颈，形成倒V两条透明带，其内组织学所见为骨化延迟的软骨组织。因其正在股骨颈主要力线处，减少了股骨颈承重能力。病人开始行走后，软弱的股骨颈逐渐内翻，因此5岁左右即开始有明显X线改变。严重病例可见股骨头与股骨颈分离或形成假关节，大粗隆向上移位，高出头数厘米，颈干角可呈锐角。

3．后天性髋内翻　大多数在畸形程度上较先天性髋内翻为轻。X线表现股骨的颈干角减少，有时合并股骨短缩畸形。最近有作者报告采用头干角（head shaft angle）和H-E角的测量法。

头干角的测量法　先取股骨头最宽处作一横径直线，此线中点的垂直线与股骨干外侧骨皮质的长轴线相交，其夹角即为头干角。

H-E角测量方法　连双侧髋臼Y形软骨的Hilgenreiner线与股骨头骺板（epiphysis）的延长线相交角度。通过随诊连续测量此角，能观察髋内翻有无进展，决定是否需要手术矫正及衡量截骨所需矫正的角度。

4．先天性髋外翻　髋外翻亦是股骨的一种畸形。恰和髋内翻相反，股骨颈向上外方弯曲，使颈干角大于140°。较严重的病例都有股骨头的部分向外脱位，并且股骨发育不如对侧。

5．先天性髋关节脱位　X线检查是诊断先天性髋脱位的重要方法。典型改变：①股骨头向外向上移位；②股骨头化骨中心发育小，不规整或出现延迟；③髋臼顶发育不良，呈斜坡状，倾斜角（髋臼角）加大，正常为20°，发育不良者可达50°～60°。

婴幼儿期最常采用髋关节伸直并内收45°充分内旋位投照。婴幼儿骨盆软骨成分多，骨盆片的位置必须很正才好分析。

临床上常用测量法包括以下内容：

(1) Shenton线：但患儿体位不正时则变形。

(2) 股骨干骺端位置：也叫Hilgenreiner测量法，用于测定股骨头化骨核出现前髋关节对位情况。自股骨干骺端最高点至YY'线做第一线h，新生儿正常值为10mm左右。自h与YY'线交点至髋臼底距离d表示股骨头位置，正常值约为12mm。先天性髋关节脱位时h值减小，d值增大。

(3) Perkin方格：自髋臼外上缘做YY'线的垂线与YY线将髋关节区划分为4个象限，股骨头骨骺中心位于内下象限。若骨化中心移向外下或外上象限表示髋关节脱位（图1-2-6）。

(4) Von Rosen位：双膝内旋股骨外展45°位拍骨盆前后位像。股骨干中轴延长线经髋臼通过骶髂关节下端附近并于腰骶连接水平与身体中轴线相遇。如果股骨干中轴线经髋臼上缘上方并在较高位置与身体中轴线相遇表明髋关节脱位。

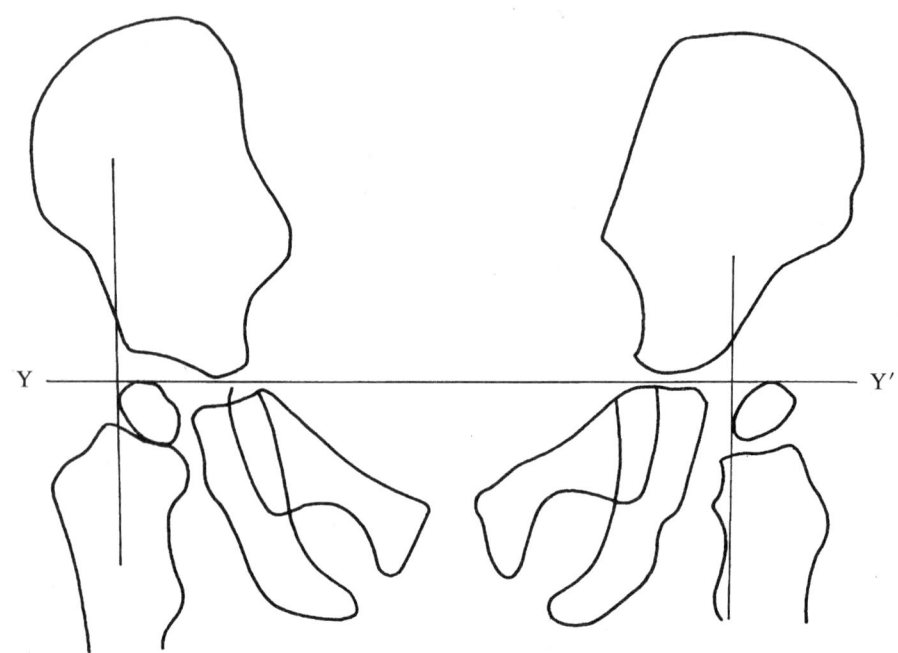

图 1-2-6 Perkin 格

右侧股骨头在内下象限，位置正常，左侧股骨头在外下象限表示关节脱位

（5）髋臼角：连接髋臼外上缘和内缘的斜线与 YY' 线形成的外侧夹角为髋臼角。

髋臼角测量对观察先天性髋关节脱位治疗效果很有价值，但对评价婴儿髋关节发育不良或关节不稳无决定意义。髋臼角在7岁以前逐渐减小，以后又增大。用髋臼角作观察指标时注意它随年龄的变化。

6. **股骨头骨软骨病** 股骨头骨软骨病又称扁平髋或 Legg-Perthes 病。X 线表现如下：

（1）股骨头骺发育延迟，化骨核较健侧出现晚且外形小而扁。股骨头密度不均匀，骨骺可碎裂成多块。

（2）股骨颈短而粗，颈干角变小致髋内翻。干骺端临时钙化带参差不齐，可有疏松囊变及小的骨质缺损处，并可见增生硬化反应。

（3）骺线增宽，迂曲不齐。

（4）关节囊膨隆，由于软骨坏死的修复、增生及反应性滑膜增生，致股骨头与髋臼的距离加宽。

（5）修复后骨质密度逐渐恢复正常，但遗有股骨头宽而扁，周缘增生呈蘑菇状变形，颈短而粗，髋内翻等畸形。

7. **髋关节短缩畸形** 由各种原因引起的股骨头骨骺缺血坏死后变扁或消失，以及骺板损伤后生长障碍所致的股骨颈变短、内翻使股骨头高度下降和大转子高度相对升高，在临床上称之为短髋畸形（coxa breva）。

X 线表现为股骨头骨骺变扁或消失，股骨颈变短、内翻使头高度下降（图1-2-7），大转子升高,髋臼发育不良等。常用的测量方法为关节转子间距(articulotrochanteric distance ATD)。赵群等报告,正常儿童ATD值男为:15～31mm(平均22mm);女为13～22mm(平均17mm)。根据患儿ATD值减少程度可分为轻型:14～0mm(男)及11～0mm(女);中型0～10mm;重型:-10mm以下。

二、股骨干X线解剖及常见畸形X线改变

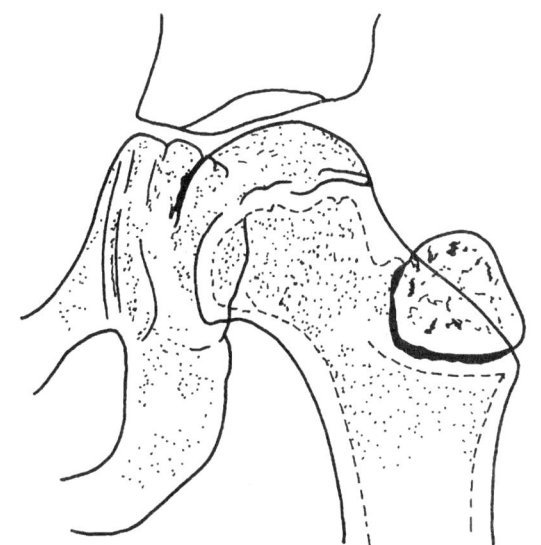
A 股骨头缺血性坏死,骨骺轻度变扁

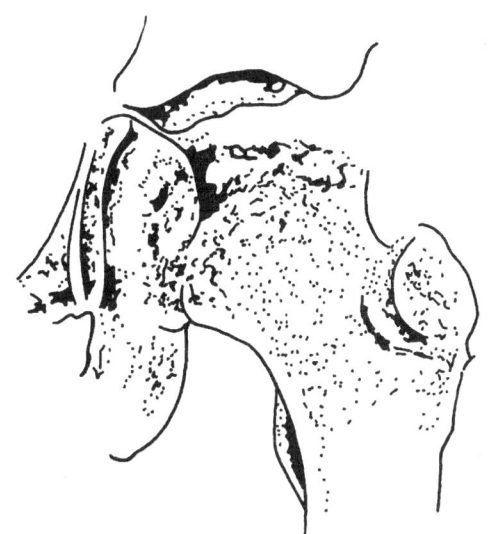
B 股骨头缺血性坏死,骨骺变扁碎裂,发生扁平髋的前期

图1-2-7 儿童股骨头缺血性坏死的基本演变过程

(一)股骨干测量

X线正位片股骨干纵轴线并不与体轴平行而略偏向内侧。在侧位像上骨干上2/3轴线与下1/3段的轴线成170°角。当下肢直立位时,下1/3轴线与小腿轴线相连续。

(二)股骨常见畸形

1. 股骨不发育和发育不良 单侧或双侧发病,股骨可完全不发育或部分不发育。在早期X线片检查,股骨的近端1/2好像完全缺损,但以后股骨干面的近端和股骨头的骨骺开始骨化,在它们之间有一个很宽的软骨区。由于软骨区骨化较晚,患儿早期承重可造成股骨短、髋内翻及大转子下弯曲畸形(弓形股骨)。

2. 先天性短股骨伴髋内翻 本病在临床上较为罕见,其特征是股骨短,严重者股骨近端仅为软骨或纤维组织结构,严重短缩,髋关节有屈曲、外展和外旋挛缩,常合并髋内翻。

X线表现:出生后6个月至2岁,从X线片上很难识别是否有股骨头。髋臼浅,说明股骨头发育不良。这些软骨性结构虽在此时期不显影,但在生长发育过程中还是会骨化的。

3. 先天性弓形股骨合并髋内翻 本病在临床上少见,其特征为转子下的股骨向外弯曲,合并股骨中上部的硬化,内侧硬化明显,并有髋内翻,但内翻畸形较先天性髋内翻轻。骨骺

生长完成后，一般短缩 10~15cm，股骨头呈圆锥形，髋臼发育不良并变浅（图 1-2-8）。

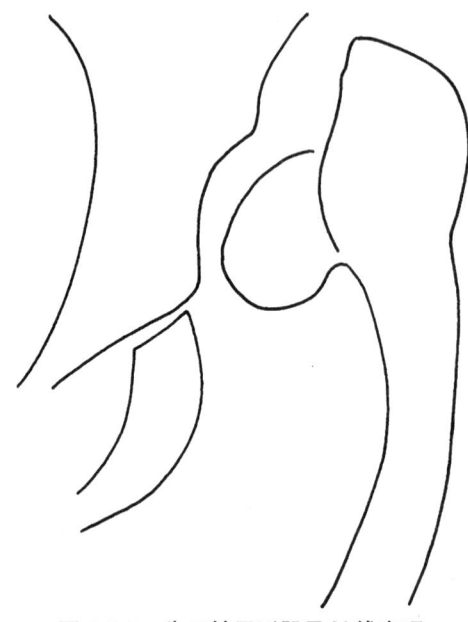

图 1-2-8　先天性弓形股骨 X 线表现

4．双股骨畸形　本病极为少见。患儿生后即发现患侧大腿较对侧明显粗大，可有膝关节屈曲内收，马蹄内翻及多趾等畸形。X 线示患侧双股骨畸形，可有近侧 1/2 双骨联合，远侧 1/2 分叉成两支股骨，且各具一枚化骨核。

5．局限性股骨近端缺损　局限性股骨近端缺损是股骨短缩中最为严重的一型，常伴有股骨近端部分发育不全。在婴幼儿时期诊断很困难，可以通过髋关节造影及 CT 扫描来确诊。随患儿年龄增长，单纯 X 线片即可确诊。Altken 根据股骨发育不全的程度在临床上分为四型：

第一型：股骨干比正常短，髋臼正常，股骨头颈和大转子均存在，在股骨近端和远端之间可能会出现一假关节。

第二型：股骨干短，股骨头与髋臼均存在，但股骨近端和远端不连接。

第三型：股骨干短，没有股骨头，髋臼存在但发育不良，股骨近端脱位。

第四型：股骨远端除有少部分的残留外，股骨其他部分完全缺如。

三、正常膝关节 X 线解剖及常见畸形 X 线表现

(一) 正常膝关节 X 线解剖

膝关节由股骨髁、胫骨髁和髌骨构成。腓骨小头与胫骨间的胫腓近端关节是一独立关节。股骨 X 线侧位片两髁完全重叠时内髁影像大，前后径长，下面较圆。外髁影像较小，前后径较短，下面较平，内髁关节面投影在外髁下方。两髁不完全重叠时，可见内髁前缘皮质较厚。股骨髁纵行骨折和剥脱性骨软骨炎等有时只见于侧位片而正位片不能显示，就需要在侧位片上辨别内、外髁。

(二) 膝关节骨发育过程

股骨远端骨骺的化骨核大多数在出生时已出现，常被认为是胎儿成熟的标志。

胫骨上端骨骺的骨化中心出生时已出现，迟至17～22岁才与骨干愈合。8～10岁X线侧位像上发生胫骨结节的部位可不规则或呈阶梯状。9～14岁出现胫骨结节化骨核，有时可见胫骨结节化骨核与近端骨骺前缘相连，呈舌状自胫骨髁骨骺伸向下方。胫骨结节骨骺18～19岁与干骺端愈合（图1-2-9）。

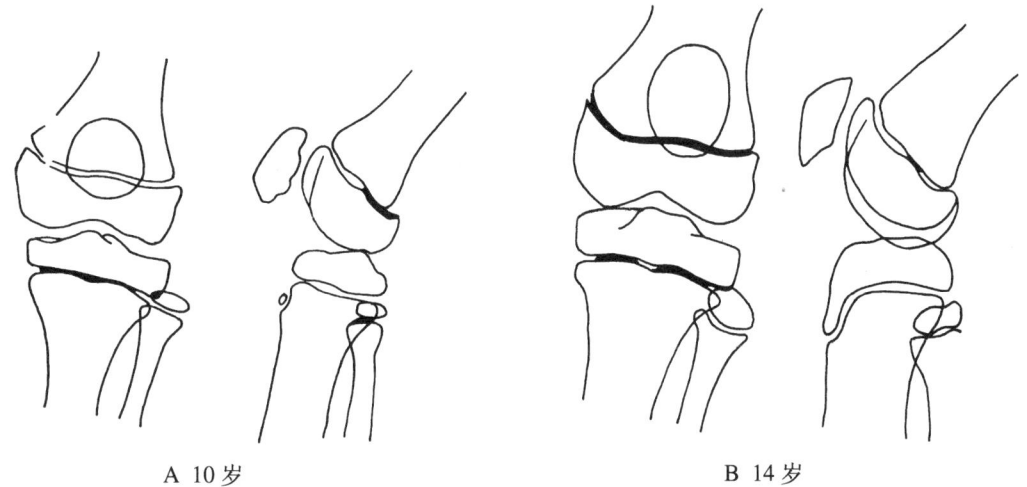

A 10岁　　　　　　　　　　　　　B 14岁

图1-2-9　膝部发育图

腓骨上端化骨核2～4岁出现，愈合时间与胫骨髁骨骺相似。

髌骨出生时为软骨，3～4岁开始化骨，可能稍晚但最迟不超过6岁。开始可能有数个化骨核，很快融合成一个，边缘可能不规则（图1-2-10）。

（三）膝关节及小腿X线解剖正常变异

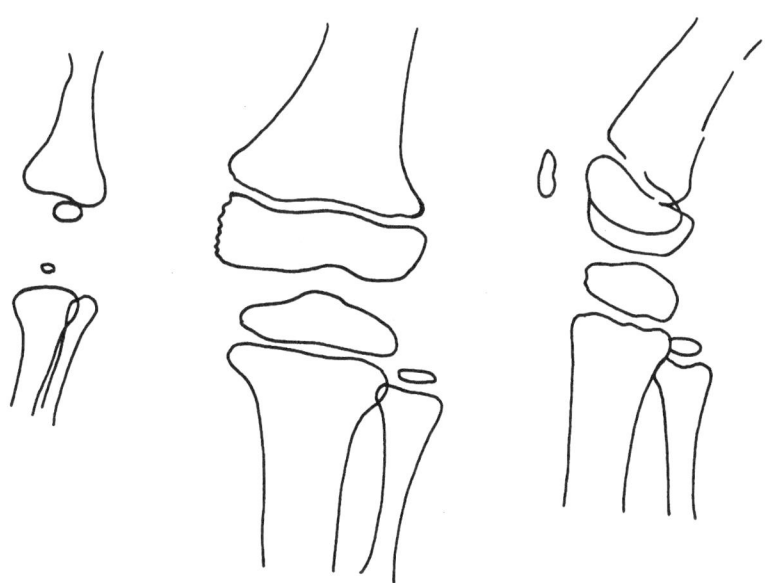

4天及4岁，髌骨及腓骨多个骨化中心，股骨骺内缘不整齐

图1-2-10　膝部发育图

1．胫、腓骨骨干由于骨间膜的附着而皮质可变得较厚和不整齐。在胫骨轻度外旋的前后位片上，胫骨前嵴重叠在外侧皮质上，好像皮质增厚，不可误诊为骨膜增厚破坏。

2．胫骨结节约于11～15岁之间骨化，其正常变异较多，化骨核的结构形态多样，有时是胫骨近端化骨核的一部分，有时是单纯存在或呈分节状，有时为独立的化骨中心，可呈颗粒状或分节状，勿误认为缺血坏死。

3．肠小骨亦叫双小豆骨，是腓肠肌鞘里的一个籽骨，在前后位片上与股骨干重叠，故不显影，侧位片上在膝关节后方软组织内，其出现率极高，大约14.25%～16.3%，数目大小不一，双侧可不对称，与游离体的区别在于有固定的解剖位置和呈垂直状态。

4．腓骨头骨松质较多，在X线片上常表现为局部密度减低。

5．髌骨是最大的籽骨，可由多个化骨核愈合而成，如果永远不愈合，就可形成二分髌骨或多分髌骨，发生率为0.2%～0.6%，男性多见，男女比率为9∶1。X线表现为髌骨周围有小髌骨，亦可大小相似，似一髌骨有矢状裂或横裂。

（四）膝关节划线及测量

1．膝关节正位，经股骨内外髁最下缘做关节面切线为股骨髁轴线，与胫骨关节面的切线即胫骨髁间轴线相平行。股骨与胫骨关节面切线平行关系破坏常见于半月板疾患、侧副韧带损伤，以及膝内外翻畸形。

2．股骨干纵轴线与股骨髁轴线外侧交角为75°～85°，叫做股骨角。大于90°为膝内翻，小于75°为膝外翻。胫骨干纵轴线与胫骨关节面在外侧成85°～100°角，平均92°，为胫骨角。股骨角和胫骨角之和为股胫角，平均值男性171°～179°，女性170°，故膝关节有大约6°的生理外翻。新生儿和1岁以内小儿膝明显内翻，2～3岁时可能明显外翻，以后又自行矫正，至6～7岁后维持在5°～6°外翻。

3．胫骨平台角　侧位像沿胫骨前缘划一直线与胫骨干纵轴平行，再做胫骨上关节面切线，两线后下夹角平均76°，表示胫骨平台向后倾斜。为使用方便可自胫骨上关节面最高点做胫骨前缘直线的垂线，此水平线与胫骨上关节面切线交角为胫骨平台角，正常值14°±3.6°（图1-2-11）。

4．自胫骨平台后缘最后一点划一直线与胫骨干后缘骨皮质平行并向上延长，股骨髁后缘在此线前或后各不超过5mm。可用以测定膝十字韧带撕裂造成的关节向前或向后移位。

5．股骨髁干角与胫骨骨干角的测量　股骨纵轴与股骨髁纵轴线后方夹角为股骨髁干角，其正常值为90°～100°。胫骨纵轴线与胫骨关节面切线后方的夹角为胫骨骨干角，其正常值应小于90°。股骨髁干角大于115°或胫骨骨干角大于90°为膝反屈。

6．髌骨位置　在侧位像上观察：

（1）髌骨斜径和髌韧带比值（Insall及Salvati测量法）。髌韧带没有弹性，其长度不变。髌骨的最大斜径和髌韧带长度大致相似，两个长度相差上、下不超过20%，超过20%为髌骨高位或低位（图1-2-12）。髌韧带长度是自髌骨下极肌腱起点后缘至胫骨结节上缘的切迹，两标定点在X线侧位片上容易确定（图1-2-13）。

（2）膝关节屈曲位髌、股关系，即Labelle及Laurin测量法，膝关节屈曲90°侧位像上沿股骨干前缘划一直线，正常时97%此线恰好越过髌骨上缘。髌骨上缘高于此线为髌骨高位，低于此线为髌骨低位。

（3）立位膝关节前后位像，髌骨位于股骨髁间沟的中线，髌骨下极恰在股骨髁轴线上

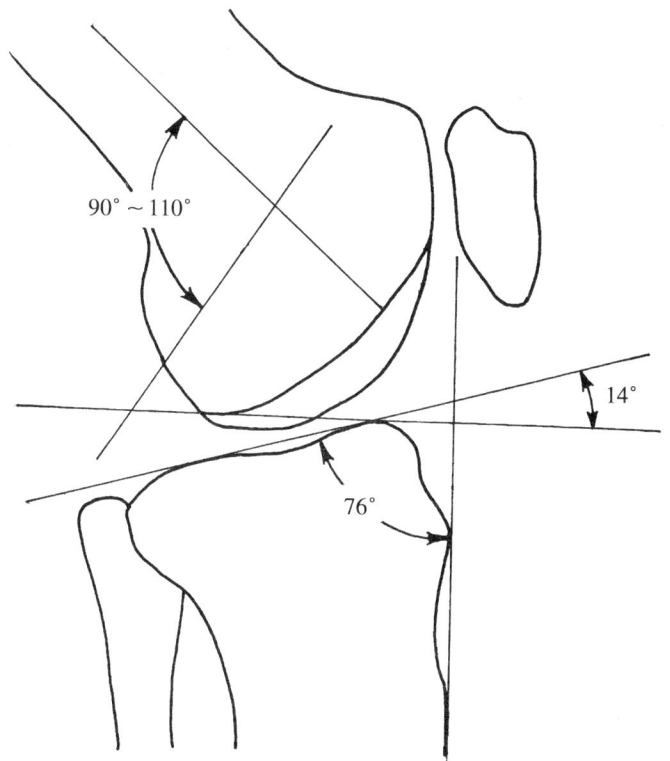

图 1-2-11 膝关节侧位片胫骨平台角 14°

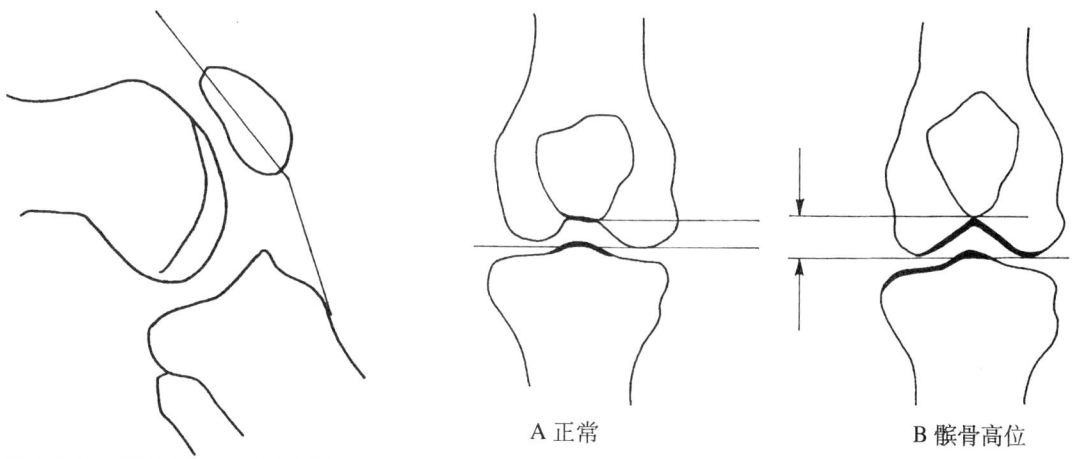

图 1-2-12 膝关节 30°屈曲侧位，髌骨斜径和髌韧带长度大致相等

图 1-2-13 髌骨位置测量
正常时髌骨下极距股骨髁轴线最多不超过 20mm

方，最多不超过 20mm；超过 20mm 为髌骨高位。

7．股骨髁间沟（髌股沟）角度 膝关节屈曲 45°轴位像，自股骨髁间沟最低点向股骨内髁及外髁最高点各引一直线，两线夹角为髌股沟角，平均值 138°。角度增大表示髁间壁作用减弱或消失，是发生髌骨外侧半脱位或脱位的潜在原因。

8．髌骨关节面测量 沿髌骨内、外侧关节面作切线，两线夹角平均值 120°～140°

(图1-2-14)。

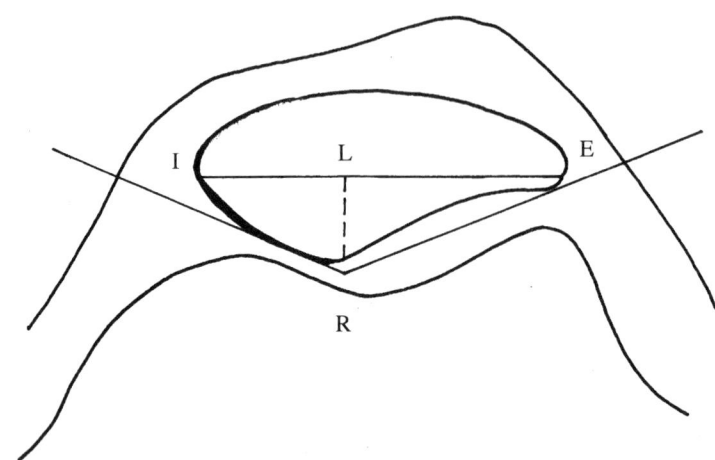

图1-2-14 髌骨45°轴位像

内外关节面夹角120°~140°；EI为髌骨最大横径，R为髌骨关节最低面，RL垂直EI

四、正常小腿部X线解剖及常见畸形X线表现

(一) 正常小腿骨X线解剖

正常胫骨粗大，上端的内、外髁在胫骨前面形成三角形胫骨结节，是胫骨前缘最高点、髌韧带附着处。胫骨外髁后外侧的圆形关节面与腓骨小头形成上胫腓关节。胫骨下端偏后有腓骨切迹与腓骨远端构成胫腓联合关节，其关节间隙斜向前外方，在X线正位像上完全和腓骨切迹的前结节重叠而不显影，小腿内旋时关节间隙最清楚。

(二) 常见畸形X线表现

1．膝过伸畸形 患者站立位用标准的侧位X线片测定。

2．胫骨内翻 胫骨内翻又称胫骨畸形性骨软骨病、胫内髁无菌性坏死，亦称Blount病。

(1) 胫骨上端骨骺板处内翻成角，胫骨内侧皮质较外侧厚，有时可增厚4~5倍，胫骨干笔直无弯曲。

(2) 胫骨下端内旋畸形，故两膝髌骨正向前时，两踝内旋；两踝置于向前中立位时，则两膝外旋。

(3) 胫骨下端骨骺板内侧发育不良，呈楔形向内延长并变尖变扁，尖端有时碎裂。骺板内侧常先融合，外侧继续生长，畸形因此加剧。

(4) 胫骨上部干骺端向内后方突出，形成鸟嘴样突起和不规则硬化和透亮区。有时侵及整个干骺端，内髁塌陷，向下倾斜。

3．胫骨不发育和发育不全 本症罕见，约1/4的病例为双侧性，单侧发病以右侧居多，大约为左侧的五倍。发育不全一般为下部不发育。腓骨弯曲，凹侧向内，上端移于股骨的后外侧。常伴患侧足部畸形，如马蹄内翻足、跖趾骨不发育或发育不全。

4．先天性胫骨假关节 本症是一种少见的病理性骨折，可能与局部的骨纤维变性有关。X线表现：骨折和假关节形成前，可见骨干纤维变性所形成的局限透亮区。骨折后无正常骨痂形成，骨折不能愈合，因而发生骨不连及假关节。假关节晚期，骨折断端锐利硬化，远侧断端常变尖，楔入杯口状增宽的近侧断端内。

5．产前长骨弯曲 产前长骨弯曲常见于下肢胫骨和股骨，出生时即发现，但生后短时间内趋向于恢复，部分病例至两岁可完全恢复正常，弯曲严重者可延至成年才消失。弯曲凸面的皮肤常有一小酒窝状凹陷。X线表现：多为向前或向外侧弯曲伴不同程度的旋转畸形。弯曲部多在骨干中段，凹侧皮质增厚，凸侧皮质变薄，干骺端和骨骺形态结构正常。

五、足、踝部X线解剖及常见畸形X线表现

（一）踝关节和足骨的正常X线解剖

踝关节X线正位片可见踝关节影像呈倒U型，间隙规则，有平行的骨关节面或骨边缘影像。侧位片可见踝关节间隙呈光滑的穹窿状，胫骨关节面为凹面，其前唇短，稍前突，后端长，并向后突出。胫骨后踝外形圆钝，比内、外踝浅很多。腓骨外踝位置偏后，比内踝低约1cm。

距骨支持胫骨。距骨表面75%为关节软骨覆盖，无肌肉附着。距骨体为立方形有四面，上面的滑车关节面前宽后窄，相差约5～10mm，呈穹窿状凸面。外侧有三角形外踝关节面，其下方向外突出为距骨外侧突；内侧关节面为一半月形凹面与胫骨内踝相对应；上、内、外三个关节面构成距骨滑车，与胫腓骨共同组成踝关节。距骨底面有三个关节面与跟骨的相应关节面形成关节。距骨体后端向后突出为距骨后突，上有一斜沟将其分为内、外侧结节。距骨头圆隆，前面的舟关节面与舟骨形成关节。

由于距骨体前部较宽，它与内、外踝组成的关节间隙在X线正位片上不能显示。

足骨包括跗骨、跖骨和趾骨。

7块跗骨都是不规则立方形，各有六个面，其中有些是关节面，有些因有韧带附着而粗糙。跟骨是跗骨中最大的，在前内侧有一明显突出部分为载距突，支持与载距对应的距骨颈。跟骨上面的三个关节面与距骨的跟关节面形成关节，前、中关节面连成为一个关节面，占2/3。

每个跖骨分基底、体和头三部分。跖骨中以第一跖骨最短，第二跖骨较长在足背最突出，第五跖骨基底在足的外侧最突出。每节趾骨分基底、体及滑车三部分。

（二）踝及足骨发育过程

胫骨远端骨骺1岁之内开始化骨，发育快，4～5岁即与干骺端等宽，这时骨骺可呈楔形，17～19岁骨骺与胫骨干愈合。

足骨化骨核出现顺序变异多，还常有不典型的副骨骨骺。跟骨和距骨出生时已开始骨化，开始常有多个骨化中心，逐渐长大、连合，X线侧位片上呈弯月形，密度高，可能分节。骺软骨板呈不规则锯齿状。于10～13岁甚至到16岁骨骺密度仍可能较跟骨致密。14～18岁左右与跟骨愈合。跟骨结节骨骺发育期X线表现易被误诊为骨软骨病（图1-2-15）。

（三）正常足与踝X线解剖变异

1．趾骨骨骺骨化中心往往为多个小化骨核，外缘不规则。第二、三、五趾末节趾骨骨骺的二次骨化中心可永不出现。

2．末节趾骨的远端稍肥大，边缘不整齐，为正常现象。

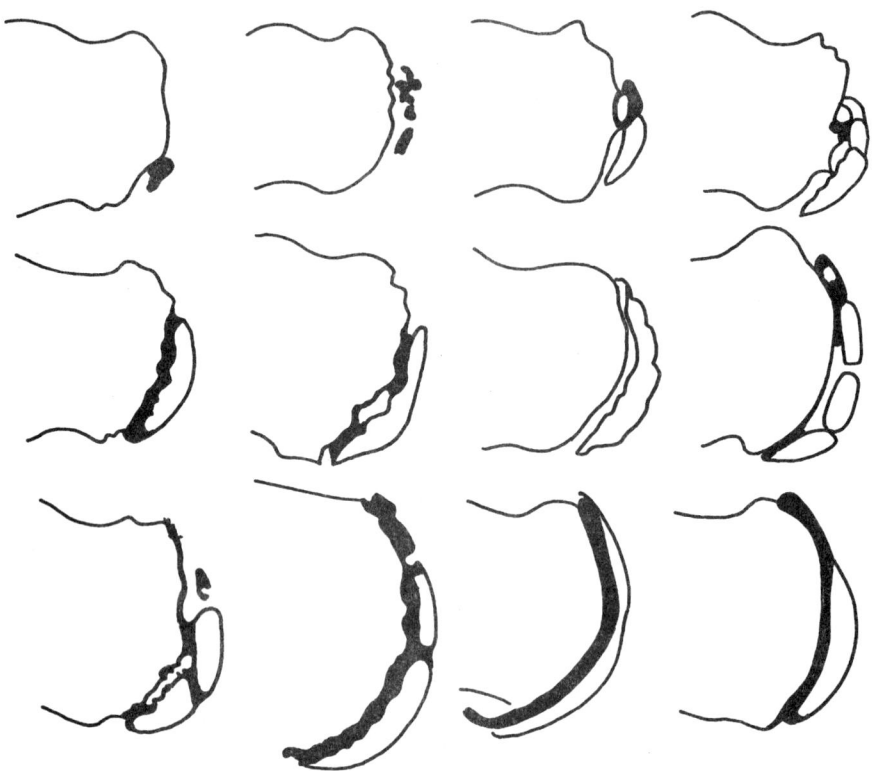

图 1-2-15　8-12 岁儿童跟骨结节骨骺化骨塑造过程

3．末节趾骨跖面肌腱附着处，在侧位片上表现为边缘不整齐。

4．趾骨和跖骨这些小管状骨的继发骨化中心常由若干小骨块组成。在它们出现后若干年内都呈边缘粗糙的不规则阴影。第一趾跖关节处常有一或两个籽骨，一个籽骨有时可分为两半，不可误为骨折。在发育期间，第五跖骨近端骺软骨外侧可能出现一个阶梯状二次骨化中心，多数为双侧，数年后与跖骨愈合，也可终生不愈合。

5．跖骨近端互相重叠，颇似骨折线。两个跖骨近端可能融合为一，而无跖骨功能不全的症状。

6．跖骨近端可有多余的化骨核，和掌骨一样。

7．舟状骨化骨核在生后 6 个月开始钙化，早期多不整齐或不规则，这种现象可能持续数月或数年之久，仅在一侧发生。在足舟骨结节处的副骨最为多见，一般均为双侧性，少数单侧发生。

8．在舟距关节近端，距骨背缘上的皮雷（Pirie）骨，不要误认为碎骨。

9．距骨后结节下缘可能有副骨即三角骨，这个副骨可能和距骨愈合，也可能是永远分离的。

10．骰骨的化骨核在早期是多个不规则小化骨核。楔骨的化骨核在早期也可以是不规则的。

11．婴儿和儿童的跟骨后缘是不整齐的。跟骨结节的化骨核最初多为不整齐的分节状，以后又较其他部分致密，均为发育中的正常现象。跟骨体偶尔有两个独立的骨化中心，二者之间的软骨带在融合前颇似骨折线。

12. 跟骨滑车突顶端的二次骨化中心，在外旋和内翻45°角摄片时很似碎骨片。

13. 7岁以上儿童的足部侧位片上，在跟骨滑车突的骨质中能见到一个圆形或三角形的假性囊肿样透亮阴影，此因骨松质稀疏所致。

14. 载距小骨是副骨中极其罕见的一种，发生于跟骨载距突的上方。

15. 胫骨远端可能出现一个单独分离的内踝化骨核，腓骨外踝部也可有一个单独的化骨核。

16. 胫骨骨干远端外侧面有一条沟槽即腓骨切迹。

（四）足踝部划线及测量

1．踝关节

（1）在X线正位片上，胫骨纵轴延长线和距骨中轴线成一直线，并与踝关节面垂直（图1-2-16）。强迫内翻或外翻时，两线夹角小于6°。内外踝的关节面相互平行，强迫内翻或外翻时，其夹角不能大于25°。在侧位片上，胫骨纵轴应通过距骨关节面中心，并在胫骨、距骨关节面上能划出两条等距离的弧线（图1-2-17）。

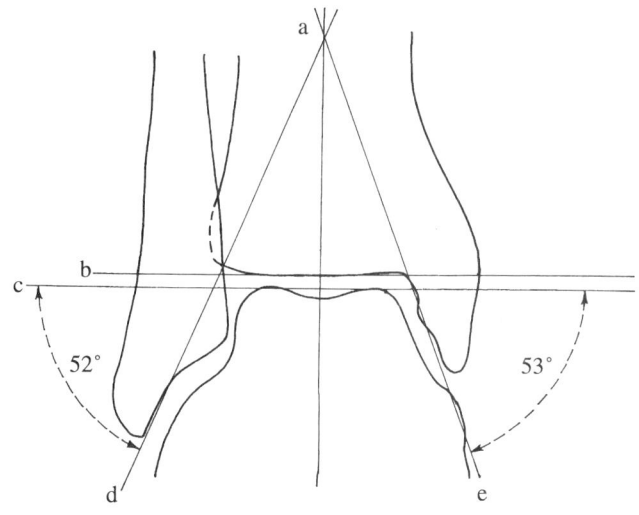
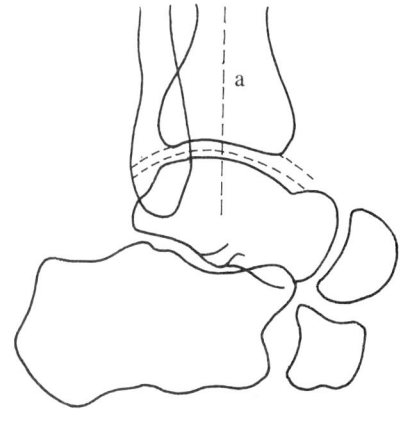

图1-2-16　胫骨干中轴线与距骨中轴线相延续

b 胫骨关节面　　　　c 距骨关节面
e 内踝关节面切线　　d 外踝关节面切线
b 与 c 平行，胫骨角与腓骨角基本相等

图1-2-17　踝关节测量

a 胫骨纵轴线

（2）胫骨远端关节面切线与距骨体关节面平行。

（3）外踝关节面切线与距骨关节面外侧夹角为胫骨角，平均52°，与胫骨角基本相等。

（4）踝关节内翻位可显示胫腓远端关节间隙，其宽度小于3mm间隙，增宽表示可能有韧带损伤。

2．足骨

（1）跟骨结节关节角（Bobler角）正常27°～40°（图1-2-18）。此角减小、消失或成负角时影响后弓后臂，从而减弱小腿肌力。常见原因有跟骨骨折错位愈合，平足和跟骨发育不良。整复跟骨骨折要恢复此角。

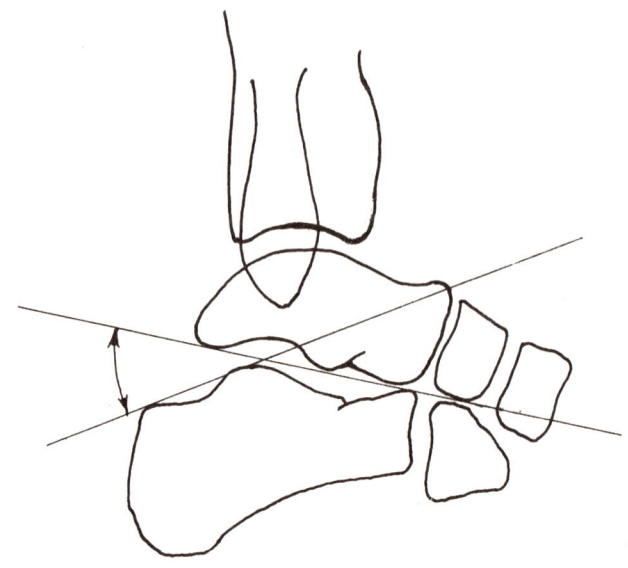

图1-2-18 跟骨结节关节角

(2) 距骨纵轴线与第一跖骨轴线一致，正侧位都是如此。在正位像上若两轴线相交且夹角大于20°即为前足内收畸形（图1-2-19）。跟骨长轴延长线经第四跖骨中轴。两项测量是观察内外翻足畸形及矫正效果的指标。

(3) 跟骨轴位角 在跟骨轴位像上分别做跟骨内缘和外缘突出点切线，两线在后方交角为跟骨轴位角，正常值17°（图1-2-20）。跟骨骨折或跟骨内翻、外翻畸形，此角发生相应变化。

(4) 足弓测量，采用立位水平侧位投照足骨片。

内足弓角：距骨头最低点与跟骨最低点连线和距骨头最低点与第一跖骨头最低点连线下方交角（图1-1-21），平均122°。

外足弓角：跟骰关节最低点与跟骨最低点连线和第五跖骨头最低点连线所形成的下方交角，平均140°。

后足弓角：跟骨结节最低点与跟骰关节最低点连线和与第五跖骨头连线所形成的向前方交角，约为25°。

前足弓角：第一跖骨头最低点与距骨头最低点连线，和与跟骨结节最低点连线的向后方的交角，约为13°。

婴幼儿内翻足和扁平足的X线测量方法（图1-2-22，1-2-23）。

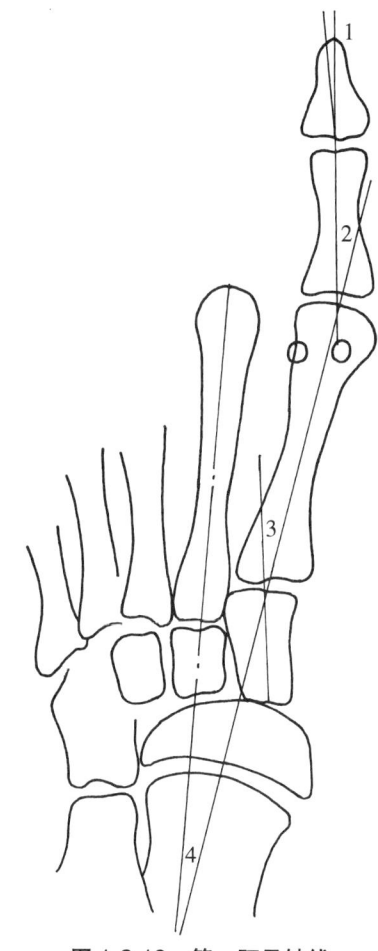

图 1-2-19 第一跖骨轴线
测量 角1＜18°；角2＜15°；
角3＜25°；角4＜10°

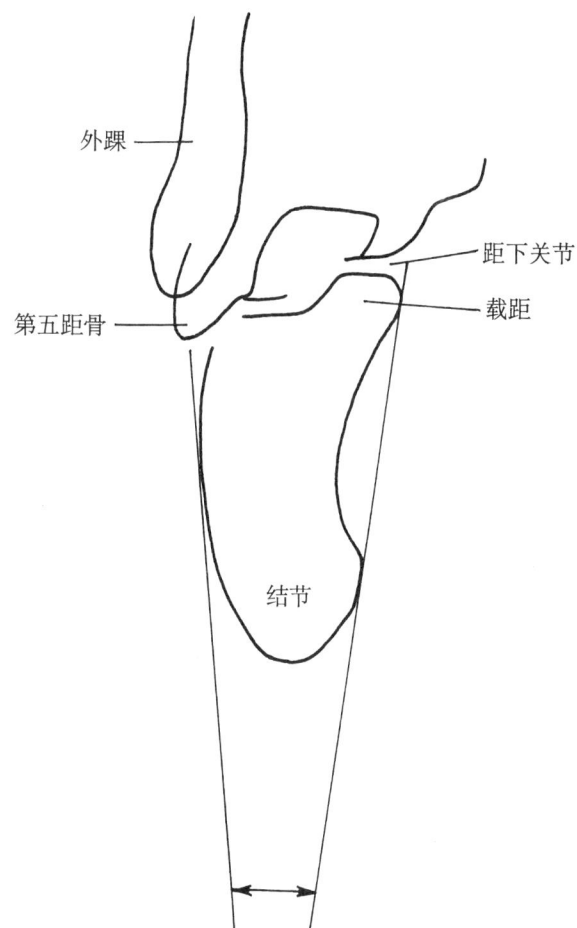

图 1-2-20 跟骨轴位角正常值 17°

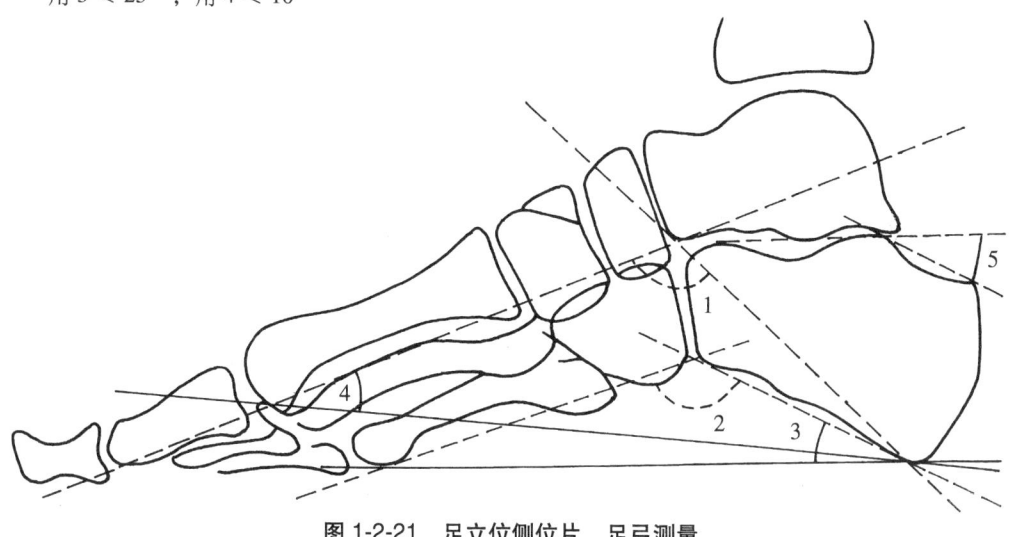

图 1-2-21 足立位侧位片，足弓测量
1．内足弓角 122° 2．外足弓角 140° 3．后足弓角 25°
4．前足弓角 13° 5．结节关节角 27°～40°

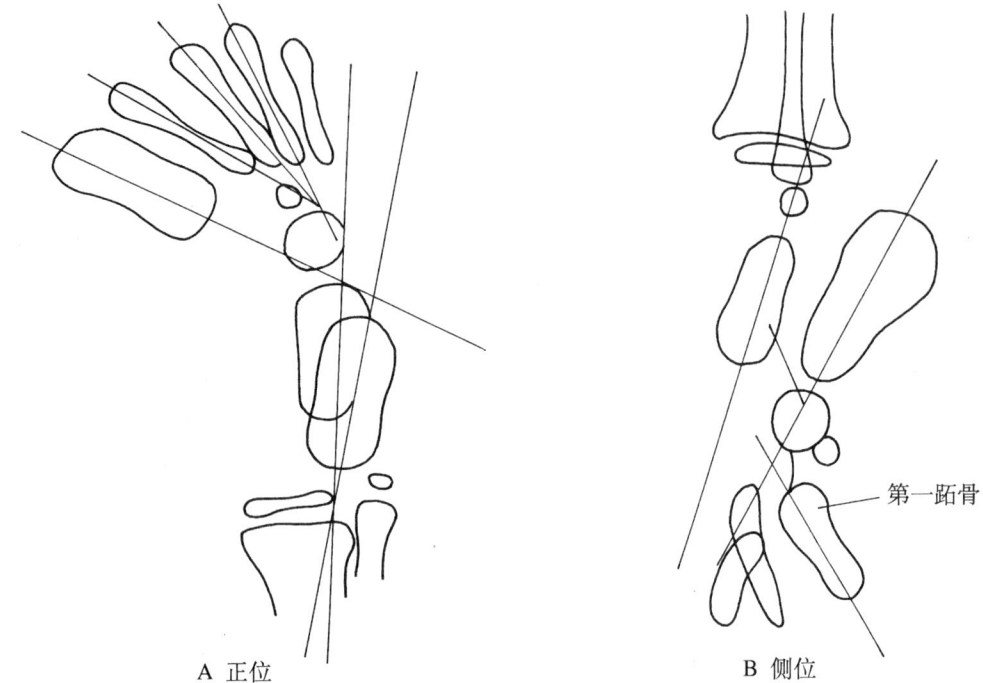

A 正位　　　　　　　　　　B 侧位

第一跖骨

图 1-2-22　婴儿马蹄内翻足 X 线测量

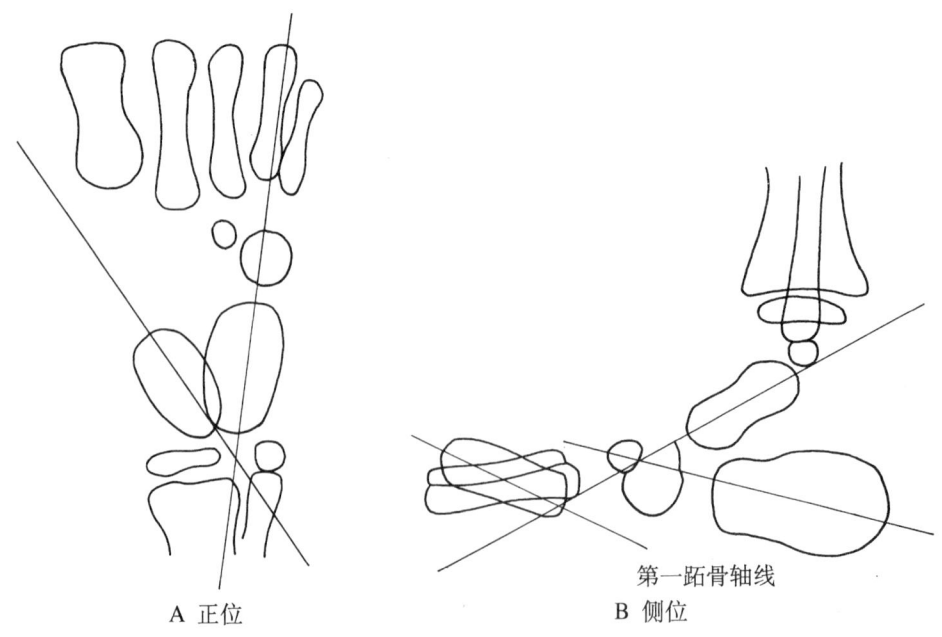

A 正位　　　　　　　　　　B 侧位

第一跖骨轴线

图 1-2-23　幼儿扁平足 X 线测量

(秦泗河)

第三节 下肢机械轴、解剖轴的测量与 CORA 概念

一、现代矫形外科的起源与矫形的技艺性

矫形外科（orthopaedics）这个词，由法国 Nicholas Andry 1741 年发表的《矫形学》一书中提出，说明它是矫正畸形的技术。它由两个希腊单词组成：orthos 的意思是弄直，paedis 的意思是儿童，其目标是"矫正和预防儿童畸形的各种技术，而且患者父母对这种技术也易于理解和掌握"。20 世纪后骨科逐渐分出了多个亚专业，在亚专业内相应地建立了手术指征、外科规范、疗效评定标准等。但在矫正肢体畸形领域，对术前理解、分析、量化、表达各种类型的肢体畸形，制定恰当的矫形计划以及如何精确地完成拟定的计划方面，自 Nicholas Andry 以来进展很少。矫形外科医生的工作主要靠临床经验、直观能力、悟性与智慧。因此，高超的矫形外科医师多不需要详细的术前计划，就可以熟练地实行各种截骨矫形术，达到满意的矫形目标，但这样的外科与艺术结合的大师总是极少数。对于大多数医生来说，单凭临床经验、目测、传统方法的 X 片划线测量，甚至对肢体畸形使用模板剪切测量截骨来制定矫形策略，往往还是不能使每例病人的矫形效果达到艺术和美学结果。

既往矫形外科所遵循的截骨矫形原则，不能够使许多类型的肢体畸形达到恰如其分的矫正难以同时恢复下肢骨骼的机械轴和解剖轴。我们经常发生这样的情况，某个骨骼部位施行楔形截骨矫形手术后，对着存在欠缺的 X 线片，文过饰非地说："还可以"，或者说："还会重塑"，如果对不满意的矫形结果进行手术调整又将增加手术的创伤和风险。因此，在 CORA（成角旋转中心）方法提出以前，近代许多著名矫形外科医师，曾试图寻找一种简单、有效、容易学习、具有普遍指导意义的矫正下肢体畸形的系统计划，但均未成功。

二、CORA 主要来源于 Ilizarov 器械关节铰链

1987 年美国 Dror Paley 在俄罗斯国家 Ilizarov 治疗中心学习时，他惊奇地发现，Ilizarov 环型外固定器之所以能够矫正各种复杂的肢体畸形，其中一个关键环节是发明了能够任意改变牵拉方向和角度的关节铰链，而且正是铰链，使 Ilizarov 外固定器在矫形方面显示出超凡能力。

当 Dror Paley 等医师将 Ilizarov 技术引入到加拿大和美国后，他与 John E.Herzenberg 等医师合作，将 Ilizarov 铰链的概念进行多方面的临床和实验研究，在努力探寻更加精确的确定铰链安装水平的过程中，他观察到某些继发性畸形来源于机械铰链和矫正骨骼畸形的旋转中心（位置）不吻合。Paley 医师等，在 Ilizarov 技术、理念的基础上，经过 14 年的系列研究与观念发展过程，最终推导出以关节的走行方向进行分类，以下肢骨骼的机械轴和解剖轴划线为基础的术前计划 CORA（成角旋转中心）方法。

CORA 方法能够全面考虑整个肢体静态结构与运动轨迹，包括考虑相邻关节的代偿和杠杆力臂，可用于从髋关节到足部的整个下肢畸形的矫正手术。包括不同的年龄和不同类别的病理异常，实际上在矫形外科领域已经形成统一的或者普遍适用的系统。基本的应用规则是：首先对畸形的肢体拍摄符合要求的双下肢全长立位或卧位 X 线正侧位片，某些畸形类型尚需要进行特殊体位的影像检查，然后在影像片上按 CORA 规定的划线、测量步骤和要

求进行分析、理解和量化表达，计划手术的方式或截骨方法；最后，由手术医师决定对截骨断端使用最熟练的固定装置。无论选择何种固定类型（钢板、固定棒或者外固定器），有关畸形分析和术前计划的基本原则不变。只要按照CORA方法实施术前计划的每一个步骤，皆可对有手术指征的各种畸形获得满意的矫正，至少在临床决策上不会出现大的失误。不遵循这些原则，小则引起对线不佳，重则引起比原发畸形更难矫正的继发畸形。

三、CORA成为下肢畸形分析与矫正的国际通用语言

CORA概念，以及在这一概念指导下所形成的能够测定的系列截骨技术，名词已经标准化，并以国际骨科学界公认的系统为基础，他使复杂烦琐的关节力学缩减为简单易学、容易掌握的规则，成为畸形分析与矫正的国际通用语言。临床应用CORA方法技术含量不高，工具仅需要1支铅笔、1把直尺和1个量角器。在矫形外科临床应用中，并非单纯适用于Ilizarov装置或其它骨外固定器，而是可以推而广之，普遍运用于任何畸形矫正方法之中。

1988～2006年在美国Maryland州Baltimore市，连续举办了16届"肢体畸形矫正国际培训班"，先后有120多个国家的3000多名骨科医师参加，在多次举办学习班与各国学者交流的过程中使CORA方法逐渐成熟和完善，也使这一方法在世界矫形外科学界获得较大范围的推广。作者于2006年9月1日～8日在美国参加了第16届，并应邀在学习班上讲授"改良Ilizarov技术矫正膝关节屈曲挛缩与膝关节复合畸形"专题。本期学习班包括美国在内有45个国家的230多位骨科医师参加。一个星期的学习班除了讲授国际矫形外科领域的最新进展，包括新技术、新器械、新方法等，其中重点内容是讲授CORA方法。由Dror Paley主编2002年出版的Principles of Dformity Correction《矫形外科原则》专著，对其做了重点介绍，本书已成为国际矫形外科最畅销的专著。

CORA方法是建立在正常肢体结构与运动力学基础上提出的一个矫形外科概念和技术原则，其测量与计算方法来源于简单的几何学，仍处于发展与完善之中，已经初步扩展运用于上肢、脊柱、骨盆甚至于颌面部畸形的矫正。有些学者认为CORA方法是现代矫形外科出现的最具普遍指导意义的畸形分析系统，它适应于过去、现在和未来，且不会被未来发展的技术所取代，而且存在巨大的应用前景。

根据作者在矫形外科临床应用的初步体会，该方法既有实用性，又有可教性，学习并不很困难，纵然是理解力和悟性差的医师，只要肯花费努力，不断进行实践演练，也能较快地明晰、掌握这一方法。

CORA（成角旋转中心）方法，把复杂的生物力学缩减成简单的原则，创立了能够量化和标准化、简单易懂的科学的矫形外科治疗体系，显示了其巨大的发展前景，其基本的核心内容见下文。

四、骨骼的机械轴和解剖轴

每根长骨都有机械轴和解剖轴，骨骼机械轴的定义是连接近侧关节和远侧关节中心点的直线，骨骼解剖轴是骨干中线。无论在额状面上还是在矢状面上，机械轴永远是连接2个关节中心点的直线；解剖轴在额状面上可以是直线，在矢状面上可以是弧线，例如股骨就是如此。据此，股骨髓内针的设计在矢状面上带有弧度，而胫骨解剖轴在额状面和矢状面上均为直线。轴线的概念可运用于骨骼的任何纵轴投影之中。为了便于实际运用，我们只涉及2个

解剖平面：额状面和矢状面，相关的放射学投影分别为前后位（AP）和侧位（LAT）。

胫骨额状面上的机械轴和解剖轴互相平行，相距只有数毫米，因此胫骨的解剖轴-机械轴夹角（AMA）为0°。股骨的机械轴和解剖轴有所差别，并在远端相交，股骨的正常AMA为7°±2°。

五、关节的中心点与关节走行方向线

机械轴通过关节的中心点，由于大多数情况下只需要考虑额状面上的机械轴，因此只需要确定额状面上的髋关节、膝关节和踝关节的中心点。Moreland等研究了上述3个关节的中心点。

髋关节的中心点位于股骨头圆形的中心点，我们使用量角器的中心来确定该点。在确定膝关节中心点时，采用股骨髁间窝顶点和胫骨嵴中点最为方便快捷，无须测量骨组织或者软组织的宽度。

确定踝关节中心点时，测量距骨宽度的中点，距骨宽度的中点和胫骨下端宽度的中心点是最方便的方法。

关节走行方向线

在一个特定平面或者投影上，可以用一条直线来代表关节的走行方向，被称为"关节走行方向线"。

六、正常下肢机械轴和解剖轴的测量方法

见图1-3-1～6

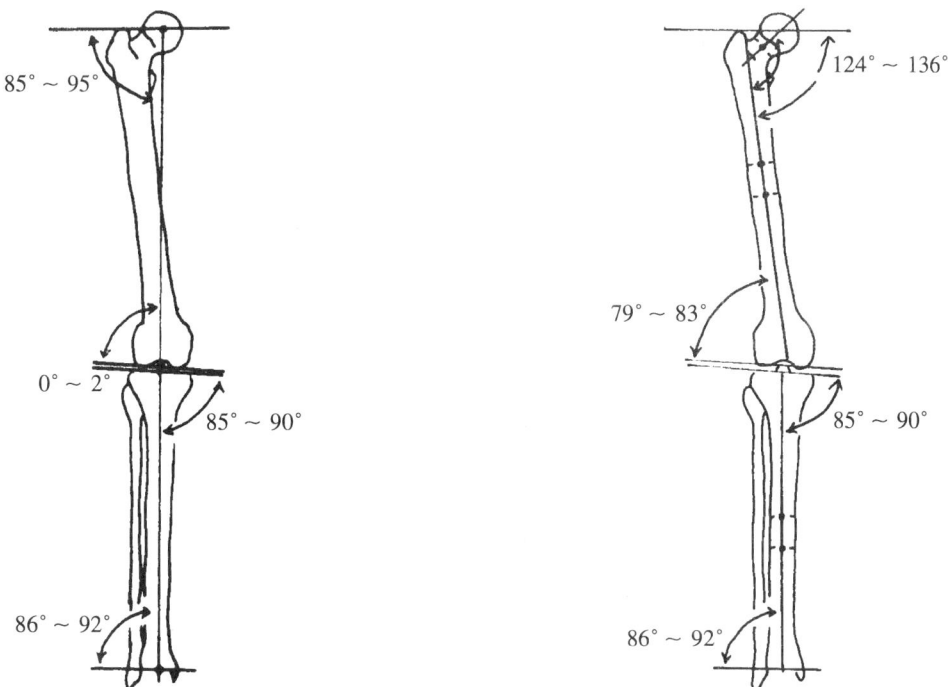

A 额状面上相对于机械轴关节走行方向的角度　　B 额状面上关节走行方向相对于解剖轴的正常值

图 1-3-1　下肢额状面机械轴、解剖轴与关节走行方向

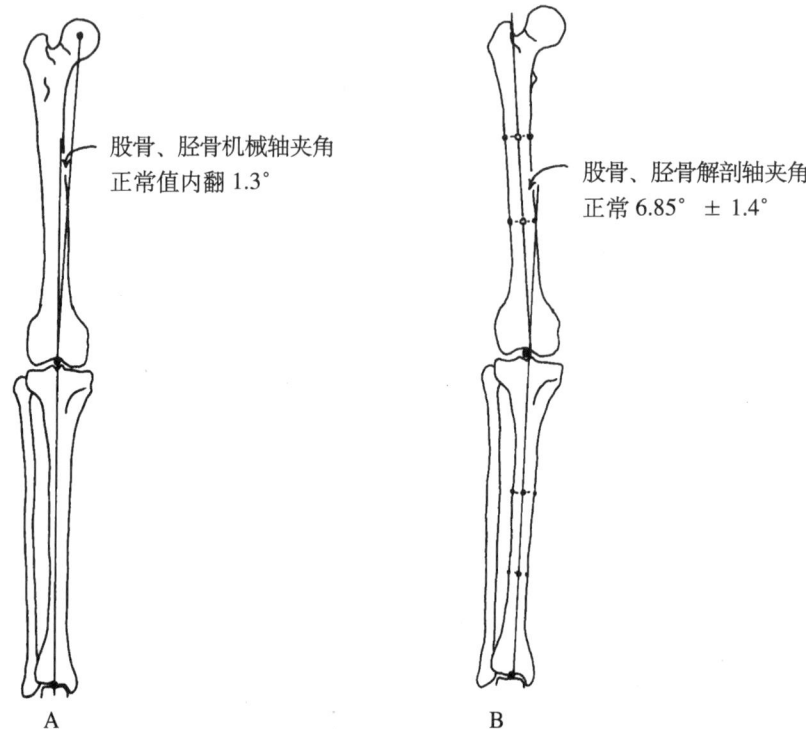

图1-3-2 股骨、胫骨机械轴与解剖轴的夹角,胫骨2个轴线相同

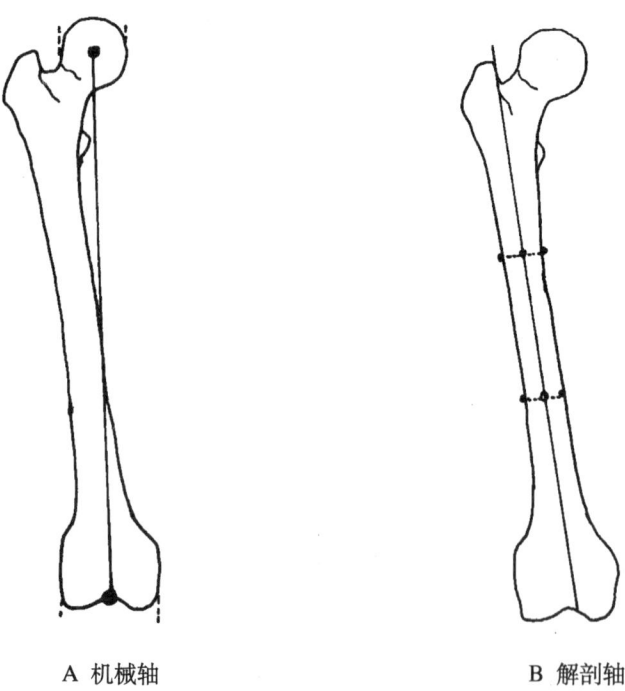

A 机械轴   B 解剖轴   C 股骨机械轴与解剖轴正常形成7°±2°的夹角

图1-3-3 股骨机械轴、解剖轴及其夹角

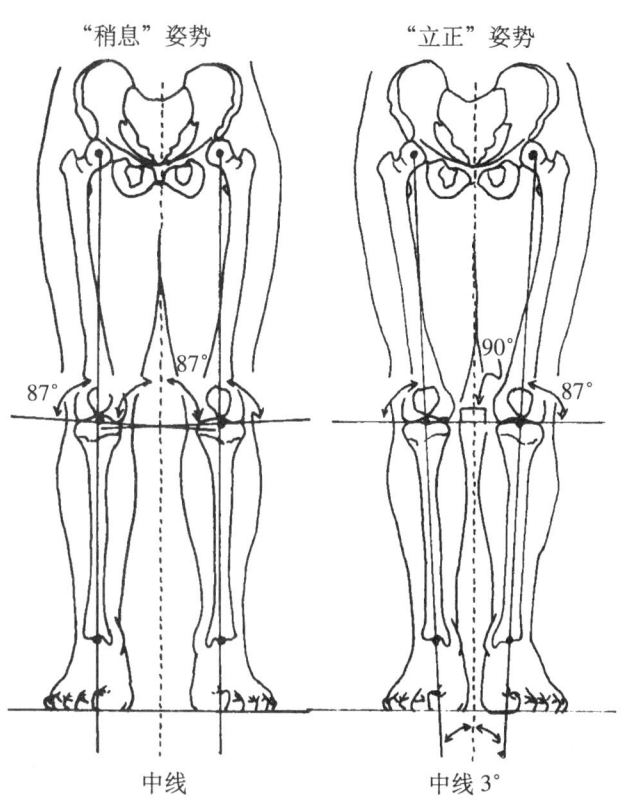

图 1-3-4 双足分开与并拢下肢机械轴的改变

双足分开与骨盆同宽（稍息姿势）和双足并拢（立正姿势）时，站立位下肢相对于地面的对线会发生改变，当双足分开时，膝关节线偏斜地面3°，机械轴垂直于地面；双足并拢时，膝关节线平行于地面，机械轴偏斜于地面3°。

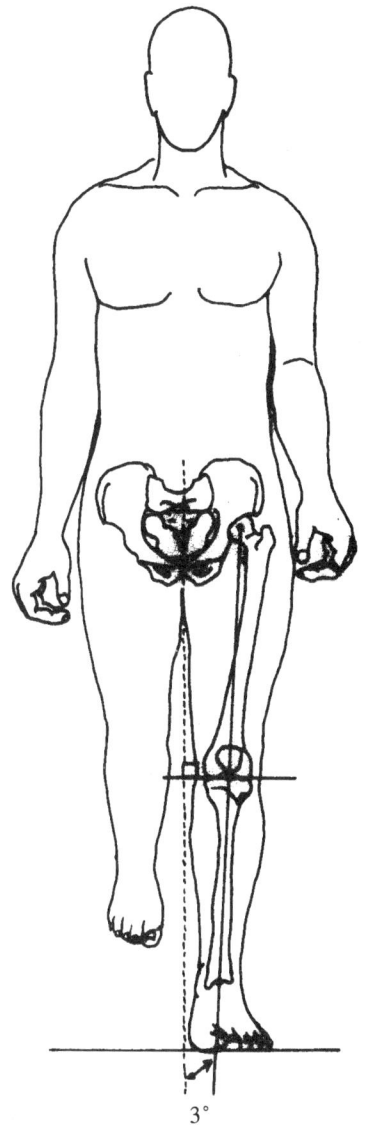

图 1-3-5 行走过程中膝关节线与地面平行

在行走过程中，肢体处立正的姿势与地面偏斜3°。因此，行走中膝关节线平行于地面。

为了正确测量下肢的机械轴和解剖轴，应按投照要求摄包括髋、膝、踝关节的双下肢全长X线正位片（图1-3-7），少数患者加拍全长X线侧位片。如果单照股骨或胫骨的X线片，也必须包括上下两个关节（图1-3-8）。

七、下肢力线异常和畸形矫正的术前 CORA 计划

见图 1-3-9 ～ 17。

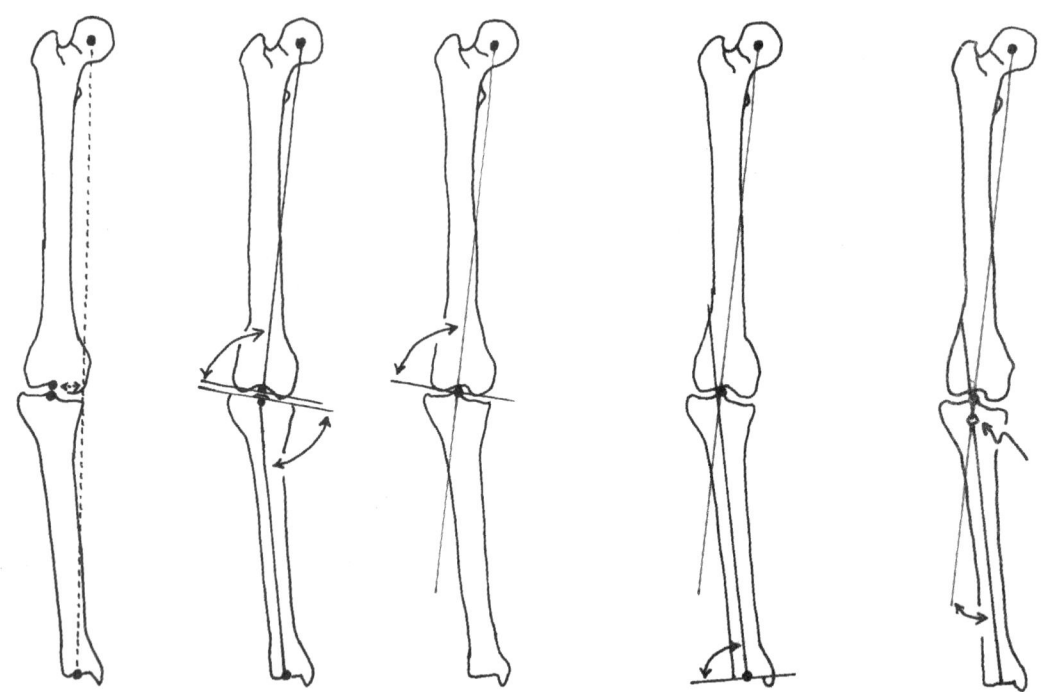

图 1-3-6 额状面下肢力线和关节行走方向异常的划线步骤以及畸形角度中心的测量

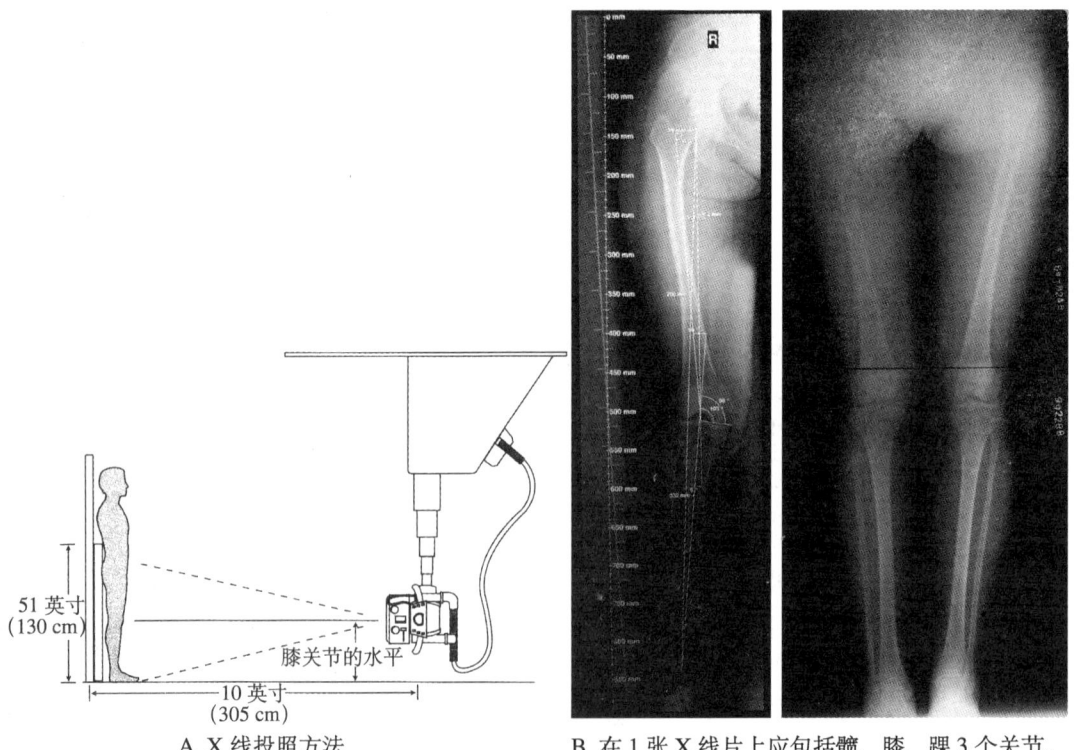

A X 线投照方法

B 在1张X线片上应包括髋、膝、踝3个关节。

图 1-3-7 双下肢立位全长 X 线拍摄方法

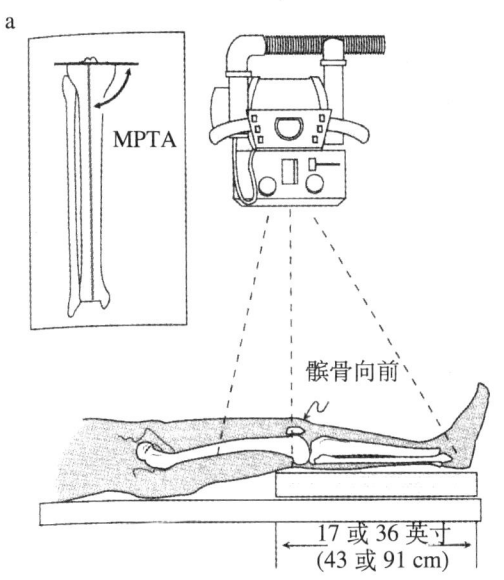
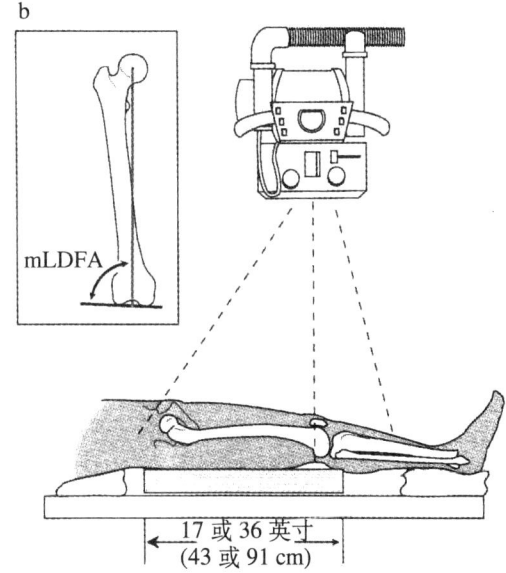

a 胫骨全长的投照方法及胫骨近端内侧角（MPTA）的测量

b 股骨全长投照方法及股骨远端机械轴外侧角（MLDFA）的测量

图 1-3-8　仰卧位股骨或胫骨全长 X 线投照方法

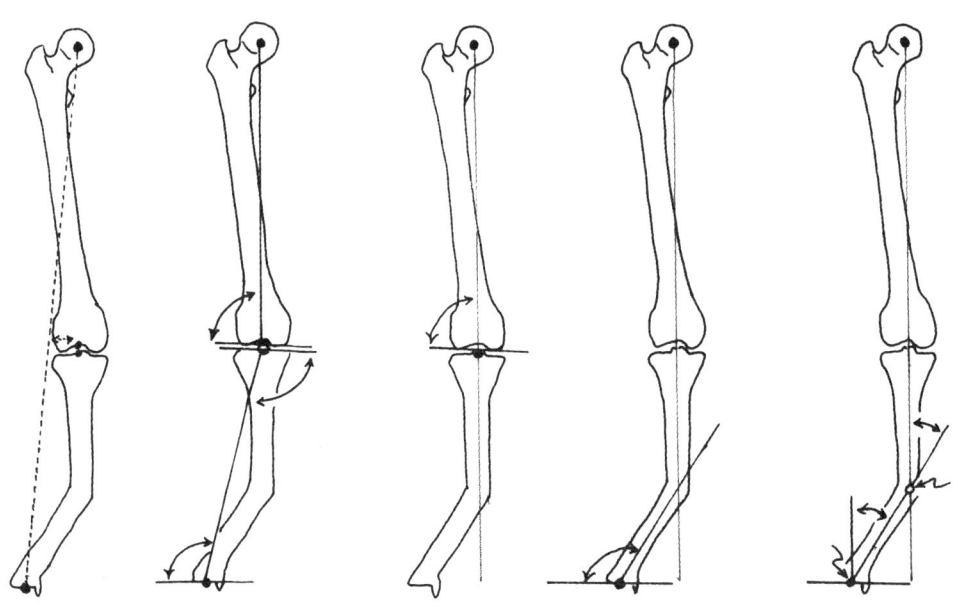

图 1-3-9　冠状面胫骨成角畸形，下肢机械轴、胫骨解剖轴畸形程度的测量方法

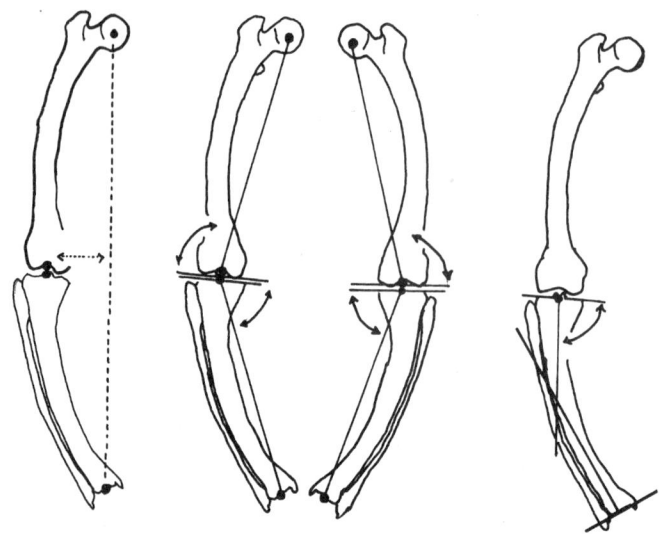

图 1-3-10　股骨和胫骨皆有内翻畸形
下肢机械轴和胫骨畸形中心测量方法

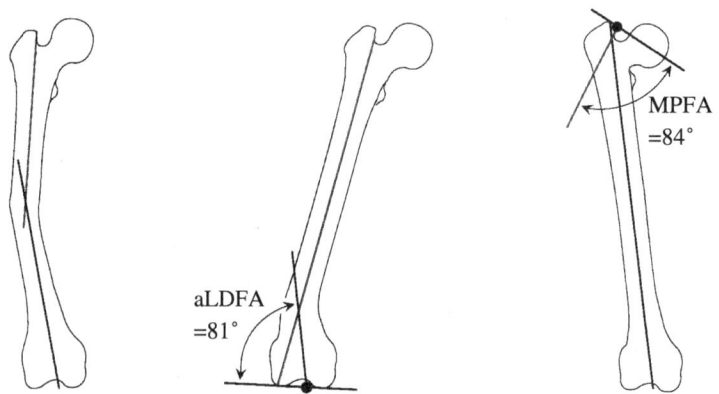

图 1-3-11　股骨干不同畸形部位的解剖轴、畸形中心与角度的测量方法

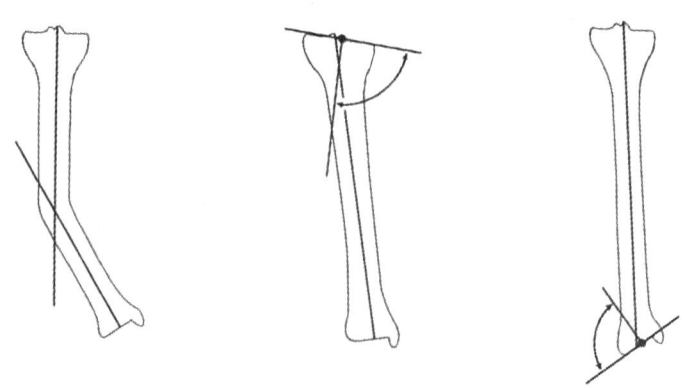

A　胫骨中段畸形　　B　胫骨上段畸形　　C　踝上畸形

图 1-3-12　胫骨解剖轴划线，确定成角畸形中心

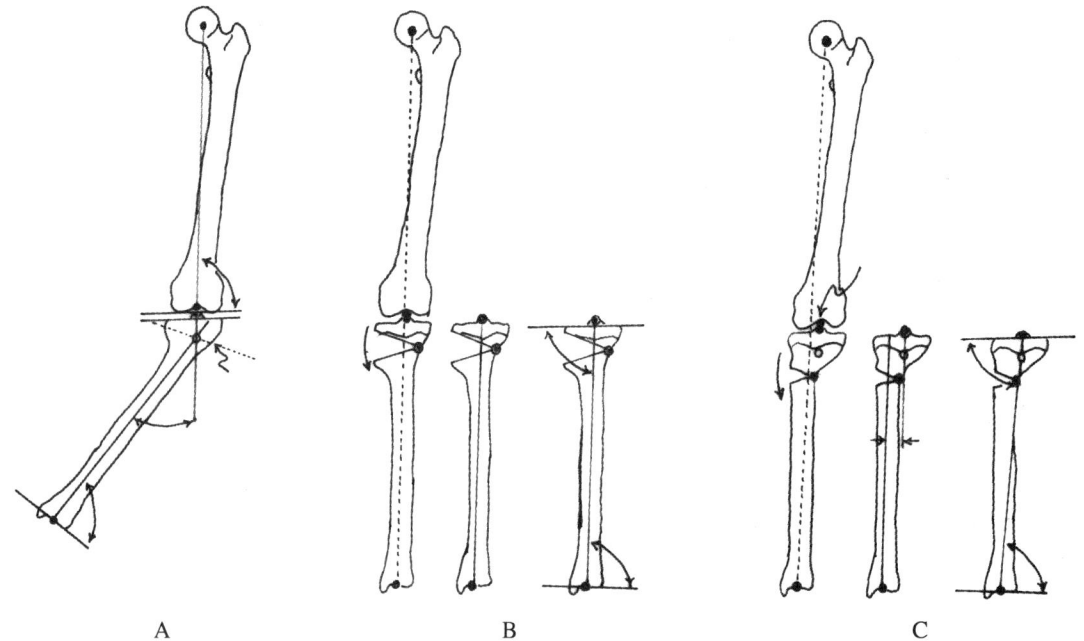

图 1-3-13　胫骨内翻截骨计划

A 重度胫骨内翻，畸形中心近胫骨平台。B 若选择畸形中心截骨，能同时恢复下肢的机械轴和解剖轴。C 远离畸形中心截骨矫形，难以同期恢复机械轴和解剖轴

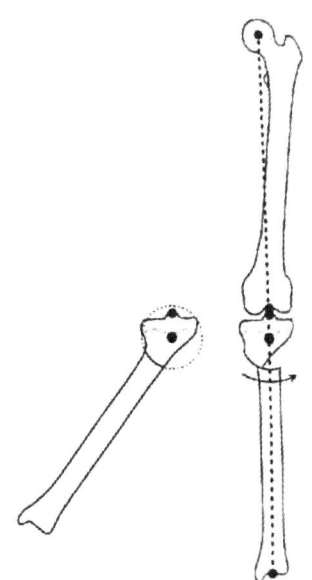

图 1-3-14　重度胫骨内翻畸形，恢复正常持重力线的截骨方法

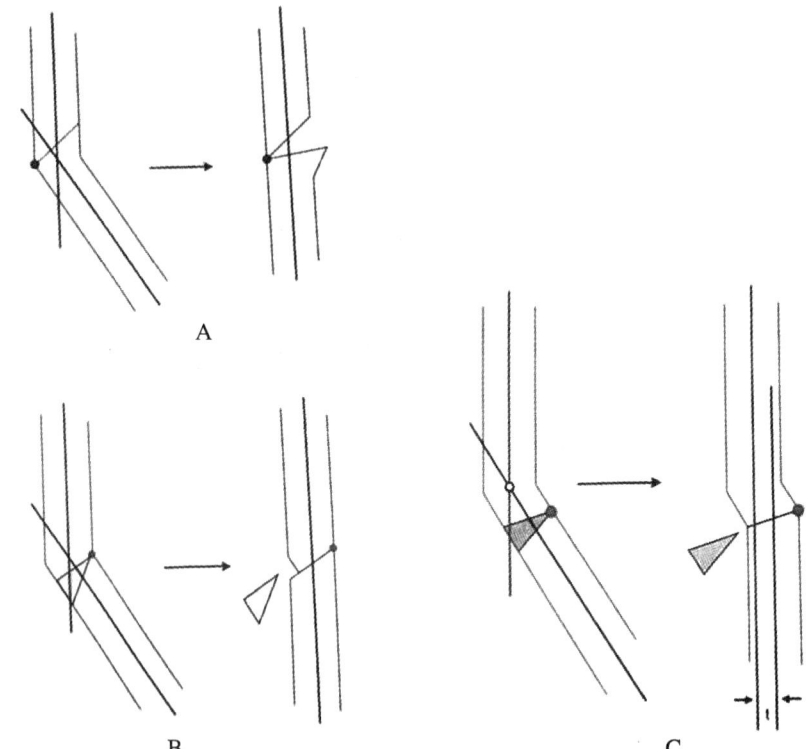

图 1-3-15 骨干成角畸形的三种楔形截骨方法

A 畸形中心上段凹侧开口式斜行截骨,增加骨干长度
B 畸形中心楔形截骨,能恢复正常的解剖轴和机械轴
C 畸形中心下段截骨,不能同时恢复解剖轴和机械轴

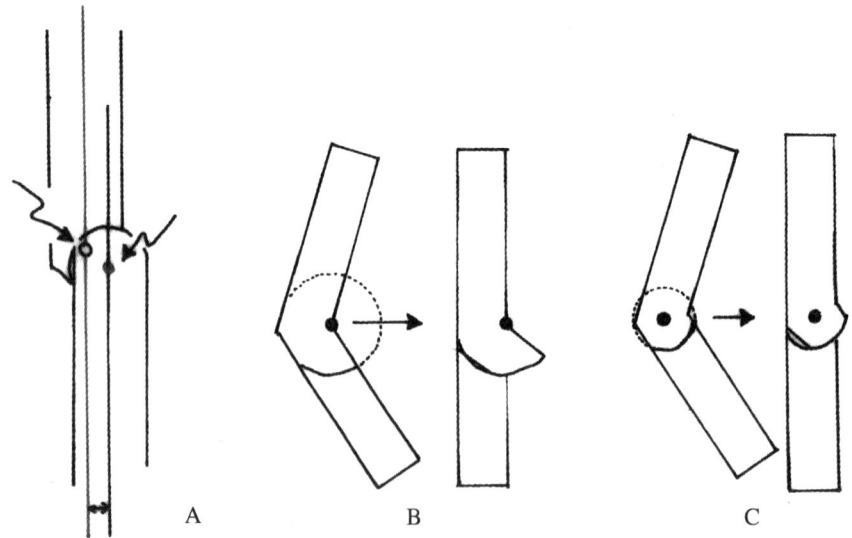

图 1-3-16 管状骨成角畸形三种"U"形截骨矫正畸形

A 畸形中心杵形截骨,不能同时恢复机械轴和解剖轴
B 远畸形中心旋转截骨法
C 近畸形中心旋转截骨法

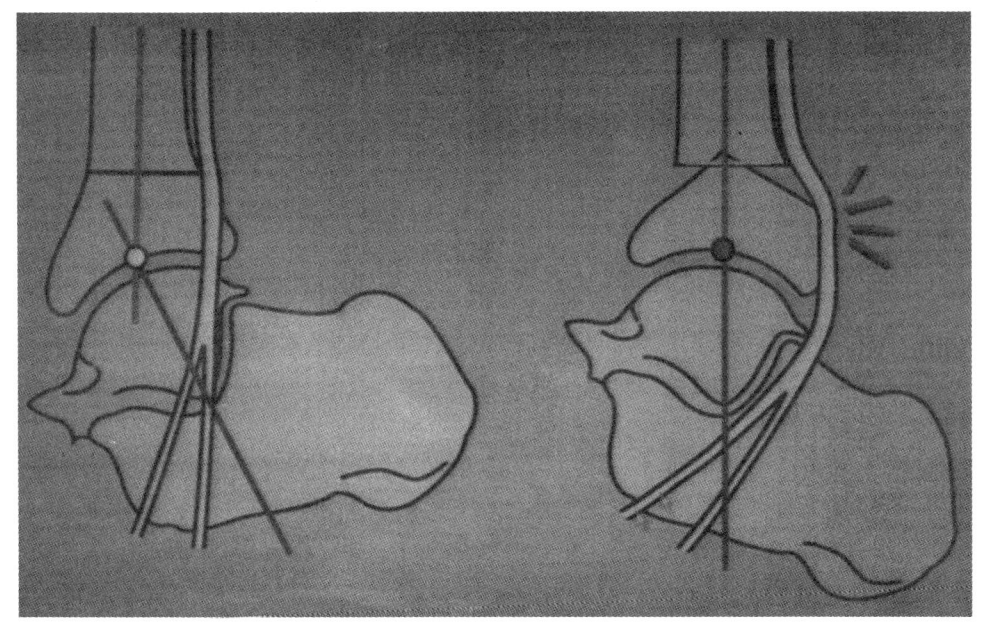

图 1-3-17 踝关节矢状面倾斜的截骨矫形示意图
A 术前畸形角度测量
B 畸形矫正后,踝管内胫后神经受到牵拉,应同时给予踝管部位软组织松解

(秦泗河)

第四节 肢体畸形外科治疗的基本原则

一、手术适应证

下肢畸形患者并不是每个病人皆需手术治疗,有些类型可先采用保守治疗,或嘱患者定期复查以选择外科治疗的合适时机。

一些下肢畸形如先天性足畸形、佝偻病致膝内、外翻早期、脑性瘫痪痉挛性下肢畸形,小儿麻痹后遗症的连枷腿皆可结合非手术疗法,如应用支具、夹板、配穿病理鞋、石膏或手法矫形以及一些物理疗法等。这些治疗方法若适应证选择正确,应用得当,可以防止畸形的发展,稳定松弛或痉挛的关节,矫正已发生的软组织畸形。手术治疗的适应证是:①存在非手术不能解决的下肢畸形;②手术后能达到矫正畸形,恢复和改善功能的目的。

手术年龄的选择:矫正畸形的软组织松解不限年龄,关节融合术需12岁以上,特殊情况可放宽到10岁以下(如重度足内翻畸形的矫正)。肌肉、肌腱移位术宜8岁以上,但矫正跟行足和内翻畸形足的肌腱移位术宜早期施行,骨盆延长术宜16岁以上,股骨或胫骨的延长术虽不受年龄限制,但40岁以上者应慎重手术。少年儿童施行骨干截骨的矫形手术,几年后畸形会复发。

二、手术方案制定的基本原则

下肢畸形患者的性别、年龄不一,病因不同,畸形的部位、程度、范围、类型差别很大,以及有无合并肌肉的瘫痪、废用性萎缩或关节的退行性改变。患者的步行运动多种多样，供选择的矫形手术方法又极其繁杂。同一种类型的畸形可制定出不同的手术方案，选用不同的手术方法矫正。对某类畸形的矫正和功能重建究竟哪种手术方法更适合病人的实际，取得最佳而稳定的效果，当根据每个患者的具体情况，以整体的观点，从生物力学的角度，用运筹学的基本原理制定最佳的手术方案。

一个最佳的手术方案或最优手术方法应符合如下标准：①矫正畸形和改善功能的效果确实；②无近期或远期并发症；③手术次数少，创伤小，病人痛苦轻，安全系数大，康复周期短，经济花费少；④需两次或两次以上手术者，前后期手术效果互不影响。

三、常用的手术类别

1. **软组织松解术或肌腱延长术**　适应于下肢因软组织挛缩的各种畸形。如小儿麻痹后遗症、脑性瘫痪等屈髋、屈膝畸形、马蹄足或马蹄内、外翻足畸形皆需采用软组织松解术或肌腱延长术矫正。手术方法以屈髋畸形松解术为例：做髋关节前外侧切口，显露髂嵴前下部分，游离并保护股外侧皮神经，骨膜下推开髂骨内外板及髂前上棘肌肉附着处，将髋关节伸直内收位，切断挛缩的臀肌筋膜，松解股直肌起点。若髂腰肌紧张给予显露，髂腰肌瘫痪者给予切断，松解髋关节前外侧关节囊，至此凡是有碍髋关节伸直的前外侧软组织（除血管、神经外）皆给予松解。最终达到髋关节完全伸直。若股神经紧张，术后通过石膏或牵引逐渐矫正。

2. **截骨术**　是指完全或不完全截断骨骼而达到矫正畸形的目的。其手术指征：①矫正长管状骨的过度成角、弓形弯曲或旋转畸形等；②矫正踝、足的各种畸形或融合松弛的踝、足关节；③延长或缩短下肢骨骼以均衡双下肢的不等长；④改变持重力线以改善髋部的稳定性，如转子下外展截骨术等；⑤解除髋关节骨关节炎的疼痛或改善髋关节的负重功能，如骨盆内移截骨术等。操作：根据截骨的部位、骨质的硬度、患者的年龄、手术的性质和要求等而定。一般分闭合性截骨（用针锯将管状骨截断）；小切口半开放性截骨和开放性截骨。开放性截骨用截骨刀，比较薄弱的骨质用骨剪即可。成年人主要长管骨的骨皮质较为坚硬，可采用线锯、电锯等法截骨，也可在截骨处做几个钻孔后再用骨刀沿钻孔线截骨。总之截骨前要设计、准备好相应的手术器械（包括固定方法的器械），以免在术中发生未按矫形的要求截骨或造成骨干的粉碎性截骨。

3. **关节融合术**　在下肢畸形外科中关节融合术的应用较广泛，尤其在踝、足关节。手术指征：①已有骨关节改变的马蹄内翻、马蹄外翻、高弓等足的畸形，年龄一般在12岁以上，可实施距下关节、跗中关节或三关节融合术；②已发生骨性关节炎行走疼痛，功能障碍严重的踝、足关节；③连枷足；④因静止的关节结核、化脓性炎症、类风湿等原因导致髋、膝关节而严重破坏，关节畸形，且缺乏人工关节置换的手术指征者；⑤为了彻底矫正畸形，如锤状趾。

融合的方法：融合术可分在关节内或关节外，或两者结合应用。最常用而且效果亦可靠的是关节内融合。基本的手术方法是切开关节，暴露骨端，切除关节软骨，造成粗糙的骨面，将关节摆在所要求的位置，关节间隙植骨，用钢针固定截骨段或配合石膏外固定，直至临床检查及X线片显示坚实的骨性融合为止。髋、膝关节当融合于功能位，踝、足关节融合的位置视患者的性别、年龄、生活地区、职业、下肢有无短缩等因素而定。

4. **骨移植术**　骨移植术分自体移植骨片（取自患者自身的其他部位，分带血管蒂和单纯骨移植两种，近年开展带血管的骨膜移植）；同种异体移植骨片（取自他人的骨片）；异种移植骨片（取自动物的移植骨片）以及人造骨。

较大的不带血管的自体骨片从某处移到另一部位，并不能作为一个活组织存活下来，虽然靠近宿主骨表面的少部分骨质可能存活，而大部分骨细胞将要死亡，移植骨片主要是作为一个支架暂时的桥梁作用而形成新骨。这样整个移植骨片最终将被新生骨爬行所代替。这种代替过程决定于移植骨片有否充足的血运再形成。因此如果骨片移植到富有血运的骨床上，就比缺血组织所包绕的部位更易于完成爬行代替的过程。

指征：①骨不连或某些骨延迟愈合；②关节融合术时为了促使关节融合；③为了填充骨缺损或骨腔。

手术操作：移植骨片可为一个结实的骨板，也可以多数骨条或骨碎片的形式应用。

骨板：骨板往往取自坚硬的皮质骨，胫骨的皮下部分是经常取骨部位。用螺丝钉或内嵌形式将骨板固定于受骨区，这种骨板可作为一个内固定夹板，同时也作为新生长的桥梁。

骨条：条状骨片一般取自松质骨，特别是取自髂骨。主要用于骨折不愈合，将骨条摆在骨折部位，深及骨膜下，缝合其周围组织，以便保持其位置不变。

骨块或骨碎片：多取自胫骨结节部外侧或髂骨，将它紧密地填入或摆在受骨区，单纯缝合其周围组织，即可维持位置不变。

近年来由于Ilizarov技术及其他骨外固定技术的广泛应用，各种原因造成的骨缺损、骨不连皆可通过断端生物性加压，病灶的上下两端截骨延长的方法解决。从而避免或减少了骨的移植手术。

5. 肌肉、肌腱转移术　因小儿麻痹症，多发性神经炎、周围神经损伤等多种原因导致的肌肉不均衡性瘫痪或萎缩，在矫正软组织或骨性畸形的同期或先后应用肌肉，肌腱转位术，以恢复或改善关节的主动控制或恢复关节内、外、前、后的动力平衡，从而矫正或防止畸形的发生。

肌肉、肌腱转位术应遵循的原则：

(1) 手术时间：脊髓灰质炎患病后两年以上；神经损伤，神经修复术后两年；骨关节损伤或炎症所致畸形后1～2年。

(2) 患者年龄选择：脊髓灰质炎后遗症应在6岁以上，神经损伤、神经修复术后年龄最好于5～6岁以上；骨关节损伤或炎症后遗症宜在8～10岁以上；患有炎症性、结核性疾病，手术应在病灶痊愈两年以上，皮肤溃疡愈合3～6个月以上。

(3) 被选择转移的肌肉必须有足够力量牵引患肢（或指、趾）。一般不应低于4级。肌电测定无明显神经损害图像。如果转移肌的力量不足或转移肌的受肢太大，即使肌移植力量强大亦不足以牵引该受肢。术后将导致转移肌拉松、萎缩、畸形复发。

(4) 肌转移跨越关节应无挛缩、畸形或强直。若有挛缩应予松解，若有骨性畸形应先行矫正骨性畸形。待骨关节活动无障碍时，方可考虑肌转移术。

(5) 作肌转移之近侧关节应保持稳定的功能位，以保证转移肌发挥较大效益。例如：作足部肌腱转移重建伸踝功能时，踝关节应背伸于0°位，对发挥肌转移术后的功能有甚大裨益。

(6) 转移肌游离端应牢固地缝固于瘫痪肌附着点或其他能矫正畸形的功能位置上，并力求肌起点与新止点保持于一直线。如果不能取得一直线，应考虑转移肌力量降低不少于1级的可能。

(7) 转移肌在行程中改变方向时，或跨越关节功能位屈度时，应有腱纽或支持带固定。否则肌腱易脱位或在皮下形成弓弦状隆起，影响效果，有碍衣着和美观。

(8) 保护转移肌的血管、神经，保持转移肌的存活和发挥最大效能。腱鞘是使肌腱伸缩不受粘连约束的保护膜，在手部手术时应予特别注意。常可见到不得不为转移肌再行粘连松解术。

(9) 转移肌的通道应无弯曲和粘连。术后转移肌一般易与相邻肌肉、皮肤等粘连，因此要求该肌通道应系最短的路径，在腱鞘内或人工腱鞘内（由他处切取的腱膜做成），或在脂肪层，以使通道润滑和减少粘连。

(10) 取协同肌优于拮抗肌。只要有条件，首先考虑取协同肌移植。因为协同肌比拮抗肌易于训练，拮抗肌转移后的训练适应时间，一般比协同肌长一倍以上。

(11) 转移肌应保持适当张力，以免扭转。依转移肌原来长度移植固定，是获得最好张力的长度。若牵拉过长、过紧、扭转，日久后肌肉渐趋萎缩。若固定太松弛，也难以发挥最大收缩力。

(12) 转移肌术后外固定时间要适当。下肢4~6周（足部宜6~8周），若同时行骨性手术，如关节成形术或足的关节固定术等，外固定时间原则上服从骨性手术时间。但术后需早期锻炼移位肌的等长收缩运动，以减少移位肌的粘连。

(13) 患者智力应较好，术后能配合功能训练者。

(14) 一般情况下不可期望一块肌肉分为两部分，一半留置原位，另一半用来转移，能预期达到与原肌腱相反的功能。但某些情况也可采用半片肌移位取得较好效果，如用一半伸趾总腱移位代跟腱或腓肠肌内外侧头移位代伸踝肌。

(15) 转移肌需与骨质固定时，宜钻骨洞引过肌腱端进行固定，以避免松弛和撕脱。

6. 下肢均衡术　因各种原因导致双下肢不等长时应施行手术均衡。根据引起下肢不等长的原因、类型，采用骨盆延长，股骨延长或胫骨延长术，某些类型将采用健侧肢体缩短术，骨盆均衡术。

四、骨性畸形矫正后固定方法的选择

截骨后选择何种固定方法，除取决于患者的年龄，截骨的部位和类型以及医生的经验外，尚应遵循选择固定方法的基本原则：①操作方便，固定可靠；能促进截骨端愈合，儿童患者首选石膏外固定；②不能长时间（6周以上）影响髋、膝关节的运动；③能早期下床活动，患肢能早期负重行走。常选用的方法是踝、足的骨关节手术截骨端用钢针穿骨内加石膏固定；胫骨结节下旋转截骨术用外固定器固定；股骨髁上截骨术一般情况仅用石膏外固定；股骨上端的截骨矫形术应用有限内固定加外固定术。由于骨外固定技术近年有很大的发展，各种截骨性手术后的固定，逐渐被骨外固定技术方法所代替。

五、小儿肢体畸形矫正应注意的基本问题

"小儿不是成人的缩影"，小儿骨折、骨关节疾病与肢体畸形具有成人所见不到的许多特点，甚至在某些方面与成人截然不同，若不遵循这些特点进行诊断和治疗，会导致不良后果。但一个人从精、卵细胞结合，形成婴儿的组织胚胎发育过程，出生后从婴儿、幼年、少

年直到成人的发育过程多少重演了亿万年物种进化的历程……

（一）整体性与预见性原则

整体性原则是四肢矫形获得良好效果的基本保证，见畸形治畸形，有瘫痪治瘫痪的局部观点易产生事倍功半甚至适得其反的结果。重度下肢畸形患者因长期的功能障碍和畸形外观，影响了患者生活、学习、社交等一系列人生基本的需求，亦可能产生不同类型的心理障碍。矫形外科医生接诊病人时应把病人的精神心理因素、社会背景与医疗需求、技术方法等联系起来，对肢体残疾的发生、发展功能障碍和肢体代偿的全过程进行全面的分析、判断，病人要求怎样，条件如何，应用外固定器矫形是否为最优化的选择？能否达到确立的矫治目标？做出适宜的或最优化的治疗策略，预见其可能达到的治疗目标，告知患者或其家属，嘱其积极配合，方能获得最佳的治疗效果。

对每个患者制定全面而细致的治疗康复计划，包括选择最好的手术时机。对较复杂的畸形可拟订几个手术方案，然后统筹、优选出其中最佳的手术方案，安排合理的实施程序以及康复计划。对一些罕见或复杂肢体畸形的矫治，因无固定的手术方式参考，这就要求矫形外科医生，在全面熟悉病情的基础上，应用丰富的矫形外科知识，从生物力学的角度，阐明畸形的发生机制，集思广益，订出适当的外科治疗方案，合理的康复程序等。

（二）重视术前准备

知己知彼，方能百战不殆。从事矫形外科工作的医生应充分认识术前准备的重要性。包括术前仔细的物理检查、步态分析、影响测量、功能评价等。

若是下肢畸形，术前应拍立位下肢全长X线正侧位片，特殊的畸形还应拍特殊位置的X线片，由于应用螺旋CT实施三维重建技术，能够更好地显示复杂畸形的情况，提供大量X线片无法显示的信息，因此，对于复杂的骨关节畸形，应加做CT三维重建。术前必须明确畸形的性质、部位、程度，一种畸形与其它关节之间的关系，矫形的要求、目的，可能的治疗周期、治疗目标、可能出现的并发症，选择何种手术方法、选择何种固定方法、器械如何准备、术后如何管理。对肢体多发性或麻痹性原因导致的肢体畸形还应分清矫正畸形的主次，多种畸形同期矫正还是分期矫正，若分期手术，这次手术与下次手术之间的关系如何避免发生矛盾。

总之，矫形外科医生的成功与内功更多地表现在手术外，只要知己知彼，且又了解现代矫形外科理论与技术的新进展，方能制定适宜的或优化的矫形策略。如果是矫形外科经验不足的医生可选择先易后难、循序渐进的工作理念。

（三）正确评估自己的技术能力

下肢畸形分类繁杂，病人的个体差异，社会背景、经济状况也不同，有些畸形的矫治缺乏成熟的参考资料，有些罕见畸形和骨病即是高年资的矫形外科医生也是第一次诊治，面对疑难罕见或严重复杂的病例，应用既往丰富的矫形外科知识和经验，在充分熟悉病情的基础上，可进行文献的检索或邀请有关专家会诊，一般会设计出符合矫形要求的正确手术方案，同时对自己的临床经验与技术能力也应当做适当的估计，制定的治疗策略是否正确？选择的治疗方法主要的依据是什么？是否能顺利完成此项手术？如果明知有困难，就决不能勉强图侥幸成功。

一些矫形手术失败的原因和手术并发症的产生是对自己的技术能力估计过高，对畸形的复杂程度和手术治疗难度估计不足，过分相信自己既往的临床经验，或术前准备不充分所致。对新开展的特殊疑难手术病例，术前拟定的矫形手术策略可能与手术中的实际有差别（因为个别病人的真实情况只有在手术过程中才能完全了解），因此，术前的某些器械准备应由主持手术的医生进行，以避免术中发生骑虎难下的被动局面。

作者近年来接诊了数百例在多个医院手术治疗失败或出现并发症的肢体畸形病人，综合分析其既往治疗失败的原因，主要的是把肢体各种畸形的矫正技术不认为是一种复杂的手术，从而术前准备不充分，或医生在不具备矫形外科技术能力的情况下实施手术矫治，因此每个骨科医生在实施矫形手术前，尤其要仔细检索、阅读文献，真正明了肢体畸形发生、发展与功能代偿的病理机制，了解人体正常情况下的运动生理。畸形矫正后可能出现的并发症，所应用的矫形手术方法是否真正的把握和理解。

（五）矫正畸形与恢复功能

功能与形态在人体上应是辩证的统一，一定正常的形态保证了一定的生理功能，一般来说恢复正常的解剖形态是重建功能的基础，在下肢首先应恢复正常的持重力线。但对大龄少年或成年患者由于已经适应畸形位置下的功能变化，因此，矫正畸形不能以丧失功能为代价，应该以恢复下肢功能为治疗的基本目的。如连枷膝伴有屈膝畸形，患者难以直立行走，实施股骨髁上截骨术，截骨端形成20°左右的后倾角，虽然局部造成了不正常的解剖结构，但对改善整个患肢的站立行走功能是很有效的手术方法。由此也可以解释下肢某些畸形的形成是功能代偿的表现，矫正局部畸形可能会导致下肢行走功能减弱，如轻度的膝反屈畸形对股四头肌瘫痪者有利稳定膝关节，马蹄畸形或骨盆倾斜能代偿短肢等。某些畸形发展至成年人阶段，如重度先天性马蹄内翻足，肢体已相对适应于畸形状态下的运动，手术矫正畸形后新步态的建立，患者需要很长的应变过程，甚至难以适应。因此对下肢畸形的矫正应该在整体运筹的基础上，判断一个畸形有无手术矫治的适应证，就是分析其手术后能不能达到畸形满意矫正、功能获得改善的两个目的。

引用骨科前辈孟继懋教授的话，略有修改"要善于辩证地分析每个肢体畸形的形成、发展与功能代偿的病理机制及过程，了解一种畸形与另一种畸形之间的因果关系，在矫形外科治疗上要学会对不同的方法扬其长，避其短，不为常规所束缚"。

（六）合理应用高新技术

自20世纪70年代以来，世界医学从实验医学时代步入到技术医学-数字医学时代，高科技的突飞猛进为临床医学提供了日新月异的设备、器械、技术方法，显著地提高了医学的诊疗水平，但也使技术决定论的思潮泛起，医院竞逐高新设备，临床医生对设备、高技术的期待和依赖与日俱增，而自身能力与智慧的发挥越来越差。导致医疗费用迅猛上涨，许多病人不堪重负，甚至放弃治疗。各种新技术或新药物的应用也产生了较多的医源性疾病，这就出现了医学目的和医学行为的矛盾，广大的贫困阶层难以获得现代科学文明的阳光。正如一位叫波普尔的哲学家曾告诫人们那样"科学的进展是一种悲喜交集的福音，我们要正视这一点"。

根据作者手术治疗的2万余例各类肢体残疾和畸形病人分析，县以下的农村病人占72.8%，而大、中城市的病人仅占27.2%，凡肢体畸形严重的患者多来自于中、小城镇或农村。从某种意义上讲，家庭经济困难者不能到有条件的医院治疗，即使能够治疗的部分患者，也难以完成后期阶段治疗计划，从而影响治疗结果。对一些农村经济较贫困的患者，要根据医院的设备条件，医生的技术水平，病人的经济状况以及对治疗的要求等，选择适宜的外科治疗方案，医生认为最优的手术方法或治疗策略，并不一定是患者最适宜的。手术方法选择的标准是既能体现时代的高新技术，又必须是简便、安全、满足治疗的要求，保证良好的治疗效果，而又避免发生手术并发症。

构建和谐社会与科学发展观的国策，就要求我国的矫形外科医生应当树立这样的服务意识，即以相对低的医疗费用达到好的医疗效果，又要根据病人的实际情况，合理应用高新技术，只有这样，才能满足社会与广大病人的需求。

（秦泗河）

第五节　术后制动、功能训练与疗效评价

不论是软组织手术或骨性矫形手术后，皆须一定范围和一定时间的制动，以维持功能位或矫形外科需要位，制动的方法有各种类型的石膏、矫形器、外固定器或牵引等。制动方法应达到如下要求：①良好的维持矫形手术所需要的位置；②制动材料应轻便、固定可靠，不会产生损害皮肤的压迫；③不能长时间限制大关节的运动尤其是膝关节；④下肢手术后制动期间，要有利于患者早期下床足负重锻炼行走。

四肢矫形手术方法多达数百种，病人的年龄、肌肉瘫痪、畸形的情况又千差万别，同一部位同一种手术方法在不同的人身上制动的方法、时间就不一样。因此下肢的矫形手术选择合适的制动材料，应用正确的制动方法，密切观察制动过程中的效果，必要时更换制动材料或制动方法，是保证手术效果减少制动所出现并发症的重要一环。目前对后遗症各种手术的制动材料、方法，制动位置、时间等，仍具有明显个体化的特点，且每个医生的经验和习惯又有差别，尚很难建立标准化的要求。要满足手术肢体的良好制动效果，又避免发生因制动而继发的骨质疏松、关节僵直、软组织不当受压等并发症，需要矫形外科医师丰富的实践经验和认真细致的责任心。

一、石膏

近年来虽然多种类型高分子制动材料用于矫形外科，且已显示出其轻便、透气、不怕水，不遮挡X线检查的突出优点。但石膏的经济简便和良好的塑形性能，是目前其他材料不能完全代替的。矫形外科医师娴熟地应用好各种石膏固定技术和矫形器知识，是矫形手术获得良好效果的基本保证之一，也是矫形外科医师技术水平的重要标志。

石膏的主要应用是：

1．肢体畸形发生发展的早期，将肢体控制在功能位可避免畸形的发生。应用石膏塑形的特点，能逐渐矫正下肢的某些畸形，如马蹄内、外翻足，屈膝畸形等。膝反屈畸形者若无条件配戴支具，可用管型石膏将膝关节固定在轻度屈曲位3～6个月，如此有利于患肢的站立行走，又能矫正或部分矫正膝反屈畸形。

2．截骨矫形手术后虽然做了内固定或穿针外固定，用石膏短期制动于矫形需要的位置，可减轻患者的疼痛和肢体肿胀，有助于早期护理。

3．下肢的各种软组织松解术、肌腱移位术、关节融合术、截骨术，有些患者可单用石膏固定肢体于矫形外科需要位或功能位。

4．制作支具前用石膏做模型。

(一)秦氏下肢管型石膏一次塑型固定法

下肢石膏常用的固定方法有石膏托、石膏夹、石膏管型。今将作者常用的管型石膏一次塑形固定法介绍于下：

适应证：股骨下端以下的各种软组织及骨性手术，尤其是肌肉已萎缩的脊髓灰质炎后遗症下肢软组织或骨性矫形手术后。

上石膏的前期准备：手术完毕后切口缝合不能过紧、过密，以能使血液自切口渗出。凡切口皮下有死腔者，放置引流管。切口及骨凸部缠上无菌棉垫，然后整个下肢以棉纸缠好。如果施行的是组合手术，且计划上长腿管型石膏，术后反应性肿胀较重，可先在下肢的前侧纵行放置一条湿的宽绷带或粗橡胶管，再固定管型石膏，这样石膏凝固后，可牵引绷带或橡胶管将管型石膏在前侧纵行剖开。若术后肢体反应性肿胀严重，可将石膏切开的缝隙适当撑大减压。

具体上石膏的过程：①根据腿的粗细预制1～2个5～6层的石膏托，先将石膏托从足的内侧或外侧放置在腿上，如此能减少跟骨石膏的厚度和压迫跟骨；②足趾下垂者，石膏托从后侧放置，脚掌部分应超过足趾的高度；③用石膏绷带缠好管型，厚度达到要求后；④主持手术的医生和助手根据三点力学原理和矫形的需要用手掌给予塑形，某些切口的部位如股骨髁上截骨之切口应给予按压；⑤凡需固定膝关节的骨性手术如股骨髁上截骨术，管形石膏塑型时压力应分布在股骨髁上两侧、股骨下段内侧、大腿中上段外侧、小腿上内侧和中下外侧。如此塑型既达到了良好的固定效果，又避免了髌上囊、髌骨、腓骨头下的过大压力，从而避免或减少膝关节粘连腓总神经麻痹等并发症。

足、踝部畸形矫正后石膏固定主要压力部位的分布，视畸形的类别和手术的性质而定，但其基本点是避开内、外踝、跟骨和踝关节前侧。矫正马蹄足的手术，石膏塑型时压力主要在小腿中下段两侧，脚掌前侧。矫正跟行足者，压力主要应分布脚掌后侧跟骨负重面和足背前。跟距关节或三关节融合术后，其外踝的前下部应有一定的压力，如此既能较好地稳定截骨端，又可减少截骨面的渗血。为了控制下肢旋转畸形石膏上可放置横木（图1-5-1）。

(二)石膏医嘱

石膏凝固后用红蓝铅笔在管型石膏上写明①手术名称；②石膏固定时间；③术后下床不负重行走或负重行走时间，其他注意事项（图1-5-2）。如此写成的石膏医嘱，术后医生、护士、患者及患者家属一看便知。术后石膏是在患肢已麻醉、无痛、肌肉完全松弛、患肢无肿胀的状态下，由主持手术的术者及助手完成石膏的塑型和固定，其皮肤外衬垫的厚度，关节或截骨端固定的角度、石膏塑型时在肢体应该加压的几个部位以及压力大小等皆能够达到恰如其分的要求，其矫形和固定的效果是二期换石膏时难以达到的。石膏医嘱的书写，为远地的患者回当地医院处理也带来极大方便。也为患者早期下地负重行走锻炼创造了简单的指导条件（图1-5-3）。

二、矫形器

矫形器亦称支具，是用于改变神经肌肉和骨骼系统的机能特性或结构的体外使用装置，矫形器几乎是与矫形外科同时问世的。随着现代材料学、电子学、生物力学的发展使矫形器的科研、开发、制造装置都取得很大进步，矫形器技术的发展又在促进着矫形外科和康复医学的发展，是现代矫形外科医师必备的基本知识，也是脊髓灰质炎后遗症重要的辅

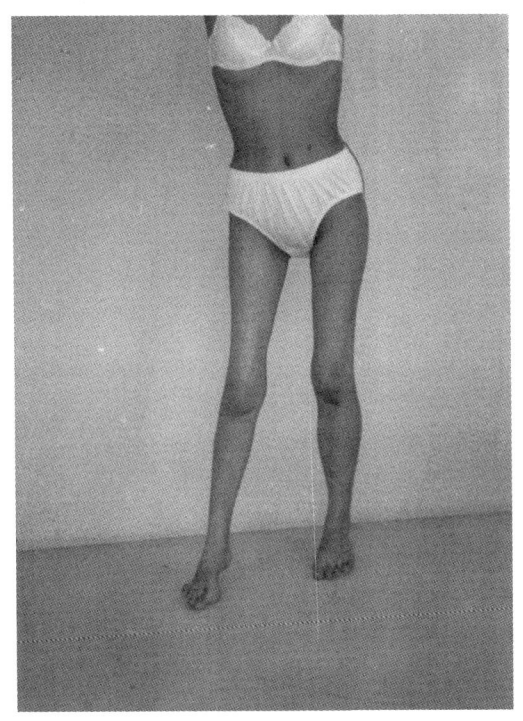 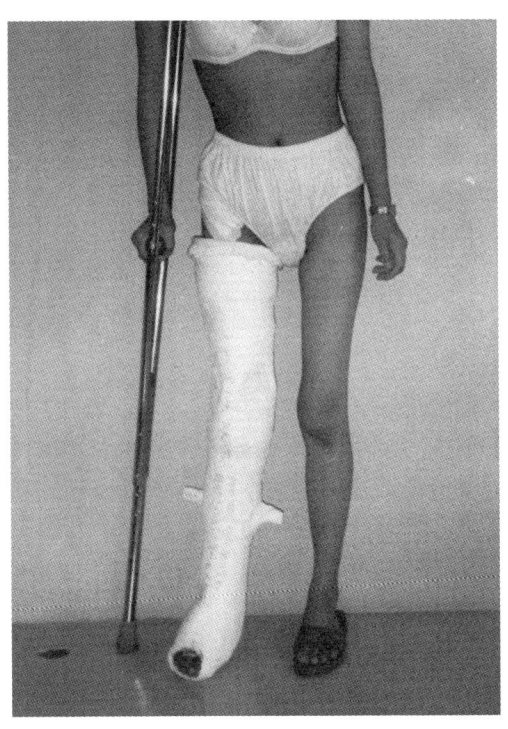

A 小儿麻痹致右下肢屈髋、外旋伴马蹄足畸形

B 实施屈髋松解、股骨髁上截骨、跟腱延长术，上长腿管型石膏固定，术后7天可带石膏负重行走

图 1-5-1 下肢长腿管型石膏放置横术控制下肢外旋畸形

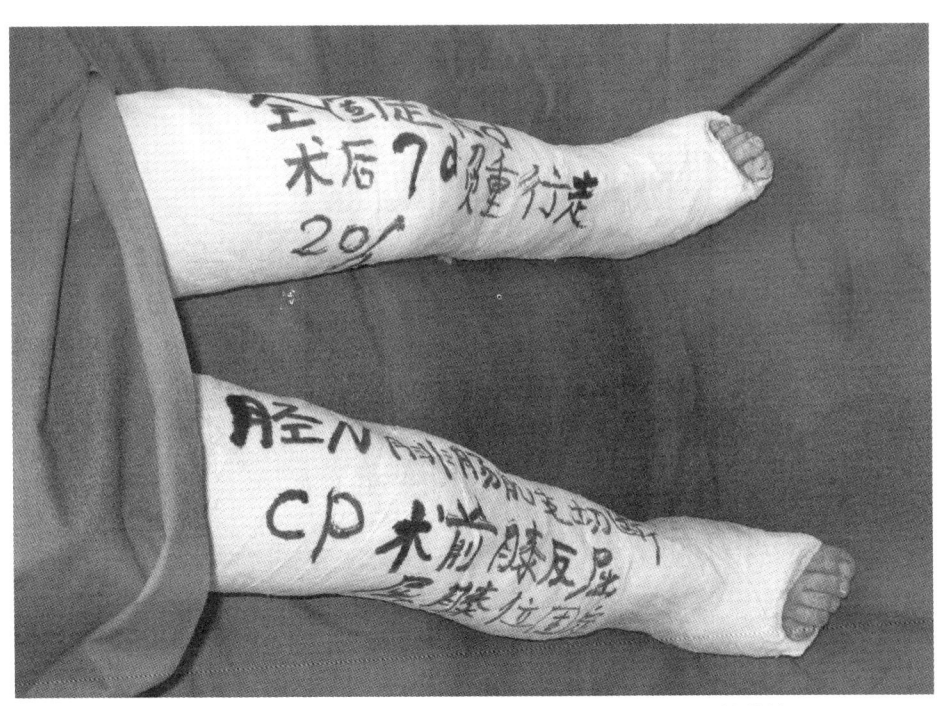

图 1-5-2 双下肢矫形手术后，管型石膏固定及在石膏上写简单的医嘱

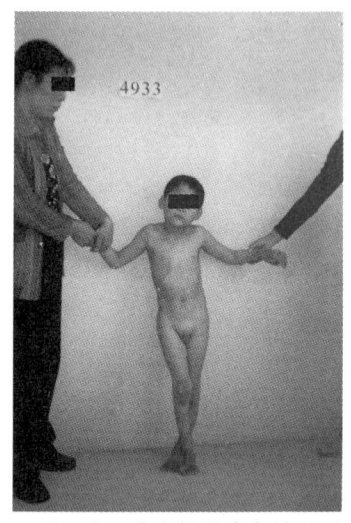
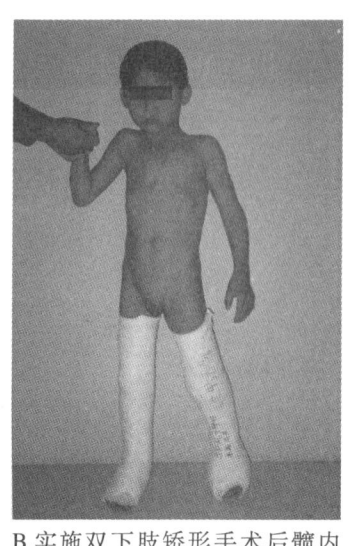
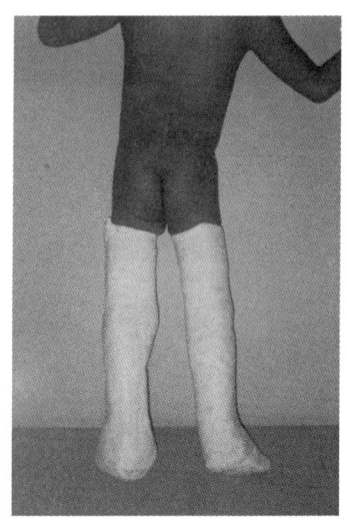

A 男7岁，痉挛性脑瘫术前双下肢呈剪刀腿

B 实施双下肢矫形手术后髋内收、内旋畸形矫正，长腿石膏固定，术后5天下床锻炼行走

C 患儿2年前曾实施过SPR手术

图1-5-3 脑性瘫痪双下肢矫形手术后石膏固定

助治疗措施。

矫形器的基本作用是防止畸形，矫正畸形，补充短缩肢体的高度，稳定关节、辅助患肢改善功能。患者的年龄、性别、职业、病情不同，配矫形器的目的要求不一，因此矫形器的规格、式样、名称亦不一样。如矫形器、固定器、助行器、支具、病理鞋等（图1-5-4）。

对麻痹性瘫痪者以下情况可暂时使用支具：患儿在肢体畸形刚刚出现时，即用支具防止其发展，密切观察，及时更换，保持肢体于正常位置，进行功能锻炼，直至患儿发育已基本定型，畸形已不再出现，即停止使用支具。有些患儿因年龄小（3～6岁），尚不宜手术。用支具防止畸形发展，到7～8岁后，调整肌力平衡，手术后观察畸形不再发展，即停止支具使用。有些病人，无适当的肌力可以调整，或调整的肌力仍难取得均衡，使用支具以防止畸形发展或减缓其进展程度，直至患者可作骨性手术时，进行关节固定，即停止支具使用。以上三种情况均属暂时性支具应用。有5%～6%的患者，肢体肌肉广泛瘫痪，失去自控力，手术治疗得不到功能改善，需要永久性的借助支具的力量或扶拐行动。要想给不同的肢体残疾或矫形病人装配上恰当实用的矫形器，要求矫形外科医师对矫形器学有较多了解，主动与矫形器技师联系，学会书写矫形器处方，以能让矫形器技师能正确理解处方内容并按处方的内容要求为病人选择矫形器品种、用材、部件、规格。

使用的目的和范围：①防止畸形；②矫正畸形（图1-5-5）；③代偿瘫痪的肌力、控制关节的活动，以改善患肢功能；④手术后代替石膏的制动作用，早期得到锻炼行走（图1-5-6～1-5-7）。如病人中有肌力不平衡或肌肉大部分瘫痪的情况而又无条件进行手术时，应用适当的支具以防止或减轻畸形的发生，起巩固手术效果的作用；⑤补充短缩肢体的高度，使双下肢长短均衡，减少跛行。下肢应用较多，上肢很少。暂时性使用较多，永久性使用较少。

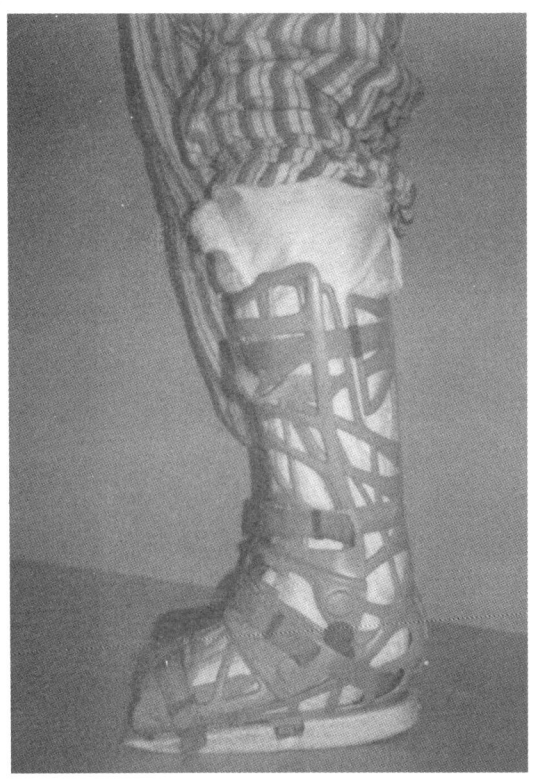

图 1-5-4　具有调节踝头节角度的气压式行走靴，特别适应于足的骨性手术后的固定下负重行走

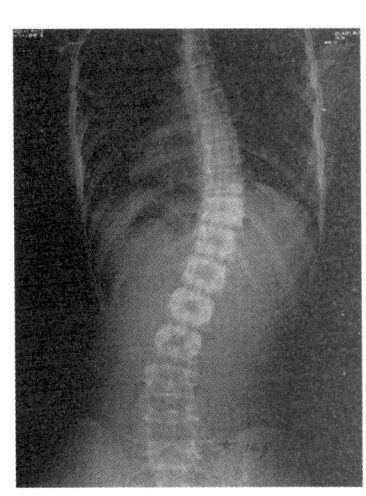

A 女12岁，轻度麻痹性脊柱侧凸，右下肢股四头肌肌力4级，其侧凸的顶椎在胸段

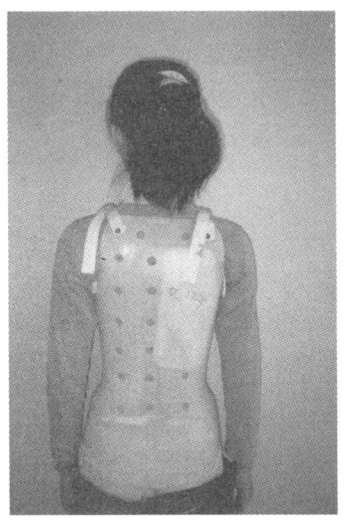

B 戴胸背支具后面观

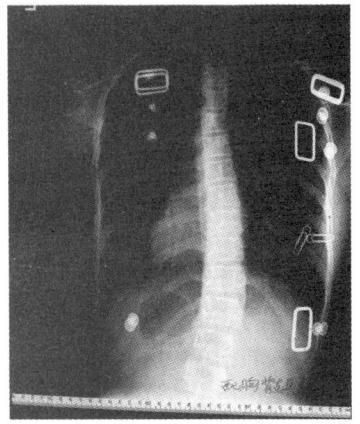

C 配戴胸背矫形器4个月后X线复查，脊柱侧凸畸形改善

图 1-5-5　胸背矫形器矫正轻度麻痹性脊柱侧凸

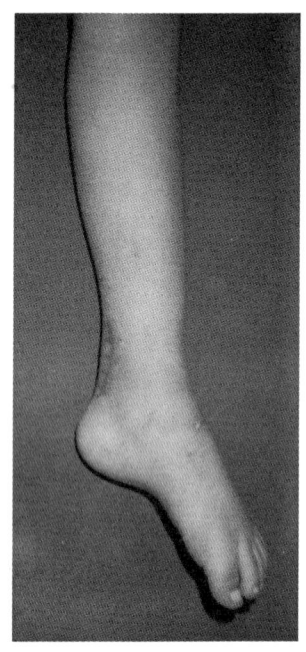 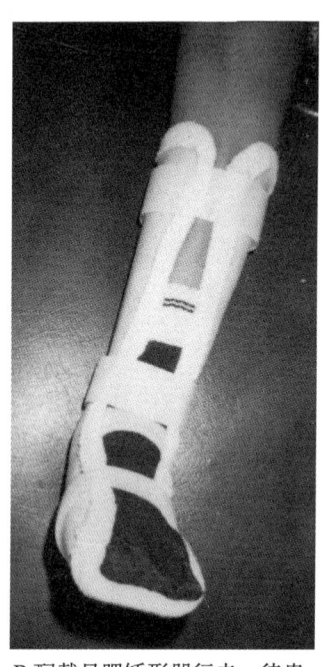 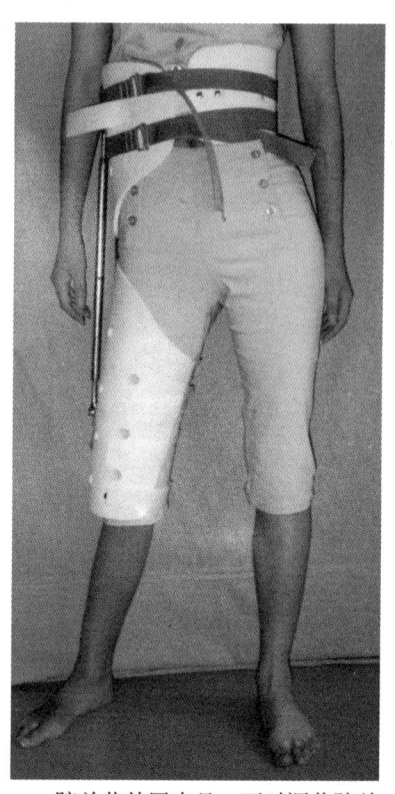

A 男性，7岁。左足麻痹性足下垂　　B 配戴足踝矫形器行走，待患儿12岁后再实施足的骨性手术

图 1-5-6　足踝矫形器控制足下垂

髋关节外展支具，可以调节髋关节外展的角度，适应于髋关节多种手术后需要维持髋关节外展位制动者

图 1-5-7　可调式髋关节外展支具

附表　常见矫形器的结构和适应证

畸形	矫形器或病理鞋
肢体短缩	鞋底加高或补高支具（缩短10厘米以上）
跖屈足（马蹄足或跟延术后）	无后跟平底鞋
内翻足（或矫形术后）	高帮皮鞋
	鞋底外侧垫高
外翻足（或矫正术后）	高帮皮鞋
	鞋底内侧垫高
下垂足（胫前肌瘫痪）	能自动背伸矫形鞋
膝反屈或松弛	长腿支具
髋松弛或维持髋外展位	下肢连腰支具
脊柱侧凸或矫形术后	脊柱支具（矫正胸椎侧凸带颈托）
跟行足（代跟腱术后）	有后跟鞋或高跟鞋

三、功能训练

人类是地球上最完美的符合最佳力学结构的生物学机器，如舞蹈演员、体操运动员的优美艺术造型也是特殊功能训练的结果。世界上一切运动着的物质，惟有动物的骨骼肌能在大脑的支配下去做运动，从而产生力量移动客观物体和主观自身，人的骨骼肌与其相连的骨与关节完全遵循着用进废退的原则和功能适应于需要的变化。

（一）功能训练的生物学机制

术后早期正确有效的功能训练，能充分调动患者的主观能动性，挖掘出自身的运动潜力，使自己从病残的痛苦中解脱出来。精神状态的改变，可通过神经系统而作用于其他系统，使全身血液循环增加，功能活跃，消化功能增加，新陈代谢加快，促进组织修复。

锻炼是治疗的重要一部分，早在史前期，西方医学之父希波克拉底（Hippocrates）就认识到锻炼能加强虚弱的肌肉，加速康复和改善精神状态。1907年美国发生脊髓灰质炎大流行，波士顿的矫形外科医师 Rober W.lovett 最早认定"肌肉训练是脊髓灰质炎早期治疗中最重要的措施"。训练有助于没有完全坏死的神经细胞恢复功能。

近代医学的研究早已证明肌肉主要由肌梭外收缩成分集合而成（肌纤维、肌腱等），并接受从脊髓腹根发出的神经轴突支配，位于前角的神经细胞体或轴突体，称为"a"运动神经元，每个运动神经元通过轴突的连续分支各自支配不同数量的肌纤维，一个运动神经元及其轴突和神经末梢分枝所支配的全部肌纤维统称为运动单位。因此各种锻炼实际上是通过运动单位的活性表达而实现的。

肌肉力量，即肌肉能产生的张力，与肌肉的生理学横切面积成正比，经测定约为$3.6kg/cm^2$，但这不是决定肌肉力量的唯一因素，参加收缩的运动单位的多寡程度及其同步性也被证明是十分重要的因素，Moritani 和Devries通过一个历时数周的肌力训练证明"神经因素"对于肌肉肥大有一定作用。这是由于肌肉以各种不同力量或不同速度下持续作功，神经因素即运动单位活性水平改善，促进了肌肉的肥大而使肌肉力量进一步增加。

肌肉的纤维类型不同人种（如黑人的白肌纤维比率较白种人高）和性别有差别，在不同关节的配布也不相同，对多肌肉不全麻痹的肢体，应交替的进行多组残存肌群和移位肌肉的耐力训练，这种锻炼还能增强心血管-呼吸系统向运动中的肌肉组织输送氧气的能力。增加移位肌肉对关节运动协调控制。矫形康复医师了解人体运动单位的生理学基础知识，有助于制定科学的锻炼方法。

（二）术后功能训练的基本要求和活动方式

方法、程序、时间、强度视不同的手术类别、手术范围、患者年龄、固定方法而定。一般的要求是膝、踝关节已制动者，尤其是做了肌腱移位术的患者，术后第二天即应鼓励患者做肌肉等长收缩运动（静态肌力，isometric strength，static strength）和肢体末端的关节活动。由于患肢肌肉收缩，既可促进肢体的静脉及淋巴回流，减少肌肉间的粘连，消除肿胀，又可减慢肌肉萎缩，给截骨处以生理压力有利其愈合。随着新型固定材料和矫形器的开发应用，膝、踝、足关节手术后，已经逐渐采用有限制动的方法，即制动期间关节可以间断做有限的运动，即动态肌力（dynamic strength）训练，且制动的角度也可以调整。做髋关节以下的各种手术，术后3～10天即可扶双拐下床，患肢不负重三点式行走。

（三）关节活动方式

1. 主动锻炼关节活动 最大范围的进行各种关节的活动，并应循序渐进，以能达到各关节的功能位置为宜，并应定期测量关节活动范围。

2. 自控被动关节活动：指自身控制的被动运动。如手扶床栏、屈膝下蹲，以身体躯干重量下压，被动屈曲膝关节，屈膝力量患者本人可以控制，以关节不剧痛为度。

3. 借助物理治疗设施进行关节锻炼：如砂袋压迫关节、理疗及CPM机锻炼。

四、常见下肢矫形手术后功能训练的程序

（一）足的关节融合或其它骨性手术

术后抬高患肢，若渗血较多，术后早期患肢抬高的角度大些。术后第二天即练足趾的伸屈运动及肌肉收缩运动（肌肉瘫痪者，可由他人被动活动足趾），可活动未被固定的髋、膝关节，术后5~7天扶拐下地三点负重患肢悬吊行走。术后20天在足的石膏外侧套穿助行鞋或行走橡胶垫锻炼行走（图1-5-8）。若患者有条件术后8周拆石膏后最好配穿一个月具有真空负压垫的矫形器行走，此矫形器踝关节的角度和压力的大小可调整。三关节融合的制动时间应根据X线检查而定，一般需3~4个月。某些无条件术后中期到医院处理的患者，其足部切口的皮肤缝线和固定截骨段的克氏针也可以于拆石膏时一起进行拆除。

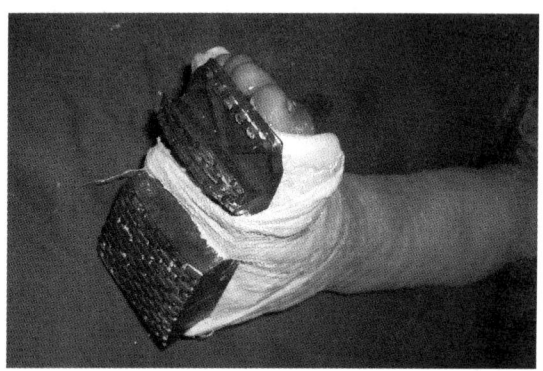

图1-5-8 管型石膏外加有弹性、能防滑的橡胶垫，有利于早期锻炼负重行走

（二）屈髋畸形松解术

术后髋关节由屈曲挛缩变成伸直位，回病房宜睡硬板床，将患侧臀部适当垫高，下肢在中立位牵引，或用长腿防旋石膏控制患肢于中立位。若术后用髋人字石膏固定，应尽快地将石膏干燥，对屈髋度数小，能够配合治疗的青少年，一般不上髋人字石膏，用防旋石膏将膝关节控制在伸直位，髋关节自然伸直。放置在切口内的引流管一般48个小时拔除，如果患者尚有残存的屈髋畸形未矫正，一周后定期让患者俯卧位，持续按压患侧臀部，直至达到髋关节有过伸10°的要求。期间可定期扶拐下地，患肢后伸，腰前挺，被动锻炼髋关节过伸运动。如屈髋畸形大于50°，松解术后其股血管、神经的张力明显增高，畸形容易部分复发。术后必须持续牵引，辅以让患者俯卧位牵引下按压臀部，用适当重量的沙袋持续压患侧臀部，以矫正残余的屈髋畸形。

（三）屈膝畸形矫正术

如行膝关节后松解术，术后患肢可随意放置，因此类患肢术后都残余屈膝畸形。术后一周将膝关节后侧石膏半环形切开，按压膝关节切开的石膏张开加木楔，膝关节前侧加压，逐

渐部分矫正残余屈膝畸形,在矫正过程中可带石膏负重行走。随着Ilizarov膝关节牵伸技术的应用,施行屈膝松解的手术已逐渐减少或放弃。

(四)股骨髁上或胫骨结节下截骨术

术后抬高患肢,根据截骨段的稳定情况,决定下床时间,一般术后7～10天即可扶双拐下地,患肢不负重锻炼,X线检查后示截骨端的稳定情况决定足负重的时间。一般术后10～20天患肢负重行走,拆石膏后锻炼步态和屈膝运动。

(五)髂骨截骨术

治疗下肢轻度缩短和髋臼发育不良者。术后仰卧患肢中立位,附加肌移位代臀中肌者髋关节用外展支具维持外展位。翻身时患肢和身体一起旋转,术后15～20天扶双拐下地行三点式行走,一个月后患肢部分参与负重,术后3个月拍骨盆X线正位片,观察截骨延长处骨愈合情况,以决定是否弃拐行走。

(六)小腿延长术

一般选择在胫骨上段,目前多采用Ilizarov延长器及其技术。自术后第7～10天始第一个星期每天延长1mm,自第2个厘米始每天延长0.7mm左右,直至达到所需长度。钢针孔有分泌物用酒精拭敷。术后第五天即可下地行走,2周扶拐足可半负重行走,延长数完成后患肢可全荷重行走。延长器在腿上固定的时间需达到延长端骨牢固愈合为止。一般规律是成年人停止延长后,骨愈合指数是40天/厘米左右。如延长5cm即是200天左右。当然骨愈合的时间,尚取决于患者的年龄、营养状况、截骨位置的高低、肌力、延长的手术方法以及功能锻炼的适度等因素。取延长器时原则上应到手术的医院,由手术者观察延长和骨愈合情况,指导后续的康复。

(七)肌移位代跟腱

应用最多的是腓骨长短肌,胫后肌或胫前肌。成年人多和骨性手术合并应用。术后石膏将足10°~20°下垂位固定,术后第3天练足的跖屈运动,20天后穿石膏鞋将足的后半部加高以足跟荷重行走,拆石膏后穿适当高度的有跟皮靴行走半年。如果患者移位的肌力较弱,代跟腱术后足保留一段时间的脚跟不落地是治疗的需要,随着时间的延长,脚跟多能逐渐降低或放平。

(八)肌移位代胫前肌和伸拇、伸趾肌术

术后第三天即练踝关节背伸和伸拇、伸趾肌的运动(肌肉等长收缩),术后3周最好更换足踝矫形器,以有利于移位肌的锻炼,也方便于足负重行走。

(九)各种屈膝肌移位代股四头肌

术后第3天仰卧位即开始练抬腿伸膝运动,一个星期后俯卧位练大腿后伸运动(腘绳肌参与伸髋),定期带石膏下床负重行走,膝关节石膏固定一般是4周。拆石膏后练伸、屈膝运动,应用CPM机锻炼10天。股二头肌或半膜肌移位代股四头肌手术后,容易并发一定程度的屈膝功能障碍,在锻炼的过程中难以完全消失。

(十)腰背伸肌移位代臀肌(主要用骶棘肌或和背阔肌)

术后多不上髋人字石膏固定,而开发了髋外展支具有限制动,且髋外展的角度可以调节。维持髋关节外展后伸位8周,其间可以用健侧臀部身体半侧坐起,以免移位肌固定点拉松。术后5天练腰背伸运动,仰卧位练挺腰鼓腹运动,2个星期后戴外展支具下地练髋关节外展后伸运动。患肢可以外展位负重行走。

(十一) 下肢髋、膝、足、联合性手术

术后体位：视手术的类别而定，如替代臀肌、髋关节可外展位；屈髋松解，髋关节需过伸位；早期主动锻炼的时间，根据肌移位手术的需要；何时下床扶拐练习，取决于髋关节的手术类别；足负重行走的时间，看联合手术的性质和制动的方法；软组织和骨关节同期手术者，石膏固定的时间服从骨性手术的要求。下肢石膏多数需要分期拆除，即到期先拆除膝关节以上（包括膝关节）部分的石膏，二期再拆小腿部的石膏，以早期锻炼膝关节。联合性手术是有条件的，不是每个人都需要和能够这样做，因手术的部位多创伤大，术后反应相对较重，在医生的指导下正确的分阶段的功能训练尤其重要。

(十二) 麻痹性脊柱侧凸的功能训练

锻炼的方法有多种；对一侧腰背伸肌轻度瘫痪，轻度侧凸畸形的患者，应纠正其不良姿势，重点训练凸侧肌肉收缩，以增强夹持力，防止或减少侧凸发展。如侧凸Cobb角大于20°以上，应积极进行加强凸侧肌力的训练，牵张凹侧挛缩的肌肉。例如：对一位腰椎右侧凸的病人，在单杠或肋木上悬垂操练，左手握高杠，右手握低杠，每次3～5分钟。在侧凸最突出处放一硬枕或沙袋垫起，或用布带牵拉，保持此姿势3～5分钟。仰卧位操练，作"毛虫样移动"，使背伸肌用力或耸动肩胛部，使身体在床上作直线移动。俯卧位操练，手握一长木棒，左手在前，右手在后，抬起头和上身，每次2～3分钟。锻炼要刻苦并持之以恒，可以防止畸形发展。

如果脊柱侧凸在CPM 30°～40°以上，用操练仍不能改善时，可用功能性电刺激，使凸侧肌肉收缩，肌力加强。辅以矫形支具，不能控制其发展者施行手术矫正。

五、矫形手术后康复指导卡

北京市朝阳区矫形外科医院
矫形骨与关节病患者术后出院康复指导卡

X片号　　　　　　　　　　　　　　　　病历号

姓名　　性别　　　年龄　　　　住院日期　　　　出院日期
诊断　　　　　　　　手术时间　　　　　主要手术方式
石膏或支具固定时间　　维持患肢　位　天　术后　　天扶双拐下地患肢轻负重行走
术后　天带石膏弃拐行走　在当地医院拆石膏、拆线、拔钢针10天后方能负重行走　外固定器拆除时间
术后　天拍X光片并邮到我院以观察骨愈合情况　拆石膏后穿　鞋一年　配支具时间
术后早期锻炼需按医嘱执行
拆固定后锻炼方法及注意事项
下次手术预约时间　骨盆、髋关节等特殊手术的患者，术后半年、一年、二年需拍X片邮到我院复查
备注：拍摄X光片的部位、尺寸

六、CPM 在下肢功能训练中的应用

20世纪70年代初，加拿大著名骨科医师 Salter，R.B.提出（continuous passive motion，CPM）即滑膜关节持续被动活动理论，并研制各种类型的CPM装置应用于临床。

CPM作用机制是增加关节软骨的营养和代谢活动，加速关节软骨和关节周围组织的损伤修复，缓解关节损伤或术后引起的疼痛，由于运动不断地将刺激信号经关节囊的神经末梢上传到神经中枢，抑制了痛觉信号的上传，应用CPM装置的病人感到不疼痛，即所谓的痛觉闸门学说。由于CPM的应用使下肢矫形手术后功能的康复得以改观。从有利于关节功能恢复的要求讲，所有下肢的膝、踝关节拆除石膏后皆接受一段时间的CPM训练。

七、下肢畸形与残疾外科治疗术后疗效评价表

手术名称：	1.			
	2.			
末次手术时间：	年　月　日			
替代肌力	术前下肢畸形	行走功能障碍程度 Ⅰ Ⅱ Ⅲ Ⅳ Ⅴ		
	替代后肌力	增加2级以上不含2级）	增加2级	增加1级	增加0级
	评价指数	3	2	1	0
畸形矫正	术前畸形				
	矫正后评价	完全矫正	大部分矫正	部分矫正	未矫正
	评价指数	3	2	1	0
功能改善	术前功能障碍				
	功能改善评价	显著改善	基本改善	部分改善	未改善
	评价指数	3	2	1	0
自我感觉	由患者表述。不能正确表述自我感觉的儿童，由家长代述				
	反应评价	很满意	满意	较满意	不满意
	评价指数	3	2	1	0
并发症	主要指关节功能障碍，血管、神经损伤，截骨处不愈合，新的畸形，肢体坏死，感染，截瘫，死亡等。				
	程度	无并发症	轻度并发症	中度并发症	重度并发症
	评价指数	3	2	1	0
评价指数		评定级别　　优＞2.5　　良＞2　　可＞1　　差＜1			
说明：单项手术如畸形矫正术，随访四项（畸形矫正，功能改善，自我感觉，有无并发症）总分除以4。复合手术如一期实施骨性和肌移位术随访五项总分除以5。					
远期随访是评价矫形手术方法正确与否的主要证据，软组织手术平均随访5年以上，骨性手术10年以上，若是少年儿童应随访至成年人。					

（秦泗河）

第六节 微创技术与手术技巧

一、微创外科概念

20世纪70年代以来，随着医学模式向生物-心理-社会医学模式的转变和外科疾病整体治疗观点的形成，推动了微创外科的发展。1985年英国泌尿外科医生Payne和Wickham首次提出"微创外科（minimally invasive surgery，MIS）"的概念，但当时并未引起广泛的注意，直到1987年Mouret成功施行了世界首例腹腔镜胆囊切除术以后，微创外科才逐渐被广泛接受，20世纪后期，由于微电子学、光学、材料学、现代工艺、计算机信息处理和实时成像、三维结构重建等的进步，特别是内镜、腔镜和介入治疗等技术的出现，以及人们对健康和美容提出的更高要求，促进和加速了微创外科的快速发展。同时人们也开始用循证医学方法对微创技术的应用进行总结。

所谓微创系指微小创伤（minimally invasive），顾名思义微创是指以最小的侵袭和最小的生理干扰达到最佳外科疗效的一种新的外科技术，它不是独立的新学科或新的分支学科，而是一种比现行的标准外科手术具有更小的手术切口、更佳的内环境稳定状态，更轻的全身反应，更少的瘢痕愈合，更短的恢复时间，更好的心理效应的手术。

微创技术是一个相对的概念，有着广泛的内涵。随着科技的进步和外科学的发展，新的创伤更小的治疗方法不断涌现，人们对创伤与组织修复过程及机制的认识不断深化，微创技术的内涵将逐步丰富、完善和发展，今天我们认为是微创的治疗，不久的将来会成为传统外科的一部分。目前，微创外科已进展到由影像学、信息科学、遥控技术等高新技术组合的计算机辅助微创技术。

微创涵盖了外科的理念和技术，在临床工作中应以微创理念为指导，微创技术为保证。作为一种理念，微创一直是外科学追求的境界，但对微创的认识不能单纯局限在手术上。需要指明的是并非所有外科手术都适宜微创技术来进行，微创操作的治疗效果必须等同于或好于传统手术的治疗效果，其手术的并发症应该更低。医生不应该以牺牲治疗效果来一味追求微创手术。

二、外科艺术与矫形手术技巧

外科（Surgery）一词是指通过手术的方法来治病的科学，这同以手为主进行创作的艺术类型有异曲同工之妙。手术和手技在外科学中向来占有主要地位，现代矫形外科已经要求既能最大限度地恢复运动功能，又必须保持外容美观的高度。这就要求矫形外科医生不仅要具备深广的医学知识，敏感的立体意识，冷静的思维方法，深谙手术适应证的选择和手术方案的制定，还必须练就娴熟的手术技巧和对艺术的鉴赏能力。

"当科学达到完善的顶峰时已经开始成为艺术"，外科手术的"艺术"是外科医生的技巧、解剖学知识、病理学知识和外科基本功的统一表现。同样一个手术在不同的外科医生手中，能产生不同的感观上和实际上的效果。一个手术经过外科名家的操作和指挥，可以做得有条不紊，条理清晰，步调默契，干净利索，达到科学与艺术的和谐统一。

三、手术速度与手术质量的关系

有人认为手术快了就不会好，其实"快"和"好"并不是对立的，应该而且能够做到又快又好。在一例手术的实施过程中，应该快的地方就当飞针走线，干净利索，无多余动作。重要环节又能体现出细微的节奏，从容不迫。同样一种手术方法不同的医生去实施，其手术时间可以相差几倍甚至十几倍，如人工髋关节置换术，有的医生可以在一个小时之内干净、漂亮地完成手术，有的医生需做 5~6 个小时甚至更长的时间。

外科医生总体上可以分为三类：手术快疗效好；手术快疗效差，手术慢疗效差。这个世界上不存在手术慢但疗效好的外科医生。显然具备快速、高效地施行外科手术的能力，是成为一名优秀外科医生的先决条件。作者曾观摩过一些著名外科大师的手术，例如北京某关节外科专家，实施全膝关节置换术的平均手术时间不到40分钟，术者全神贯注的是手术操作的整个过程，真正决定手术效率的是手术者的人格魅力、综合素质和优良台风，而决不是外科技术本身。高效手术的特点是靠减少手术中各个步骤之间空间与时间的衔接，这种高效手术的方式显著提高了手术速度，缩短了手术时间，显然，无论对术者还是对病人而言，都是十分有利的。

临床实践证明某些手术部位，不容易控制出血的大手术，如骨科的脊柱侧凸矫正术，手术中出血量超过患者全身血量的1/4，由于凝血酶原和其它凝血因子的大量消耗，患者的凝血机制会明显下降，如果此时手术继续进行，又得不到新鲜血液的补充，会发生难以控制的创面渗血。因而对选择性的复杂矫形手术，术前不仅应有充分的准备、周密的技术方面的考虑，更应当以哲学的眼光权衡病人的生命、利益与使用的手术技术的关系；手术的时间、创伤、可能发生的意外或并发症与治疗的利弊分析。争取在较短的时间内稳、准、快、细的完成手术，既能减少病人的创伤、失血量、麻醉时间、对身体内环境的干扰、切口感染的发生率等，也减少了台上医生的疲劳和意外情况的发生。因此对选择性的矫形手术，正确把握手术时间是保证手术质量的重要一环，也是矫形外科医生综合能力的体现。

四、外科医生的手术风格

哪些因素能够使外科手术做的又快又好呢？作者认为除了必备的客观条件外，主持手术的医生应具备：

1．外科医生过硬的思想作风和对患者的高度责任感，天赋也是一个因素。

2．手术者娴熟的操作技巧和遇到问题举一反三的处理能力。

3．根据自己的业务特点改进工作方法，手术前充分细致的准备，在术中应用特殊器械要术前测试，若是非常规手术必要时将器械进行改造，达到得心应手。

4．定期总结某一类复杂的外科手术经验，形成科学的手术程序。

5．主持手术医师的综合能力与优良台风（统称外科医生的魅力）对整个手术班组的影响，达到手术过程中的默契配合。

6．熟能生巧，即在一个专业内长期、大量、艰苦的实施临床实践，反复操练，可产生所谓的"肌肉记忆"，即无须经过思考，在潜意识中完成操作。

7．临床事实证明手术时间的缩短和手术质量的提高，除了外科医生的天赋悟性，经过长期磨练的过程，外科医生要具备高度的责任心，冷静的头脑，清醒的决策能力，驾御全

五、微创手术技巧形成的过程和体会

在作者主持手术治疗的2万多例各种矫形骨科手术中，未发生一例骨与关节的感染，切口的轻度感染率少于1/3000，且避免了大血管、神经损伤、肢体坏死等严重并发症的发生。之所以达到这样的结果，其中首要的原因是责任心和细致的工作精神，选择合适手术指征，制定正确手术方案，周密筹划手术程序，组织强硬的手术班组，根据肢体残疾与骨病矫形外科的工作特点，一切以病人为中心，以减少患者手术创伤、减少治疗周期，提高治疗效果为宗旨，制定规范的分工明确的工作制度和工作程序（包括麻醉方法的要求），形成了我院独具特色的矫形外科工作流水作业程序，从而大大缩短了手术时间，甚至于一些比较复杂的下肢组合性手术，半天也可以比较从容地完成3~4例手术。

在20世纪80年代作者就自觉形成了微创手术操作的概念。特别注重手术程序的合理安排，如髂骨截骨延长、肌移位代臀肌、股骨或胫骨延长等一些较大的手术和组合性手术一般在一个小时之内完成。下肢的各种截骨矫形、关节融合术或肌移位手术，手术时间一般是几分钟至半个小时。对某一例手术而言，明显缩短了手术时间，就必然减少了创伤及相关的手术并发症，就意味着提高了手术质量。

矫形骨科医生的最高境界，应该而且能够达到矫正畸形，恢复功能，减少或避免切口瘢痕，不影响或少影响外观，且尽可能在最短的时间内完成手术。手术者每一步操作均应准确、轻柔、正确止血，做到术野清楚，不误伤组织，严格遵循无菌原则，在任何情况下，均应保持清晰的立体形象观念，注意重要的解剖学标志。因骨科手术器械品种较多，且更新迅速，每位临床医生不但应熟练掌握常用的本科手术器械，而且必要时应能根据专业的需要加以改造创新，达到运用自如，得心应手。

足踝部的畸形矫治在小儿矫形外科治疗中占有突出的位置，但容易被临床医生认为是小型的手术而轻视，因此所发生的手术后遗症也最多。实际上我们的祖先进入"人"的门槛，"足"立了头功，进化先从脚开始。从而到目前，足仍是人类日常运动最多的部位。现在文明生活，经常给足做上美化的包装（穿各种不同类别的鞋、染趾等），成为表达性信号的一个器官。足手术后的一些切口瘢痕、畸形、疼痛硬结、关节僵硬、局部增生，双足不等长、足底受力不均等皆会给足的功能、感觉和外观带来不良影响，甚至给患者心理造成障碍。

足踝部骨与关节的矫形一旦失误，后期难以弥补。因此要求矫形外科医师在手术矫治足部畸形和疾患时，尤其树立微创意识，减少皮肤切口，减少主要关节融合的比率，减少皮下组织的广泛剥离和局部组织血液循环的干扰，改善术后固定方法。既达到畸形恰如其分的矫正，又尽可能避免形成瘢痕、硬结、负重区胼胝、疼痛、严重关节僵硬等手术创伤后遗症。

六、下肢微创矫形手术技巧的应用方法

下肢矫形的微创手术技巧是在不完全切开皮肤的情况下，以尖刀或针刀刺入需要松解的软组织或关节部位，以达到解除软组织痉挛、挛缩或关节挛缩、僵直、粘连的目的。从而达到矫正畸形、恢复关节运动或消除局部疾患。微创技术亦适合于骨干截骨矫形、关节融合等

手术。

主要的应用部位

1．股内收肌、髂胫束挛缩、屈膝、足的内翻、外翻、下垂、凹弓、仰趾等畸形改变，有软组织挛缩者。

2．部分肌腱移位手术。

3．骨性畸形轻，需做截骨或实施某一单关节融合矫正者。

特殊手术器械

1．小尖刀、单爪钩的拉钩、肌腱分离器，为减少切口的长度，11号尖刀片的近端较宽的刀刃可磨掉，仅遗远端刀尖部分。

2．不同宽度的骨刀

3．亦可用细钢针将一端做成刀刃状或铲状、钩状，一端镶在柄上以此针刀分离皮下组织或切割挛缩的肌腱、筋膜。

七、肌腱、筋膜皮下闭合松解术的注意事项

1．术者必须清楚地了解，需要松解的组织与周围组织解剖的比邻关系，有无重要的血管神经走行，如果没有充分的把握不宜勉强应用此技术，避免误伤重要组织。

2．术前准确判定需要松解的组织和部位，助手把需要松解的肌腱、筋膜挛缩的关节拉紧。如果做肌腱止点的皮下切断术，需先在肌腱近段切口，游离一段肌腱，方能将肌腱牵紧在远端止点探明后切断。

3．表浅部位的肌腱或筋膜术者以手摸清后尖刀进入，然后将挛缩的肌腱或筋膜用左手推到刀刃上将其切断或挑断。

4．较深部的组织，尖刀进入组织后先以刀背探碰需要松解的组织，确定后反转刀刃松解之。

5．足的距下关节融合可切小口，仅以窄的骨刀切掉距下关节后关节面，辅以少量植骨，然后用克氏针贯穿固定截骨面。

6．软组织松解术的切口一般不需要缝合，切口大者可缝合1～2针。术后用石膏固定于矫形需要位。

八、微创手术技巧的适应证与临床应用介绍

1．跟腱皮下滑行切开延长术：适用于单纯跟腱挛缩或足内翻型挛缩（图1-6-1）。

2．跖腱膜皮下松解术：用于跖腱膜挛缩性高弓畸形（图1-6-2）。

3．拇展肌腱皮下切断术：适用高弓和前足内收畸形其拇展肌肌腱挛缩者（图1-6-3）。

4．踝内侧三角纤维韧带浅层松解术：用于轻度足内翻畸形，内踝浅层韧带有挛缩者。

5．腓骨长、腓骨短、胫后肌、胫前肌皮下止点切断术（图1-6-4）：用于以上肌腱转位术。

6．第一跖骨基底截骨术：用于第一跖骨头硬性下垂。

7．趾长伸肌腱或伸趾短肌腱皮下切断术：适用于趾长伸或短肌腱挛缩者，因肌腱是在鞘膜内切断，6个星期后切断的肌腱因鞘膜细胞的再生会发生再连接。

8．髂胫束挛缩切断术：在膝关节外侧上6cm处作1cm小切口，下肢内收内旋位，显露

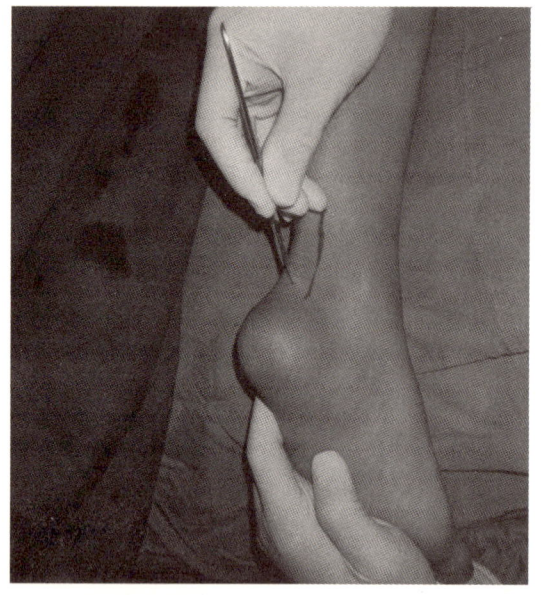

A 前足背伸拉紧跟腱，先用尖刀切断跟腱止点的内侧半（比目鱼肌肌腱），再切断跟腱近端的浅侧半（腓肠肌肌腱）

B 用力背伸踝关节，跟腱在皮下移行滑开，马蹄畸形矫正，跟腱愈合后不遗留皮肤切口瘢痕

图1-6-1　跟腱皮下切开滑行延长术（跟腱内侧纵形划线显示的是传统跟腱延长的手术切口）

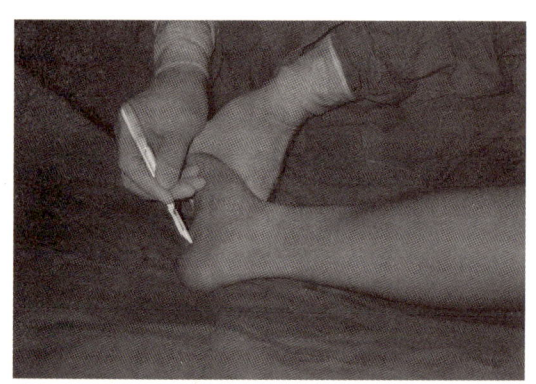 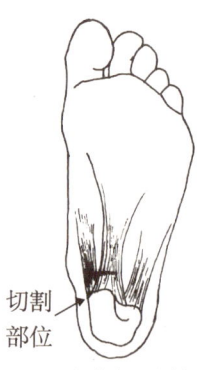

A 左手将前足抬起拉紧跖腱膜，以尖刀于跖腱膜集中部内侧部分切断，此时会感觉到足弓畸形明显矫正

B 跖腱膜皮下切断手术示意图，跖腱膜挛缩重者应全切断

图1-6-2　足跖腱膜皮下切断术

紧张的髂胫束，用尖刀将髂胫束横断（图1-6-5），股外侧肌间隔应同时横行切断，必要时与髂胫束相连的股前、股后深筋膜可用组织剪刀在皮下将其分离剪断。

9．内收肌腱皮下切断术：适应于股内收肌挛缩者，手术方法：患肢髋、膝关节伸直，髋关节外展位绷紧股内收肌腱，近耻骨处以尖刀皮下切断股内收长肌和部分内收大肌附着点，术中即发现髋关节已达到适度外展，切口不需缝合。如果股内收肌需要做广泛松解或同时实施闭孔神经浅支切断术，宜施行皮肤切口松解。

10．小切口股骨髁上截骨术：适应于股骨下段前弓畸形较小、股四头肌瘫痪的青少年。

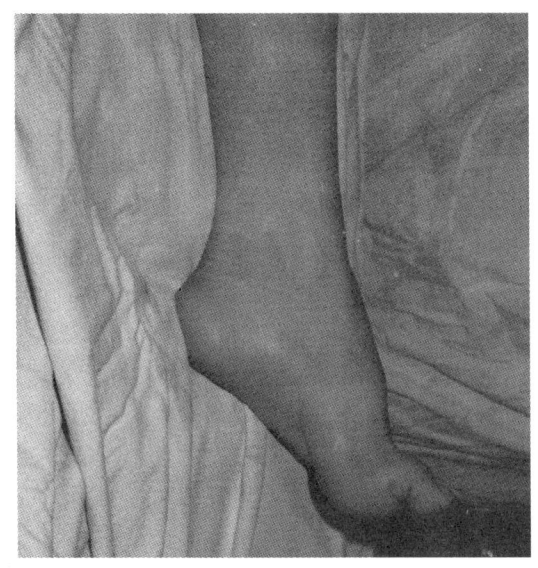
A 前足内收伴高弓畸形，拇展肌腱多有挛缩

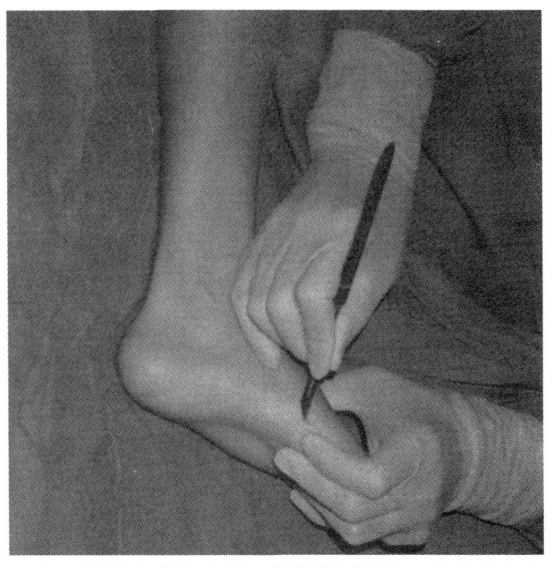
B 左手将前足背伸外翻，绷紧拇展肌腱，在前足中点内侧肌腱、肌腹交界处以尖刀在皮下切断

图 1-6-3　拇展肌腱皮下切断术

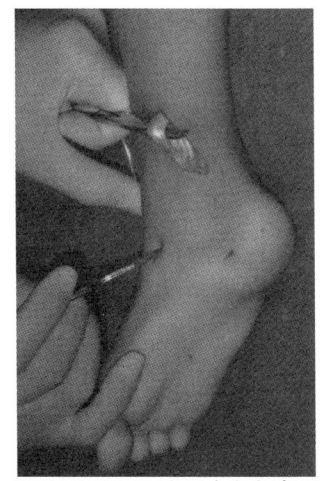
图 1-6-4　胫后肌腱止点皮下切断术　先游离肌腱近端并拉紧，用手摸清肌腱止点，前足外展以尖刀将胫后肌止点切断，从近端切口中抽出。足内翻畸形较重者不宜采用此法。

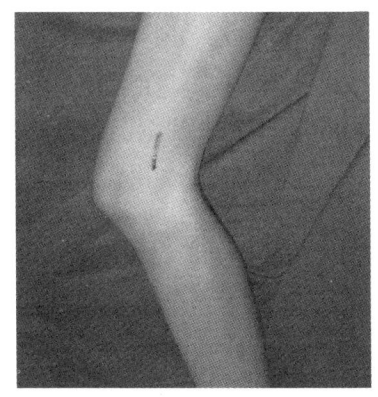
A　膝上外侧 5～6cm 处切口

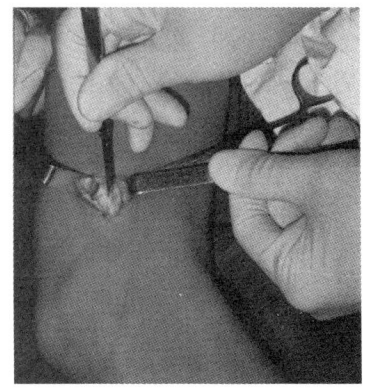
B　显露髂胫束，以尖刀斜行切断髂胫束，并注意切断股外侧肌间隔

图 1-6-5　小切口髂胫束切断术

在股骨内髁上切 2～3cm 长皮肤切口，用一把窄的骨膜剥离器显露股骨下段前侧，用窄的骨刀将股骨下段前侧和内外侧骨皮质杵形切断，按压截骨断端矫正屈膝畸形，不缝合皮下组织，皮肤切口缝合两针。

九、止血带的合理应用

四肢的矫形手术均应采用止血带，尤其是股骨中段以下，如此可明显节约手术的时间，提高手术的准确性。如何提高止血带的应用范围和安全性，使大部分下肢手术在止血带控制下完成手术的操作过程，从而达到术野清晰，操作方便，避免出血，提高手术的速度，且不易误伤其它重要组织的目的，应注意以下问题：

1．各种手术应常规应用能够控制压力大小的气压止血带，为了有利于消毒、铺无菌单和扩大手术野，应用普通的气压止血带即可满足要求。若实施骨性手术或复杂的软组织手术，宜先用驱血带驱血后再将气压止血带充气。由于脊髓灰质炎后遗症患肢肌肉萎缩，皮下脂肪少，神经、血管对压力的软组织缓冲垫下降，气压止血带充气的压力若等同于正常肢体，有发生神经麻痹之可能，因此应根据肢体肌肉的萎缩程度而定，一般是患者自身收缩压的2倍或超过收缩压150～200mmHg。

2．身体缺血毕竟对组织会有一定影响，止血带一次持续使用的时间如果太长，组织因缺血发生渗透压的改变，术后肢体反应性肿胀增加，因此应尽量减少止血带的使用时间，如果压力合适一次充气持续一个小时，对肢体不会有明显的损伤，如因手术需要更长时间，每到一小时后完全松开止血带，令肢体恢复血运五分钟后再充气。但第二次充气后止血带持续的时间应缩短。

3．手术野超过股骨中段以上或同时实施髋关节的手术，无法上气压止血带，可用驱血带驱血后用其捆扎止血。无驱血带者或手术时间在40分钟之内完成者，可用弹性较好的橡胶管捆扎止血。捆扎部位加纱布保护，橡胶管拉紧捆扎后用止血钳夹住。其压力由术者根据患者的年龄，肌肉瘫痪的程度、腿的周径、皮下组织的厚薄等酌定。但用橡胶管捆扎止血方法，其捆扎压力适度的掌握需有一定经验，每次持续时间不能超过40分钟，若术中第二次再用其捆扎止血应避开原捆扎部位。

4．若同期实施髋关节和下肢膝、踝部手术者，应先将髋部的手术或主要手术步骤完成后，再抬高患肢让血液回流或用驱血带驱血后再扎止血带，实施下肢的手术。如此可减少松止血带后伤口的渗血时间。作者用橡胶管止血带捆扎止血，实施下肢矫形手术逾7000例，未发生一例止血带麻痹。

5．手术的部位在大腿中上段，若减少术中出血，也可短时间在大腿根部上止血带。其操作方法：先在股骨大转子部击入一段骨圆针，在大腿根部内侧股动脉搏动处放置一棉垫，用橡胶管于股圆针上在大腿根部环行捆扎，如此橡胶管不会下脱，压力也主要作用在棉垫保护下的股内侧处，达到止血的效果。

6．股骨中下段的手术在一小时之内完成者，若患者配合可在止血带控制下施行骨髓腔麻醉，若手术部位在足踝部，止血带的部位宜在股骨下段，如此可减少缺血组织的范围。减少麻醉药的用量。

7．如果患肢有感染则不能用驱血带，若肢体血液循环不良，慎用止血带或止血带的持续时间尽量缩短。

（秦泗河）

第七节　外科医生手术技能成长规律的探索

现代外科高新设备与标准的手术操作器械不断介入，各种手术流程的规范化与标准化逐渐完善，由此也出现了过分依赖高新设备与器械、忽视外科基本功训练的倾向，由于在相当长的一段时间内，外科手术尤其是小儿矫形外科手术，仍需要医生的双手直接或间接进行操作，因此，对外科医生手术技能成长规律进行研究探索仍具有现实意义。

根据对古人类颅骨化石的研究推算，350万年前的类人猿大脑重量约450克，但人类学会用手使用石器后大脑重量猛增到约900克，现在人的大脑约1400克。由此证明，劳动创造"人"的过程，是先从"手"开始的，随着人对手的使用增多，大脑容量逐渐增大，质量也随着改变，便形成了现在的人类。

世界万物生于手，手的诞生来自于生产劳动，通过手又制造和使用了工具，促进了大脑的发达，便有了技术的概念。原始形态的手工艺技术发展到今天，形成了技术-科学体系，又把"手"从繁重的体力劳动中解放出来。科学与技术的大发展，形成了"现代哲学"的主要基础。

手的动作与精神状况甚至情感之间存在着特别密切的关系，一手好书法能够表现出作者的性格和当时的心情。一例手术操作过程的质量也与手术者的精神状态有一定关系。对大脑皮层的血流量测定显示，不同的手部动作对大脑的活性化程度有不同的影响，其中以拇指的快速对掌或手指的弹钢琴动作，会促使脑血流量明显增多。手的锻炼和使用，既能提高大脑功能，又能增加手的灵活性与协调性。因此，外科医生若在青少年期间学会弹奏一种乐器、掌握绘画的基本功能，或有过技巧劳动为主的实践经历（如钳工、雕塑、木匠工作等），将有利于手术技能的提高。

外科医生的医术与学术包括知识、理论与操作技能，两者是一体，绝不可分。

而对疾病的治疗成功需要多个环节的和谐运转的统一，例如，术前认真检查、讨论和完善的外科治疗策略，对患者个体化的把握、手术操作无误与术后处理恰当等。因此，手术技能的水平高低不是衡量外科医生整体临床水平的唯一或主要标准，但不可否认的是对许多病种的治疗，手术操作的成功是治疗成功的关键，手术操作的失败将导致治疗的彻底失败，因此，精湛的手术技能是外科医生重要的看家本领，技能还应包括与外科医生动手有关的技术操作，如包扎、固定、换药等。不同的外科专业对手术技能的要求、理解与训练方式有一定差别。

一、外科手术的起源与手术的"技艺性"

（一）"手术"就是外科医生用"手"操作的技术

英语的Operation有操作、工作、活动、运转、手术的广泛性含义，在汉语"手术"已经成为医学尤其是外科的专用词。外科技术的出现可能比人类的语言、文字的产生要早得多，在人类的初始生活与狩猎过程中，经常发生自然的跌打损伤，或其它动物的攻击性损害，为了减轻痛苦或避免死亡，本能的意识产生了处理损伤的简单方法，由此出现了原始的外科技术，某些动物用舌头舔感染的创面（唾液有消毒的作用），黑猩猩用树叶覆盖受伤的伤口，实际上含有外科处理伤口的技术萌芽。

（二）现代外科许多手术操作过程，尚未脱离手工技艺的状态

到目前为止，文明科学社会用双手直接操作，或运用简单工具改造客观世界与创造物质作品的劳动形式越来越少，但是，最具代表性的艺术作品与大部分外科手术操作，仍需要工匠式的操作技能。诚然，许多手术加入了高、顶、尖的设备与器械，甚至完全不需要医生的手直接操作就能完成手术，但需要手的间接参与，现阶段在外科领域仪器仍属于脑-眼-手

的延伸。由此说明，现代外科的整体构架是各种科学技术的综合，而许多"临床研究的模式"与手术操作过程，虽然有不断发展的理论指导，但仍体现着新时代手工技艺（手艺）集成的特征。

（三）外科医生应具备三维立体知识体系

由于自然科学的最新成就不断地应用于临床医学，以及人文科学的介入、微创外科理念与技术的形成等，对专科医生手术技能训练的周期缩短，对技能的熟练要求程度比过去减少，但具备相关自然科学知识与社会人文知识的要求增加，具备三维立体知识体系（专科知识+其它相关自然科学知识+人文知识）和哲学的临床辨证思维方法，将是现代外科医生的重要特征。

二、临床实践是提高手术技能的阶梯

一个人动手能力的高低或悟性个体差异很大。但一般说来，技能的提高仍遵循着实践-认识-再实践-再认识以致出现跨越式发展的认知过程，符合从量变到质变的辨证发展规律。

手术技能的提高包括手术操作的熟练化与思维的敏捷化，而思维敏捷是动作熟练化的灵魂，心灵才能手巧。思维敏捷又是技术设计、创新的动力，新的技术构思方能培育出新的规范化的操作技能。因此外科医生动作的熟练化与思维的敏捷化是相互为用的，技巧推动思维，思维改进动作。

临床技能的提高，除了取决于个人心灵手巧的禀赋、名师出高徒的机遇，主要来源于长期脚踏实地的工作实践与经验积累，再加上大量收集相关信息、认真进行综合整理而提高，创新性思维需要温故而知新，而手术技能的提高主要是在正确理论指导下的认真刻苦实践，"纸上得来终觉浅，绝知此事要躬亲"是对外科临床医生工作方法要求的真实写照。

三、外科临床技能的提高规律

从人类心理认知与行为学的发展规律分析，临床外科技能的提高可能是遵循如下规律：

（一）技术学习阶段

技术是完成需求的方法与能力。从事外科工作初期：寻找机会多看、多问、多干、多查文献、多思考阶段。创造条件动手操作，在动物或模型上训练（如显微外科），这是技能进步的初期入门阶段。此时，许多"基本操作"可能从属于感知范畴，主要表现为外部有形的动作模仿，甚至对手术方法是知其然不知其所以然，或知其所以然但手的操作还不能达到脑-眼-手的协调配合。不会在理论的指导下用手完成准确操作过程，通过3～5年的正规训练，才能逐渐掌握从事本专业一般的手术操作技能，打下良好的外科发展基础。

（二）临床与手术技能熟练阶段

当医生的临床经验、教训以及综合知识积累到一定高度，注意认真总结，产生跨越式临床技能发展的阶段。观察、分析疾病比较客观。临床决策具备一定的把握能力，手术操作比较熟练，逐渐形成正确的动力定型，懂得怎样把临床经验转化成知识，把知识用于工作，而这些知识可能是超出课本或科学期刊的，终于形成有一定临床经验、专科技术比较成熟的外科医生。这个过程至少需要5～10年的磨练过程。吴英恺认为："外科医生成才需要10年，成名需要10年，成家也许还要10年，而且也不是人人必定成名成家"，这是吴老对20世纪外科医生成长规律的阐述。

新技术的学习是沿着引进、学习、吸收、加工改造和创新的路子发展，一个训练有素的医生，永远吸取新鲜知识才是创新的源泉，永远不满足现状，才能走在专业发展的前沿。但一些医生限于客观条件或主观因素，在临床医术与学术上不能自觉成长，可能将永远停留在"熟练操作型"这一阶段。

(三) 升华为"技巧"、进入"学者型"医生阶段

技巧是专业技能完善化的标志，是人类眼的敏锐、手的正确灵活的动作与思维的高度统一，达到手术动作、器械的运用与思维协调一致，这时有形"操作"过渡到无形"思维"，能够对手术策略、操作方式的内涵、诀窍、优化、流程等进行比较分析，对操作过程的内在规律进行不同深度的总结，对手术方法、目的、愿望、过程与手术结果等因素结合起来，进行动态的思考与探索，形成了较深的临床思维活动与理性认识，这样反过来又大大深化与促进了技能（外科功底）的发展。

进入此阶段的外科医生多自觉地形成了微创外科观念，对某些标准、熟练的手术类型，其手术操作如"行云流水"、"庖丁解牛"，遇到特殊情况又能从容不迫、随机应变、化险为夷，临床上遇到的问题，具有举一反三、触类旁通的创新意识和处理方法。具有将个人积累的经验、知识进行理论上的思考与探索、通过研究转化成学术成果的能力。此时他（她）已经显示了学者型外科医生的风采，具有了较高的主观洞察、直觉、预感、经验、诀窍等难以沟通和共享的意会知识，不但知道自己能够做什么，而更重要的是知道自己"不该做什么"。对大部分专科医生来说，能够提高到这一境界已经是难能可贵了。

(四) 形成某专业的理论知识体系（思想）和风格

学者型外科医生经过长期的阅历，对一个专业始终如一的知识积累和理论上的探索，加上机遇的恩赐，医术与学术发生了质的升华，一切学问、技能、本领、诀窍等会揉和成智慧，形成了思想，对事物的感知敏锐，准确地把握住专业、技术发展的最前沿。临床医疗工作能知己知彼，胸有成竹，甚至对本专业的某些关键的手术技术有自己的"绝活"，即所谓"得心应手，巧夺天工"（包括能指导下级医生熟练地掌握与应用新的技术、设备与器械）。手术做到不但使自己而且使别人感到是一种美的享受，手术台风展现了指挥若定的将军风度。

科学的顶峰是艺术，外科医生的工作达到游刃有余的程度，往往会不自觉地进入了手术与艺术相结合的境界，产生科学审美的意识，能够在精神上获得审美的愉悦或理性的赞叹，对手术方法、操作过程与医疗结果产生了"技术美"的感受与要求。把科学的客观与人性的主观统一起来，积累了厚重的人生与医学体验，最终形成了属于自己的医术与学术风格。外科大家的风格，是经过坎坷阅历积累的人生感悟，综合智慧的神韵，千万个病人的期望与治疗过程，修成了他为人类殉道的境界。因此，专家的风格、文化底蕴，主观的洞察力只能意会，不能言传。正如国画大师齐白石曾对其弟子传授"画虾"的方法，曰："学我者生，象我者死"。哲学是知识之母，艺术是精神的家园，外科医生的成长过程与艺术家的成长道路可谓殊途同归。

综观中外著名的外科医生发展到一定阶段，总是将个人的专业学术理念、为国、为民尽职尽责的情怀，自觉地融入国情、民情、社会文化、历史需要、以及其它自然科学的知识体系中审视、思考；撰写文章或语言表达能信手拈来，进入"化境"；对社会发展、新技术

的思潮能够进行冷静的评估与把握；面对病人不但会用技术治病而且会用语言或哲学治病；给同行、下级医生、病人呈现了美的风雅、虚怀的心态、人格的魅力；成果累累而胸怀坦荡、低调做人。此时他（她）运筹帷幄，考虑更多的是事业如何拓展，人才如何培养，结构如何调整，新技术如何引进、研究与拓展，个人自身的价值如何在社会中更好的体现等问题。

由此看来，单靠书本与实验室培养不出好的外科医生来，单靠临床实践经验也升华不出外科大专家来，只有善于学习的人，吸取前贤和现代的一切科技和文化成果，在实践中琢磨领会，在学习中感到妙趣横生、学乐无穷、去伪存真、食书而化，方能修成正果。

需要明确说明的是，除非是特别的急诊手术，术前计划和规范的操作程序永远是外科医生和外科工作的灵魂，手术技能是为规范的工作程序服务，两者不能颠倒。

四、形成高水平外科专家的四大要素

个人天赋 + 勤奋 + 环境 + 机遇

科学家与艺术家皆认为，从事科学研究需要逻辑思维，艺术创作需要形象思维，外科医生属于什么思维类型？缺乏研究。作者认为医学创新需要逻辑推理，更需要感情的激发与对事物的形象构思，这说明外科医生的综合知识达到一定高度时，两种思维模式将会在脑海中出现巧妙的融合，这可能是外科医生职业所要求的思维类型。

五、对外科手术有关问题的困惑与思索

现代外科还有一些困惑没能得到满意的解答：如手术究竟是一种什么性质的劳动？现行的外科管理制度与工作流程是否满足科学与人文的交融？手术技能的训练模式如何适应现代信息化的发展要求？评价成熟外科医生的主要指标是什么?悟性在外科工作中如何体现？某些专科（如显微外科）能否分成"临床策略"医生与手术操作医生？外科不同的专业类型，是否应该选择不同心理类型与性格特征的医生？手、脑、眼和谐并用的动作自律需要什么条件？人类大脑潜力的开发是无限的，某些精细手术操作技能的提高是否也是无限的？

手术与艺术创作之间的关系主要体现在那些方面？手术操作过程中医生的情感心理因素会起多大影响？外科医生如何做到透彻的领悟生命！不同的外科专业如何组建成最佳的外科班子（包括护士、麻醉师）？如何对外科医生治疗决策与手术操作技能的优劣进行科学的监控与评定？外科学界的最高使命和终极目的是什么？

（秦泗河）

参考文献

1. 江钟立编著．人体发育学．第2版．北京：华夏出版社，2005.81-82.
2. 秦泗河．外科手术纵横谈．医学与哲学，2005，26（增刊）：29-30.
3. 秦泗河．论手术时间与外科医生的手术风格．医学与哲学．2004，25（5）：23～24.
4. 吴英恺．吴英恺回忆录－医务生活六十年.上海：上海科学技术出版社，1990，72.
5. 秦泗河，冯正中．论医生的学术与医术．医学与哲学，2005，26（9）：57-59.
6. 黄莲庭．关注外科基本问题的重要性．中国实用外科杂志．2005，25（1）：3-4.
7. 秦泗河．外科医生的成长.健康报，2004，7.7.

第二章　先天性颈部及脊柱畸形

第一节　先天性肌性斜颈

【概述】

先天性肌性斜颈是婴幼儿最常见的斜颈类型。由于患儿一侧胸锁乳突肌挛缩，导致患儿头部向患侧倾斜，下颌转向对侧肩部，形成斜颈畸形。

【病因】

先天性肌性斜颈确切病因仍然不清楚。目前存在几种病因假说。一种假说认为：在生产过程中，颈部软组织受压导致胸锁乳突肌缺血性肌挛缩。有病理证实胸锁乳突肌存在静脉阻塞现象，从而产生缺血性肌挛缩，进一步出现肌肉纤维化，失去弹性，最终发生斜颈畸形。第二种假说认为：先天性肌性斜颈是由于宫内受压所致。因为一些学者发现先天性肌斜颈常常伴发其它畸形，如发育性髋脱位等；约75%病例为右侧肌性斜颈。第三种假说认为：先天性肌性斜颈是神经源性疾病。因为有病理证据表明患侧胸锁乳突肌存在失神经支配和神经再支配现象。第四种假说认为：胸锁乳突肌中持续存在间充质细胞。有病理研究表明，在患侧胸锁乳突肌包块中存在肌原细胞和成纤维细胞，并处于不同的分化和退变期。患儿出生后，由于环境变化刺激这些细胞进一步分化和胸锁乳突肌包块生长变大。肌原细胞的分化方向决定斜颈畸形是否发生，如果这些细胞正常分化，则斜颈逐渐消失或者经过保守治疗而治愈；反之，则成纤维细胞产生大量胶原，导致胸锁乳突肌瘢痕样挛缩，形成斜颈畸形。

【临床表现】

先天性肌性斜颈常常于出生后6~8周被患儿家长发现。多数家长首先注意到患儿头部经常偏向一侧，下颌转向对侧。有的家长于患儿生后2~4周，发现患侧颈部可触及包块或"肿瘤"。临床检查时，被动矫正斜颈时，患侧胸锁乳突肌明显紧张，包块位于胸锁乳突肌上，无触痛反应。一般此种包块于生后4周达到顶峰，以后逐渐变小，生后4~6个月可消失。

如果斜颈持续存在，患儿颅骨和面部将出现畸形。面部和颅骨左右不对称，患侧面部发育小，颅骨扁平。随着患儿年龄增大，眼裂和耳廓逐渐不对称，导致面部美观问题（图2-1-1）。

【诊断】

先天性肌性斜颈的诊断并不困难。如果就诊患儿有头部向一侧偏斜，下颌转向对侧现象，被动矫正斜颈时，患侧胸锁乳突肌紧张，有时可触及肌性包块，较大儿童会有面部发育不对称现象，多可确诊。

【鉴别诊断】

注意与先天性颈椎畸形、神经源性疾病（中枢神经系统肿瘤、脊膜膨出、Arnold-Chiari畸形等）导致的斜颈相鉴别。

【治疗】

先天性肌性斜颈治疗方法分为保守治疗和手术治疗。一般1岁以内，采用手法矫正斜

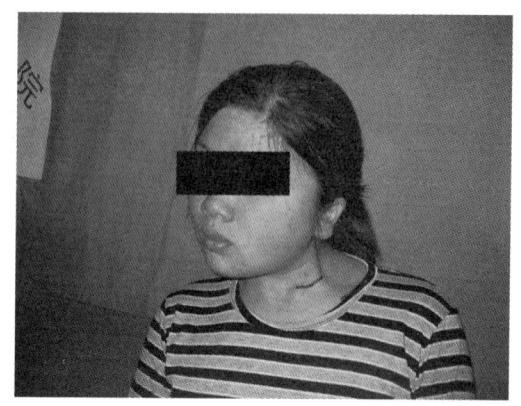

图 2-1-1　肌性斜颈临床表现

颈、牵拉延长患侧胸锁乳突肌的方法进行治疗。可以教会患儿家长如何矫正，由家长每天进行治疗，定期到医院复查；有条件者，可在康复理疗师指导下进行治疗。

对于大于1岁的患儿，而且未经过保守治疗者或经过保守治疗失败者，须采用手术治疗。手术治疗的术式为胸锁乳突肌胸骨锁骨端切断，即单极切断法；严重病例可以同时切断胸锁乳突肌乳突端，即双极切断法；为了保持颈部"V"型结构外观，对于较轻病例亦可以采用胸锁乳突肌胸骨锁骨端"Z"型延长术。

术中注意不要损伤副神经、颈外动、静脉；手术切口最好位于锁骨上方1cm左右，并且与颈部皮肤横纹一致，这样切口瘢痕较小。

术后须采用颈托维持斜颈矫正姿势，并继续进行康复锻炼，防止肌肉粘连，斜颈复发。

【预后】

1岁以内患儿经过保守治疗，90%的患者可治愈。对于1岁以上，需要手术的病例，根据我们的经验，年龄小，面部和颅骨畸形轻者，术后恢复较快；反之，则畸形恢复需较长时间，甚至需要数年的时间。面部畸形较重的青少年患者，手术后虽然面部畸形不能明显恢复，也应积极实施手术松解，手术切口应在颈部中下1/3，采用局部麻醉，将挛缩的肌肉全切断，手术简单，效果明显（图2-1-2）。畸形严重者，因受到颈部血管神经的限制，术后残留的畸形可二期手术松解。

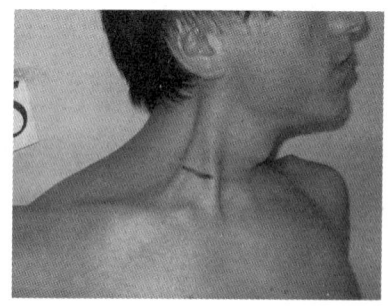
A　切口，局麻下分离松解挛缩的胸锁乳突肌

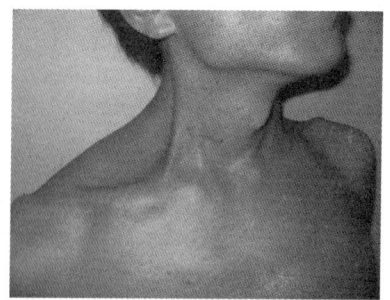
B　术后1年复查斜颈畸形大部矫正，患者满意，但胸锁乳突肌锁骨头松解不彻底

图 2-1-2　青少年肌性斜颈手术方法

（李祁伟　秦泗河）

第二节　先天性颈椎融合

【概述】

先天性颈椎融合常常伴有短颈、后发际低以及不同程度的颈椎活动受限。这种三联征被称为Klippel-Feil综合征。因此本节主要介绍后者。该病发病率约为千分之七，国内尚无流行病学资料。

【病因】

Klippel-Feil综合征实质是先天性颈椎融合或分节不全。现在认为在胚胎发育过程中，由于某些原因导致颈椎间充质原基发育异常，形成颈椎分节不全。因为这种胚胎发育异常不仅仅限于颈椎，所以Klippel-Feil综合征常常伴有其它系统先天畸形。其中最常见的伴发畸形是先天性高肩胛，约占三分之一；其它有脊柱侧弯、肾脏畸形、先天性耳聋、先天性心脏病等。

【临床表现】

最明显的外观体征是颈部短，颈椎活动范围明显减小，后发际低，甚至接近肩部水平线。如果有伴发畸形，则还会有其它伴发畸形的体征。如果发生颈椎退行性改变，则可能出现颈部神经、血管受压迫的症状，如：上肢麻木、肌力下降、头痛等。

【影像学特征】

先天性颈椎融合可以是两节椎体融合，亦可以是多个椎体融合。颈椎正侧位X线片可以显示融合的椎体。但是要注意，对于婴幼儿，由于融合椎体之间存在软骨，常常被误认为是正常椎体间隙。此时屈颈位和伸颈位的颈椎侧位X线片可以显示融合椎体之间没有相对活动，此点有助于鉴别正常椎体与融合椎体。不仅如此，屈颈位和伸颈位的颈椎侧位X线片还可以显示融合椎体上下相邻的正常椎体间是否存在不稳定现象。所以对于先天性颈椎融合患者，需常规摄中立位颈椎正、侧位以及屈颈位、伸颈位的颈椎侧位X线片。

Klippel-Feil综合征最常见的颈椎融合节段是寰枢椎融合和第三、第四颈椎融合，由于枢椎与第三颈椎之间代偿性活动增加，很容易导致椎间不稳定甚至脱位，最终可能出现颈部神经、血管受压迫的症状。

如果怀疑有神经压迫，屈颈位和伸颈位的颈椎的CT、MRI影像可以更清楚地显示颈椎、椎间盘以及脊髓神经之间的关系，同时可以鉴别是否有中枢神经系统的先天畸形，如：Arnold-Chiari畸形等。

【诊断】

根据患者的临床表现，特别是Klippel-Feil综合征特有的短颈、后发际低、颈椎活动受限这种三联征，辅以颈椎X线片，甚至颈椎CT、MRI影像，均可做出正确诊断。

需要特别注意的是：由于Klippel-Feil综合征常常伴有其它系统的先天性畸形，因此在做出正确诊断后，要检查心脏、肺脏、肾脏以及中枢神经系统是否存在先天畸形。如果患者有些疾病需要手术治疗，更应该在麻醉和手术前，对颈椎、心脏、肺脏、肾脏以及中枢神经系统做一个比较全面的检查和评估，权衡利弊后，再作出最终决定，最大程度地降低手术风险。

【鉴别诊断】

注意与先天性肌性斜颈、神经源性疾病（中枢神经系统肿瘤、脊膜膨出、Arnold-Chiari

畸形等）导致的斜颈相鉴别。

【治疗】　由于Klippel-Feil综合征患者颈椎非融合节段代偿性活动度增加，很容易出现椎间不稳定甚至脱位，所以其治疗策略主要采用告诫患者避免参加体操、有身体冲撞类的运动。尽量减少颈椎负荷，从而推迟颈椎不稳定出现的时间。如果已经出现颈椎不稳定导致的神经压迫症状，则首先采用保守治疗手段。颈椎牵引、颈领、理疗、止痛等方法均可使用。如果明确判断是由于颈椎不稳定甚至脱位导致的神经压迫症状，可以根据患者具体情况考虑手术减压，同时做颈椎后路或者前后路融合。

比较有争议的治疗策略为是否进行预防性颈椎融合手术，即在出现颈椎神经压迫症状之前，采用预防性颈椎融合手术防止病情进一步发展而产生颈椎神经症状。作者认为鉴于Klippel-Feil综合征患者常常伴有其它系统疾病，增加了手术的风险，而且患者可以自我保护从而维持长时间不出现神经症状，所以不主张预防性颈椎融合手术。至于为了改善美观问题而进行的手术，要充分考虑手术风险性并且要充分权衡利弊。

（李祁伟）

第三节　先天性脊柱侧凸

先天性脊柱侧凸是由于椎体畸形引起脊柱纵轴生长不平衡，导致脊柱侧方弯曲的一种畸形。从胚胎学上，脊柱的发育关键时期在胚胎5～6周，脊柱的先天性畸形发生在子宫内初期6周期间。早期能发现脊柱侧凸对治疗非常重要。

【分类】

一般有两种分类方法，第一种按畸形的发生进行分类，通常采用Winter等人的分类方法，将其分为三类：①椎体形成不良（图2-3-1），包括楔形椎体（部分形成不良）和半椎体（完全形成不良）；②椎体分节不良（图2-3-2），包括单侧分节不良和双侧分节不良；③混合型，椎体形成不良和分节不良同时存在。第二种按畸形发生的部位，可分为颈胸段、胸段、胸腰段和腰骶段。

【病人评估】

除了常规仔细检查外，应特别注意如下几点：①背部体征，如毛斑、脂肪瘤、皮肤小凹、瘢痕，这些体征可能提示椎体的潜在畸形；②神经系统受累的体征，如马蹄足畸形、小腿三头肌萎缩、腱反射消失、一侧下肢萎缩；③其他畸形，泌尿生殖系统异常，MacEwen等人报告泌尿系统异常占18%，Winter等人报告先天性心脏病占7%，脊髓纵裂大约占5%。从X线片上，确定畸形的类型。采用Cobb技术测量侧凸的弧度，有助于分析脊柱侧凸发展趋势。另外，椎弓根增宽、棘突及椎板缺损可提示脊髓有潜在的异常。CT扫描有助于发现脊髓纵裂。如果怀疑有神经系统异常，应通过MRI检查加以明确诊断。

【自然转归】

McMaster等人通过观察216例未治疗的病人，发现侧凸弧度的加重与畸形的类型和部位有关。①在所有畸形中，凹侧的一例分节不良伴凸侧一个半椎体，其畸形发展最快，其次为一例分节不良，然后为凸侧两个半椎体；但双侧分节不良一般不引起严重侧凸；②在每一类畸形中，胸腰段畸形发展最快，然后为胸段，其次为上胸段；③畸形发展速度，畸形的加重不总是持续性的。但如果10岁以前出现有侧凸，其侧凸将逐渐加重，尤其在青春期发育

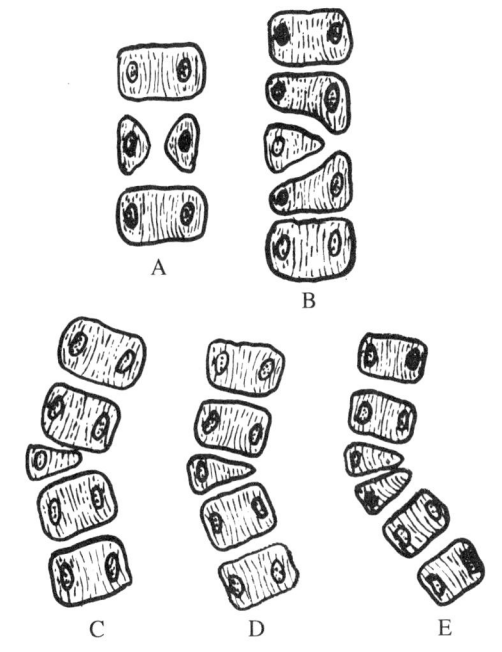

图 2-3-1 椎体形成不良
A 椎体前部中央缺如　B 钳闭半椎体　C 游离半椎体
D 楔形椎体　E 多个半椎体

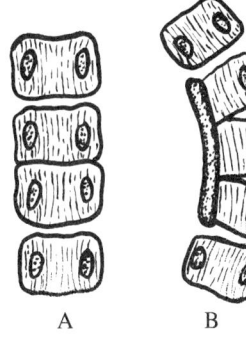

图 2-3-2 椎体分节不良
A 双侧分节不良，椎体之间形成骨桥（一般不引起脊柱侧凸）。
B 单侧分布不良，椎体一侧形成骨桥（可引起脊柱侧凸）。

高峰段加重更为明显。根据McMaster等人的经验，一侧分节不良和两个半椎体的脊柱畸形，每年的侧凸加重2°～5°以上，可能需要行脊柱融合术；如果楔形椎体、双侧分节不良或一个半椎体，每年的侧凸加重1°以下，则不需要行脊柱融合术。

半椎体因通过脊柱的患侧楔形椎增大产生脊柱侧凸，而一侧分节不良系因阻碍椎体的一侧生长而引起脊柱侧凸。半锥体引起的生长不平衡比一侧分节不良引起者较轻。Winter报告一个半椎体可以被夹在两个相邻正常椎体之间而不发生侧凸。然而如果半椎体有椎间盘与正常椎体隔开，将会引起脊柱侧凸增加。预测侧凸的发展趋势非常重要、分析双弧度的生长潜力将有助于估计预后。如果脊柱的凸侧生长而凹侧不生长，将会引起严重的侧凸。如果凸侧和凹侧均不生长，畸形可能不再加重。如果两侧多个椎体不生长，将出现躯干短缩。

【治疗】

先天性脊柱侧凸的非手术治疗适应证很窄，而且其畸形得到矫正的度数有限。

一般只有5%～10%的病人可通过支具治疗。根据Winter等人的经验，采用Milwaukee支具固定的63例先天性脊柱畸形病人中，发现以下3种类型的侧凸对支具固定有效：①侧凸的柔软性好而且弧度大；②通过牵引可使侧凸的弧度得到矫正；③规则和不规则的混合畸形。对僵硬、短段和急转弯弧度者，支具治疗无效。支具的固定往往作用于真正畸形以外的椎体，代偿性的弧度需要支具固定数年才能得到矫正。腰椎侧凸可以采用TLSO固定，而胸段侧凸则需要Milwaukee支具固定。然后每半年复查X线片一次，与治疗前的弧度进行比较，了解侧凸发展趋势。

手术治疗：大约占75%左右的先天性脊柱侧凸的弧度呈进行性加重，所以外科手术是治疗先天性脊柱侧凸的重要手段。根据Winter的经验，有如下几种手术方法可用于治疗先天性脊柱侧凸：

（1）单纯原位后融合术：本手术的优点是简单、安全、可靠。缺点是石膏固定、假关节发生率较高、侧凸矫正程度很小等。所以只适用于短段的进展缓慢的先天性脊柱侧凸。最常见出现的失误为：①植骨量不够；②术后没有采用合适的石膏或支具固定；③过早地去除石膏或支具固定；④假关节形成后未及时发现和处理。为了防止这一问题，许多学者在后融合术后6个月常规进行探查。

（2）Harrington器械矫正加后融合术：其优点比单纯后融合术可以获得更多的矫正，假关节发生率比较低，术后外固定时间也较短。但瘫痪和感染的危险性明显增加。为了降低脊髓损伤的发生率，术前应仔细评估MRI或脊髓造影所见，术中采用脊髓监测和常规的术中喊醒试验。容易发生的失误是病人年龄小，植骨量不够，矫正过度引起瘫痪；术前没有除外脊髓纵裂或椎管内其他畸形；Harrington棒植入后没有进行喊醒试验；由于内固定可靠而没有进行足够的融合术；术后没有进行外固定。内固定矫正器械使用的目的在于增加融合率，而不是获得畸形的矫正，所以它不能改变融合的长度，必须进行关节面的融合，去皮质术；足够的植骨量和术后外固定。因此本手术的适应证主要用于较大儿童；其侧凸弧度较大，脊柱有一定的柔软性。

（3）脊柱前后方一期融合术：主要适应证为：①矫正矢状面畸形；②通过切除椎间盘增加脊柱侧凸的伸展性；③刮除前方骨骺，防止融合骨块扭曲变形；④矫正有明显加重趋势的侧凸。前方手术包括切除脊柱凸侧椎间盘、软骨纵板和骨性纵板，然后将植骨片填入椎间盘间隙。前方手术完成后，行后方融合术。是否采用器械矫正则根据侧凸程度决定。术后处理同脊柱融合术。

（4）脊柱凸侧前方骨骺阻滞和凸侧后融合术：根据Winter等人的经验，本手术适合于5岁以下病人，并要求满足下列标准：①已记录到侧凸加重；②侧凸小于60°；③侧凸弧度范围在6个椎体或6个椎体以下；④凹侧有生长潜力；⑤没有先天性前凸或后凸。骨髓阻滞应包括侧凸弧度范围内的全部椎体。手术中应先显露、切开并剥离椎体前方骨膜；在椎体凸侧的侧方形成骨槽，取自体肋骨嵌入骨槽内；然后进行脊柱后方凸侧后融合术。术后石膏固定至少6个月，直到植骨完全融合为止。应长期随诊，直到生长停止。根据Winter等人的报告，疗效比较满意，但在青春期生长高峰，其侧凸可能加重。

（5）半椎体切除术：半椎体切除术的适应证很窄，只能用于治疗伴有骨盆倾斜或胸椎侧凸无法采用其他手段进行矫正的病人。在腰骶椎，切除半椎体后可改善躯干失衡，对神经损伤的可能性很小。但在胸段进行半椎体切除，其手术危险性很大，因为这一部位的椎管最窄，血供也最差。手术一般分两期进行，先通过前方半椎体切除，二期行后融合术。半椎体多数位于椎体的后部，接近椎管，通过前方切除的难度较大。Heinig介绍一种新的方法，通过椎弓根入路，用刮匙去除半椎体的松质骨，这种手术要求具有丰富经验的脊柱外科医师才能完成。

（许瑞江）

第四节 特发性脊柱侧凸

特发性脊柱侧凸是指原因不明的脊柱侧凸，约占脊柱侧凸的80%，临床上根据其发病年龄，可将其分为婴儿型、青少年型和青春期型特发性脊柱侧凸。在低年组中，男女发病率基本一致，但10岁后，女性占80%。这一现象提示特发性脊柱侧凸的发生可能与激素有关，值得进一步的研究。脊柱侧凸的病理改变主要为脊柱的侧方弯曲，首先出现的某一特定部位弯曲称为原发性侧凸，在其上方和下方出现相反方向的弯曲称为代偿性侧凸。在每一个弯曲内的椎间隙中，凹侧的椎间隙变窄，而凸侧的椎间隙则变宽。其中凸侧的椎间隙最宽处为该弯曲的顶点。随着病变的发展，脊柱可发生旋转畸形，即椎体转向凸侧，棘突偏离中线移到凹侧。另外，椎体、椎板和椎弓根的发育在凹侧受到影响。脊柱两旁的软组织也发生改变，凹侧的软组织出现挛缩增厚，而凸侧的软组织被拉长，进一步加重脊柱的畸形。由于胸椎是胸廓的组成部分，所以胸段和胸腰段的脊柱侧凸将发生胸廓和肋骨的变形。凸侧的肋骨角增大使后胸壁呈刀背畸形，凹侧的肋骨呈水平位使同侧的胸壁向前凸出。以上这些病理改变使胸腔的容量减小、胸腔内脏器受压或变位，从而影响心肺功能。如果畸形进一步加重，凹侧的椎弓根可压迫移位的脊髓，造成脊髓损伤。另外，椎管变窄和椎间孔变小可压迫神经根而产生根性神经痛。

婴儿型特发性脊柱侧凸

婴儿型特发性脊柱侧凸系指3岁前发生的结构性脊柱侧凸。原发于胸椎并凸向左侧，男孩比女孩多见。Wynne-Davies发现97例6个月以内的结构性脊柱侧凸中伴有斜头畸形，而且头部的扁平侧在脊柱侧凸的凸侧。约13%有智力低下，男孩中7.4%有腹股沟斜疝，3.5%有先天性髋脱位，2.5%有先天性心脏病。

MeMaster等人认为婴儿型特发性脊柱侧凸是可以预防的，婴儿的体位可能是发病的原因。仰卧时身体部分转向右侧，因重力的作用使未成熟的胸廓变形，另外，最上端的胸椎向后，引起胸椎向后旋转，从而产生胸椎脊柱侧凸。

婴儿型特发性脊柱侧凸通常发展很快。但也可能经观察或经保守治疗后几年内其侧凸自然恢复。根据James的经验，Cobb角大于37°者，侧凸一般为进展性；而Cobb角只有10°~15°者，侧凸一般能自然消失。另外，根据Mehta的报告，如果椎体两侧的肋椎角相差大于20°，其侧凸将呈进行性加重；如果肋椎角相差小于20°，则有可能自然恢复。但无论采用Cobb角或肋椎角所判断的脊柱侧曲，均应观察半年以上才能决定其侧凸是否为进展性。

【治疗】

临床上一旦作出婴儿型特发性脊柱侧凸的诊断，应记录两侧肋椎角。如果肋椎角相差小于20°，仅需要观察。每半年复查一次X线片，直到侧凸恢复正常。如果肋椎角相差大于20°，而且脊柱没有柔软性，提示脊柱侧凸可能呈进行性加重。3岁以下者可采用胸腰骶支具（TLSO）或颈胸腰骶支具（CTLSO）固定。如果支具固定有效，将可防止侧凸加重，并可获得改善。如果支具固定无效，Moe等人采用不融合脊柱的皮下Harrington杆矫正术，术后继续支具固定。在脊柱融合前可多次撑开矫正。但其并发脱钩和断杆等的发生率高达50%。

青少年型特发性脊柱侧凸

青少年型特发性脊柱侧凸是指发生在4～10岁之间的脊柱侧凸，胸椎往往凸向右侧。其治疗原则与青春期型特发脊柱侧凸相似。侧凸小于20°者，观察治疗，每半年复查一次站立位全脊柱X线片。根据Figueireed和James的报告，44%可获得保守治疗成功；56%需要脊柱融合术。Mannherz等人发现两侧肋椎角差异性有助于预测脊柱侧凸的进展程度。Kahanovitz等人发现侧凸小于30°，其肋椎角相差小于20°者；其预后良好，仅需放学回家后及夜间Milwaukee支具固定；如果侧凸大于45°，其肋椎角相差大于20°者，通常需要脊柱融合术；如果侧凸在35°～45°，其预后难以预测。需放学回家后及夜间Milwaukee支具固定1年，然后继续夜间固定2年半，此后每隔1夜间固定1年，直到14岁停止固定。

如果支具固定无效，未能阻止侧凸的进展，年龄在8岁以下者；可采用皮下Harrington杆矫正术；如果大于9岁者，可考虑行融合术。但Dimeglio发现，5岁以前胸1～骶1的脊柱每年生长大于2cm，5～10岁每年生长0.9cm，在青春期每年生长1.8cm。如果单纯行后融合术，脊柱的后方融合部位停止生长而脊柱前方的椎体继续生长，继续引起脊柱畸形加重，Dubousset等人将其称之为曲轴（crankshaft）现象。所以对于9～10岁者，采用脊柱前后融合术可防止曲轴现象的发生。但目前为止，还没有一个标准可用于衡量是否同时需要进行前路和后路的融合手术，因而在术前制定手术方案时，应考虑有可能发生曲轴现象。

青春期型特发性脊柱侧凸

青春期型特发性脊柱侧凸是指发生在11岁或11岁以上的脊柱侧凸，这一时期是第二个阶段的生长高峰，也是脊柱侧凸进展加重的时期。

【自然转归】

了解特发性脊柱侧凸的发病率和自然转归对决定治疗方案非常重要。应知道其发病率有多少？侧凸加重时需要选择哪一种治疗方案？如果侧凸没有治疗，其弧度进展程度如何，到成人后会发生什么问题？一旦诊断为特发性脊柱侧凸，应测量其侧凸角度，以便估计进展的可能性。大多数学者认为，4～6个月再次就诊时，其脊柱侧凸Cobb角比上一次增加5°或5°以上，则视为进展性，女性多见，尤其在月经初潮之前的生长高峰期。然后随着年龄增加，加重的发生率逐渐下降。在青春期型特发性脊柱侧凸中，如果侧凸角度小于11°，其自然恢复发生率占3%。Lonstein和Carlson发现，Risser征为0级时（髂嵴骨骺未发生骨化），侧凸加重的发生率占36%，而Risser征为IV级时（髂嵴骨骺全部出现），其侧凸加重的发生率仅占11%。另外，侧凸的类型也与加重的发生率有关，双弯比单弯更容易加重，胸椎比腰椎容易加重，侧凸角度大容易加重。Bunnell发现侧凸20°时，加重的危险性占20%。而侧凸50°时，加重的危险性占90%。如果侧凸未经治疗，到成人期将出现各个需要考虑的问题：①背痛；②肺功能影响；③社会心理影响；④死亡率；⑤侧凸加重。Weinstein等人发现，只有胸椎的侧凸才影响肺功能；肺活量受限与侧凸的严重程度直接相关。成人胸椎侧凸大于100°时，由于心肺功能受影响，与死亡率有一定的关系。到骨骼成熟时，侧凸角度小于30°者，其侧凸一般不会加重，但在胸椎的侧凸，尤其大于50°者，在成人后仍继续加重。

【病人评估】

病人第一次就诊时，应仔细询问病史、全面体格检查、神经系统检查和全脊柱正侧位X线片检查。仔细记录病人的坐高、站高及脊柱畸形的类型，有助于观察躯干高度的变化。另外，还应仔细检查神经系统，排除椎管内肿瘤或脊柱侧凸所引起的神经损伤，尤其应注意检查腹壁反射，因为某些椎管内病变通常仅表现神经系统的异常。

【X线片表现】

从脊柱站立位正侧位X线片上测量侧凸角度和脊椎旋转程度，另外X线片应包括髂嵴，以便记录Risser征，髂嵴骨化从髂前上棘开始，将髂嵴分为4等份，髂嵴未骨化为Risser 0级、髂嵴骨化占25%为RisserⅠ级、50%为RisserⅡ级、75%为RisserⅢ级、75%以上为RisserⅣ级、髂嵴骨骺与髂骨融合为RisserⅤ级，从而估计椎体发育潜力。此外，还应拍摄手部和腕部的正位X线片，进一步了解其骨龄。

(1) 侧凸角度测量：采用1948年脊柱侧凸研究学会推荐的Cobb角测量方法（图2-4-1），可按下列步骤进行：①在正位脊柱X线片上，确定脊柱侧凸的上终椎体，其椎体上面与脊柱侧凸的凸侧成最大的倾斜；②确定脊柱侧凸的下终椎体，其椎体下面与脊柱侧凸的凹侧成最大的倾斜；③然后在上终椎体的上缘和下终椎体的下缘分别划一平线，在两平线之间各作一垂直线，两垂直线相交所形成的角为Cobb角。一般来讲，不同医师之间所测量Cobb角的差异可达5°~7°，所以在测量Cobb角时应取相同椎体，尽量减少其误差，才能真正地确定侧凸的严重程度。

(2) 脊椎旋转测量：通常采用下列两种测量方法来确定脊椎旋转程度：①脊柱旋转测量尺（Scoliometer）：让病人弯腰90°，将脊柱旋转测量尺放在背部时刀背畸形最明显的表面，可以直接显示椎体旋转的角度；②Nash和Moe方法（图2-4-2），在正位X线片上，将椎体纵行分为两半，每半再分为三等份，如果两侧椎弓根对称，则椎体没有旋转，定为0旋转；椎弓根每移动一侧椎体的1/3，分别定为Ⅰ°、Ⅱ°、Ⅲ°、Ⅳ°旋转。

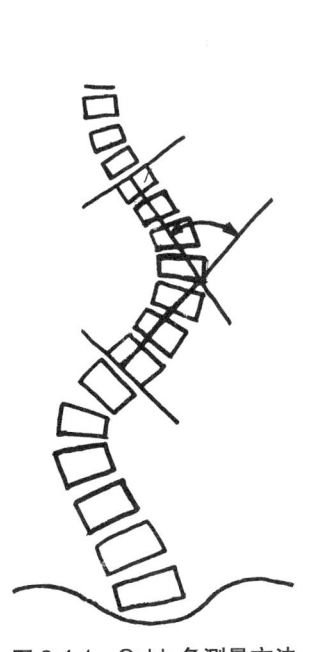

图2-4-1 Cobb角测量方法

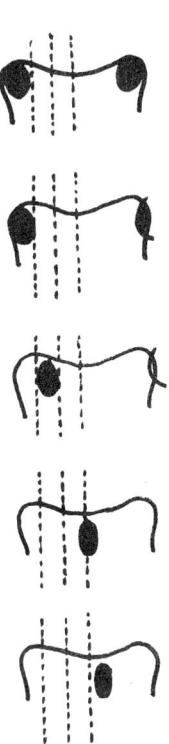

图2-4-2 Nash和Moe脊柱旋转畸形测量方法

【侧凸类型】

根据脊柱侧凸主弯发生的部位，一般可分为6个类型：①单个腰椎主弯，其主弯顶点在L1-L4之间，临床表现为腰围不对称，对侧髋关节明显隆起，其下肢相对短缩；②单个胸腰椎主弯。其顶点在T12或L1，临床表现为躯干明显不对称；③胸腰椎双主弯，在胸椎和腰椎各有一个主弯，侧凸角度基本一致，临床上发现躯干的畸形不明显；④单个胸椎主弯，其脊柱一般向右凸，临床表现为凸侧的肋骨隆起，凹侧的肋骨凹陷，一侧肩部升高，使其外观显得很难看；⑤单个胸椎上端主弯，其主弯顶点在T3，临床表现为肩部升高和胸椎明显畸形；⑥胸椎双主弯，在上胸段和下胸段各有一个主弯，上胸段主弯一般凸向左侧，而下胸段主弯一般凸向右侧。

【治疗】一般根据病人的年龄、侧凸类型及侧凸的严重程度等选择适当的治疗方案。但青春期型特发性脊柱侧凸的治疗，以Risser征评估病人脊柱的发育潜力作为治疗的重要依据。如果病人的侧凸角度20°，其Risser征为Ⅳ级，仅需要观察治疗；如果侧凸角度20°，但其Risser征为0级，则应及早采用Milwaukee支具或波士顿支具治疗，直到Risser Ⅳ级为止。如果支具固定无效。畸形加重呈进行性，其侧凸角度大于40°、年龄12岁以上者，应考虑进行脊柱矫形融合术。

下列情况是1998年第9版Campbell手术学Freeman所推荐的手术适应证：

（1）处在生长发育中的儿童，其脊柱侧凸虽进行性加重。一般来说，脊柱侧凸大于40°的骨骼未成熟病人，可考虑行脊柱融合术。尽管融合部位的脊柱纵向生长停止或严重受阻，但因脊柱弯曲的弧度被矫正所获得的长度通常超过因融合部位停止生长所丧失的长度。但10岁以下者，仍应坚持用支具矫形，争取在融合前脊柱得到进一步的生长，减少出现曲轴现象的可能性。

（2）青春期的躯干严重不对称畸形。不管脊柱是否生长停止，有手术指征。大多数学者认为，大于50°的青春期骨骼发育成熟的脊柱侧凸病人，因在成人阶段仍有继续加重的可能性，应考虑脊柱融合术。

（3）经支具固定后疼痛没有缓解。应仔细排除是否有其他原因引起的疼痛，如果确认疼痛是由于特发性脊柱侧凸所引起的疼痛，则有脊柱融合术指征。

（4）特发性脊柱侧凸所引起的胸椎前凸。胸椎前凸对肺功能有损害作用，而支具固定则加重胸椎前凸。因此在青春期间，脊柱侧凸加重伴有胸椎前凸者不适合支具矫形，而应采用脊柱融合术。

（5）畸形严重影响美容。外形难看的40°～50°脊柱侧凸，为了防止儿童出现心理障碍，有手术指征。

常用的脊柱矫形技术如下：

（1）Harrington脊柱矫形和融合术：1962年由Harrington首次报告用特制的金属内固定器械治疗严重的脊柱侧凸。经过30多年的临床应用，证明这一技术结合脊柱后路融合，术后石膏或支具固定6～9个月，是青春期特发性脊柱侧凸的标准手术方法。手术并发症主要有脊髓损伤和假关节，前者发生率在1%以下，后者在10%以下。因Harrington技术是通过撑开力达到矫形效果，所以对青春期特发性脊柱侧凸的矫正率仅有50%左右。Dunn发现，脊柱侧凸90°畸形，Harrington撑开棒对弧度的矫正作用力占70%；如果脊柱侧凸45°；其矫正作用力只有35%。当撑开力超过椎板的承受力，将发生椎板骨折而导致矫正失败。另外

Harrington技术仅有撑开作用，不能用于有胸椎后凸或旋转畸形的青春期特发性脊柱侧凸。

（2）Luque节段性脊柱矫形术：1973年Luque首先报告椎板下钢丝和L型金属杆节段固定技术。这一技术代表着近年来手术治疗脊柱侧凸的重要进展。经典的Luque系统包括双L型杆和椎板下钢丝。近些年来采用凹侧Harrington撑开杆和凸侧Luque L型杆的联合矫正技术，用于特发性脊柱侧凸和麻痹性脊柱侧凸的矫正，获得良好的矫正效果。

（3）Cotrel-Dubousset杆脊柱矫形术：Cotrel和Dubousset在1983年设计这一技术，可矫正脊柱的各种畸形，尤其对旋转严重和剃刀背明显的柔软性特发性胸段侧凸，可以获得很理想的矫形效果。但缺点是器械体积大，占据的空间多，只留下很少植骨位置。

（4）TSRH和ISOLA脊柱矫形术：TSRH脊柱矫形术由Ashman和Johnshon两位医师所设计，以所在医院（Texas Scottish Rite Hospital）的名称命名。TSRH与CD脊柱矫形术相比，更有其优越性：①可用短的单杆同时行前路融合固定；②杆为圆形，较软，易于滑入下钩，并可通过持杆器根据术中需要进行再塑形；③杆的体积较小，有较大的空间用于植骨。ISOLA为拉丁语蝴蝶的含义，由Asher医师所设计，与CD杆相比，杆较小而柔软。

（5）Dwyer前路脊柱矫形术：1964年Dwyer发明了第一个有效的脊柱侧凸前路矫正技术，以后出现许多改良方法，如O'Brien技术和Webb技术。主要适应于特发性胸腰段侧凸伴前凸畸形。另外，对于椎体附件发育不良、椎板过薄或硬脊膜膨出不宜行Harrington技术者，也可采用此技术。

（6）Zielke前路去旋转脊柱矫形术：1974年Zielke设计的前路去旋转手术（Ventral Derotation System），可矫正侧凸、后凸和旋转畸形。对于特发性胸腰段侧凸伴后凸畸形为最好适应证。

特发性脊柱侧凸治疗中应注意的两个问题：第一，关于保守治疗应注意如下几点：①区别结构性与非结构性：经过拍全脊柱的左侧弯和右侧弯正位片。如果侧弯不能得到矫正，则为结构性，应考虑手术治疗；如果能得到矫正，提示支具固定有效；②每年侧弯增加超过5°以上，提示支具固定疗效差，应考虑手术治疗；③支具固定后复查X线片，应显示侧弯基本得到矫正才能有效。第二，手术内固定棒是否取出问题，大多数学者认为，取出内固定棒时，术中仍然容易引起脊髓损伤；另外，内固定棒取出后，脊柱融合节段受到破坏，侧凸畸形容易复发，所以主张不取内固定棒。

颈肋综合征

颈肋综合征系胸廓出口综合征的一种，胸廓出口处的臂丛神经、锁骨下血管受各种原因压迫后，引起颈、肩、臂和手部麻木、乏力和肌萎缩等为特征的综合征。通常称之为胸廓出口综合征，也称臂丛神经血管受压症。常见的压迫因素主要有骨性和肌性两种，其中骨性因素压迫有颈肋、第一肋骨、锁骨、第二肋骨；肌性因素压迫有前斜角肌、中斜角肌、锁骨下肌、胸小肌等。

根据以上各种压迫原因所产生的症状，临床上可分为颈肋综合征、前斜角肌综合征、肋锁综合征、第一肋骨综合征和过度外展综合征5种，而在儿童中，这些综合征很少见，但有时可见到颈肋综合征。

【发病特点和机制】

本病多见于女性，男女之比约为1∶2。好发年龄为20～40岁之间，小于12岁者很少见。其原因是颈肋为先天性畸形；出生时已存在，到25岁左右颈肋才发育完全，而女性肌力较弱，容易造成肩胛带下垂，使臂丛神经受到牵拉，而颈肋将成为其压迫的主要因素。当臂丛神经受压刺激后，造成局部前三角肌痉挛和短缩，使第一肋骨上提，从而导致臂丛神经和锁骨下动脉受压。

【临床表现】

因臂丛神经血管在横跨第一肋骨中，臂丛神经的下干最容易受累，所以，临床上主要表现为手麻木、酸胀感、手握力下降，乏力、手内在肌萎缩、手指尺侧半及前臂内侧皮肤感觉异常。儿童期一般没有血管受压症状，只有在检查时才能发现桡动脉略为减弱。锁骨上区饱满，可触及隆起的骨性包块，局部压痛，有叩击痛，可有放射性疼痛。另外，可进一步检查臂丛神经和血管受压的特殊试验，如三角肌挤压试验（Adson test）、肩外展试验（Wright test）、挺胸试验（Eden test）和运动试验（Roos test）等。颈部正位X线片可发现颈肋。

【诊断和鉴别诊断】

根据临床上出现臂丛神经下干受压的表现，X线片发现颈肋及升高的第一肋骨，然后进一步检查肌电图，了解神经受压的程度，一般可作出诊断。在鉴别诊断上，应注意颈椎间盘突出症、创伤性神经炎、尺管综合征等，这些疾病均可产生相类似的臂丛神经下干受压症状，但X线片检查可发现颈肋，一般可将其除外。

【治疗】

没有症状的颈肋，不需要手术治疗。对于受压程度轻者，通过避免剧烈活动及提重物等，经观察3个月无好转者，应手术治疗。对于神经受压症状比较明显者，应早期手术，解除其压迫，防止肌肉进一步萎缩。手术通常采用经锁骨上颈肋切除，挛缩软组织松解术。

采用全身麻醉，仰卧位，肩部垫高，在锁骨上2cm作平行于锁骨的横切口。自胸锁关节到斜方肌前缘。切开皮肤、皮下组织及颈阔肌，显露胸锁乳突肌的锁骨头止点腱，将其切断后进一步显露外侧深部的肩胛舌骨肌，切断肩胛舌骨肌后即可显露前斜角肌，如遇到颈横血管，可将其双重结扎切断。然后显露颈肋，探查颈肋与臂丛神经及血管的关系，找到压迫部位，用神经剥离子将臂丛神经及血管分开。为了安全起见，先切开颈肋的骨膜；骨膜下显露颈肋，用尖嘴咬骨钳逐渐将颈肋部分咬除，特别注意咬去与臂丛神经邻近的骨组织，不需要全部切除颈肋。然后进一步小心切除骨膜，并用骨蜡涂在两骨端的创面上，防止术后再次骨性连接。进一步显露前三角肌与臂丛神经及锁骨下血管的关系，保护好膈神经，松解前三角肌构成压迫的挛缩部分。然后松解臂丛神经表面的环形细挛缩带。术后生理盐水冲洗，并进行术野灌水，台下麻醉师进行人工吹气，如有气胸，则进行修补或采用胸腔闭式引流。逐层闭合切口，并留置橡皮引流条，将其保留2～3天。术后平卧位，第三天开始下地活动。如术前神经受压明显者，术后给予维生素B_1、维生素B_6、地巴唑等神经营养药物治疗。

（许瑞江）

第五节 脊髓纵裂及脊髓栓系综合征

一、脊髓纵裂

【定义】

脊髓纵裂是一种先天性神经管缺陷，90%来自椎体背面的纵行中隔，将脊髓或马尾分成长度不等，左右对称或不对称、完全或不完全的两半。纵行中隔可为骨性、软骨性或纤维性组织。完全两半的脊髓均有各自的硬脊膜。分离不完全的脊髓纵裂称为部分脊髓纵裂。切除中隔后，分裂的脊髓共有一个硬脊膜。可发生脊柱的任何部位，但以上腰椎部位多见。

【病因】

可能与怀孕早期孕妇发热，缺乏叶酸有关，有的与遗传有关。但近年来通过给大量妊娠12周内的孕妇服用叶酸预防本病，取得了明显效果。确切病因有待进一步证实。

【临床表现】

本病临床表现很不一致，有的多年无症状，或轻度背痛，而严重者可发生截瘫。但一般有下列体征：①脊柱皮肤异常：如有丛毛、脂肪瘤、血管瘤、表皮凹陷等；②脊柱畸形，如先天性脊柱侧凸、后凸等；③一侧肢体畸形，如足发育落后、马蹄足、小腿短缩等；④脊髓马尾神经功能障碍，如下肢无力、大小便失禁、截瘫及 Arnold-Chiari 综合征等。

【X 线、CT 扫描或 MRI 检查】

一般脊柱正位 X 线片显示病变处椎弓根距离增宽。脊髓造影有的可见充盈缺损，对纤维软骨性中隔诊断有价值。脊髓造影、CT扫描或MRI检查可帮助确诊，而且能确定畸形的部位和范围，更具有诊断价值。

【治疗】

成人脊髓纵裂无体征者，不需治疗。但对生长发育的儿童，为避免由于脊柱和脊髓生长速度不一致而引起脊髓马尾神经损伤，多主张手术切除中隔。已出现脊髓马尾神经损伤症状者，则必须手术，解除压迫。临床上更为重要的是脊髓纵裂合并脊柱侧凸矫形手术的安全问题。在隐藏脊髓纵裂而行脊柱侧凸矫形的病例中，有可能发生脊髓神经损伤的严重后果。因此，在脊柱侧凸矫形手术前，先将脊髓纵裂切除，可使脊柱侧凸矫形术更安全些。笔者多年脊柱侧凸矫形经验证实，先天性椎体畸形容易伴有脊髓纵裂。脊髓纵裂有完全纵裂（纵裂骨棘或软骨自椎体后缘延伸至椎弓上）和部分纵裂（纵裂骨棘或软骨自其前方或后方由软骨或纤维附在硬脊膜上，切除骨棘后，分裂的脊髓仍在一个硬脊膜内）。两者手术方法不同。前者不需切开硬脊膜，后者有的则要切开硬脊膜才能切除。

二、脊髓栓系综合征

【定义】

脊髓栓系综合征为先天性或后天获得性脊柱、椎管、脊髓异常、终丝变异、变短、增粗、紧张而使脊髓圆锥受到牵拉，处于低位，而出现一系列神经功能障碍症候群。20世纪50年代前，仅有少量有关脊髓栓系综合征的报道出现在神经系统病变相关的杂志上。50年代后，矫形外科医师在治疗青少年先天性、特发性脊柱侧弯和脊柱结核引起脊柱畸形并发截瘫手术时，发现了脊髓栓系综合征问题，从此引起了矫形外科界的重视。1952年，美国医师George首次在骨与关节杂志就脊髓栓系综合征（Filum terminale syndrome, Cord traction syndrome）作了详细报道。此后，矫形外科医师对该病的研究逐渐增多。近年来，由于影像学检查新技术的出现，使脊髓栓系综合征的早期诊断变得更加容易。同时，由于治疗技术不断改进，手术效果也逐渐提高。在我国，患有脊髓栓系综合征的儿童、青少年早期多因脊柱、下肢或足部畸形常首先到小儿骨科（骨科）就诊。因此，骨科医师对儿童脊髓栓系综合征应有足够的认识；才能提高其诊断和治疗水平。

【病因、病理】

胚胎3个月以前,脊髓占据整个椎管,与椎管等长。之后,因椎管生长速度较快、脊髓生长速度较慢,脊髓逐渐上移。出生时,脊髓末端大约位于腰3水平,至成人,大多数位于腰1水平,上下不超过1cm。脊髓圆锥也逐渐变细,移行为终丝(成人直径小于2mm)。其中,大部分在硬膜囊内,下至硬膜囊下端,大约在骶2水平,称内终丝;另一小部分向下进入终丝鞘内,将脊髓固定到尾椎上,称外终丝。正常终丝纤细、柔软,允许生长发育过程的脊髓圆锥逐渐上移。一般认为脊髓圆锥在腰3以下,可诊断脊髓栓系综合征。

引起脊髓栓系的原因较多。先天性致病因素最常见,如终丝发育异常、变短、增粗、紧张;脊柱畸形(包括脊柱侧弯、后凸);椎管闭合不全(隐性脊柱裂或脊髓脊膜膨出);脊髓纵裂;椎管内畸胎瘤,脂肪瘤等引起,称为原发性脊髓栓系。后天因素,多见于脊髓脊膜膨出修补术或其他椎管内手术后,手术区出现脊髓与硬脊膜粘连或瘢痕形成所致,称为继发性脊髓栓系。这些病理变化可导致儿童生长发育过程中,脊髓圆锥及周围神经组织受到牵拉,上移受阻,处于低位。长期、过度被牵拉的脊髓和神经组织逐渐可发生血运、代谢和电生理功能方面障碍。由于脊髓不同部位对牵拉的敏感性不同,骶尾段脊髓最易损伤,腰段次之。因此,脊髓栓系综合征产生神经损伤症状的部位,最常见于骶腰段的圆锥与马尾神经。但有少数脊髓栓系发生在颈段脊髓及其周围神经,是由颈椎外伤、手术或颈椎脊膜膨出术后所致。

根据MRI和手术所见,脊髓栓系有不同类型:①终丝单纯短粗型;②脂肪瘤型;③术后瘢痕粘连型;④椎管内肿瘤型;⑤混合型。

光镜检查:正常终丝上端有神经纤维组织,下端为纤维组织;病变终丝主要为纤维脂肪组织和少量神经节细胞、神经纤维组织,少数含有软骨样组织。

【临床表现】

本病男女性别发生率差别不大。但由于髓栓系综合征的病因、病理变化和牵拉程度不同,所出现神经损伤症状的年龄、症状的轻重差别很大。一部分生后即有症状,另一部分在生后无症状,在以后不同年龄阶段出现症状,因而又有儿童与成人脊髓栓系综合征之分;但多数出现在幼儿时期,成人少见。轻者神经症状不明显,重者可发生下肢瘫痪。其主要临床表现如下:①腰骶正中皮肤异常,如有软组织包块、丛毛、皮肤下陷或色素痣等,但约半数皮肤是正常的;②下肢畸形、感觉及运动障碍:如有下肢短缩,肌萎缩、肌无力甚至瘫痪,足发育落后、小、马蹄内翻足部畸形或鞍区、足皮肤感觉减退等;③括约肌功能障碍:如有扩张性大膀胱、滴流性尿失禁、痉挛性小膀胱、压力性尿失禁或有遗尿症、大便失禁等。

【放射学检查】

X线检查,脊柱多有畸形:如有囊性脊柱裂、隐性脊柱裂、脊柱侧凸、后凸、半椎体、蝴蝶椎、椎管增大或变小等;骶骨发育不良等,但不能作为诊断脊髓栓系综合征的依据。脊髓造影可帮助诊断脊髓栓系综合征。但为有创检查,在蛛网膜下穿刺,有可能损伤脊髓圆锥,或因椎管内、外异常,穿刺失败。近年来,CT检查能帮助判断脊髓栓系综合征是否合并有骨性脊髓纵裂、是否为脂肪性异常增粗的终丝;MRI检查不仅可显示有无脊髓病变:如二分脊髓、脊髓空洞、脊髓脊膜膨出、椎管内脂肪性瘤等;而且能明确脊髓圆锥最低位置和终丝的走向、形态与椎管内其他组织的关系。特别是MRI冠状面显示最清楚,是诊断脊髓栓系综合征最可靠、最主要的工具。

【其他检查诊断方法】

用B超对椎管进行检查诊断，准确率可达70%~90%以上。适合1岁以下的婴幼儿，因其椎管后部组织骨化不全，声波能进入椎管，B超检查可帮助显示圆锥部位。还可以观察脑脊液波动。B超检查无创伤，且价格低廉，适合婴幼儿可疑脊髓栓系的普查。应用神经电生理检查骶反射，其潜伏期缩短，是脊髓栓系综合征的一种表现。

【诊断】

患有脊髓栓系综合征的病人，由于年龄、早期症状不同，可以到不同的科室就诊，如神经内科或外科、泌尿科、小儿外科，但多因四肢、脊柱畸形，多常到小儿骨科或骨科就诊。骨科医师只要对该病有足够认识，根据其病史、临床表现，结合MRI检查，早期确诊并不困难。

由于脊髓栓系综合征病理变化不同，MRI、CT检查有不同功用。由脂肪组织为主、增粗的终丝，CT检查显示低密度阴影，比MRI更易确诊。而由纤维、神经组织为主、增粗的终丝，MRI诊断有其优越性。因此，凡通过MRI诊断脊髓栓系综合征者，有条件宜同时行CT检查，对了解其病理组织构成、并发畸形大有帮助。

【治疗】

1. 手术目的：通过切断异常的终丝、松解对脊髓圆锥、马尾神经的牵拉、粘连、压迫，达到改进受损组织的血液循环，增加细胞氧化代谢，阻止脊髓神经进一步损伤、促进受损神经功能的恢复。为此，手术要利用单极和双极电凝，争取作到椎管内无血手术。手术作到：①切除位于低位圆锥附近的骨性病变，如椎板异常增厚、下陷使椎管变小，脊髓纵裂的骨嵴予以切除；②松解对硬脊膜和脊神经组织的粘连与压迫；③必要时，借助放大镜或显微镜，尽可能切除椎管内瘤样脂肪、纤维组织；④靠近圆锥终点以远或骶尾部在增粗终丝的止点处进行结扎、切断。

2. 手术时机的选择：对脊髓栓系综合征有括约肌或肢体运动、感觉功能明显障碍的患者，一旦确诊，需要尽早手术治疗。但是，对MRI确诊而临床症状轻微或无症状的患者，是否都要早期手术治疗一直有不同的看法，有人对手术与非手术患者进行过比较，主张手术越早越好。建议对隐性脊柱裂、椎管内原发性或继发性病变引起脊髓栓系者，在脊髓神经损害症状出现以前就进行手术。因为脊髓、神经损害的发生与发展，是不可预测的。而且，有的脊髓、神经损害一旦发生，是不可逆转的。

3. 手术操作的选择：合理的手术操作，对治疗效果、预防并发症和术后再栓系很重要。对单纯短粗型终丝，较安全的手术部位是在骶2~3处切除椎板，结扎、切断终丝。如在圆锥处有骨性畸形，常见有椎板增厚、下陷、椎管狭窄，脊髓纵裂等，则宜在圆锥附近处手术切除椎板和切断终丝；对由脂肪、纤维结缔组织为主、呈条索状、增粗的终丝，可在圆锥以远处直视下结扎、切断终丝。但对有脂肪瘤包裹马尾神经与终丝者，则宜用放大镜或显微镜下，行次全手术切除病变组织，注意不要误伤马尾神经，更不能求全切除所有病变组织。

4. 增粗的终丝与脊神经根的鉴别：以下几个方面可以帮助鉴别、确认增粗的终丝：①走行方向：脊神经根在椎管两侧斜向走行，增粗的终丝在椎管中央后方直向走行；②颜色与光泽：由纤维结缔组织为主增粗的终丝表面光滑、发白明亮，脊神经根稍暗、不亮；③外观是否一致：增粗的终丝由于成分不一致，有的表面外观可能有小颗粒或颜色不一样；有的异常粗大；有的较硬；脊神经根则全长外观整齐、一致和柔软；④血管分布：增粗的终丝血管丰富、较多，脊神经根血管较少，仅在前、后根交界处有血管；⑤分离是否容易：增粗的终丝结合紧密，用神经剥离子不易分离，而脊神经根则结合疏松，容易分离。也有术中用电刺激仪监测，在终丝末端无肌电反应平面切断，以避免损伤圆锥、马尾神经。

5．手术效果：手术效果主要根据术前、术后临床检查，大小便功能恢复情况（可行尿路影像学和尿流动力学检查）、腰骶及下肢感觉、肌力（可行肌电图检查）等来判断。由于症状多样化，轻重程度不一样，对治疗效果，并无统一标准。一般来讲，手术效果与手术早晚、局部病理改变复杂与否、术前症状轻重程度等相关。早期手术比晚期手术好；单纯紧张、条索状短粗的终丝，有括约肌功能障碍者，手术效果较好，当有脂肪纤维瘤与马尾、终丝包裹在一起，并长期有大小便功能障碍者，不仅手术困难，效果也差。合并有脊柱、下肢或足部明显畸形者，还要与矫形手术相结合。

【并发症的处理和预防】

脑脊液漏是术后较常见的并发症。有闭合性、开放性脑脊液漏；也有早发或晚发性（术后3周以后出现）脑脊液漏。发生原因：①患儿身体发育差、局部筋膜软组织少、薄弱；②伤口缝合不够严密；③脑脊液压力高。对早发、闭合性脑脊液漏，一般可通过采取俯卧位、局部加压包扎可治愈；晚发性、开放性脑脊液漏，则应将伤口严密消毒下缝合，并要采取俯卧位、局部加压包扎。一般2周后可愈合。预防方法，伤口严密缝合，同时用局部筋膜软组织转移，加强缝合伤口。也有用生物膜代替自体筋膜移植，修补缝合伤口。此外，再栓系或伤口感染、引起脑脊膜炎也是可能发生的并发症，后者是最严重和最危险的一种并发症，严格预防。

（王汉林）

第六节　脊柱裂及其后遗下肢畸形的矫正

脊柱裂又称椎弓裂，系胚胎发育过程中脊柱后弓两侧骨化中心发育障碍，未能融合所致的脊椎后方缺损，好发生于腰椎、骶椎部。根据是否有椎管内容物向后方突出，分为隐性脊柱裂（无突出物者）和显性脊椎裂（有突出物者）。

（一）临床表现和诊断

隐性脊柱裂多数无任何症状，部分患者局部皮肤有毛发或色素沉着（图2-6-1），腰、骶骨椎板缺损较多者合并腰椎前凸畸形（图2-6-2）。X线检查显示腰椎或/和骶椎椎板未融合。少数可见皮肤有凹陷或瘘管。显性脊柱裂由于膨出的脊膜或神经根的粘连，这样就会影响骨性椎管的发育并同时使脊神经和马尾受到牵张，阻止脊髓圆锥上升，使圆锥处于较低的位置，而不能达到正常人所应该达到的第二腰椎水平，从而在临床上就会发生各种神经症状，下肢尤其是足部的感觉障碍，下肢肌肉麻痹和足部的各种畸形。

膨出物为脊髓、神经根时伴有不同程度的感觉障碍，小腿及足部皮肤也会出现神经营养功能障碍，严重者形成营养性溃疡长期不愈，深入骨骼造成慢性骨髓炎，部分患者尚伴有括约肌功能障碍，出现尿失禁或大便失禁。

X线检查：可见椎板、棘突缺损（图2-6-3C）或伴有骶椎、骨盆畸形。

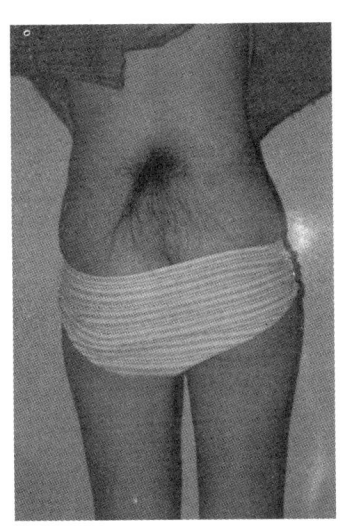

图 2-6-1 腰骶椎裂腰部皮肤生长的毛发

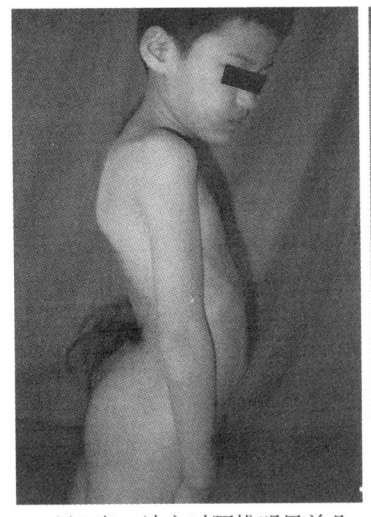

A 男8岁，站立时腰椎明显前凸畸形

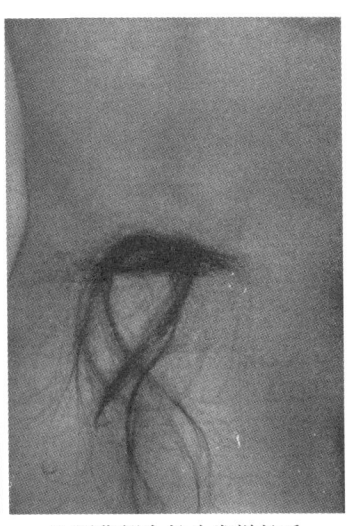

B 腰背部生长头发样长毛

图 2-6-2 腰骶椎裂局部皮肤生长长毛，合并腰椎前凸畸形

(二) 外科治疗

因肌肉力量不平衡，合并麻痹性髋关节脱位者，应用组合性手术矫正（图2-6-3）。合并对脊柱尚未发育成熟的足部畸形和肌肉瘫痪，宜先应用矫形鞋，控制畸形发展。马蹄畸形严重者或行跟腱延长，12岁以上的连枷足或足内、外翻畸形，可行踝关节或三关节融合术矫正。由于皆伴有足的感觉障碍，且截骨面的骨愈合能力较正常差，术后应采用骨外固定技术或Ilizarov技术矫正（图2-6-4）。足底的感觉完全丧失者踝关节不宜融合，否则术后足的弹性丧失，在负重的磨损下宜形成难以治愈的神经营养障碍溃疡。

如小腿和足已形成经久不愈神经营养障碍性溃疡，又无条件重建其感觉功能的成年人宜做截肢术，术后装配义肢仍能恢复良好的下肢行走功能。

脊柱裂范围大，突出包囊与皮肤间有瘘管相通，肿物皮肤极薄则必须手术，否则囊肿破

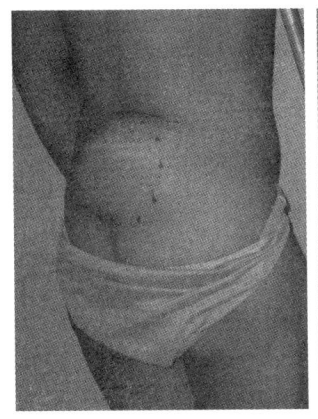

A 腰背突出的包囊，合并右侧麻痹性髋脱位

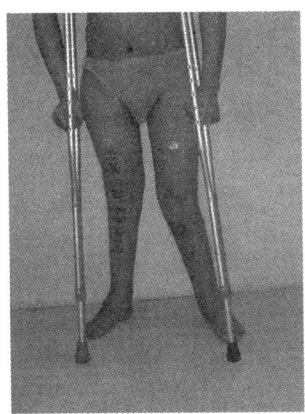

B 术前扶双拐

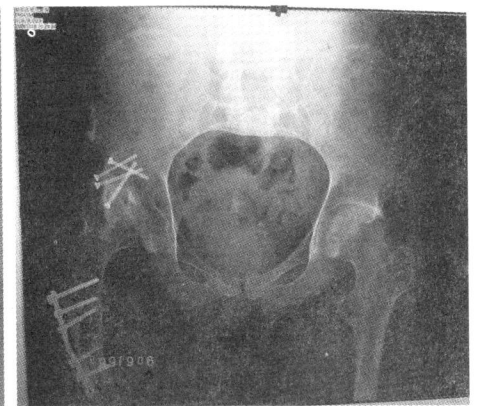

C 用髋臼顶成形术加大转子下截骨矫正髋关节脱位

图 2-6-3 脊椎裂合并麻痹性髋脱位的手术矫正

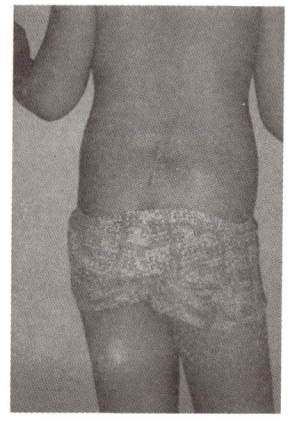
A 男13岁，幼年时腰部实施过脊膜囊膨出修补术

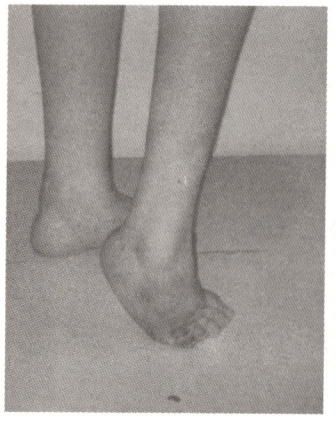
B 右足马蹄内翻畸形

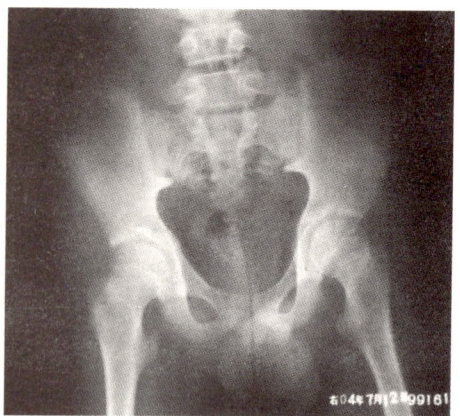
C X线显示腰骶部椎板缺如

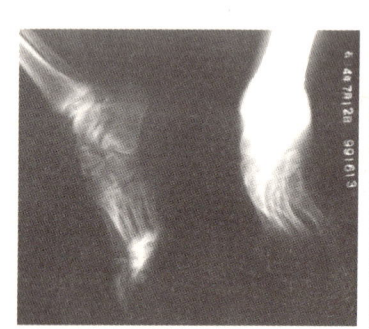
D 右足畸形X线改变

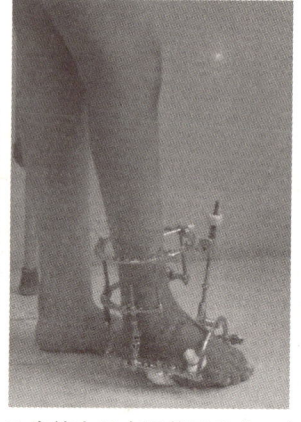
E 实施右足有限截骨手术，安装Ilizarov外固定矫形器

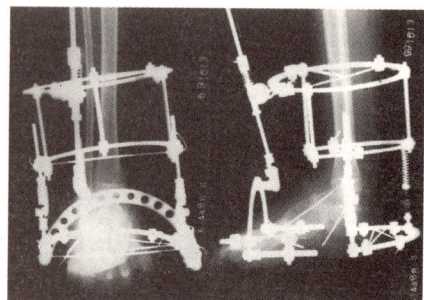
F 术后逐渐牵拉足畸形矫正

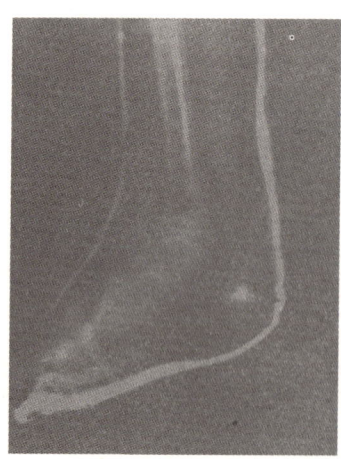
G 拆外固定器上石膏固定4周

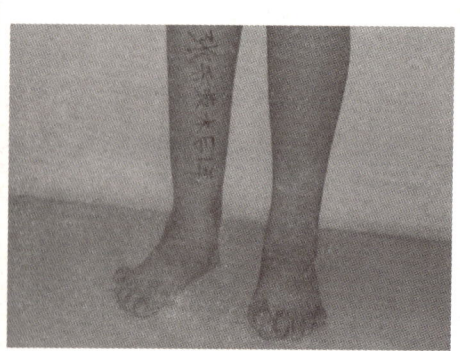
H 术后1年复查，术前重度马蹄内翻足畸形获满意矫正

图 2-6-4　Ilizarov 技术矫正脊椎裂后遗足踝畸形

裂感染易引起脑膜炎，此类手术最好由神经外科医师实施，手术的基本步骤如下：

俯卧位，头稍低，插管麻醉。于肿物上缘作弧形切口，分离皮肤与囊肿，显露囊肿吸去部分脑脊液，切开囊腔分离囊壁与脊髓终丝和马尾神经，深入可见脊髓后部的裂隙，将突出物内的神经组织分离并纳入椎管内，切除部分囊壁及变薄的皮肤，用纱布将脊柱裂孔压紧，防止过多的脑脊液外流，再延伸皮肤切口，扩大手术视野，游离脊柱两旁肌膜及囊肿剩余的内壁作为修补瓣片，瓣片必须分离到脊柱骨质部分，这是修补脊柱裂的关键问题，缝合囊壁后壁，再将脊柱两旁腰背肌膜作成的瓣片重叠缝合，加强修补后壁裂隙，分层闭合伤口。

（秦泗河）

第七节　小儿脊柱畸形动态矫正简述

有许多脊柱侧弯、后凸等畸形，可在出生后或1～2岁时即早早出现，如先天性侧弯，婴幼儿型特发性侧弯，神经肌肉疾病引起侧弯（如脑瘫、肌营养不良等），这些脊柱侧弯有一部分会发展加重，成为骨科医生一个难题。它不仅会影响儿童肺的发育和成熟，而且由于生命的头5年是脊柱发育的高峰，所以如果患儿的侧弯不予矫正，将严重影响脊柱的正常发育。因此治疗早期进展性儿童侧弯，不仅有利于心血管和肺脏发育，而且有利于促使脊柱的正常生长。

一、小儿脊柱畸形矫正发展简史

过去曾试用过石膏固定法和早期后路植骨法治疗早发儿童脊柱侧弯，均证明疗效不佳。支具治疗在幼儿患者中使用困难，而且长期配戴常常带来胸廓发育畸形和皮肤压疮。早期许多学者做过广泛脊柱后融合术，它将带来上半身短肢畸形，为大家所顾虑，James等曾建议将后融合术延至10岁左右再做，但在这期间，侧弯可呈2倍、3倍地发展加重，这无疑是一种消极的办法，而且Heftic和Mc Master发现，在给一批8～11岁儿童侧弯做了牢固后融合术后，由于前方椎体继续生长而发生"曲轴现象"（Crankshaft phenomenon），为此andrew等建议同时在脊柱侧弯凸侧做前后路融合术，前后路融合术虽然可以防止侧弯发展，但一样引起躯干生长受限，而且对儿童来说一天做前后路两次手术，创伤过大，要求较熟练的手术技术和良好的术后护理条件，否则容易出危险。

多年来，西方一直使用长Harrington棍方法治疗生长发育中儿童的脊柱侧弯。对于5岁以前的幼儿，由于椎板较薄弱，不能承受Harrington钩的撑开力，需做先期手术，在放钩的椎板上植骨，用银夹子做好标记；8～10个月椎板植骨融合后，再手术放入Harrington撑开钩棍，上钩上方需尽可能多伸出带齿槽Hanrrington棍，顶在皮下，矫正节段不植骨，随着小儿生长需要每隔1～2年在上钩处切开不断撑开，以适应小儿脊柱的不断生长，否则棍的下端会从下钩孔拔出。为此小儿需蒙受多次手术的痛苦，术后需长期带塑料支具以防止脱钩和椎板骨折，而且最终需要进行植骨融合。

近年来Akbarnia和Emans均提出可延伸棍和短节段融合法用以治疗儿童脊柱侧弯（图2-7-1）。Mc Carthy发明"刺刀状"套接法，Isola用双轴串联连接法等矫正侧弯不植，但它们的缺点为仍需每隔半年到一年再手术进行撑开延长。5岁以后儿童一直采用后路矫正装

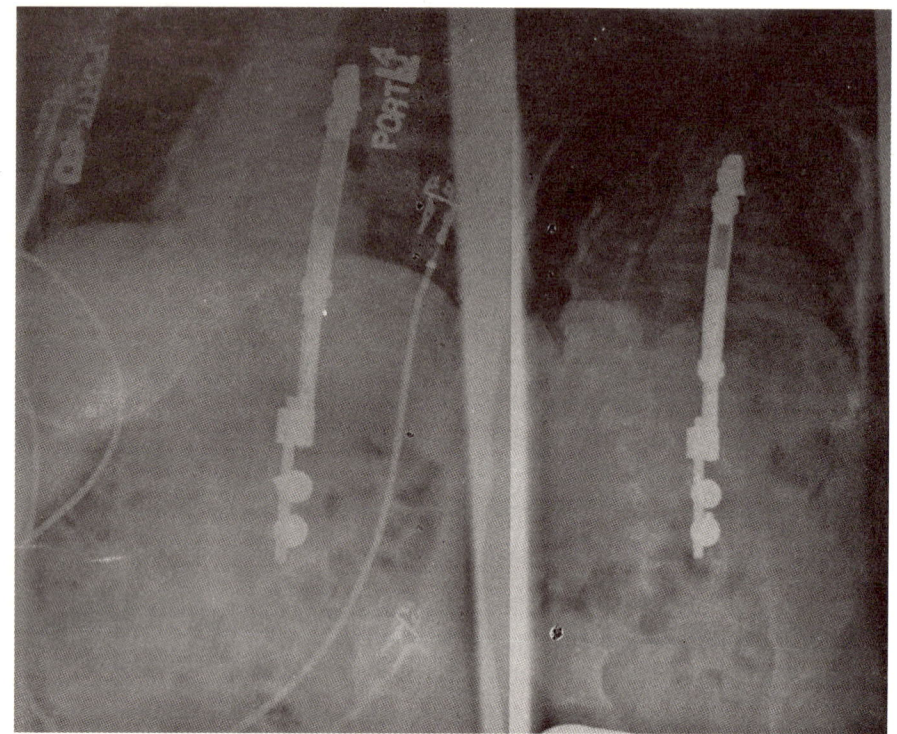

图 2-7-1 可延伸金属棒矫正儿童脊柱侧凸畸形

置,并在矫正节段作严格的植骨融合。这必将影响脊柱的生长和运动,所以TSRH发明者之一Ashman认为,必须在脊柱坚强内固定和脊柱生长及运动这一对矛盾中找到一个平衡点,即需要矫正脊柱侧弯,又不要影响脊柱的生长和运动。C-D发明者之一,法国的dubousset提出,用外科矫正装置矫治脊柱侧弯,不要植骨融合。

美国的Ogilvie也认为脊柱是运动器官,把它融合到僵直状态是不正常的。然而植骨融合不良形成假关节是公认的内固定失败(如断棍和脱钩)的重要原因。日本的Takaso于1998年报道其设计的"遥控生长棍"(remote controlled growing-rod spinal instrumentation)用于治疗诱导形成的犬脊柱侧弯,分别在术后3、6、9和12周,用体外遥控法在体内装置产生194N(大约20公斤力)的矫正力,每次延长约1cm。犬的侧弯最后由25°矫正至3°。但这种弱小的矫正力离人体应用还有一段距离,还需寻找更理想的方法。但总的看来不融合脊柱而矫正脊柱畸形符合生物学的发展方向。

二、叶启彬脊柱侧弯板棍矫正装置

20世纪90年代初,北京协和医院叶启彬教授在使用俄罗斯脊柱侧弯内矫正装置时,发现此法用钢板弹力矫正侧弯,下方不固定,允许钢板随脊柱生长而向上延伸,不需植骨融合,颇有新意;其缺点为不能进行脊柱侧弯三维矫正(矢状面不能重建胸后凸和腰前凸,不能去旋转)。综合协和医院骨科在应用国内外各种流行的脊柱侧弯矫正装置的经验,叶启彬与工程师合作,于1996年着手设计适于治疗生长发育中儿童脊柱侧弯的新型矫正装置——脊柱侧弯板棍矫正装置(Plate-Rod System for Soliosis,PRSS),为生长中儿童脊柱侧弯的手术治疗，提供了一个有效的、中国风格的矫正方法（详见叶启彬专著）。

三、头-盆牵引矫正脊柱畸形

头-盆牵引能有效地矫正脊柱的侧凸、后凸和部分旋转畸形，且治疗过程中安全，便于调整，待牵引达到一定要求时，再实施有限的钉-棒技术矫正（图2-7-2）。脊柱严重后凸畸形者，应用头-盆牵引术也可获得优良效果（图2-7-3）。

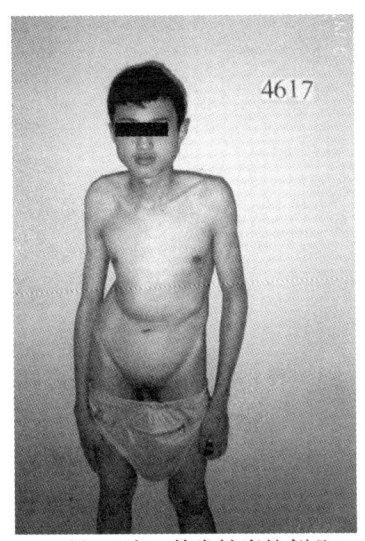

A 男15岁，特发性脊柱侧凸

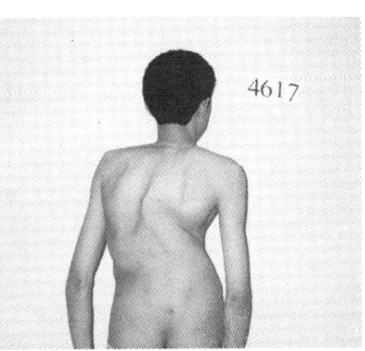

B 背面观

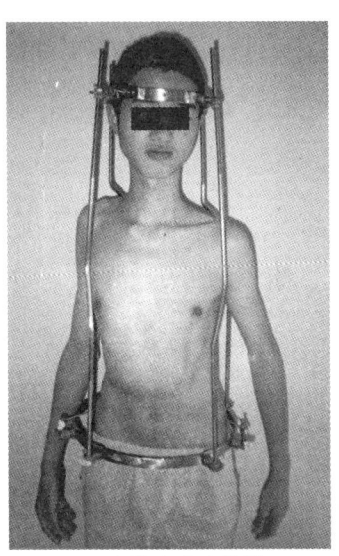

C 安装头盆牵伸器

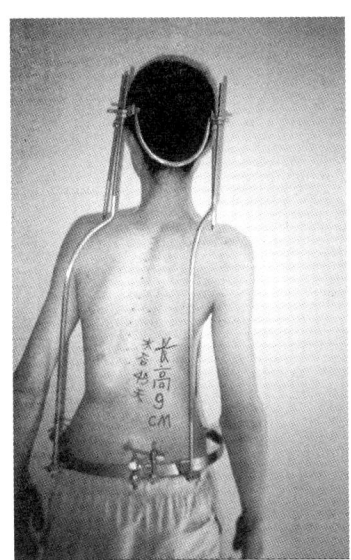

D 牵伸45d脊柱伸长9cm，侧凸畸形基本矫正

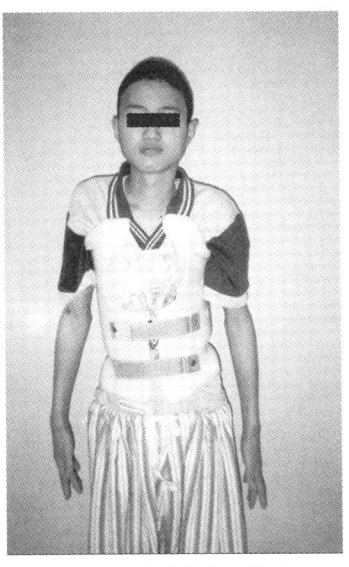

E 该患者二期实施钉-棒手术固定

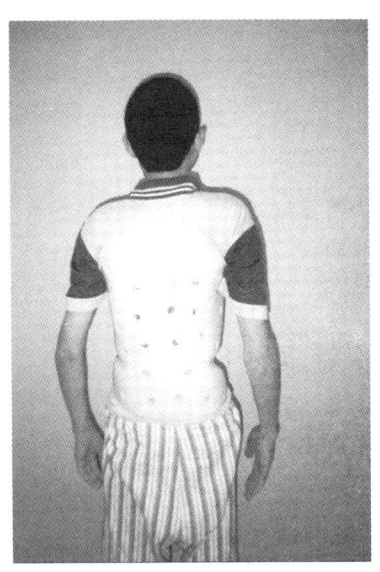

F 术后配戴胸背支具早期下床行走

图2-7-2 头-盆牵引矫正特发性脊柱侧凸

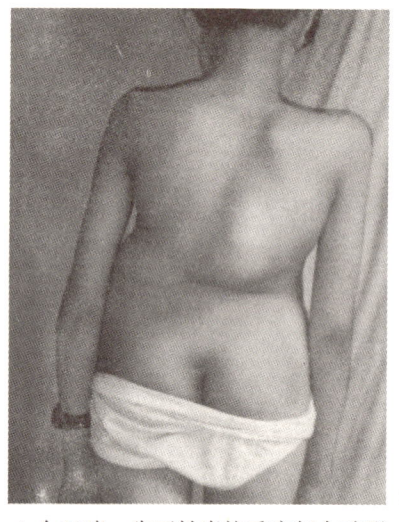
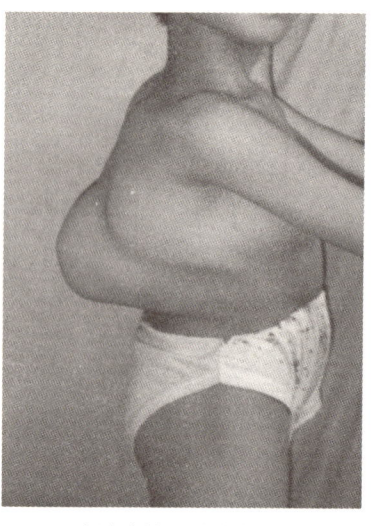

A 女12岁，先天性脊柱重度复合畸形伴骨盆倾斜

B 术前脊柱呈驼峰状后凸

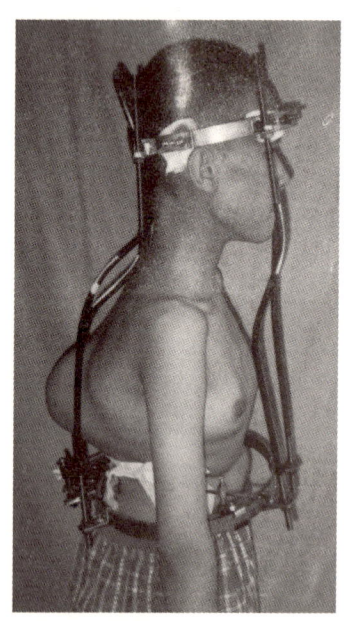
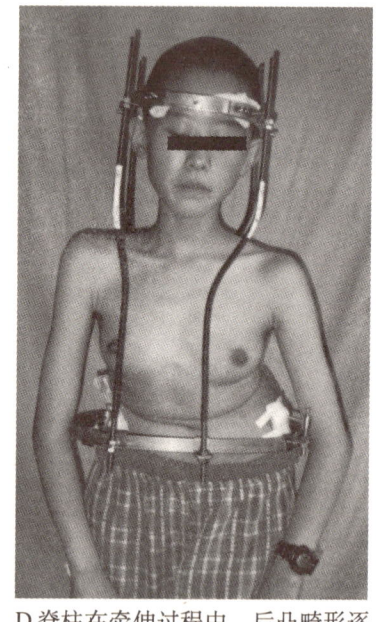
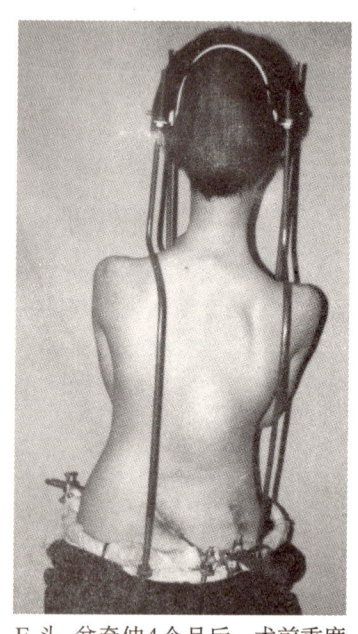

C 安装头-盆牵引器，术后逐渐旋转牵伸杆

D 脊柱在牵伸过程中，后凸畸形逐渐改善

E 头-盆牵伸4个月后，术前重度的脊柱复合畸形大部分矫正，身高增加13cm。二期入院实施脊柱钉-棒系统矫正术

图 2-7-3　头-盆牵伸技术矫正重度脊柱后凸畸形

四、Ilizarov 技术矫正脊柱侧凸

俄罗斯在Ilizarov技术的基础上开发了体外脊柱牵伸器矫正脊柱侧凸畸形，即在椎板上安装固定夹，外接牵伸装置，术后逐渐牵伸矫正脊柱畸形，已经取得了临床上的成功（图2-7-4），为非融合矫正儿童脊柱畸形开创了一条新的思路。

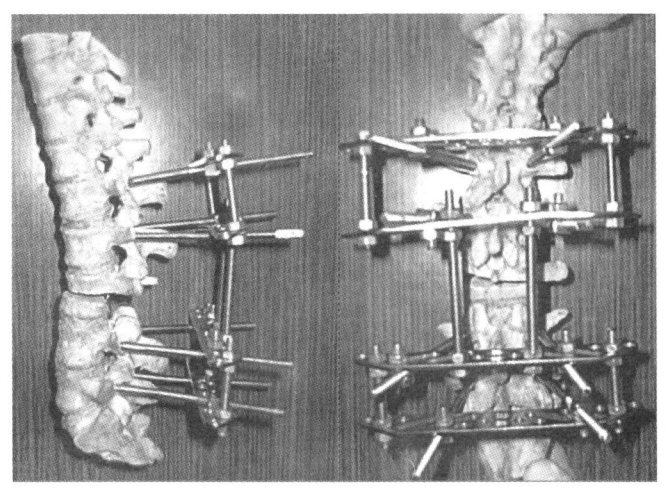

A 俄罗斯脊柱牵伸器构型及固定方法

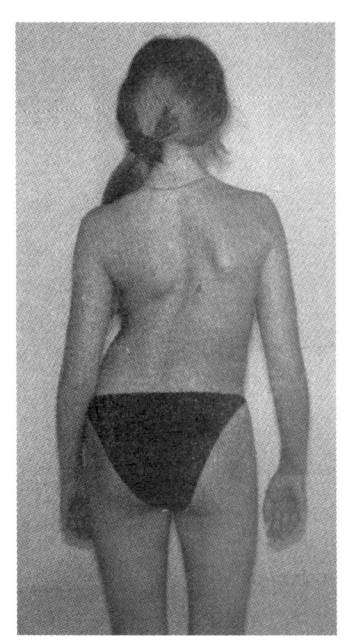

B 16岁姑娘术前脊柱侧凸畸形

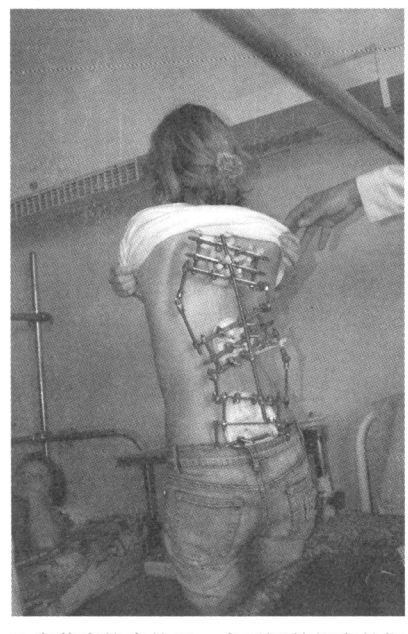

C 安装脊柱牵伸器,术后调整相应的螺纹杆逐渐矫正侧凸畸形

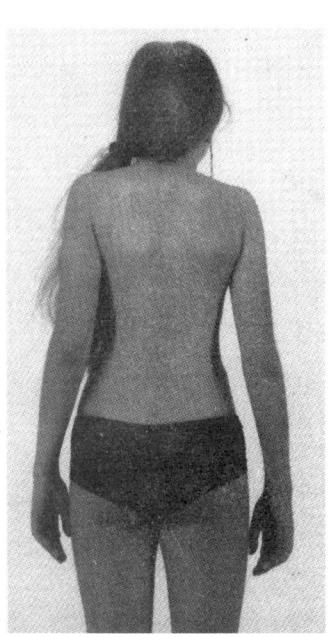

D 术后8个月复查,脊柱侧凸畸形完全矫正

图 2-7-4 俄罗斯脊柱牵伸矫形器矫正脊柱侧凸

五、躯干肌力平衡和肌腱固定术矫正麻痹性脊柱侧凸

麻痹性脊柱侧凸发生的主要原因是躯干肌肉力量的失衡和筋膜挛缩,作者采用人工肌腱或异体肌腱肋骨-脊柱-骨盆三点固定术(图2-7-5,2-7-6),若背阔肌肌力正常者,将背阔肌移位代替侧腰肌(图2-7-7),一般可获得满意疗效。

(秦泗河)

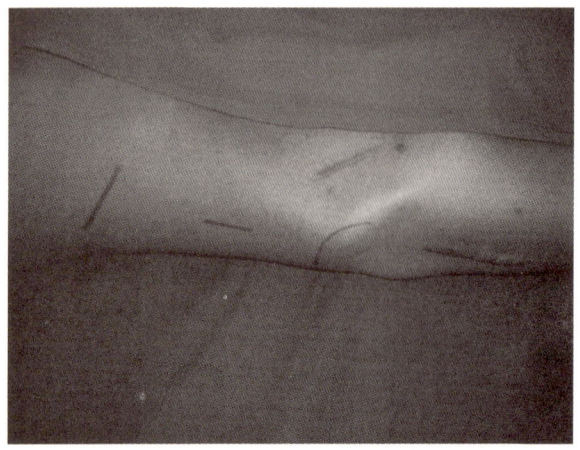

A 脊柱凸侧髂骨-肋骨之间的切口选择

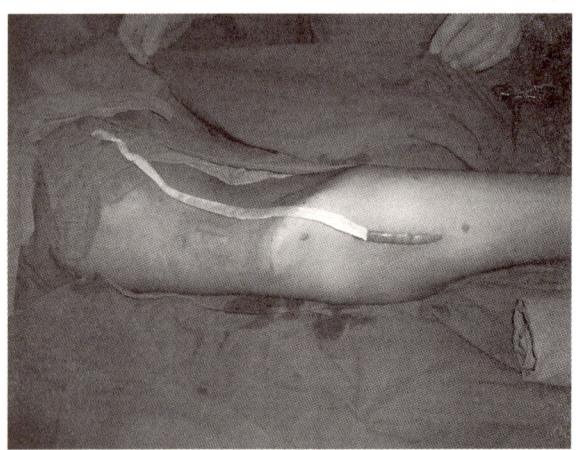

B 选择足够长的异体肌腱，先显露髂嵴并打洞

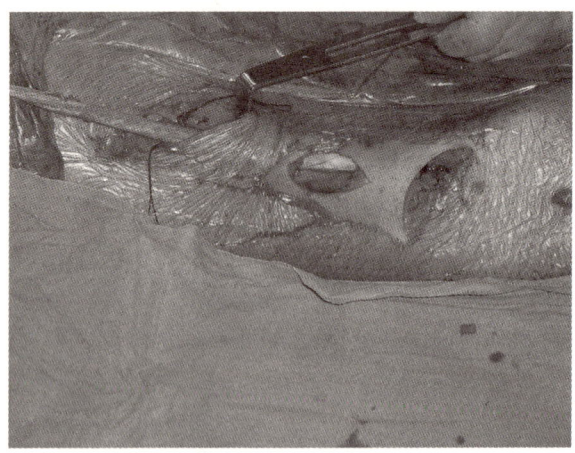

C 在髂骨的中后部和第8、9肋骨肌腱在张力下固定，术后凸侧髂-肋之间的软组织张力增加、距离缩短，能改善脊柱侧凸和患者的功能

图 2-7-5 异体肌腱移植固定术矫正麻痹性脊柱侧凸

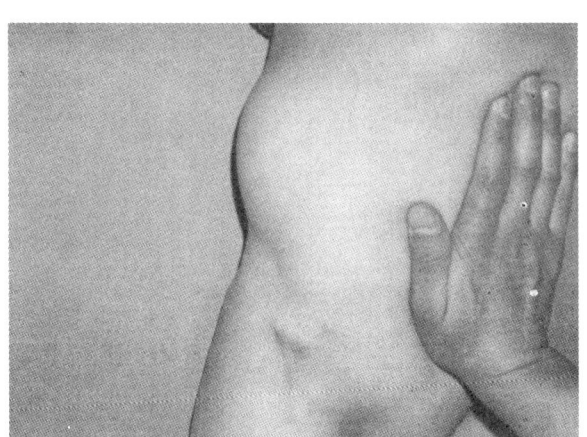
A 8岁，右腹壁麻痹

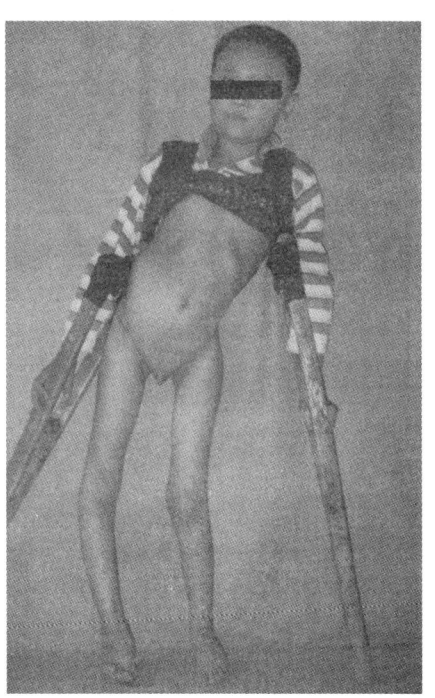
B 腰椎凸向麻痹侧

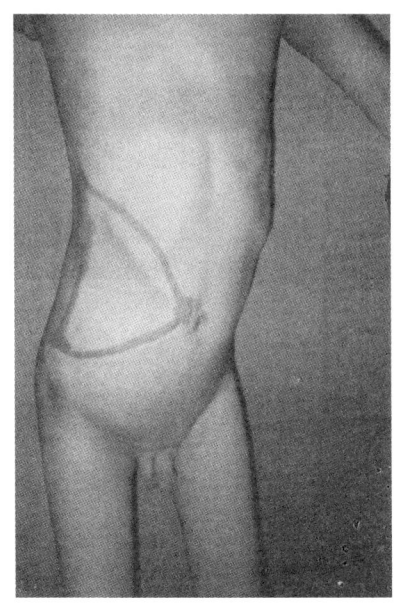
C 肋骨-骨盆-肚脐三角形固定后，腹壁麻痹性隆凸消失

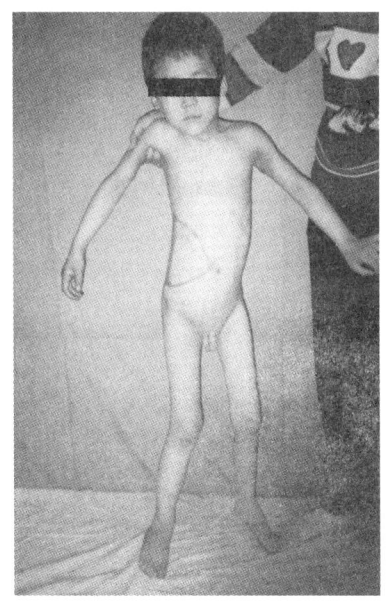
D 脊柱侧凸改善

图2-7-6 腹壁三角形固定矫正儿童麻痹性脊柱侧凸

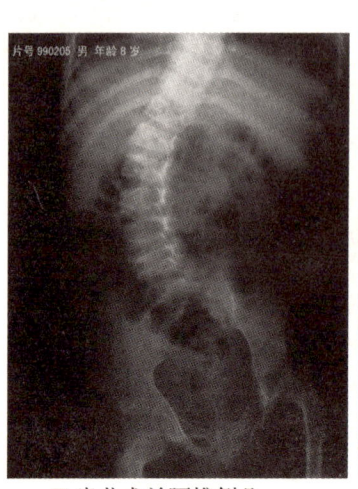
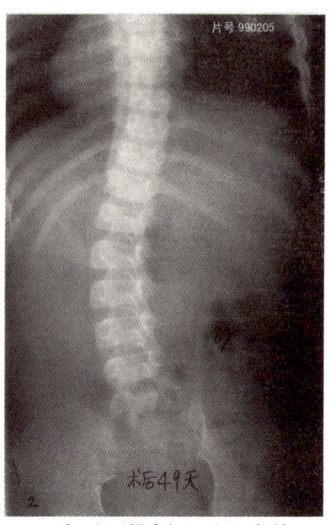

E 患儿术前腰椎侧凸　　F 术后腰椎侧凸明显改善

图 2-7-6（续）　腹壁三角形固定矫正儿童麻痹性脊柱侧凸

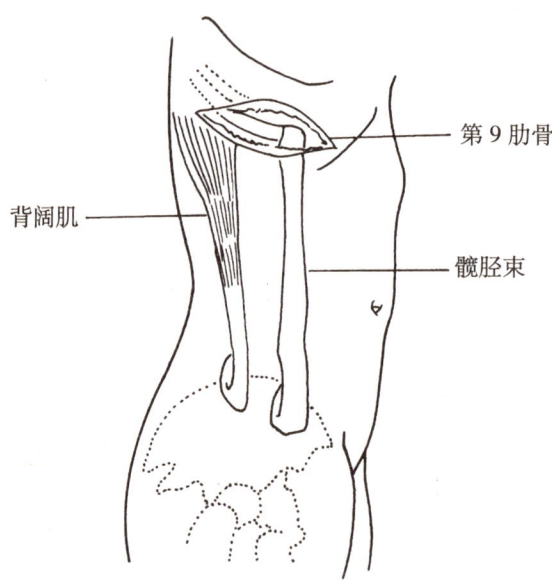

图 2-7-7　Axer 手术加背阔肌移位矫正麻痹性脊柱侧凸骨盆倾斜示意图

参考文献

1. Tang S, Liu Z, Quan X, et al. Sternocleidomastoid pseudotumor of infants and congenital muscular torticollis: fine structure research. *J Pediatr Orthop*, 1998,18:214.
2. Gürpinar A, Kiristioglu I, Balkan E, et al. Surgical correction of muscular torticollis in older children with Peter G. Jones technique. *J Pediatr Orthop*, 1998,18:598.
1. Pizzutillo PD, Woods M, Nicholson L, et al. Risk factors in Klippel-Feil syndrome. *Spine*, 1994,19:2110.
2. Guille JT, Miller A, Bowen JR, et al. The natural history of Klippel-Feil syndrome: clinical, roentgenographic, and magnetic resonance imaging findings at adulthood. *J Pediatr Orthop*, 1995,15:617.

第三章 上肢畸形的修复

第一节 手部先天性畸形的修复

一、概论

先天性畸形是指在出生时或出生前存在异常或存在潜在异常因素。人类在解剖结构上可以有一定的差异,但一般不会造成不良后果。若这种异常对形态和功能产生一定的影响,应属于先天性畸形。

畸形是发育过程中发生的一个或几个器官或系统以至全身的异常形态变化,还可以涉及生物化学方面,但实际上往往限于包括形态、大小、数量及位置等广义的形态学内容。畸形可以是局限的,也可以是全身性的或多发的。后者可以造成某些器官组织的发育异常,形成全身性先天性畸形或发育畸形。在形态形成和发育过程中,据统计每20个新生儿中就有一个发生不同程度的缺陷,但只有少数影响功能,表现出明显畸形。其中60%属于形成异常,也就是在胚胎发育中发生内在紊乱;尚有40%是由于形成不良,即在妊娠后期胎儿的生长受到压抑。如果形成异常是起源于基因紊乱,就难以矫正,而形成不良就比较容易矫正,甚至会在发育过程中自行矫正。

(一) 先天性畸形的病因

先天性畸形的病因有的已有所了解,有的尚未了解。具体可概括为两种:一种为内因,即遗传因素;另一种为外因,即在胚胎时期受外界因素影响而发生畸形。

1. 遗传因素

通过细胞染色体中的遗传因子将畸形遗传给下一代,是先天性畸形发病的主要原因;遗传在先天性畸形中起着重要的作用,大约5%的手部畸形是由遗传造成的。由于血缘关系,有畸形家族史的家庭成员中,其畸形发生率是正常人群的2.5倍。肢体畸形也可发生在已知的染色体畸形的疾病中。手部畸形的发生,常见于常染色体显性遗传。其遗传规律如下:

(1) 致病显性基因在第1~22对染色体中的某一对上。遗传与性别无关,家族中男女得病的机会均等。

(2) 每一代都可有病人,常见连续数代。

(3) 病人与正常人结婚,子女得病的机会为50%。如果配偶均为病人,子女得病的机会将为75%。

(4) 存在着不同的表现度,即同一基因型的不同个体中,虽然都发病,但发病的严重程度有所不同,如并指病人,并指的严重程度不同。

显性遗传常见的畸形有并指、短指、裂手、多指等。

近亲结婚也是畸形发生的主要原因,一般非近亲结婚子女畸形发生率为0.1%;而近亲婚配中,子女畸形发生率为25%~50%,是正常情况下发生率的250~500倍。

2. 外界因素

有些畸形，在其以后的几代中均不再出现，这种情况被理解为畸形的发生是在胚胎时期受外界某些因素的影响所致，这种影响并不涉及染色体中的遗传因子，所以不发生遗传现象。影响胚胎发生畸形的关键时期是妊娠前3个月，实践证明与下列因素有关：

(1) 营养因素：据文献报道，有人用小鼠做试验，证实母体饮食中缺乏维生素C时，小鼠肢体可发生弯曲；缺乏维生素B_2时，可发生腭裂、并趾、下颌骨及肢体短小等；缺乏维生素A，可影响胚胎心、眼、横膈及泌尿生殖器等组织器官的发育。

在人体中，母体缺乏营养的机会很少，但某些胎盘的病变可影响对胎儿营养的供应，以致影响胚胎的发育。

(2) 药物因素：在动物实验中，证实皮质素、锥虫蓝（台盼蓝）、芥子氮等均能使动物胚胎产生肢体畸形。Kosenow和Pfeiffer（1960年）报道了上肢短手直接连于肩部的海豹手畸形，考虑其原因与孕妇在怀孕早期服用一种沙利度胺（thalidomide，反应停）有关，其发病率达20%以上。可以认为这些畸形是由药物作用所引起的。同一种药物，因其剂量、使用途径、吸收和代谢等的不同，其引起畸形的类型也不相同。

(3) 放射因素：有人用X线照射怀孕前及怀孕后的小鼠，发现胎鼠有明显发育抑制现象，特别是对眼及脑的影响较显著，也有足畸形、并趾、缺肢及多趾等畸形。

据文献报道，第二次世界大战后，随机抽查，在胚胎的前半期受过原子弹爆炸影响205名儿童，发现其中28名有畸形，占13%以上。此发生率远比一般人群为高，故不能否认与放射影响无关。

(4) 内分泌因素：DaraiSwami在孵育中的鸡蛋壳内注入少量胰岛素，可使小鸡产生多种畸形。同时发现若将烟酰胺及维生素B_2与胰岛素一同注入，则可防止畸形的发生。临床上，糖尿病病人的后代畸形发生率较一般正常人高5~7倍。

(5) 疾病因素：母体在妊娠头3个月患某些疾病，可导致胎儿畸形。Greeg（1941年）发现妊娠的前2个月患风疹者，可使胎儿发生多种先天性畸形，如白内障、听力下降、心脏畸形、骨发育障碍等。这可能是由于病毒通过胎盘直接影响胚胎的发育所致。也有人认为母体的健康情况可能是对已具有某种畸形遗传因子的胎儿诱发畸形的一种辅助因素。

(6) 创伤因素：有人认为在胚胎早期，胚胎上的血肿可抑制胚胎某部分的发育，造成畸形。在怀孕后期胎儿生长迅速，而羊水逐渐减少，同时腹腔、盆腔的压力逐渐增长，特别是双胎或子宫畸形、子宫肌瘤等都会限制胎儿的活动，以及脐带或羊膜纤维索条缠绕或压迫，也会导致胎儿畸形的发生。

7) 环境化学因素：Jones（1973年）将乙醇（酒精）中毒孕妇所生婴儿的头颅、颜面、四肢、心脏及外生殖器异常，伴有全身发育障碍、精神呆滞的综合征，命名为胎儿乙醇综合征。以后有数百例以上的同样报道。所以孕妇中等度的饮酒已被警告有一定的危险性。此外已经确证，低出生体重儿与母亲吸烟有关，平均体重减少150~250g。也有报道指出，吸烟可致流产率及围产期死亡率上升；吸烟与不吸烟的母亲相比，其子女产生畸形的危险性要比后者高出2~3倍。

(二) 上肢胚胎发育

在胚胎发育中，上肢的发育过程是，臂部的结构首先发生，然后是前臂及手。整个上肢的发生及发育较下肢早1周。

1. 各种主要组织的发生次序

在胚胎发育中，各种主要组织的发生次序为：血管首先长入，随后是骨组织的分化，然后是神经成分长入。随着运动神经长入，肌肉组织出现分化。

2. 上肢在胚胎中发育的概况

2周（胚胎长约2.1mm）时，上肢组织结构尚未发生。3周（胚胎长约4.2mm）时，在对着第8～13生肌节（相当第五颈椎至第一胸椎）处，开始出现一小的膨胀体即肢芽。随着发展，肢芽向尾端生长。从第3周开始，组织中有肌肉、韧带、肌腱、软骨发生，颈、臂丛形成，上肢的神经开始向肢芽的致密组织中长入少许。4周（胚胎长约9mm）时，肢芽渐渐分成基节和远节，基节将来发育成肩胛带及臂部，远节将来发育成前臂及手。5周（胚胎长约11mm）时，臂部及手区分更清楚，手指膨胀更明显，已有骨的成分生成，肱骨、桡骨及尺骨有玻璃软骨出现。肌群分化，伸肌群较屈肌群更为发育。臂丛大部分分支已出现，神经已长入手并已分布开，但手指组织尚未分化成骨、肌肉、肌腱等成分。6周（胚胎长约16mm）时，大部分骨骼成分已有软骨和包在其外的软骨膜。肱骨出现柱状骨中心，随后桡骨出现，数天后尺骨亦出现。掌骨为5个细小软骨，手的软骨之间无关节间隙。7周（胚胎长约20mm）时，臂部已近似成熟期的外形，上肢所有骨骼已形成玻璃软骨，肌腱从肌腹到达止点已形成得很好。主要血管和神经系统已达到成熟期状况，但臂丛未分成索条。

从胚胎发育的角度来看，一种致畸形因素的影响常常不只限于胚胎的一个肢芽，也常影响其他部分的分化发育。所以临床上手部先天性畸形的病例也常伴有身体其他部位的畸形。如先天性并指或肘内翻等畸形，常伴有胸大肌缺如或右位心等，故临床上检查时要特别注意。

（三）肢体先天性畸形的分类

肢体先天性畸形的分类是一项十分复杂的工作。过去应用不同的希腊语和拉丁语名来描述普通的缺陷，常导致临床上的混淆。目前先天性肢体畸形的分类是美国手外科协会和国际手外科联合会依据解剖和胚胎学而修订的，并且获得广泛的承认。Swanson（1983年）对于这种分类有较详细的论述。统一分类标准，有利于在全世界范围内对先天性畸形进行监测，在地区间进行比较，帮助调查可能的病因学因素，对先天性疾病的研究、治疗是十分重要的。

1. 肢体形成障碍

肢体形成障碍属于肢体完全或部分形成障碍的先天性缺陷组。这类缺陷分为两型，即横向缺陷和纵向缺陷。

（1）横向缺陷：①先天性缺肩；②先天性缺臂；③先天性缺肘；④先天性缺前臂；⑤先天性缺腕；⑥先天性缺腕骨；⑦先天性缺掌；⑧先天性缺指。

（2）纵向缺陷：①桡侧纵列缺如：包括桡骨发育不良、桡骨部分缺如、桡骨全部缺如；②尺侧纵列缺如：包括尺骨部分缺如、尺骨全部缺如、尺骨缺如合并肱骨桡骨骨性联合；③中央纵列缺如（分裂手）：分典型、非典型（并指型、多指型）；④中央纵向停止（海豹手）：分近端型、远端型、全部型。

2. 肢体分化障碍

在分化障碍类中，上肢基本成分的形成主要在胚胎的早期，从第3周开始至第7周已基本形成。肢体分化障碍的不同临床表现，被认为是产生胚胎侧壁外胚间质团不同强度遭到破坏，影响正常肢芽分化成单独的骨骼、皮肤、筋膜或神经血管组织成分所致。任何因素，包括环境或其他原因，在此期间干扰这种分化，都将产生相对应的肢体缺陷。在7周以后，肢芽已基本分化完成，致畸形的因素所起作用将很小。

在腕关节，常见腕骨与腕骨间的融合或腕骨和掌骨间的融合；对指骨间关节，则常见近侧指骨间关节的融合；并指畸形是这类中更为常见的。分化障碍从简单的皮肤桥连到复杂的骨性融合。继发于肌肉、韧带、关节囊结构分化障碍的挛缩也常见，从简单的扳机指到小指屈曲挛缩，由于手指不对称引起侧方偏斜或移位也常发生。

(1) 软组织受累

1) 肩：①肩下降不全；②胸肌缺如，包括胸大肌缺如、胸大肌和胸小肌均缺如。

2) 肘和前臂：①伸肌腱滑脱；②屈肌腱滑脱；③固有肌腱滑脱。

3) 腕和手：①皮肤并指，分桡侧（第一、二指间）、中央（第二、三指及第三、四指间）和尺侧（第四、五指间）皮肤并指；②挛缩：继发于肌肉、韧带、关节囊分化障碍。软组织挛缩有第一指蹼挛缩、关节屈曲畸形、手指屈曲畸形及扳机指。

(2) 骨骼受累

1) 肱骨：先天性肱骨内翻。

2) 肘关节骨性融合：①肱骨、桡骨骨性融合；②肱骨、尺骨骨性融合；③全肘关节骨性融合。

3) 前臂：①近端桡骨、尺骨骨性融合，不伴有桡骨头脱位或伴有桡骨头脱位；②远端桡骨、尺骨骨性融合。

4) 腕和手：①骨性并指，有桡侧（第一、二指间）、中央（第二、三指间及第三、四指间）、尺侧（第四、五指间）骨性并指及拳击手（包括Apert综合征）；②腕骨间的骨性融合，有月骨与三角骨骨性融合、头状骨与钩骨骨性融合、手舟骨与月骨骨性融合以及其他骨性融合；③指骨间关节粘连、有近侧指骨间关节粘连、远侧指骨间关节粘连；④手指弯曲。

(3) 先天性肿物

1) 血管瘤性肿物：①毛细血管瘤；②海绵状血管瘤；③动、静脉瘘。

2) 淋巴性肿物：淋巴管瘤。

3) 神经源性肿物：①成神经细胞瘤；②多发性神经纤维瘤。

4) 相连的软组织肿物：儿童腱膜纤维瘤。

5) 骨性肿物：骨软骨瘤病。

3．肢体重复畸形

肢体重复畸形的发生，可能是由于胚芽和外胚层冠在形成的早期受到特殊损害，使原始胚胎部分发生分裂，有多指、孪生尺骨及孪生手（镜影手）等畸形。笔者根据重复的组织结构分类，分为桡侧（拇指部分或完全重复）、中央（中间3个手指）和尺侧（小指部分或完全重复）。其中拇指或小指重复较为常见，而以多指畸形最常见。

(1) 全部肢体重复畸形。

(2) 肱骨重复畸形。

(3) 桡骨重复畸形。

(4) 尺骨重复畸形。

(5) 孪生手（镜影手）。

(6) 多指：①桡侧多指；②尺侧多指；③中央多指。

4．生长过度

这类畸形可能是整个肢体或单一部分生长过度，某些是骨骼生长过度而软组织正常。其他的表现为过多的脂肪、淋巴和纤维组织。神经纤维瘤或血管瘤可在这些病例中出现。这类畸形中最常见的畸形为巨指症。

(1) 肢体全部生长过度。

(2) 部分肢体生长过度。

(3) 巨指①不合并神经间质的脂肪瘤；②合并神经间质的脂肪瘤。

5．生长不足

生长不足也可称生长低下，表示肢体形成不完全，可以出现在整个肢体或其末梢。生长不足可累及皮肤、指甲、肌腱、骨、血管、神经或肢体（臂部、前臂、手）等组织结构。这类常见的为短指畸形（掌骨或指骨异常短小，但形态完整）及拇指发育不全等。

(1) 肢体全部生长不足。

(2) 手全部生长不足。

(3) 掌骨生长不足。

(4) 手指生长不足：①短指并指畸形；②短指畸形（包括近节、中节、远节指骨短小）。

6．先天性束带综合征

在肢体上有索条状横行凹陷，有环形的，也有部分性的，犹如扎带的压痕。其深浅程度不一，有时可深达筋膜和骨膜，压迹过深者甚至可引起先天性截肢。此类畸形至今不能肯定是否继发于羊膜索发育缺陷或器质性挛缩。

(1) 束带：①不合并淋巴水肿；②合并淋巴水肿。

(2) 肢端并指畸形。

(3) 宫内横断。

(4) 联合型（包括上述3类）。

7．广泛性骨异常

这类畸形包括许多遗传性发育异常。

(1) 发病机制不明确的全身性骨病，如骨软骨的发育异常、发育障碍、特发性骨溶化和原发性生长紊乱。

(2) 发病机制明确的全身性骨病，如染色体异常、原发性代谢异常、黏多糖病和其他代谢性骨外紊乱。

(3) 继发于骨外系统紊乱的骨异常。

(四) 上肢先天性畸形的治疗原则

1．上肢先天性畸形从治疗的角度来看存在两类问题，即功能问题和外观问题。治疗时以改进功能为主。其次再考虑外观改善。如果只有外观问题而无明显的功能问题。如某些类型的多指畸形；并指畸形等也可以改善外观为目的给予治疗。

2．妨碍发育的畸形，随着肢体的发育，畸形会逐渐加重，这类畸形需要及早治疗。如某些复合型的并指畸形及皮肤软组织瘢痕挛缩，或畸形矫正后皮肤瘢痕挛缩者。不妨碍发育的畸形，如某些类型的多指畸形，可推迟到学龄前治疗。涉及到骨矫形的手术，特别是影响骨骼发育的，最好延长到骨骼基本发育停止后再做。

3. 手术矫正畸形时要缜密地考虑手术的预期功能效果。要考虑到未矫正前病人已适应了畸形。以及先天性畸形往往涉及更多的结构发育不全（血管、肌腱、神经、肌肉、骨关节等），以免手术时估计不足，导致失败。同时也要考虑病人及周围环境对畸形的心理上和美学上的反应。衡量手术得失，因为手术矫正本身存在着功能改善与功能丧失的问题。

4. 辅助治疗：先天性畸形的手在幼儿时期，随着生长发育，其功能代偿性很大，在此期间可有意识地加以指导和训练，会收到良好的效果。同时有计划地分期合理使用手法及支具、石膏等，常可使畸形得到相当程度的矫正。

二、并指畸形

并指是最常见的先天性手畸形之一，男性发病率比女性高3倍。胚胎第4周时上肢芽的末端开始出现手指轮廓，第8周时手指分化清楚。在7～8周时，胚胎如发生分化局部停顿（是由掌板分化障碍所致），就会出现并指畸形。

并指畸形多种多样，从形态和手术角度可将其分成两大类，即软组织并指和骨性并指。并指合并其他畸形，如尖头并指、短指并指、裂手并指、多指并指以及环行沟并指时称之为复合性并指。并指表现类型是多种多样，常为两指并连在一起，也有3个或4个手指并连在一起。涉及拇指的较少见，其中以中、环指并连者最多。

手指并连的程度各有不同，有的只是皮肤较正常指蹼稍长，有的蹼相连达全指，有的仅由松弛的皮肤相连，有的是两指紧密相连，末端指骨及指甲连在一起，甚至是两指共有一条肌腱或血管神经束，有的并连两指呈交叉样。矫正并指的目的在于建立满意的指蹼形状和避免手指继发屈曲挛缩。

（一）皮肤并指矫正术

两指或多个手指间有连续的皮肤和软组织相连为皮肤并指畸形特征，相连的皮肤或长或短向远端指间隙延伸，指间隙皮肤宽窄不一（图3-1-1）。

1. 适应证和禁忌证

（1）在婴幼儿时期。因手指短小，设计皮瓣、皮片移植操作困难，术后又不易固定，所以不宜施行手术。

（2）儿童生长发育快，过早地进行手术，术后瘢痕生长赶不上手的发育，逐渐发生挛缩，需多次手术修复。因此，尽量推迟施行手术效果会更好。

（3）如果并连指不在同一关节水平。彼此影响手指的屈伸活动时，需适当早做手术。

（4）多个手指并连，要分次手术矫正，以免造成中间手指缺血坏死。

2. 麻醉与体位

采用臂丛阻滞麻醉。小儿采用全身麻醉或基础麻醉加臂丛阻滞麻醉。病人患肢外展，置于侧方手术台上。

3. 操作步骤

（1）切口设计

1）三角形皮瓣法：在并连手指基底部的掌侧及背侧各设计一个等腰三角形皮瓣，在指间相连的皮肤上，沿掌背侧三角形皮瓣远端做"Z"形切口，其掌侧和背侧"Z"形切口方向相反。

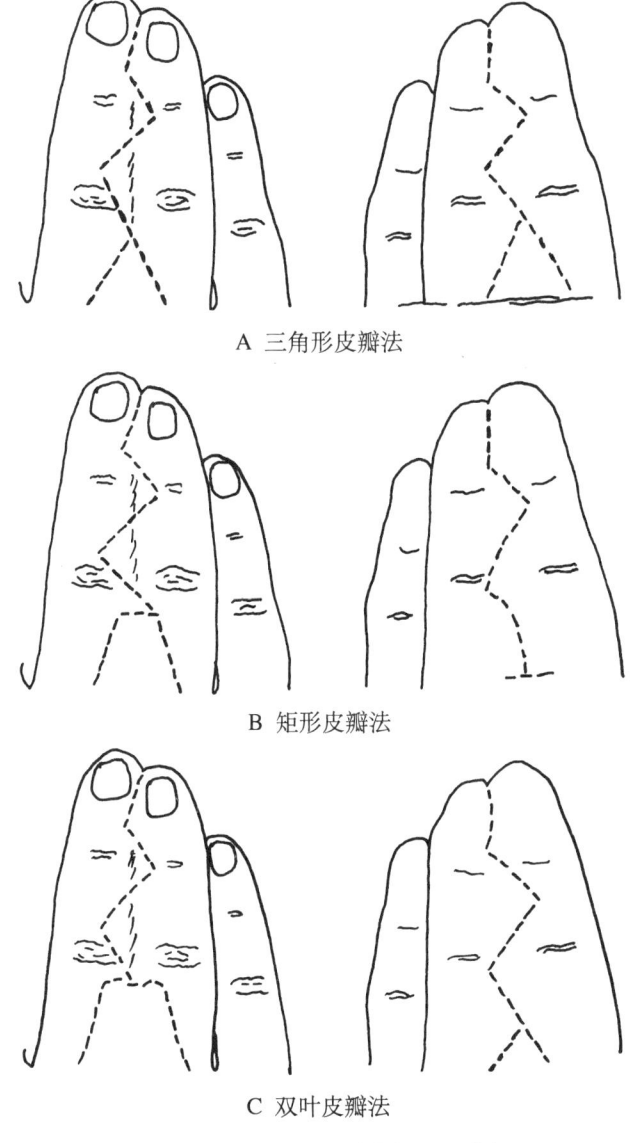

图 3-1-1 皮肤型并指矫正手术切口

2）矩形皮瓣法：在并连手指基底背侧设计形成远端稍窄的皮瓣，蒂部位于两掌骨头间。长度为近节指骨的 1/2，在掌侧指近端横纹处做横行切口，指间并连皮肤做"Z"形切口，其掌、背侧"Z"形切口方向相反。

3）双叶皮瓣法：在并连手指基底背侧设计皮瓣，远端呈波浪切口，掌侧指近端基底做三角形切口，切开后背侧皮瓣与掌侧三角形皮瓣缝合，指间并连皮肤作"Z"形切开。其掌、背侧"Z"形切口方向相反。

（2）手术　按以上设计切口线切开皮肤、皮下组织，使并指完全分开，直达指蹼基底。在掌侧切口注意勿损伤血管神经束。修剪多余的皮下脂肪组织，彻底止血后将三角形皮瓣、矩形皮瓣或双叶皮瓣在手指基底相交缝合形成新的指蹼。缝合各手指指侧的三角皮瓣，其余皮肤缺损区取中厚游离皮片移植覆盖创面，用网眼纱加压打包固定。

4．操作注意事项

（1）分离并指时要完全分开，直达指蹼基底处。指蹼基底处如未完全分开，手指仍会遗留部分并指。

（2）重建的指蹼必须有足够的宽度和深度。指蹼处彻底松解后不能直接缝合，必须重建一指蹼。正常的指蹼具有相当宽度及长度的斜坡状皮肤皱襞，占近节指骨长度的1/3～1/2。

（3）分离并指间皮肤时应作"Z"形切开，这样无论直接缝合伤口，还是皮片移植后，可避免遗留直线瘢痕。

（4）分离后的并指创面不要强行在张力下闭合，以免引起瘢痕增宽增多或使皮肤及手指坏死。

（5）两指或多指并联在一起的畸形，常伴有血管、神经的变异，术前要考虑周全，手术时施行细剥离。多个手指并联血运较差时，可采用分期手术分离的办法。两指并联之间仅有一条指神经时，在分离时应考虑在示、中、环指的桡侧、小指的尺侧保存较好的皮肤感觉。

5．术后处理

（1）石膏托制动2周，以免手指活动影响植皮的成活。

（2）抬高患肢，注意手指血循环。

（3）换药时不要打开植皮加压的固定包扎，等2周拆线时一起拆除。

（4）伤口一期愈合后行功能锻炼，配合理疗和体疗。

（二）骨性并指矫正术

两指或多个手指间除有连续的皮肤软组织相连外，还有指骨间的相连。在Apert综合征的病人中，骨性并指的发生率很高。下面仅以简单骨性并指为例作介绍。

1．适应证

同"皮肤并指矫正术"。

2．麻醉与体位

同"皮肤并指矫正术"。

3．操作步骤

（1）在并联手指基底掌侧及背侧各设计一个等腰三角形皮瓣（也可设计矩形皮瓣或双叶皮瓣）。在指间相连的皮肤做"Z"形切口。

（2）在远节指骨相连处，局部设计形成一个皮瓣及一个皮下筋膜瓣。

（3）切开皮肤、皮下组织，凿开并连的远节指骨，使并指完全分开。

（4）修剪多余的皮下脂肪组织。彻底止血后，将2个三角形皮瓣交叉缝合形成新的指蹼。缝合各指侧的三角形皮瓣，用远节形成的局部皮瓣及皮下组织筋膜瓣分别覆盖各自裸露的指骨部分，然后在筋膜组织瓣及其他皮肤缺损区取中厚断层皮片移植，再用网眼纱加压打包固定。

4．操作注意事项

基本同"皮肤并指矫正术"。所不同点是在分离并指骨之前，一定要形成一个皮瓣和一个皮下组织筋膜瓣，并注意其血循环；在筋膜瓣上植皮。加压打包力量不宜过大，以免压力太大造成筋膜瓣坏死。

5. 术后处理

同"皮肤并指矫正术"。

三、多指畸形

多指畸形是先天性畸形中最常见的，可以与并指同时存在，有遗传因素。多指畸形可以是单个手指多指，也可以是多个手指多指，很多病例为双侧多指。

桡侧多指较多见，有多种类型。可以是一个发育比较完整的手指，有完整的指甲、骨关节、肌腱、神经、血管，有时甚至难以分辨哪一个为正常手指，哪一个为多生手指。有的多指与并指同时存在，如复拇指畸形；也有的多余3—4个手指，而形成"镜影手"畸形。

中央多指少见，有多种类型。可以是一些多余的软组织，无骨关节及肌腱等组织，也可能是多个手指重叠在一起，也可能是中央型多指与中线上的裂手、并指同时存在。大部分中央型多指畸形伴有邻近手指发育不良以及骨骼、软组织结构的重复。

尺侧多指也少见，多为软组织小赘生物，仅以狭窄的软组织蒂与手相连，也有的有正常的骨、关节、肌腱等结构。

(一) 远节型拇指多指矫正术

先天性拇指重复畸形是临床上常见的手部多指畸形的一种，表现为拇指孪生，形态变化多样。在远节型拇指多指中，主要分拇指远节指骨不完全分裂和完全分裂两种多指畸形。一侧明显发育不良时，则可将其简单切除。如两指发育均等时，治疗可按Bilhaut-Cloqut方法楔形切除，重建一个外形接近正常的拇指（图3-1-2）。

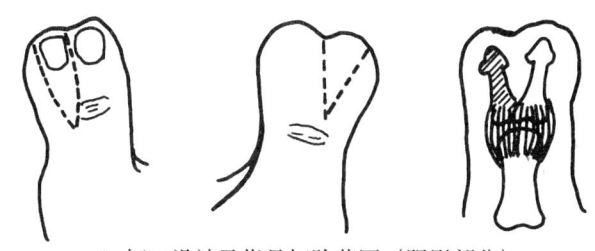

A 切口设计及指骨切除范围（阴影部分）

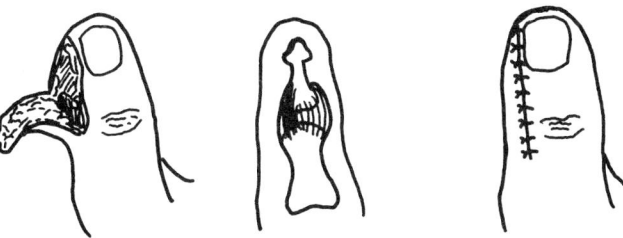

B 切除外侧较小的拇指，修补外侧关节囊韧带　　C 皮肤覆盖保留拇指的创面

图3-1-2　拇指远节多指不等发育矫正术

1. 适应证

适于拇指远节指骨不完全分裂和完全分裂者。

2．麻醉与体位

采用臂丛阻滞麻醉。小儿采用全身麻醉或基础麻醉加臂丛阻滞麻醉。患肢外展，置于侧方手术台上。

3．操作步骤

（1）对远节不完全分裂的拇指，如一侧发育良好，位置较正常，而另一侧发育不良，而且位置偏斜时，则可单纯切除发育不良的拇指。在切除的拇指做"V"形切口，保留外侧皮肤形成"U"形皮瓣。将多余拇指切除后，在保留拇指的指骨上钻孔，将原指骨基底的关节囊韧带缝回保留的拇指指骨上，用细钢丝或丝线缝合。冲洗伤口，止血后将掀起的"U"形皮瓣覆盖拇指创面。包扎伤口，用石膏托制动。

（2）两指发育相等时，楔形切除拇指远节背面及掌面的皮肤和甲盖中间部分，肌腱止点与共同的远侧指间关节囊同样作相应切除。用骨刀楔形凿除中间指骨，将两半的远节指骨对合，用钢丝或粗丝线固定，然后缝合关节囊、肌腱、皮肤、甲盖，包扎伤口，石膏托制动（图3-1-3）。

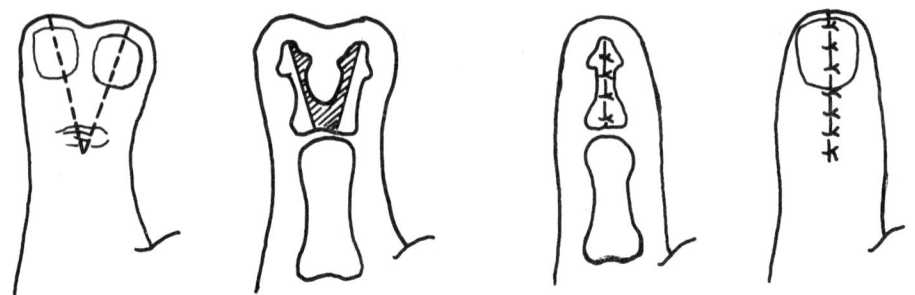

A 切口设计及远节指骨切除范围（阴影部分）　　B 切除中间部分指骨，并拢缝合固定

图3-1-3 拇指远节多指相等发育矫正术

（3）远节指骨完全分裂型多指，由于两指共用一个关节，近节指骨大多数增宽。在手术中切除外侧多余手指后，将近节指骨作楔形切除。矫正保留拇指偏斜畸形后，用一根克氏针固定，缝合皮肤，包扎后石膏托制动（图3-1-4）。

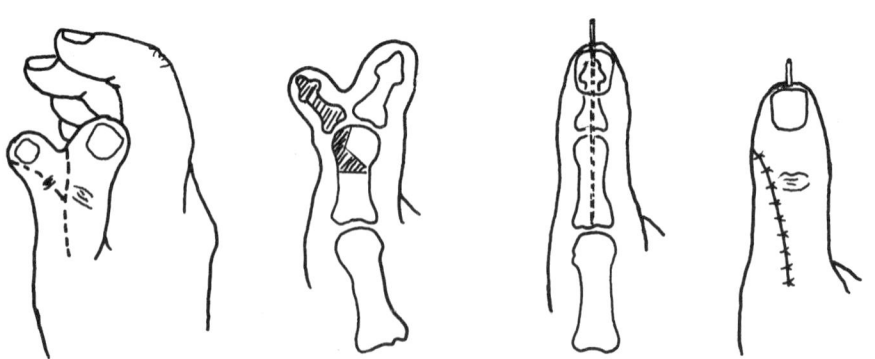

A 切口设计及切骨范围（阴影部分）　　B 矫正后克氏针固定及皮肤缝合

图3-1-4 拇指远节指骨完全分裂型多指矫正术

4．术后处理

（1）3d后换药，2周后拆线。

(2)石膏托制动4~6周后开始行动锻炼。

5．并发症

(1)远节指骨楔形切除不当或固定不牢靠，易造成骨不愈合。

(2)由于远节指骨基底的关节面不平整，指骨间关节活动将受一定影响。

(二)近节型拇指多指矫正术

近节型拇指多要分为拇指近节指骨不完全分裂及近节指骨完全分裂。此外，在近节赘生指中，可以有3节指骨与主干近节指骨不完全分裂或完全分裂后共用一个关节。此型中，由于拇短展肌附着在外侧指上，手术除切除赘生指外，还需要重建拇短展肌的止点。

1．适应证

适于拇指近节指骨不完全分裂和完全分裂需矫正畸形、改善外观者。

2．麻醉与体位

采用臂丛阻滞麻醉。小儿采用全身麻醉或基础麻醉加臂丛阻滞麻醉。患肢外展，置于侧方手术台上。

3．操作步骤

(1)近节指骨不完全分裂：在切除指外侧设计一舌形皮瓣，与保留拇指外侧切口相连形成"V"形切口；在保留拇指远侧指骨间关节外侧做弧形切口。切开皮肤、皮下组织，掀起舌形皮瓣，显露拇短展肌，并从止点切断，在近节指骨底分叉处截除外侧指。在保留指基底分叉处截骨，咬除分叉间骨皮质。在指骨间关节切口中凿除远侧指骨间关节偏斜及关节面，将指骨移位于近节指骨底部，矫正后融合远侧指骨间关节，用克氏针固定(图3-1-5)，将拇短展肌缝在保留拇指的近节指骨底。冲洗伤口，止血后将舌形皮瓣覆盖创面。放置橡皮引流条，包扎伤口，术后石膏托制动。

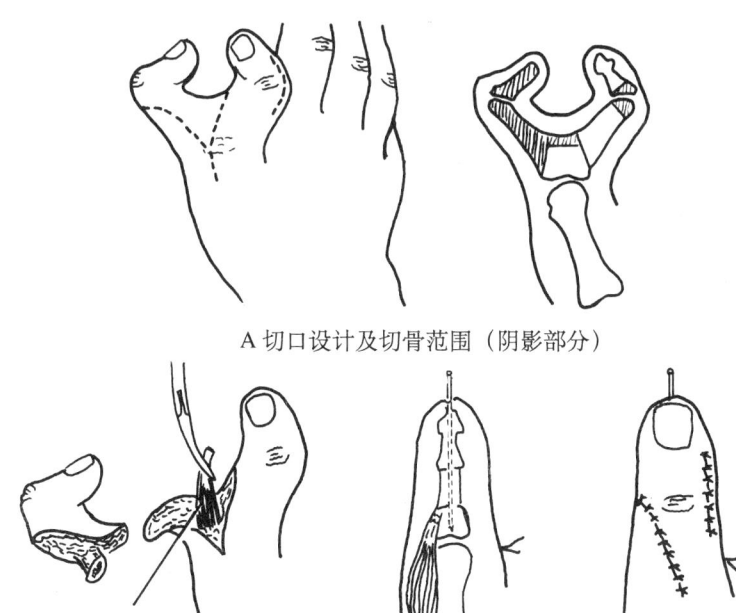

A 切口设计及切骨范围(阴影部分)

B 切除外侧指　　C 固定、缝合拇短展肌　　D 缝合创面

图3-1-5　拇指近节多指不完全分裂矫正术

(2) 近节指骨完全分裂：在切除指外侧设计一舌形皮瓣，与保留拇指侧切口相连呈"V"形。切开皮肤、皮下组织，掀起舌形皮瓣。显露拇短展肌，并从止点将其切下。切开关节囊韧带，将赘生指切除。在掌骨远端作楔形截骨，矫正偏斜后用克氏针固定（图3-1-6）。修补缝合掌指关节外侧关节囊，将拇短展肌缝合在近节指骨底部。冲洗伤口止血后，将舌形皮瓣覆盖创面，放置橡皮引流条，包扎伤口。术后用"U"形石膏托制动。

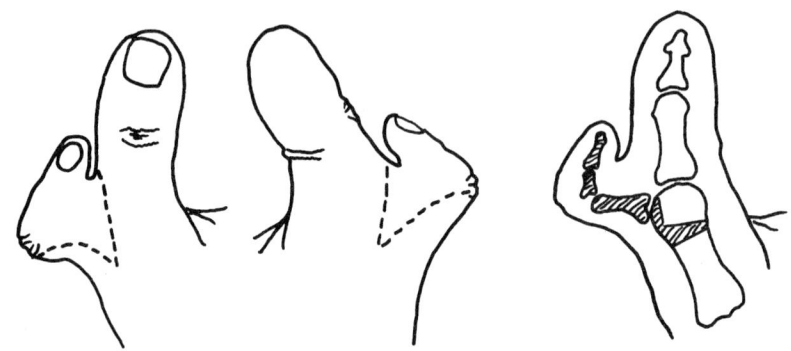

A 切口设计及指、掌骨切除范围（阴影部分）

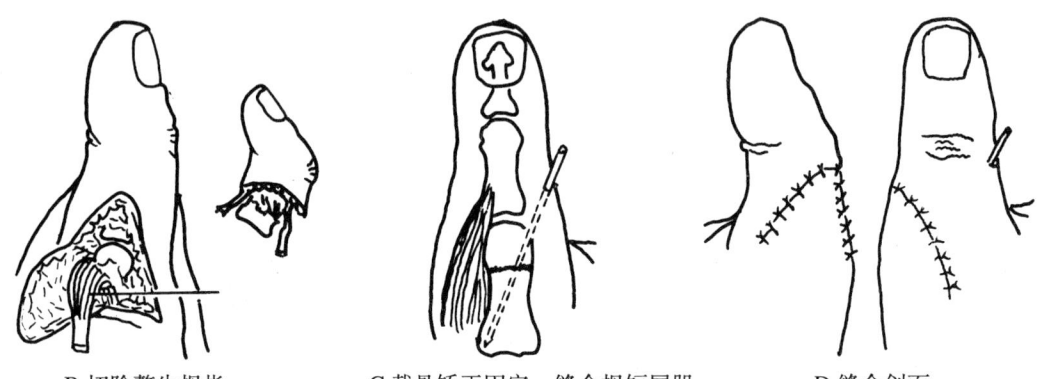

B 切除赘生拇指　　　　C 截骨矫正固定、缝合拇短展肌　　　　D 缝合创面

图3-1-6　拇指近节多指完全分裂矫正术

4．操作注意事项

(1) 术中一定要仔细修复关节囊韧带及拇短展肌，以免术后发生关节不稳及拇指外展功能障碍。

(2) 偏斜的手指要截骨矫正，以免影响外观。

5．术后处理

(1) 术后24～48h拔除引流条，2周后拆线。

(2) 石膏制动4～6周，骨愈合后开始行功能锻炼；

(三) 掌骨型拇指多指矫正术

掌骨型拇指多指常见为第一掌骨不完全分裂及完全分裂两种。此型常伴有鱼际部肌发育不良。而鱼际部肌常常附着在赘生指上，需重建新止点。不完全分裂掌骨常需作截骨矫形，而在腕掌关节处切除多余的掌骨后，需修补关节囊，以增强关节的稳定性，以便更好地恢复、保留拇指的外观及功能。

1. 适应证

适于第一掌骨不完全分裂和完全分裂需矫正畸形、改善外观者。

2. 麻醉与体位

采用臂丛阻滞麻醉。小儿采用全身麻醉或基础麻醉加臂丛阻滞麻醉。患肢外展，置于侧方手术台上。

3. 操作步骤

（1）第一掌骨不完全分裂：在赘生指外侧设计一舌形皮瓣，与保留拇指外侧切口相连形成"V"形切口。切开皮肤、皮下软组织，掀起舌形皮瓣。切断到赘生指的伸、屈肌腱及指固有神经，结扎指固有动脉，将鱼际部肌止点从赘生指上切下。在掌骨处截除赘生指，同时将掌骨作相应的楔形截骨矫正，并用克氏针固定。将鱼际肌止点缝合在保留拇指掌指关节外侧关节囊上。冲洗伤口，止血后将舌形皮瓣覆盖拇指桡侧创面，放置橡皮引流条，包扎伤口，用"U"形石膏制动（图3-1-7）。

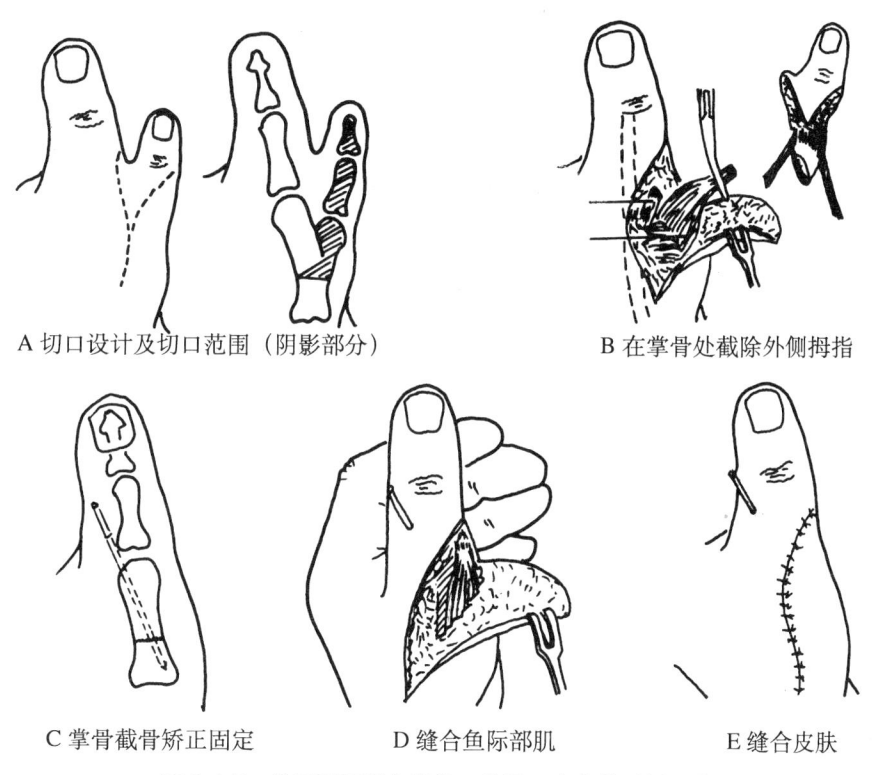

A 切口设计及切口范围（阴影部分）　　B 在掌骨处截除外侧拇指

C 掌骨截骨矫正固定　　D 缝合鱼际部肌　　E 缝合皮肤

图 3-1-7　掌骨型拇指多指第一掌骨不完全分裂矫正术

（2）第一掌骨完全分裂：在赘生指外侧设计一舌形皮瓣，与保留拇指外侧切口相连形成"V"形切口。切开皮肤、皮下组织，掀起舌形皮瓣。切断到赘生指的屈、伸肌腱及指固有神经，结扎指固有动脉。显露在赘生指上附着的鱼际部肌止点，并给予切断。分离掌骨至腕掌关节，切开关节囊，将赘生指从腕掌关节切除。冲洗伤口，止血修补腕掌节囊。将掀起的鱼际部肌止点缝合在拇指掌指关节外侧关节囊上，用掀起的舌形皮瓣反转覆盖拇指桡侧创面（图3-1-8）。放置橡皮引流条，包扎伤口，用"U"形石膏制动。

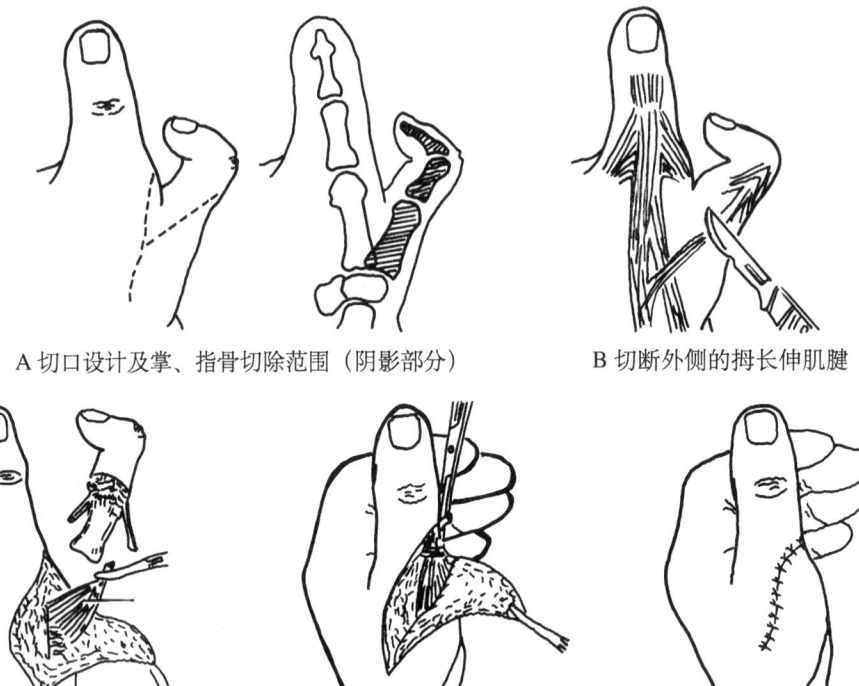

A 切口设计及掌、指骨切除范围（阴影部分）　　B 切断外侧的拇长伸肌腱

C 切除赘生指　　D 缝合固定鱼际部肌　　E 缝合切口

图 3-1-8　掌骨型拇指多指第一掌骨完全分裂矫正术

4．操作注意事项

（1）术中仔细修复关节囊，如恐其不稳定，可用赘生指切除的肌腱移植，以增加关节的稳定性。

（2）重新建立鱼际部肌止点，以免影响术后拇指外展功能。

5．术后处理

（1）术后 24～48h 换药拔除引流条，2 周后拆线。

（2）"U"形石膏制动 4～6 周，骨愈合后拆除，开始行功能锻炼。

（四）三节指骨型拇指多指矫正术

三节指骨型拇指多指在桡侧多指中较少见。由于拇指为三节指骨，整个拇指在外形上显得细长。常伴有鱼际部肌发育不良，拇指向尺侧偏斜。通常是双侧发病，有家族遗传史。

1．适应证

适于赘生指畸形，需改善外形及功能者。

2．麻醉与体位

采用臂丛阻滞麻醉。小儿采用全身麻醉或基础麻醉加臂丛阻滞麻醉。患肢外展，置于侧方手术台上。

3．操作步骤

（1）在主干拇指及切除拇指间背侧做"Z"形切口，在指腹侧做相对应的"Z"形切口，在近指骨桡侧正中做纵行切口。

（2）切开皮肤、皮下组织，显露远节指骨间关节，切开关节囊，将尺侧远节指骨连同指甲一块切除。在桡侧切口中显露近节指骨，作楔形截骨，矫正偏斜后用克氏针固定。

（3）修补远节指骨间关节尺侧关节囊，用一根克氏针固定远节指骨间关节（图3-1-9）。

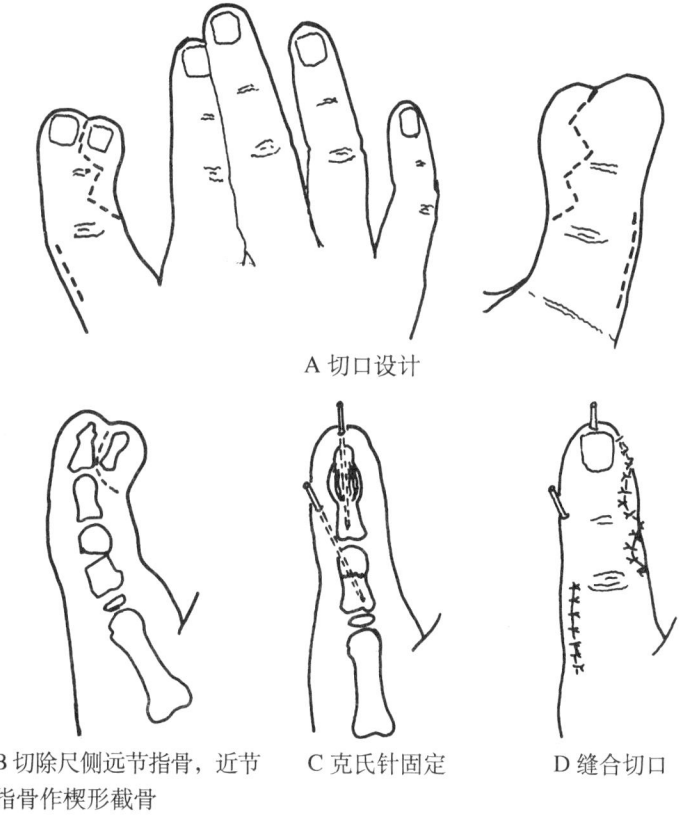

A 切口设计

B 切除尺侧远节指骨，近节　　C 克氏针固定　　D 缝合切口
　指骨作楔形截骨

图 3-1-9　三节指骨型拇指多指矫正术

（4）冲洗伤口、止血后缝合切口，放置橡皮引流条，包扎后用石膏托制动。

4．操作注意事项

（1）关节囊修补要牢靠，最好用克氏针固定，维持至关节囊愈合，以免因关节囊的松弛在发育过程中使手指关节发生偏斜。

（2）截骨矫正偏斜是必要的，以增加术后拇指的美观。

5．术后处理

（1）术后24～48h拔除引流条，2周拆线。

（2）关节囊手术后最好制动6周，然后再去除石膏托及克氏针，行功能锻炼。

四、分裂手

分裂手在肢体形成障碍中属中央纵裂缺如。中央的骨质和相关的软组织成分或两者均受到抑制和发育的改变，其表现从不合并手指缺如的简单软组织分裂到手的所有骨质成分抑制的分裂。一般为中间3个手指缺如，有时包括部分腕骨缺如。大部分分裂手中常合并其他畸形，有部分或完全并指，也有近侧指骨间关节屈曲挛缩或偏斜，指骨和掌骨的融合，以及两个掌骨共有一个手指及掌指关节。分裂手畸形中常见有一横行骨，是相当典型而不是特有的。分裂手一般发生在双侧，双足也可同样受累，有遗传因素。

Barsky（1964年）将分裂手分成典型和非典型两种。典型者的特点是中央缺如，而边缘手指尚属正常；非典型者则表现为中央发育不良和边缘组织的退化。Biauth（1976年）将分裂手畸形也分成两型：中心型，由近中心轴线的缺陷所组成，一般第Ⅲ列发育的抑制最严重，分裂可延伸至掌骨和腕骨；中间桡侧型，"V"型顶点指向第一掌骨，主要累及第Ⅱ列或第Ⅰ列的骨骼结构。而Manske（1995年）根据拇指蹼的连续性缩窄和中央缺损的严重程度，将分裂手畸形分为5型，即正常型指蹼（Ⅰ型）、狭窄型指蹼（Ⅱ型）、并指型指蹼（Ⅲ型）、融合型指蹼（Ⅳ型）以及缺如型指蹼（Ⅴ型）。

对分裂手的治疗主要是对分裂间隙的合并，以改善外观，增进功能。包括皮肤软组织的重新分配、多余骨性成分的切除、掌骨的截骨和移位、并指的分指，以及指蹼的重建等。

1．手术适应证

适于各型分裂手影响功能及外观者。

2．麻醉与体位

采用臂丛阻滞麻醉。少儿采用全身麻醉或基础麻醉加臂丛阻滞麻醉。患肢外展，置于侧方手术台上。

3．手术操作步骤

（1）在示、环指间的分裂处做多个"Z"形切口，在手背及手掌处也做"Z"形切口到腕部，拇、示指间做分指切口。

（2）切开皮肤、皮下组织，掀起各三角形皮瓣，显露伸肌腱。因示、中指融合在一起，原中指的指伸肌腱止于示指，并同环指的伸肌腱间相联合。

（3）显露第三、四掌骨及第五掌骨底，将残留的第三掌骨远端大部分及第四掌骨近端作截除。因为第三掌骨远端的残基与示指的掌指关节构成关节，所以保留部分掌骨远端，以免发生术后示指掌指关节的不稳定。

（4）将第四、五掌骨向中心并拢，第四掌骨远端与第三掌骨近端钻孔后并拢，用细钢丝或粗丝线结扎固定（图3-1-10）。

（5）冲洗伤口，放松止血带后止血。切除多余皮肤和软组织，缝合皮肤。拇、示指作分指及指蹼重建后，皮肤缺损区取中厚皮片移植，再加压打包固定。伤口放置橡皮引流条，包扎后用石膏托制动。

4．操作注意事项

（1）分离软组织及切除掌骨时，勿损伤神经、血管。

（2）移位合并后的掌骨如不稳定，可加用克氏针固定。

（3）损坏的关节囊要修补，以免造成关节不稳定。

5．术后处理

（1）术后24～48h拔除引流条，2周时拆线。

（2）石膏托制动4周后拆除，并开始行功能锻炼，合并理疗与体疗。

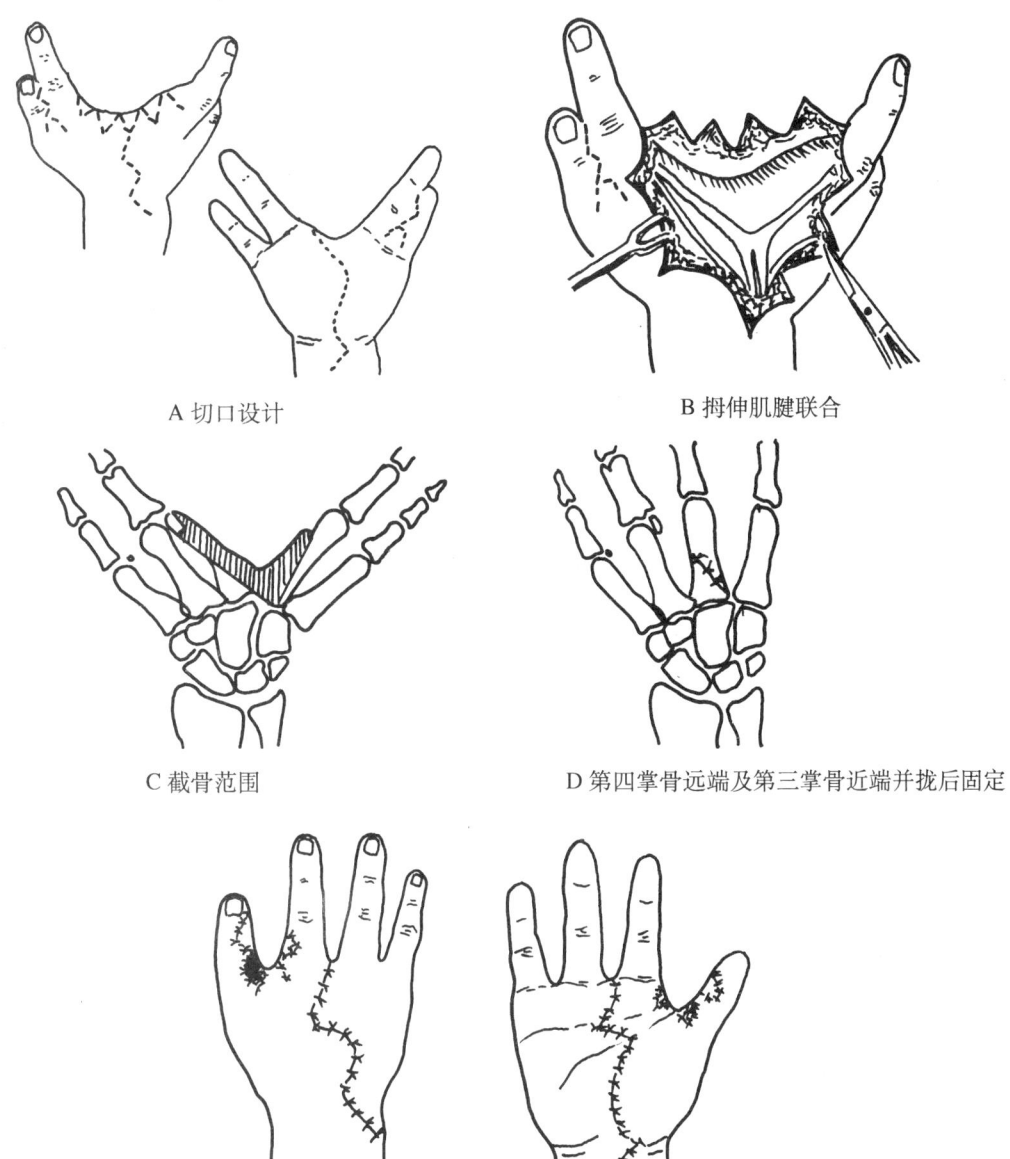

A 切口设计

B 拇伸肌腱联合

C 截骨范围

D 第四掌骨远端及第三掌骨近端并拢后固定

E 分离拇、示指,重建指蹼

图 3-1-10 分裂手矫正术

五、巨指畸形

巨指畸形(巨指症)是少见的先天性畸形。表现为手指的所有结构,包括皮肤、皮下组织、肌腱、血管、神经和骨骼等均发生肥大。病人中男性多于女性。多数病人在出生时或出生后不久即发现患指粗大,有的发展慢,可随年龄增长而变粗、变长。巨指畸形病因至今不明,无家族史。巨指多发生在手桡侧正中神经分布区,而发生在小指的极少见。

(一)巨指畸形的病因学说

1. Brooks和Lehman(1924年)提出巨指畸形和全身性神经纤维瘤病有关。他们发现,在罕见的病例中，指神经有神经纤维瘤样的改变，巨指畸形和神经纤维瘤病同时存在。

2．Kelikian（1974年）提出最常见的巨指畸形与手的正中神经支配有密切关系，他称这种类型为"神经区域内的巨指"。

3．Inglis（1950年）提出3个可能原因：①异常的神经分布；②异常的血流分布；③激素调节异常。但还没有足够的证据支持这些学说。

（二）巨指畸形的临床分型与组织病理

1．临床分型

（1）SwangSon（1981年）将巨指畸形分成2种临床特征：①手指或脚趾的所有成分包括骨、肌腱、神经束等失比例地增大；②淋巴瘤和淋巴组织增生，可伴有多发性神经瘤病、淋巴管瘤或血管瘤。

（2）Barsky（1967年）将巨指症分成2种：①稳定型：巨指为先天性，但与其他手指一样按比例地生长；②进行型：巨指生长的速度远超过其他手指，这主要为过多的纤维脂肪组织增生所致。

（3）Kelikian描述了另外一种类型，他称之为成骨或骨增生变异型。在这种类型中，正中神经主干和指神经都未受到明显的影响。

2．组织病理

（1）手术肉眼所见：皮下脂肪组织明显增厚，质软，界限不清楚，表面灰黄色，呈弥漫性或结节状，无包膜；增粗的指总神经直径可达2cm，指掌侧固有神经直径有的也可达1cm。

（2）镜下所见：主要为大量成熟的脂肪组织和神经纤维组织增生，其间穿插有不等量增生的胶原纤维，三者以不同的比例存在着，形成以周围神经组织和脂肪组织增生为主的病理改变。因病变范围在正中神经分布区域，有的学者称之为正中神经脂肪浸润。

（三）巨指畸形矫正术

巨指畸形为双重残病，即功能受损和心灵创伤，治疗时应考虑到这两方面因素。稳定型的巨指畸形多不需要治疗，除非为了美观。治疗主要包括：①皮下脂肪组织切除；②在"神经区域"的巨指在指神经切除后可停止生长，或同时应用游离神经移植，可恢复部分感觉功能；③对儿童和青少年可通过骨骺阻滞的办法阻止手指的纵向生长；④巨指的偏斜可作截骨矫正，对改善手指外观有一定的效果；⑤截指术要慎重，除非严重影响手的功能时才行之，如肥大的拇指截除后，可行示指拇化术；⑥粗大的神经在腕管内受压时，可行腕管切开减压术。

1．适应证

适于在生长发育过程中畸形明显并严重影响功能及外观者。

2．麻醉与体位

采用臂丛阻滞麻醉。小儿采用全身麻醉或基础麻醉加臂丛阻滞麻醉。病人取仰卧位，患肢外展，置于侧方手术台上。

3．皮肤修正，粗大指神经切除术

（1）在增粗的手指掌侧做两个"Z"形切口，其切口线的远、近端相连，中间的皮肤为切除部分。

（2）切开皮肤、皮下组织，切除多余的部分皮肤。探查小指桡侧的指掌侧固有神经，见其在近节指骨底水平的外形结构尚属正常，而向远端一直到末梢均增粗，直径约1cm，神经组织与脂肪组织互相交织,不能分离。

(3) 切除桡侧增粗的指神经。冲洗伤口,放松止血带,彻底止血后缝合切口。

4. 部分截指及截骨矫正术

(1) 示指在近节指骨间关节水平,拇指在指端,包括部分指甲做鱼嘴形切口。于鱼际部做梭形切口,中指中节指骨桡侧正中做纵行切口。

(2) 在示指近节指骨间关节水平截指,并纵行截除部分近节指骨,咬除远端关节软骨面,修正部分肥厚的皮肤、皮下组织。

(3) 拇指远端皮肤包括部分指甲作楔形切除,鱼际部皮肤作梭形切除。

(4) 在示指中节指骨作楔形截骨,矫正向尺侧偏斜后,用2根克氏针固定(图3-1-11)。

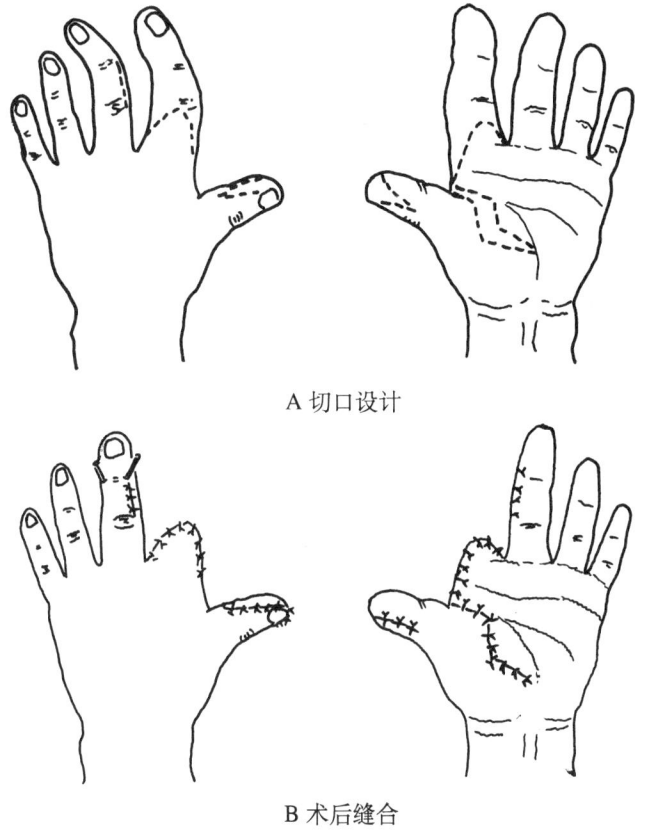

A 切口设计

B 术后缝合

图 3-1-11 部分截指及截骨矫正术

(5) 冲洗伤口,放松止血带,彻底止血后缝合切口。包扎,石膏托制动。

5. 拇指截除,示指拇指化术

(1) 在肥大拇指掌指关节水平做鱼嘴形切口,在鱼际部向近端做"Z"形延长切口。在示指指蹼处做环行切口,背侧略成三角形,在手背侧自三角形尖处开始向桡侧与拇指鱼嘴形切口相连,形成拇指蹼舌状皮瓣。

(2) 切开皮肤、皮下组织,将拇短展肌从止点处切断。解剖拇指屈、伸肌腱,并给予切断。结扎切断拇指掌侧固有动脉及指背静脉,切断拇指掌侧固有神经,将拇指自掌指关节水平离断,切除第一掌骨远端关节软骨面,显露骨髓腔。

(3) 在手背显露到示指的两条静脉,将与拇指蹼及中指桡侧相连的静脉结扎切断,在静脉上应保留较多的疏松结缔组织。

(4) 将拇指蹼舌形皮瓣向掌侧掀起,显露及分离示指桡侧指掌侧固有动脉和神经,显露示、中指的指掌侧总动脉及指掌侧总神经,将示、中指的指掌侧总神经向近心端纵行劈开。切断并结扎中指桡侧指掌侧固有动脉,分离示指尺侧指掌侧固有动脉及指掌侧总动脉至掌弓处,使其能随示指移位。

(5) 在示指掌指关节水平,分别切断第一骨间背侧肌和第一骨间掌侧肌的止点,以及示指的指总伸肌腱及示指伸肌腱。然后切断连接第二、三掌骨的掌骨头横韧带。

(6) 在第二掌骨中远1/3水平处作"Z"形截骨。将示指移位后,第二掌骨远端插入第一掌骨髓腔内,并使移位的示指处于对掌位(图3-1-12)。

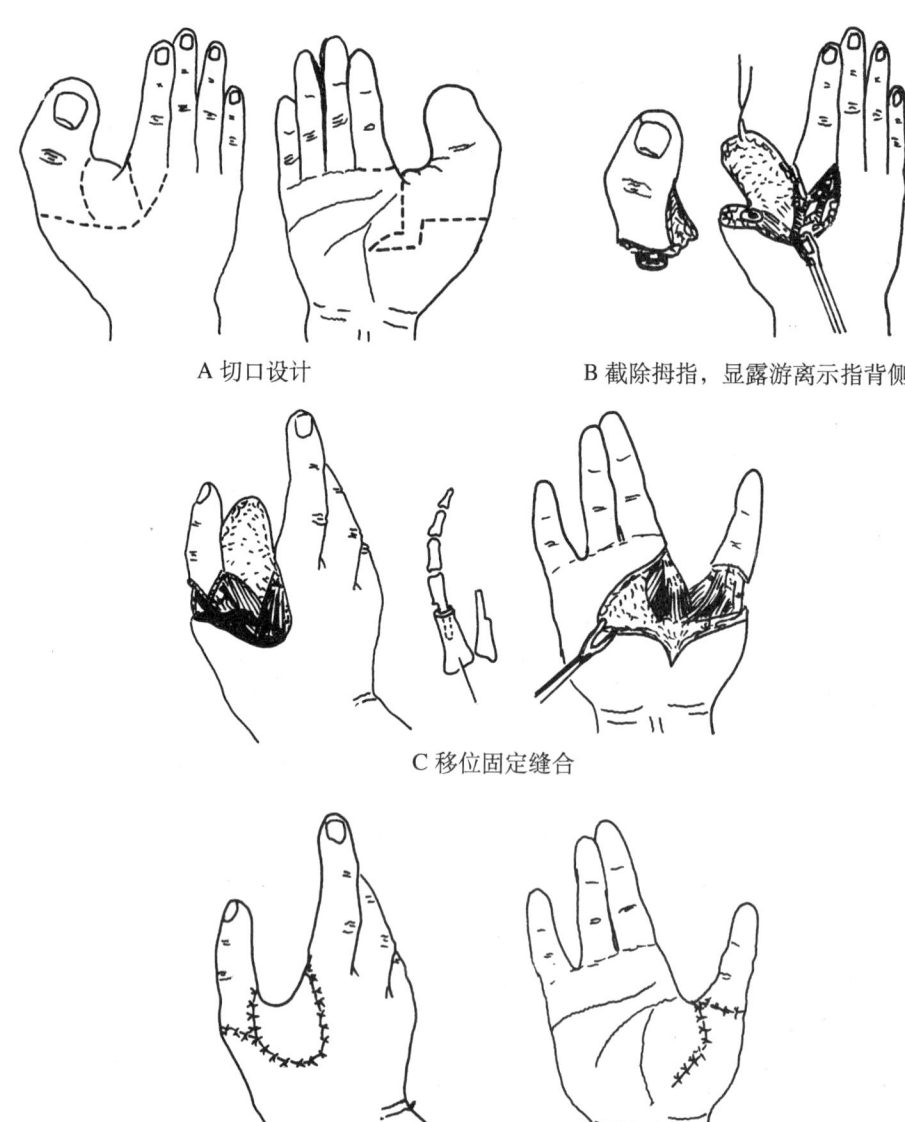

A 切口设计　　　　　　　　B 截除拇指,显露游离示指背侧血管。

C 移位固定缝合

D 闭合伤口

图 3-1-12　拇指截除,示指拇指化术

(7) 冲洗伤口，去止血带，彻底止血后，将拇短展肌与第一骨间背侧肌腱远端缝合，将第一骨间背侧肌的近端与示指尺侧原第一骨间掌侧肌腱断端缝合，第一骨间掌侧肌腱缝至中指桡侧第二骨间背侧肌止点上，拇长伸肌腱与示指指总伸肌腱在示指伸指位上缝合。

(8) 将原拇指蹼舌形皮瓣转位移至示指的尺侧，形成新的拇指蹼。缝合其他部位的切口，放置橡皮引流条，包扎，石膏托制动移位示指于外展对指位。

6．操作注意事项

(1) 单侧的粗大指神经切除，因有对侧指神经的存在，可代偿部分皮肤感觉功能。如双侧指神经都粗大时，注意保留一侧部分指神经或切除后作一侧指神经游离移植，以免术后因皮肤感觉功能的丧失造成皮肤营养性溃疡。

(2) 单纯作皮肤修正的手指需分次手术，以免造成手指缺血性坏死。

(3) 选择示指拇指化的手指，一定为正常手指。手术中切勿损伤转位手指的指掌侧固有动脉及手背静脉。转位后的手指固定在外展对指位。

7．术后处理

(1) 术后3d换药，2周拆线。如放置橡皮引流条，需在术后24～48h拔除。

(2) 肌腱吻合术后石膏托制动3～4周。截骨矫正克氏针固定者，术后石膏托制动6～8周后拔除克氏针，行功能锻炼。

六、先天性拇指发育不全

拇指在手的功能中占有非常重要的地位，如果在胚胎发育过程中受到不同程度的影响，就会产生畸形。这种畸形呈一种抑制性的表现，可累及到皮肤、肌肉、肌腱、骨关节、血管、神经等组织结构，严重时对拇指的功能影响很大。

(一) 先天性拇指发育不全的临床分度

Blauth (1967年) 根据拇指发育不全的受累程度分成5度。

1．Ⅰ度拇指发育不全　拇指列细长，合并拇短展肌及拇对掌肌发育不良，拇指功能基本不受影响。

2．Ⅱ度拇指发育不全　手的形态及功能明显改变，鱼际部肌萎缩，拇指内收，虎口挛缩，常有第一掌指关节过度松弛。

3．Ⅲ度拇指发育不全　部分掌骨发育不全，拇指列明显细小而不稳定，鱼际部肌缺如。

4．Ⅳ度拇指发育不全　掌骨完全缺如，短小的拇指仅靠带有血管神经的软组织与手掌松弛相连（呈漂浮拇），或从示指近节的桡侧长出。

5．Ⅴ度拇指发育不全　拇指完全缺如，手部肌肉、肌腱异常改变，神经血管束失去了正常的解剖结构。

(二) 先天性拇指发育不全矫正术

对各种发育不全的拇指可分别采用不同的矫正方法。顾玉东（1992年）在治疗36例先天性拇指发育不全时，对Ⅲ度发育不全的拇指采用自体髂骨移植重建掌骨，以及对Ⅳ度和Ⅴ度发育不全的拇指提出采用足趾移植再造拇指，均获得满意功能。

1．适应证

适于各种类型的拇指发育不全，需改善功能与外形者。

2．麻醉与体位

采用臂丛阻滞麻醉。小儿采用全身麻醉或基础麻醉加臂丛阻滞麻醉。作腹部皮管时加用腰部麻醉或硬脊膜外麻醉。病人取平卧位，患肢外展，置于侧方手术台上。

3．Ⅰ度拇指发育不全矫正术

Ⅰ度拇指发育不全对功能影响不大，可不作处理。如果拇指外展不充分，可行拇外展功能重建术。

4．Ⅱ度拇指发育不全矫正术

Ⅱ度拇指发育不全对功能影响较大，需行虎口松解、关节要紧缩缝合或韧带重建及拇外展功能重建术。

(1) 在虎口做"Z"形切口，掌指关节挠背侧做"S"形切口，腕部掌侧做弧形切口。

(2) 切开虎口皮肤、皮下组织，作"Z"形松解后，将拇收肌腱从止点切断，使第一掌骨充分外展；缝缩掌指关节尺侧关节囊，使其稳定。将下移的拇收肌止点缝于第一掌骨中远1/3骨膜处，用一根克氏针斜穿固定拇掌指关节于伸直位。

(3) 在掌横纹切口中切断环指指浅屈肌腱，并从腕部切口抽出，再穿过皮下隧道将该肌腱从掌指关节挠背侧切口中引出，在屈腕外展位将该肌腱缝于掌指关节桡侧关节囊及拇长伸肌腱上（图3-1-13）。

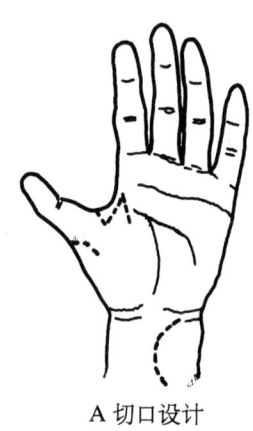

A 切口设计

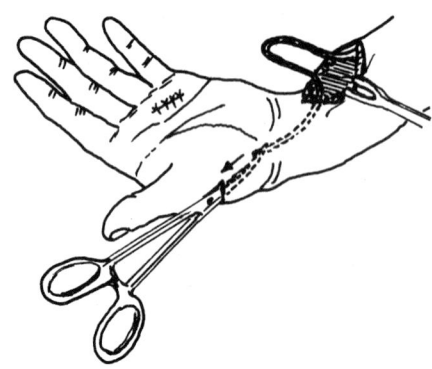

B 缝缩关节囊，下移拇收肌止点，克氏针固定掌指关节于伸直位

C 移位环指指浅屈肌腱

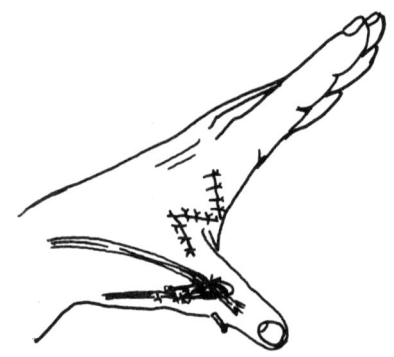

D 缝合固定环指指浅屈肌腱

图3-1-13　Ⅱ度拇指发育不全矫正术

(4) 缝合切口后用"U"形石膏托将拇指固定于外展屈腕位。

(5) 操作注意事项：①如果虎口"Z"形松解开大不够理想时，还可用示指背侧皮瓣或腹部皮管成形术来改善虎口的功能；②如果单纯紧缩拇指掌指关节囊仍不能解决问题时，可考虑在近节指骨底及掌骨远端钻孔，取掌长肌腱环绕重建关节囊韧带来稳定关节。术中钻孔时勿损伤骺板，以免影响生长发育；③拇外展功能重建时，还可用尺侧腕伸肌或尺侧腕屈肌及掌长肌等移位重建外展功能。

(6) 术后处理：术后2周拆线。石膏托制动4周后拔除克氏针，行功能锻炼。

5．Ⅲ度拇指发育不全矫正术

(1) 在第一掌骨背侧至腕掌关节水平做"S"形切口。

(2) 切开皮肤、皮下组织，牵开拇长伸肌腱，显露第一掌骨。

(3) 凿平第一掌骨近端，切除大多角骨远端关节软骨面，并凿通掌骨骨髓腔。

(4) 取髂骨块修成特殊形状，移植于第一掌骨底，然后将拇指置于外展对指位，用克氏针固定（图3-1-14）。

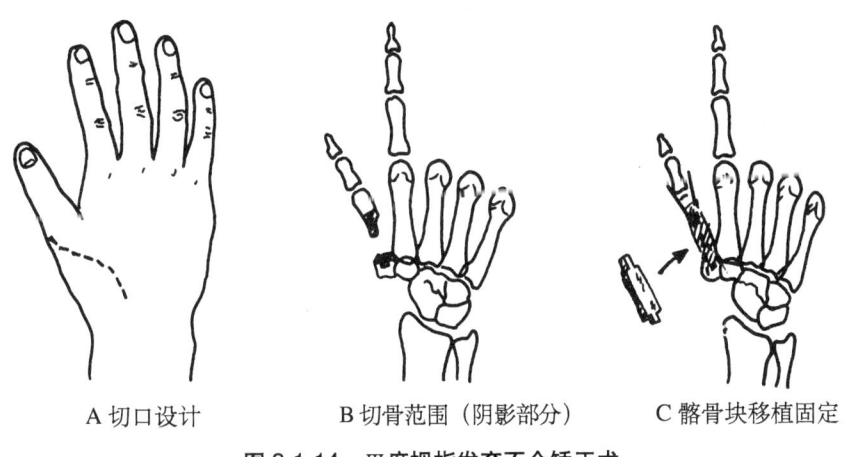

A 切口设计　　　B 切骨范围（阴影部分）　　　C 髂骨块移植固定

图3-1-14　Ⅲ度拇指发育不全矫正术

(5) 冲洗伤口，放松止血带后止血，缝合切口，放置橡皮引流条。包扎伤口后用石膏托制动。

6．Ⅳ度拇指发育不全矫正术

切除漂浮拇指，用示指拇指化术或游离足趾移植重建拇指。

7．Ⅴ度拇指发育不全矫正术

拇指完全缺如，用示指拇指化术或游离足趾移植重建拇指。因神经、肌腱、血管已失去了正常解剖结构，重建手术时要充分了解这一点。

七、Madelung畸形

Madelung畸形是一种先天性远端桡尺关节半脱位畸形。Dupuytren（1829年）首先报道了这种畸形，Madelung（1878年）又作了详细的描述。大多数学者认为本畸形与外伤、骨软骨发育不良、营养障碍、性腺发育不良、遗传性家族史等有关。其桡骨远端骨骺的尺侧和掌侧发育障碍，使桡骨远端向掌侧和尺侧偏斜，腕关节的近侧列腕骨由拱顶形变成尖顶形。

由于尺骨下端生长相对较桡骨远端快,尺骨远端常向桡背侧及远端突出,在腕尺背侧有明显的骨隆起。腕关节活动受限,特别是背伸及尺偏时明显,而屈腕活动度增加。畸形严重时,腕部出现疼痛、无力及腕关节不稳定。

此种畸形男女均可出现,但以女性多见。可单侧发病,也可是双侧发病。

1．手术适应证

适于在发育过程中畸形明显,并伴有严重功能障碍者。

2．麻醉与体位

采用臂丛阻滞麻醉。小儿采用全身麻醉或基础麻醉加臂丛阻滞麻醉。病人取仰卧位,患肢外展,置于侧方手术台上。

3．尺骨远端切除,骨间背侧神经切除术

(1) 操作步骤:在前臂下1/3尺侧做"L"形切口。切开皮肤、皮下组织,于尺侧腕伸肌腱与尺侧腕屈肌腱间分离显露尺骨下端。术中见尺骨头从桡尺远侧关节脱位,突出于腕背侧筋膜下。在骨膜下剥离切除尺骨下端约4cm,在同一切口内解剖骨间背侧神经,并切除其终末部分约2cm长。冲洗伤口,彻底止血后缝合切口。放置橡皮引流条,包扎伤口,石膏托制动。

(2) 操作注意事项:①切除的尺骨远端不能太少,以免影响前臂的旋转功能;②切除尺骨远端时勿损伤尺神经背支;③桡骨远端关节面破坏严重,临床上创伤性关节炎症明显者,可做桡腕关节融合术。

(3) 术后处理24～48h拔除引流条,2周拆线。

4．尺骨远端切除,桡骨远端楔形截骨术（图3-1-15）

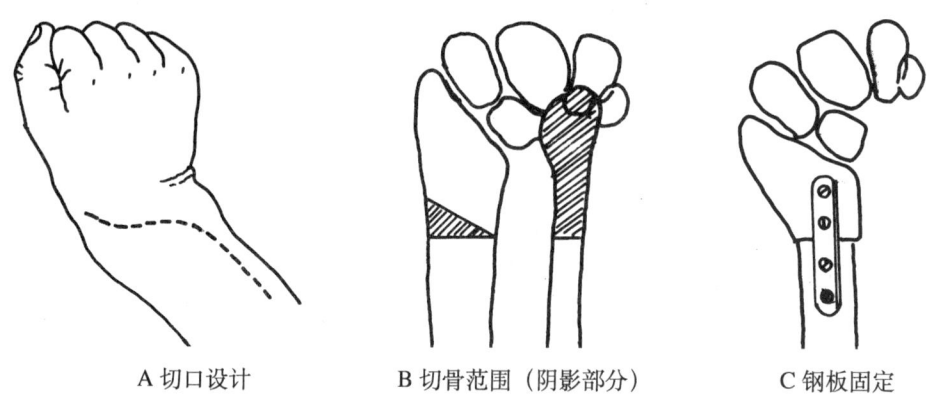

A 切口设计　　　　B 切骨范围（阴影部分）　　　　C 钢板固定

图3-1-15　尺骨远端切除,骨间背部神经切除术

(1) 操作步骤:从腕桡背侧至尺侧近端做"S"形切口。切开皮肤、皮下组织,显露伸肌腱。在尺侧腕伸肌下显露尺骨远端,并切除4cm左右（图3-1-16）。牵开指总伸肌腱,在桡骨远端作楔形截骨,使桡骨远端关节面呈掌倾0°～15°,尺偏30°左右位,用钢板螺钉固定。

同时切除骨间背侧神经终末部分约2cm。冲洗伤口,彻底止血后缝合切口。放置橡皮引流条,包扎伤口,石膏托制动。

(2) 操作注意事项:同"尺骨远端切除,骨间背侧神经切除术"。

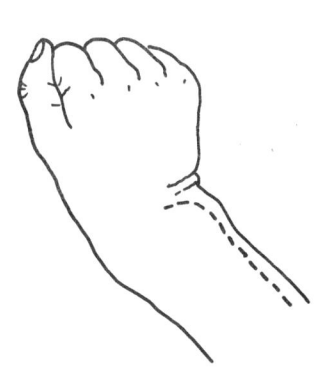 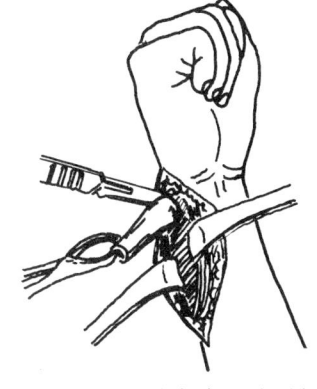

A 切口设计　　　　　　B 切除尺骨远端（阴影部分）

图 3-1-16　尺骨远端切除，骨间背部神经切除术

(3) 术后处理：①术后 24～48h 拔除引流条，2 周拆线；②术后 4～6 周去除石膏，开始行功能锻炼。

八、桡侧与尺侧纵裂缺如

桡侧纵列缺如属于上肢肢芽桡侧一部分受到损害产生的一组畸形。肢体桡侧部分缺如范围从鱼际部缺如到短小的漂浮拇指，以及从拇指、掌骨、腕骨和桡骨缺如到所谓的桡侧拐棒手畸形。

桡侧纵列缺如可分为桡骨发育不良、桡骨部分缺如、桡骨全部缺如，可伴有尺、桡骨骨性联合。典型的表现为前臂短粗，向桡侧弯曲偏斜，拇指缺如，桡骨部分或完全缺如，尺骨弯曲、短缩粗大，手舟骨及大多角骨发育不良或未发育，同时合并有桡侧肌肉、肌腱、血管、神经、皮肤及皮下组织发育畸形。

儿童时期，在使用和发育过程中，示指可能逐渐代偿拇指的部分功能。有的病例可用第二掌骨旋转截骨术重建拇指功能。

桡侧纵列缺如可做尺骨下端中央移位术矫正畸形。

1. 手术适应证与禁忌证

(1) 肘关节活动基本正常，不需要用拐棒手来代偿其功能者。

(2) 成人已适应拐棒手畸形生活，一般情况下不适宜手术。

2. 麻醉与体位

采用臂丛阻滞麻醉。小儿采用全身麻醉或基础麻醉加臂丛阻滞麻醉。病人取仰卧位，患肢外展，置于侧方手术台上。

3. 操作步骤

(1) 在腕桡背侧做"Z"形切口，在腕背向近端延伸至前臂尺侧中下 1/3。

(2) 切开皮肤、皮下组织及腕部筋膜，从腕尺侧将伸肌腱整片剥离牵向桡侧，显露尺骨远端，将膨大的尺骨下端修圆。

(3) 在头状骨及月骨处用半圆凿凿出一半圆的凹陷，以容纳尺骨远端。

(4) 将尺骨远端置于腕骨凹陷内，用一根克氏针经第二掌骨颈穿越尺骨远端固定，此时手与前臂成一直线，畸形已纠正（图 3-1-17）。

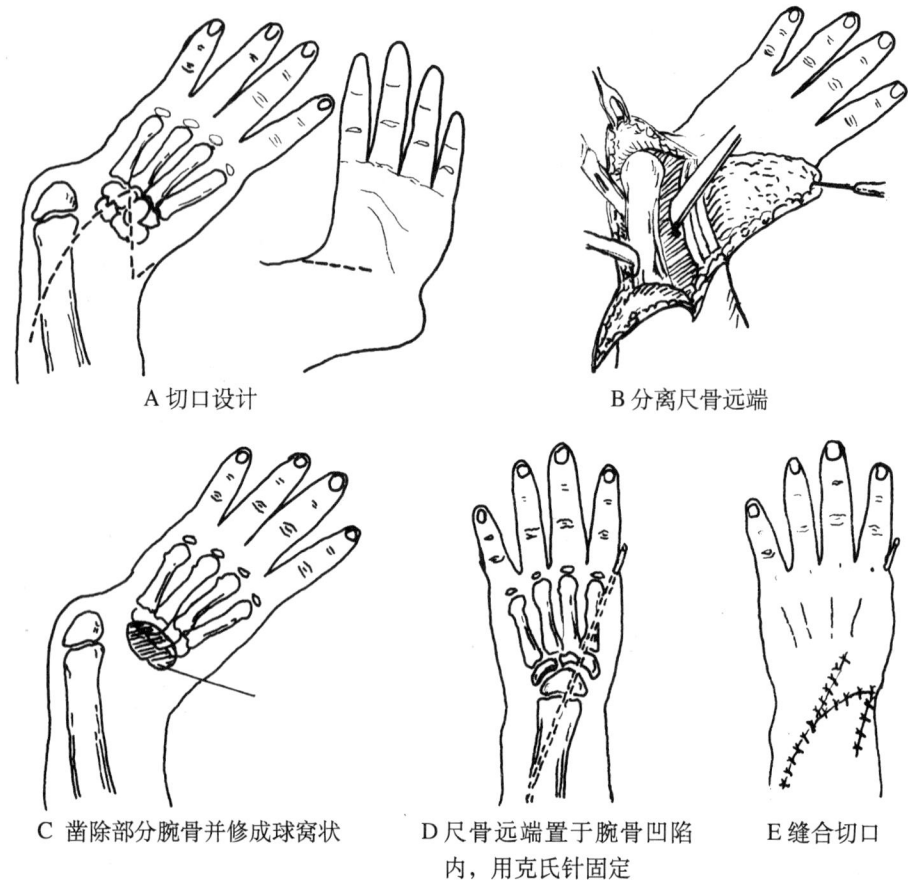

A 切口设计　　　　　　　　　B 分离尺骨远端

C 凿除部分腕骨并修成球窝状　　D 尺骨远端置于腕骨凹陷内，用克氏针固定　　E 缝合切口

图 3-1-17　尺骨下端中央移位术

(5) 冲洗伤口，彻底止血，放松止血带，缝合筋膜、皮下组织及皮肤。伤口放置橡皮引流条，包扎伤口，石膏托制动。

4．操作注意事项

(1) 修正尺骨下端要适当，明显的尺骨茎突要切除，以保证尺骨远端与腕骨有较好的对合。

(2) 尺骨弯曲明显时要做截骨矫正术。

5．术后处理

(1) 术后 24～48h 拔除引流条，2 用拆线。

(2) 术后石膏托制动6～8周。拆石膏托及拔除克氏针后行功能锻炼。配合理疗与体疗。

尺侧纵列缺如又称尺侧拐棒手畸形，由 Goller（1683年）首先描述，是一种主要影响上肢尺侧部分的发育抑制性畸形，包括尺骨发育不良、尺骨部分缺如及全部缺如，有时可合并肱骨及桡骨骨性联合。常有尺侧列腕骨发育不全和缺如，以及环、小指的缺如，但单独以第五掌骨和小指的缺如很少见。典型的表现为前臂短缩，常向桡背侧弓形弯曲，手向尺侧偏移。此偏移部分是由弓形弯曲造成，部分是由手的尺侧面骨骼支撑不足或缺如所致。

尺侧纵列缺如可做尺骨延长，桡骨楔形截骨术以矫正畸形。

1. 适应证

适于畸形严重，需改善功能及外形者。

2. 麻醉与体位

采用臂丛阻滞麻醉。小儿采用全身麻醉或基础麻醉加臂丛阻滞麻醉。病人取仰卧位，患肢外展，置于侧方手术台上。

3. 操作步骤

（1）在尺侧面和桡侧面做纵行皮肤切口。

（2）切开皮肤、皮下组织，显露尺、桡骨，并在骨膜下截骨。桡骨作楔形截骨，尺骨作"Z"形截骨，并松解尺骨远端和近侧列腕骨之间的软组织。

（3）桡骨楔形截骨后，保留尺侧骨皮质完整，将桡骨向桡侧矫正后用钢板螺钉固定。尺骨"Z"形截骨后，尺骨远端向前推移，用螺钉固定（图3-1-18）。

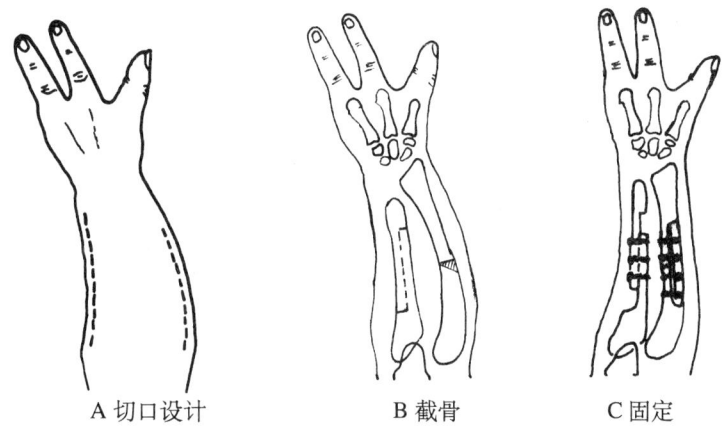

A 切口设计　　B 截骨　　C 固定

图 3-1-18　尺骨延长，桡骨楔形截骨术

（4）冲洗伤口，放松止血带，彻底止血后缝合皮下组织及皮肤。放置橡皮引流条，包扎伤口后用石膏托制动。

4. 操作注意事项

（1）术前要参照 X 线片画线，测量好截骨位置及截骨角度，以免使截骨过小或过大。影响畸形的矫正。

（2）在分离尺骨远端和近侧列腕骨之间的软组织时，勿损伤尺神经与尺动脉。

（3）对于尺骨部分缺如，而缺如的尺骨弯曲不宜作延长者，也可单纯将尺骨远端切除，同时将弓形弯曲的桡骨作楔形截骨即可。尺骨完全缺如，而桡骨向桡背弓形弯曲的病人，只采用单纯桡骨楔形截骨，就可以矫正手向尺侧偏斜畸形。

5. 术后处理

（1）术后 24～48h 拔除引流条，2 周拆线。

（2）术后石膏托制动 6～8 周。

九、先天性束带综合征

先天性束带综合征又称绞扼轮综合征、环状沟等，是在肢体上有索状环行凹陷，犹如扎带的压痕，可以仅位于皮肤、皮下组织，也有深达筋膜和骨膜者。畸形可以是单侧，也可以是双侧。一个肢体上可有一个或多个环状沟，有时可伴有并指、短指等畸形。

1．手术适应证

适于畸形明显，需改善功能与外观者。

2．麻醉与体位

采用臂丛阻滞麻醉。小儿采用全身麻醉或基础麻醉加臂丛阻滞麻醉。病人取仰卧位，患肢外展，置于侧方手术台上。

3．操作步骤

(1) 沿环状沟做多个"Z"形切口。

(2) 较深的环行沟需切除环行沟皮肤，再作"Z"形切开。

(3) 掀起各个三角形皮瓣，作皮下软组织松解。

(4) 修整皮瓣，冲洗伤口，彻底止血后放松止血带，将三角形皮瓣相互旋转后缝合（图3-1-19）。

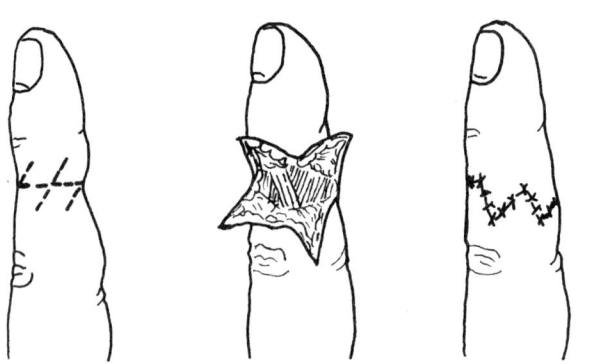

A 切口设计　　B 掀起三角形皮瓣　　C 旋转各皮瓣后缝合皮肤

图 3-1-19　先天性束带综合征矫正术

4．操作注意事项

部分性的环状沟可一次手术完成。周全性较深的环状沟，为了避免影响肢体血循环，应分期手术，每次处理环状沟周径的一半。两次手术间一般应隔半年时间。

5．术后处理

术后3d换药，2周拆线。

十、关节发育不良、发育不全和发育异常修复

(一) 关节发育不良和发育不全修复

先天性伸直位僵硬是关节发育不良和发育不全的特征。可以单独出现，也可伴随有其他畸形，如短指、并指、多指和裂手畸形。同一病人或病人的亲属中，常可见到短中节指畸

形、短远节指畸形、双骨骺畸形和同化少节指畸形等，为不规则的常染色体显性遗传。

1. 发病机制

Duken（1921年）和Pol（1937年）分别在X线摄片和组织学研究中发现：在正常情况下，骨关节在前软骨阶段，指骨在两个前软骨核之间（原始骨中间带）发育。而在发育不良和发育不全的患指中，也同样有两个分离的前软骨核，在以后将变成软骨及骨，每一个核有一个骺板。然而，任何因素影响此阶段都可造成中间带的关节发育在未成熟之前就停止。

2. 临床表现

（1）关节在伸直位或近似伸直位僵硬，手指掌侧和背侧处的皮肤皱纹明显消失。

（2）关节生长抑制较轻时，X线片上关节面几乎是平的，但关节线仍存在，临床上仍有一定的活动度。

（3）关节生长抑制严重时。发育受限，关节以韧带联合或软骨联合。临床上关节僵直，丧失了屈伸活动。大多数以韧带联合或软骨联合的病例，在童年的早期就已形成骨性联合。

（4）软骨联合时，透明软骨有弹簧样的弹性，临床上检查类似有关节的存在。发育不全关节的骨愈合发生在骺板闭合之前，所以在X线片上，不要把一个存留的骨骺板误认为是一个关节。

3. 手术治疗

（1）适应证：适于畸形明显，需改善外观及功能者。

（2）禁忌证：①全身疾病不能耐受手术者；②局部有感染灶，术后有可能感染者。

（3）麻醉与体位：采用臂丛阻滞麻醉。小儿采用全身麻醉或基础麻醉加臂丛阻滞麻醉。患肢外展，置于侧方手术台上。

（4）手术方法：①楔形截骨，克氏针固定术：待骨生长完成后，在发育不良的关节处作楔形截骨，可同时切除存在于关节处的硬纤维联合或软骨联合，用克氏针固定；②软骨固定术：在骨生长未完成之前。在发育不良的关节软骨面楔形切除一薄片后，用细克氏针固定。

（5）手术注意事项：①在骨生长未完成之前，只能通过骨干作截骨，以避免进一步缩短手指长度；②楔形截骨或软骨固定术，远节指骨间关节适宜固定在屈曲10°~20°，近节指骨间关节屈曲35°~50°位，小指指骨间关节屈曲度可适当加大；③掌指关节因常会有异常肌腱的附着，在做关节成形术时应谨慎。

（6）术后处理：术后2周拆线，石膏托制动4~6周。后拔除克氏针，行功能锻炼。

（二）关节发育异常修复

关节发育异常，可包括软骨、关节的骨骺部分、韧带-关节囊的异常。其病因、病理不详，畸形的表现和部位也极不一致。可单独发生，也可作为周身结缔组织的缺损的一部分（如马方综合征），也可与内生软骨骨发育不良并存，还可同时合并分裂手、并指、缺指或多指畸形。

1. 临床表现

受累的关节稳定性差或完全丧失。关节松弛，关节明显过伸或侧方不稳定，易发生半脱位成全脱位。多见于拇指的掌指关节及第一腕掌关节。

2. 手术治疗

（1）适应证：适于畸形明显，需改善外观及功能者。

（2）禁忌证：①全身疾病不能耐受手术者；②局部有感染灶，术后有可能感染者。

(3) 麻醉与体位：采用臂丛阻滞麻醉。小儿采用全身麻醉或基础麻醉加臂丛阻滞麻醉。患肢外展，置于侧方手术台上。

(4) 手术方法：①关节融合术：将受累的关节稳定在理想的功能位，用克氏针固定；②关节囊侧副韧带紧缩术；③关节囊紧缩加掌长肌腱移植术；④第一腕掌关节囊紧缩，拇长外展肌腱部分移位修补关节囊：于第一腕掌关节桡侧做"S"形切口。切开皮肤，皮下组织，显露第一腕掌关节及拇长外展肌腱止点。将脱位或半脱位第一腕掌关节复位后，用一枚克氏针固定。紧缩外侧关节囊。在拇长外展肌腱止点处将肌腱劈成1/2，长度为2～3cm，逆行将一条肌腱折至第一腕掌关节囊外侧缝合，以加强关节囊的稳定性。

(5) 手术注意事项：①关节融合应在骺板闭合后再进行，以免影响手指纵向生长；②关节附近钻孔，取掌长肌腱环绕重建关节囊韧带时，勿损伤骺板，以免影响关节的生长发育。

(6) 术后处理：术后2周拆线，石膏托制动4周后拔除克氏针，行功能锻炼。

（赵俊会）

第二节 后天性上肢畸形

一、Ilizarov 技术在上肢矫形中的应用

上肢畸形虽发生率较低，但由于前臂的旋转功能及手从事的是灵活、精细的动作。因此上肢的畸形矫正、功能重建与下肢相比，要求手术创伤小，固定时间短，尽量少地干扰前臂的旋转与手的灵活运动功能。Ilizarov发明了能任意组合的具有三维空间结构的环形骨外固定器，根据牵拉性组织再生的张力——应力法则（The Law of Tension-Stress LTS），建立了标准的手术操作步骤与术后管理程序，通过对体外外固定器部件的正确操纵，能缓慢地修复或重建上肢的各种短缩与肢体残缺畸形。

(一) 上肢力线对应的特点

上肢力线不同于下肢，表现为肱骨头、肘关节、腕关节不是线性一致，当肘关节伸直时肱骨和尺骨形成外翻携带角，肱骨远端与肱骨干的长轴形成6°～8°的外翻角，尺骨干与肱骨远端有1°～6°的外翻，结果形成男性为11°～14°、女性13°～16°的外翻携带角。肱骨干与肱骨头的轴线在额状面上是垂直的，肱骨头与肱骨远端有30°～40°的后倾。桡骨近端相对于肱二头肌止点远端的桡骨干存在15°的夹角，桡骨远端在额状面存在平均22°的尺偏、相对于桡骨的长轴有11°的掌倾，尺骨头与桡骨远端的关节面应等长。

(二) 前臂延长与矫形

1. 前臂不等长分类和表现：①单独桡骨短缩；②单独尺骨短缩；③尺骨的短缩伴有桡骨头的脱位；④尺骨的短缩伴有部分或全部桡骨发育不全；⑤尺桡骨有相同的短缩；⑥尺桡骨不等长的短缩。

单独桡骨短缩的发生原因是由于桡骨远端骨骺的损伤导致生长停止，若骨骺部分损伤因生长不均衡出现进展性成角畸形，骨折畸形愈合和骨不连也可继发桡骨短缩。Madelung氏病属于遗传性桡骨短缩和畸形，晚期由于尺桡关节不稳而出现疼痛，其中影响美观是病人要求矫形的原因。单独桡骨短缩根据短缩的程度可继发不同的并发症，<2cm可以出现尺腕撞击、手的把持力下降，尺骨头的突出或伴有前臂旋前、旋后功能的丧失。当短缩>3cm就会出现桡偏畸形手，伴有背伸和掌曲功能障碍，并发尺骨远端的明显突出，尺骨与正常对侧

相比显示有短缩。桡偏畸形手严重的程度取决于桡骨远端在额状面的方向。有症状的桡骨短缩不管短缩多少都有手术治疗的指征（图3-2-1）。

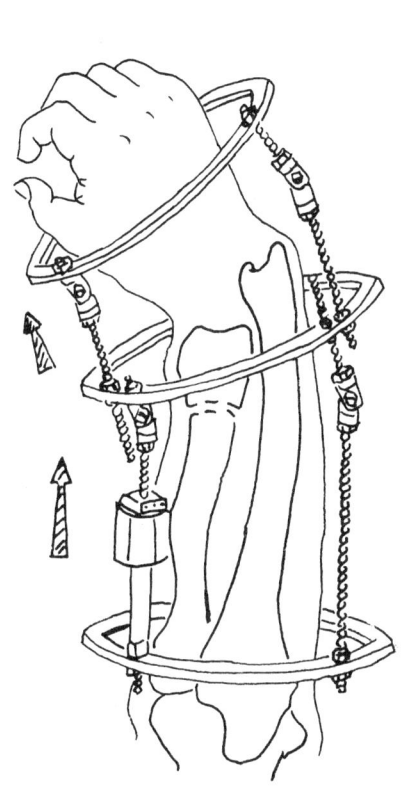
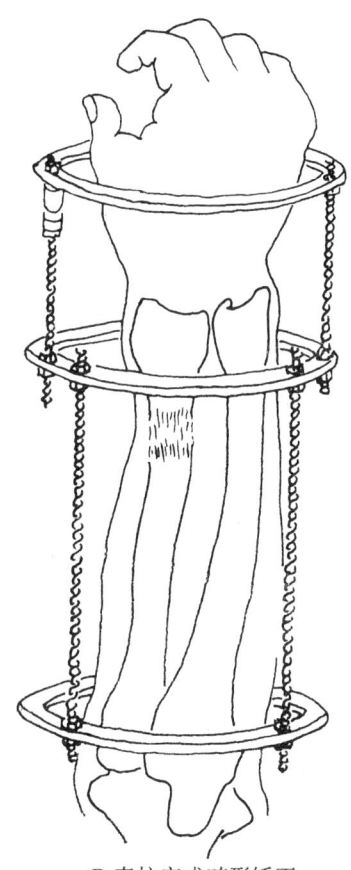

A 器械构型、安装及桡骨远段截骨部位　　　　　B 牵拉完成畸形矫正

图3-2-1　Ilizarov技术治疗先天性桡骨短缩手术示意图

单独尺骨短缩可能由于尺骨远端的骨骺生长障碍或先天性缺损所导致。先天性尺骨发育不良的特点是伴有尺骨的弯曲和继发性桡骨畸形（包括桡骨头脱位）。尺骨短缩的严重程度表现不一，＜1cm与Kienbock氏病有关，出现症状是手术治疗的指征之一。既往实施尺骨远端切除后可出现疼痛、把持力下降、尺桡撞击等并发症。尺骨短缩＞1cm导致前臂旋转和稳定性的丧失。由于尺骨远端骨骺缺损、早闭、延迟生长而造成的尺骨短缩可以导致桡骨继发性畸形，由于桡骨远端的较快生长受邻近尺骨的牵拉，而出现桡骨弯曲和桡骨远端的倾斜，常常造成桡骨头脱位和畸形，桡骨继发性畸形的出现和严重程度取决于尺骨短缩的程度。因此治疗尺骨短缩的目的之一是防止和治疗桡骨头脱位和畸形。

一侧上肢尺骨与桡骨同时短缩，当整个前臂长度短于对侧前臂的20%时，前臂短缩才比较明显，肱骨短缩比对侧＞20%时，出现双上肢的比例不相称，尤其在肱骨移动手远离嘴和头时更具有重要的功能意义。前臂短缩的患者，轻者影响美观，造成患者精神上负担，重者在日常生活中有不同程度的功能障碍，包括穿衣、梳头、大小便后擦会阴、娱乐。实施前臂短缩延长术的指征取决于①短缩的程度；②有无相关的畸形；③尺桡骨之间短缩的差距；④术前的运动范围和功能状况。若术前臂旋转功能和腕关节功能正常，应考虑到实施前臂双骨延长术有并发旋转功能障碍的并发症。当前臂短缩同时合并旋转受限或一条骨发育不良，是实施前臂延长术的最好适应证。

2．前臂延长和矫形技术

单纯桡骨延长术的器械构型与穿针固定方法：上下两个平行环由螺杆相连，每个环在桡骨上穿一根直径1.5mm的全针和直径3mm的垂直半针固定，延长器安装时可参照尺骨的长轴，术后桡骨延长应平行于该轴进行。

桡骨远端的穿针应垂直于尺骨长轴，其进针点经桡掌动脉的桡侧，从桡骨远端背侧近尺桡关节处出针，成人距腕关节5~10mm，儿童穿针点应位于骨骺的近端。穿桡骨远端的半针时与全针形成垂直角度固定于桡骨结节。延长器的近端环固定于前臂的中部，全针由掌侧向背侧穿过桡骨，此时检查确定延长螺杆在前后位和侧位于尺骨平行后，将此全针固定于环的近侧面上，再穿半针与全针垂直固定，近端可加另一半针以增强稳定性。

在桡骨延长过程中腕关节宜维持在中立位或轻度背伸位，这样能防止屈腕肌挛缩，方便手指康复锻炼。可在掌骨上穿全针固定腕关节于功能位，穿针方法是从第5掌骨基底部进针，经四个掌骨的基底从第2掌骨穿出，应避免从掌骨弓的掌侧穿出和钢针穿过指蹼的肌肉，然后将此针用一背侧半钢环与桡骨远端的全环相连，以保持腕关节轻度背伸。截骨部位在桡骨远端，穿针和固定方法同桡骨延长术。

3．桡骨畸形矫正

截骨在畸形的顶点，两个环以铰链相连，铰链位于畸形的顶点并预置于畸形的角度，近端的针首先固定于桡骨并连接与近端环上，远端环放置于桡骨截骨远端，穿针和固定方法同桡骨延长术。

桡骨同时延长和畸形矫正：适应于桡骨短缩伴畸形，若畸形在桡骨远干骺端，矫形和延长在桡骨远干骺端截骨处进行；桡骨短缩伴有骨干畸形，矫形和延长经桡骨干畸形处截骨；若干骺端和桡骨干有两处畸形，应实施干骺端截骨矫形，骨干处截骨矫形加延长。桡骨颈的畸形可以截骨矫形，但不能在此处实施截骨延长。

4．尺骨的延长和矫形

近端用5/8钢环，三根平行螺纹杆连于远端的全环相连，穿针安装延长器时桡骨近段必须和近端尺骨固定，否则尺骨的延长将导致桡骨头分离。用1.5mm的全针由前桡侧向尺骨背侧穿过尺桡骨的近端并与尺骨的纵轴垂直，此时近端钢环可以连到此全针上拉张固定。第二根全针在尺骨远段的3/4处，从尺侧屈腕肌的尺侧进针，如此可避免损伤神经血管束，延长器置于前臂的中心并与尺骨的纵轴垂直，将远端的全环与第二根全针拉张固定。远近端钢环各加一枚3mm的螺纹半针固定，近端环再加一1.5mm的全针固定于尺骨鹰嘴上，以防止尺骨延长期间产生屈肘畸形。松开外固定器连杆做截骨，远近截骨端对好位置后重新固定延长杆。

合并桡骨小头脱位时，尺骨应延长到桡骨小头被拉到位于肱骨小头远端5mm的程度，然后通过手术切开复位或置于一根橄榄针（串珠针）牵拉逐渐使桡骨小头复位。延长器应稍做调整，近端的全针经冠状突的近端由外向内方向从尺神经的背侧出针，拉张固定于近端环。远端的全针穿过尺桡骨拉张固定于近端钢环，其他步骤与单纯尺骨延长术相同。如有尺骨畸形，截骨在畸形的顶点，在延长器上安装铰链关节于尺骨延长中逐渐矫正畸形。

5．前臂双骨同步延长术

适应于前臂均等性短缩。截骨延长的基本要求是，尺骨在近端、桡骨在远端截骨。穿针固定延长器的方法：尺、桡骨截骨的远、近端各穿一枚全针，钢针应与延长的方向垂直，然后再补穿3cm的螺纹半针分别固定于远近端钢环，尺骨近端再加第二个半针以加强稳定性。手部置半环维持腕关节于功能位。若实施前臂双骨不等长的延长术，需要组装三个全环的延长器，其中近端环固定于尺桡骨的近端，两个远端环分别固定于桡骨和尺骨，术后尺骨与桡骨分别完成不同长度的延长计划。

6．肱骨的延长和矫形

（1）手术指征：一是双肱骨长度有显著的不等长；二是与矮身材（侏儒症）下肢延长术联合进行。短于5cm的不等长没有功能障碍，一般不需要延长。在身材不对称的侏儒症患者中，肱骨相对于前臂有畸形，上肢相对于躯干有比例不对称的短缩，如果这些患者行下肢延长术超过12cm，上肢延长术就应考虑，以便恢复上下肢之间以及上肢与躯干之间的对称比例。最常见的肱骨短缩原因是近端骨骺由于感染、肿瘤、外伤、X线照射造成的骨骺提前闭合。

（2）延长器的基本构成与穿针固定方法：由三根螺纹连杆平行连接近端外侧的90°弓和远端后侧的5/8钢环，近端也可用一个Omega环。穿针安装的基本操作是：近端弓由两枚5～6cm的半针或螺纹针经前侧和外侧垂直于肱骨干固定，进针点应位于外科颈的远端以避免损伤副神经，远端环经三根冠状面的1.8cm全针水平和斜行固定于鹰嘴窝和肱骨内外上髁的近端，肱骨截骨延长的部位在三角肌止点远端经前外侧切口实施。

（3）畸形矫正技术：肱骨外科颈的畸形可在外科颈处经前侧切口截骨一次矫正，畸形严重者可以连接外固定器铰链逐渐矫正。如果需要延长，应在三角肌止点远端另外截骨。肱骨干的畸形通过该处截骨后连接铰链逐渐矫正，肱骨干骨不连伴畸形者先牵拉矫正畸形，在纵向加压使骨不连处愈合（图3-2-2）。肱骨髁上畸形截骨后可与延长术一同进行，较大的肱骨内旋畸形应在肱骨近端截骨矫正，因为桡神经螺旋状绕过肱骨中下段。

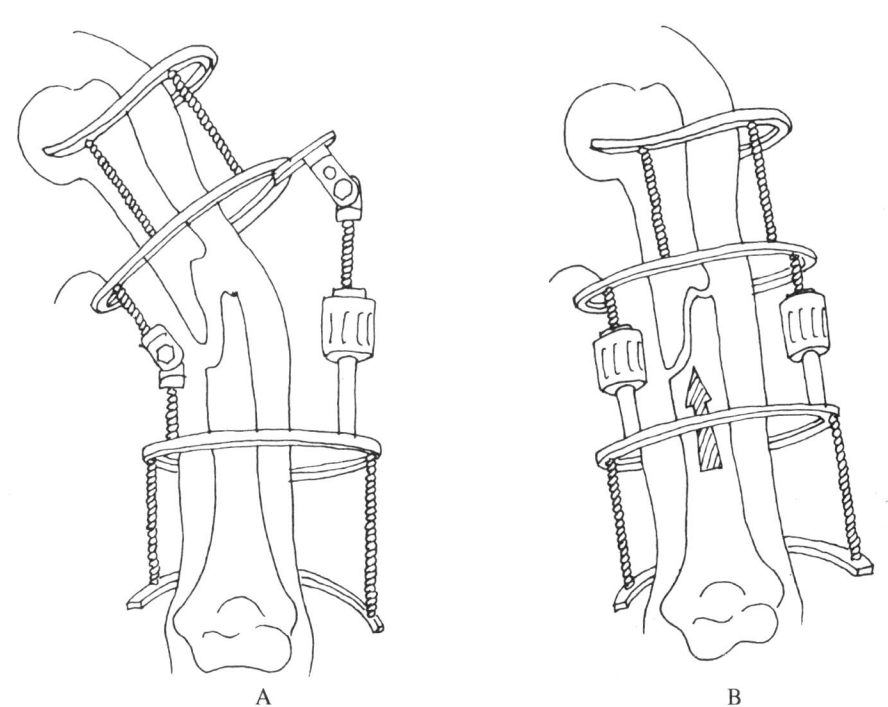

图3-2-2　Ilizarov技术矫正肱骨骨不连伴成角畸形手术示意图

7. 手外科的应用

目前已经应用于外伤性手指残端延长,可恢复能够使用的手指长度(图3-2-3)。皮肤型并指,安装 Ilizarov 牵拉器,术后横向缓慢牵拉,使指蹼的皮肤和皮下组织产生张力再生,并指指蹼的皮肤逐渐增宽扩张,最终达到有利于二期实施指蹼成型术的条件(图 3-2-4)。此法,使指蹼成型的结果发生突破性改变,避免了传统手术方法的并发症和皮肤移植术(图 3-2-5)。

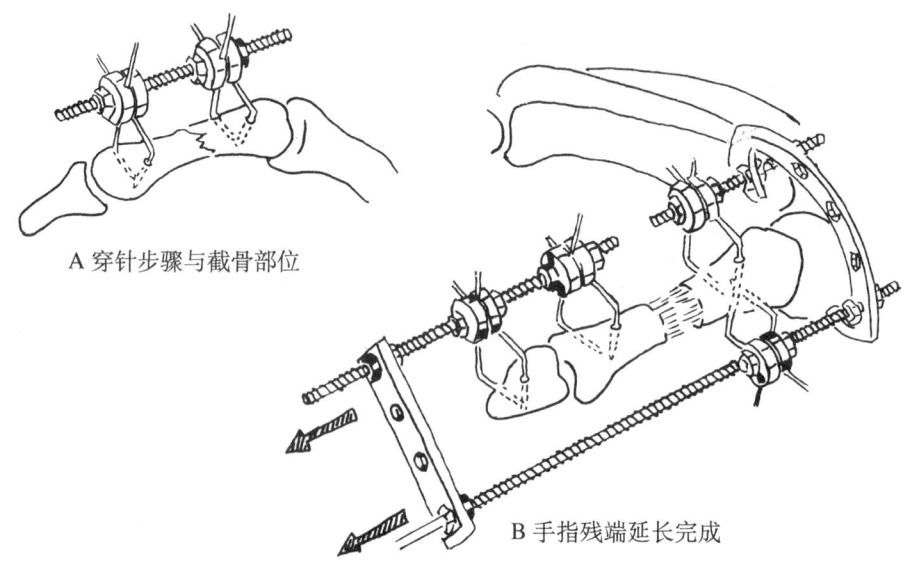

A 穿针步骤与截骨部位

B 手指残端延长完成

图 3-2-3 Ilizarov 技术修复手指残端手术示意图

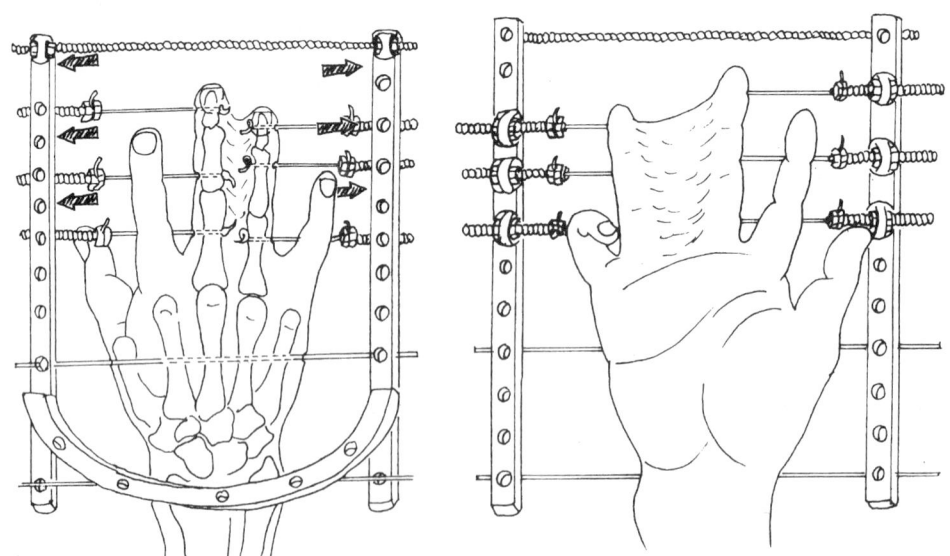

A 中、环指并指畸形,器械构型与穿针牵拉方向

B 缓慢牵拉使指蹼皮肤增生性扩张,为二期实施指蹼成形术创造了条件

图 3-2-4 Ilizarov 技术矫正先天性手并指畸形

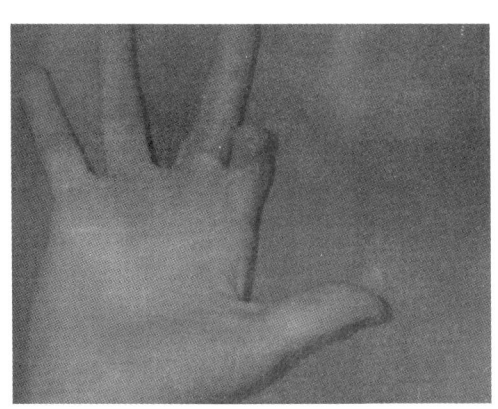

A 右食指外伤性截肢，指蹼间严重瘢痕挛缩

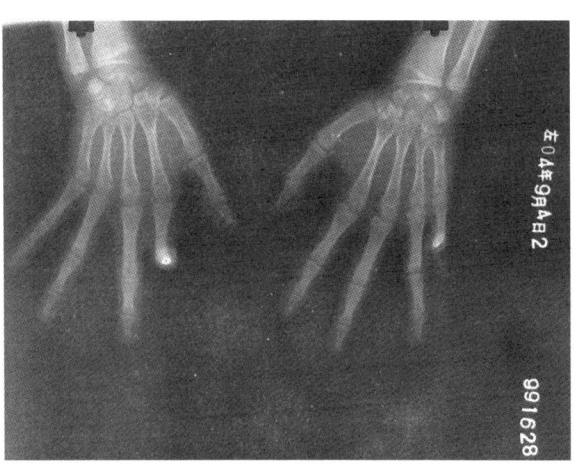

B X线检查第1、2近节指骨不能主动分离，右食指在近指间关节部缺失

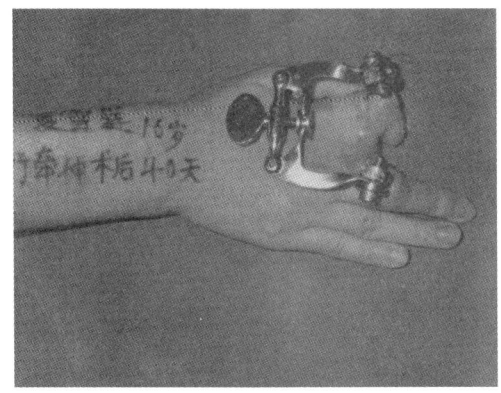

C 于第食、中指掌骨远端穿入螺纹半钉，安装外固定撑开器，横行牵拉40天后指蹼开大，发生瘢痕软化、皮肤变薄的现象

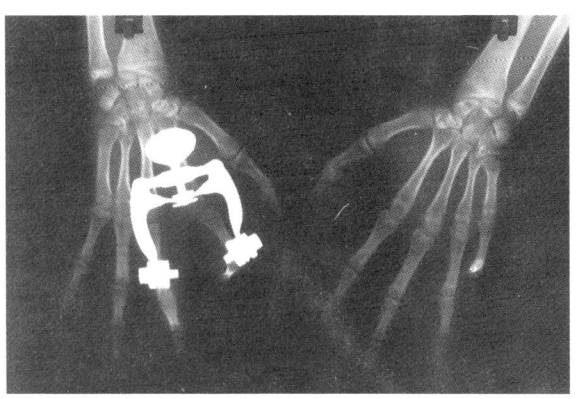

D 术后牵伸39天，掌骨间隙已明显张开，维持此位置4周后行指蹼皮瓣成形术

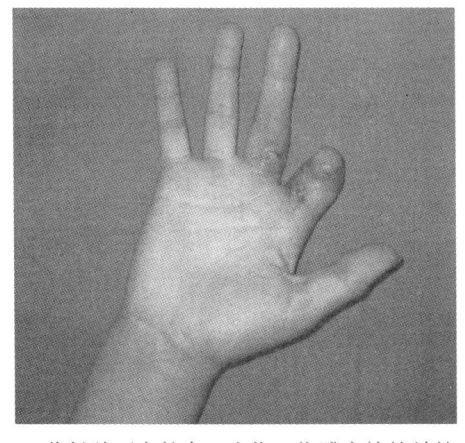

E 将松弛开大的食、中指、指蹼实施简单的"V"形皮瓣成形术，恢复了正常的指蹼间隙，残留的食指功能改善

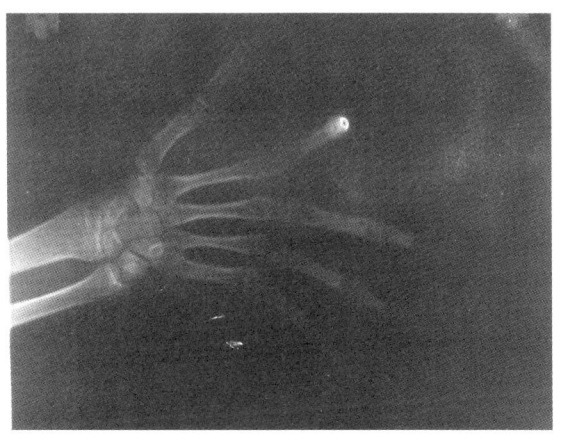

F 该患者术后4个月X线检查，掌指关节及食、中指、指蹼间隙正常

图 3-2-5　Ilizarov 技术矫正食指、中指，指蹼瘢痕挛缩畸形

另外根据作者的初步经验，Ilizarov技术还可应用于挛缩的虎口开大术（图3-2-6），手指屈曲挛缩牵拉矫正术（图3-2-7）等多种前臂与手术的残缺畸形矫正与修复。

8．并发症

（1）感染：轻度针道感染在外固定治疗中较常见，软组织包绕较丰厚的部位或钢针与皮肤之间经常发生移动时，容易发生针道感染。表浅感染经局部针眼护理大多能治愈，只有极个别者需要拔针和重新更换穿针部位，深组织和骨感染少见。

（2）神经血管损伤：与穿针技术和延长速度有关。前臂神经血管丰富，绝对安全的穿针平面少，任何一个部位只有一个平面穿全针相对安全，因此尽量应用螺纹半针固定延长器，肱骨近端尤其适用穿半针。术者应熟悉前臂桡神经深支和感觉支、肘部尺神经、肱骨近端的副神经、肱骨中端的桡神经、肱动脉和正中神经等解剖关系，严格按照Ilizarov的穿针固定技术规范操作，可以预防重要组织的损伤。延长速度过快导致的神经损伤少见，如出现也常常先有感觉的异常。

（3）软组织挛缩：前臂延长可能导致肘、腕、手的屈曲挛缩。治疗方法除了手部掌骨穿针固定外，也可使用支具于前臂和手的掌侧以维持腕关节的中立或背伸位。夜间支具维持肘关节和手部于伸展位有助于保持挛缩肌肉的张力。如果超过30°的手指伸展丢失，延长就要停止直到功能恢复。前臂旋转也可受限或丧失，尺桡骨截骨应在不同的平面以防止形成骨桥。肱骨延长可能导致肘关节的屈曲或伸展位挛缩，解决的办法是动力性的轮换肘关节屈曲和伸展位支具固定，穿针时上臂应内旋40°，这是休息和多数日常生活时的正常位置。

（4）延长区域骨愈合的问题：由于术后延长速度慢，延长端提前愈合多见于肱骨。延迟愈合多见于成人前臂延长，延长速度一般0.5mm/d左右为宜，出现狭窄的延长骨痂愈合往往较慢，可以通过定期性回缩来改善骨愈合质量。前臂延长后由于缺少负重的应力刺激骨矿化相对慢，若过早拆除延长器会出现畸形。延长过程中由于肌肉力量的不平衡可能会出现延长端骨痂的成角，如在肱骨三角肌的远端截骨延长会出现内翻成角，尺骨近端延长会出现屈曲成角，通过合理的钢针布局能够预防。

9．治疗效果

Cattaneo讨论了43例肱骨延长，93%的病例取得优良的治疗效果，主要并发症很少。Villa报告了13例前臂延长，虽然有84%的并发症发生率，但都取得了功能、精神、美观的治疗效果。Tetsworth等报道了18例患者行上肢延长和矫形，其中13例为前臂、6例为肱骨，前臂延长达11.7cm，肱骨延长达16.9cm，畸形矫正45°～90°之间，95%取得了好的治疗效果，主要并发症是两例患者中出现腕关节活动度减少。结论：Ilizarov技术是安全、可靠的矫正上肢畸形和上肢不等长的方法。Houshian应用Ilizarov技术治疗2例进行性马德隆畸形伴疼痛的儿童患者，行桡骨截骨，矫正成角后骨延长，随访时2例患儿X线片示畸形矫正，疼痛消失。Karatosun报告7例儿童伤后肱骨内翻畸形用Ilizarov牵拉成骨技术治疗，平均随访66.7个月，无并发症，全部病儿均获得优良的矫形疗效。通过逐渐牵伸矫正肱内、外翻畸形，可避免神经损伤和皮肤切口瘢痕，并保留邻近关节活动度。Niall等报道用Ilizarov技术矫正腕部软组织挛缩，三例患者均得到成功矫正，没有并发症，两年随访也没有复发。Raimondo报道8例（平均10岁）儿童行Ilizarov技术单侧前臂延长术，其中4例有桡骨发育不良，2例多发性遗传性外生骨疣，1例尺骨发育不良，1例多发性内生软骨瘤，行单平面或双平面截骨延长，前臂长度增加平均6cm（54%），平均随访4.5年，随访

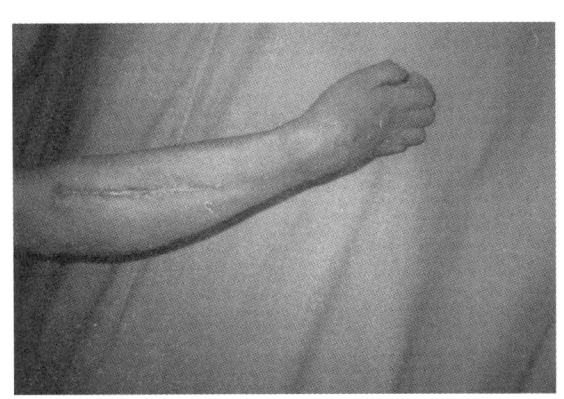

A 男，27岁，右上肢严重外伤后致虎口瘢痕挛缩，伴有屈腕畸形，术前拇指不能完成与食指对掌

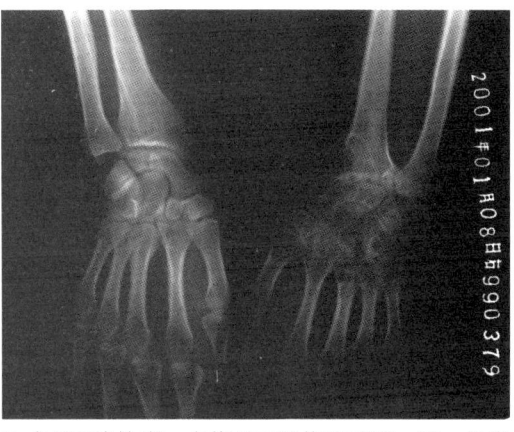

B 术前X线检查，右桡骨下段桡偏畸形，第一掌腕关节间隙较左手狭窄

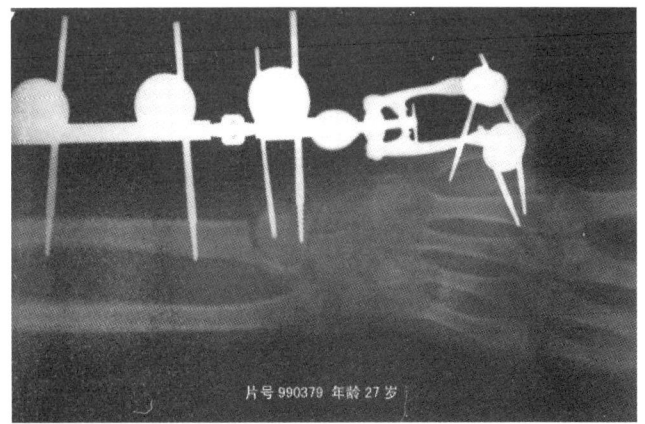

C 同期实施桡骨远段截骨矫正桡偏和轻度屈腕畸形，安装虎口开大的微型牵拉器，术后逐渐牵拉开大虎口的间隙

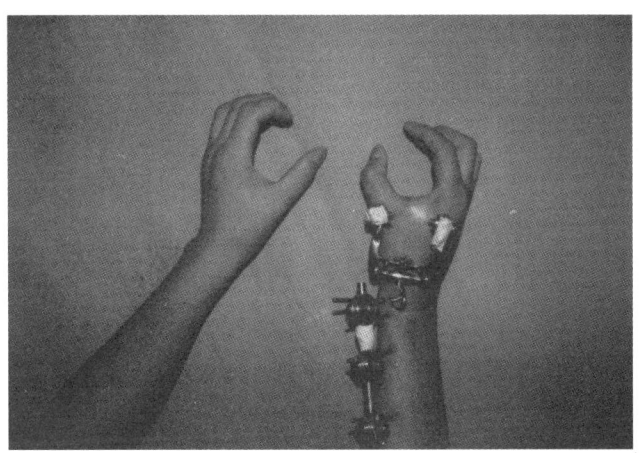

D 术后牵拉23天，虎口已开大至接近健侧手，拇指已能对掌，带牵伸器回江西老家。该患者术后2年曾电话随访，拇指已能与中指对掌，患者满意。这一技术的应用避免了实施开放手术，确有效地矫正了手虎口挛缩畸形

图 3-2-6　Ilizarov 技术矫正手虎口重度挛缩

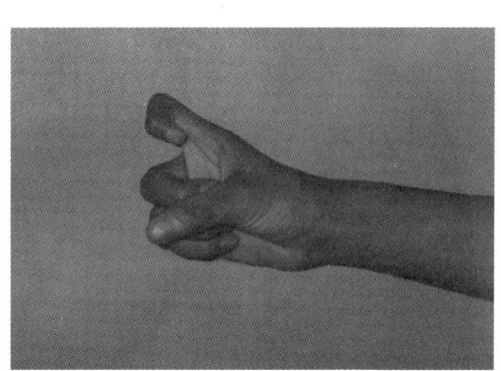

A 男，13岁，右食指外伤性屈曲畸形，曾实施手术松解术失败

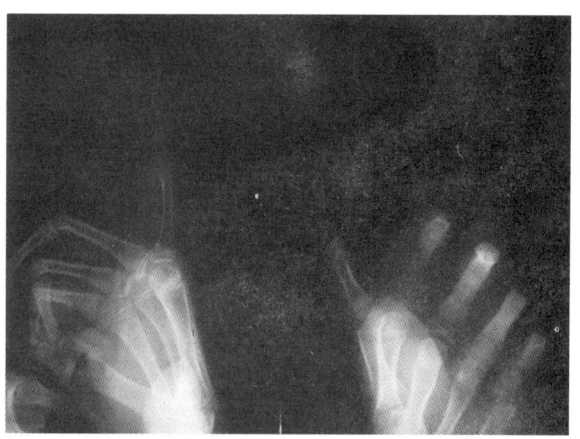

B 食指远、近指间关节屈曲畸形＞90°，近指间关节间隙狭窄

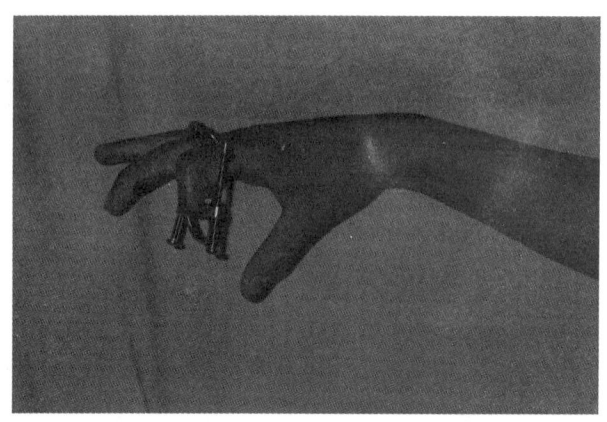

C 自行设计与安装了微型外固定牵伸器，术后旋转螺纹杆，使指屈侧组织产生张力伸展

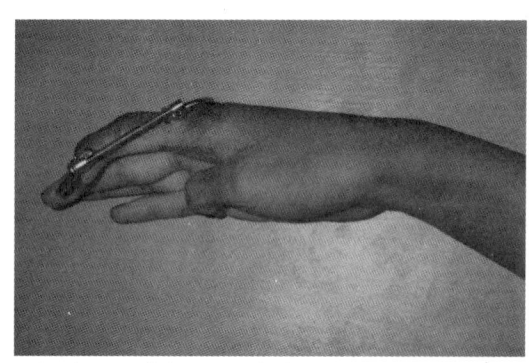

D 经过36天牵伸，屈曲挛缩畸形基本矫正，外固定器继续维持2周，以稳定食指关节屈曲于功能位

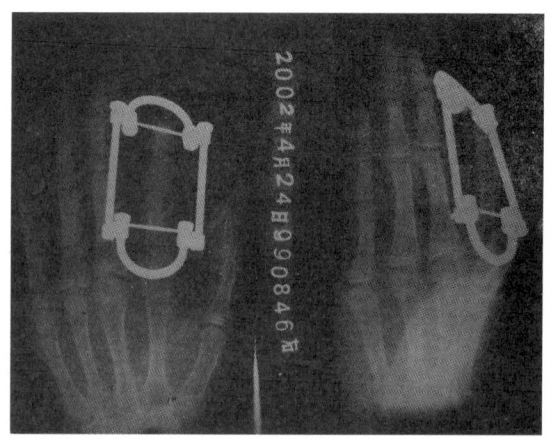

E 屈指挛缩畸形矫正后X线检查，指间关节无脱位

图 3-2-7 外固定牵拉矫正食指重度屈曲挛缩畸形

时遗留不等长平均3.7cm。结论是前臂延长提高上肢的功能和外观，允许患肢达到远侧身体部分和进行需要等长的臂长活动，患者对治疗有很高的满意度，但不需要完全恢复上肢的等长。Bagatur报道10例患儿前臂短缩和畸形，平均年龄10岁，病因包括先天性尺桡骨骨性联接和纵向缺损、多发性遗传性外生骨疣、远端桡骨骨骺闭合、马德隆畸形、双侧先天性前臂短缩、桡骨骨不连、尺骨骨不连。平均随访时间4年，平均延长长度3.7cm（31.5%）。所有患者都取得了满意的功能和外观改善。最常见的并发症是拆除外固定后的骨痂畸形。Kolodziej等报道Ilizarov技术治疗Ollier病导致的上肢畸形，平均上臂不等长差异8.4cm，前臂差异4.5cm，伴有大的角状畸形。经治疗畸形获得矫正，上臂长度恢复，但前臂遗留不等长，X线片上可见不正常软骨转变成为正常的再生骨。

国内王承武，崔泓报告8例尺骨延长、3例桡骨延长术治疗上肢骨疾病，延长1.3～5.5cm，骨牢固愈合时间26～44 d/cm。结果10例病人治疗效果满意，1例差，针孔感染与暂时性神经损伤是主要并发症，发生率为36.4%。王科文等应用尺骨延长术结合环状韧带重建术治疗儿童期先天性桡骨头脱位，6例中4例采用尺骨延长术，使桡骨头逐步达到解剖复位，6个月后再行环状韧带重建术，2例单纯行桡骨缩短术。结果6例手术患儿手部功能及外观改善，2例尚存桡骨头脱位。秦泗河报告3例幼年桡骨化脓性感染致大段尺骨缺损的治疗皆获得满意的修复效果（图3-2-8）。

结论：Ilizarov技术为上肢畸形的矫正和功能重建提供了安全、有效、微创的矫形外科治疗体系，由于它是通过缓慢牵拉产生的张应力，刺激自身组织细胞分裂再生而修复各种原因导致的肢体残缺，其矫形治疗的机制符合生物学的要求。能够治疗传统矫形手术不能治疗或难以治疗的一些上肢重度残缺与畸形，且手术风险很小，医疗费低廉，具有很大的研究、开发与应用前景。

（蔡　刚　秦泗河　郑学建）

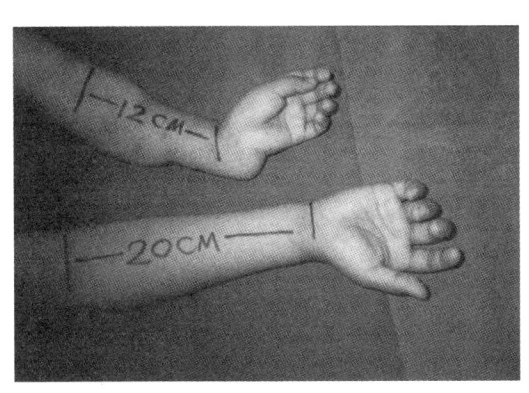

A 男，12岁，7岁时发生左前臂化脓性感染，并发桡骨缺损和腕关节重度桡弯畸形。术前左前臂桡侧软组织严重挛缩，较右前臂短缩8m

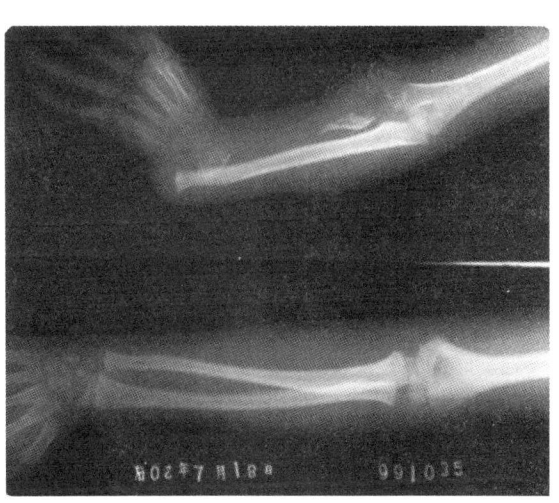

B X线显示，桡骨远近残留少许骨骼

图3-2-8　Ilizarov技术治疗桡骨缺损合并重度桡弯畸形

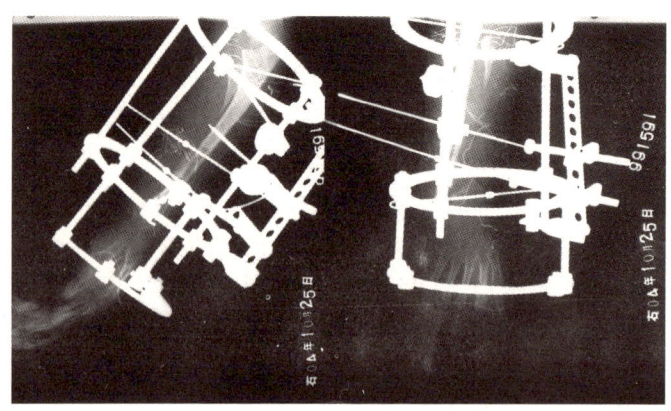

C 安装牵伸器，先将腕关节间隙牵开，于尺骨远段向尺侧横向牵伸，使脱位的尺骨茎突与桡骨远端的残端对接融合，本患者后期安装具有横向牵拉力的器械结构，使向桡侧脱位的腕关节逐渐牵拉到尺骨茎突的中心

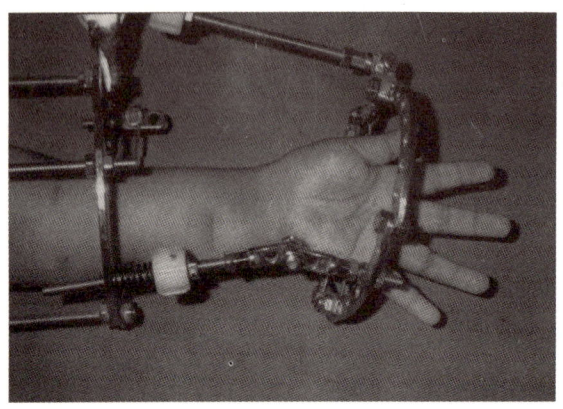

D 在牵伸过程中，积极锻炼手的运动功能

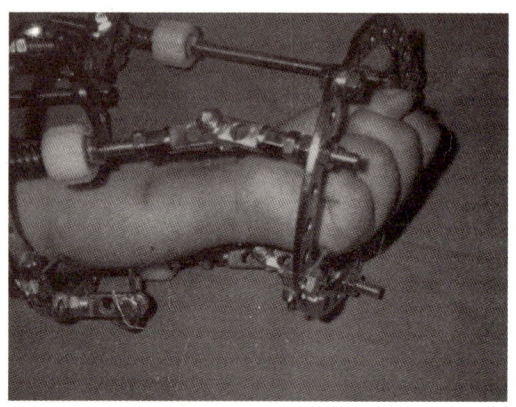

E 前臂牵伸器的构型，在掌骨和尺骨远近段穿针固定，术后缓缓牵拉腕关节逐渐分离，桡偏畸形矫正

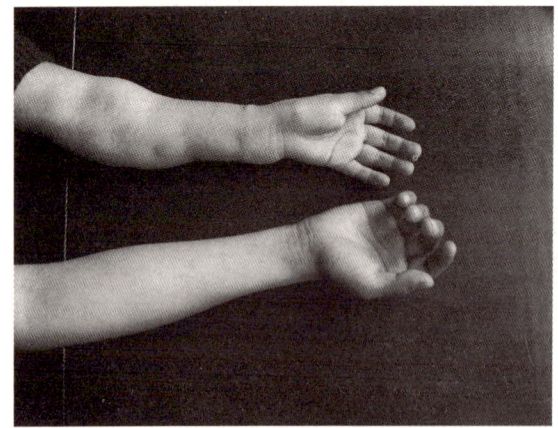

F 术后2年复查，畸形矫正、腕关节功能恢复，疗效满意

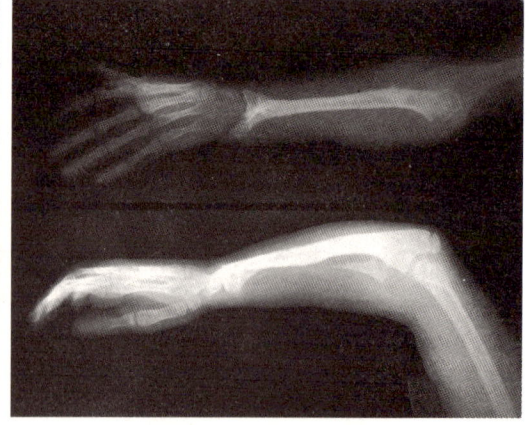

G 术后2年X线检查，尺骨与桡骨残端融合、桡弯关节接近正常结构、桡弯畸形完全矫正、左手的功能未受任何干扰，本患者计划于15岁时再实施左前臂延长术

图 3-2-8（续）　Ilizarov 技术治疗桡骨缺损合并重度桡弯畸形

二、Ilizarov技术矫正肘关节屈曲挛缩

肱骨髁上骨折为儿童最常见的外伤，好发于5～8岁，由于骨折后肘关节部必然发生深、浅组织的严重水肿和骨折的血肿机化，且因肘关节的关节囊容量相对较小，少量的关节液渗出、轻微关节囊肥厚或瘢痕都会导致关节挛缩僵硬。治疗骨折时又基本采用屈肘位固定，因此肘关节部位外伤后并发屈肘挛缩畸形（伸肘障碍）十分多见。而既往常用的矫正屈肘挛缩畸形的开放性软组织松解术，由于增加了一次手术创伤，术后容易再继发瘢痕挛缩。屈肘僵硬挛缩畸形仍是临床上常见而外科治疗较棘手的问题。笔者2003年3月～2005年7月应用自行设计的肘关节牵伸器，遵循Ilizarov的理论与技术原则，治疗外伤性肘关节屈曲挛缩畸形3例，获优良效果。

（一）3例病人的一般资料

男1例，女2例。左侧2例，右侧1例。全部为肱骨髁上骨折所致，外伤时的年龄3～5岁。本次治疗的年龄16～17岁，平均病程12年4个月。术前肘关节屈曲挛缩（伸肘障碍）2例45°，1例70°，3例皆合并10°～20°屈肘功能受限，无疼痛，前臂旋转功能正常。前臂中立、肘关节最大屈曲与伸直位X线检查，骨与关节无明显异常。

（二）肘关节外固定牵伸器的构型与安装固定方法

牵伸器的基本构型是参照膝关节牵伸器的基础上进行改制，主要包括环式钢环和4/5钢环组成的肱骨外固定及尺骨外固定器，中间由两个铰链连接，前方安装1个能旋转推拉的带弹簧的牵伸杆（图3-2-9）。通过贯穿的克氏针或橄榄针及半针固定于肱骨中下段及尺骨中下段。术前应准确测量患肢的周径、长度，肘关节最大屈曲和伸直的角度，预先组装、测试好与其相适应的关节牵伸外固定器。

牵伸器的安装固定方法

仰卧位，臂丛麻醉。患肢外展于同手术台等高的小桌上，不做任何皮肤切口。手术操作就是安装牵伸器的过程：将预先备好的外固定牵伸器套入上肢，牵伸器两侧的铰链中心对准肘关节的屈伸旋转中心，先在尺骨鹰嘴上穿1枚1.5mm克氏针通过牵伸器两侧的铰链洞孔，如此与设定的肘关节旋转中心（肱骨内外髁后部的冠状连线）基本可以达到一致。然后助手牵伸肘关节于中立位和最大伸直位，分别在肱骨与尺骨上，各穿2枚直径2.5mm全针与3mm的半针固定，穿针时应避开血管、神经解剖区，尽量避免贯穿肌肉。由于肘关节上下的血管、神经主要位于上肢的前方，可于肱骨远端及尺骨远近端各交叉穿两枚全针，而在肱骨中上段的外侧和尺骨的中、远端后侧，用螺纹半针与钢环固定，如此穿针布局，可减少钢针对软组织的干扰，避免误伤重要组织。固定器的钢环应与肱骨、尺骨干相垂直，使肢体位于环的中心，钢环距周围皮肤的距离应＞2cm，以尽可能使肱骨、尺骨干及肘关节与固定器受力相一致（图3-2-10）。

外固定牵伸器安装完毕后，进行肘关节伸屈运动测试，必须达到肘关节的屈伸运动与牵伸器的关节铰链有同步的运动弧，如此术后牵伸杆推拉肘关节伸直的过程中，不会干扰肱尺关节的关系。患者送回病房前可适当旋转肘前的螺纹牵伸杆，给弹簧施加一定的压缩力，推拉力通过压缩弹簧的缓慢释放，使肘前挛缩的软组织形成持续的牵伸张力。

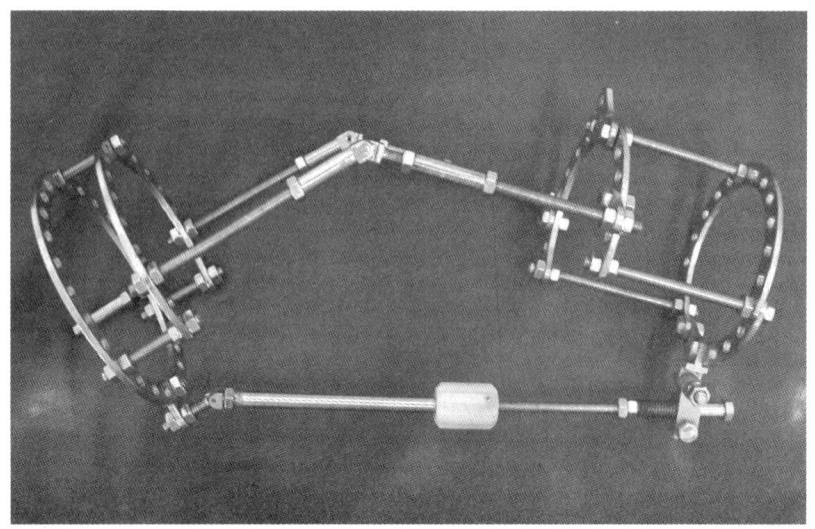

图 3-2-9　肘关节外固定牵伸器的构型

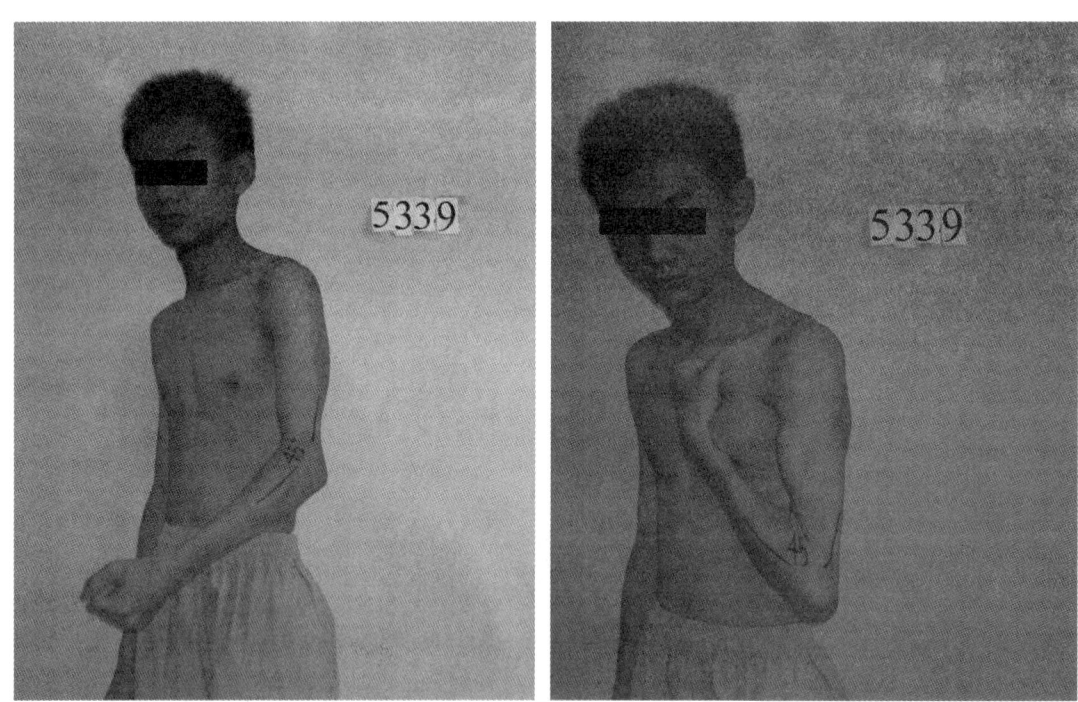

A 男，16岁，4岁时发生左肱骨髁上骨折，并发屈肘挛缩畸形 45°

B 术前屈肘功能受限 15°，前臂旋转功能正常

图 3-2-10　外伤性左肘关节屈曲挛缩畸形的牵伸矫正

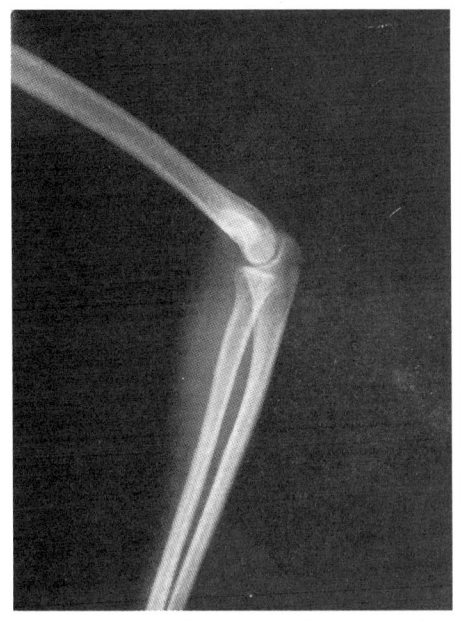
C 肘关节最大伸直位X线检查，肱尺关节结构正常

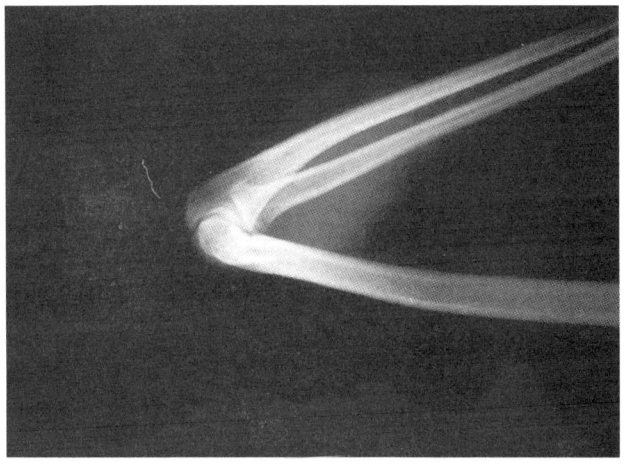
D 术前行左肘关节最大屈曲位X线检查，以准确判断屈肘障碍的程度

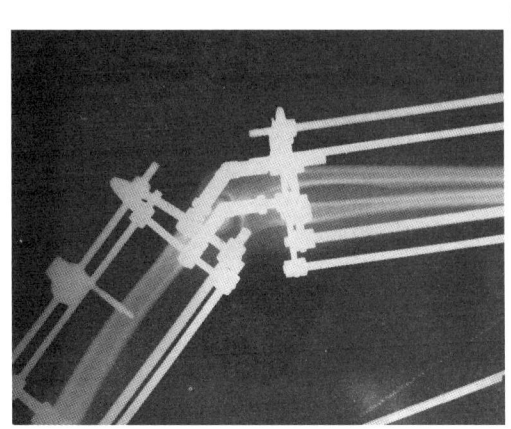
E 肘关节外固定牵伸器的穿针安装固定方法，关节铰链必须对准肘关节的伸屈旋转中心，术后8d X线检查，肘关节间隙较术前已开大

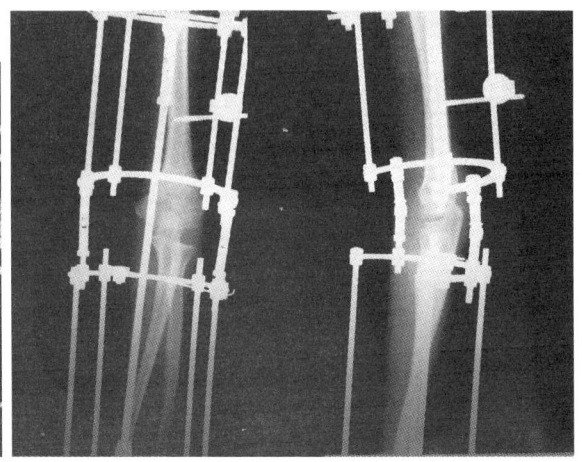
F 术后牵伸24d，肘关节屈曲畸形基本矫正、肘关节伸直位，肱尺关节关系正常

图3-2-10　外伤性左肘关节屈曲挛缩畸形的牵伸矫正

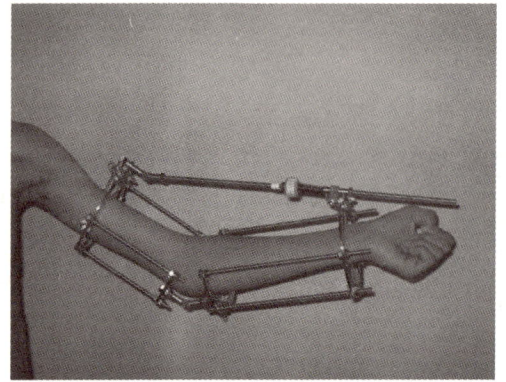
G 在牵伸过程中正位观

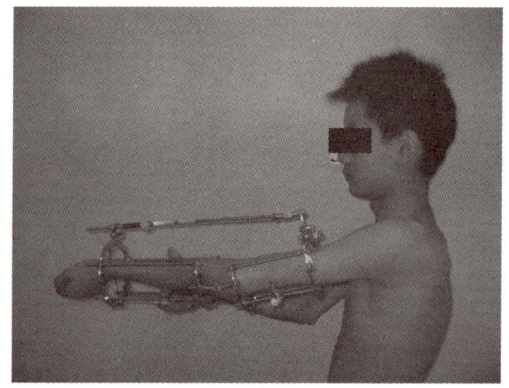
H 牵伸结束后，外固定牵伸器继续维持肘关节伸直位，2周后再拆除

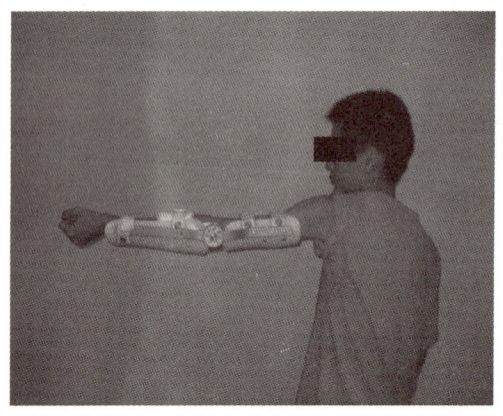
I 拆牵伸器后，装配戴关节铰链的上肢矫形器4周，以稳定治疗效果

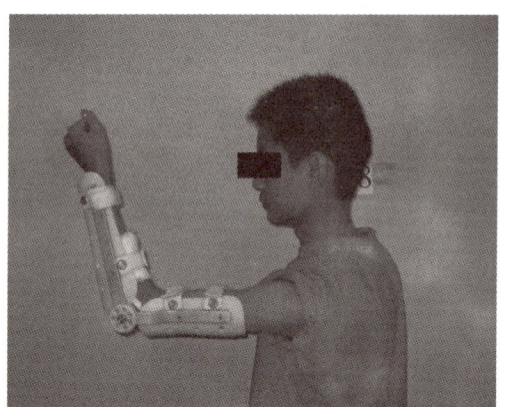
J 在矫形器的控制下锻炼肘关节的伸屈运动

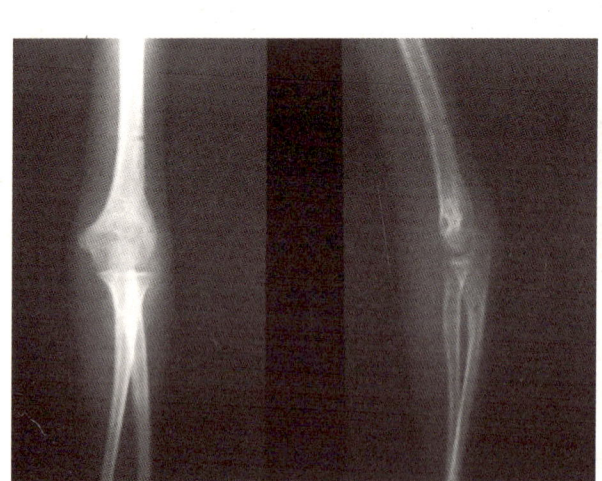
K 拆牵伸器后15dX线检查，肘关节基本伸直

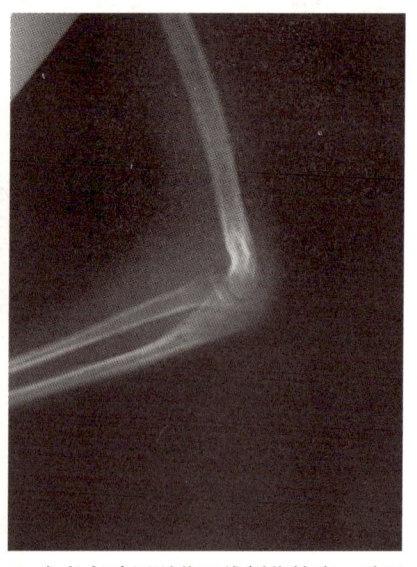
L 患者主动屈肘位X线侧位检查，肱尺关节关系正常

图 3-2-10（续） 外伤性左肘关节屈曲挛缩畸形的牵伸矫正

(三)术后处理与结果

关节牵伸成形术分为三个时期:牵伸期、放松期、运动期,这是一持续的动态治疗过程。术后3d局部疼痛会基本消失,患者可下床行走,可先通过旋转双侧铰链关节的螺纹杆,使肘关节间隙牵开3~5mm,以避免在牵伸矫正屈肘畸形期间发生关节软骨的挤压及滑膜的嵌顿。然后开始旋转肘前牵伸杆上的螺母,逐渐牵张肘前的软组织,缓慢矫正屈肘畸形。

牵伸速度一般为关节水平1mm/d(牵伸杆伸长2~3mm/d),通常以旋转牵伸杆上的螺母2~3圈确定,每天分为3~6次为宜。应根据患者的耐受程度及上肢的反应及时调整牵伸速度。当患肢出现疼痛或麻木,说明牵伸过快致血管、神经过度牵张引起,应减缓牵拉速度,定期实施膝关节X线检查,以使关节铰链与肘关节的旋转中心匹配。必要时调整关节铰链的位置(但本组患者无一例需要调整)。患者在牵伸治疗过程中没有明显的痛苦感觉。

屈肘畸形矫正的标准:3例患者术后牵伸28~39d,平均32d,肘关节最终伸直到0°~10°位。达到矫形要求的角度后再松开牵伸器6~10d,锻炼肘关节的屈伸活动(图3-2-11H),至恢复到>100°的运动弧后再固定牵伸杆。结束后外固定器维持需要的矫形位置2~3周,以便使牵伸的关节囊和韧带在新的张力位置下愈合。然后拆除外固定器,配合理疗活动肘关节。

结果:3例中,2例术后随访时间>2年6个月,1例术后随访3个月。结果1例术前屈肘畸形70°,矫正60°,伸肘达到-10°;2例术前屈肘畸形45°,术后矫正35°、40°个1例,患肢外观与功能达到了预期的矫形目的(图3-2-11),患者满意。无血管、神经损伤或针道感染的并发症,2例随访时间>2年者,最大屈肘角度较术前减少10°~15°。拆除牵伸器后初期皆发生前臂旋转功能不同程度障碍,后期均恢复正常。

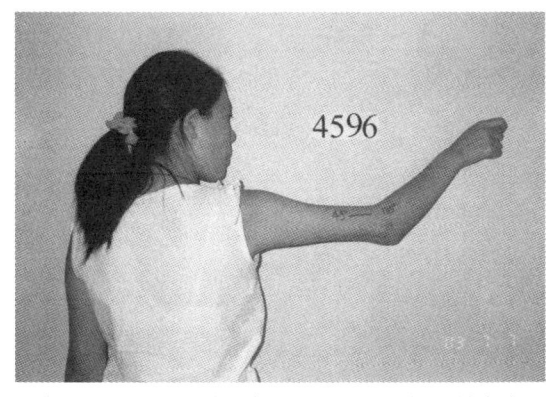 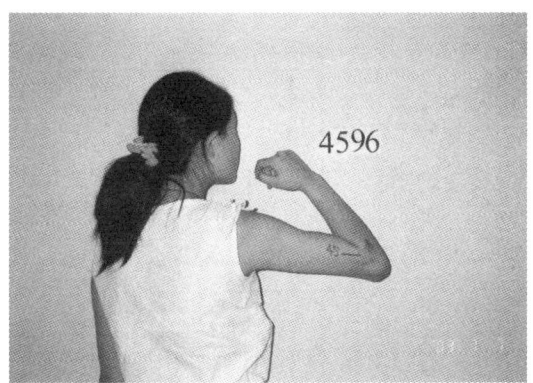

A 女,16岁,3岁时发生右肱骨髁上骨折,并发右肘关节屈曲挛缩,术前最大伸展135°(屈肘畸形45°)

B 合并轻度屈肘功能障碍,前臂旋转功能正常

图3-2-11 右肘关节屈曲挛缩畸形牵伸矫正

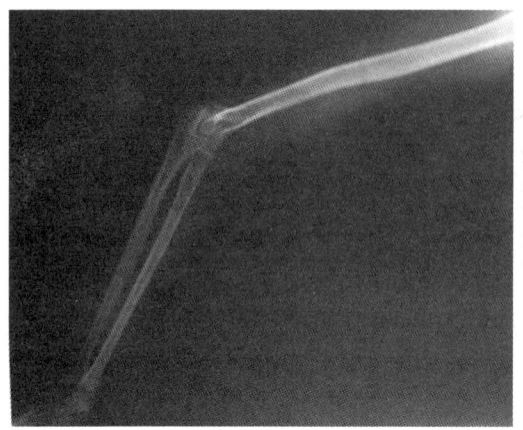

C 术前右肘关节最大伸直位X线检查，骨关节结构无明显异常

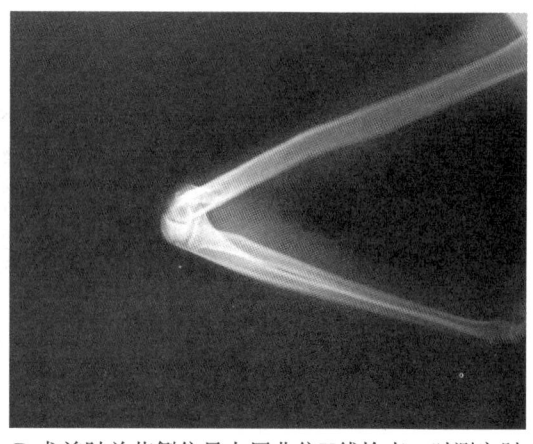

D 术前肘关节侧位最大屈曲位X线检查，以测定肘关节屈曲功能障碍的程度

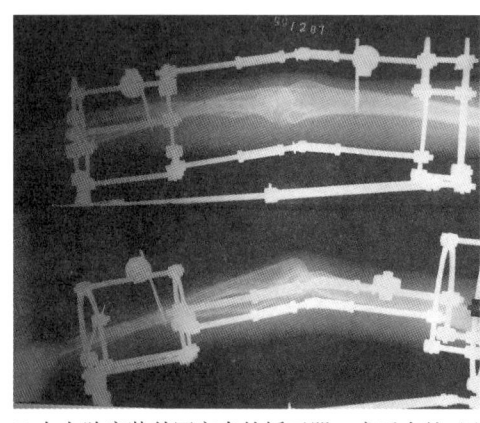

E 右上肢安装外固定牵伸矫正器，术后牵伸2周后X线检查，屈肘畸形已部分矫正

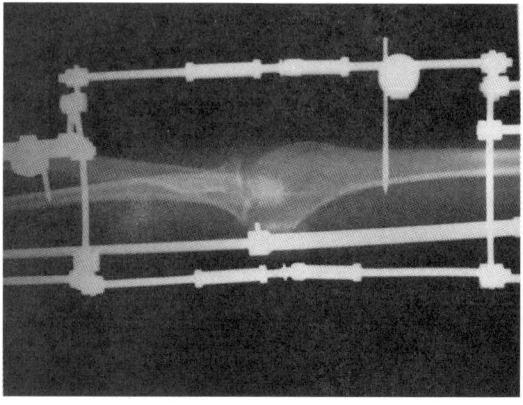

F 牵伸33d后，肘关节达到完全伸直位，肱尺关节位置正常

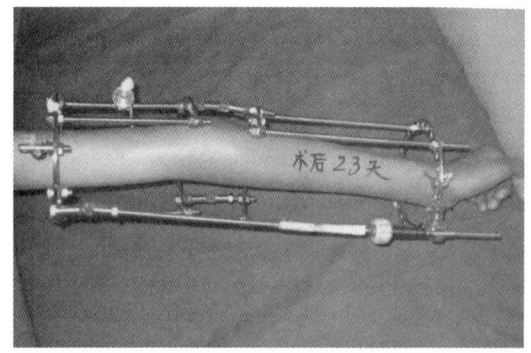

G 术后牵伸23d，外观看肘关节即接近伸直

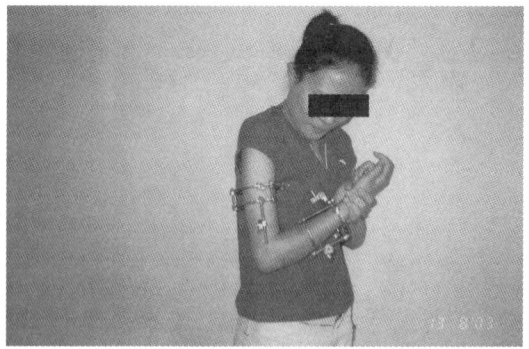

H 牵伸结束后可去掉牵伸杆，肘关节屈伸活动数天后，再安上牵伸杆维持肘关节伸直位2周后再拆除

图 3-2-11（续） 右肘关节屈曲挛缩畸形牵伸矫正

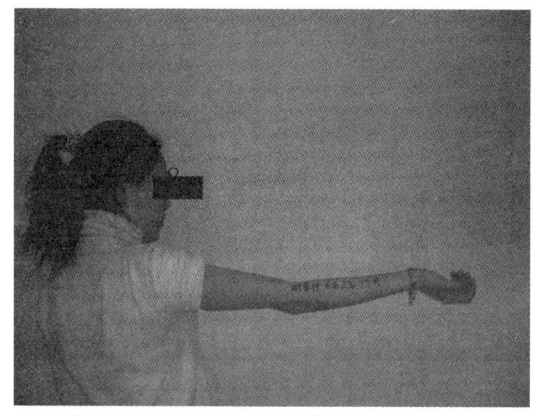

I 术后2年7个月复查,肘关节伸展170°,屈肘畸形矫正35°

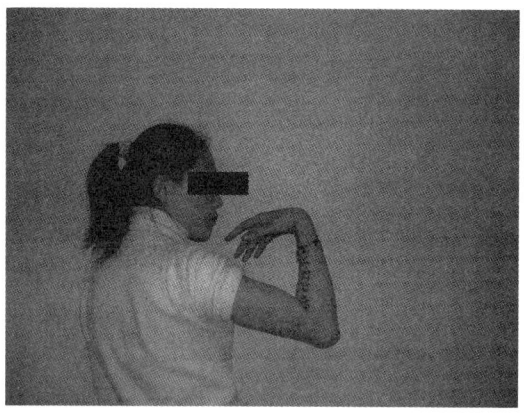

J 屈肘功能达55°,比术前减少10°,活动无疼痛,患者对治疗效果满意

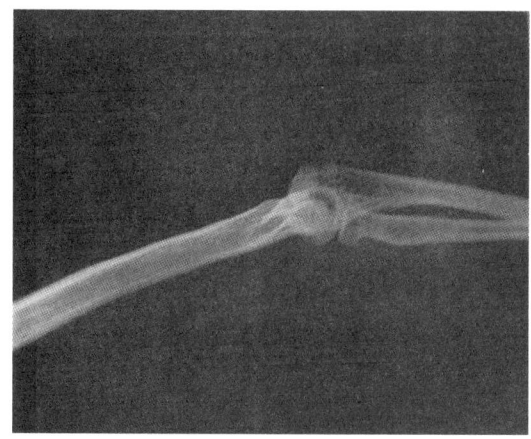

K 术后2年7个月复查,右肘关节最大伸直位X线侧位检查

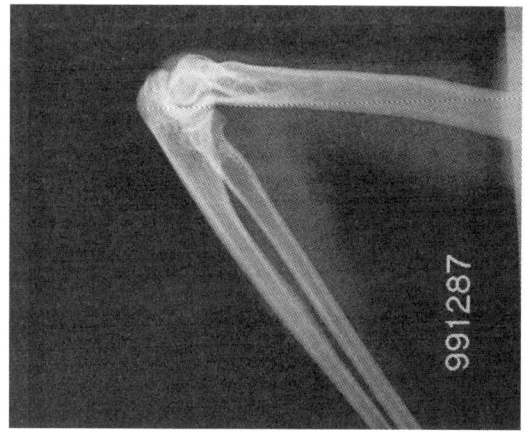

L 右肘关节屈曲位X线侧位检查,无关节结构异常

图 3-2-11（续） 右肘关节屈曲挛缩畸形牵伸矫正

（四）Ilizarov 技术矫正肘关节屈曲挛缩有关问题的探讨

1. 肘关节挛缩僵硬原因与分类

肘关节挛缩僵硬的概念是指关节主动和（或）被动活动范围减少或丧失,但关节间隙存在。按照肘关节挛缩的位置可分为屈曲型和伸展型,前者主要是伸展受限,后者主要是屈肘受限。Morrey 将肘关节挛缩僵硬的原因分为内在的和外在的两大类。内在包括关节内破坏和关节结构改变,如外伤、感染、退变、先天性或医源性。外在的包括关节周围的肌肉、韧带、关节囊的病理改变,如外伤后肌肉和韧带的滑动障碍,烧伤、神经损伤后肌力不平衡或痉挛性肌力不平衡。通常内在和外在的原因并存,本组肘关节屈曲挛缩的主要发病机制是外伤性血肿机化,肘前纤维组织增生,导致关节周围或滑动装置纤维性瘢痕组织形成。Cooney 认为影响肘关节挛缩僵硬的程度主要有四个因素：起初损伤的程度；骨膜的剥离；关节内损伤的程度；在治疗肘关节外伤或疾患时制动的方式与时间。

2. 手术指征

①30°的屈曲挛缩和＜100°的屈伸运动弧,神经、肌肉功能与皮肤基本正常；②某些

类型的工作需要，虽然＜30°的屈肘挛缩也应给予牵伸矫正；③肘关节结构正常或基本正常；④年龄在25岁以内，患者有强的治疗愿望。

3．常用的软组织松解手术方法

既往文献报告的主要手术方法有：肘关节镜松解术，主要适应于＜45°的关节挛缩。开放的肘关节松解术，适应于＞45°的关节挛缩，或伴有异位骨化、骨化性肌炎或术前伴有神经症状。开放手术虽然可以恢复关节的部分活动，但可导致韧带、肌肉的广泛破坏，造成关节的不稳。且松解手术后需要一段时间（一般3周）用石膏或支具控制肘关节于功能位，待关节周围软组织基本愈合后，再加大关节的屈伸锻炼运动，如此，必然影响关节功能的恢复。近年的进展是手术松解后，同时穿针安装带铰链的外固定器，如此既可提供适当的关节稳定，又可指导关节沿着一个同心圆弧运动，允许关节韧带在合适的长度下愈合，从而提高了开放手术的效果。

4．关节牵伸成形术

这是Ilizarov生物学理论与技术在肘关节功能重建的开发与延伸。其矫正挛缩畸形的基本机制是：安装带铰链的外固定牵伸器，术后通过逐渐、持续的牵伸所形成的组织张力，刺激已挛缩的肘前软组织包括神经、血管、关节囊等，平行于张力的牵伸方向发生伸展性组织再生，这样就避免或减少了胶原纤维的紊乱和瘢痕组织的形成，屈肘挛缩畸形矫正后不会复发。对于术前合并软骨损伤者，同时能促成软骨的修复和再生。

若患者术前合并肘关节脱位，能同期完成牵拉下复位关节，然后通过牵伸器关节铰链控制下的逐渐活动关节，有利于肘关节纤维关节囊的形成。

目前开发的肘关节外固定牵伸器的主要构型共有5种：① Mayo肘关节牵伸装置；② Morrey肘关节固定器；③ Orthofix型；④ EBI固定器；⑤ Ilizarov肘关节固定牵伸器。Mayo肘关节牵伸装置由一螺纹针穿过肘关节旋转轴，另2个平针穿于尺骨近端，将这3根针联于肘关节两侧的装置上。Morrey肘关节固定器使用罗盘铰链环状固定于上臂及前臂，内置7°的肘关节携带角，穿过肘关节旋转轴的钢针只是暂时的，以便放置固定器，罗盘铰链可以调节关节逐渐被动活动角度，可以实现6mm的关节间隙牵伸。Orthofix肘关节固定器为单侧，在横杆轨道上带球穴，关节可调节，通过预先穿过肘关节旋转轴的钢针确定安装固定器的位置，当固定器放置好后拔除此钢针，横杆轨道设有装置实现适当方向和程度的关节牵伸。EBI肘关节固定器是一单侧的装置，放置时不需要穿过肘关节旋转轴的钢针，该器械实际上是Morrey肘关节固定器和Orthofix肘关节固定器的混合物。

Ilizarov肘关节牵拉外固定器的构型，是在环状外固定器的基础上，按照肘关节的结构安装上关节铰链。由于肱尺关节是主要的骨性稳定结构，尺侧副韧带又是最强的韧带，外固定器就应置于肱尺关节。固定器成功的安装和获得良好效果的核心是精确地确定肘关节屈伸旋转轴，并经铰链的轴与肘关节旋转轴相对应。笔者设计的牵伸器在铰链关节部留一洞孔，通过洞孔经尺骨鹰嘴横穿一细克氏钢针，就能较准确地确定肘关节旋转轴，必要时在X线检测下确定。理想的肱骨穿半针的位置是三角肌的止点处，因为该处桡神经位于肱骨的后方。尺骨的穿针位置应最大限度地减少对前臂旋前旋后的限制，最好置于尺骨的后外侧。肘关节恢复同心圆的位置后再将外固定器的钢针夹拧紧。

5. 关节牵伸成形术治疗结果

Morrey 回顾了 26 例创伤后肘关节挛缩的患者，使用 Morrey 肘关节固定器行关节牵伸成形术，平均随访34个月，平均关节运动弧从术前的30°增加到101°，疼痛有明显改善。Fox 等报告了 7 例创伤后肘关节挛缩，行关节松解加使用 Morrey 外固定器牵伸成形术，关节屈伸弧由 55°提高到 98°。Divelbiss 等报道了用 Orthofix 肘关节固定器治疗创伤后、关节炎后关节挛缩，配合行关节囊手术松解，大部分患者皆增加了关节活动范围，只有少数完全恢复正常。作者研制的类Ilizarov牵伸器，价格低廉，用细钢针穿骨固定，并未实施关节囊松解术，属于无血手术，创伤极小，3例患者皆达到优良效果。关节牵伸成形术为肘关节挛缩僵硬的功能重建（伸直型挛缩的患者也可以用这一技术反向回缩矫正），开辟了一条微创有效的治疗途径。若遵循规范的器械安装操作和正确的术后管理，不会产生严重手术并发症。随着该技术的成熟与推广，可以预见绝大部分肘关节挛缩僵硬的患者，能用这一技术而获满意效果，从而避免开放手术和关节镜下松解术。

（秦泗河　郑学建）

三、肘内翻、肘外翻

多发于伸直型尺偏肱骨髁上骨折伴骨折远端旋转，复位不满意，产生骨折畸形愈合所造成。Smith在实验研究中证实骨折远端的内翻倾斜是造成携带角变化的主要原因。Kasser注意到肱骨远端骨骺外侧相对过度生长也可发生肘内翻．肘内翻超过健侧15°将影响外形和功能，需要进行肱骨远端外翻截骨术。一般骨折后3个月局部骨性愈合可视为手术时机。术前拍照双上肢伸肘正侧位片，测量健侧携带角（即肱骨干纵轴延长线与尺骨干纵轴线的夹角）和患侧内翻角（即肱骨干纵轴延长线与尺骨干纵轴线的夹角），这两个角相加等于截骨角度。

截骨矫形时机

一般骨折后3个月局部骨性愈合可视为手术时机，临床上所见的病人多延迟到青少年甚至到成年人（图3-2-12）。术前拍照双上肢伸肘正侧位片，测量健侧携带角（即肱骨干纵轴延长线与尺骨干纵轴线的夹角）和患侧内翻角（即肱骨干纵轴延长线与尺骨干纵轴线的夹角），这两个角相加等于截骨角度。

截骨与固定方法

手术切口：采用肘部外侧入路，骨膜下显露肱骨远端后，行基底朝外的楔形截骨或"V"形截骨，内侧皮质骨不截断，外翻远端后造成青枝骨折，前臂旋后肘关节伸直位，测量肘关节的携带角，两根克氏针交叉固定截骨断端。

作者的经验是截骨后用组合式外固定器固定，其手术操作简单，截骨角度可以调整，术后肘关节能够早期锻炼屈伸运动（图3-2-13），值得推广。

肘外翻畸形截骨与固定方法同肘内翻，但肱骨髁上切口和截骨应在尺侧，但若保留肱骨的长度，可安装带关节铰链的 Ilizarov 矫形器，术后逐渐调整矫正肘外翻畸形。

（秦泗河　郑学建）

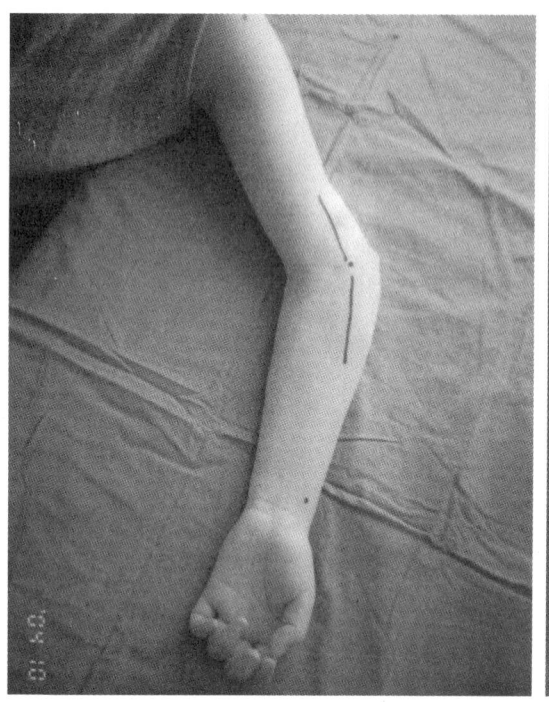

A 女，21岁，4岁发生肱骨髁上骨折，形成严重的肘内翻畸形，同时伴有25°屈肘畸形

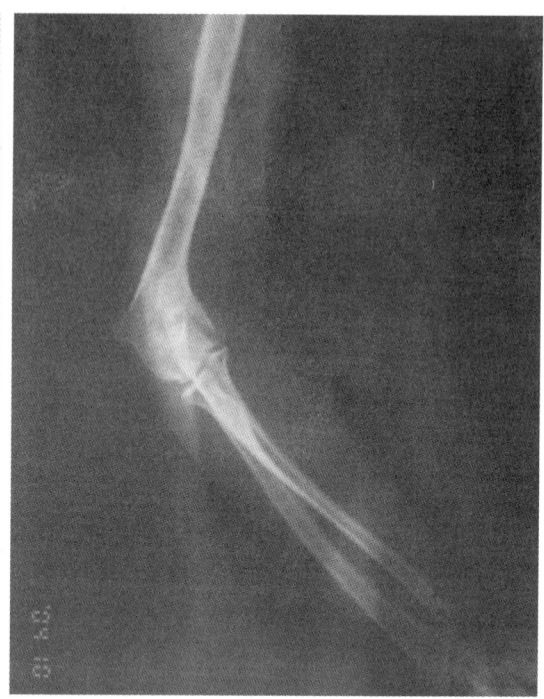

B 术前X线正位片，肘内翻畸形达40°

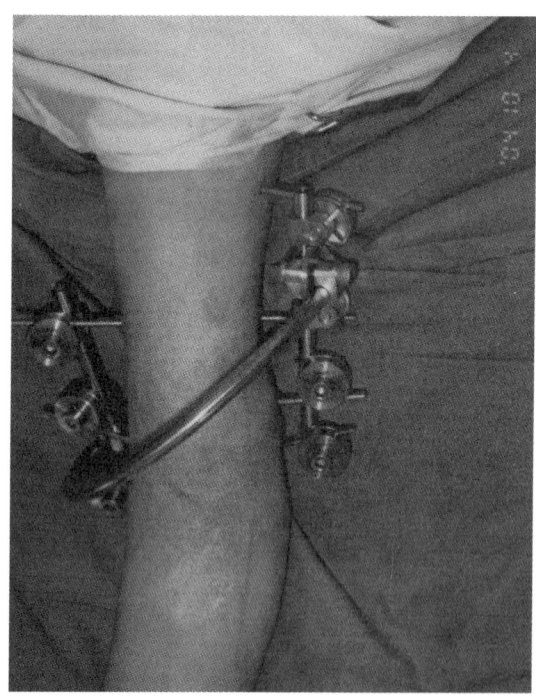

C 实施肱骨髁上截骨术（桡侧切口）矫正肘内翻畸形，截骨断端以组合式外固定器固定

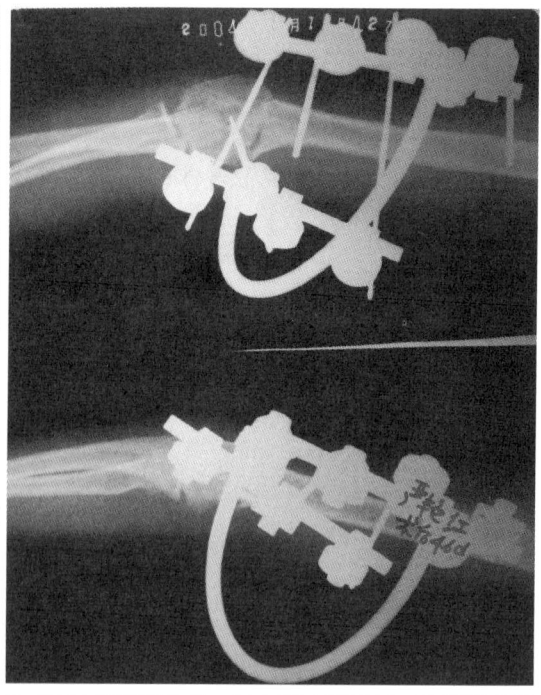

D 术后46d X线检查，肘内翻畸形矫正，肱骨髁上截骨端基本愈合

图3-2-12　肱骨髁上截骨组合式外固定器矫正成年肘内翻畸形

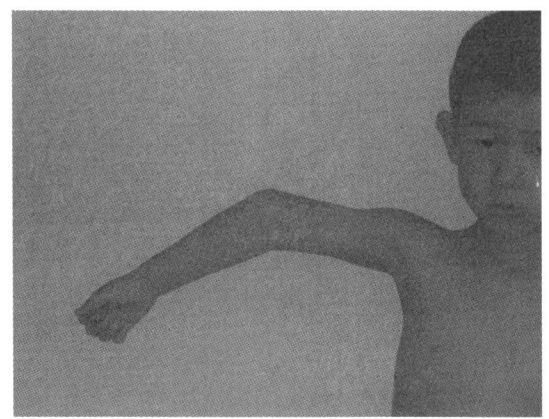

A 3岁时发生右肱骨髁上骨折形成肘内翻

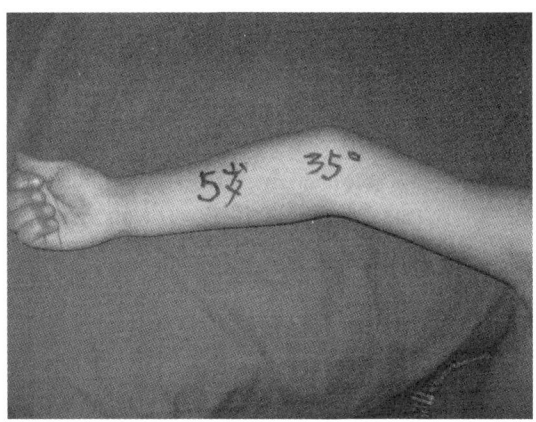

B 术前右肘内翻畸形35°

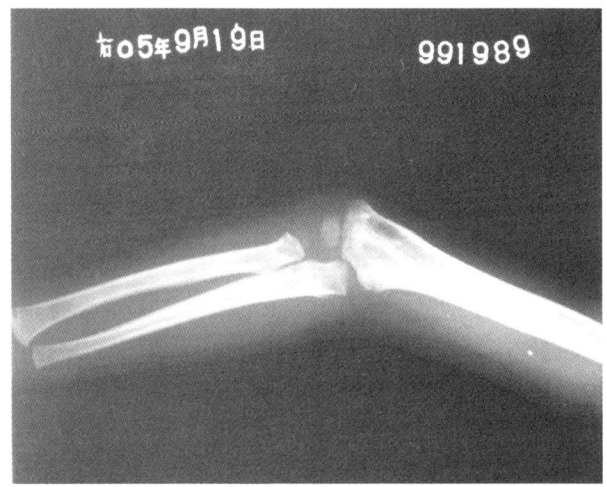

C 术前X线检查

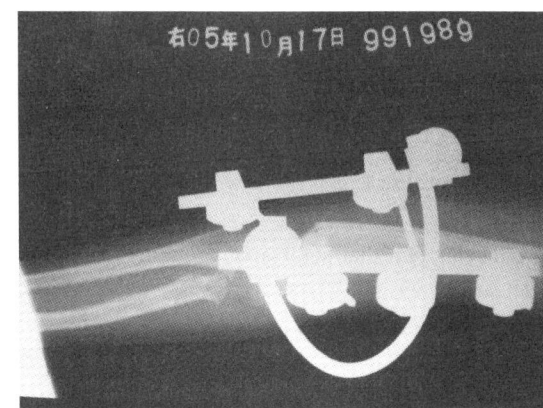

D 实施肱骨髁上截骨术矫正

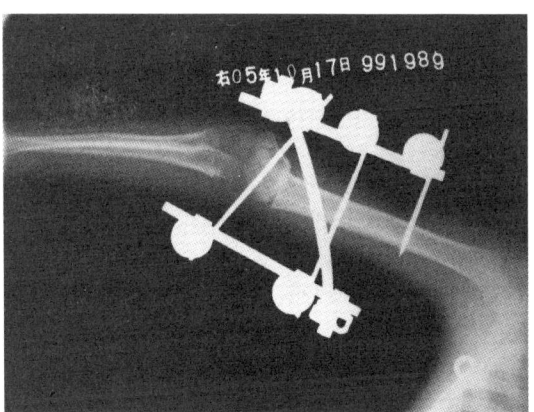

E 截骨断端以外固定器固定

图 3-2-13 儿童肘内翻畸形的矫正

参考文献

1. Ilizarov GA. The tension-stress effet on the genesis and growth of tissues: part Ⅰ.The influence of stability of fixation and soft-tissue preservation. Clin Orthop, 1989, 238:249-281.
2. Villa A, Paley D, Catagni MA. Lengthening of the forearm by the Ilizarov technique. Clin Orthop, 1990, 250:125-137.
3. Ranawat CS, Defiore J, Straub LR. Madelung's deformity: An end-result study of surgical treatment. J Bone Joint Surg, 1975, 57A：772-775.
4. Bell MJ, Hill RJ, McMurtry RY. Ulnar impingement syndrome. J Bone Joint Surg, 1985, 67B:126-129.
5. Price CT, Mills WL. Radial lengthening for septic growth arrest. J Pediatr Orthop, 1983, 3:88-91.
6. Armistead RB, Linscheid RL, Dobyns JH, et al. Ulnar lengthening in the treatment of Kienbock's disease. J Bone Joint Surg, 1982, 64A:170-178.
7. Pritchett JW. Lengthening of the ulnar in patients with hereditary multiple exostoses. J Bone Joint Surg, 1986, 68B:561-565.
8. Shapiro F, Simon S, Glimcher MJ. Hereditary multiple exostoses. Anthropometric, roentgenographic and clinical aspects. J Bone Joint Surg, 1979, 61A:815-824.
9. Paley D. The principles of deformity correction by the Ilizarov technique: Technical aspects. Tech Orthop, 1989, 4:15-29.
10. Cattaneo R, Villa A, Catagni MA, et al. Lengthening of the humerus using the Ilizarov technique. Clin Orthop, 1990, 250:117-124.
11. Green SA. Complications of external skeletal fixation. Clin Orthop, 1983, 180:109-116.
12. Paley D. Problems, obstacles and complications of limb lengthening. by the Ilizarov technique. Clin Orthop, 1990, 250:81-104.
13. Lehman WB, Paley D, Atar D. Operating room guide to the cross sectional anatomy of the extremities and pelvis. New York: Raven Press, 1989.
14. Green SA. Complications of external skeletal fixation: causes, prevention and treatment. Springfield, IL: Charles C Thomas, 1981.
15. Tetsworth K, Krome J, Paley D. Lengthening and deformity correction of the upper limb by the Ilizarov technique. Orthop Clinics North American, 1991, 22（4）:689-713.
16. Houshian S, Houshian S, Jorgsholm PB et al. Madelung deformity treated with Ilizarov technique: a report of two cases. J Hand Surg, 2000, 25（4）:396-399.
17. Karatosun V, Alekberov C, Alici E, et al. Treatment of cubitus varus using the Ilizarov technique of distraction osteogenesis. J Bone Joint Surg, 2000, 82（7）:1030-1033.
18. Niall DM, Murphy PG, Fogarty EE, et al. Correction of soft tissue contractures of the wrist using the Ilizarov technique. J Hand Surg, 1998, 23（4）:442-4.
19. Raimondo RA, Skaggs DL, Rosenwasser MP, et al. Lengthening of pediatric forearm deformities using the Ilizarov technique: functional and cosmetic results. J Hand Surg, 1999, 24（2）:331-8.
20. Bagatur AE, Dogan A, Zorer G. Correction of deformities and length discrepancies of the forearm in children by distraction osteogenesis. Acta Orthop Traumatol Turc, 2002, 36（2）:111-6.
21. Kolodziej L, Kolban M, Zacha S, et al. The use of the Ilizarov techniques in the treatment of upper limb deoformity in patients with Ollier's disease. J Pediatric Orthop, 2005, 25（2）:202-5.
22. 王成武，催泓.前臂延长术 11 例.中华小儿外科杂志，1993, 14（1）:15-17.
23. 王科文，张锡庆，王晓东.先天性挠骨头脱位.中华小儿外科杂志，2001.22（1）:34-35.
24. 秦泗河，孙磊. Ilizarov 技术在矫形外科的应用进展. 中国矫形外科杂志. 2002, 3:295-298.

25. 秦泗河，夏和桃，郑学建等.新型 Ilizarov 膝关节牵伸器的研制和临床应用.中国矫形外科杂志，2004, 6:805-808.
26. Buckwalter JA. Shoulder bone, soft tissue, and joint injuries be treated with rest or activity? Ortho Res, 1995, 13:155-156.
27. Morrey BF. Post-traumatic contracture of the elbow. Operative treatment including distraction arthroplasty. J Bone Joint Surg (AM), 1990, 72:601-618.
28. Conney WP. In The Elbow and Its Disorders, BF Morrey, Editor. WB Saunders: Philadelphia,1993, 464-475.
29. 黄竞敏，赵力，唐建军等.关节镜下松解及清理术在肘关节屈伸功能障碍方面的应用.中华骨科杂志，2005, 9:533-536.
30. 邱贵兴，戴克戎主编.骨科手术学.第 3 版.北京：人民卫生出版社，20005:850-852.
31. Ilizarov GA.The tension-stress effet on the genesis and growth of tissues :part I.The influence of stability of fixation and soft-tissue preservation.Clin Orthop, 1989, 238:249-281.
32. Behrens F, Kraft EL, Oegema T. Biochemical changes in articular cartilage after joint immobilization by casting or external fixation. Orthop Res, 1989, 7（3）:335-43.
33. Morrey BF. Distraction arthroplasty: Clinical application. Clin Orthop, 1993, 293:46-54.
34. Fox RJ, Varitimidis SE, Plakseychuk A. The compass elbow hinge: indications and initial results. J Hand Surg, 2000, 25B:568-572.
35. Divelbiss BJ, Adams BD. Articulated external fixator of the elbow. Current Opinion in Orthop, 2001, 12:343-347.

第三节　分娩性臂丛神经麻痹的诊治

分娩性臂丛神经麻痹（又称产瘫），主要是指在分娩过程中胎儿的一侧或双侧臂丛神经因受到头肩分离暴力作用而发生的牵拉性损伤。几个世纪以来，产瘫一直被认为是上肢的一种先天性畸形。Smellie（1768）首先报告一例分娩引起的双侧臂丛麻痹，Duchenne（1861）证实了产瘫的分娩性起源，Erb（1875）描述了产瘫中最常见的臂丛上干受损表现，Seeligmueller（1877）和 Klumpke（1885）则分别描述了全臂丛型及下干型产瘫的症状。Kennedy（1903）建议对产瘫进行早期手术探查和修复并取得一定疗效，但Sever（1925）通过对1,100例产瘫治疗结果的总结，发现神经修复疗效并不满意，他认为经过适当的保守治疗，产瘫患儿大多数可以自行恢复，再通过某些功能重建手术则可使疗效进一步改善。这种以保守治疗为主的观点持续了相当长的一段时间。从20世纪80年代开始，Narakas（1981）、Gilbert（1984）等相继采用显微外科技术治疗产瘫，取得了令人瞩目的疗效。目前手术已成为治疗产瘫的主要方法之一。

一、病因、损伤机制及预防

近年来，随着人们生活水平的提高，产科中巨大儿（＞4千克）的出生比例呈上升趋势，因而产瘫的发生率也随之升高。据估计，目前产瘫在发达国家的发生率约0.6‰～1‰，而在发展中国家则达到3‰～4‰。我国尚无发生率报告，但我院近10年收治病种的构成表明，患者数量确有增加。

根据我院对上海市3家三级、5家二级医院1988～2002年31例确诊的产瘫患儿及母亲的流行病学调查，发现产瘫发生的危险因素按其大小排列依次为产钳助产（OR值40.22）、巨大儿（OR值31.25）及母亲孕前体重指数≥21〔OR值24.81，体重指数=体重（公斤）/身高（米2）〕。巨大儿的胎头和双肩径较大，常易引起头位和肩难产。当采用产钳或胎吸等方法使胎头娩出后，其先肩在耻骨联合处受阻而不能顺利娩出，此时牵拉胎头协助先肩娩出时，过度的头肩分离暴力使臂丛神经受到牵拉性损伤。文献报道的其他危险因素还包括妊娠糖尿病、臀位分娩、急产、高龄经产妇及子宫强烈收缩（此时臂丛损伤可发生在宫内）等。此外，极少数的产瘫由先天性臂丛神经发育不全引起，此时患儿多表现为臂丛下干受损症状，即肩肘关节活动正常而手部功能障碍。虽然文献均认为剖宫产是预防产瘫发生的保护因素，但有研究表明，当胎儿估计体重大于4,500克时，要作233~1026次剖宫产才能预防1例不能自行恢复的产瘫。因此，目前认为产瘫的预防还在于采取针对危险因素的综合性措施：①降低巨大儿的发生率：巨大儿的发生与很多因素有关，如孕前体重、孕期体重增加数、既往巨大儿史、妊娠糖尿病、经产妇及过期妊娠等。可通过合理营养（妊娠中期3个月为主）、筛选及治疗妊娠糖尿病、减少过期妊娠等手段加以控制。②严格把握各种产钳的应用指征。③正确处理肩难产：新生儿是否发生肩难产与其出生体重有关，降低巨大儿的发生也可减少肩难产的出现，更重要的是应掌握几种肩难产的助产方法，如McRobert法、Rubin法等。有研究发现胎头与胎肩娩出间隔在6分钟内对胎儿是安全的，因此，当一种助产手法无效时，应采用其它手法协助肩娩出，以免使用暴力造成臂丛神经损伤。④降低孕前体重指数：在怀孕前应进行体重指数的测量，通过锻炼、调整饮食结构等将其控制在正常范围内。⑤加强高危孕妇的管理和产程监护：对已诊断为巨大儿的逾期孕妇，如果宫颈成熟，可考虑引产；若出现产程阻滞，则应及时进行剖宫产以结束分娩，这样既可避免滥施手术，也可减少产瘫的发生。

二、分型与临床表现

临床上长期沿用的上干型、下干型和全臂丛型的分类法由于不能反映产瘫的发生和发展规律，现已被基本否定。Tassin、Gilbert和Narakas（1984）根据产瘫的病理特点提出了4型分类法。该分类强调随着暴力的增加，神经根的损伤范围从上神经根（C567）向下神经根（C8T1）蔓延。各型的表现及转归如下。

Narakas 1型：C56损伤。表现为肩外展、屈肘不能等典型的Erb's麻痹。通常第一个月内开始恢复，4~6个月可达正常，但约10%患儿遗有不同程度的肩关节功能障碍。Narakas 2型：C567损伤。表现为肩外展、屈肘、伸腕等不能。大多数患儿从一个月后开始恢复，约65%可达完全，但剩余病例遗有不同程度的肩关节功能障碍等。Narakas 3型：C5~T1损伤。表现为全上肢瘫痪，仅一半以下患儿可自行完全恢复，多数遗有肩、肘或前臂旋转障碍，约25%患者的伸腕伸指功能不恢复。Narakas 4型：C5~T1损伤伴Horner's征。除全上肢瘫痪外，还有上睑下垂、瞳孔缩小、眼球内陷、半脸无汗等星状神经节受损表现。此型无自行完全恢复可能，且至少2%患者由于脊髓受累而出现行走发育延迟、步态不稳及患足变小。虽然该分类仍存在不足，如我们在手术探查2型产瘫时发现C8常有累及，但由于其基本反映了产瘫的发生规律，故目前已得到多数临床医生的认可。脊髓造影结合CT扫描或MRI对神经根节前损伤的诊断有帮助。神经-肌电图检查可发现神经损伤的系列表现，因而有鉴别诊断价值。

三、诊断

根据出生时巨大儿体重或产钳助产等史，生后单侧（或双侧）上肢呈部分（或全部）软瘫，以及神经-肌电图的检查结果，产瘫的诊断一般不难，但Narakas分型应在2～3周时进行，以排除某些生后数天即完全恢复的轻症病例。产瘫需与以下疾病鉴别：①脑性瘫痪：简称脑瘫，其病因包括产前（先天性）、产时（新生儿窒息及颅内出血等）、及产后（外伤及疾病）因素，因助产技术不当导致的脑瘫与产瘫的鉴别尤为重要。脑瘫患儿出生时常有颅内缺氧及出血史，神经系统后遗症除可表现为单瘫外，还可表现为四肢瘫、偏瘫、截瘫等，其麻痹肌群常呈肌张力增高、腱反射亢进等上运动神经元受损表现，神经电图大多正常；而产瘫常表现为单侧上肢受累，其瘫痪肌群呈下运动神经元受损表现（肌张力下降，腱反射减低），神经-肌电图检查除失神经电位及募集反应减少外，潜伏期及波幅亦有明显异常。但脑瘫的肌张力增高是逐渐的过程，有时尚有少数患者两者合并存在，此时的鉴别诊断较困难。②骨关节损伤：分娩时由于胎位异常或助产技术不当可造成肩关节脱位、锁骨骨折、肱骨上端骨骺分离等，患儿可表现为肩关节功能障碍。此时应检查是否同时有屈肘障碍。单一的肩关节活动障碍以骨关节损伤常见，合并屈肘障碍则以臂丛损伤多见。出生后两周在X片上发现骨痂等病变即可明确诊断。

四、治疗

（一）非手术治疗

从产瘫诊断后即教会父母作患肢各关节的被动活动，有助于预防各种挛缩的发生。操作者双手握住患儿肘部作肩关节内收位被动外旋及上举，可预防或减轻肩关节内旋挛缩；一手将患手上举，另一手将翘起的肩胛骨下角向下压，可预防或减轻大圆肌及背阔肌挛缩；一手将患手置于对侧肩部，另一手将翘起的肩胛骨脊柱缘向肋骨方向推压，可预防或减轻肩关节外旋挛缩。电刺激有促进神经再生的作用，应常规使用。

（二）臂丛神经探查手术

1. 指征　目前临床上几乎全部作者对Narakas 4型产瘫于生后3个月以内进行手术，但对上臂丛神经根为主损伤（即Narakas 1～3型）的最佳手术时机仍存在争议。Gilbert和Tassin（1984）对一组（44例）采用保守治疗的病例从出生起连续观察5年，结果发现：所有完全康复的患儿，其肱二头肌和三角肌在1个月时已开始收缩，到2个月时已达正常；若肱二头肌和三角肌在3个月时开始收缩且在5个月时达M3（抗重力收缩），其肩关节功能最终仍可达到Mallet Ⅳ级（良好）；若肱二头肌和三角肌在3个月时无收缩，则最终结果不佳。由于胸大肌等影响而使三角肌的功能检查较为困难，故他们将"三个月时无肱二头肌收缩"作为手术指征。Clarke（1998）则将多个关节活动作为观察指标并将手术时机酌情延长。若到生后9个月时不能通过"饼干试验"（Cookie Test）则有手术探查的指征。所谓"饼干试验"主要反应患肢的屈肘功能：患儿坐位，患肘轻轻贴于身体，将一块饼干放入患手中，同时限制其正常侧上肢活动。若患儿不能在头颈屈曲小于45°的体位下将饼干送入口中，则试验结果阴性。目前许多产瘫中心倾向于采用Gilbert标准，这是由于早期手术不仅疗效较好，还容易得到家长的理解与配合。由于出生6个月后孩子的患肢可出现一些微弱动作，尽管其最终结果不会满意，但家长不愿冒已出现动作术后丧失的风险而拒绝手术，从而失去神经修复的机会。可见，早期手术对孩子十分有利。由于产瘫时神经-肌电图的检查结果常较实际恢复情况乐观，故其在确定手术时机上的价值受到愈来愈多的怀疑。

2．方法 虽然目前仍有作者对有传导的臂丛创伤性神经瘤行松解等手术，但愈来愈多的作者相信采用神经移植和移位可得到最佳手术效果。我院资料表明：就恢复上干功能而言，神经松解术的疗效与非手术治疗相同；对一组（48例）采用神经瘤切除、臂丛显微外科重建病例术后平均4年的随访显示，Narakas 2型患儿的肩肘功能基本能得到有效恢复，约2/3 Narakas 4型的手功能获得明显改善；虽然臂丛重建术后4周患肢功能确有所减退，但3个月时已基本达到术前水平，术后1年则优于术前；相关病理研究发现，有早期手术指征的上干神经瘤，其神经结构已遭明显破坏，胶原纤维明显增生，再生神经纤维（有髓+无髓）的通过比例仅约40%且与神经瘤的传导性无关。这些研究结果充分证明对产瘫的创伤性神经瘤行切除重建的必要性。

手术采用气管内麻醉。患儿头肩部抬高，头偏向健侧。锁骨上横切口5cm，分离脂肪组织后切断或牵开肩胛舌骨肌，结扎或牵开颈横动静脉，找到位于前中斜角肌之间的臂丛神经根。在锁骨水平可发现创伤性神经瘤位于C56及上干的前后股之间，其形状常为梭形，也可呈双峰状（表示完全断裂）（图3-3-1）。切断前斜角肌，探查C78T1根部；若下三神经根损害明显，则向下延长切口成"T"型，锯断锁骨，暴露并保护锁骨下动脉后尽可能向近端游离探查神经根，此时可充分暴露C8T1、下干及臂丛全部结构；也可不切断锁骨而在锁骨上、下及后部暴露全臂丛。若发现背根神经节或椎间孔处明显瘢痕，常提示神经根已撕脱。术中感觉神经诱发电位（SEP）检查可判断残留神经根的功能状况，以决定其是否可用作神经移植的动力神经。神经瘤切除后行电缆式神经移植结合神经移位修复臂丛（图3-3-2）。副

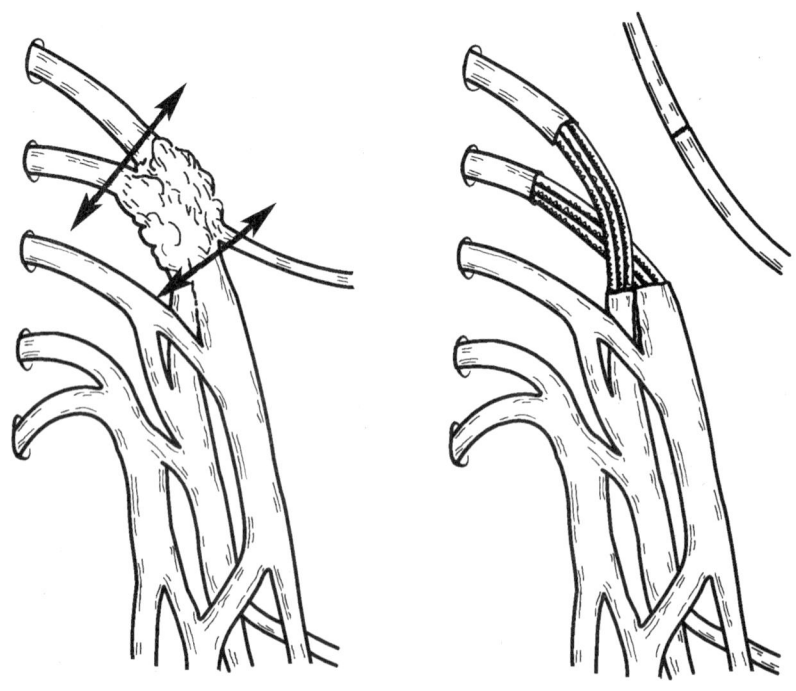

图3-3-1 C56断裂，C5→上干的股，C6→上干前股，副神经→肩胛上神经

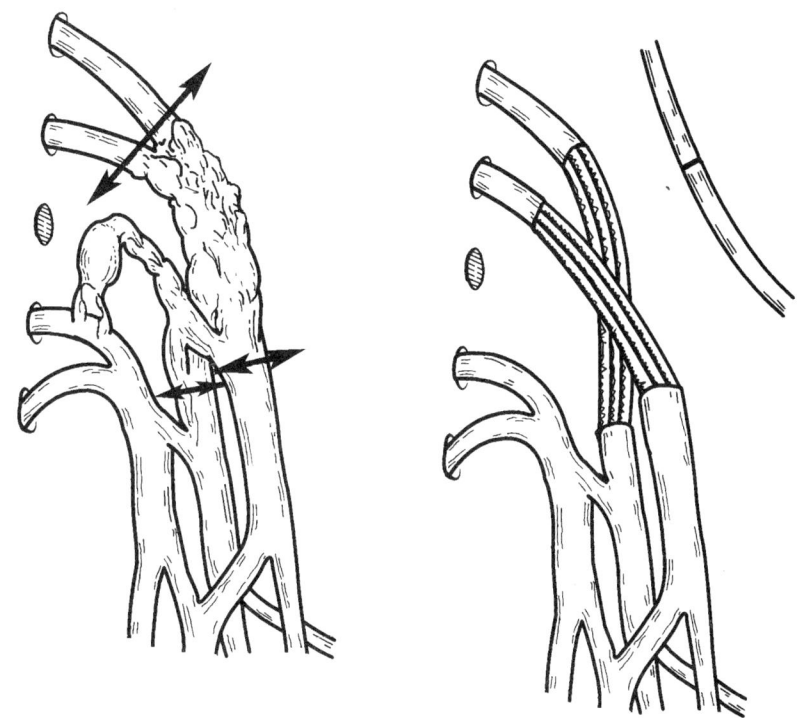

图 3-3-2 C56 断裂，C7 撕脱，C5→后束，C6→外侧束、副神经→肩胛上神经

神经移位于肩胛上神经适用于所有病例，其他方法分别如下：C56 断裂 -C5 移植到上干后股、C6 移植到上干前股；C56 断裂、C7 撕脱 -C5 移植到后束、C6 移植到外侧束；C567 断裂、C8T1 撕脱 -C5 移植到后束、C6 移植到外侧束、C7 移植到内侧束（图3-3-3）；若仅剩两个神经根可利用，则牺牲后束而修复内、外侧束（图3-3-4）；若仅剩一个神经根，则将其移位到内侧束，再作肋间神经移位修复外侧束（图3-3-5）；若全臂丛根性撕脱伤，则行肋间神经移位修复肌皮神经，再（或二期）行健侧C7移位修复正中神经（图3-3-6）。上述原则可根据具体情况加以调整。移植神经可取臂（前臂）内侧皮神经、腓肠神经及桡浅神经等。通常每一神经根需5～6股移植神经。神经修复后将头放正，检查吻合口满意后缝合锁骨：采用不可吸收牢固缝线作锁骨断端交叉缝合，再缝合骨膜及锁骨下肌，最后将软组织覆盖其表面（图3-3-7）。放置引流皮片后关闭切口。术后作头肩胸上肢石膏制动，4周后拆除并开始电刺激和康复训练。

对于1岁以上的患儿，若行神经瘤切除可能造成已恢复动作的不可逆丧失，故此时可酌情选择创伤较小的神经移位术，如肋间神经→肌皮神经、副神经→肩胛上神经和（或）健侧C7 移位修复正中神经或桡神经。

手术注意事项：膈神经移位术对成人的安全性已得到一致公认，但对婴幼儿是否同样安全目前尚无定论。曾有报道产瘫应用膈神经移位后，患儿早期肺部并发症明显增加，且有些膈肌的抬高程度随年龄的增长而加重。因此，我们建议在膈神经切取对儿童的安全性得到充分论证以前，应该对此手术持谨慎态度，尤其不能既切取膈神经又切取肋间神经用作移位，以免发生急性呼吸衰竭。

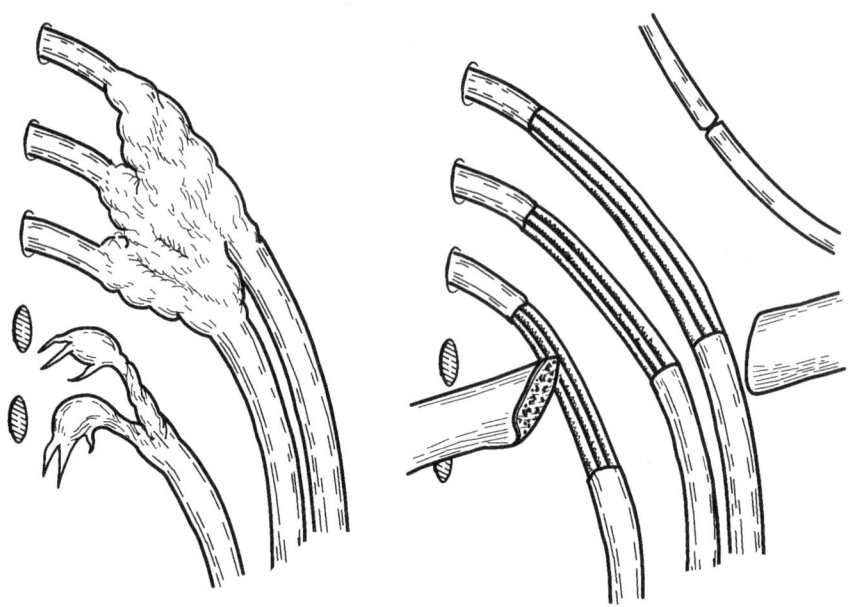

图 3-3-3 C567 断裂、C8T1 撕脱，3 个神经根分别到 3 束，副神经→肩胛上神经

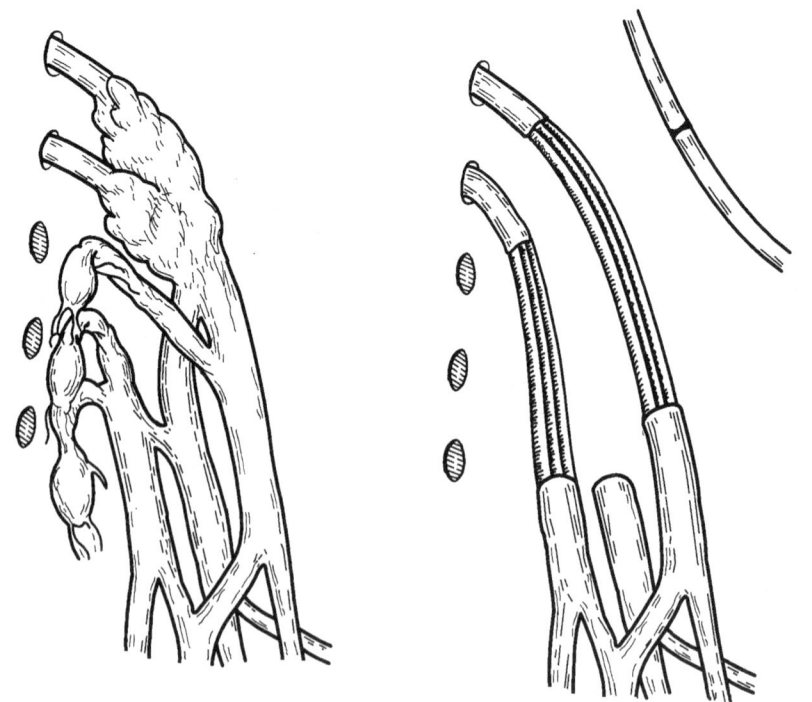

图 3-3-4 如 2 个神经根残端可用，分别移位于外侧束和内侧束，副神经→肩胛上神经

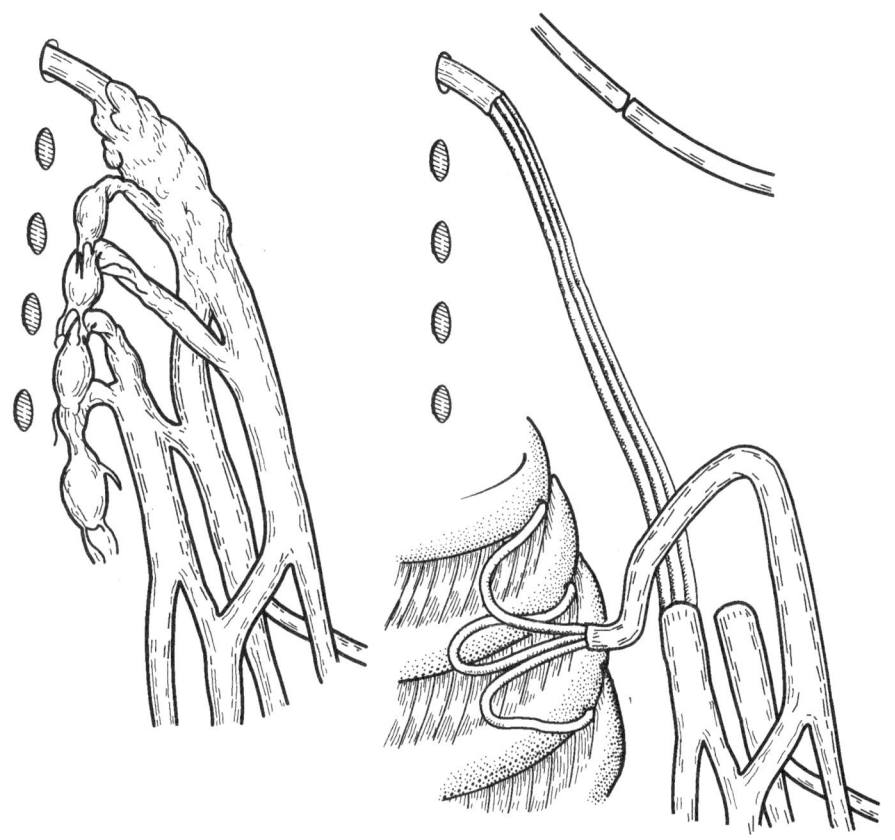

图 3-3-5 若仅剩一个神经根，移位至内侧束，肋间神经（3-4 根）→外侧束，副神经→肩胛上神经

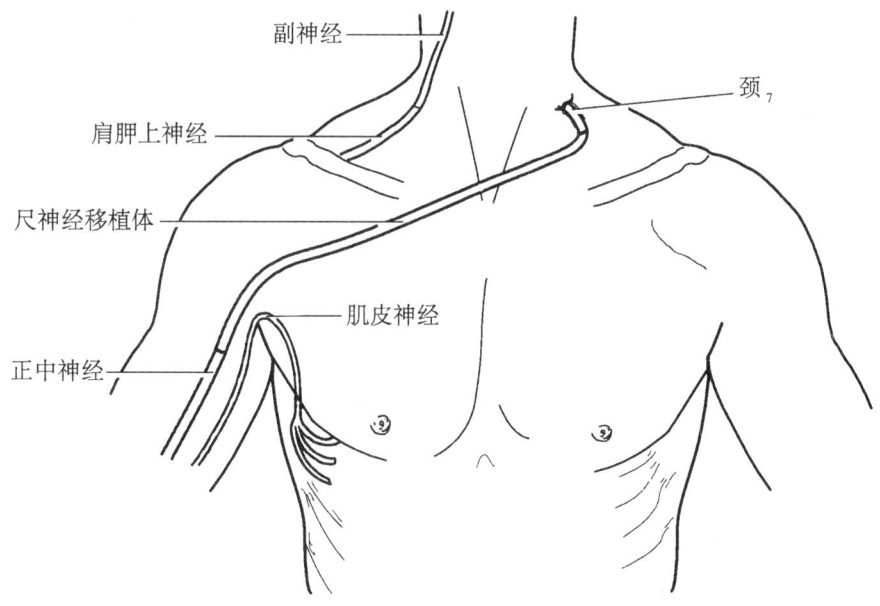

图 3-3-6 全臂丛根性撕脱伤：肋间神经（3-4 根）→外侧束，副神经→肩胛上神经，
健侧 C7 →尺神经（用作移植神经）→正中神经

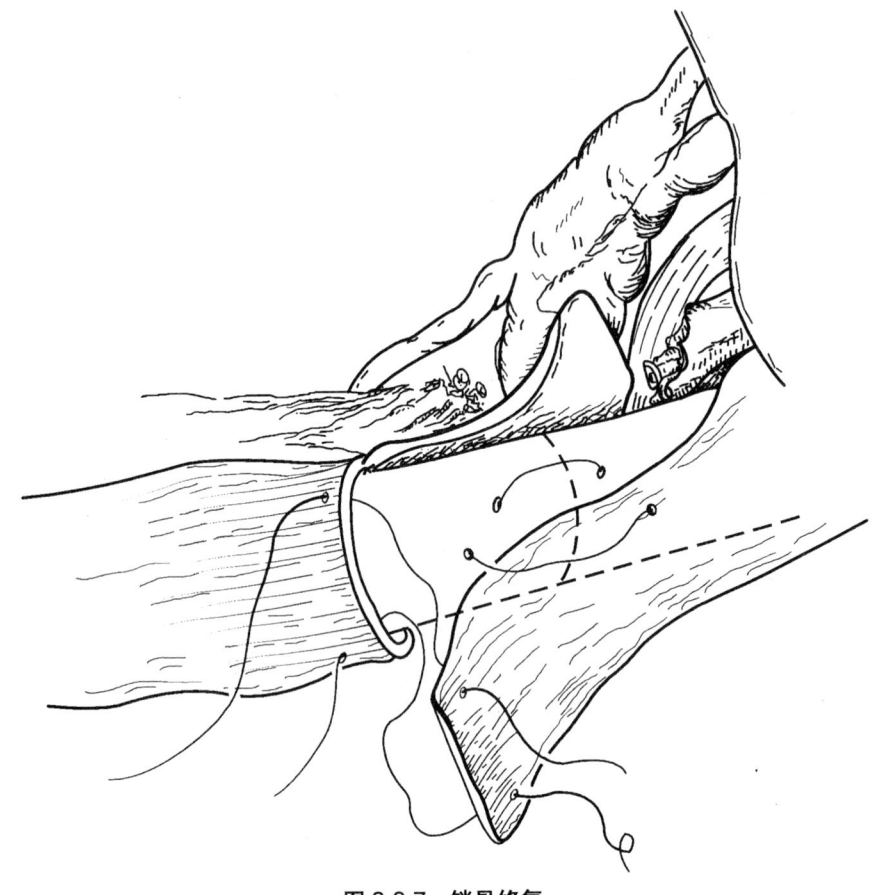

图 3-3-7 锁骨修复

五、继发性畸形的表现与诊断

（一）肩关节

由于产瘫的损伤机制及病程演变与成人臂丛损伤不同，患儿上肢各关节常会出现各种后遗症，其中最常见的是肩关节内旋挛缩畸形，即使神经修复手术以后，少数患儿仍难以避免其发生。顾玉东根据产瘫后期肩外展及外旋受限的机制与程度将其分为以下三型：

1. 动力型 主动肌萎缩。表现为三角肌，冈上、下肌等收缩无力。此型少见，治疗原则为神经修复（如晚期神经移位）或功能重建。

2. 阻力型 主动肌恢复较好，但由于拮抗肌挛缩或肩关节的继发性病变而形成阻力，导致肩外展及外旋障碍。又分下述三型：①肩胛下肌挛缩型：表现为肩关节内旋为主的畸形。患肩处于内旋内收、肘关节屈曲、前臂旋前、腕关节及各指处屈曲位，呈典型的"索小费"动作。肩内收位被动外旋小于正常侧一半。我们的研究表明产生挛缩的主要机制是肩胛下肌在接受上干支配的同时，还接受中干等的神经支配（肩胛下神经中28%的纤维来自C7）。因此，在中下干仍保留一定功能时，肩胛下肌的恢复通常先于仅受C56支配的外旋外展肌（冈下肌、小圆肌、三角肌、冈上肌），这种肌力恢复的不平衡对发育中的儿童尤易导致肌肉挛缩。②骨关节病变型：肩关节内旋挛缩的进展将导致肩关节向后半（全）脱位，并产生一系列继发性骨畸形。检查发现肩关节被动外旋进一步受限（≤0°），肩关节后方可触及脱位的肱骨头。肩关节标准正位及腋窝轴位片（必要时辅以关节造影、CT或MRI）可明确脱位的类型及关节的继发性改变。③大圆肌、背阔肌同步收缩型：表现为大圆肌、背阔肌在主动肩外展时的同步收缩，从而抵消了肩外展与外旋的力量。同步收缩的诊断需采用四道程肌电图仪：将四个刺激电极分别插入三角肌、冈下肌、大圆肌、背阔肌，嘱患儿用最大力作肩外展，纪录上述四块肌肉的收缩幅度。正常情况下，三角肌、冈下肌收缩时，大圆肌、背阔肌应是松弛的，反之亦然。但在同步兴奋时，可发现肩外展时，这四块肌肉同时出现兴奋，甚至大圆肌、背阔肌的收缩波幅高于外展外旋肌。我院进行的实验研究表明，同步收缩的产生机制主要在于婴幼儿雪旺细胞发育不成熟，致使神经趋化因子如slit2蛋白等分泌减少，从而出现再生神经的交叉支配（cross-innervation）。这类患儿中的相当部分可伴有大圆肌及背阔肌的明显挛缩，此时发现肩关节呈内收为主的畸形，被动外展患肢时可发现肩关节下部有牵制感伴下盂肱角（inferior glenoid-humeral angle）的明显缩小（正常外展时该角度至少150°，此时该角度甚至仅为30°）。阻力型的治疗原则是去除阻力，如肩胛下肌起点剥离或大圆肌切断结合背阔肌自身延长等。

3. 混合型

既有动力肌力量不足又有同步收缩或拮抗肌挛缩，此型临床上最常见。治疗原则为去除阻力、同时（或二期）恢复动力神经的功能或行功能重建术。

Birch（1998）将肩关节后脱位分为单纯性半脱位、单纯性全脱位、复杂性半（全）脱位，后二者常呈固定性内旋畸形。所谓"复杂性"，是指脱位合并骨的继发性畸形，如喙突和肩峰过长、真假关节盂形成等。在复杂性半脱位，肱骨头与位于后下的假盂形成"关节"；在复杂性全脱位，则肱骨小结节与假盂构成"关节"。该分型对复位手术方案的选择具有重要意义。

原发性肩关节外旋挛缩临床少见。Zancolli（1993）认为分娩时的暴力既可使冈下肌小圆肌等外旋肌及相应关节囊发生创伤后挛缩，也可直接造成肱骨头向前脱位，而前者可加重脱位。此外，为预防肩内旋挛缩而长期进行外旋位制动也可引起肩外旋挛缩，故目前此种方法已被摒弃。肩关节外旋挛缩有时可与内旋挛缩同时存在。

检查发现患肢自然下垂时有外展倾向，主动肩外展及外旋功能通常较佳，但肩内旋明显受限——患手不能主动碰及腹部、健侧肩部及背部。若将患肩被动内旋，则出现明显的翼状肩胛，其程度可以后盂肱角（posterior glenoid-humeral angle）表示：将患手置于对侧肩部，肱骨纵轴与地面平行，测量肱骨与肩胛骨额状面的夹角。正常时此角至少70°，在某些挛缩病例此角甚至可减至0°。X线检查可发现肩关节前脱位等骨关节病变的证据。

（二）肘关节

肘部屈伸肌完全瘫痪很少见，其最常见者是由于肱二头肌与肱三头肌肌力恢复不平衡而导致的屈曲畸形。通常为牵伸10°~15°，但有时可达50°以上并出现继发性关节畸形。前臂旋转障碍很常见：上臂丛神经根（C567）损伤后常由于旋后恢复不佳而出现旋前位畸形，全臂丛神经根损伤时常表现为旋后固定畸形且同时出现桡骨小头前脱位。

（三）手部

手部后遗症通常分为两类：第一类继发于C567为主的损伤，主要表现为垂腕垂指畸形，而屈指屈腕基本正常。其中一些患儿的垂腕伴尺偏畸形乃由尺侧腕伸肌向掌侧滑脱引起，此时嘱其伸腕，往往表现为更加屈腕及尺偏，故重建手术时应将脱位的尺侧腕伸肌移向桡侧腕伸肌（若伸腕不佳）或拇长展肌。第二类常继发于全臂丛神经根损伤，其C567功能可不同程度恢复，但C8T1呈明显障碍可表现为屈指肌及手内肌肌力减退，也可表现为腕及以下功能全部受损。

除上述关节继发病变外，病人常遗有患肢短缩，其程度从Narakas 1型的不到2%至4型的20%，通常6岁以后逐渐明显。

六、继发性畸形的治疗

（一）肩关节

1．肩胛下肌剥离术（Subscapularis slide）　本手术由Carlioz和Brahimi（1986）报道。适应证：保守治疗无效的单纯性肩胛下肌挛缩患儿（通常在6个月以上）。Narakas（1987）提出手术应尽可能在2岁以内实施。方法：采用气管内麻醉，仰卧位，患肩部抬高，上肢被动外展以外旋肩胛骨。于腋下沿肩胛骨腋缘作6cm切口，分离皮下组织，保护胸背神经血管蒂后牵开外侧的背阔肌，于肩胛骨下角处穿一粗丝线向外侧牵拉以暴露肩胛下窝。将肩胛下肌起点分离切断，注意不损伤大圆肌。向远端逐步于骨膜外剥离肩胛下肌，将纤维束带一一切断，术中若能被动外旋肩关节>70°，表示松解完全。手术后石膏制动患肢于肩内收、最大外旋位，前臂位置则根据其挛缩倾向呈相反位固定（图3-3-8）。固定时间：6个月患儿3周，以后每大2个月龄增加1周，1岁以上为6周。拆除石膏后行肩关节被动外旋及上举锻炼。

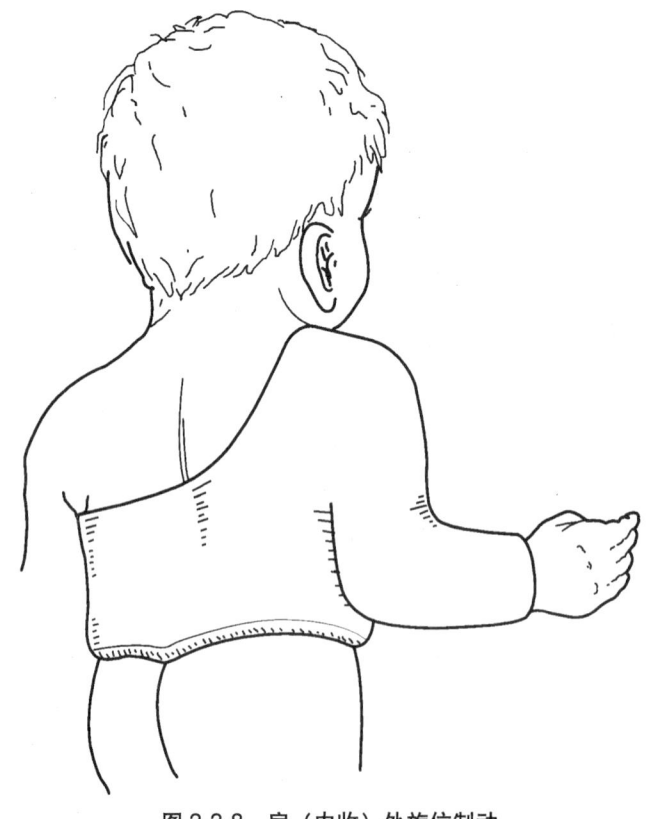

图3-3-8　肩（内收）外旋位制动

手术注意事项：在分离肩胛下肌起点时要注意保护其内侧前锯肌及上界的神经血管蒂；应特别注意松解上内侧的挛缩肌纤维，但无需涉及关节囊。关于该手术的疗效存在争议：Gilbert报道的有效率为82%，但Birch认为该手术的远期疗效不满意，建议改作肩关节前路松解。

2. 肩关节前路松解术（anterior release）　本术式由Fairbank（1913）提出。由于许多肩关节后脱位经松解复位后出现肩内旋功能丧失，而此障碍的致残性较肩内旋挛缩更强。因此，长期以来该手术的应用受到很大的限制。Birch（2000）指出主动肩内旋丧失的根本原因在于肱骨头后倾。他发现约一半以上的复杂性脱位患儿存在肱骨头后倾（正常肱骨头后倾不超过30°），此时若实施成功的关节复位，后倾的肱骨头将阻挡肱骨内旋，致使患儿主动肩内旋丧失并出现继发性外旋挛缩。因此，他主张应在复位的同时行肱骨内旋截骨以纠正肱骨头后倾，从而不仅增加肱骨头复位的稳定性，还保留了重要的内旋功能。目前此经改良的前路松解术已得到学术界的广泛认同及应用。适应证：单纯性肩关节内旋挛缩及各阶段的肩关节后脱位。方法：采用气管内麻醉，仰卧，头肩部抬高。于三角肌胸大肌间隙作纵形切口6cm，保护头静脉，于其外侧分离后切断部分喙肱韧带，外旋肩关节，显露肩胛下肌止点。若为单纯性挛缩，则切断止点上1/3（图3-3-9），此时肩关节被动外旋即可明显改善；若存在半脱位或全脱位，则上述步骤常难以复位。此时需切断胸小肌止点，将喙突咬除直至基底部，肩胛下肌的止点作Z字切断并尽可能保留关节囊完整（图3-3-10），此时被动外旋肩关节可使肱骨头复位。当肱骨头存在明显后倾（主要见于复杂性脱位），则表现为复位的不稳定：即复位后内旋肩关节至（甚至不到）中立位肱骨头又从真关节盂滑入假关节盂。肱骨头后倾程度的估计：复位后，检查者一手握着肱骨头的冠状面，另一手的拇指及四指置于患肢的内外上髁，估算肱骨头纵轴线与肱骨额状面所形成的夹角。若肱骨头后倾＞30°，则需行肱骨内旋截骨：切口延伸至腋窝并沿臂内侧继续向下至上臂中段，切断胸大肌止点处肌腱

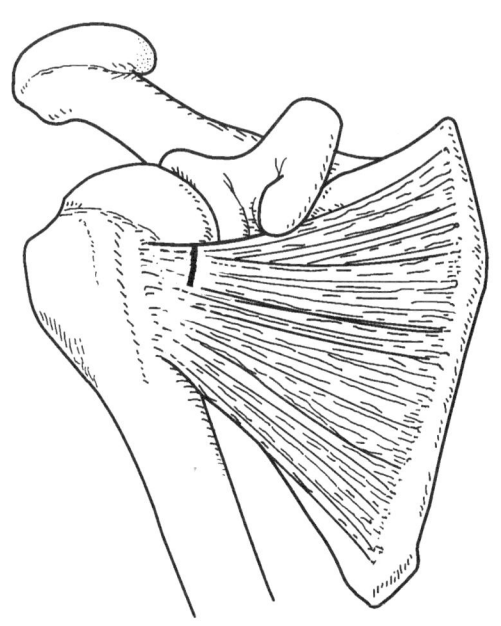

图3-3-9　肩胛下肌肌腱1/3切断

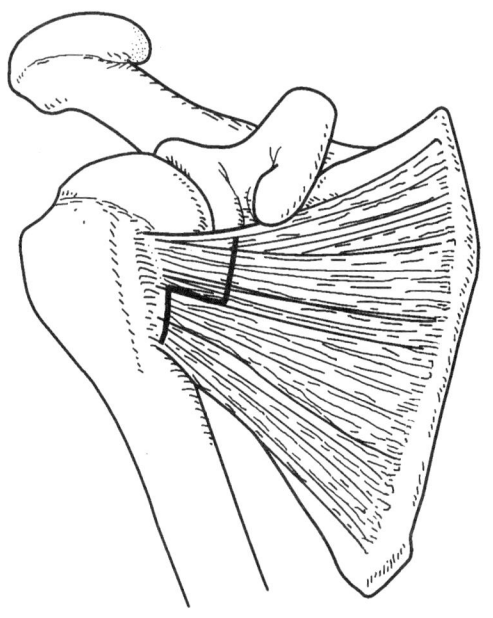

图3-3-10　肩胛下肌肌腱Z形切断以作交叉延长

的远侧部分以充分暴露肱骨干近段。截骨平面位于胸大肌止点以远，三角肌止点以近。剥离骨膜，放置4孔（或6孔）钢板，先钻上2孔并插入螺钉一枚（不旋紧），再于远端第1孔平面外侧钻1骨洞（根据估算的旋转角度），移开钢板，锯断肱骨，将远段肱骨内旋适当角度（即将预制的骨洞旋入钢板孔），重新放置钢板并作固定（图3-3-11）。术后需保持肩关节内旋80°（外旋40°的活动弧）。术中理想矫正位置的判定：肩外展90°后能充分外旋，肩内旋时在不引起肩胛骨上角翘起的前提下患手能容易地触及腹壁。将肩关节重新复位，肩胛下肌腱作自身延长缝合。在此期间助手始终保持其上肢内收外旋位直至完成石膏固定。术后上肢固定位置同肩胛下肌剥离术。固定时间：单纯内旋挛缩同肩胛下肌剥离术，关节复位6周，同时作截骨则固定至肱骨临床愈合。解除固定后开始2周以改善外展及外旋为主，以后则加强内旋动作的锻炼。

手术注意事项：肱骨内旋截骨角度应准确估计以免过度；截骨术也可在原始手术6个月后进行；对于晚期后全脱位者，为了增加复位的稳定性，还需将大圆肌及背阔肌的止点分别移位至肩袖以增加肱骨头的支持（buttress）、关节盂后路植骨（bone block）以加强包容、肩峰楔型截骨以减少肱骨头撞击。

3. **肱骨外旋截骨矫形术** 该术由Vulpius和Stoffet（1913）报道。Zancolli（1993）主张对于3~4岁以后伴有后脱位的肩关节内旋挛缩患儿直接行肱骨外旋截骨矫形。虽然该手术并不改变肩关节的病理结构，但仍能使肩外旋与外展同时得到改善，这主要得益于肱二头肌力线方向的改变。手术方法同前描述。Zancolli报道该手术在改善肩外旋的同时，能使肩外展平均增加40°；Kirkos报道22例患儿术后肩外旋及外展分别平均改善25°和27°。然而，鉴于产瘫的骨关节畸形常随肢体发育而加重，且不少脱位患者进入成年期后将出现疼痛，故目前认为该手术仅适用于那些年龄大、关节畸形十分明显（如关节盂扁平甚至凸起）的肩关节后脱位患者。

4. **背阔肌大圆肌移位术** L'Episcopo（1934）首先报道将背阔肌和大圆肌的止点从肱骨的前内侧移到后外侧以改善肩外旋功能，Hoffer（1978）将动力肌止点上移到肩袖以同时改善外展与外旋。适应证：2岁以上的动力型及混合型肩外展及外旋功能障碍但关节发育及被动活动基本正常、肩胛下肌和胸大肌力量足以维持肩内旋及内收功能。对混合型者该手术既可与去除阻力的手术同时进行，也可二期实施。方法：气管内麻醉，侧卧位、患侧向上。沿肩胛骨腋缘作锯齿状切口并沿肩关节后缘向上至肩峰附近，分离粘连束带并保护胸背神经血管蒂，将背阔肌充分游离于大圆肌及肩胛骨后作止点切断，由于大圆肌常伴有同步兴奋和一定程度挛缩，因此将其止点切断（也可同时缝入背阔肌腹）。于三角肌中后1/3交界部纵行劈开，找到肩袖止点，将背阔肌的腱性部分通过肌下隧道以最大张力缝于冈下肌止点（图3-3-12）。术后石膏制动肩关节于外展90°、充分外旋、前屈20°位，6周后拆除石膏进行功能锻炼：开始时以主动外展及外旋为主，3周后加强被动肩内旋训练。

手术注意事项：背阔肌止点切断后应充分游离，以使力线方向完全移向肩后；若背阔肌力量足够则大圆肌可仅作腱切断而不行移位；对于较小儿童因肱骨头软骨成分较多，可将止点直接固定于肱骨头上；该法对成人疗效不满意。

5. **外旋挛缩的矫治** 对于保守治疗无效或存在肩关节前脱位（但无肱骨头畸形）的肩外旋挛缩，Zancolli（1993）推荐行切开松解复位：沿肩胛冈到肩关节后缘作切口，从肩胛冈上剥离三角肌起点，将挛缩的冈下肌与小圆肌的腱性部分在不同平面切断，作交叉延长，

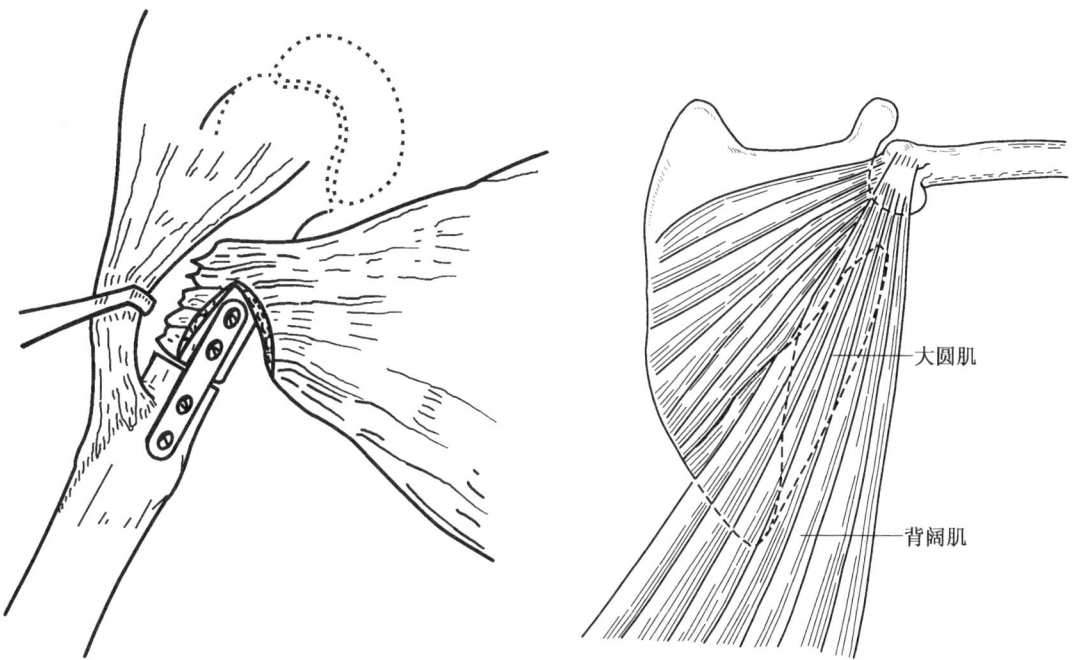

图 3-3-11 截骨平面位于胸大肌止点以远、三角肌止点以近

图 3-3-12 大圆肌缝入背阔肌，背阔肌止点缝入冈下肌止点

此时内旋肩关节即可复位。术后内旋位制动1个月行功能锻炼。该作者报道8例行此复位术，疗效均满意，并指出手术最佳年龄在1岁以内。对于肩关节外旋挛缩脱位合并肱骨头畸形（常在4岁以后），Zancolli 主张行肱骨内旋截骨术。手术方法及矫正标准如前述。

6．肩内旋功能重建术 目前主要采用的方法是胸大肌移位术。胸大肌本身虽有内旋功能，但尚不能单独完成内旋动作，必须改变力线的方向才能成为真正的内旋肌。适应证：肩内旋动作障碍但被动活动正常，无明显外旋挛缩证据如翼状肩胛。方法：采用锁骨下臂丛探查切口并向上臂内侧延伸，暴露胸大肌止点后将其切断并游离，前移后在最大肩内旋位缝至肩胛下肌止点或相应骨面上，在此位置石膏制动1个月后开始功能锻炼。Gilbert（1993）报道共行6例手术，其中5例疗效满意。

（二）肘关节

1．屈肘功能重建术 手术年龄2岁以上。动力肌选择原则：若屈肘完全丧失作双蒂（或单蒂）背阔肌移位，也可作胸大肌移位，但Clark法（胸肋部移位）不适用于女孩；若术前有一定的屈肘功能（M2-3级），行胸小肌移位或屈肌群起点上移；若肱三头肌与肱二头肌有明显的同步收缩，将肱三头肌前移。所有屈肘功能重建术动力肌的张力均调节在屈肘45°位（肘平伸为0°），术后屈肘90°石膏制动6周，再于屈肘位三角巾保护下活动3周，以后进行没有限制的功能锻炼。

（1）胸小肌移位术（Lecouer1967） 沿胸大肌下缘作胸壁弧形切口，牵开胸大肌外侧缘，暴露胸小肌，从第三到第五肋骨表面剥离其起点。由上臂前面切口暴露肱二头肌，将与喙突相连的胸小肌通过腋部皮下隧道引入上臂切口，直接（或通过移植肌腱）缝于肱二头肌的远端。

手术注意事项：保护从胸小肌上缘进入的血管神经蒂。

(2) 屈肌群起点上移术（Steindler 1918） 由肘后内侧切口暴露屈肌群起点，游离保护尺神经。将屈肌群总起点连同部分肱骨骨膜剥离并向远端游离3～4cm。将此屈肌群起点上移后固定于肱骨的前外侧，尺神经作皮下前置。

手术注意事项：上移的屈肌群起点应从正中神经下方通过，否则会造成神经卡压；小儿不宜带肱骨内上髁骨片，以免术后发生畸形。

(3) 肱三头肌前移术（Bunnell 1953，Carroll 1970） 由上臂后正中切口暴露肱三头肌止点，游离保护尺神经和桡神经。将肱三头肌止点切断后游离至上臂下1/4交界处，再于肘前外侧切口暴露肱二头肌止点，将肱三头肌止点通过前外侧皮下隧道缝合于肱二头肌止点处肌腱。

手术注意事项：肩外展功能较好者慎用该手术。

2. 肘关节牵伸的矫治 伸肘肌完全瘫痪很少见，而且不一定需要治疗。但较弱的肱三头肌与较强的肱二头肌所导致的屈肘位畸形可进行性发展且产生骨性畸形。当牵伸＜15°对功能无影响，可长期在夜间用伸肘位夹板治疗并预防其发展。如果牵伸达到50°以上则对功能及外观产生明显影响，需进行手术矫正。Birch（1998）报道12例采用肱二头肌腱膜切断及肱肌止点腱鞘切开以松解挛缩，取得一定效果。但该术不能作肱二头肌止点交叉延长，否则将丧失主动屈肘。Gilbert（1993）建议采用肱骨远端楔形截骨、交叉克氏针固定以改善外形。由于该手术的截骨平面要足够远端以避免钩状外形，故术时年龄应在12岁以后；术前屈肘力量应基本正常，术中固定后应证实有足够的屈曲弧——对屈曲60°畸形，纠正45°即可；若同时存在肘外翻或肩内旋畸形，可考虑一并纠正，但手术难度较大。术后伸肘位固定5周，酌情行功能锻炼。

3. 前臂旋前功能重建 前臂旋前位畸形通常对功能及外形影响较小而无需矫正，但旋后位畸形对外形及功能损害均较大，应予以矫正。Gilbert（2002）提出以下治疗方案：如被动活动尚好，行肱二头肌止点改道（Zancolli手术）以改善前臂旋前；若被动活动差但桡骨小头无脱位，则在行上述手术的同时松解前臂骨间膜；对存在桡骨小头脱位的固定性旋后畸形，则行桡骨旋转截骨矫形。Birch（1998）认为桡骨旋转截骨疗效最肯定。

桡骨旋转截骨方法：采用前臂中下段的前外侧切口，切开骨间膜，暴露远端1/3桡骨，锯断后将远端桡骨旋前至所需位置，作钢板内固定。矫正的位置需与家长及患者商定，通常旋前30°位是接受的功能位。术后石膏固定至骨折临床愈合，行功能锻炼。

手术注意事项：术时年龄以5岁以上为宜；垂腕畸形是绝对手术禁忌证；随着年龄的增长，旋后畸形可能复发而需再次截骨矫正；截骨平面也可在桡骨中部。

(三) 手部

1. 伸腕与伸指重建 Boyes（1960）首先提出以中环指屈指浅肌为动力重建伸拇伸指功能。由于产瘫所致的垂腕垂指主要发生于上中干损伤后，故动力肌宜选用下干支配的肌肉。Birch（1998）采用2～5指浅屈肌重建伸拇伸指功能，取得较好结果。适应证：4～5岁以上的垂腕垂指畸形而2～5指浅、深屈肌肌力达M4以上。方法：采用前臂下段纵切口，暴露指浅、深屈肌腱和正中神经，将指浅屈肌腱提起后远端切断，分别于桡侧和尺侧皮下隧道引入前臂背侧切口；将食指的指浅屈肌腱与桡侧腕短伸肌腱、中指与拇长伸肌腱、环小指与指总伸肌腱缝合。缝合后的适宜张力：在手术台上能维持腕关节背伸约10°、掌指关节伸直。术后石膏制动5周后行功能锻炼。

手术注意事项：若尺侧腕屈肌或向掌侧滑脱的尺侧腕伸肌力量佳，也可作为动力肌。

2．仅有轻微屈指动作的手功能重建　此类患者仅有微弱屈指，但无拇指活动及手内肌功能，患手几乎处于瘫痪状态，其功能重建十分困难。此时如无主动伸腕且无肌腱移位可能，则12岁后行腕关节功能位融合并酌情融合第一、二掌骨以恢复一些对捏动作；若存在主动伸腕，可行屈指屈拇腱固定以完成一些功能。这些手术的疗效并不理想，但考虑到术前手基本处于无功能状态，其仍有一定的意义。

七、产瘫的功能评定

对于产瘫后的上肢功能评定，目前国际上已趋于采用统一标准，这对手术效果的客观评价及学术交流具有重要意义。

（一）肩关节

1．Mallet评分　该标准对肩外展、外旋、内旋等5个基本动作进行量化评价，每个动作根据患儿的完成情况给予1～5分，1分无任何动作，5分正常。

Mallet评分

	2分	3分	4分
肩外展	< 30°	30°～90°	> 90°
肩外旋	< 0°	0°～20°	> 20°
手到颈后	不能	困难	容易
手到脊柱	不能	S1水平	T12水平
手到嘴	喇叭征	部分喇叭征	外展< 40°

2．Gilbert分级　该标准将肩外展及外旋作为评定指标。

0级：无主动外展及外旋；

1级：外展0～45°、无外旋；

2级：外展45～90°、外旋到中立位；

3级：外展90～120°、外旋0～30°；

4级：外展120～160°、外旋30～60°；

5级：正常外展及外旋。

（二）肘关节（Gilbert）

屈曲：无主动屈曲或伴挛缩：　　1分；
　　　不完全屈曲：　　　　　　2分；
　　　完全屈曲：　　　　　　　3分。
伸展：无主动伸肘：　　　　　　0分；
　　　微弱伸肘：　　　　　　　1分；
　　　完全伸肘：　　　　　　　2分。

牵伸：
- $0 \sim 30°$： 0分；
- $30 \sim 50°$： -1分；
- $> 50°$： -2分。

(三) 手功能 (Raimondi)

0级：手瘫痪或有手指微弱屈曲，但无对捏。可有一些知觉。

1级：有限的主动屈指，可有拇指对捏。

2级：主动伸腕伴被动屈指（腱固定作用）。

3级：主动完全屈腕屈指并完成对掌，手内肌平衡。

4级：主动完全屈腕屈指及伸腕，但无伸指；对掌功能佳（尺侧手内肌有力）；有部分前臂旋转功能。

5级：上述4级+主动伸指及完全的前臂旋转功能。

小结

分娩性臂丛神经损伤的治疗应遵循以下原则：对有指征者应早期手术干预；定期密切随访；及时进行后遗症手术以避免骨性畸形；2岁左右即可考虑行肌肉移位手术；强化康复训练。患儿一出生即行有效的综合治疗可使后遗症降到最低程度，同时应认识到手术对少数类型的严重损伤疗效仍然十分有限。

(陈 亮 顾玉东)

参考文献

1. 朱越，陈亮，顾玉东.产瘫后肩关节内旋挛缩发生机制的解剖学研究.中华手外科杂志，2001, 17: 9-11
2. Chen L, Gu YD, Hu SN. Applying transfer of trapezius and/or latissimus dorsi with teres major for reconstruction of abduction and external rotation of the shoulder in obstetrical brachial plexus palsy.J Reconstr Microsurg, 2002, 18: 275-80
3. Bahm J, Gilbert A. Surgical correction of supination deformity in children with obstetric brachial plexus palsy. J Hand Surg, 2002, 27: 20-23
4. 高仕长，孟炜，陈亮等.分娩性臂丛神经损伤危险因素的病例对照研究. 中华手外科杂志，2002, 18: 193-196
5. 陈亮，顾玉东，胡韶楠等.神经移植和移位术治疗早期分娩性臂丛神经麻痹. 中华骨科杂志，2004, 24: 449-452
6. 陈亮，顾玉东，胡韶楠等. 胸小肌移位术加强后期产瘫患者的屈肘功能. 中华骨科杂志， 2004, 24: 504-505
7. 周友清，陈亮，顾玉东.不同年龄大鼠臂丛上干损伤后同步收缩的差异的模型建立.中华实验外科杂志，2004, 21: 1009-1011
8. 周友清，陈亮，顾玉东. 不同年龄大鼠坐骨神经损伤后slit2 mRNA表达的差异.中华医学杂志，2004, 84: 1110-1114.
9. Noaman HH, Shiha AE, Bahm J. Oberlin's ulnar nerve transfer to the biceps motor nerve in obstetric brachial plexus palsy: indications, and good and bad results. Microsurgery, 2004, 24, 182-187
10. 陈亮. 加强产瘫基础研究，提高临床诊治水平（述评）.中华手外科杂志，2005, 21:65-66.
11. 高仕长，陈亮，顾玉东. 产瘫创伤性神经瘤的病理研究.中华手外科杂志，2005, 21；67-69.
12. 黄轶刚，陈亮，顾玉东. 产瘫与成人臂丛损伤Horner氏征发生机制差异的解剖学研究. 中华手外科杂志，

2005, 21: 70-72.
13. 高仕长，陈亮，顾玉东等. 神经移植移位术治疗产瘫的早期疗效分析. 中华手外科杂志，2005, 21: 73-76.

第四节 肱内翻畸形

肱内翻是一种罕见的上肢畸形，最早于1900年由Riedinger首次报道，主要表现为肩关节外展上举活动受限。肱内翻多在青少年期发现，男性多见。这可能与这一阶段全身发育较快，畸形出现较突出，自觉症状明显有关。患肢缩短的程度与身体的发育呈明显相关性。多数患者偶尔发现肩关节运动受限，特别外展上举障碍明显。但也有相当一部分病人因自觉症状不明显而延误诊断，而是在外伤拍片或体检时意外发现。目前认为本病治疗越早，上臂外展上举活动改善越好。因此，应提高对本病的认识，争取早期发现，早期治疗。

【发病机制及分类】

肱骨内翻是小儿发育中一种少见的疾病，按病因分为特发性和症状性两种类型。特发性是指原因不明的局部骺板改变；而症状性较前者多见，常因肱骨近端干骺端外伤或感染引起。Ellefsen等还报道了另一种病理类型，即骺板中央较大面积的损伤，产生类似于扁平髋的肱骨头扁平畸形。唐天驷（1983）认为，新生儿期肱骨近端损伤或感染是引起肱骨内翻主要原因，如出生时肱骨近端骨骺滑脱、婴幼儿期肱骨近端损伤、新生儿期的肱骨上端骨髓炎、产伤或在婴儿期损伤肩部均可导致肱骨内翻。此外，佝偻病、甲状腺功能低下，黏多糖症和地中海贫血等疾病亦可并发此畸形。

发生机制可能为幼儿时期肱骨内侧骺板损伤后停止生长或融合，局部骨桥形成，外侧骺继续生长，随时间延长而加重，造成肱骨头渐旋转变形，又由于肱骨关节面与肱骨外侧皮质距离缩小，肩外展时，肱骨大结节抵住肩峰使外展受限。正常情况下，肱骨上端骺板与肱骨干长轴垂直，头干角为130°～140°，而在胎儿期头干角则小于140°。出生后至成人此角逐渐变大，如小于130°应考虑肱内翻畸形。肱骨近端有3块骨骺，其在发育过程中，按一定的时间次序出现和闭合。肱内翻的发生主要是肱骨内侧骺板的破坏致内侧生长停止，严重者可以限制骺板的纵向生长能力致肱骨干缩短。而此时外侧骺板仍正常发育生长，外侧骺线向上移行，则出现骺线与骨干呈平行，肱骨头发生内倾，造成肱内翻畸形。由于干骺端内外侧的生长发育不平衡，内侧皮质缺损硬化，而外侧形成狭细弓形骨桥。此外，因大结节生长发育不受影响，其位置可高于肱骨头关节面。Langenskiold等（1950）的动物实验证实，X线片上所显示的透光区域充满纤维组织、残余的骺板及骺板透明软骨。

【临床表现】

临床表现：患者均表现为上臂不同程度的活动受限，尤以外展上举障碍明显，患肢常感酸困无力或三角肌萎缩成方肩。多数患者合并患肢不同程度缩短，上臂与前臂比例变小。此外，尚有少数患者无任何症状，于体检或外伤拍片时意外发现。

肱内翻的X线测量方法

肱骨头干测量法：于肩关节正位片上，先画出肱骨上段中轴线A、B，再划肱骨头关节面中心点于肱骨颈中心延长线C、D，二线相交的内侧夹角为头干角。此角度正常为130°～140°，如小于130°应考虑为肱内翻畸形（如图3-4-1A）。

肱骨骺线角测量法：按头干角测量法先划出A、B线，再沿肱骨近端骺线的两端划一连线F、E，AB线与FE线相交之内侧夹角为骺线角，正常肱骨上端骺线与肱骨干呈垂直方向，骺线角为90°左右。而肱内翻时二者变为平行，骺线角明显变小，甚至变为负数，（如图3-4-1B）。

X线表现：①头干角变小，正常肱骨干纵轴线与肱骨头中心轴线相交之内内侧夹角为130°～140°，而肱内翻时该角度明显变小，多数病例该角度小于100°；②肱骨近端骺线角变小，正常肱骨近端骺线与肱骨干中轴垂直，而肱内翻时该骺线与肱骨干纵轴呈平行。二线相交之内侧夹角明显变小，甚至变为负度；③患肢上臂缩短，上臂与前臂比例变小；④大结节位置明显升高，可高于肱骨头关节面上缘，大结节与肩峰间距离变小或重叠；⑤肱骨上端骨干变细，骨皮质增厚，髓腔变窄，甚至闭锁；⑥肱骨解剖颈变短，肩胛盂发育变小，盂中心与肱骨外侧皮质缘间距离变小。

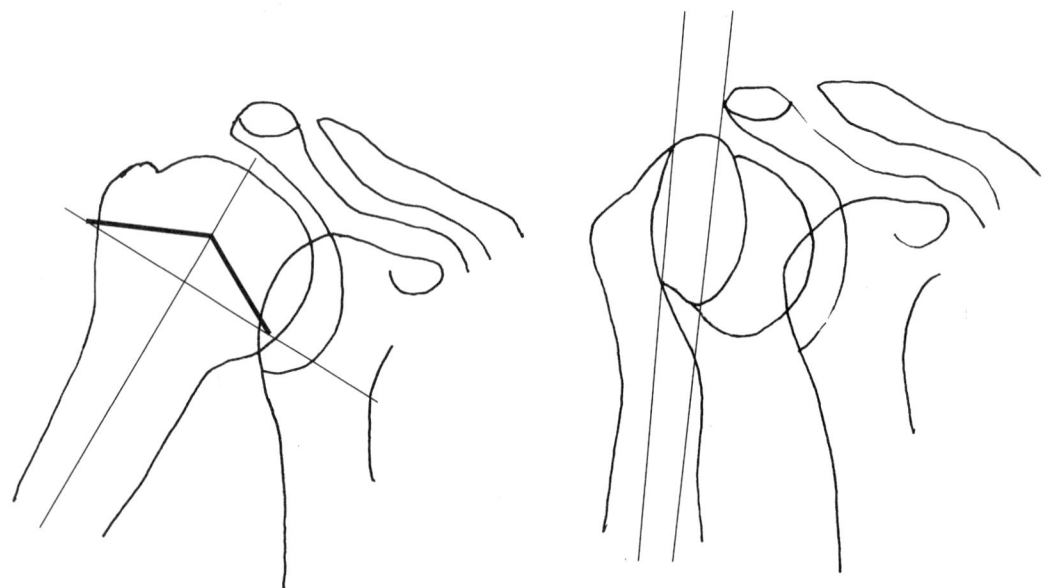

A 正常股骨头干角（骺线与肱骨干垂直）　　B 肱内翻者二者平行

图3-4-1　肱骨头干角测量方法

【诊断】

该病的诊断除有外伤史外，来诊患儿多以患肢短缩为主诉，体格检查时发现外展受限，辅助检查多依靠X线片的典型表现。其典型的X线特征是肱骨上端骨骺线与肱骨干纵轴平行，头干角和骺线角均变小。肱骨近端颈干角由正常的140°减小至90°，甚至更低。近侧干骺端内侧存在明显的半月形透光影，透光区周围有硬化区域存在。骺板的方向发生改变，由正常的上外至内下向内侧旋转，逐渐达垂直90°，甚至向下倾斜。同时对比中立位、外旋位和内旋位的摄片结果，发现中立位时，因肱骨头轻度后倾，而肱骨干旋前，正位片上显示头与干重叠如蘑菇状影像；外旋位时，肱骨头关节面向内倾，肱骨干向外旋转，头干不重叠，肱内翻显示最为清楚；而于内旋位摄片时，因肱骨头向后外侧旋转，肱骨干向前内侧旋转，正位片上则出现肩关节假性半脱位征象。由此可见，外旋位摄片为检查肱内翻的最佳位置。CT扫描可见骺板内侧或中央有骨桥生长，这也进一步支持骺板损伤是造成畸形进展的原因所在。

【治疗】

由于儿童自身再塑形能力较强，因此对于肱骨内翻的治疗应越早越好。一经诊断，即行治疗。否则由于内侧骺板损伤、局部骨桥形成，而外侧绝大部分骺板完好，则在干骺端产生类似杠杆的支点，造成骺板向上向内侧旋转，畸形随时间进展而加重。肱内翻的治疗以改善肩关节的功能同时延长肱骨干的长度为目的。也有学者不主张手术治疗，认为肱内翻畸形还不足以行手术矫正。

1. 肱骨近端外翻及旋转截骨术：采用肩关节前外侧切口，术中可见肱骨头干角变小，大结节宽大且上移，内侧有骨桥形成。自大结节骨骺稍下方截至肱骨头下方，与肱骨干成角60°，用骨刀斜对肱骨近端截面凿一骨槽，咬去肱骨远端截骨上部及前方部分皮质，根据肩部矢状位，头干角所需矫正角度，将肱骨远端外展内旋，矫正头干角至140°及后倾畸形，肱骨远端尖端恰可完全插入骨槽。自大结节交叉穿针固定于肱骨干上，肱骨外侧张力带钢丝固定。术后2个月行肩关节功能练习，3~6个月拆除克氏针及钢丝。外展旋转截骨矫正异常颈干角，根据X线片测得矢状位头干角决定截骨角度大小，同时旋转截骨矫正后倾畸形，恢复骺线的生理方向，减小原垂直骺线上的压力，减轻骺板进一步损伤。同时切除硬化骨桥及闭合的骺板，使骺板外露，切取同侧皮下脂肪填塞骺板缺损处，促进骺板生长。自Langenskiold（1967）首次报告手术切除骨桥后用自体脂肪填塞治疗胫骨近端部分骺板早闭获得成功以来，游离脂肪移植已广泛用于治疗骺板损伤导致骨骺早闭的病例。其机制为直接切除骨桥，用脂肪充填骨缺损的空腔，使骨骺与干骺端血循环各自独立，从而防止骨桥的再次形成，保证未受损的骺板正常生长，并使长管状骨的纵向生长能力恢复80%~90%。目前临床中切除骨桥后应用的充填物有自体脂肪、骨蜡、骨水泥及医用硅胶等。后三者均为非生物用品，可能出现异物反应导致手术失败，骨水泥在凝固时散热可能使骨骺再损伤，而自体脂肪取材方便，与损伤的骺软骨成分相似，利于防止骨桥的再形成，从而使在生长期间的骺板获得正常发育。利用交叉克氏针张力带固定截骨端，可早期活动肩关节。术后肱骨大结节下移，避免大结节与肩峰相顶撞，增加了部分肩关节外展活动，但增长患肢效果不明显。该手术解决了前臂旋前畸形，矫正肩部畸形。由于儿童自身塑形能力较强，对肱骨内翻治疗越早越好，唐天驷（1983）认为截骨矫形即可恢复其正常解剖，并报道7例患者中有5例采用截骨矫形手术，术后骨折愈合迅速，随诊显示外展上举活动都有明显改善。该手术一期纠正肩外展和前臂旋前畸形，可缩短手术时间，有利于肩关节及三角肌功能恢复，防止肩关节粘连，但是上臂短缩未解决。

2. Ilizarov技术双段截骨术：采用肱骨一次双平面截骨。①肱骨外科颈下侧外翻楔形截骨。在肩部沿三角肌前缘做2cm斜切口，根据术前预测需矫正的头干角（一般为45°~60°），在肩部矢状位，用两枚克氏针交叉约40°，由前至后穿过肱骨大结节内侧骨质，并使克氏针两端与特制的Ω环用螺栓相连，其矢状面与肱骨横截面夹角为所要矫正的头干角。在肱骨上端外翻截骨完成后小心向外下翻转Ω环，同时肱骨远端外展使与下端伊氏环近乎水平，再用连接杆固定环形部件。依此法固定可完成肱骨头干角的矫正（可术中拍片验证）。②另做肱骨中下1/3外侧2cm切口，做肱骨中下1/3骨皮质截骨，调整克氏针张力，拧紧固定。术后5~7d开始做肱骨下端骨延长，1mm/d，分4次完成。此期间鼓励做肩肘功能练习。采用此方法矫治本病主要考虑以下几点：①一次多平面截骨，对肱内翻的矫正是根据术前所测需矫正的角度决定外展截骨的大小，利用环形部件在矢状面上的翻转一次性或逐渐地纠正头干角，纠正内翻畸形改善肩外展功能。②矫正肱内翻的同时行肱骨中下段骨皮质切开术及日后的肱骨延长，一次手术完成能够矫正内翻、短缩及旋转全部矫形，从而缩短整个疗程。③采用外固定器，骨愈合后拆除方便，有时仅需局麻就可完成。④带外固定器的同时，不妨碍肩肘功能锻炼，有益于骨痂生长并能预防关节僵直。但应指出，在穿克氏针及截骨时应注意避开重要血管神经，否则可能发生神经损伤和假性动脉瘤。肱骨干延长术可以治疗患侧肱骨干短缩畸形，延长长度可达 7cm 左右，肱骨干延长的并发症有桡神经损伤。在骨延长期间要定期随诊，指导骨延长进程，肩肘功能锻炼和及早发现并发症。拆除外固定器后宜配制支具保护，防止新生骨的弯曲及骨折。

采用肱骨近端外翻截骨有望矫正异常的颈干方向。手术应完全切除硬化病变的骨桥及周围硬化区域，行楔形截骨可恢复骺板的正常方向。但 Ellefsen 等认为肱骨的长度发育 80% 依靠肱骨上的骺板，经过青春期生长肱骨干短缩的很明显，内翻畸形虽然使得外展受限，但不足以影响患儿的功能，因此不提倡进行截骨治疗肱骨内翻，而把治疗的重点放在肢体短缩的纠正上，即使截骨也建议进行 45°的楔形截骨，而反对 Lucas 等提倡的 90°的截骨。而且通过对单纯外展旋转截骨术后病人的随访分析，病人均述外观的短缩明显，肩关节外展功能虽有很大改善，但上肢短缩明显。从以上来看外展截骨手术是不甚满意的，肩关节外展活动改善有限而上臂短缩问题明显，因此肱骨干延长术是非常必要的。

（叶树楠　杨述华）

参考文献

1. Bollini G, Rigault P. Humerus varus. Chir Pediatr, 1980, 21: 369-373.
2. Ogden JA, Weil UH, Hempton RF. Developmental humerus varus. Clin Orthop, 1976, 116: 158-166.
3. Langenskiold A, Edgren W. Imitation of chondrodysplasia by localized roentgen ray injury an experimental study of bone growth. Acta Chir Scand, 1950, 99 : 3532-373.
4. Lamoureux J, Verstreken L. Progressive upper limb lengthening in children: A report of two cases. J Pediatric Orthopedics, 1986, 6: 481-485.
5. 邓京城，潘少川，于凤章等. Ilizarov 技术双段截骨矫治小儿肱内翻的研究. 中华小儿外科杂志，2000，21（2）：74-75.
6. 唐天驷. 肱内翻（附 7 例报告）. 中华骨科杂志，1983, 3:166-167.
7. 郭世绂主编. 临床骨科解剖学. 天津：天津科技出版社，1988. 372-373.
8. 林新印，冯峰，谢流通. 肱内翻的 X 线分型及临床表现. 中医正骨，1997, 9: 6-8.

第四章　髋关节脱位与髋臼发育不良

第一节　先天性髋关节脱位

小儿先天性髋关节脱位，近年亦称作发育性髋关节脱位，是常见的小儿运动系统畸形。经过国内外历代小儿外科和骨科学者的潜心研究和探索，在治疗上和其它方面积累了丰富的系列经验和成就。

几十年来，我们在骨科，特别是小儿骨科的临床实践中，也有一些新发现、新思路、新经验、新成果，形成治疗上的系列改进。我们最先改进的术后外固定方法，是从实践中得来的。推出的"改良贝氏石膏"，是在20世纪70年代末，发现有的先天性髋关节脱位在术后髋人字石膏固定中，时有再脱位。我们决定去除石膏，行患肢纵向外展皮牵引，再在患肢大腿辅以向对侧方向的布带牵引。此双向牵引的合力指向内下方，可以使其复位。为了维持这种牵引复位的力系，我们先包双长腿石膏，膝下前方置一横木棍，将双腿外展位固定，即贝氏（Batchrol）石膏。为了获得一个向术侧内下方、对抗向外上方再脱位的力，又在术侧石膏管型上端和膝部木质横棍中点之间缠绕石膏绷带，再缠成斜拉杆，形成我们称之为"改良贝氏石膏"。限制下肢内收、外旋，不限制髋关节屈、伸，有利于髋关节屈伸功能的尽早恢复，从力学上分析，非常合理。能解决术后再脱位的复位后固定。后来我们把此石膏形式直接用于先天性髋关节脱位的手术后固定，再后来，我们相继推出并应用了术前手法牵引、术中关节囊切开、紧缩缝合法的改进和减少术中出血的办法及血管处理。再后来，改进了传统的造盖术，提出"强力造盖术"，因其改善髋臼角度更随意、手术打击减小而逐渐取代了骨盆截骨术。特别近20年，我们对5岁以下小儿双侧先天性髋关节脱位常规实施两侧同时手术。

以上内容，近20年来在多次全国性学术会议上进行过交流，有的已得到推广，如"改良贝氏石膏"已被多家医院采用；有的也引起同道们的极大兴趣；有的我们自己觉得很实用，推广价值也很大，但仍未被同道认识，如5岁以下小儿双侧先天性髋关节脱位两侧同时手术仍未被接受，甚至我们撰写的文章虽经中华医学会主管杂志的人员推荐，几家传统中华系列杂志仍未予发表，直至去年才被中华临床医学会刊物——中华医药杂志发表。

一、发病情况、病因、病理、诊断和保守治疗

国家与国家之间、不同地区之间发病率有所不同，有的甚至存在很大差异。比如，Barlow氏报告英国发病率为1.55‰，中欧、南欧偏高，法国为3‰～6‰，而意大利高达9‰～12‰。国内缺乏全面统计，据部分地区资料，如北京陈景云1974年调查，北京地区11188新生儿中发现有髋关节脱位者42例，发病率为3.8‰；上海吴守义1977年～1981年统计，上海四个医学院共25267新生儿中发现有23例先天性髋关节脱位，发病率为0.91‰；1985年大连统计31982新生儿中发现先天性髋关节脱位为106例，发病率为3.65‰。说明国内南方和北

方先天性髋关节脱位的发病率也存在显著的差异。

(二) 病因

本病的真正原因至今还不是完全清楚，国内外学者公认与多种因素有关。

1. 先天因素

(1) 遗传：先天性髋关节脱位有明显的遗传倾向，由于原发性宫内胚胎发育的缺陷，可能属染色体显性遗传，但近年来多倾向认为属基因遗传。发病有家族史者据统计为20%～30%左右。姐妹之间皆有本病很多见，笔者遇到亲生姐妹两人4个髋皆脱位，堂姐妹、表姐妹之间也有共同发病的例子，母女、父女间都发病也屡见不鲜，甚至祖母孙女、外祖母外孙女有此病也可见到。

(2) 胎位：胎儿在母体宫内姿势对先天性髋关节脱位的发生也起很重要的作用。有人统计过臀位是头位发生髋关节脱位的4倍；臀位生的孩子有1/10发生先天性髋关节脱位；而先天性髋关节脱位的出生史有16%～30%为臀位。正常人只有3%为臀位所生。臀位的胎位，由于髋关节处于过度屈曲位，股骨头不是指向髋臼而是指向下方，缺乏股骨头对髋臼的生理刺激，影响髋臼和股骨头相匹配的发育，特别是伸膝臀位尤为严重。

(3) 韧带松弛：孕妇产前由于需要大量的内分泌激素使韧带松弛，此内分泌激素也会影响胎儿使其关节囊和韧带松弛，再加上其它因素致胎儿出生时髋关节关系就不正常。

2. 后天因素

育儿方法的影响：习惯用后背背孩子的国家与民族，先天性髋关节脱位的发生率低。如一些南非、中非、朝鲜等国家与民族，生活或劳动都背孩子，使孩子处于蛙位姿势，有利于股骨头指向髋臼，有利于髋臼和股骨头发育而减少髋关节脱位。而意大利、北美印地安人和中国东北人习惯将出生儿双腿并拢捆绑，使某些先天因素致髋臼指数偏大，股骨头偏小的婴儿的股骨头不是指向髋臼而是指向外上方而造成或加重髋关节脱位。

3. 性别差异

有人报告女男之比为6∶1，上海新华医院资料为5.36∶1。女男发病比例的很大差异，有人发现是女性胎儿体内松弛素比男性多；也有的报道指出是女性胎儿比男性股骨颈前倾角大，易脱位所致。

4. 侧别差异

有人报告将发病总数划为4，而双侧发病为1，左侧发病为2，右侧发病为1。即单侧发病为双侧发病的3倍；左侧发病是右侧发病的2倍。左侧比右侧发病高的原因未见报道。笔者做过仔细观察：就是5岁以下患儿两侧同时手术后，在双侧同时包"改良贝氏石膏"期间，怎样活动也不会再脱位。拆除石膏后，如过早并腿（内收），过早外旋可造成再半脱位。当家属带孩子来诊时发现与抱孩子姿势有关。国人抱孩子多习惯用右前臂挎抱，使孩子左髋处于内收位（不稳定）而右髋处于外展位（稳定）。所以双侧先天性髋关节脱位两侧同时手术，术后再半脱位也多见于左侧。

5. 与接生的关系

患儿家属多认为是接生时牵拉造成的；有个别资料也叙述与接生有关。本笔者认为与接生关系不大。

(三) 病理改变

从涉及组织来看可分骨骼和软组织两方面叙述；从发展进程上可分为原发改变和继发

改变。

1．骨骼改变

（1）髋臼：其斜度即髋臼角或称髋臼指数，正常新生儿为30°，随着发育逐渐变小，周岁时23°，2岁时20°，成人10°，即髋臼方向愈变愈向下，从上方覆盖股骨头使其髋关节这个杵臼关节愈来愈稳定。而先天性髋臼发育异常的新生儿髋臼方向更偏向外，而且随着发育不是变小而是变大，即更向外，甚至大达50°～60°，失去对股骨头从上方覆盖或称包容。随着孩子的发育，原始髋臼不但方向有变化，其容积愈来愈小且变形、狭窄，进而在其真臼上方出现一对应脱位股骨头的假性髋臼，其方向不是向下而是完全向外。

（2）股骨头：新生儿股骨头骨骺核未骨化而呈软骨状态，所以X线片显示股骨头尚未显影。正常周岁左右才逐渐出现骨化影。髋关节脱位侧出现晚，而且股骨头明显较正常侧小，因脱位，缺乏臼、头间的对应刺激，不但臼变形，股骨头也变形，失去圆形而逐渐呈现上下椭圆形或前后向略扁形。

（3）股骨颈：其前倾角，正常胎儿35°，新生儿25°，5岁～成人可变成25°～15°。髋关节脱位者，由于髂骨壁对股骨头从内侧挤压，使股骨头方向前转，前倾角不是随儿童发育而变小，而是由于股骨头愈来愈前转而变大，甚至可达60°～90°。

（4）脊柱和骨盆：多为继发改变。孩子负重前变化不大，会走后，尤其是髂骨后方脱位的患儿，由于脊柱重心前移，而股骨头支撑点后移，腰椎前凸加大而臀部明显后耸，出现骨盆上口向前，骶骨呈现水平改变。

2．软组织改变

（1）盂唇：正常情况盂唇附着于臼缘，逐渐发育成臼缘的一部分。脱位情况下，由于脱位的股骨头从外上方对盂唇的挤压，使其内翻，进一步妨碍股骨头复位。

（2）关节囊：有脱位倾向的新生儿，有的原发性关节囊就松弛，随着脱位的存在和加重，逐渐被拉成管状或中间变细的哑铃状，有的关节囊下端外侧壁和股骨颈粘连呈"包颈"，手术遇到此情况必须予以切开，否则不易完全复位达臼底。笔者认为关节囊的处理和改善髋臼方向以及包容同样重要，所以研究关节囊的切开和紧缩缝合方法对防止术后再脱位非常重要。

（3）圆韧带：初期多为肥厚，变成臼、头间的间质物，妨碍复位，随着脱位的加重被拉长、拉断或消失。

（4）髋臼横韧带：上移和紧张，占据髋臼下方，妨碍完全复位，手术时必须切断之。

（5）髋关节周围肌肉挛缩、筋膜挛缩和神经血管的短缩：笔者注意到，挛缩肌肉主要表现在有腱性部分的肌肉，如内收肌。

二、常用诊查方法以及X线检查

一些发达国家，如日本能做到新生儿出生后常规普查，发现可疑，介绍到专门机构检查和观察。如确系先天性髋关节脱位或有此倾向，都集中在襁褓中治疗，效果极佳。

（一）新生儿检查方法

我国国内缺乏新生儿普查，某些细心家长能发现脱位侧大腿下蹬无力和两腿外观不对称而来就诊。

1．外观表现：仔细观察可发现，患侧臀部增宽，腹股沟纹和后方臀纹不对称，患侧纹深，位置偏高，或数量增加。患肢短，足尖常向外旋。

2．股动脉触诊：因股骨头上移，远离股动脉后方，所以患侧股动脉搏动减弱，两侧对比触摸即可发现。

3．Ortolani 氏征：也叫"蛙式征"，即外展试验，最为常用。患儿仰卧，检查者立于下方，面对小儿臀部，两手握住膝关节使其屈髋屈膝各90°，逐渐外展外旋，小儿大腿外侧能很容易触及床面为正常。如不能触及床面即说明内收肌紧张，为阳性（图4-1-1）。如用中指从后方向前挤一下大粗隆，可感觉弹跳一下，即可大腿外侧接触床面，说明关节囊松弛，脱位可复位。这是最早期诊断髋脱位的重要体征，很有价值。也有少数学者认为不可靠，价值不大。

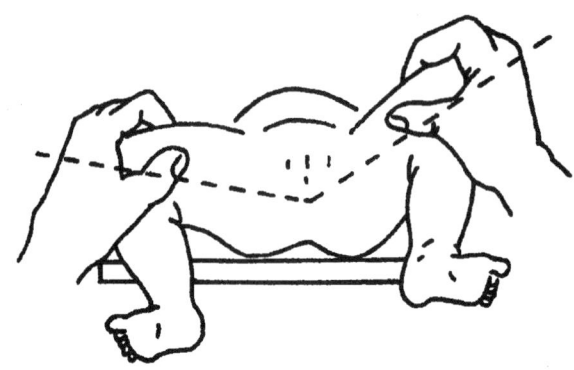

图 4-1-1　蛙式征，左侧为阳性

4．Barlow 氏征：基本方法和意义同 Ortolani 氏征。Barlow 氏认为 Ortolani 氏征用在检查新生儿时不够完善。当患髋外展时，股骨头可能很平稳滑入臼内，而不发生弹响而被误认为正常。Barlow 氏把 Ortolani 氏征稍加改进，用另一只手固定骨盆，检查侧手握患肢膝部，拇指放在前方小粗隆处，中指放在后方大粗隆处，稍加压，通过外展、内收交替使用，体会股骨头滑出滑入情况，以确定是否有脱位存在（图4-1-2）。

5．Galeazz 氏征或称 Allis 氏征：由于髋关节脱位，股骨头上移显得大腿短，当患儿仰卧屈髋屈膝时，患侧膝部显示低为阳性（图4-1-3）。如为双侧同样脱位就显不出膝低，也不呈现阳性。

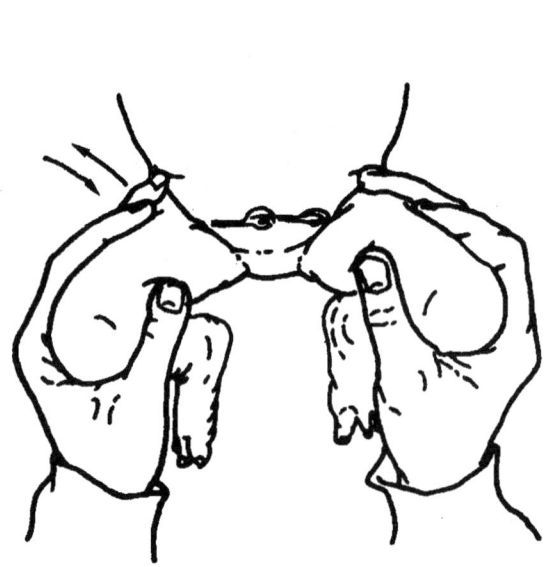

图 4-1-2　Barlow 氏征示意图

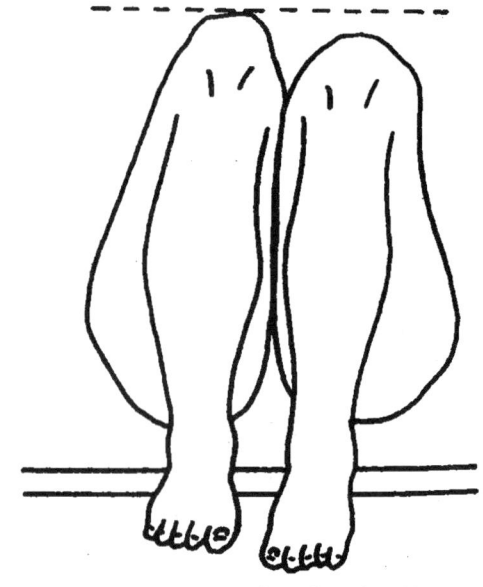

图 4-1-3　Allis 氏征，左侧为阳性

6. 望远镜征：因为脱位侧关节囊松弛，纵向推拉患肢，髋部可有上下滑动感为阳性，说明脱位侧关节囊松弛。

7. 臀中肌失效试验即Trendelenburg氏征：因为髋关节脱位，臀中肌起止点距离变短，臀中肌张力低，当用患腿负重，另一下肢屈髋屈膝，足提起，由于负重的患肢臀中肌无力而不能维持骨盆平衡，而抬起腿的臀部下沉为阳性。如健康腿负重，抬起患侧腿，则臀部较对侧高，说明健侧臀中肌张力正常，表现为阴性（图4-1-4）。臀中肌失效是先天性髋关节脱位跛行和"鸭步"的主要原因。周岁后会走路并能配合的孩子才能做此项检查。

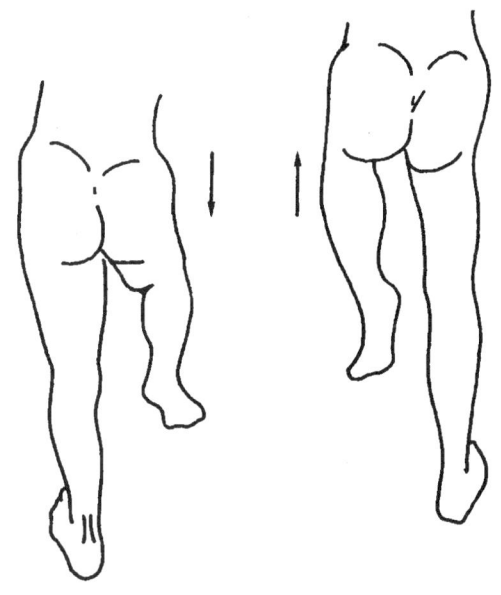

图 4-1-4　Trendelenburg 氏征，左侧为阳性

（二）X 线检查

1. 新生儿和婴幼儿 X 线片所见

一周岁以后的孩子骨骺核已出现，髋脱位的诊断并不难，难的是骨骺核未出现的新生儿和婴幼儿。可以用Erlach测定法测定股骨上端到Y形软骨连线成为Hilgener-einer线的高度h，正常情况下大于股骨上端内侧鸟嘴样突出距坐骨支外缘距离的宽度d，即正常情况h＞d，脱位情况下h＜d或h＝d（图4-1-5）。国内吉士俊参照Bertol（1982）骨盆平片测量法对生后1天～4天的新生儿100例的骨盆正位X线片做过测量，得出正常均值为上方间隙为9.5mm，内侧间隙为4.3mm。若上方间隙小于8.5mm，内侧间隙大于5.1mm，应怀疑有髋关节脱位的可能。若上方间隙小于7.5mm，内侧间隙大于6.1mm，可诊断髋关节脱位。

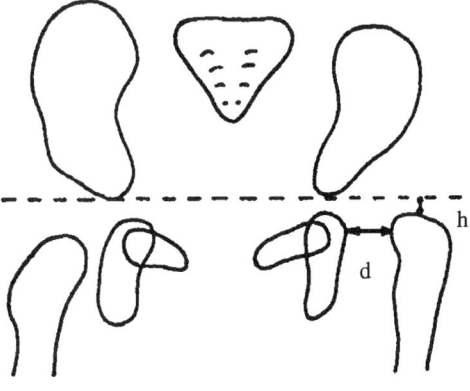

图 4-1-5　Erlach 测定法

正常h＞d，脱位h＜d或h＝d

2. Perkin氏方格观察法：当股骨头骨骺核骨化出现后可利用Perkin氏方格法加以观察。在两侧髋臼中心连一条横线H，再从髋臼外缘连一条垂直于H线的P线，将髋关节分成4个象限（图4-1-6）。正常情况下股骨头骨骺核在内下象限。若骨骺核压在任何 线H或P为半脱位；若骨骺核超过任何一线P或H则为全脱位。若向外超过P线为髂骨外位全脱位；若未超过P线只在H线上的内上象限，为髂骨后位全脱位。

3. 髋臼指数（即髋臼斜度、髋臼角）：从髋臼外缘按髋臼斜度连一线和H线交角即为髋臼指数（斜度和白角）（图4-1-7）。正常新生儿为30°，周岁为23°，2岁为20°，成人为10°；先天性髋关节脱位可大达50°～60°。

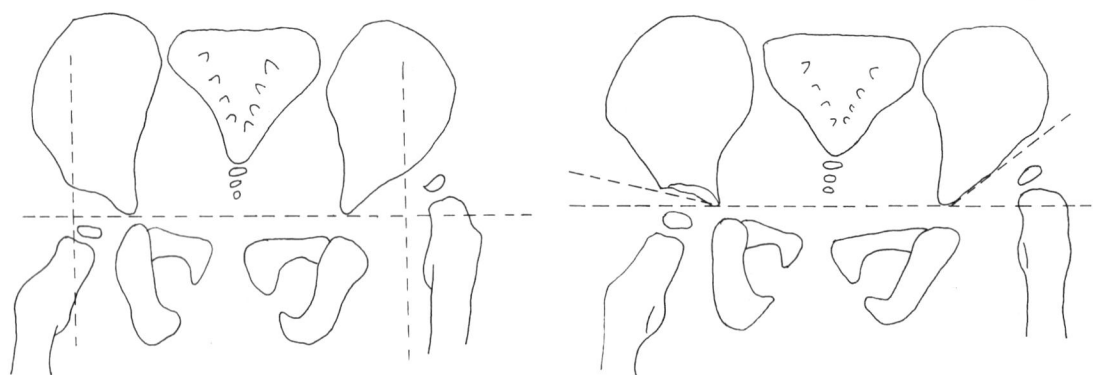

图4-1-6　Perkin氏方格观察法，右侧正常，左侧脱位。　　　图4-1-7　髋臼指数

4．患侧股骨头骨骺核出现滞后或小。

5．Shenton氏线（耻颈线）和Calve氏线（髂颈线）

正常皆为一抛物线，脱位则此抛物线呈解离状态（图4-1-8）。

6．CE角（中心center边缘edge角）：从股骨头骨骺核中心划

一沿人体轴纵线C线和此骨骺核中心向髋臼外缘再划一线为E线，两线交角即为CE角。正常向外开角为20°左右；髋关节发育不良或半脱位时变小；完全脱位时可变成向内开角的负角（图4-1-9）。

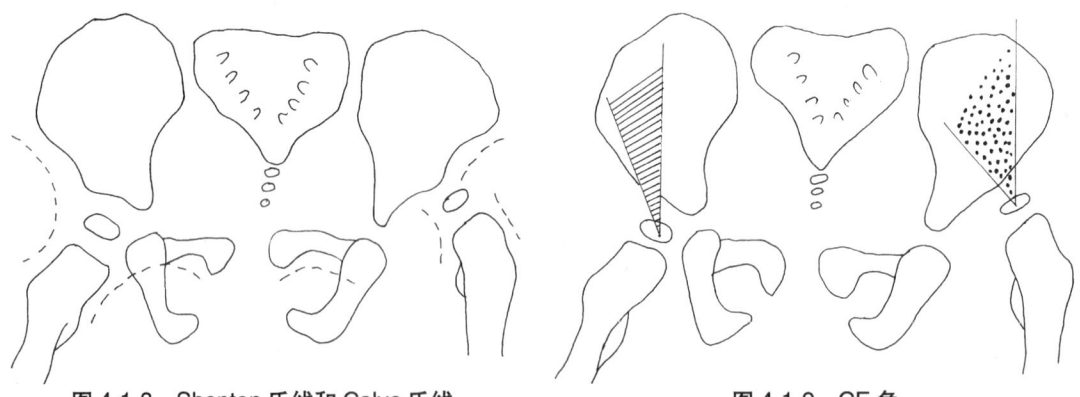

图4-1-8　Shenton氏线和Calve氏线　　　图4-1-9　CE角

7．Sharp角：该角对Y形软骨已闭合无法测量髋臼指数的大龄儿有意义，也是随访判定髋臼发育情况的指标。其做法是两侧髋臼"泪点"的连线与"泪点"和髋臼外缘的连线所

形成的夹角（图 4-1-10）。其临床意义基本同髋臼指数。

8．股骨颈前倾角的测量：股骨颈的轴线不完全在躯体的额状面上，而是向前有所倾斜。正常胎儿为35°，新生儿为25°，5岁～成人为25°～15°，先天性髋关节脱位可大达60°～90°。前倾角增大是先天性髋关节脱位的重要病理改变。了解前倾角的大小为是否做股骨旋转截骨的依据，以及旋转度数的决定根据。股骨颈前倾角的检测方法很多且很复杂、不准确。国内胡佐民1983年提出根据X线片上所表现的颈干角 x，通过增大前倾角与增大颈干角的关系引入公式。公式：（x － 130）度 × 1.4 ＝ 增大的前倾角。此方法简便易行。但笔者在术中实际测量得的前倾角较按胡氏法所得数据小20°。产生这20°误差的原因，是胡氏未排除掉关节囊松弛外旋位表现的假性颈干角增大。所以我们主张术中用圆盘状摆动指针实际测量（图 4-1-11），更为准确。

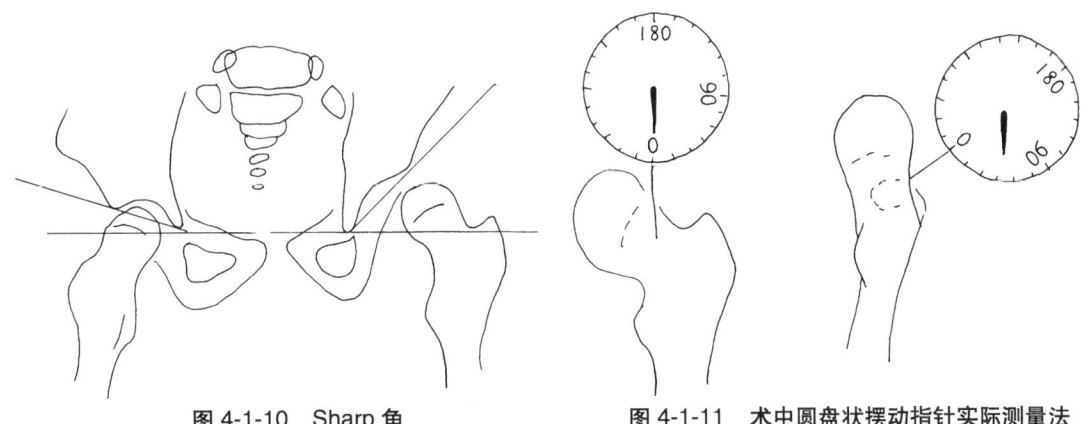

图 4-1-10　Sharp 角　　　　　　图 4-1-11　术中圆盘状摆动指针实际测量法

三、诊断与鉴别诊断

(一) 诊断

小儿先天性髋关节脱位的早期诊断非常重要，只有早期诊断才能早期治疗。治疗愈早愈简单，预后也愈好。所以呼吁妇幼保健工作者对新生儿应尽量设法做到对先天性疾病的普查。特别对有家族遗传病史的新生儿，对臀位生的婴儿和有其它显性畸形的新生儿，更应做到普查。早期发现异常，集中管理，集中矫治。

尽管有个别的学者认为蛙式征（排开实验）意义不大，但因此法最简便，易掌握，仍不失为普查新生儿先天性髋关节脱位值得推广的常用方法。如发现异常或可疑异常再介绍去相关医院进一步检查。结合X线和B超检查，诊断并不困难。尤其待周岁后，小儿已能行走，出现跛行或鸭步，诊断就更容易了。根据脱位程度，即股骨头和髋臼的对应关系的变化，有人（Dunn）将先天性髋关节脱位分为三种类型：Ⅰ度为髋臼发育不良，Ⅱ度为先天性髋关节半脱位，Ⅲ度为先天性髋关节全脱位。

Ⅰ度先天性髋关节脱位（髋臼发育不良）：早期临床表现不明显。会走后，活动多时可能容易疲劳。X线片所见：股骨头还在髋臼内，只是稍向外移，髋臼稍浅，髋臼指数稍大，CE角稍变小。股骨头骨骺核仍在Perkin氏方格内下象限，未压线（图 4-1-12）。

Ⅱ度先天性髋关节脱位（半脱位）：跛行不明显，阳性体征亦不明显，走路多时易疲劳或疼痛。X线片所见：股骨头外移、上移，骺核压在Perkin氏方格纵线（P）或横线（H）上的任何一线上，即为半脱位（图4-1-13）。

Ⅲ度先天性髋关节脱位（完全脱位）：跛行或鸭步明显，臀部增宽或后耸，如臀部后耸，腰及腹部必然前突加大。X线片所见：股骨头脱于髋臼外侧（髂骨外位）或髋臼后上方（髂骨后位），股骨头骨骺核超过Perkin氏方格纵线（P）或横线（H）的任何一线，即为完全脱位（图4-1-14）。

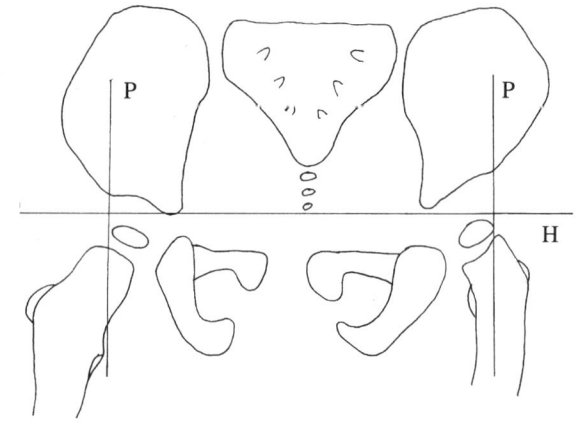

图 4-1-12　左侧Ⅰ度先天性髋关节脱位（髋臼发育不良）

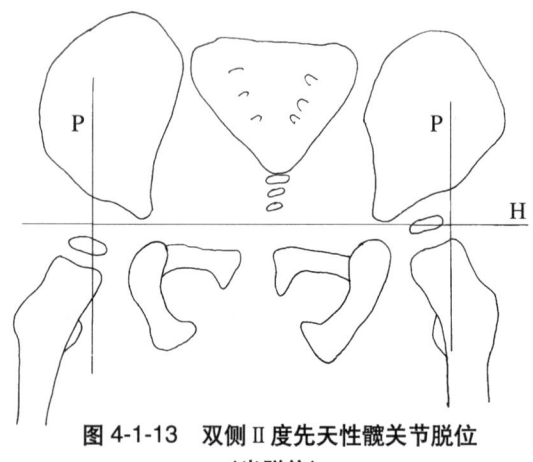

图 4-1-13　双侧Ⅱ度先天性髋关节脱位（半脱位）

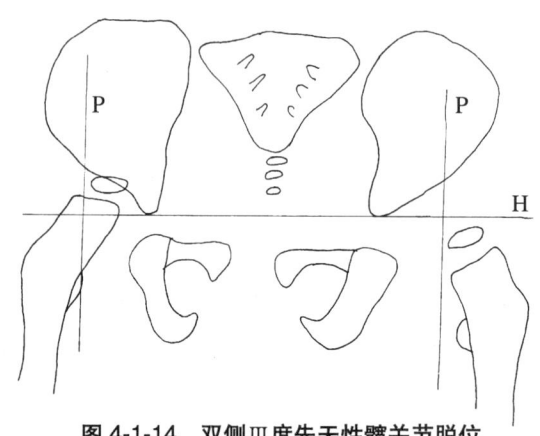

图 4-1-14　双侧Ⅲ度先天性髋关节脱位（完全脱位）

（二）鉴别诊断

1．病理性髋关节脱位：由于新生儿感染，滑膜肿胀，甚至合并有骨骺骨髓炎，可以造成髋关节脱位。病史中，出生后患侧髋部疼痛，患儿哭闹、发热，髋关节常呈屈曲状，不敢主动伸髋，被动伸髋加重哭闹，表现为不但患肢变短，且活动受限。X线表现髋臼发育尚好，髋臼指数往往不大，只是脱位，甚至股骨头有破坏或缺如。术中所见关节内明显粘连。

2．麻痹性或痉挛性髋关节脱位：麻痹性髋关节脱位多为脊髓灰质炎（小儿麻痹）后遗症的合并症。主要表现为肌肉松弛（多表现在下肢），造成髋关节不同程度脱位；痉挛性髋关节脱位，多表现在脑瘫合并症。脑瘫多见于先天性脑发育不良、出生时乏氧、后天性脑炎或高热致中毒性脑病。主要表现为全身肌肉张力高、痉挛，造成髋关节脱位。无论是脊髓灰质炎后遗症的软瘫还是脑瘫所表现的硬瘫，原发病临床表现明显，而继发的髋关节脱位常常被掩盖而忽视。只要想到此两种病可能合并有髋关节脱位，结合髋关节X线片就能及时发现。

3．先天性髋内翻：临床上酷似先天性髋关节脱位，患肢短，走路跛行。患肢外展受限，内收加大，Allis氏征和Trendelenburg氏征也为阳性，但望远镜征为阴性，髋关节前方触之不空虚。X线片可表现为无脱位,只是颈干角变小,小于120°,甚至小于90°。股骨颈骺线不是接近横线而是接近纵线,也就是骺线和股骨轴线不是接近垂直,而是接近平行。股骨颈接近股骨头内下方有三角形游离骨块即可诊断为本病。

4. 儿童无菌性股骨头坏死(Perthes病):多发生于学龄前或10岁以下的男孩。往往孩子比较淘气好动,喜欢蹦跳。笔者收治1例双侧股骨头无菌性坏死患儿。问病史得知,该农村孩子家和邻院隔一堵墙,为找邻院孩子玩不绕远而不走大门,从墙翻越跳下,天长日久,就造成双侧股骨头无菌性坏死。临床表现为活动多时疼痛、跛行,同成人早期股骨头无菌性坏死一样,髋关节伸屈不受限,只是旋转受限且痛。X线片所见:股骨头骨骺核硬化、变扁,严重者扁如烧饼,甚至破碎、外移呈髋臼包容不全。

四、治疗

小儿先天性髋关节脱位的治疗,不同年龄组治疗方法也不同,初生到1岁半采取保守即非手术治疗;1岁半~3岁,既可以采取保守治疗,也可采取手术治疗;3岁以后多不适宜保守治疗。

(一)保守治疗

保守治疗要遵循Harris原则,即维持股骨头和髋臼同心圆是髋关节相匹配同步发育的基本条件。年龄愈小适应性愈强,在一定时间内可恢复呈正常状态。这表明复位后的股骨头和髋臼相互刺激,按照生理学和生物力学的规律各自生长发育,关节适当运动更能促进其髋关节相匹配发育。基于这一规律,要取得满意的复位和趋于正常的发育,既要维持复位后的关节稳定,又要有适当活动。

保守治疗的固定方式和材料可分三大类,即软布质材料固定带、各种固定支架和石膏。

1. 软布质材料固定带又包括带蹬吊带法和连衣布袜法。

(1)带蹬吊带法:实行于日本。1985年国内陈君长氏报告应用带蹬吊带法(图4-1-15)治疗3个月到3岁之间婴幼儿先天性髋关节脱位56例,取得良好效果。此法仅限制髋关节

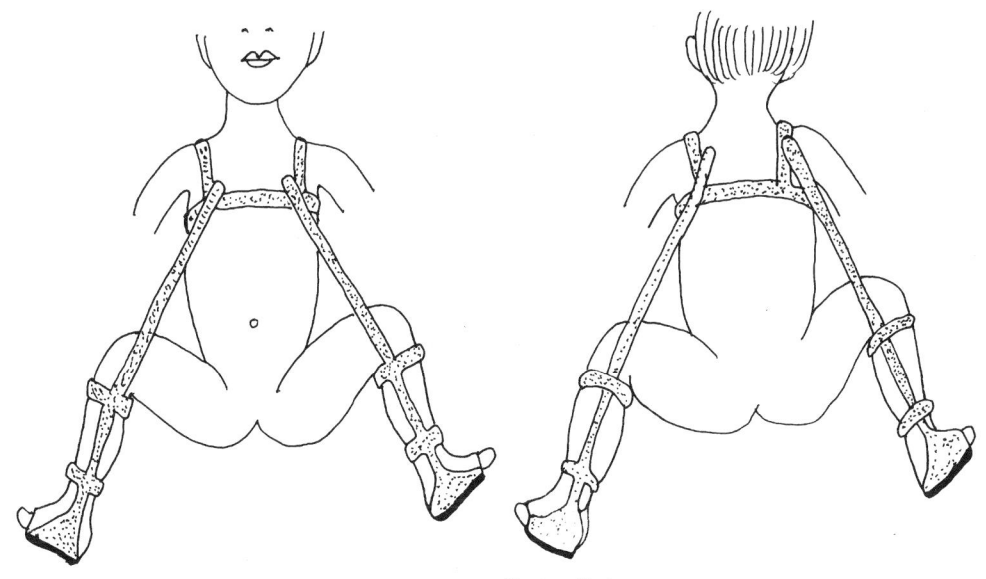

图 4-1-15　带蹬吊带法

的伸直活动,髋关节的其它运动及其它关节运动均不限制,借助幼儿的自身肌肉活动作用,变脱位的不利因素为促进复位的有利因素,使其自动复位。

(2)连衣布袜法:国人戴祥麒推荐连衣布袜法(图4-1-16 AB),其原理、形式和作用,与带蹬吊带法大同小异。这种物件家长可自行制作。就是用软绒布做成一紧身小上衣,前胸和后背两侧都各缝制上一小布带;用各种布上衣材料给双足做成小布袜子,也内、外侧各缝

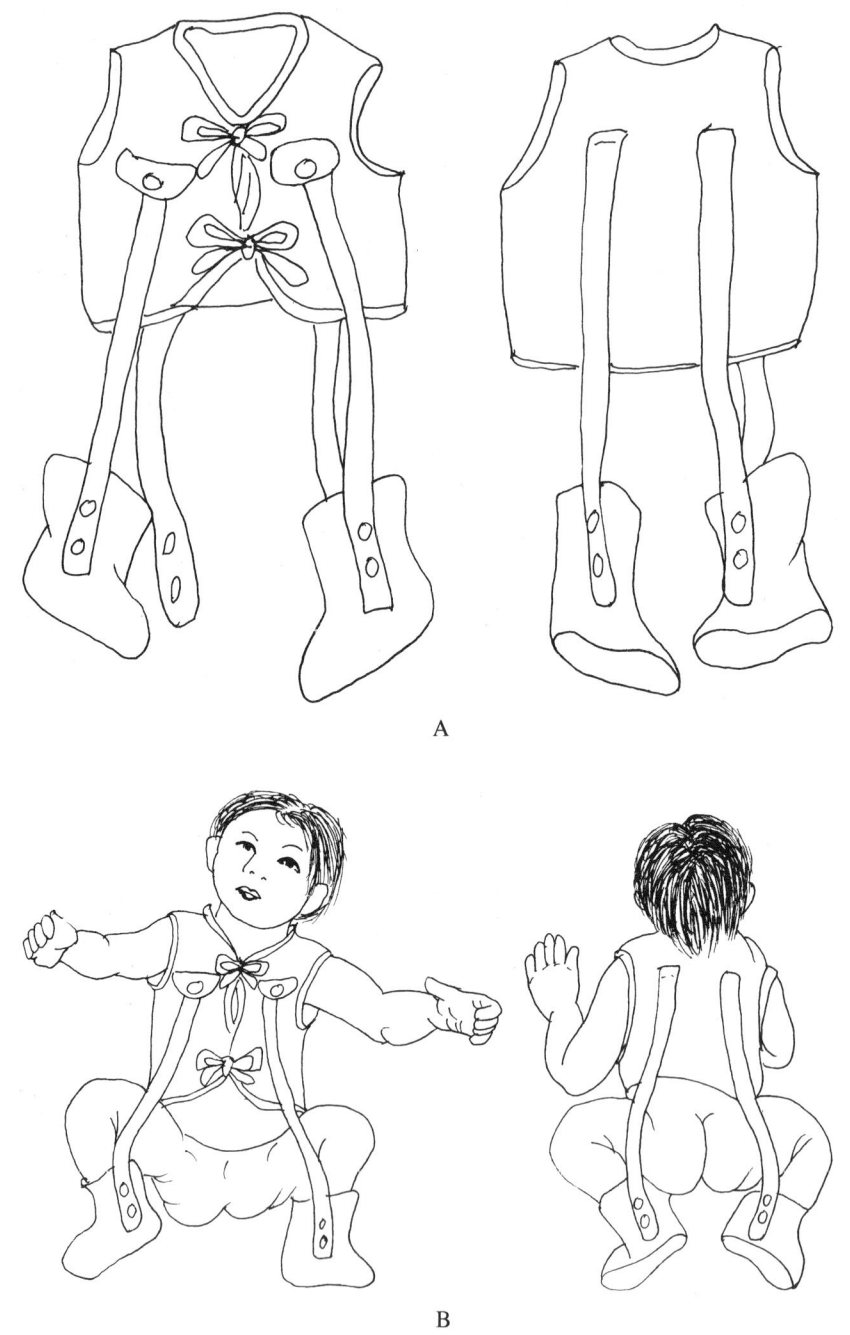

图 4-1-16 连衣布袜法

制一布带。将前胸布带和同侧袜子内侧布带在屈髋屈膝90°位系牢；同侧上衣背部布带和小布袜外侧布带在屈髋屈膝90°位系牢，两侧系妥。其特点是利用两腿的自身重量和前后侧绑带的牵拉促使髋呈屈曲外展位，达到自动复位的目的。其优点是此法柔和，避免暴力，无菌性坏死危险性小，又允许髋关节有一定范围活动。

此两种软性固定法只适用于Ortolani氏征阳性的易自动复位的婴幼儿先天性髋关节脱位，不适于软组织有挛缩的不易复位的患儿。

2．各种蛙式支架以保持患儿髋关节稳定在蛙式姿势。一定是力争复位后才可以带架。有的屈髋外展，脱位的股骨头就可以滑入髋臼内；有的稍有软组织挛缩，就需屈髋位，牵拉患肢再外展，并用一手拇指或中指挤压股骨大粗隆向内才可以听到复位的响声和感觉而复位（图4-1-17），之后方可带架。带架后还需拍X线片证实已复位才可以坚持带架，保持蛙式姿势的架子有多种多样，但作用是一样的，就是维持髋关节复位的肢体姿势。

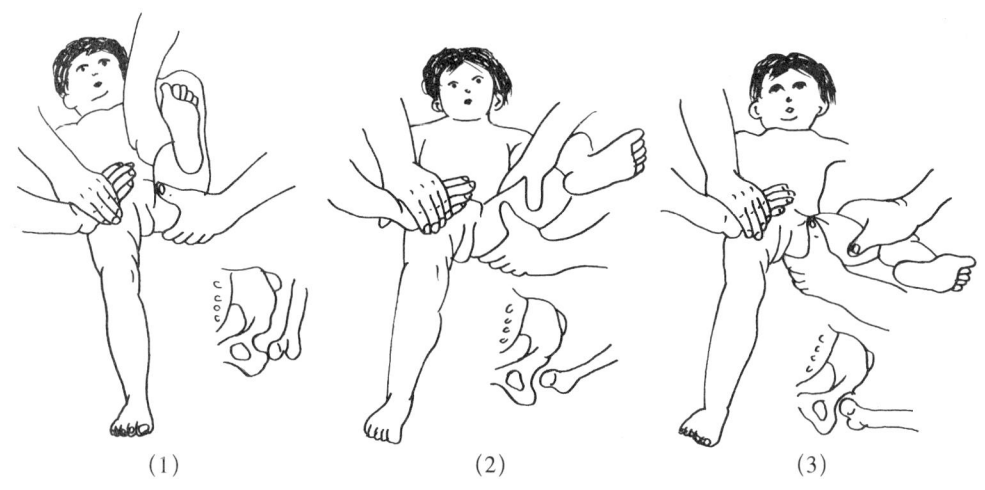

图 4-1-17　复位手法、步骤

（1）传统的Von Rosen氏架（图4-1-18）

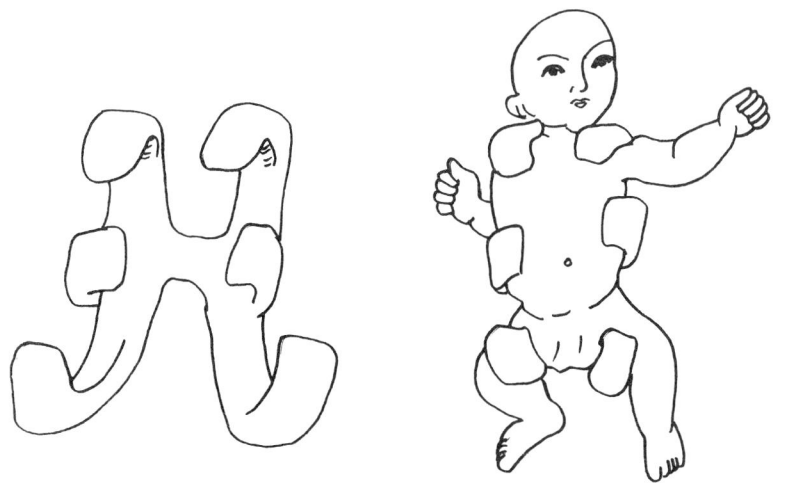

图 4-1-18　Von Rosen氏架

(2) 倒"T"形板法（图4-1-19）

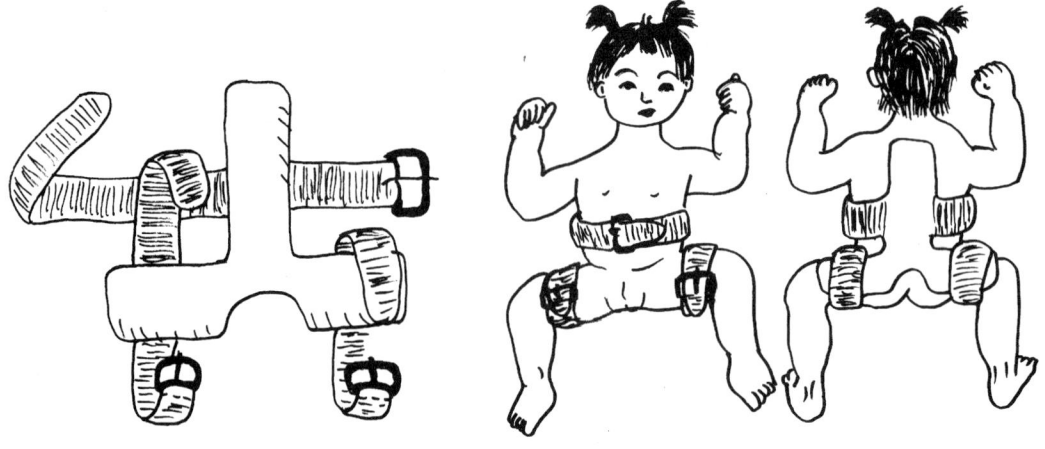

图4-1-19 倒"T"形板法

(3) 北京赵钟岳式架（图4-1-20）

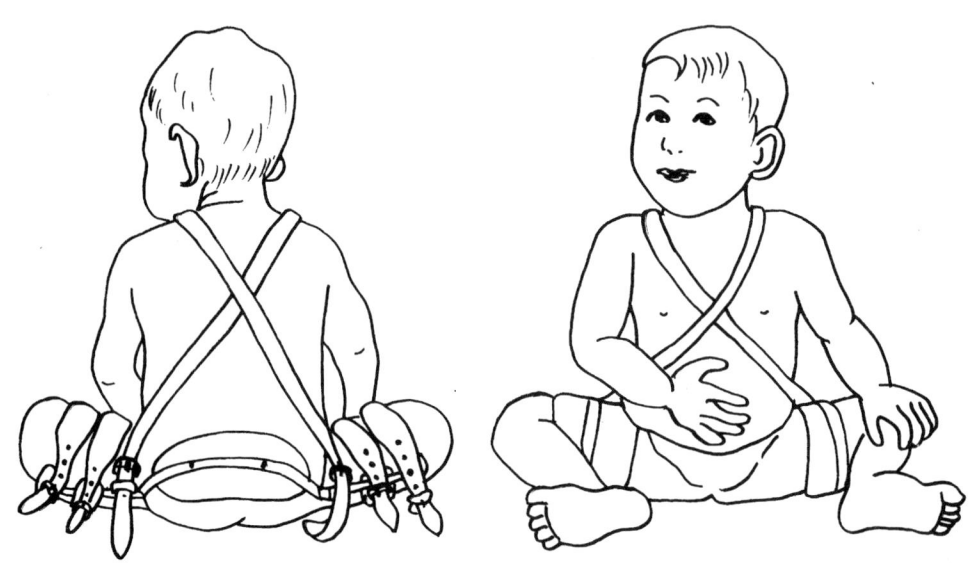

图4-1-20 赵钟岳式架

(4) 作者所在单位用了50年的屈髋外展和伸髋外展架（图4-1-21AB）

保持患儿蛙式姿势的屈髋外展架不宜维持时间过长，以不超过半年为宜。如屈髋外展架维持时间过长，由于髋关节长期处于外展外旋位，势必造成前方关节囊松弛，容易残留半脱位。所以蛙式架，我们也称其为屈髋外展架，佩带半年左右再换成伸髋外展架，再维持3个月即可。

3．石膏固定

(1) 复位固定前牵引：小儿先天性髋关节脱位若Ortolani氏征阳性，容易复位，可不必复位前牵引。如果患髋关节周围软组织挛缩，造成复位困难，应该实施复位前牵引，使挛缩

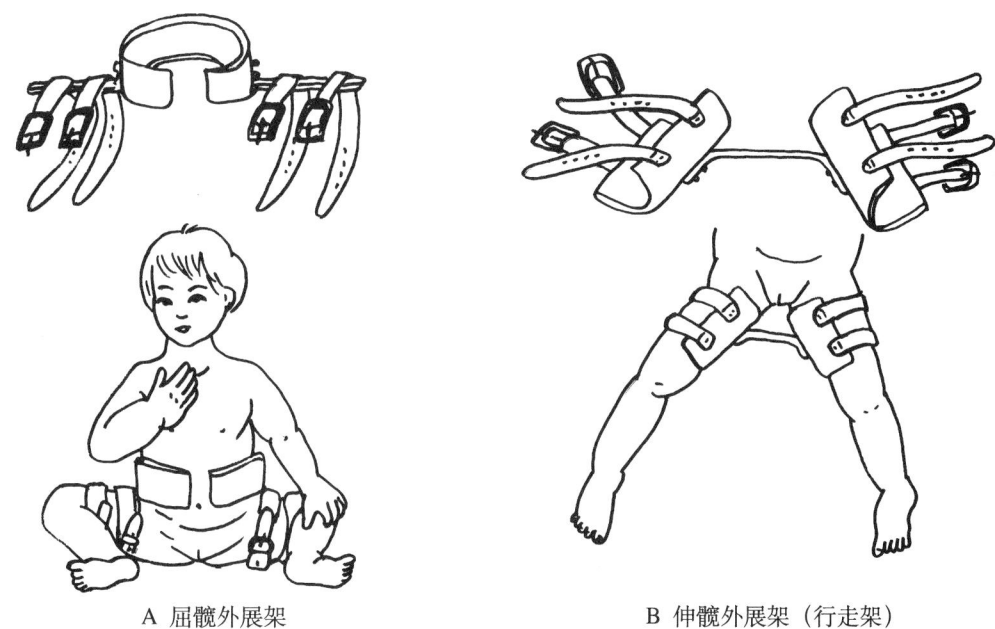

A 屈髋外展架　　　　　　　　　B 伸髋外展架（行走架）

图 4-1-21　屈髋外展和伸髋外展架

软组织松弛，给复位创造条件，也可防止或减少股骨头缺血坏死的发生率。Salter曾报告经复位前牵引可使股骨头坏死率由30%下降至15%；国人有人报告坏死率可由37%下降至6.3%。特别是1周岁以上的孩子，更应复位前牵引，牵引后易复位，减少股骨头缺血坏死的可能，也能减轻患儿石膏固定后痛苦。具体方法可用橡皮膏分四步进行皮肤牵引，即水平牵引、垂直牵引、过头牵引和外展牵引（图4-1-22）各1周。

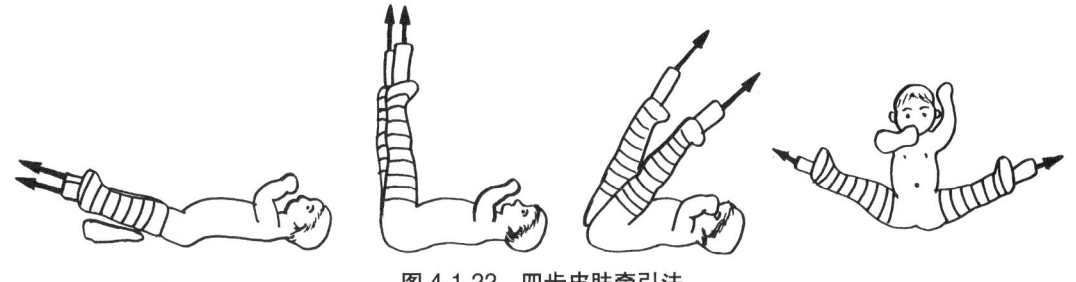

图 4-1-22　四步皮肤牵引法

（2）全麻下复位包石膏：因为患儿还小，往往不合作而哭闹、乱动，不方便复位，更不能配合包蛙式石膏，石膏包不好容易造成皮肤磨损和压疮。

（3）内收肌切断：包蛙式石膏需髋关节呈外展位，往往内收肌皆紧张，复位前先进行小手术：用尖刀切小口潜行切断内收肌起始部。

（4）保守治疗的石膏固定也可分长腿蛙式石膏、短腿蛙式石膏、改良蛙式石膏和伸髋外展的"贝氏（Batchlor）石膏"（图4-1-23）。

有人主张用长腿蛙式石膏，因为它对复位的髋关节能起绝对固定作用；对大腿来说，也是绝对固定，限制了股骨发育。也有人主张用短腿蛙式石膏，笔者也主张用短腿蛙式石膏，因为它能保持屈髋外展外旋位的相对固定，又能有轻微旋转活动，对髋臼和股骨头的相匹配

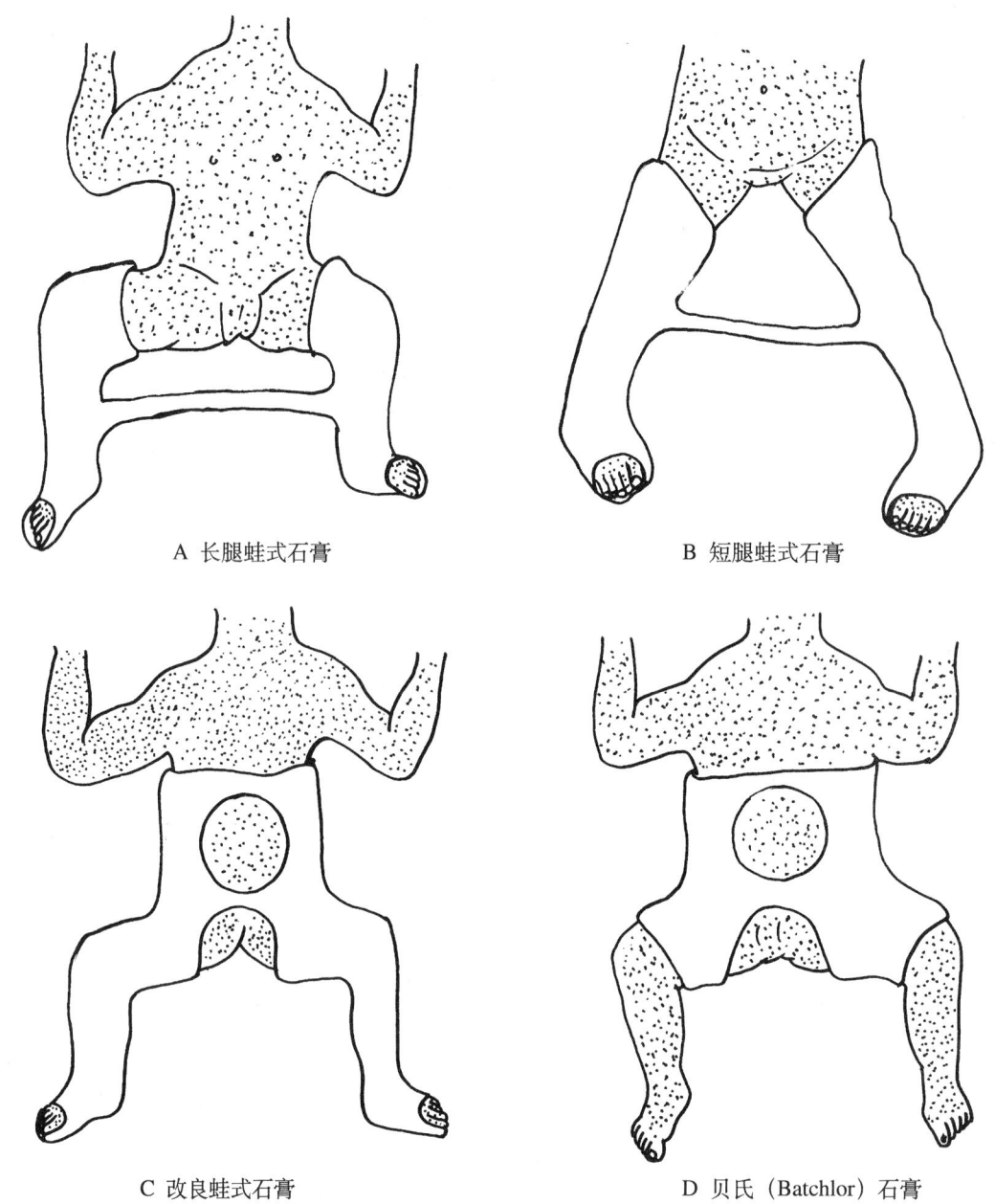

A 长腿蛙式石膏 B 短腿蛙式石膏
C 改良蛙式石膏 D 贝氏（Batchlor）石膏
图 4-1-23 不同位置的石膏固定

发育有好处，又不限制股骨发育。近20年来有人（包尚恕氏）创造一种改良蛙式石膏，见图4-1-23C，即包两腿屈膝长腿石膏，屈髋外展位，两小腿间置木质横梁，用石膏包扎固定。对髋关节来说仍属相对固定，但如带足，对小腿长度则为绝对固定，它限制了小腿的长度生长，固定半年期间，中间应换一次。这就不如短腿蛙式石膏，如不损毁可一次性包半年。因先天性髋关节脱位的孩子，股骨颈前倾角偏大，又因包半年的蛙式位石膏，关节囊前方被牵拉松弛，不利于更接近生理状态的伸髋位复位，所以包半年蛙式位石膏后一定要改包伸髋外展内旋位的贝氏（Batchlor）石膏2～3个月。

关于蛙式位石膏的外展角度问题，20～30年前都主张外展90°，但骨科同道都发现保守的闭合复位、蛙式支架或蛙式石膏固定的股骨头缺血性坏死发生率远远高于手术切开复位、骨盆截骨或造盖术的股骨头缺血性坏死发生率，因此通过多次全国性学术会，人们已达成共识：不能外展90°，只允许外展60°，从而减少闭合复位股骨头缺血性坏死发生率。

（二）手术治疗的系列改进

改进虽然已形成系列，但不是事先有计划要进行有步骤的改进，而是在20余年的小儿骨科临床实践中逐渐探索形成的。在汲取前人经验的基础上，再加上作者的大胆创新已取得独特的此系列改进，并取得满意疗效和工作效率，已得到所在学校有关方面的首肯，并被评为校级1990～1991年度医疗成果一等奖。通过多次全国性学术会上的交流和杂志报道，已得到国内、外同道专家的赞赏、认可和应用，如术后制动用的"改良贝氏石膏"已被国内多家医院采用，并已传到加拿大和奥地利等国。

1．对某些传统疗法的质疑

（1）某些翻转造盖术（Gill术、Wiberg术）髋臼盖凿入下翻后，其上方间隙为半层髂骨的扁平骨片和碎骨块，髋臼指数改善不足，且缺乏支撑力，不稳定；而插入造盖术（Spitzy术、中野氏术）的插入和外露部分的交界处形成应力集中，易发生造盖骨折。造盖骨折是骨块被吸收的前提，所以插入造盖术一直是骨科界的争论焦点。即或插入造盖未骨折亦未被吸收，虽然改善了髋臼对股骨头的覆盖和包容，但充其量也不可避免是个点状负重，术后难免负重痛和磨损。

（2）传统的关节囊关节成形术（Collonna术、Zahradnicek术）的挖深髋臼是不适宜的。小儿较厚的髋臼软骨是应力缓冲、耐磨的最佳结构，是发育成匹配合理的成人髋臼的基础。儿童时期，软骨髋臼被挖除势必影响了髋臼的正常发育，难免造成日后的骨性关节炎，甚至造成关节僵硬。术中虽然采取关节囊包股骨头复入挖深的髋臼内，以关节囊的纤维结构代替髋臼原来的弹性软骨。但是关节囊的纤维相对较薄难以代替原来较厚且弹性较好的原髋臼弹性软骨，特别是包股骨头的关节囊缺乏原来关节囊承受关节正常伸屈活动的弛张度，即或不发生关节粘连所致强直，也必然因关节囊已缺乏正常情况下的弛张度而障碍关节的伸屈活动，因此江南某医院的一位资深专家报告一组Zahradnicek术的病例，界定屈髋功能＞60°为优良。我们认为不管用哪家的评定标准，排除其他条件，只拿伸屈情况这一条件，能屈髋＞60°只能算尚可，只有屈髋＞90°才能算优良。1988年在湖南慈利召开的全国小儿骨科学术会议上，本作者和西安一位小儿骨科同道就在专科小组讨论会上对挖深髋臼这一关节囊关节成形术提出质疑。

（3）Salter和Chiari骨盆截骨术自20世纪60年代一出现，很快风靡全球。因为无论从解剖学、生物力学，还是临床效果都显现出有诸多优点。作者所在科室从1972年起放弃了Collonna手术，而采用骨盆截骨术，用得最多的尤其是Salter术。但任何优秀的术式，都有其相对适应证。Salter术适应证要求很严格，只适于1.5岁～7岁患儿。因为髂骨截骨以后，远位端旋转是以耻骨联合为轴心，只能旋转30°，如原髋臼指数偏大，手术矫正后仍稍偏大，缺乏对股骨头的包容，易再半脱位或脱位，从这一点看Salter术就不如Pemberton术。特别是原髋臼偏窄尤其有假臼形成者更不适于Salter术，因髋臼旋转后，不是臼顶覆盖股骨头，而是臼缘接触股骨头，包容不全，极易再脱位。Chiari术适用于任何年龄的患儿和半脱位的成人患者，但内移的量也有局限性，只能内移1.5cm以内，仍然不能覆盖脱位严重或股骨头偏大的髋关节脱位，因此往往需辅以插入造盖加以弥补。再者Chiari术的内移截骨或加插入造盖仍回避不了点状负重的弊病。因此1985年以后，我们就用我们取名为强力翻转造盖术取代了Salter术；用强力插入造盖术取代了Chiari术。现在我们基本上不用Chiari术治疗先天性髋关节脱位，只用于Perthes病造成的髋臼覆盖不全。

（4）术前牵引问题：多少年来，人们非常强调术前牵引；现在人们认识到对于年龄偏大，脱位偏高的患儿，即或经过大重量骨牵引，如不辅以股骨短缩术，术后仍表现出髋臼对股骨头的较大压力，易形成关节僵硬、股骨头缺血坏死，甚至再脱位。无论是骨牵引还是皮牵引，都是在一定时间内把孩子限制在床上，因此从20世纪80年代初我们就改成手法牵引。

（5）术后制动问题：传统方法都是用髋人字石膏术后制动。其最大的缺点就是限制了术后髋关节很重要的屈伸活动，不利于髋关节屈伸功能的尽早恢复，尤其髋人字石膏的躯干部分可引起"石膏综合征"。石膏遮挡髋关节，不便于术后切口护理，术后X线片看不清。就是制动也不是很确切，缺乏对股骨大粗隆的向内压力，在石膏内仍可再脱位，所以从20世纪80年代我们用我们设计并推行的不限制术后髋关节屈伸活动的取名为"改良贝氏石膏"完全取代了髋人字石膏，并已广泛推广。经过20余年的临床观察，"改良贝氏石膏"较髋人字石膏有极大的不可比拟的优越性。

2. 发病规律的某些新发现

先天性髋关节脱位的发病原因，到目前仍不是十分清楚。历代学者都有很多论述，已经认识到有先天性的遗传因素，有后天性育儿方法的因素。

先天性髋关节脱位的性别发病率的差异是明显的女性多于男性，这已被骨科和小儿外科同道所熟知，但究其原因，尚无满意的解释。该先天畸形的发生不但有性别差异，也有侧别差异。本作者在多年来的临床工作中已注意到左侧发病多于右侧；也曾有人指出：双侧发病率为1/4，左侧为1/2，右侧为1/4。从下面几组报道中，可见左侧皆多于右侧（见表4-1）。

表4-1 几组先天性髋关节脱位侧别发病情况表

作者	总例数	双侧	左侧	右侧
邱XX	403	133	195	111
高XX	61	28	24	9
包XX	75	16	42	17
孙XX	407	111	162	134
周XX	68	29	23	16

先天性髋关节脱位侧别差异原因分析：此现象笔者多年来已注意到，只是尚无法解释其原因。并且近20年来，我们开展小儿双侧先天性髋关节脱位两侧同时手术，拆除石膏固定后复诊，偶尔亦发现一侧位置不如在石膏固定中那么理想，也就是髋臼与股骨头内侧间隙大于上方间隙，甚至发生半脱位，且亦发生在左侧。在探索和分析原因过程中发现与抱孩子姿势有关。中国北方人抱孩子往往习惯用单臂，且多习惯用右臂。屈肘90°，孩子面向抱孩子者，臀在大人前臂近肘弯处。如用右臂抱孩子，这种姿势使孩子右髋关节处于外展位，稳定；左髋关节处于内收位，不稳定（图4-1-24）。

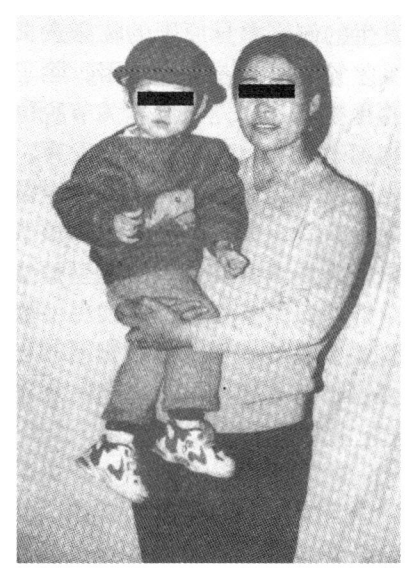

图 4-1-24 右单臂抱孩子，使孩子右腿呈外展位，左髋内收位

幼儿时，如双髋臼发育欠佳，若右侧经常处于外展位，右髋发育可能趋于正常，左髋经常处于内收位，则酿成脱位。观察证明，这是该病发病左侧多于右侧的重要原因。如为双侧先天性髋关节脱位两侧同时手术，改良贝氏石膏固定中，双侧外展内旋位，对股骨大粗隆处又有向内下对抗再脱位的力，因此位置都非常满意。去掉石膏后，若家人经常用右臂抱，则右侧处于外展位，稳定；左侧处于内收位，不稳定，则易造成左侧再半脱位。左髋单侧先天性髋关节脱位术后去掉石膏后，若家大人也经常用右臂抱，也容易再脱位。然而，某些民族（朝鲜人、越南人）妈妈经常把孩子以青蛙姿势背在背上，双髋处于外展位，则很少发生先天性髋关节脱位，道理就在这里。

揭示该病发生的侧别差异原因的临床意义：先天性髋关节脱位发病的地域差异、民族差异等原因，除了遗传因素以外，大家比较公认的是婴幼儿和先天性髋关节脱位术后，保持一段时间外展位，有利于髋关节稳定和髋臼发育。既然如此，对于婴儿的襁褓就要改掉中国北方农村那种伸直位捆绑双腿式育儿方法，而改用保持双髋呈蛙式姿势育儿。孩子稍长大，可以像朝鲜族那样使孩子呈蛙式背在背上；或呈蛙形面对面抱在大人胸前。不要用单臂使孩子呈一髋外展而另一髋内收姿势抱在大人胸前一侧。髋关节脱位术后去除石膏后，更不要用单臂抱。即左髋手术，去石膏后不要用右单臂抱；右髋手术，去石膏后不要用左单臂抱，防止再脱位。

3. 术前牵引的改进——推荐手法牵引

先天性髋关节脱位的治疗，无论是闭合性手法复位，还是手术切开复位，复位前都需要进行牵引。尤其是Salter骨盆截骨术，更强调术前牵引，将股骨头牵至髋臼水平。但常规用的用胶布粘贴在下肢皮肤上的皮牵引，因易引起皮肤水疱而被迫中断牵引；常用的股骨髁上牵引或胫骨结节骨牵引因儿童骨质容易吸收而易使牵引针松动，常形成针孔感染，前者还可波及髌上囊引起关节感染，有时甚至在穿针处发生骨折。为此从1983年7月我们探索用手法牵引取代骨牵引和皮牵引作为骨盆截骨术术前准备。实践证明，手法牵引方法简单，牵引力大，易掌握，家属在入院前在家即可进行牵引。患儿痛苦少，无并发症，效果好。

从 1983 年 7 月至 1985 年 6 月，两年中共行手法牵引然后行骨盆截骨术 110 例 120 个髋关节（双侧 10 例）。女 85 例，男 25 例。年龄最小的 1 岁半，最大的 12 岁。7 岁以上 33 个髋关节，占本组 27.5%。

牵引结果：经 1～2 周手法牵引，绝大多数能使股骨头降至髋臼水平（图 4-1-25），而达到手术要求。极个别年龄大、脱位高的病例，经两周手法牵引不能完全达到手术要求者，可适当延长牵引时间或术中充分松解，术中可顺利复位。对个别年龄大、脱位高的患儿，则可配合股骨短缩术。

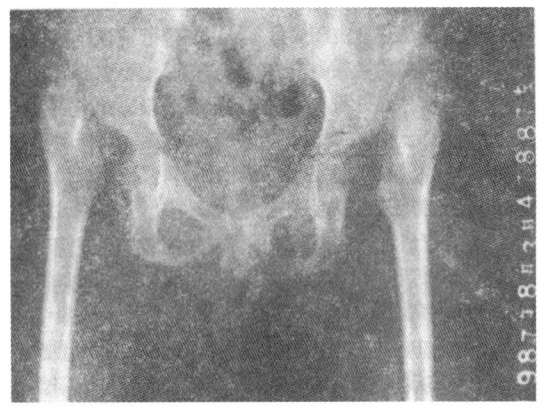 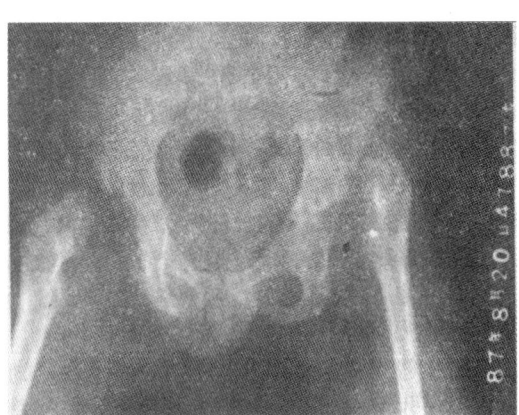

A 手法牵引前 X 线片　　　　　　　　　B 右侧手法牵引后 X 线片

图 4-1-25　手法牵引前后 X 线检查比较

牵引方法及牵引力的测定：患儿入院后常规拍髋关节正位 X 线片，如果脱位的股骨头超过髋臼上缘，我们一律嘱家属进行手法牵引。每天查房时医生给予检查辅导。以右侧髋关节脱位为例，患儿家属用右足蹬住患儿会阴部，双手握住患儿踝部，逐渐用力纵向牵引（图 4-1-26）。每次持续 20～30 分钟，每天可不定时牵拉，间歇期间，患儿可下床自由活动。如避免暴力，患儿没什么痛苦。如孩子小脱位不高，手法牵引 1 周就可在牵引下拍片；如孩子大脱位高，则牵引 2 周拍片。如果股骨头已降至髋臼水平，即可手术。如股骨头未降至髋

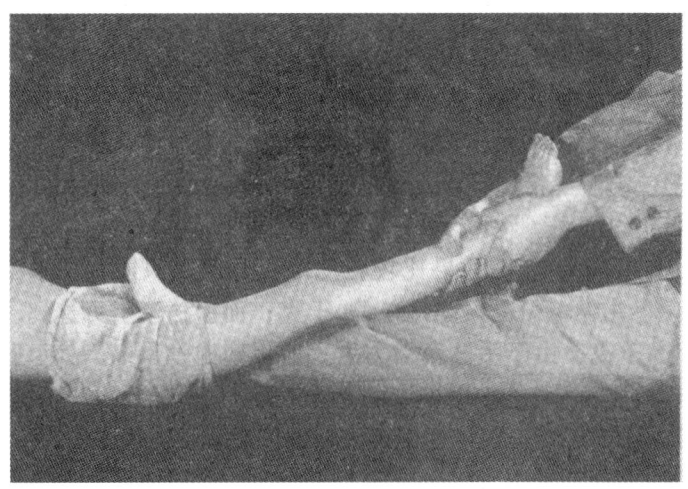

图 4-1-26　髋关节脱位手法牵引

白水平，可适当延长牵引时间且加大牵引力，即可奏效。极个别牵引不下来者，只需要拉近髋臼水平，术中辅以充分松解，复位亦不太困难。若左侧髋关节脱位，用左足蹬患儿会阴部，用两手握住患肢踝部牵拉。我们曾随意抽样用弹簧秤对部分骨盆截骨术术前手法牵引进行力学测定，发现牵引力很容易达到或超过15kg。

对本组疗效的分析：本组优良率占88.3%，和文献报道同年龄组比较，疗效是很好的。其原因是多方面的：除了术前准备我们采用手法牵引外，术中在关节囊处理及术后外固定上，我们也做了重要改进。

这一手法牵引的经验于1987年和1989年分别在国内和美国的刊物上发表。

手法牵引的理论依据：牵引用于骨折是为了复位和维持复位后位置，即固定。而骨盆截骨术的术前牵引，只求把髋关节周围软组织牵拉松弛即可，不必象用于整复和固定骨折的骨牵引和皮牵引那样不断地持续牵引。所以，手法牵引是可行的。我们受外伤性肩关节脱位用Hippocrates足蹬手拉法的启示，我们采用手法牵引作为骨盆截骨术的术前准备。牵引间歇时，患儿可自由活动，没有任何并发症，患儿和家属都愿意接受。

手法牵引的优点：此牵引方法简单、安全，患儿几乎无痛苦。不需任何设备，牵引操作都由家属承担，因此入院前在家就可进行牵引。经X线拍片，证明达到手术要求，即可入院手术。缩短了住院日数，有利于床位周转，减少患儿家属的经济负担。

牵引力和牵引效果比较：皮牵引的重量只能5kg以内；小儿骨牵引也只能达7~8kg；而手法牵引可达到或超过15kg。由于手法牵引力大，所以牵引效果好。骨牵引和皮牵引长至少需2周；而手法牵引只要家属认真配合，多数经过一周就可达到要求。由于牵引力大，患儿痛苦少，牵引效果好，作为骨盆截骨术的术前准备，可以完全取代骨牵引和皮牵引。

4．术中一般处理的改进

(1) 内收肌切断：用小尖刀潜行切断，切口不必缝合。

先天性髋关节脱位的治疗，无论保守治疗还是手术治疗，常常需佐以内收肌切断。即或是闭合复位，无论是软质材料和形式固定（带蹬吊带、连衣布袜），还是硬质材料和形式外固定架或蛙式石膏，都是将孩子保持在屈髋外展外旋位，都将加大已经挛缩了的内收肌的牵张力，易因不稳定而诱发再脱位或股骨头受压而发生缺血性坏死。曾有文献报道闭合复位较手术复位发生股骨头坏死的几率多得多。因为手术复位，基本上都辅以内收肌切断；而以前的闭合复位人们往往忽略了内收肌切断问题，所以出现这种结果。

内收肌切断的常规方法是在腹股沟和内收肌腱交点沿内收肌腱方向纵向切开皮肤，用弯血钳插入腱深面将腱挑起再切断，缝合皮肤切口。20世纪80年代初我们开始摸索潜行切断内收肌：助手将患髋把持在屈髋外展外旋位，就可在腹股沟处触及极度紧张的内收肌腱，术者右手拇、示指似持琴弦弓一样持小尖刀柄，使刀尖平面和腱轴一致，紧贴腱刺入其深面成一小切口（图4-1-27A），稍使刀柄沿腱轴旋转刀尖90°，使刀刃抵腱，术者再用左手拇或示指压住腱，刀尖稍上挑，腱即断（图4-1-27B）又不至于加大皮肤切口。用左手指触压腱张力，如发现切断不全，再重复上述动作；腱基本无张力证明已完全切断。皮肤切口不必缝合，以利引流，防止积血。若伤及小的闭孔血管，可能稍涌血，不必惊慌，用纱布球压迫片刻，即可止血，手术照常进行。

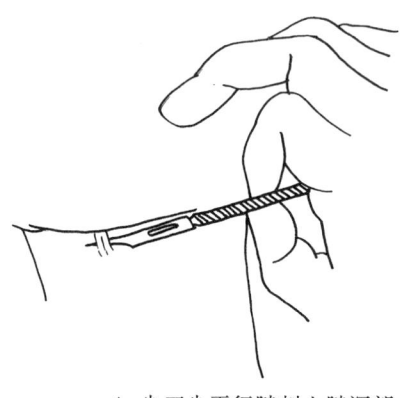 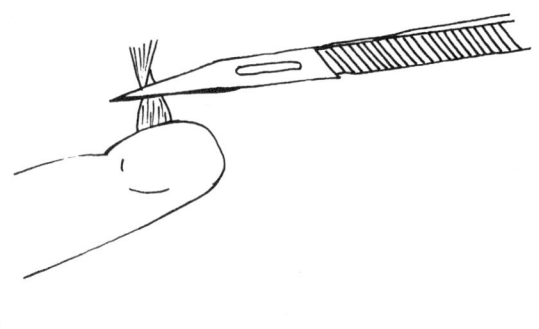

A 尖刀尖平行腱刺入腱深部　　　　　　　B 变尖刀垂直紧张的腱切断之

图 4-1-27　小尖刀内收肌腱切断术

(2) 旋股外侧血管的处理：不是常规结扎切断，而是下拉保护。

采取 Smith-peterson 切口，自髂骨最高点开始沿髂嵴弧度向下通过髂前上棘，直向下切开。髂前上棘上、下部分长度相等。切开皮肤、皮下组织及深筋膜，识别和保护髂前上棘下方出自骨盆内口的股外侧皮神经。自股直肌外缘钝性纵向分离，将股直肌连同股外侧皮神经一并拉向内，将阔筋膜张肌拉向外，深面即是光滑完整的耻骨肌筋膜。小心用弯止血钳将此筋膜挑起，用尖刀纵行切开，不要伤及深部的旋股外侧血管。此血管分成向外上走行的升支、向外水平走行的水平枝和向下外走行的降支。有的手术学介绍要结扎切断此旋股外侧血管三个支。我们的做法是，强调对此组血管加以保护，不结扎切断，而是在上方向其深部插入弯止血钳，分离后用小窄板钩向下拉，将此组血管完全保护在此钩深面的下方（图4-1-28）。其再深部就是关节囊前方，已暴露无遗。我们认为保护此组血管是必要的，其目的和好处是：① 减少了手术步骤；② 减少了出血；③ 保护了股骨头和周围相关肌肉的血供，对防止术后股骨头缺血性坏死和保护相关肌肉的功能及弹性至关重要。在关节囊内下方继续分离髂腰肌腱上

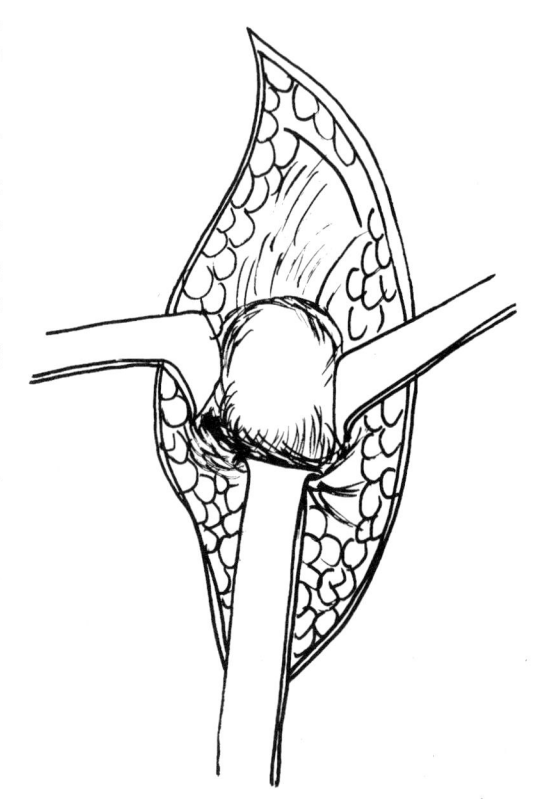

图 4-1-28　用窄板钩将旋股血管拉向下，加以保护，不结扎切断

方和下方，用小直角钳在小粗隆处挑起髂腰肌腱，常规切断之。

(3) 关节囊的处理改进

先天性髋关节脱位的手术治疗，多年来论述较多的是通过各种造盖术和各种骨盆截骨术来减少髋臼指数，增加髋臼宽度，改变髋臼方向，从而改善髋臼对股骨头的包容，增强髋关

节的稳定性。专门论述关节囊在稳定髋关节方面的作用和更好的处理关节囊的文章几乎没有，只在某些总结性的文章中提及一点点。大多数作者也强调紧缩关节囊的问题，但如何紧缩则论述极少。作者在1988年湖南慈利会议上就如何切开关节囊和如何紧缩问题进行了交流。文章《Salter's Osteotomy for the Management of Joint Capsule》也在1990年中华医学杂志英文版发表。在此基础上，又经过数年的临床实践，我们在认识上又有进一步加深，做法上又有进一步完善。

1) 传统的"T"形切开法和我们的"L"形切开法

目前国内外通用的Salter骨盆截骨术，其原法关节囊切开是先沿髋关节前上缘稍下平行臼缘横行切开关节囊，然后再沿股骨颈方向纵行切开，使关节囊切口呈"T"形（图4-1-29），我们叫它"T形关节囊切开法"。复位后剪除关节囊的多余部分，对缘缝合。虽然也有紧缩作用，但紧缩力度是不够的，特别是横向紧缩不够。且单纯对缘缝合不够牢固，万一再脱位，可能造成像外伤性髋关节脱位一样股骨头穿破关节囊的囊外脱位。再手术时如同处理没有疝囊的复发性腹外疝一样，非常困难。所以说，关节囊"T形切开法"，剪除多余部分的对缘缝合，不是关节囊理想的处理方法。

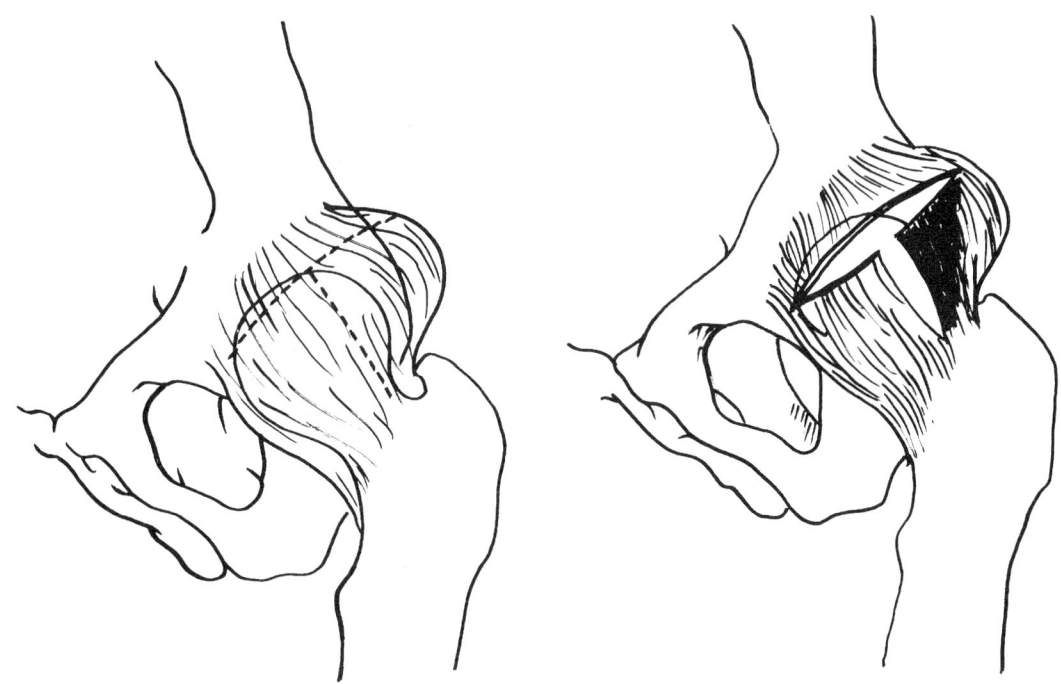

图 4-1-29　T形关节囊切开法

我们非常重视关节囊对稳定关节的作用。我们设计并广泛应用20年的关节囊"L形切开法"，不但强调横向紧缩，还明确提出我们的具体切开方法和紧缩缝合方法。即右侧呈"L"形切口，左侧呈反"L"形切口。具体方法是，暴露关节囊后适当剥离，以求暴露广泛些。在关节囊中外1/3处稍下方，相当于股骨头颈交界处，用尖刀，刃朝前方刺入关节囊，并稍挑开，此时已有关节液溢出。这样做是为了防止切伤股骨头软骨面。向上方的关节囊内插入止血钳分开，再用尖刀向上纵形挑开达臼上缘，向下延长切开达最低附着点，即为纵行切开完成。剥离关节囊外软组织，用止血钳横向夹持关节囊并切开达臼底，完成右侧"L形"，左侧"反L形"切开。复位后，关节囊近侧部分呈三角形瓣。关节囊的远位缘随股骨头复位，一并向内移，重叠于近位的三角形关节囊瓣深面。然后，在此三角形关节囊瓣根部和远位缘行3针"U"形重叠缝合；剪除多余部分再结合加强缝合3针。此时关节已比较稳定。我们不仅Salter术这样缝合，就是Chiari术、Pemberton术或各种造盖术也都是这样处理关节囊。

2）"L形切开法"的重要补充：以前我们只强调关节囊L形切开，重叠缝合，而必要的部分切除强调不够。在工作逐步深入实践中，我们更进一步体会到彻底剥离假臼，并切除这部分关节囊很重要。我们还进一步认识到，L形切开重叠缝合关节囊，主要是能充分紧缩的关节囊前壁，其上方原假臼处关节囊如不充分剥离切除，则仍留有残囊，可造成囊内再脱位。只有将假臼部分的关节囊剥离切除，方能消灭残囊，避免再脱位。具体的做法是：L形切开关节囊后，清理髋臼，切断髋臼横韧带。充分剥离假性髋臼，髂骨截骨或造盖术后复位。关节囊缝合前，尖端向后达髋臼后上缘楔形切除假臼部分关节囊，这样才能疝修补样的充分重叠缝合，才能彻底消灭假臼处的残囊（图4-1-30），可以避免再脱位。

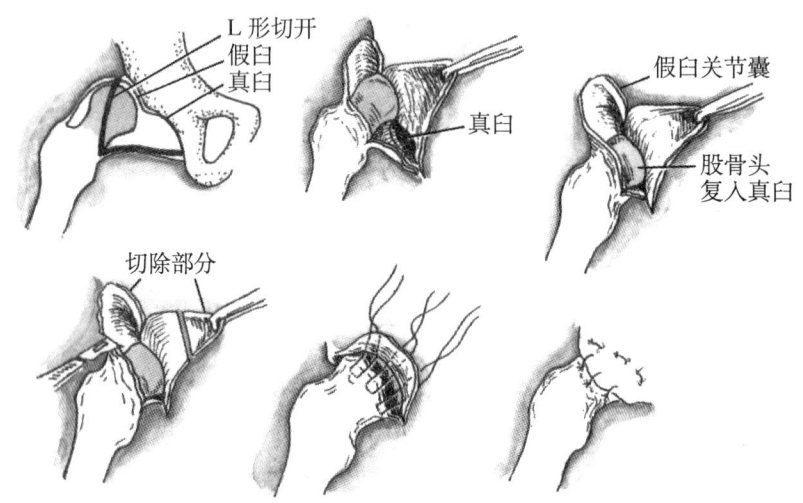

图4-1-30　L形切开、部分切除和U形重叠缝合

3）强调"L形切开法"的横向切开位置尽量要低：关节囊"L形切开法"的纵切部分，在已充分剥离关节囊的中外1/3处，上起髋臼缘，下达关节囊在股骨颈基底附着处。继续向髋臼切迹方向剥离关节囊，用小板钩拉开并保护下方之关节囊外血管。在股骨颈基底关节囊附着处用止血钳尽量低位横向钳夹关节囊，沿钳切开，即为横切。钳夹过程中，钳夹尽量向低位，边切边调整钳夹方向，直达髋臼切迹。否则，如脱位高，在股骨颈基底部位钳夹，初切开可能是低位；但如果不注意逐渐调整钳夹方向，容易在接近髋臼时，切开的是关节囊前壁，而不是下壁。因为此处是关节囊峡部，关节囊很狭窄。如果横切开不够低，必将造成前方近侧三角形关节囊瓣小，且位置高，无法遮盖股骨头，也无法缝合关节囊。所以，关节囊L形切开的横向切开必须自始至终尽量要低位。

临床效果：术中，关节囊紧缩缝合后，适当做内收、外旋、屈髋等容易造成再脱位的被动活动（我们称其为"破坏性试验"）也不至于发生再脱位。近8年来，关节囊"L形切开缝合法"经过上述重要补充和更进一步完善，稳定性更加可靠。这期间治疗500余例无完全性再脱位发生。只偶尔有半脱位，即股骨头仍在髋臼内，只是关节间隙内侧大于上方，CE角变小。我们分析认为，这与股骨颈前倾角大而关节囊紧缩不够有关；也有的是术后去除外固定以后，功能练习不恰当有关，即开始走路时，过急于并腿或过早矫正包石膏时所需暂时内旋位有关。预防措施是，术中尽量横向紧缩关节囊；去除石膏开始走路时，不要有意识过早过急矫正内旋状态。如已发生再脱位或再半脱位，可以手术切开复位、再紧缩关节囊；或通过股骨粗隆下方旋转截骨来矫正过大的前倾角，仍强调关节囊紧缩。

我们强调关节囊紧缩，主要强调横向紧缩，既稳定又不影响髋关节的伸屈功能。再加上我们自行设计并应用的术后石膏或支具外固定，都不包髋关节，并强调早期（术后10天）坐起屈髋练习。所以本组多数术后6周去除外固定时，即可屈髋达到或超过90°；少数年龄较大患儿为防止术后关节僵硬，都嘱其去掉外固定后来院复诊。由医生协助授动屈髋功能练习，并嘱其积极主动下蹲练习。所以本组无明显术后关节僵硬并发症发生。

5．挖深髋臼对髋关节发育影响的实验研究

治疗先天性髋关节脱位的挖臼手术（Colonna手术；Zahradnicek手术）已沿用几十年，但对其评价尚有争议，甚至两种观点截然对立，但双方又都缺乏实验依据。

查阅近10年来的国内外有关文献，未见关于挖深髋臼和挖臼后软骨组织再生情况的实验研究报道。为此我们进行了本实验，现报告如下。

(1) 实验材料

1) 动物分组

以鸡雏为实验动物。将2个月的鸡雏随机分成三组（表4-2）称重、标号。用甲氧氟烷开放吸入麻醉。

①全挖组：手术显露髋关节，脱出左侧股骨头。挖除左侧髋臼全部软骨后，复位，缝合。

②局挖组：手术切开，脱出左侧股骨头。挖除左侧髋臼顶部30%软骨后，复位，缝合。

③对照组：行左髋关节切开、脱位，再复位，缝合。各组受试动物，以右髋关节为自身对照。饲养7个月处死，观察结果。

表4-2 髋关节活动范围测量结果 ($x \pm s$)

组别	标本数	活动范围（度）	P值（与自身对照组比）	P值（与对照组比）	P值（与局挖组比）
自身对照组	20	109.00 ± 1.81	...	...	...
对照组	20	101.35 ± 4.79	< 0.01	...	...
局挖组	20	83.50 ± 10.16	< 0.001	< 0.001	...
全挖组	19	47.95 ± 15.27	< 0.001	< 0.001	< 0.001

2) 观察方法

① 髋关节活动范围测量：实验动物用甲氧氟烷开放吸入麻醉至肌肉松弛，用量角器逐个测量髋关节屈伸范围；② 大体样本观察：所有实验动物一次性宰杀。肉眼观察关节有无粘连，关节软骨挖除区域填充组织的颜色、质地，填充程度，关节面光洁度，髋臼及股骨头的发育情况；③ 行光镜标本的制备与观察；④ 行电镜标本的制备与观察。

(2) 结果

1) 一般情况

术后1周内，动物俯卧，不愿行走。喂食驱赶时，右下肢单腿跳行。术后2周，全挖组动物左下肢跛行行走。局挖组和对照组走路基本正常。饲养过程中，10只不明原因死亡；5只术后深部感染，废用。补充15只实验动物，后来又1只死亡，未统计在内。

2) 关节活动范围

处死前麻醉下测量。自身对照（右髋）屈伸平均活动度为 109 ± 1.81。对照组平均为 101.35 ± 4.79。局挖组为 83.5 ± 10.16。全挖组为 47.95 ± 15.27（附表）。

3) 大体标本观察

① 对照组：单纯切开脱出复位与自身对照（右髋）比较，大体外观无明显差别。

② 局挖组：髋臼形态和色泽基本正常，挖除软骨区域略凹陷，表面有一薄层似软骨组织覆盖。股骨头的对应部位表面亦轻度凹凸不平，少量纤维粘连。

③ 全挖组：髋臼纵径变短，呈扁圆形。臼内充满大量纤维组织，白色不透明，质软，与股骨头广泛粘连，再脱位困难。5只强行脱位时，股骨头软骨剥脱，需用尖刀切断粘连组织才能将股骨头脱出。臼顶部纤维组织薄，周边较厚。臼内未见软骨组织。股骨头相应变扁，负重部位表面凹凸不平，股骨头剖面，见负重部软骨亦厚薄不均，软骨下骨呈扁圆形，有的形状不规整。

4) 光镜观察结果

① 对照组：组织学特性与自身对照组相同。在垂直于关节面的切片上分四层。a、表层：其软骨细胞小，核扁平，含大量与关节面平行的纤维束；b、移行层：软骨细胞呈圆形或卵圆形，2~5个软骨细胞聚集成一小群称同源细胞群。同源细胞群散在均匀分布于基质中；c、辐射层：细胞排列呈纵行、细胞较大；d、软骨基质钙化层：部分基质钙化。基质均匀，未见软骨退化现象，软骨下"潮线"清晰可见。

② 局挖组：软骨缺损区充填组织，表层为纤维组织，内含较多成纤维细胞，向深层逐渐移行为纤维软骨，软骨陷窝清晰，5~8个软骨细胞聚集成的同源细胞群散在均匀分布，细胞较小。移行区域的细胞圆形较小、数量多，排列基本与关节面平行。

③ 全挖组：髋臼表面由大量纤维组织充填，薄厚不均。镜下可见大量的成纤维细胞，排列方向大致与关节面平行。纤维组织中有散在的、较大软骨细胞团、染色深、间质少。靠近骨组织的细胞团沿着骨组织边缘排列，细胞小，密度大，染色深浅不一。股骨头表面软骨高低不平，薄厚不均，软骨层次不典型，移行层内软骨细胞有一部分退化。辐射层软骨细胞小，密度大、间质少、染色深，增殖活跃。

5) 电镜观察结果

① 对照组呈正常透明软骨，其表层软骨细胞较扁、质膜有短突起，具有光滑的外形和完整的核膜。移行层细胞核呈卵圆形，质膜有较长的细胞突起。表层细胞缺乏线粒体而移行层则大量存在，大多数细胞的胞质中可以看到原纤维。移行层高尔基体中有胞质小泡，有的小泡充满颗粒性电子致密物质，表层和移行层的细胞中有致密体存在。

② 局挖组再生的纤维软骨，其细胞结构与透明软骨相同。区别在于基质中胶原纤维的排列及含量。纤维软骨的基质内含有大量的由平行或交叉排列的胶原纤维组成的纤维束。束间有单独存在或排列成行的软骨细胞，基质含量少。在软骨挖除区再生的软骨细胞内粗面内

质网和高尔基体明显扩大，胞质小泡较多。基质内可见交织成网的胶原纤维。

③ 全挖组股骨头移行层，软骨细胞有一部分发生退变。退变程度较轻的软骨细胞呈外形不规则，细胞核致密，核膜尚完整，从胞质发出许多分支突起，胞质比健康细胞致密，内质网扩张，线粒体呈梭形。退变程度较重的细胞其胞质和核非常致密，核膜尚完整，内质网更为扩张，核蛋白颗粒不能辨认，线粒体消失。坏死的软骨细胞，胞质呈泡状，核膜消失，亚细胞结构破坏。

(3) 讨论

1) 关于动物模型：选用鸟类动物鸡制作先天性髋脱位的动物模型已有报道，其结果证明鸡用于髋关节疾病的研究有许多优点。鸡是双下肢负重行走，负重特点与人髋关节有许多相似之处。一侧髋关节术后，术侧下肢一周后始终负重，这可避免四足负重动物后下肢疼痛抬起患肢而三足行走，对实验结果造成影响。另外对侧髋关节作为自身对照侧，符合统计学上设立自身配对的实验要求，可比性强。

本实验是2个月龄的鸡雏，X线片证实构成鸡雏髋臼各骨骼已形成后，行挖除全部髋臼软骨及挖除髋臼顶部分软骨深至松质骨，与先天性髋脱位的沙氏手术及改良沙氏手术的挖臼方式相似。本实验设立对照组，消除切开关节囊及切断圆韧带对实验的影响。

2) 挖除髋臼软骨对髋关节活动功能的影响：先天性髋关节脱位手术治疗后，髋关节活动功能的优劣是评价手术效果的主要指标之一。许多文献表明，先天性髋关节脱位经挖臼治疗后关节活动功能多受不同程度损害。主要原因是软组织粘连。张新等认为对于头、臼不称的大龄先天性髋脱位不宜采用臼窝加深手术，避免导致术后髋关节强直。本实验结果表明，全挖组由于髋臼软骨挖除区与股骨头广泛粘连，使髋关节活动范围明显受限，5只动物在切开关节囊强行脱位时，股骨头软骨被撕脱，说明粘连牢固。

本实验局挖组髋关节活动范围明显优于全挖组（$P<0.001$），髋关节粘连轻，仅在挖除软骨区与股骨头有粘连，切开关节囊后容易手法脱位。

对照组髋关节活动范围比自身对照组平均少8°，差异较小（$P<0.001$）。表明切开关节囊，切断圆韧带对髋关节活动功能虽有一定影响，但很小。

3) 挖除髋臼软骨对髋关节发育的影响：髋臼"Y"形软骨的每一枚均由次级骨化中心和骨生长板组成，次级骨化中心位于每支软骨纵轴中央带，其两侧为骨生长板。髋臼内表面软骨内尚有一个半球形的骨生长板。随着生长发育，"Y"形软骨的骨生长板和髋臼表面的半球形骨生长板的生发层软骨细胞不断增殖、肥大和骨化，使髋臼逐渐加深扩大。Giles认为髋臼的各种径向生长是"Y"形软骨间质生长和髋臼内表面软骨附加性生长及髋臼周围膜性成骨的结果。而髋臼的加深及杯状形态则依赖于半球形的股骨头的存在。在生长发育过程中，这种平衡关系遭到破坏将造成髋臼发育不良。

先天性髋关节脱位，虽然通过挖深扩大髋臼辅以其他术式可以矫正先天性髋脱位的多种髋关节畸形，使术后髋关节恢复接近于正常的解剖关系，尤其可使股骨头深置于新臼内为髋关节稳定创造条件，但是挖深扩大髋臼牺牲了髋臼内表面软骨生长板，势必造成关节严重粘连和髋臼发育不良的后果。许多文献表明，挖深扩大髋臼，经术后长期随访，髋关节活动功能较差者所占比例较大。

在本实验条件下，全挖组动物髋关节广泛纤维组织粘连，髋臼失去正常形态，严重者不规则。髋臼内表面被大量纤维组织覆盖。股骨头的形状也发生与臼形状一致的改变，甚至引起软骨下骨发生变形，髋关节发育受到严重影响。

4）挖除髋臼软骨后的软骨再生：在软骨细胞被破坏时，软骨的再生是很有限的。许多研究表明，成年哺乳类动物软骨损伤或部分切除后，不能独立再生。Sheldon认为，软骨受伤后，如果软骨细胞保存完好，软骨基质可以迅速再生成。Melean指出，软骨组织作自身移植后，往往发生退行性变而被吸收，但是在宿主的纤维组织中可以诱导生成软骨。

我们认为局挖组软骨挖除区有纤维软骨覆盖，主要是纤维组织化生和软骨缺损区周边正常软骨活跃的间质生长所致。全挖组髋臼内纤维组织中散在的变异软骨细胞团是挖臼时残留的软骨细胞及挖除后又种植在挖臼处少量的软骨细胞再生的结果。

6. 应用术式的选择

本文介绍本院1991年～1994年4年间小儿先天性髋脱位治疗应用术式的演变。由20多年来一直喜欢用骨盆截骨术演变为用的最多的造盖术。4年间共手术463例，565髋。实践证明：比起骨盆截骨术，造盖术显得更简便，侵袭小，不需二次手术拔除内固定针。因在我国大龄髋关节脱位偏多，造盖术更适合我国国情。经过一些改进，可以克服传统造盖改善髋臼指数不够、耐压强度不足和造盖折断及吸收问题。综合情况详见下列图表（表4-3、4-4）：

表4-3 本组小儿先天性髋脱位临床资料

年份	例数	性别 男	性别 女	年龄（岁）5↓	年龄 5～10	年龄 10↑	发病侧别 双	发病侧别 左	发病侧别 右	骨盆截骨术 Salter	骨盆截骨术 Chiari	造盖术 翻转	造盖术 插入	其它术式	术后一年内并发症 再脱位	术后一年内并发症 关节僵硬
1991	115	29	86	44	53	18	52	37	26	67	8	14	21	22	3	2
1992	132	28	104	54	55	23	55	40	37	93	24	23	10	17	3	6
1993	88	11	77	33	40	15	38	27	23	47	11	23	17	18	0	4
1994	128	30	98	50	64	14	39	48	41	25	4	78	21	22	4	4
合计	463	98	365	181	212	70	184	152	127	232	47	138	69	79	10	16

表4-4 小儿先天性髋脱位术式演变表

术式		1991年 髋数	1991年 百分比(%)	1992年 髋数	1992年 百分比(%)	1993年 髋数	1993年 百分比(%)	1994年 髋数	1994年 百分比(%)
骨盆截骨术	Salter	67	56.8	93	70.1	47	50.0	25	19.3
	Chiari	8		24		11		4	
造盖术	翻转	14	26.5	23	19.7	23	34.5	78	66.0
	插入	21		10		17		21	
其它术式		22	16.7	17	10.2	18	15.5	22	14.7
合计		132	100.0	167	100.0	116	100.0	150	100.0

（1）应用术式演变及评估

1）改变术式的动意

关节囊关节成形术、骨盆截骨术和造盖术都是治疗先天性髋脱位沿用几十年的手术，各有所长，也各有不尽人意之处，各家评价也不尽相同。20多年来，我科用的最多的是Salter术，其次是Chiari术、Chiari术并用加盖术、造盖术。关节囊关节成形术（如Colonna术），

30年前我们曾做过几例，因术后关节活动功能明显受限而不再应用此术式。Zahradnicek术也和Colonna术一样涉及挖深髋臼问题，而未采用。

通过临床实践我们逐渐体会到Salter术和Chiari术都需要穿针内固定，需要二次手术取针之苦，增加门诊复诊工作量，增加患儿及其家属必须再次往返医院之经济和精力负担；特别是Salter术对于大龄、髋臼指数大于50°的髋关节脱位，因截骨远端旋转受限，最多能旋转30°，所以髋臼指数改善不理想。Chiari术内移程度也受到限制，只能内移1.5cm，对于由于假臼形成使真臼变窄者，内移后，髋臼宽度仍不能足以覆盖复位后的股骨头。为了弥补此缺陷，有时需并用加盖术。

以前之所以不喜欢应用造盖术，是从文献报告和我们实际体验，确有盖折断和吸收问题。但近年来，我们经过一些改进，可以克服这一问题。所以，近年来造盖术成为我们用得最多的术式（图4-1-31）。

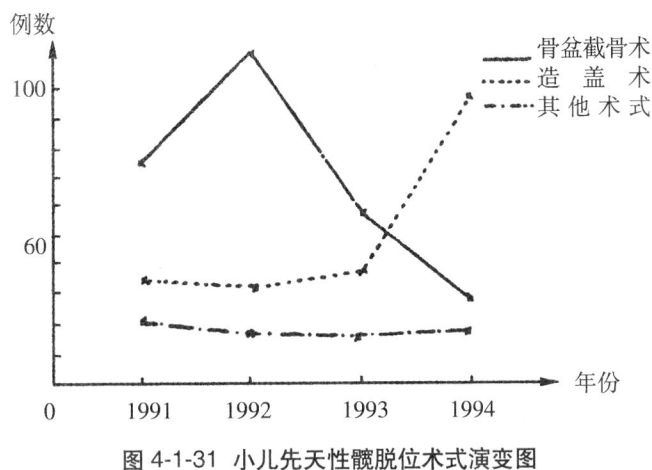

图4-1-31 小儿先天性髋脱位术式演变图

2）造盖术的具体术式选择

造盖术的具体术式大体上分两类：我们叫它翻转造盖术（含Pemberton、Gill、Dickson、Wiberg术等）和插入造盖术（如Spitzy术）。

造盖术，各种年龄段的患儿皆可应用。

翻转造盖术的应用适应证基本上同骨盆旋转截骨术（Salter）。局部条件是髋部宽度要够，即翻转后能够较充分地包容复位后的股骨头。尤其是髋臼指数超过50°的大龄儿，若通过Salter术以耻骨联合为轴只能旋转30°，难以充分减小髋臼指数达20°以下者，应采用Pemberton手术以Y形软骨为轴，可以充分旋转下翻，以减小髋臼指数达正常（15°以下），且增宽髋臼宽度。如髋臼指数不太大（50°以下），只是臼顶平直而缺乏拱形结构，可以在髋臼上缘稍上凿入深达髋臼底深度，以此为轴下翻，使臼底呈拱形结构，稳定关节，又不增加臼、头压力。

假臼形成和真臼相连，将真臼的宽度挤得明显变窄，不能足以包容股骨头，不适宜采用Salter术和翻转造盖术。因为要解决的主要矛盾不是减小髋臼指数，而是如何增加髋臼宽度问题。若用翻转造盖不但不能充分增加髋臼宽度，而是将被假臼挤窄的真臼外缘凸起部分压向股骨头中央，不但未解决包容问题，而且使臼头之间极不稳定，容易造成术后再脱位。此种情况，骨盆内移截骨（Chiari 术）或插入造盖术才是可取的。

如何克服造盖折断和吸收问题？

我们认为这是造盖术成败的关键问题。能解决这一问题，就能使造盖这一古老手术焕发青春，不失为治疗这一先天畸形的最好办法。

造盖的方法很多，大体上可分为翻转造盖和插入造盖。其实，Pemberton即属翻转造盖术，只是以Y形软骨为轴的大造盖术。髋臼部分下翻后，其空隙塞以竖放三角形骨块。因竖立骨块支撑力强，能保证髋臼的下翻效果。Gill术，不凿至Y形软骨，髋臼下翻后其空隙填以扁放骨块。Wiberg术为髋臼下翻后，放碎骨片填充。这后两种方法，由于下翻角度不够或填充碎骨易被压缩、吸收，难以保证翻转效果，髋臼指数减小不充分，可发生再脱位。我们改进为，不管是Pemberton，还是Gill、Wiberg术，都是将髋臼部分在维持臼顶拱状结构前提下，根据臼顶下翻后裂隙的张开大小填塞3块并列的30°左右的三角形小骨块。用平凿或弧形凿凿入时，在髋臼外缘上方0.5～1.0cm处凿成凸向上弧形，长度略大于髋臼前后径；凿入后也逐渐凿成和髋臼方向一致的弧形。填3块竖放小骨块，既保持白顶的拱形结构，又保证下翻效果和强的支撑力。所以，改变方向的髋臼是坚强的，保证复位后的股骨头的稳定。至于Dickson术为股骨头不复入髋臼的原位造盖术，我们是不赞同的。

造盖折断和吸收主要发生在插入造盖（如Spitzy术）。我们虽做得不多，20年前曾发生2例造盖骨折和吸收。主要是那时缺乏经验，术中就觉得所造之盖对股骨头有压力，在石膏固定中即造成盖折断、吸收。近10年，只在第1年的1991年发生1例造盖骨折、吸收，发生在去外固定负重后。后来我们在插入造盖时，在真臼缘处凿成"凸"形骨槽，斜向内上15°扁插入一全层髂骨块，骨块宽度相当于髋臼前后径；还竖插入1骨块，以保证扁放骨块斜度和支撑力。有人报告指出，此凸形造盖较单纯扁放插入造盖支撑力大30倍。所以可以避免造盖折断和吸收。

3）近期临床效果评估

近10年，先天性髋关节脱位的术式有所演变。

10年前以骨盆截骨术应用最多（尤其是Salter术）。1993年骨盆截骨术应用明显减少，而造盖术应用增多。1994年骨盆截骨术应用极少，绝大多数应用了造盖术，从图4-1-31坐标看，这两种术式的应用出现了倒置现象。造盖是以翻转造盖为主，是插入造盖的3.7倍。

因造盖术侵袭小，如不同时并用股骨截骨术，多数不需输血，不用内固定，不必再手术取内固定。特别是翻转造盖较Salter术延长髂骨的作用小，增加臼、头的压力就小。插入造盖术亦不用内固定。凸形插入造盖术较Chiari术，增加髋臼宽度，对股骨头的包容更随意，坚固性也非常可靠。特别是解决了造盖折断和吸收问题，就会使造盖术更受骨科同道青睐。

(2) 几种改进的造盖术

1）强力翻转造盖术

这是应用最多，非常好的术式。是我科1991年初步形成的强力造盖术式之一，1991～1994年逐步取代了Salter氏骨盆截骨术。1995年以后，在我科完全取代了Salter氏术。

手术适应证：不象Salter术受严格的年龄限制。近2年笔者在大庆做了2例30～40岁的中年妇女效果也非常好。不太受年龄限制，当然1.5岁以上的患者，年龄愈小愈好，以1.5～7岁最好。脱位髋臼的情况要求是髋臼宽度要够，翻转后能完全包容股骨头。只是髋臼指数大，通过臼盖下翻来解决髋关节的稳定问题。如脱位不高，可不必牵引；脱位高度相当股骨头高度,手法牵引1周左右即可;脱位再高,手法牵引2周,多可将股骨头牵至髋臼水平。如孩子年龄大脱位高,髋关节紧,难以牵引达到要求者,术中可辅以股骨短缩术。

具体操作:

体位、消毒、铺单、切口同Salter术。切开皮肤和皮下组织后,在股直肌外缘处切开深筋膜,分离股直肌,将缝匠肌、股外侧皮神经、股直肌拉向内;将阔筋膜张肌拉向外。沿髂嵴前1/2走行的中外1/3切开髂嵴软骨,用刀剥离达内、外板骨膜缘。用手指持干纱布连同骨膜缘一起扒下,用中等宽度骨膜剥离器剥离骨膜,尽量防止损伤骨膜,以减少出血。前后端用手指推剥充分,以达到松解目的,骨膜下填以干纱布压迫止血。在股直肌深面小心纵形切开耻骨肌筋膜,即可暴露其深面的一组3支旋股外侧血管,在其深面用止血钳分离后用窄的小板钩向下拉加以保护,即露出深面关节囊。剥离关节囊达前、上缘,剥离髂腰肌,在股骨小粗隆抵止点处切断髂腰肌。在关节囊中部稍偏下偏外纵形切开关节囊,向上延至中外1/3处臼缘;向下切开达关节囊在股骨颈基底处。剥离关节囊外脂肪,用弯止血钳,横夹持达臼底,并切开,使关节囊切口如右侧呈"L"形,如左侧呈反"L"形。切除圆韧带及臼内纤维结缔组织,用尖刀手指压刀背切断髋臼横韧带。切除内翻盂唇时,尖刀要接近垂直盂唇,防止切除软骨性臼缘,而不利于稳定和髋臼发育。试行复位。复位后稍加牵拉患肢,股骨头上方和臼之间隙以容一扁指尖为宜,方可进行翻转造盖。如较紧容不了扁放指尖,若翻转造盖,下翻后更进一步增加压力,不宜。解决的办法是,可在髂嵴前部将内侧半软骨横断2处,并部分切断股直肌紧张的腱性部分,保留肌纤维(呈藕断丝连状),可起到一定的松解作用。在髂前上棘稍上方取2～3块30°小骨块留用。用髋臼上缘长度的1/3宽度的平凿,在其上方1.0～1.5cm处中央凿入,达臼顶深度后,凿柄逐渐上翘继续凿入达臼底,前、后两凿的靠中央角稍向上,同中央凿的凿入方向一致,使凿入的截骨线,侧方观稍呈中央稍高的弧形,凿入亦呈沿臼弧的弧形,且凿成外缘厚,臼底呈合页,翻处稍薄,容易下翻,且下翻角度随意。用稍宽凿,插入截骨处下翻后立式嵌入3枚角度骨块,用手指按实或用骨膜剥离器柄缘靠打牢固(图4-1-32)。用止血钳夹持上方关节囊缘,下方外侧关节囊连同假臼关节囊楔形切除,下方关节囊留1～2cm长度即可。拉紧上方关节囊,在其根部中央部由外向内垂直刺入系双10号线的粗圆针,在对应的下方关节囊根部确实地横缝出针,在上方关节囊根部距进针点横长1cm处刺出。由第一助手置患肢稍外展内旋位,向内推压股骨

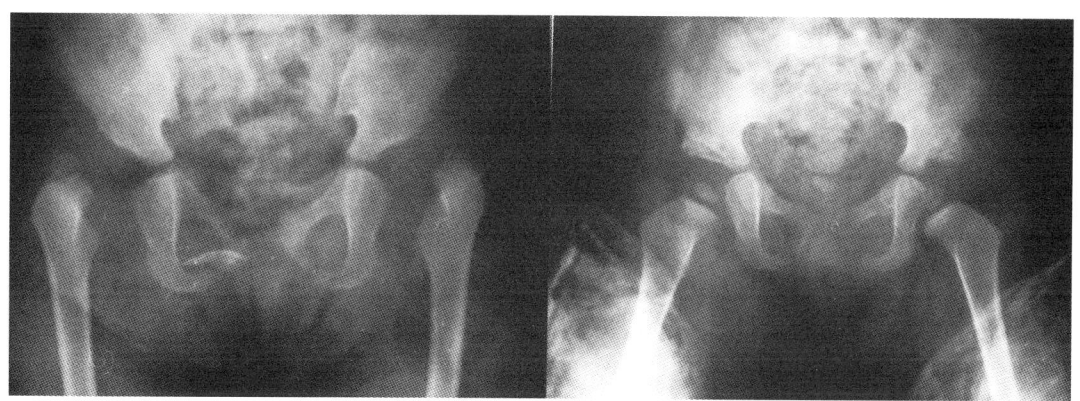

A 术前X线片　　　　　　B 术后X线片

图 4-1-32

大粗隆，由第二助手向外牵拉夹持关节囊的止血钳，术者拉紧缝线打结。这就是第一个"U"字缝合，同样方法再前、后各加一针"U"形缝合。切除上方多余关节囊缘再加结节缝合3针。如此关节囊缝合处呈确切的"天包地"式重叠缝合，非常稳定。此时略试做稍内收，稍外旋，屈髋，即所谓"破坏性试验"都不至于再脱位。

术后，1~7岁患儿，可包"改良贝氏石膏"；较大患儿或双侧脱位，2周后需行另一侧手术者，可行双向皮牵引。

2) 强力插入造盖术

适应证：基本同Chiri式术，髋臼指数不一定大，主要是髋臼宽度不够的完全脱位或半脱位。此种情况，如错误选择翻转造盖，仍然解决不了髋臼对股骨头的覆盖，常常是将臼缘下翻抵股骨头中央，反而不稳，易再脱位，或压迫股骨头致股骨头无菌坏死。年龄适应证也不严格，各种年龄都可以做此手术。

术前准备、体位、消毒、铺单、切口和入路基本同强力翻转造盖术。而髋臼处理完后，在真臼缘向内上方凿成凸形骨槽，方向和人体横面呈15°角，在髂骨取下准备扁放插入凸形骨槽下部梯形骨块和立式插入凸形骨槽上部的三角骨块，暂不插入，以免影响关节囊缝合。

骨槽和插入骨块准备妥当后，使股骨头复入髋臼，同强力翻转造盖术方式重叠缝合关节囊，再插入骨块。下面扁放骨块，起阻挡股骨头向外、上脱位的作用，不直接承受股骨头压力，以防点状负重。上方立式骨块增加造盖的耐压强度。股骨头的负重点尽量抵在原臼，不要抵在所造盖上，以防点状负重（图4-1-33）。

术后制动同翻转插入造盖术。

3) 复入真臼翻转假臼大造盖术治疗假臼形成的CDH

为了避免Chiari成形术和强力插入造盖术的点状负重问题，在临床实践中，作者设计了复入真臼翻转假臼大造盖的术式，并应用于临床。10年来，为13例有假臼形成的先天性髋脱位患儿应用此术式，其中8例平均随访4年，功能及X线片示髋关节结构恢复满意。通过切除真、假臼之间的骨嵴并凿成V形骨槽，下翻假臼使其和真臼连成一大臼，充分容纳（或经股骨短缩截骨后的）股骨头。可取得满意效果。

手术方法：形成清楚假臼的患儿，往往患儿年龄偏大，脱位较高。手术中有的应先行股骨适当短缩截骨，能将股骨头顺利复入真臼，只是真臼窄而不稳，真、假臼之间往往有门槛样骨嵴或盂唇皱襞，应将其切除，并用平凿将此处凿成V形骨槽，以此作为翻转造盖的合页。再根据髋臼宽度应该增加宽度的要求，在假臼上方凿成弧形骨裂隙，其前后端稍弧向下，稍超过真臼前后缘两端，中部上方弧向上。凿开骨皮质后，凿柄向上翻或用稍宽的弧形骨膜剥离器凹面向外向下代替骨凿（切骨刀）凿至近V形骨槽处（图4-1-34A），并用宽凿使骨瓣逐渐下翻，V形骨槽闭合，假臼弧度和真臼弧度联成一个大弧臼，以充分容纳复位的股骨头。根据翻盖后上方裂隙角度大小，从髂嵴取2~3个相应的全层三角形骨块，强行立式嵌入裂隙内，并用骨膜剥离器柄边缘、用锤子扣打牢固。骨块角度大约50°~60°（图4-1-34 B）。

如V形骨槽闭合后，若骨槽边缘仍有欠圆滑软骨嵴，可用骨膜剥离器稍稍刮一下即可。将股骨短缩后的股骨头复入真臼。楔形切除假臼多余的关节囊，将关节囊重叠缝合。术后患肢外展30°~45°纵向牵引，再加股骨粗隆下向对侧用布带环绕并垂直大腿向对侧的侧方

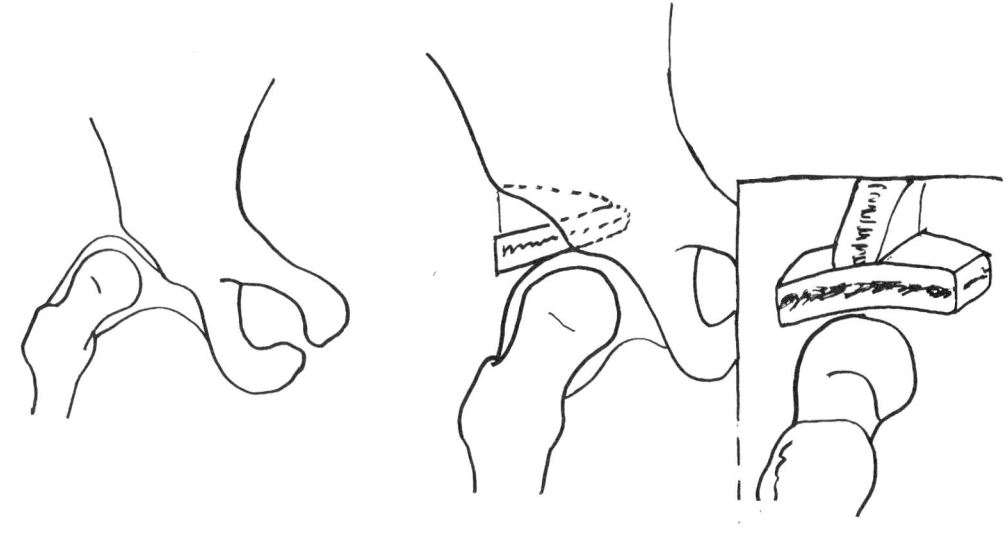

A 强力插入造盖术

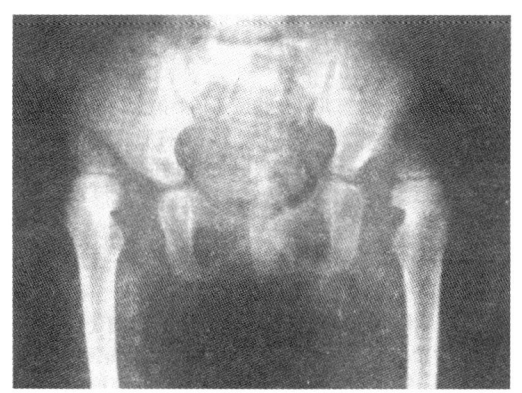

B 术前X线片

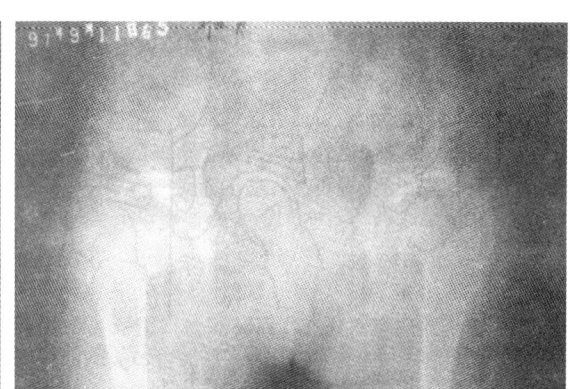

C 术后X线片

图 4-1-33

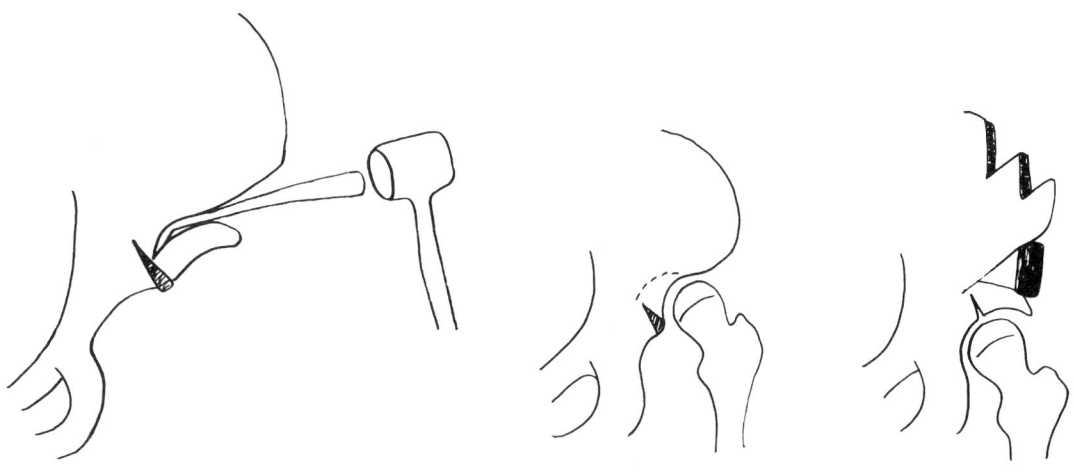

A 手术示意图　　　　　　　　　B 切骨凿入下翻法

图 4-1-34　髋臼上缘切骨凿入下翻法造盖术

牵引。此双向牵引维持2～3周。术后2个月截骨初步愈合后逐渐下床负重和练习下蹲。

本组中8例随访1～8年，平均4年。站、蹲功能良好，屈髋＞90°（图4-1-35）。X线片显示髋关节关系正常，包容充分（图4-1-35 A、B、C）。据国内标准属优良。

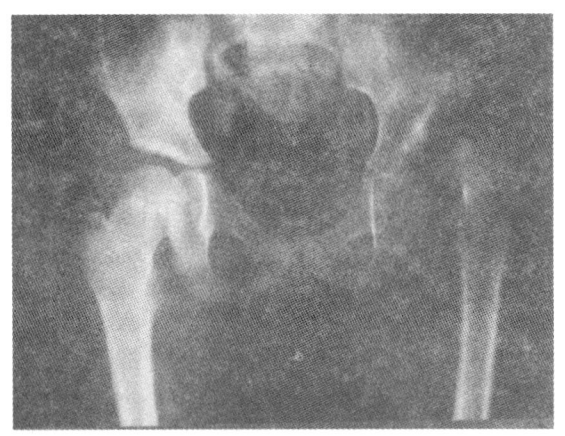

A 术前

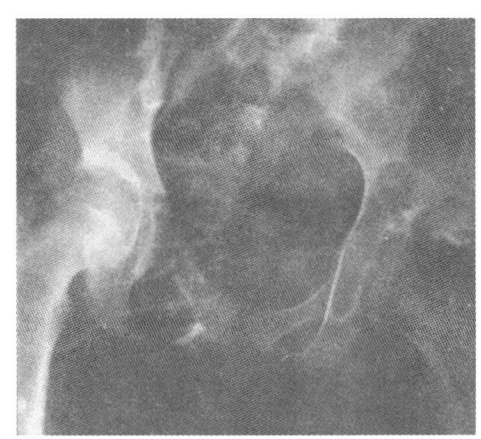

B 术后

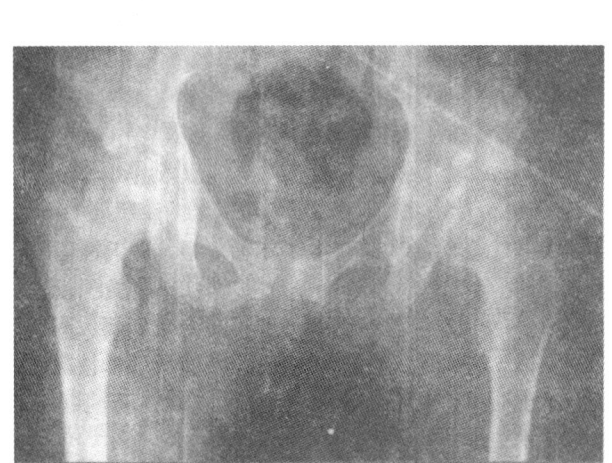

C 术后2年，X线检查左髋关节头臼关系正常

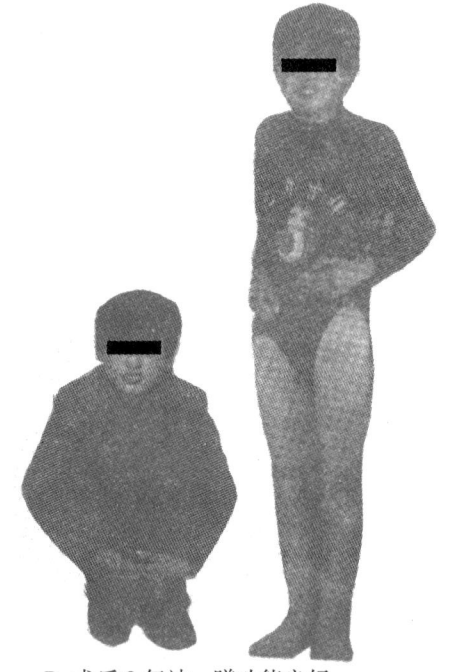

D 术后2年站、蹲功能良好

图4-1-35　髋臼顶强力造盖术后随访效果

讨论：

① 治疗先天性髋脱位的术式很多，并各有其相应适应证。对于已有假臼形成的病例，就不适于常用的Salter氏术和普通的翻转造盖术。因真臼窄，臼顶下翻后仍对股骨头包容不全，术后易再脱位。而Chiari氏术和插入造盖术从解决包容角度来看，虽可适用于假臼形成、真臼变窄的病例。通过骨盆内移截骨或插入造盖，增加了髋臼宽度，解决对复位后股骨

头的覆盖。但是，Chiari术和强力插入造盖术有一个最大的弊病就是呈现点状负重问题。作者经治过1例19岁先天性髋脱位女孩，因假臼形成明显，真臼被挤得很狭窄，选择强力插入造盖术。术后2个月下床，半年内感觉良好，走路不痛，骑自行车自如。但以后出现负重疼痛，且逐渐加重，以至后来无法行走。X线片显示：插入造盖和股骨头间隙几乎消失，经分析考虑为造盖下关节囊被磨损。预想再手术将造盖下面用磨钻磨成适应股骨头的凹陷，并修补磨损之关节囊。切开后所见股骨头和插入造盖之间的关节囊已被磨损成直径1.5cm之磨损破洞。术中将侧面关节囊转移修补上方负重面，且转移带蒂髂胫束瓣在其关节囊上面加强修补，使其恢复负重行走。

② 术后可用"改良贝氏石膏"制动。但是，此类病例多为大龄儿，容易合作，术后可采用纵向外展牵引并加向对侧侧方牵引的双向牵引，其双向牵引的合力指向内下方，防止向外上方再脱位。尤其是双侧先天性髋脱位，先行手术侧一定要用此双向牵引，便于2周后再行另一侧手术。两侧手术后可包"改良贝氏石膏"，10天后拆线出院。亦可仍行双向牵引2～3周后出院。

③ 因翻转假臼后和真臼联成一大臼，充分容纳复位后的股骨头，不易再脱位。又因进行了股骨短缩截骨和术后双向牵引，对股骨头在尚未负重以前几乎没有压力，不易造成股骨头缺血坏死和髋关节僵硬。

7. 术中减少出血的措施

1999年5月在北京召开的中华医学会第四届全国小儿外科学术会议上，笔者报告《25年来手术治疗小儿先天性髋脱位的临床总结附2276例2816髋报告》和《小儿双侧先天性髋脱位两侧同时手术122例244髋报告》，引起与会者很大兴趣，特别对我们的5岁以下双侧先天性髋脱位，如无特殊情况，基本常规行两侧同时手术尤感兴趣；但对患儿能否经受手术打击和如何减少术中出血问题也同时提出质疑。

我们通过一系列改进，简化了手术程序，减少了对患儿的打击，特别是减少了术中出血，提高了手术效果。近10年来，单侧单纯骨盆截骨或造盖术，绝大多数不输血，加股骨短缩术者也多数只输200～400ml血。总结的122例双侧先天性髋脱位两侧同时手术，只有2例各输300ml血，多数只输200ml，少数病例未输血。这不但减轻了家长的经济负担，而且尽量避免了由于输血而引起的疾病。

下面就把我们减少术中出血的几项措施做以介绍。

(1) 应用肾上腺素生理盐水注射

我们做任何小儿骨科手术都不用电刀和电烧，认为对组织损伤大。用肾上腺素生理盐水局部注射，以减少出血。具体做法是：肾上腺素0.5mg加入100ml生理盐水中，我们称之为"止血水"；如为未行气管插管的全麻患儿，再加2%利多卡因10ml，则称之为"止血止痛水"。适量注入预切口皮下，髂骨内、外板骨膜下和髂前上棘稍下方旋髂血管处。如加行股骨短缩术，则股骨截骨处骨膜下亦注入，能达到很好的止血作用。这样不但有良好的止血作用，亦能减小局部的疼痛刺激，可以节省全麻用药，防止未行气管插管的全麻患儿的喉痉挛发生，深受麻醉医生欢迎。

(2) 保护好髂骨内、外板骨膜

在剥离髂骨内、外板骨膜时，必须多加小心不要剥破骨膜；特别是外板骨膜，若剥破，则是该手术主要出血处。尤其是外板骨膜中央处有一明显滋养血管，出血时单纯靠压迫止血是不够的，应进行缝合结扎。

（3）保护旋股外侧血管

髋关节手术前方入路，传统的方法是结扎切断旋股外侧血管。我们的做法是不结扎切断此组血管。不但减少出血，也有效保护股骨头及周围软组织血供，对防止股骨头坏死有意义。在其上方紧靠关节囊用止血钳分离后用一小拉钩一并拉向下，即清楚显露关节囊前方。另外，在剥离关节囊近髋臼后缘或切开关节囊下内方时，常有小动脉出血，只要用"止血水"的纱布角压迫片刻即可。

（4）髂前上棘稍下外侧骨滋养血管孔处理

切开髂骨外板骨膜时，在髂前上棘外下方常常有2～3个小滋养孔出血，止血方法是，先用止血钳尖端锥压一下多可止血；如无效，可用止血钳夹取少量肌肉并钳夹捣碎，堵住滋养孔，并用手指按压一下，即可止血。其作用机制：一方面是机械堵塞；更主要是横纹肌被钳夹捣碎后可释放凝血因子促进凝血。

（5）取髂骨处出血处理

取髂骨块，其髂骨板残缘可放置止血明胶海绵或暂用浸有"止血水"纱布压迫，待手术即将结束时，缝合髂嵴软骨产生压迫可起到止血作用。不必放置引流，但术终必须行纱布绷带加压包扎。

通过以上5种方法，使先天性髋脱位手术出血量降至最低，这对提高手术效果，对患者尽早康复等方面均具有一定的现实意义。

8．术后制动的改进

（1）双向牵引法

我们最先用双向牵引是解决术后再脱位。具体方法是：术后用尼龙拉锁下肢牵引带包扎在膝上，置术侧下肢于外展30°位纵向牵引；再将毛巾或小开刀巾纵向叠成1/4宽度，环绕术侧股骨大粗隆稍下方并垂直于大腿。通过对侧大腿下面，用牵引绳将毛巾（或开刀巾）端结扎，使牵引绳垂于床沿，绳和床面间放塑料膜，以增加光滑度。此双向牵引的重量根据患儿年龄不同可各为1.5～2.5kg，双向牵引力其合力刚好指向髋臼窝的内下方，恰能对抗脱位方向的外上方，经过牵引即可再复位（图4-1-36 A）。复位后经维持两周，即可包维持此牵引效果的"改良贝氏石膏"。后来此双向牵引就直接用于10岁以上的大孩子术后制动或双侧先天性髋脱位，5岁以上不能两侧同时手术，可先做一侧，用此双向牵引维持2周，再行另一侧手术。此次手术后可包"改良贝氏石膏"6～8周。

（2）改良贝氏石膏固定

作者改变了应用20多年先天性髋脱位Salter氏和Chiari氏骨盆截骨术以及各种造盖术等术后传统的固定方法——髋人字石膏固定，而采用自称为"改良贝氏石膏"的外固定。1981年6月～1985年6月术后用改良贝氏石膏固定共治疗195例251个髋。随访一年以上126例的150个髋，优良率占86.7%。本固定不但比髋人字石膏更稳定；特别是髋关节未包在石膏内，有利于髋关节早期活动，防止关节僵硬；有利于手术部位的观察和处理；因无石膏遮挡，术后X线片清晰（图4-1-36B）。

文中还介绍了"改良贝氏石膏"的包扎方法、力学原理和应注意的问题。

自从Salter氏1961年首先报告用骨盆截骨术治疗先天性髋脱位以来，多年来原作者和广大采用者都是以髋人字石膏（the hip spica plaster）作为Salter氏骨盆截骨术后的外固定。

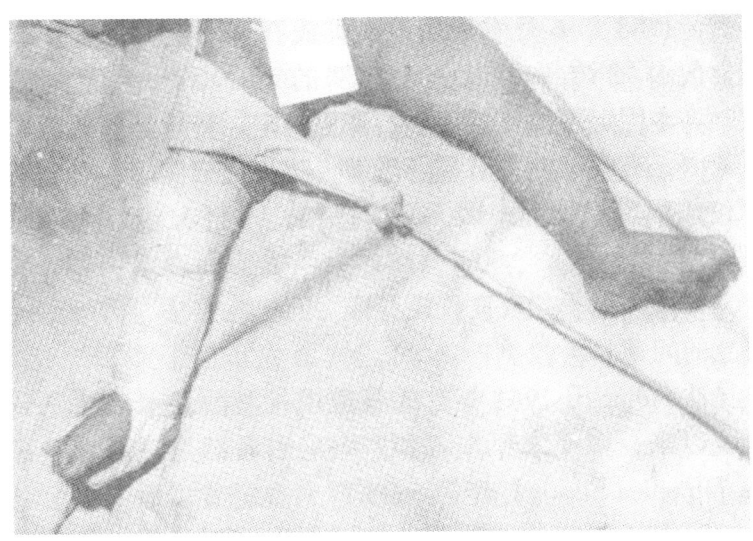

A 双向皮牵引

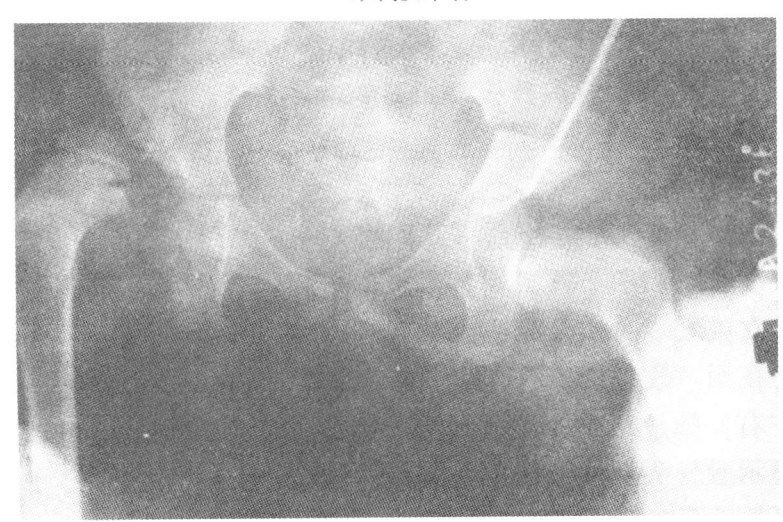

B 无石膏遮挡，术后X线片清晰

图4-1-36 双向牵引法与改良贝氏石膏

1981年6月以来，我们改进了先天性髋关节脱位术后的外固定方法，放弃了髋人字石膏型，而用一种我们称之为"改良贝氏（Batchlor）石膏"的外固定方法。到1985年5月末四年间用此法固定治疗小儿先天性髋脱位195例251个髋（双侧56例），效果良好，兹报告如下。

1）临床资料

①一般资料

本组195例251个髋。年龄最小一岁半，最大12岁，超过7岁58例65个髋，约占本组例数和髋数的30%。男孩44例，女孩151例，男女之比为1∶3.4。

在用"改良贝氏石膏"固定的251个髋中，术后近期（一周左右）拍片所见，无再发完全性脱位者。只有4个髋X线片显示股骨头虽在髋臼内但稍偏外（CE角10°～15°），调整改良贝氏石膏斜杆后，X线片显示位置满意。

② 随访及疗效

本组Salter氏骨盆截骨术后有1年以上随访观察126例150个髋。i、"蹲、跑、跳自如"，"和正常人一样"，即屈髋在90°以上，不痛不跛；或虽因手术侧呈外展位而显得稍长，但X线片显示完全复位，无缺血改变，共130个髋。ii、屈髋60°～90° 8个髋，半脱位2个髋。iii、屈髋在60°以下，皆行松解术治愈5个髋；又完全脱位2个髋；股骨头无菌坏死3个髋。当时国内尚无统一疗效判定标准，参考国外Severin、香川和国内几位作者的判定标准：上述i属于优良占86.7%。ii属于尚可占6.7%。iii属于失败占6.7%。如果像国内有的作者把屈髋在60°以上都算优，那么本组的优良率占92%。优良率高于国内外同年龄组同类手术。

③ 两种外固定方法失败发生率的比较

1981年我们曾总结一组Salter氏骨盆截骨术后髋人字石膏固定113例133个髋关节。有一年以上随访88个髋。

本组为Salter氏骨盆截骨术后"改良贝氏石膏"固定，一年以上随访150个髋。

现将两组术后髋关节再脱位、关节僵硬、股骨头无菌坏死和局部感染的发生率做一比较（表4-5）：

表4-5 两种外固定方法失败发生率的比较

	髋人字石膏	改良贝氏石膏
再脱位	9.1%（8/88）	1.3%（2/150）
关节僵硬	9.1%（8/88）	3.3%（5/150）
股骨头无菌坏死	1.1%（1/88）	2.0%（3/150）
局部感染	2.3%（2/88）	0%（0/150）

本组2例再脱位者，都是在拆除石膏后发生的。因我们未做股骨粗隆下旋转截骨来矫正较大的前倾角，所以包石膏时强调内旋位，但拆除石膏后家属过急地矫正内旋状态而脱位。5例关节僵硬，绝大多数是年龄较大（5岁以上）、脱位较高和术前牵引不够有关；有的是术后没有很好地进行功能练习造成的。但无论是再脱位还是关节僵硬，本组仍明显少于髋人字石膏组。经过统计学处理，$P < 0.01$，差异非常显著。但其中股骨头无菌性坏死，两组无显著差异。可见Salter氏骨盆截骨术后，"改良贝氏石膏"较髋人字石膏外固定，术后再脱位和关节僵硬等不良后果明显减少，疗效的优良率明显提高。

2)"改良贝氏石膏"包扎法及力学原理分析

骨盆截骨或造盖术后，先包两长腿管形石膏，手术侧管形石膏上端外侧要达到股骨大粗隆。为保持两下肢各外展30°和适当内旋，两长腿石膏之间在膝部置一木质横杆，用石膏绷带固定，这就是手法复位蛙形石膏固定后下一步固定用的"贝氏（Batchlor）石膏"。再用石膏绷带在手术侧石膏管形上端和木质横杆中点之间缠绕几次，然后用石膏绷带将上述缠绕的斜形石膏绷带环行缠绕成杆状，使其紧缩，以保证手术侧下肢外展，并使其管形石膏上端对大粗隆有向内下方的压力（经过测定证实此压力为2～3 kg），以维持复位后的髋关节的稳定。因系有垫石膏，且此处垫可稍加厚，不会出现压创。我们将这种石膏就叫做"改良贝氏石膏"（图4-1-37）。术后10天可拆线，10天后可坐起，6周在局麻下拔除Salter术内固定的克氏针，8周拆除石膏，功能练习。

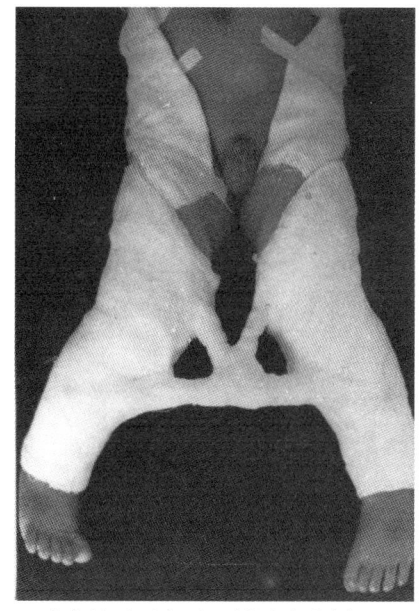
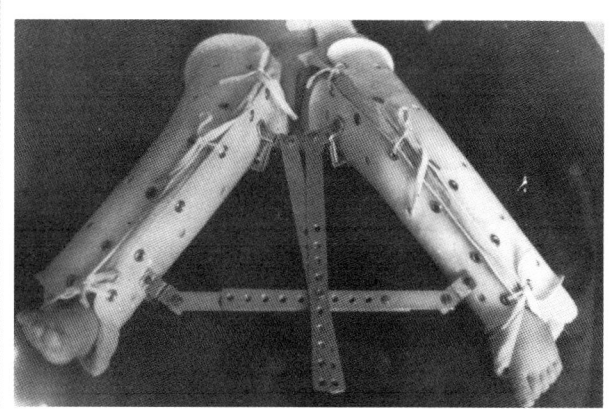

A 改良贝氏石膏（双侧同时手术）　　B 术后外固定支具

图 4-1-37　双侧髋脱位同期手术后的固定

根据力学原理，球形体运动可沿 X、Y、Z 三个轴转动和平移，即有六个自由度（图 4-1-38 A）。

股骨头虽似球形体，但在正常情况下，髋关节为杵臼关节，又加上周围和中央的韧带的坚强连接，髋关节是很稳定的。六个自由度中有三个受到约束，不能有平移；而只有绕 X、Y、Z 轴转动的三个自由度，即伸屈、旋转和（内）收（外）展活动（图 4-1-38 B）。

先天性髋关节脱位的病理基础是髋臼发育不良，髋臼角（指数）大，股骨颈前倾角大，关节囊松弛和圆韧带被拉长或缺如，使关节失去了杵臼的结构关系。因此除了有绕 X、Y、Z 三个轴转动外，还可有沿 X、Y、Z 轴的移动，即有六个自由度，可产生向前、外、上方的病理性平移，便产生了脱位（图 4-1-38 C）。

骨盆截骨术的目的就是尽量恢复其髋关节的杵臼关节关系。

髋人字石膏固定，是通过限制六个自由度来防止再脱位的。就是将肢体连同躯干固定在外展内旋位。因股骨颈前倾角大，内旋位可限制绕 Y 轴外旋所引起的沿 Z 轴的前移和沿 X 轴的外移；外展位可限制绕 Z 轴的内收所引起的沿 X 轴的外移和沿 Y 轴的上移。尽管如此，由于在股骨大粗隆处有时缺乏对抗再脱位的向内下方的力，在石膏内仍有再脱位的可能。因先天性髋脱位主要是沿 Z、X、Y 轴向前、外、上平移。根据前述，只要限制绕 Y 轴的外旋和绕 Z 轴的内收，就可以克服沿 Z、X、Y 轴的向前、外、上平移。所以限制绕 X 轴旋转（特别是屈曲）是没有必要的。况且较长期地限制屈髋活动，则势必不利于髋关节功能的尽快恢复。

骨盆截骨术后"改良贝氏石膏"固定，就是没有限制绕 X 轴的旋转（屈伸）活动，只是通过限制绕 Y、Z 轴的外旋和内收，及固有的约束就可以防止沿 Z、X、Y 轴向前、外、上的平移（图 4-1-38 D）。原始的"贝氏石膏"，因肢体石膏与横杆结合部 C 点容易松动，基本上属于几何可变结构，难以保持肢体的外展内旋位。我们在"贝氏石膏"基础上加以

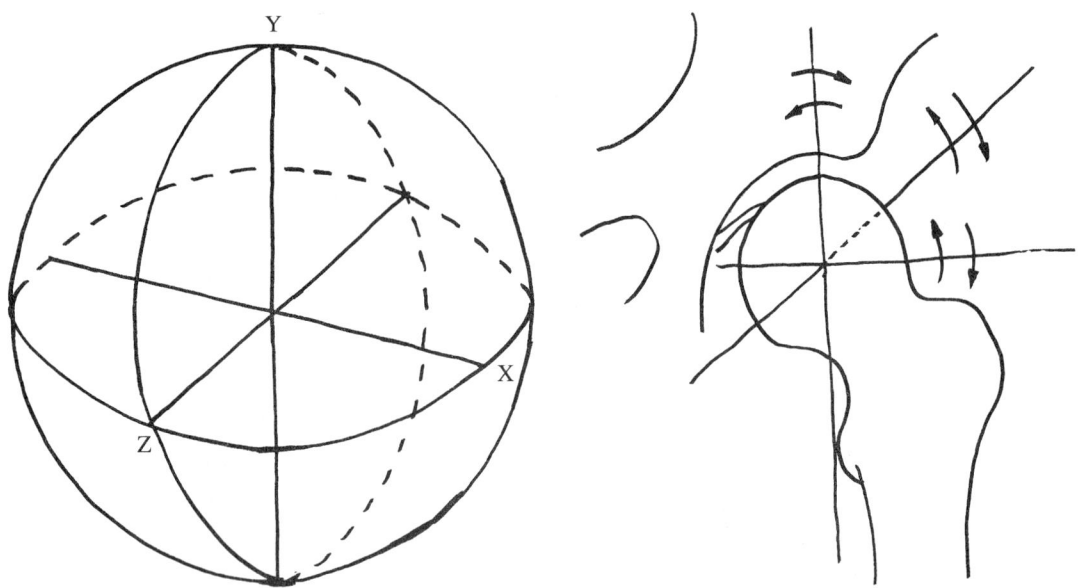

A 球形体运动有六个自由度

B 正常髋关节只有沿 X、Y、Z 轴旋转，无平移

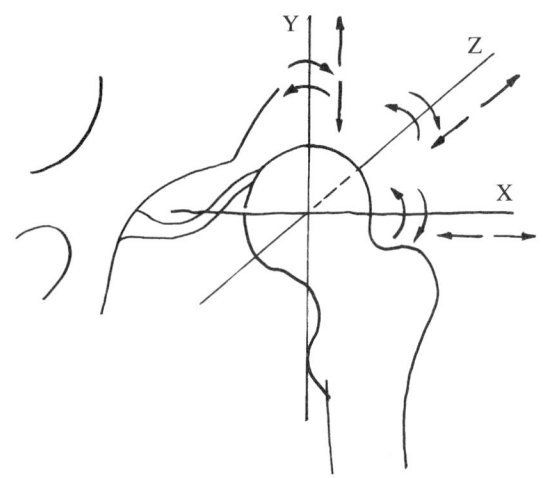

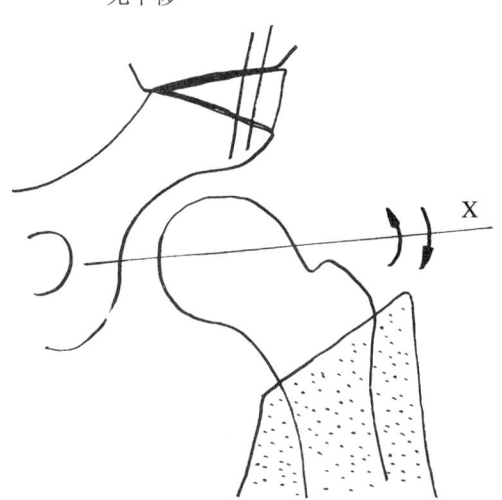

C CDH 的髋关节具有沿 X、Y、Z 轴旋转和平移，即 6 个自由度，不稳定

D 术后改良贝氏石膏固定后，只留沿 X 轴的旋转（伸屈），其他运动被限制，稳定

图 4-1-38　改良贝氏石膏固定的优点

DB 斜杆（图 4-1-39），一方面使其成为几何不变结构，以维持肢体外展内旋位；另一方面在包斜杆时使其有一定紧缩力。通过对侧髋 O 点的支点作用，就能保持 D 点有一个向内下方的压力，这是防止向外上方脱位的关键之所在。

通过对部分骨盆截骨术后"改良贝氏石膏"固定的病例拍片观察，发现无论把石膏摆在使手术髋外展位，还是内收位，复位后的股骨头在髋臼内的位置基本不变（图 4-1-40）。

所以骨盆截骨术后"改良贝氏石膏"固定，即维持了术后髋关节的稳定，又可使髋关节早期伸屈活动，使其尽快恢复髋关节功能。

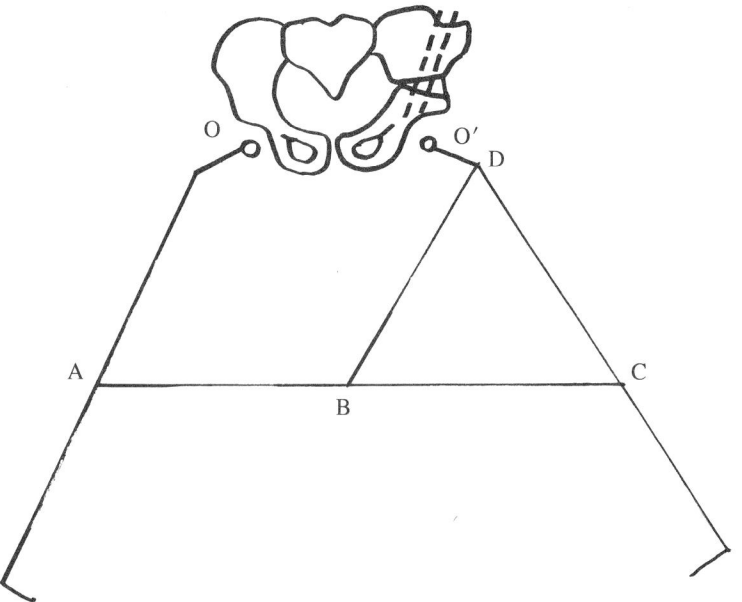

图 4-1-39 改良贝氏石膏示意图

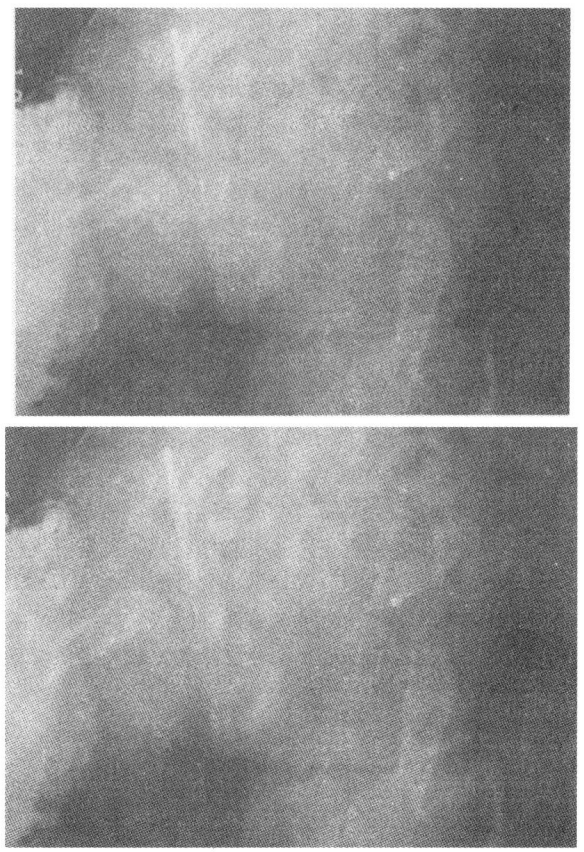

图 4-1-40 改良贝氏石膏固定后，术侧无论内收、外展都稳定

3）讨论

① 改进外固定方法的临床依据

以往骨盆截骨术后，髋人字石膏固定，少数病人又发生石膏内再脱位；有的换成"贝氏石膏"也发生再脱位。Salter氏意见，再脱位可以再手术。我们在临床实践中摸索通过牵引可以复位，然后为了加强稳定性，我们在"贝氏石膏"固定的基础上，在手术侧肢体石膏上端和横杆之间加以石膏斜杆，效果良好，免于再手术。我们想既然稳定性比髋人字石膏好，何尝不可以术后直接应用呢？于是从1981年6月开始在部分骨盆截骨术后病人应用。实践再次证明效果确实好。以后骨盆截骨术后一律用了这种"改良贝氏石膏"固定。

② 改良贝氏石膏的优点

i．髋关节未包在石膏内，有利于早期功能练习，术后10天可坐起，有利于功能早期恢复。

ii．术后X线片显示清晰。

iii．有利于手术切口的观察，及时防止切口感染。术后10天就可以拆线出院，减少了住院天数，有利于床位周转。

iv．克服了可能引起髋关节再脱位的向外上方的剪切力，减少了术后再脱位的机会。

v．避免了髋人字石膏的躯干部分引起的"石膏综合征"。

③ 值得说明和注意的几个问题

i．本组手术基本上遵循Salter氏手术的术式。但根据我国实际情况，年龄已适当放宽，7岁以上约占30%。术中加入截骨线的楔形骨块，Salter氏原法和国内出版的手术学都是取髂前上棘，而我们是取自髂前上棘上方的髂嵴，这除了穿针方便和保持此处外形外，对疗效不会产生什么影响。我们术中的主要改进是强调关节囊切开时，右侧呈"L"形，左侧呈"J"形（或称反"L"形），并充分切开达髋臼切迹，以利完全复位，充分紧缩并加强缝合关节囊，这有利于稳定。

ii．包此"改良贝氏石膏"过程中，仍要保持手术侧下肢外展内旋位，最后包石膏斜杆时，要纵向稍牵拉手术侧下肢，消除对股骨头上方持重点的压力。术后X线片显示关节间隙上方大于内侧间隙较为理想（图4-1-41）。

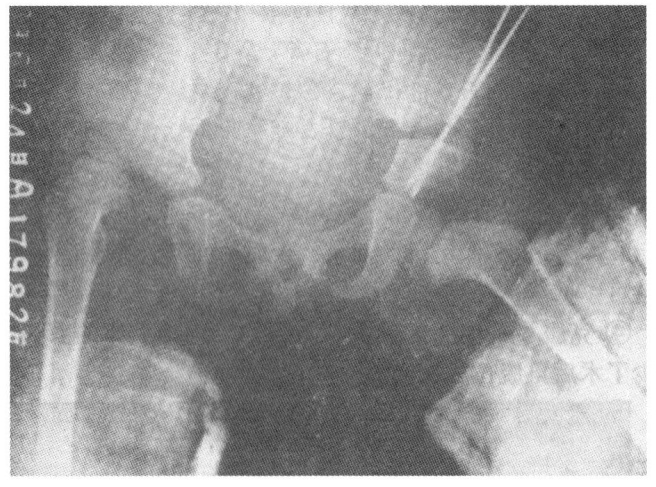

图 4-1-41　术后 X 线片

ⅲ. 术后10天就逐渐练习屈髋坐起，练习用手触足尖。术后8～10周拆石膏后让患儿主动练习下蹲；或家属一手固定骨盆，另一手握住膝部，帮助被动屈膝。并辅以热敷或理疗。本组有2例关节僵硬与家长惟恐再脱位而没有很好功能练习有关。

ⅳ. 拆除石膏后，小儿练习走路，手术侧由于石膏固定所致的暂时性外展内旋位，家长绝不可操之过急地去扳正，以免造成再脱位。实践证明暂时性外展内旋状态在生长发育过程中可逐渐自行矫正。

(3) 小儿先天性髋关节脱位术后外固定支具研制和应用

在先天性髋关节脱位术后外固定方法改进的基础上，根据笔者设计并大量应用的"改良贝氏石膏"的力学原理，又设计、研制并应用了预制的外固定支具。经过36例39髋的临床应用，实践证明，其效果良好，现报告如下。

1）预制支具的结构

根据不同年龄组患儿的下肢长度、粗细和形状，做成四块塑性的预制板，内侧2块，外侧2块。将软布做套的薄泡沫垫用胶贴衬在各板的内面（接触皮肤面）。内侧板上下部各安装可调控制旋转的部件。两侧下部部件用可调的金属拉杆连接，以控制外展角度。另用一拉杆连接于手术侧上部部件和控制外展的横杆的中部，以使手术侧股骨大粗隆部有一个对抗再脱位的向内下的拉力。如果双侧皆脱位，对侧也安装此拉杆。内外侧板前后缘有孔，用鞋带捆扎连接。外展角度、旋转角度和对股骨大粗隆的防止再脱位的拉力是可调的（图4-1-42）。

若股骨颈前倾角偏大又没做股骨旋转截骨者，用此架可使该下肢略内旋；若已做旋转截骨矫正了过大的前倾角，则可置手术侧下肢中立位。

2）临床应用

从1990年12月～1991年12月，为先天性髋脱位术后患儿应用该支具36例39髋。男

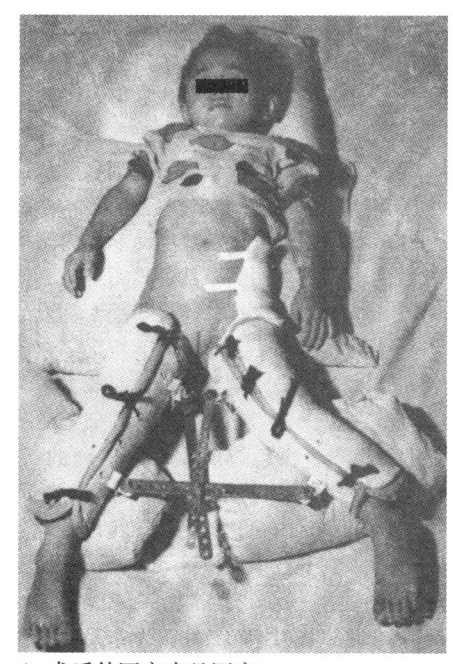
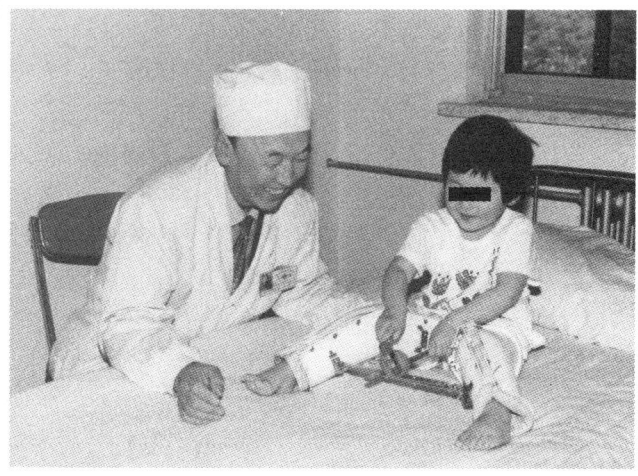

A 术后外固定支具固定　　B 带支具10天可坐起

图4-1-42　髋脱位术后外固定支具的应用

5例，女31例。年龄2～12岁，平均6岁3个月。术式：Salter术17髋，Chiari术1髋，造盖术21髋。其中并用股骨短缩，旋转截骨6髋。

术后固定效果：术后39髋1周内X线检查，除1髋由于头臼不称术中复位不全（术后X线检查显示CE角为10°）外，其余38髋皆完全同心复位。术后6周去掉外固定支具时摄X线片检查，仍显示同术后1周内X线片的复位情况。无一例因支具原因而再脱位。证明本固定支具固定确切、可靠。

随诊情况及结果：随诊30例31髋。最长1年半，最短9个月，平均1年。屈髋功能达90°或>90°，X线片显示完全复位，股骨头无缺血改变，属优良者，27髋，占87.1%。屈髋>60°，<90°，X线片显示位置好1髋；因头臼不称复位不全，但屈髋能达90°1髋；股骨头轻度缺血改变，但屈髋>90°1髋，属尚可，占9.7%。去掉外固定支具后，因所造之盖发生骨折，又半脱位行二次手术治疗1髋，属差，占3.2%。

3）外固定支具的力学原理

先天性髋关节脱位术后再脱位方向，仍然是向外上方。要防止术后再脱位，就要克服向该方向的作用力，也就是设法形成一个向反方向的阻挡力。该固定支具的力学原理完全同于笔者10年前设计并首先应用的"改良贝氏石膏"：横杆置手术侧下肢于外展、内旋（或中立）位，斜杆对手术侧股骨大粗隆有一向内下的对抗再脱位的拉力。不但防止再脱位，也减轻对股骨头上方的压力，防止股骨头缺血坏死的发生。固定确切，并可调。

4）外固定支具的应用价值和优点

该组病例证实，没有一例因该支具固定不牢而致再脱位。因固定范围不超过髋关节，而且只维持外展和限制旋转，不限制屈伸，术后2周可以坐起练屈髋。尤其该支具膝部有20°屈曲，消除或减少因腘绳肌过度紧张而影响屈髋，有利于关节功能的早期恢复。

因不包绕髋关节，固定后X线影像清晰。因该支具有预制件，使用方便，取代包石膏过程，减少操作时间，而且清洁，深受骨科医师和手术室护士欢迎。比包石膏舒服，且便于护理，术后2周以后可随时清洁皮肤，也深受家长和患儿的欢迎。

5）非优良病例分析

属尚可病例3髋。其中屈髋尚未达到90°（>60°）是一个12岁农村女孩。因年龄大，脱位高，虽经股骨短缩，但功能练习不够，术后4个月屈髋仍未达90°，但经过积极功能练习，相信功能将会有改善。股骨头缺血改变1髋，患儿年龄并不大（3岁），原因尚不清楚，但屈髋>90°。股骨头和臼不相称，髋臼前后径窄，术中达不到同心复位1髋，非固定支具所致，但屈髋仍可达90°。这3髋当中的前2髋经过进一步观察治疗仍有转变为优良的可能性。差的1髋是去掉外固定支具以后，所造之盖骨折又脱位，行二次手术。带外固定支具过程中并未脱位，说明是手术处理不当造成的，与固定支具无关。

9．小儿双侧先天性髋关节脱位两侧同时手术

（1）两侧同时手术的提出动意和开展过程

1983年，吉林省四平市某医院做了1例4岁双侧先天性髋关节脱位的女孩，先行一侧Salter骨盆截骨术，术后亦包改良贝氏石膏。拆石膏时发现术后再脱位。请我们会诊发现脱位原因是改良贝氏石膏包的不规范。我们强调双腿管形石膏其上端要抵股骨大粗隆，通过再包石膏斜梁，对大粗隆有向内下拉力以对抗再脱位。该院此次包的石膏管形上端过高，已抵髂嵴，通过石膏斜梁对髂嵴有向内下拉力，而非在股骨大粗隆向内下有拉力而造成再脱位，

决定行二次手术。该患儿是医院领导的亲属，因家属经济困难，提出能否同时将另一侧也做了，决定根据术中进行情况再定。术前备300ml同型血，先将二次手术侧顺利完成，出血并不多，又将另一侧顺利完成，输血300ml，这就是开展双侧先天性髋关节脱位两侧同时手术的第1例。第2例是一位来自湖南岳阳的胡姓女孩。因双侧先天性髋关节脱位，分别先后在当地两家医院行股骨去旋转截骨术，钢板固定，而未处理髋臼，其髋臼指数仍大（图4-1-43 A），且左侧去旋转截骨术，由于去旋转角度过大致术后左下肢呈足尖外旋90°，走路很不方便而来救治。我们接诊后，决定将外旋过度的左下肢，再截骨内旋至中立位，同时左侧行Salter骨盆截骨术，手术结束发现出血不多，而备的和患儿同型的300mlAB型血尚未用，当时决定取得家属同意将另一侧也做了Salter骨盆截骨术（图4-1-43 B）。输了所备的AB型血300ml。10年后，X线片显示恢复良好（图4-1-43 C）；功能正常（图4-1-44），成为舞蹈学校学员。这是第2例。第3例是来自四川省垫江县的1例一岁半双侧先天性髋关节脱位的女孩，我们考虑路途太遥远，如果两侧分别手术，往返太不便，就备同型血200ml，两侧同时手术，一切顺利。后来又为3例双侧先天性髋关节脱位，1例术后失败做了两侧同时手术。这最开始的6例双侧先天性髋关节脱位两侧同时手术共历经将近10年。1993年在苏州召开的全国小儿骨科髋关节疾病研讨会上，笔者以"尝试"的口气在会上做了报告，次年在白求恩医科大学学报上发表。在查资料时发现法国人Ochoa在1991年报告过45例。后来我们决定对5岁以下的双侧先天性髋关节脱位，无特殊情况常规行两侧同时手术。1999年5月

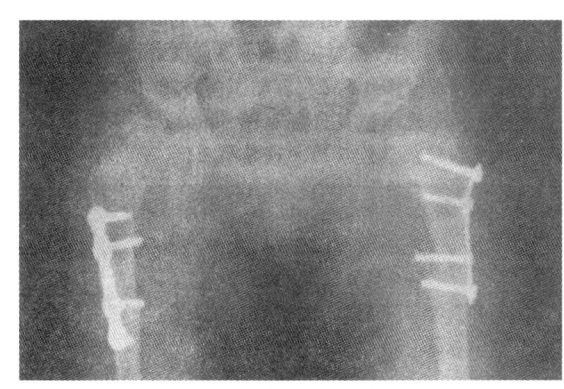

A 此次手术前X线片

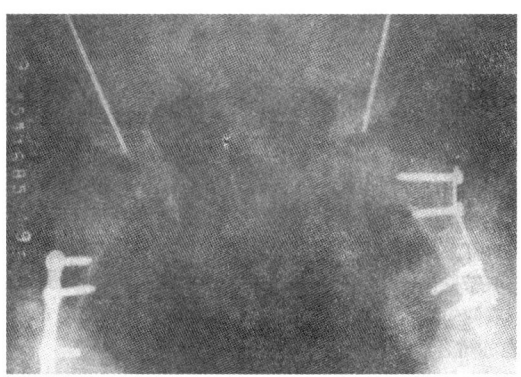

B 两侧同时行Salter术

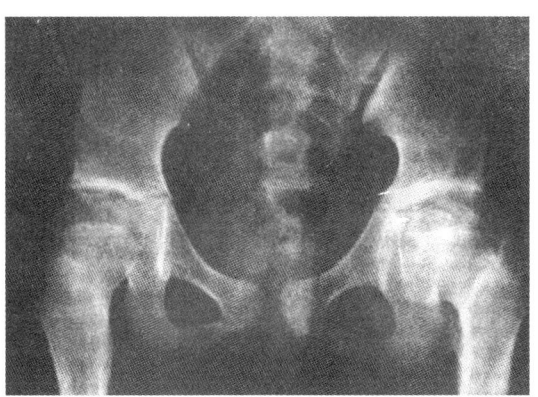

C 术后10年X线片

图4-1-43 双侧髋脱位同期手术远期随访结果

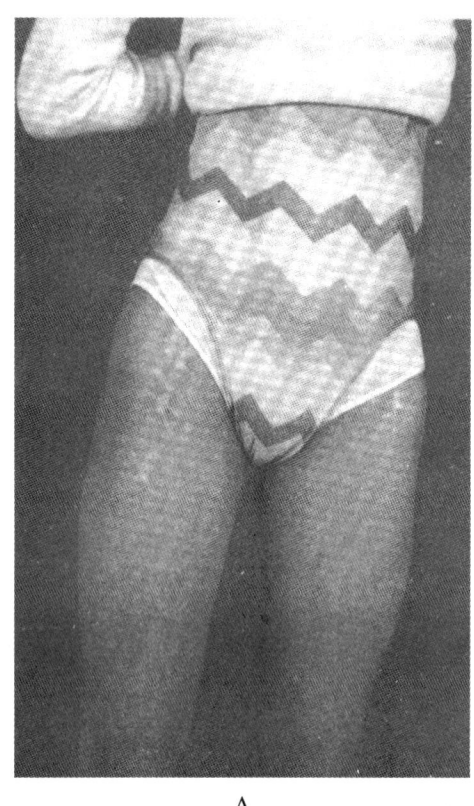
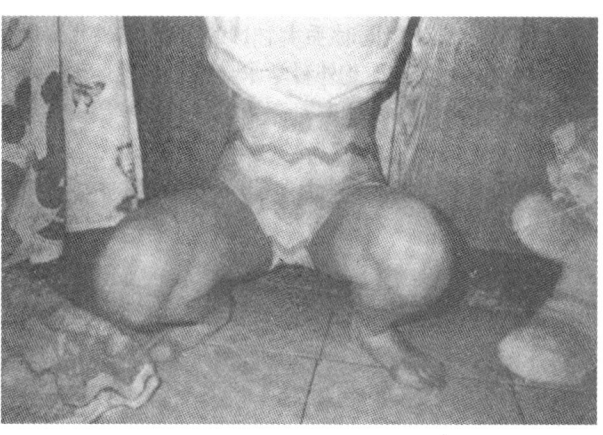

A　　　　　　　　　　　B

图 4-1-44　术后 10 年功能正常

在北京召开的中华医学会第四届全国小儿外科学术会议上，我们做了《小儿双侧先天性髋关节脱位两侧同时手术 122 例 244 髋的报告》，引起与会者极大兴趣。2002 年在中华医药杂志上以《小儿双侧先天性髋关节脱位两侧同时手术的疗效观察》为题发表。

近 3 年小儿双侧先天性髋关节脱位两侧同时手术明显增多，到 1999 年 5 月我们详细统计是 122 例 244 髋，近 3 年没有进行详细统计，估计总共完成两侧同时手术也有 150 例 300 髋左右。现在两侧同时手术只备 200ml 同型血，第 1 侧做完了开始输；有的如出血不多，可以不输血。我们的意见是刚开展者，要备血充分点，以便有备无患。

(2) 手术适应证及术式选择

年龄适应证：5 岁以下无特殊情况，皆可行两侧同时手术。所谓特殊情况，指的是先天心血管畸形，就是麻醉禁忌证。主要问题就是减少术中出血并备血充分。我们共做 150 例中只有最初 2 例输 300ml 血，绝大多数只输 200ml 即可，有的只输 100ml 或 50ml，有相当一部分根本就没输血。我们决定 5 岁以下常规行两侧同时手术，对少数脱位较高者，先嘱家属行手法牵引，经拍 X 线片，证明将股骨头已牵至髋臼水平即可手术。如髋臼宽度够，只是髋臼指数大，选择强力翻转造盖术；如髋臼宽度不够则采取强力插入造盖术，以增加髋臼宽度。

(3) 两侧同时手术的力学优势

通过力学实验研究，证明两侧同时手术并用改良贝氏石膏固定，符合力学原理，并显示出有极大的优越性。

1) 实验原理：本实验根据线弹性结构外载荷与其应变成正比的原理，在骨表面监测其受力，分析固定结构的变形及受力情况，分析不同结构的承载能力。

2) 材料：YD-21动态电阻应变仪、L83-308函数记录仪、BLR-1力传感器、应变计、YD-88超级应变仪、骨骼标本（同一人的骨盆及双股骨干）、石膏绷带、木质横竿。

3) 实验方法：

① 离体模型的建立：模型-I：将骨盆予以固定，双股骨头置于髋臼内，然后行改良贝氏石膏固定，模拟小儿双侧先天性髋脱位两侧同时手术复位后改良贝氏石膏固定的状态。模型-II：将骨盆予以固定，右侧股骨头置于髋臼内，左侧股骨头置于髋臼的上方，股骨头周围覆以适当弹性的橡胶垫，在垫的上方用石膏做一挡板（相当于髋脱位的假臼），然后行改良贝氏石膏固定，模拟小儿双侧先天性髋脱位右侧复位后改良贝氏石膏固定的状态。

② 实验仪器与模型的连接：将模型置于实验台上，再将应变计贴在模型的双侧股骨干上，用导线连接各仪器。

4) 实验研究证明：模型-I（即模拟小儿双侧先天性髋脱位两侧同时手术复位）改良贝氏石膏外固定后，与模型-II（即模拟小儿双侧先天性髋脱位右单侧手术复位）改良贝氏石膏外固定后，在施同样大小的力向左摆动时，两模型右侧髋臼内的股骨头运动趋势指向下方，均无脱位倾向；而左侧股骨头的运动趋势则不同，模型-I的左侧股骨头的运动趋势指向臼底，因双侧股骨头均在臼内，在施力范围内无脱出倾向；模型-II的左侧股骨头由于未在髋臼内，无髋臼的遮挡，其运动趋势向外上方，故有明显的向外上方移动的趋势。但模型-I与模型-II在施同样大小的力向右摆动时，模型-I右侧髋臼内的股骨头的运动趋势指向臼底，左侧股骨头的运动趋势指向下方，因双侧均在臼内，当施力达到20牛顿时，股骨头仍没有脱出；而模型-II由于左侧未复位，向下移动幅度大，影响了手术侧的稳定，其右侧股骨头的运动趋势指向臼底，当施力达到一定程度时，实验中为10牛顿时，结构有平行右移的趋势，再施力，或股骨头脱出，或结构发生改变，左侧股骨头的运动趋势指向下方，有压向坐骨壁的倾向。

通过本实验得知：模型-I受力向左摆动时，右侧股骨头指向下方，避开了脱位方向；左侧股骨头指向臼底，有利于稳定。受力向右摆动时左侧股骨头指向下方，避开脱位方向，右侧股骨头指向臼底，利于稳定。因模型-I双侧股骨头均位于臼内，可承受左右两个方向的拉力和压力，组成了平衡力系，双侧股骨头均处于稳定状态。模型-II受力向左摆动，即向未复位侧摆动时，也可形成平衡、稳定力系，但对结构固定很不利，右侧股骨头虽然较稳定，但左侧股骨头向外上方滑动的力增大；当向右侧摆动时，结构属不稳定力系，结构本身只能承受较小的力，超过一定限度，结构发生改变。

在临床上当我们对小儿双侧先天性髋脱位两侧同时手术复位，因双侧股骨头予以复位，其原有的病理改变在手术中予以一次矫正，手术后给予改良贝氏石膏固定，整个外固定框架属平衡、稳定力系，属刚性结构，因此在一定范围内施力时，双侧已复位的股骨头在髋臼内有两侧髋臼的相互遮挡，所以双侧髋关节均较稳定，股骨头不易脱位。而当我们对小儿双侧髋脱位的患儿予以分次手术单侧复位，手术后给予改良贝氏石膏固定，当整个框架在力的作用下向未复位侧摆动时，已复位的股骨头不易脱位，而未复位在髋臼外的股骨头向外上方滑动的趋势增大，极不稳定，进一步加重了未手术侧原有的病理改变，如关节囊、圆韧带的继续拉长，其他病理改变随之加剧。因此对于小儿双侧先天性髋脱位分次单侧手术来说，无论其向哪个方向摆动，或有可能加重未复位侧的病理改变，如再加大负荷，或使已手术复位侧易再脱位。因此小儿双侧先天性髋脱位两侧同时手术较单侧分次手术在力学上有明显的优势。

综上所述，本实验得出如下结论：① 小儿双侧先天性髋脱位两侧同时手术复位改良贝氏石膏外固定后，在力学上较单侧分次手术复位改良贝氏石膏外固定后具有明显的优势；② 本实验证明了小儿双侧先天性髋脱位两侧同时手术在力学上的合理性和优越性，建议推广该术式。

(4) 两侧同时手术的其它优点

双侧先天性髋关节脱位两侧同时手术，避免两次手术给患儿带来的多一次麻醉和手术的痛苦，也减少了家属的经济负担和精力负担。两侧脱位一次手术后大大地缩短了治疗时间，也便于同步功能练习。深受家长欢迎，家长们往往要求，具备条件者，两侧同时手术。

(5) 体位、消毒和铺单

取仰卧位。用中型包布两块，备叠成约长14cm，宽8cm，厚6cm之长方形布垫两个。两端分别用绷带捆绑再连在一起，内缘间距8cm为宜。两垫中央部位用绷带横绑在手术台上（图4-1-45）。将患儿臀部先平放于手术台上的布垫上，右侧施术，垫高右侧，左侧垫起阻挡作用；左侧施术，垫高左侧，右侧垫起阻挡作用（图4-1-46A、B）。消毒时由两人牵拉小儿两足，使臀部离开台面，双下肢消毒达脐上。

先铺好台面基本单。会阴部纵向盖以叠成条状的开刀巾（图4-1-47A）。在双髋下面横放一中单，会阴部中单上缘向上提和两侧中单上缘，绕髋部在髂嵴上方扣头，先用布巾钳夹住。穿衣戴手套后去掉布巾钳，将单缘缝于皮肤上（图4-1-47B），或术区贴以塑料保护膜进行手术。一侧手术主要步骤完成后，2人缝合；另2人再行另一侧手术。

(6) 术后制动

小儿双侧先天性髋关节脱位两侧同时手术，术后一律用"改良贝氏石膏"制动，只是双

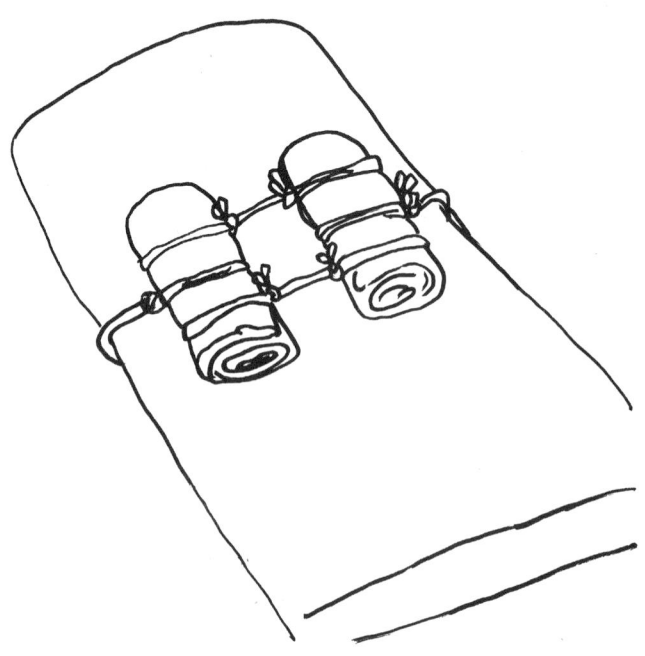

图 4-1-45　左右两垫连在一起绑在手术台上

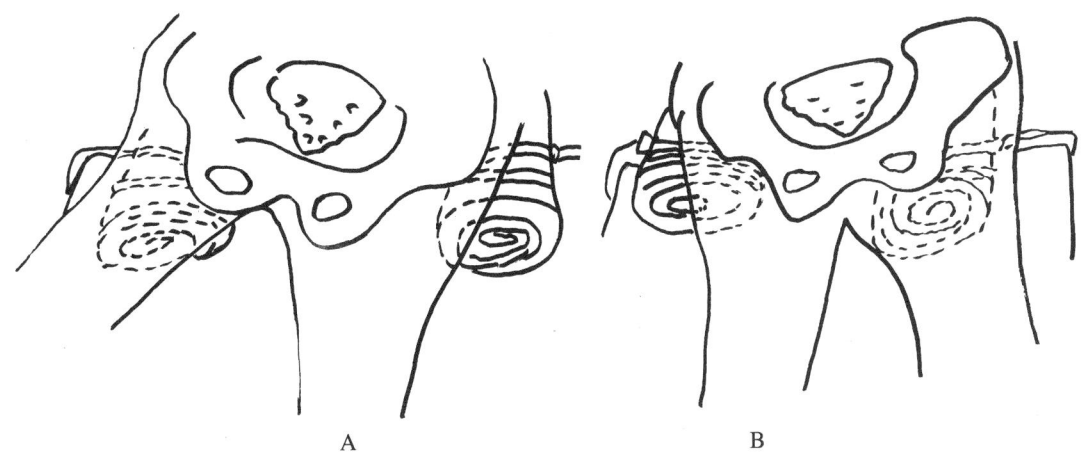

图 4-1-46 双侧同期手术臀部垫高方法

A 若右侧施术,先垫高右侧,左侧垫起阻挡作用。
B 若左侧施术,先垫高左侧,右侧垫起阻挡作用。

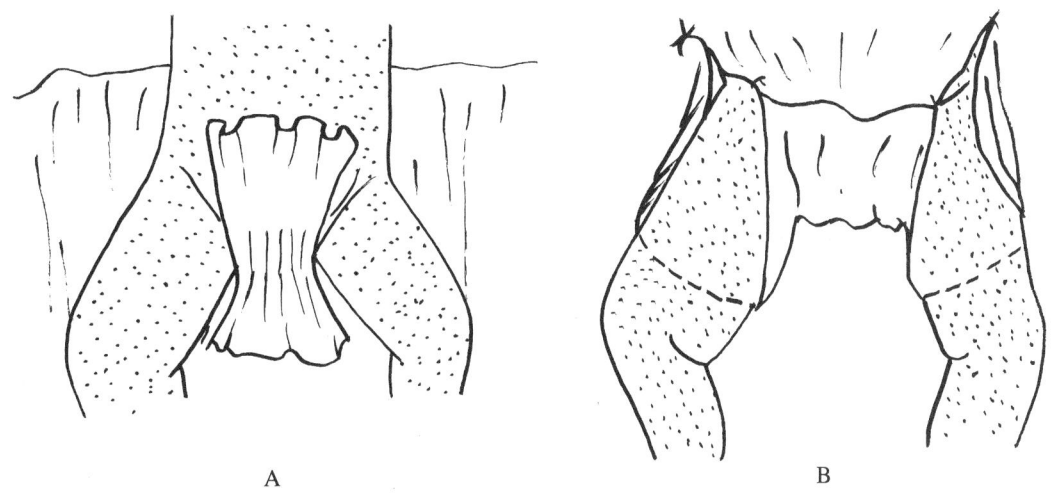

图 4-1-47 铺单

侧都包石膏斜梁。需要注意的是,包完双侧长腿石膏管形后,膝下置以木质横梁,两端和石膏管形固定时,石膏绷带暂不必包太多太厚,以免包石膏斜梁时,不利于石膏管形向内压。只有包石膏斜梁时,石膏管形上端外侧适当向内推压,对股骨大粗隆外侧才有向内下方防止再脱位的压力。

(7) 术后近期情况及随诊结果

所有患儿术后一周拍 X 线片所见,位置皆优。术后 8 周拆除石膏后绝大多数位置好,功能好 (图 4-1-48 A),发现再半脱位 7 例 7 髋。6 例 6 髋又包"改良贝氏石膏"得以复位、稳定、获愈。1 例 1 髋本来估计再重新包石膏仍可复位;但根据家属坚决要求而又行切开复位造盖术治愈。再全脱位 1 例 1 髋,再手术治愈。半年以上随访 81 例 162 髋。随诊时间最短半年,最长 13 年,平均 2 年半。髋关节功能正常或接近正常。无关节僵硬发生,X 线片显示位置好,无股骨头坏死发生。参考国内疗效评定标准。皆属优良 (图 4-1-48 B)。

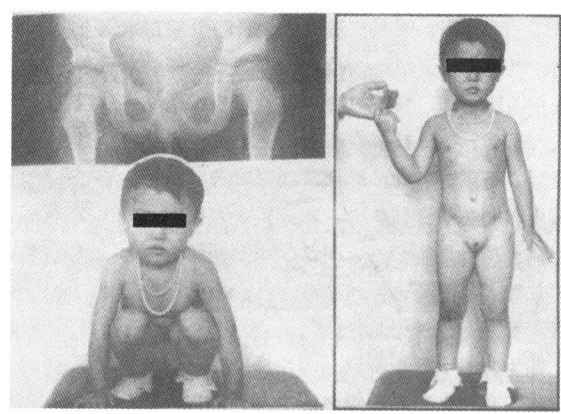

A 术后 8 周 X 线片及功能好

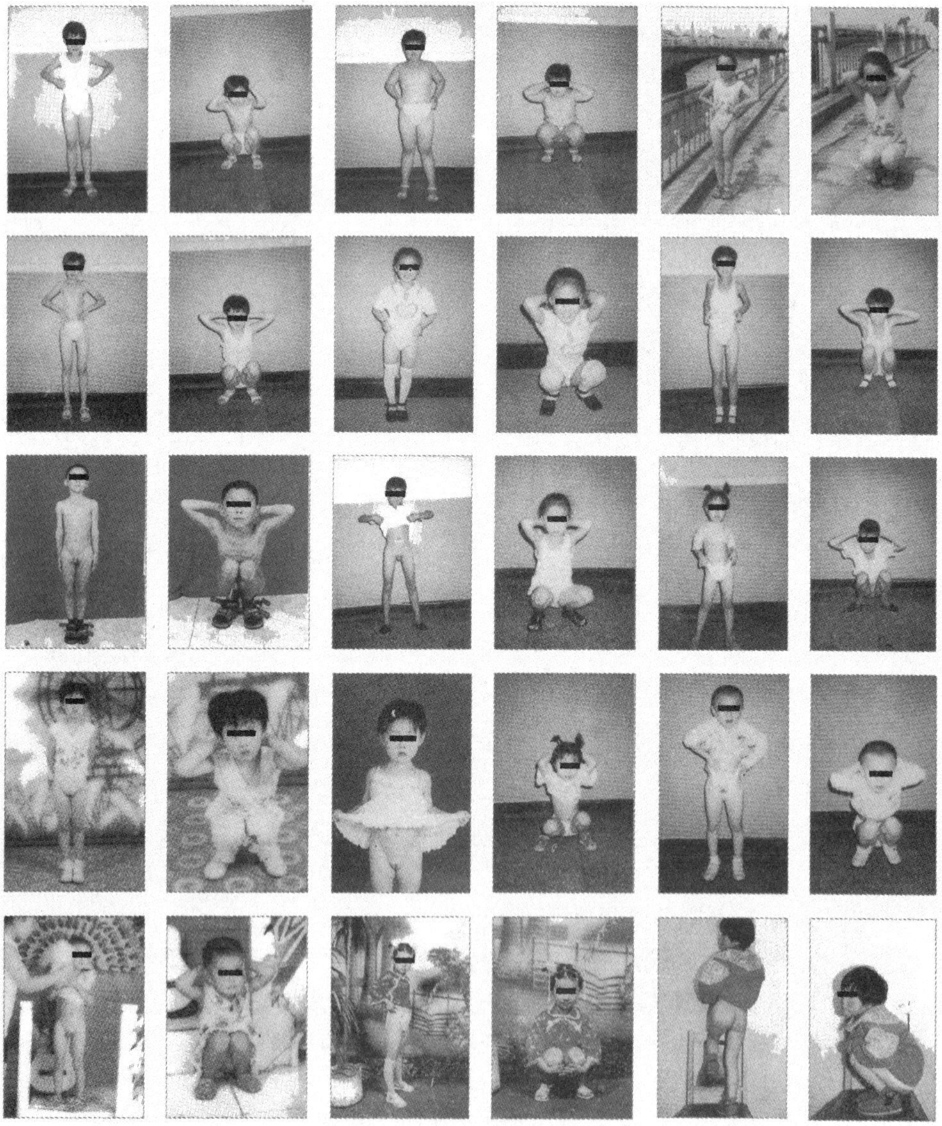

B 部分小儿双侧先天性髋脱位两侧同时手术获得术后 3 年以上随访的功能写真

图 4-1-48　近期与中期随访结果

10．术后护理和康复治疗

（1）术后局部护理嘱家属及时管理排尿，主要是尽量避免尿浸，防止石膏被浸坏和皮肤受损。

（2）术后腹痛、腹胀原因和处理术后腹痛问题，在术后3天内是最常见的。其实不是腹痛，而是术区痛，因剥离髂骨内板骨膜处就在术侧下腹，术后疼痛，患儿和家属说不清位置就以为是腹痛。术后3天内适当给点止痛药物即可解决。腹胀也是术后很常见的。以前术后包髋人字石膏，躯干被包在石膏内，躯干伸直，甚至过伸，腹壁被拉紧，肠系膜上动脉被牵拉，影响肠壁血供；十二指肠横部被顶压在前凸的脊柱前方，影响胃内容排空，就出现腹胀，甚至腹痛，这就是躯干石膏引起的"石膏综合征"。甚至现在我们不包髋人字石膏，但包"改良贝氏石膏"仰卧于床上，也是伸髋伸膝位，腹壁也被拉紧，也可出现类似石膏综合征的腹胀。如为髋人字石膏所致，应注意躯干部分不宜过紧过伸，腹部应将石膏开大窗，以缓解压力，再辅以适当热敷；若非髋人字石膏，可上身稍垫起，放松腹壁张力亦可缓解。

（3）早、晚期功能练习和监护

"改良贝氏石膏"固定后，非常稳定，在石膏固定期间，怎样活动都不至于再脱位，所以术后家长可以随意握住横梁提起臀部处理尿便。术后10天就可鼓励患儿坐起，用手触自己足尖，有利于促进屈髋功能早期恢复。术后6~8周就可拆除石膏。在石膏固定期，怎么动也不至于再脱位；但去掉石膏后，如不注意监护可造成再半脱位，甚至脱位。患儿出院时，我们都发给家长一卡片，说明去掉石膏后注意事项：① 不要急于并腿；② 不要急于使患肢外旋；③ 不要用单臂抱孩子，防止再脱位；④ 手术侧由于强调外展位稍显较对侧长一点，都是对的，逐渐会复原，不必担心。刚开始下床行走时，尽量教孩子患肢稍外展内旋位行走，并积极练下蹲。

11．几种并发症的预防和处理

术后再脱位、术后髋关节僵硬和术后股骨头缺血坏死，是先天性髋关节脱位最常见的三大并发症。近20年来，由于我们强调了术前力量较大的手法牵引，术中挛缩组织的充分松解，特别是对脱位较高者，改变了20年以前只满足了勉强强行复位了事，而是辅以适当股骨短缩和去旋转截骨，近20年来关于股骨头缺血坏死的并发症，我们几乎遇不到。由于强调了对于脱位高者的适当短缩和去旋转截骨，再加上术后用"改良贝氏石膏"固定关于动和静的合理搭配，术中改进了关节囊切开缝合法，加强了稳定性，术后指导合理的康复治疗，关节僵硬和再脱位的并发症也很少发生。

如偶尔发生并发症，我们采取如下处理办法：

（1）关节僵硬

如术后3个月内发现，可以手法授动。患儿仰卧，医生立于患儿右侧，左手固定骨盆，右手从后面握住大腿下端，边向远侧用力牵拉，边逐渐用力被动屈髋，即可听到髋关节内有撕破布样响声，证明将粘连之条索样瘢痕撕断，然后鼓励患儿忍痛积极练下蹲。必须强调牵引下被动屈髋，因为沿股骨轴线纵向牵引的纵向力和屈髋垂直股骨两个分力形成的合力就不垂直股骨；防止不用牵引力，只强调被动屈髋则可造成股骨颈或股骨上端骨折。僵硬在术后3个月~半年发现，可麻醉下手法授动。如超过半年才发现，就需手术松解。术中只许小心松解关节内粘连带，尽量避免伤及股骨头和髋臼。可适当用稍宽的骨膜剥离器，利用其前端弧形的弯度，象用骨凿一样凿入关节间隙，并配合以刀切，即可松解。术后包强屈髋、屈膝的前石膏托3天,再伸直牵引6天,然后再屈髋、屈膝前石膏托9天,即3、6、9法,然后自动下床练屈伸。

(2) 再脱位

极少发生再完全脱位,有时可并发半脱位。多发生在刚去掉石膏开始下地活动时,由于家属监护不严格或不正确造成。有的是刚去掉石膏就让孩子并腿,应该是去掉石膏后让孩子逐渐并腿。有的是由于包"改良贝氏石膏"强调外展内旋位,所以孩子刚下床,足稍显呈"内八字",家长急于矫正。甚至,我们有一个患儿刚去掉石膏下地走路,邻居老太太发现有"内八字",告诉家长把脚摆正走路,而致半脱位。如再半脱位发生在术后3个月内,可再包"改良贝氏石膏"2个月即可矫正;如孩子偏大,脱位较明显,髋臼形状还很好,可双向牵引2周,然后再包改良贝氏石膏2个月。如果从X线上所见,考虑关节囊已松弛或造盖有缺陷,可手术紧缩关节囊或补救造盖。

(3) 股骨头缺血性坏死

如发生轻度股骨头缺血坏死,可经常用手法牵引,少负重走路。已明显坏死,可适当再短缩截骨,减轻压力,加以挽救。

我们遇到一位19岁护士,强力插入造盖术后,术后7个月以前,行走、骑自行车都很好,后来逐渐出现走路疼痛。我们分析是点状负重,关节囊被磨穿。再手术所见:股骨头上方关节囊被磨穿直径1cm的洞,决定用磨钻将造盖下面对应股骨头的部位造成以适应容纳股骨头顶的一凹陷,又将侧方关节囊下方横切,提起修补上方;又用髂胫束瓣加强修补。现已术后3年以上,行动自如(图4-1-49)。

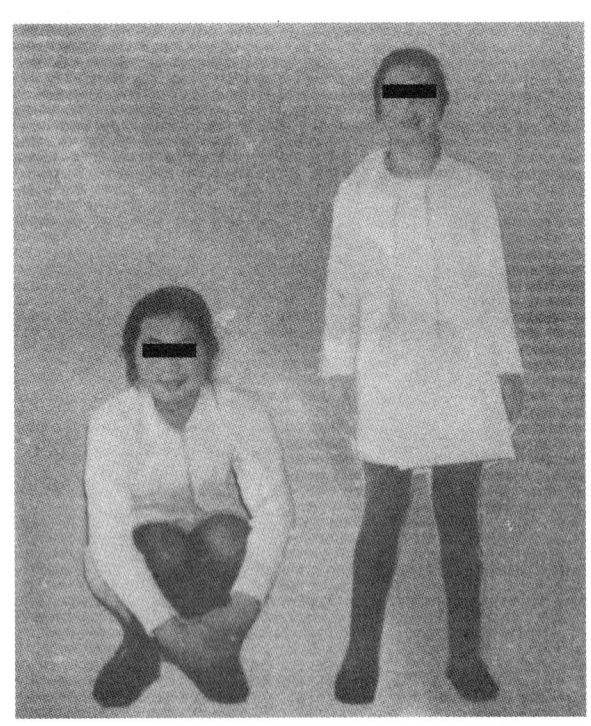

图4-1-49 被磨损的关节囊上方修补后活动功能

(孙丹舟 孙 莉)

第二节 组合性手术治疗年长儿先天性髋关节脱位

先天性髋关节脱位（congenital dislocation of the hip，CDH）在婴幼儿期治疗效果优良，但部分农村患者直到年长儿期才开始就诊，此时髋关节已有复杂的软组织和骨关节的病理改变，治疗困难，方法未统一，且术后并发症多。赵挺武等报告27例32个大龄CDH，股骨头坏死率100%，髋关节僵硬17髋（53.125%），尚无公认效果优良的治疗方法，部分学者建议放弃手术治疗。国外近年亦缺少手术治疗年长儿CDH的文献，有关文献主要是学龄前儿童CDH的治疗，术前牵引能否减少术后并发症仍有争论。

自1990～2001年3月作者治疗年长儿先天性髋关节脱位28例32髋，术前均未牵引，应用组合性手术治疗，术后持续牵引4～6周，将其远期随访结果报告如下。

28例年长儿手术治疗过程及结果

（一）一般资料

28例患者，男9例，女19例，其中双髋关节脱位4例，共计32个患病髋关节，其中3个髋关节是既往手术治疗失败者。年龄7～13岁，平均年龄9.8岁。

（二）手术策略

根据髋脱位的程度、类型、原髋臼发育情况、患者年龄以及手术者对某种手术的熟练程度等因素而定。基本原则是①原髋臼发育良好者可实施髂骨合页截骨加股骨大转子下截骨术矫正（图4-2-1）；②髋关节脱位高者行大转子下短缩旋转截骨加髋臼顶成形术（图4-2-2）；③如果患者的原臼顶被脱位的股骨头磨损掉，必须加强髋臼顶造盖术的方法，最终达到股骨头获得良好的包容（图4-2-3）。

经髋关节前外侧切口，充分剥离并松解髂骨内外板肌肉附着处，"Z"形延长髂腰肌肌腱，切断股直肌起点，显露并"7"形切开髋关节囊，显露真臼，若臼窝变小或凹凸不平可用髋臼钻适当扩大加深髋臼，尽可能保留髋臼外上部负重区的软骨，冲洗后用骨腊涂封髋臼内出血点和松质骨面。股骨头明显变形者将其突出部切削修正，裸露的松质骨面以骨腊涂封。助手被动牵引下肢，测定经髋关节软组织松解后股骨头距髋臼中心的残余高度，由此决定股骨短缩截骨的数量。股骨近端外侧作纵行切口，长约10cm左右，适当显露近端股骨，经外侧在股骨大转子部平行于股骨颈打入一根直径3.5mm的骨圆针，股骨下段平行于股骨内外髁穿入一根相同直径的骨圆针，如此通过上下两根钢针的交角可测出术前存在的股骨前倾角和颈干角，其中股骨远端的钢针为全针，兼做术后骨牵引之用。在小转子下引过线锯，将股骨短缩、旋转截骨，先用外固定器的长固定杆将截骨端的上下两枚钢针固定，盐水冲洗髋臼，将股骨头复位，由于长杆单臂组合式外固定器远距截骨端适当固定，这样既可有利于测量、矫正和调整股骨上段的角度，又可方便截骨断端固定钢板的操作。

保留前倾角20°，颈干角130°左右，股骨截骨端钢板固定后，外固定器可暂时保留以加强截骨端的早期固定强度，并可方便术后下肢牵引。本组经髋关节松解后股骨头平均下移1.8cm，手术中股骨平均短缩的距离，约相当于术前股骨头上移高度的一半。其中9个髋转子下股骨短缩截骨＜1cm，23个髋股骨短缩1～3cm。股骨远断端同时外旋内收，以矫正增大的前倾角和颈干角。股骨头复位，对髋臼明显变浅者，关节囊外髋臼顶截骨造盖。本组1例股骨头复位后见髋臼包容尚可，故实施骨盆合叶截骨术以减小髋臼角。截骨间隙植入

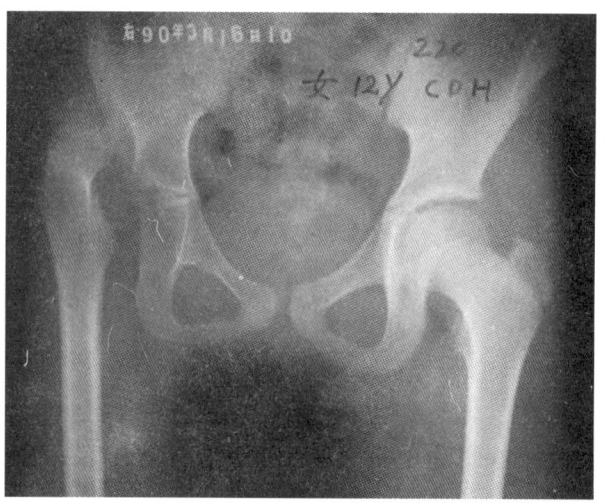

A 患者 11 岁,右髋关节脱位

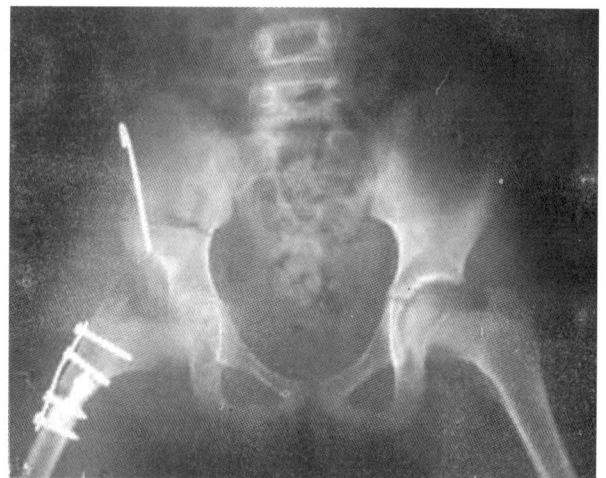

B 实施骨盆合页截骨,粗隆下旋转截骨,髂腰肌外置术

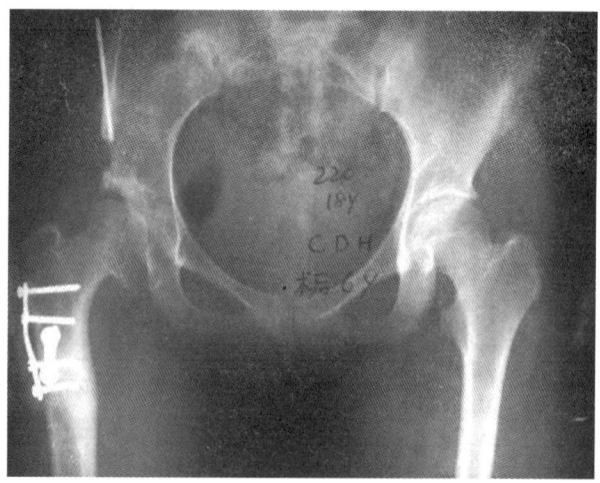

C 术后 4 年随访髋关节头臼关系恢复良好

图 4-2-1 年长儿髋脱位术后随访结果

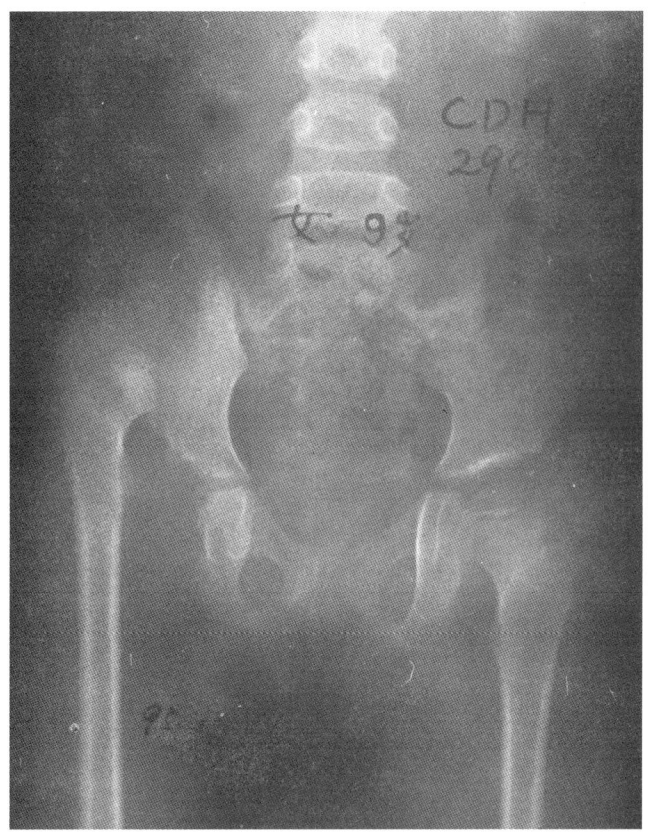

A 女9岁，左CDH术前右股骨头上移5cm

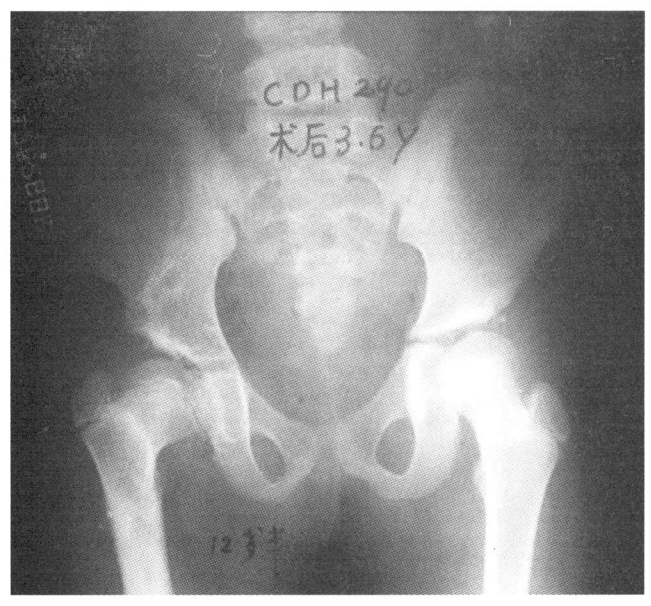

B 术后3年6个月随访（患者12岁半），患者步态及髋关节功能基本恢复正常，X线检查头臼关系恢复较好，但髋臼角较健侧大，股骨颈干角略变小，股骨颈较健侧有短缩

图 4-2-2 股骨大转子下短缩、旋转截骨术矫正严重髋脱位的效果

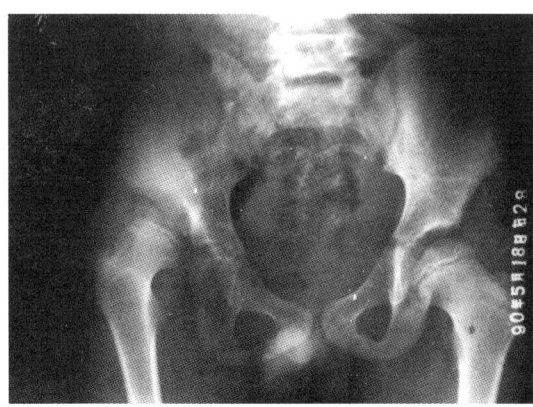
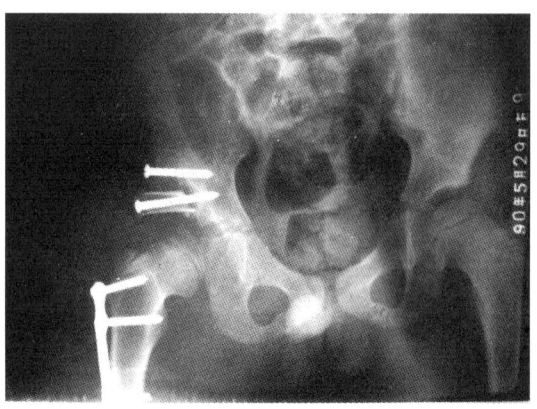

A 患者13岁，真臼的顶部严重缺损　　B 实施真臼上缘截骨加盖，粗隆下截骨，髋关节达到较好复位

图4-2-3　髋臼顶强力造盖加股骨大转子下截骨，治疗真髋臼顶部骨缺损的髋脱位

短缩的股骨和髂骨。手术主要步骤完成后，将患肢适度屈伸、旋转运动，检查股骨头复位后的稳定性，实施X线检查，以了解髋关节复位后的头臼关系和股骨上端的角度。测试结果满意后，以7号丝线紧缩缝合关节囊，但在关节囊的前下方留一缺口，以利髋臼内渗出液流出。缝合腰大肌肌腱、股直肌、缝匠肌和剥离的髂骨内外板附着组织，伤口内、外侧放两根引流管，逐层缝合皮下组织及皮肤，大棉垫加压包扎患侧髋关节。

（三）术后处理

仍保留外固定器者，术后在股骨远端钢针挂牵引锤，控制患肢于适度外展内旋位，否则可用下肢牵引带，牵引重量根据患者的年龄、体重而定，一般维持牵引重量3～5kg，术后3～5d做床旁X线检查髋关节间隙，以调整牵引重量，既避免股骨头受压又要防止过度牵引。牵引的时间应根据股骨头脱位的高度和术中所见髋关节复位后的稳定情况而定。本组28例患者术后牵引时间最少18d，最长65d，平均36d。术后10d在一定的角度内（<40°）做髋关节的被动屈伸和外展运动，随着时间的延长髋关节伸屈范围可适度加大。拆除牵引和外固定器后，应用CPM机活动髋关节，术后3周加用髋关节外展支具间断下床，扶双拐患肢适度负重锻炼行走。为了方便双下肢外展位持重行走，少年儿童患者可用髋外展行走支器（图4-2-4）。每月拍X线片一次，以观察骨愈合的情况，待臼顶造盖和股骨截骨处骨愈合后患肢才能全负重行走。作者的临床经验证明少年患者手术后若不实施持续牵引下活动髋关节，将会发生较高的股骨头坏死的发生率（图4-2-5），因此，术后持续牵引是提高大年龄髋关节脱位的重要环节。

（四）组合性手术的治疗效果

术后随访2年至6年5个月，平均3年5个月，根据Mckay的临床疗效评定标准（表4-2-1）和Severin的X线评定标准（表4-2-2），本组28例，32髋，结果：优14髋（图4-2-6），良9髋，可7髋，差2髋。优良率占71.9%，术后关节僵硬屈伸范围≤60°者9髋，占28.1%，半脱位2髋。股骨头坏死后自行较好的修复者8髋，股骨头不同程度坏死变形者3髋。从术后步态改善的效果分析，本组患者证明只要股骨头术后稳定在真臼之内，即能明显地改善术前存在的摇摆、短肢步态（包括3例术后股骨头已坏死变形者），这是年长儿CDH患者及其家属对治疗效果满意的主要因素。

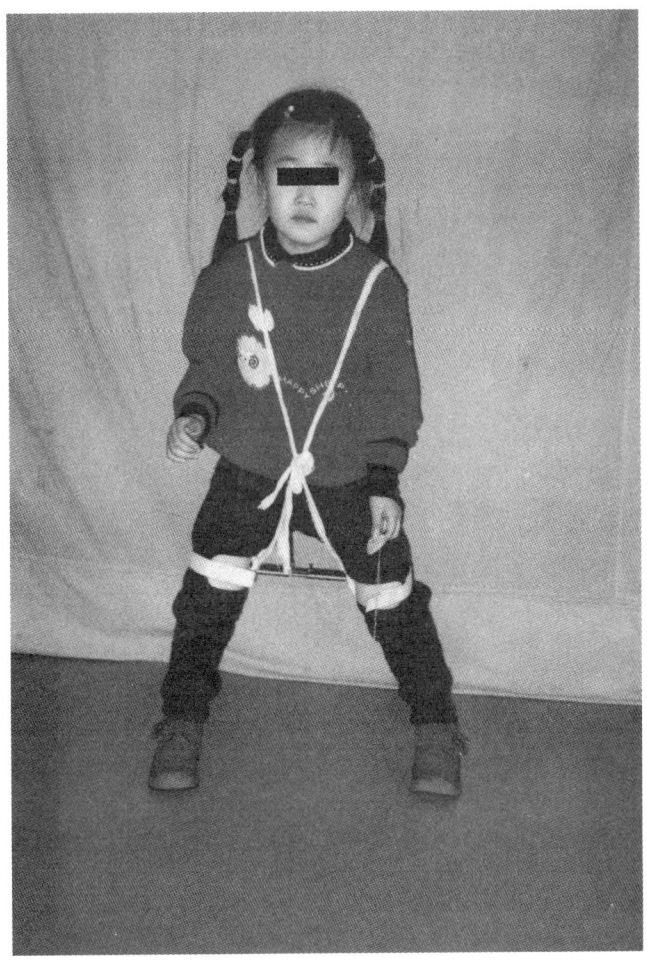

图 4-2-4 能控制双髋关节外展位的行走器

表 4-2-1　Mckay 临床疗效评定标准

级别	评价标准	
优	髋关节不痛、无跛行、髋关节活动正常、Trendelenburg 症（－）	14
良	髋关节不痛、轻度跛行、髋关节活动轻度受限、Trendelenburg 症（－）	9
可	髋关节不痛、明显跛行、髋关节活动明显受限、Trendelenburg 症（＋）	7
差	髋关节疼痛、严重跛行、髋关节活动明显受限、Trendelenburg 症（＋）	2

表 4-2-2　Severin X 线评定标准

级别	评价标准	
优	髋臼、股骨头形态正常、CE 角＞30°	14
良	髋臼、股骨头轻度变形、中心性复位、CE 角＞25°	10
可	髋臼发育不良、沈通氏线连续、CE 角＜20°	6
差	髋关节半脱位、沈通氏线不连续或再脱位	2

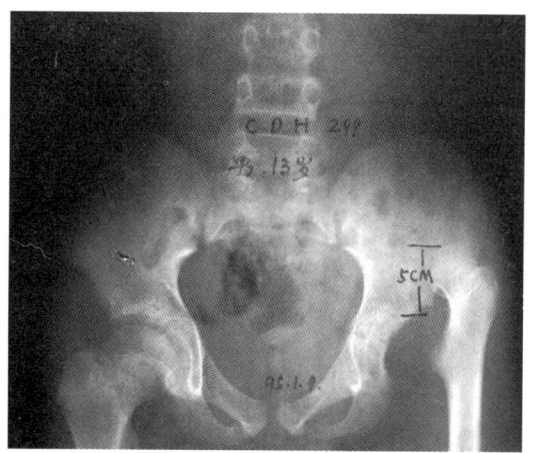

A 男，13岁，左CDH，术前左股骨头上移5cm

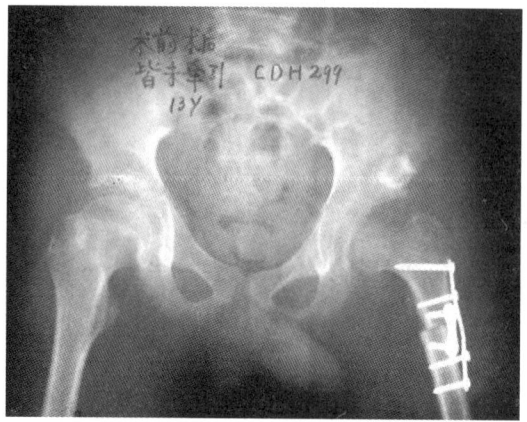

B 应用组合性手术，术后20d X线检查，髋关节头臼关系恢复良好，该患者术后未实施骨牵引

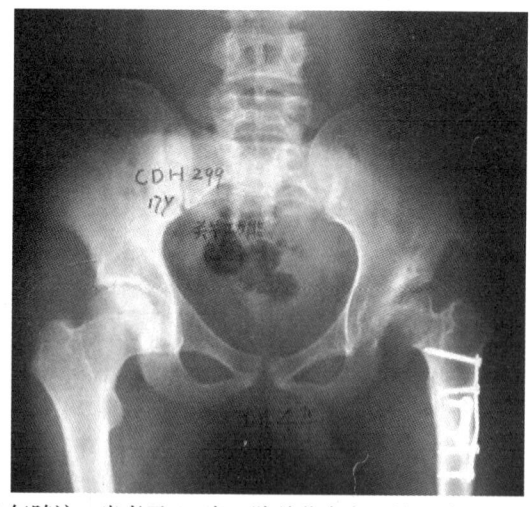

C 术后4年随访，患者已17岁，髋关节自主屈伸运动＞100°，步态接近正常，患者自感效果十分满意。但X线检查，股骨头负重区有坏死后塌陷变形，预计中年后患髋易继发退行性关节变

图4-2-5 组合性手术矫正后，未实施持续牵引下活动髋关节，发生股骨头坏死

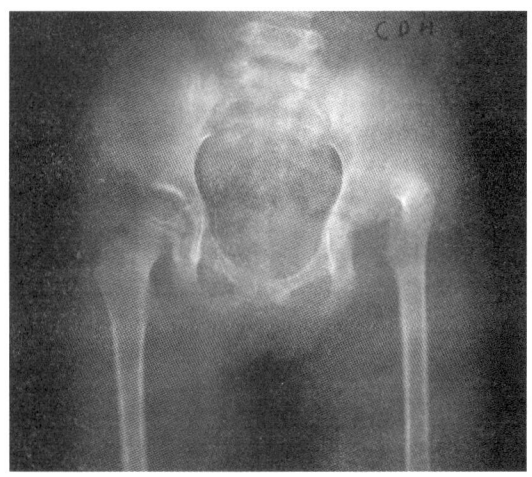

A 女8岁，右CDH术前股骨头后上脱位4cm

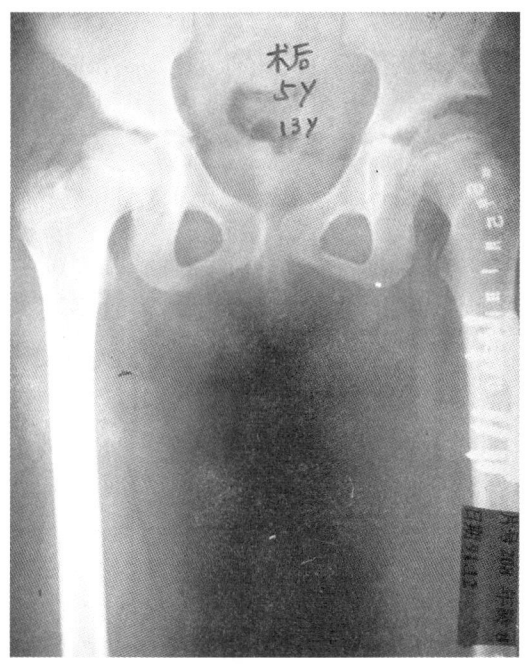

B 术后5年随访，患者已13岁，髋关节头臼关系恢复良好，下蹲功能及步态正常

图4-2-6 组合性手术治疗先天性髋关节脱位，术后5年随访效果

（四）实施组合性手术应注意的问题

1. 手术适应证与禁忌证

适应证：单侧CDH若股骨头发育较好，股骨头上移＜4cm，年龄可放宽至14岁（作者已治疗的＞13岁的CDH由于随访时间短，未统计在本组资料内），即使术后髋关节在功能位发生僵硬，其步态也较术前明显改善。对治疗结果的利弊关系，术前必须给患者交代清楚。手术禁忌或慎重手术者：①双侧CDH且股骨头上移＞2cm，年龄＞10岁者；②单侧CDH股骨头明显变形者；③股骨头为后上严重脱位，且患者性发育已基本成熟（如女孩已

来月经）；④预计无法或无条件坚持术后长期牵引和系列康复的患者。

2．术前牵引问题

自1939年Cregal在CDH治疗中应用术前骨牵引以来，对术前牵引的作用仍有争论。对年幼儿，多数学者都已肯定了其积极意义及其在降低头坏死发生率方面的价值，对大龄患儿，Gage等指出，术前牵引可以有效地降低头坏死发生率，Browne认为其效果甚微，Schoenecker等对牵引和未牵引病例进行了比较，发现未牵引组头坏死率为0，而牵引组为50%。作者认为去牵引后残留软组织张力仍使股骨头过度受压，而使骨牵引的初步松弛作用消失。Tonnis综合德国CDH病例研究，认为骨牵引并未明显降低无菌性坏死的发生率。Sun报道术前间断手法牵引可避免长时骨牵引的并发症，由于年长儿CDH的病理改变，仅通过术前骨牵引，很难缓解髋关节周围软组织的广泛挛缩，反而易导致髋关节周围软组织水肿、血管痉挛、骨质疏松，股骨牵引的针道也影响去掉牵引后手术的早期实施。本组2例在外院骨牵引2～3周，股骨头仅下降1cm左右，即便是股骨头牵拉至髋臼水平，去牵引后也会很快恢复原位，强力复位后头臼压力仍然存在，从而产生股骨头坏死，关节僵硬的并发症。本组患者证明，术前不牵引，术中髋关节前外侧肌肉、筋膜的广泛松解和股骨适度缩短截骨，术中可以无明显张力地使股骨头复位到真髋臼内，因此对年长儿CDH的外科治疗应放弃术前骨牵引。

3．组合性手术的选择

由于本组患者年龄大，已发生严重的髋关节软组织挛缩和骨关节的病理改变，任何单一手术方法皆不能解决复杂的软组织和骨关节的畸形病理改变，因此，必须根据每个病人的年龄和髋关节病理变化的程度，将软组织松解、髋臼适度清理、股骨短缩、旋转截骨、臼顶造盖术等多种手术方法优化组合在一起实施，在手术中还必须注意检测每一手术步骤的质量，防止误伤其它重要组织。一期手术要达到解除软组织挛缩，矫正股骨上段的病理改变，恢复头臼关系的稳定性。年长儿CDH手术治疗的操作程序和步骤很复杂，为了避免手术操作过程的失误，优化手术操作步骤，减少手术创伤，作者将术前设计筹划较完善的手术操作程序打印出，与专科手术器械同期消毒，以备手术中参考。

朱大成等认为>12岁的CDH，若股骨头已发生畸形改变，手术复位后再塑能力差，在手术方法选择上以建立股骨头的骨性支点、术后改善摇摆步态为目的，不应片面追求髋关节的解剖复位和达到同心圆的要求。孙磊等报告16髋，平均年龄（14.22±2.51岁），术前不牵引，一期综合手术矫正髋部畸形，随访14髋，11髋效果优良。孙丹舟等应用术前手法牵引，股骨短缩加髋臼顶强力造盖术，治疗10岁以上CDH 83例，67例获良好效果。秦泗河用组合性手术治疗成年人麻痹性髋关节脱位50例，效果优良者46例，占92%。

4．术后并发症及预防

由于年长儿CDH髋臼软骨发育不良，手术中对髋臼实施了清理，关节前外侧的软组织进行了广泛的松解，且又实施了股骨上端和髋臼顶的截骨，手术创伤大，对股骨头的血液循环有明显破坏，术后易并发股骨头缺血性坏死和关节僵硬，这也是部分学者对年长儿CDH不主张手术治疗的主要原因。因此作者应用了术后在适度牵引下早期活动髋关节，既避免术后股骨头持续受压致头坏死，又可改善股骨头的血液循环，减少髋关节粘连僵硬的并发症，早期患髋外展位负重行走既可以磨造髋臼，又可以促进截骨端骨愈合，同时使髋关节周围肌肉早期适应新的解剖环境，减少粘连和萎缩。因而本组资料证明，术后患肢4～6周的牵引下有限运动及早期间断下床轻负重行走，是保证年长儿CDH术后获得较好关节功能的重要一环。本组初期4例患者术后未实施牵引下早期活动髋关节，而是采用髋人字石膏固定6周，皆并发较重的关节僵直，其中3例发生不同程度的股骨头坏死。CDH术后由于跨越髋关节肌肉的收缩，股骨头持续受压，或因关节内渗出液使髋关节内压增高亦是术后发生股骨头坏死、关节功能障碍的重要原因。实施髋关节囊紧缩缝合时保留一缺口，加上术后的持续牵引下早期进行髋关节活动，可明显降低股骨头坏死变形、关节僵直和髋关节再脱位的发生率。

根据临床观察，我国某些地区先天性髋关节脱位的发生率很高，是否该地区的人群中含有更多的髋臼发育不良的基因，值得调查。另外作者发现山东许多地区的农村，母亲用棉被将婴儿的双下肢伸直位裹紧后再托抱的习惯（图4-2-7），显然不利于髋臼的发育。

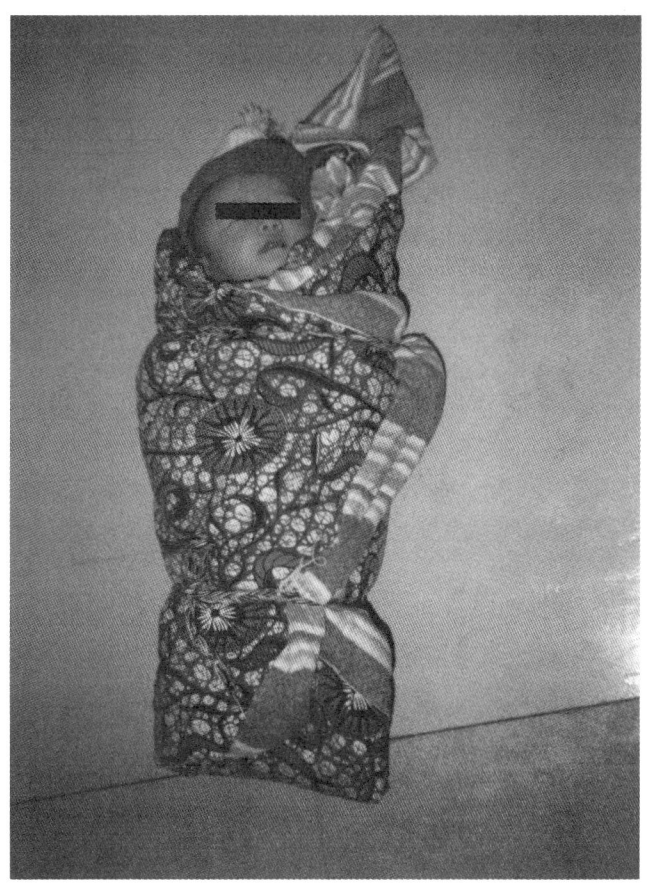

图4-2-7　我国北方某些地区，将婴儿的双下肢用棉被裹紧养育婴儿的习惯，可能是髋关节脱位高发的原因

（秦泗河　肖善文）

参考文献

1. 赵挺武，何志晶，刘玉芳.大龄先天性髋脱位的术后严重并发症及其预防.中华骨科杂志，1995, 7: 409-411.

2. Barrett WP, Staheli LT, Chew DE. The effectiveness of the Salter innominate osteotomy in the treatment of congenital dislocation of the hip. J Bone Joint Surg (Am), 1986, 68-79.
3. Magilligan DJ. Calculation of the angle of antiversion by means of horizontal lateral roentgenography, J Bone Joint Surg, 1956, 38-A:1231.
4. Gage J R, Winter R B.Avascular necrosis of the capital femoral epiphysis as a complication of closed reduction of congenital dislocation of the hip.J Bone Joint Surg, 1972, 54:373.
5. Browne R S.The management of late diagnosed congenital dislocation and subluxation of the hip.J Bone Joint Surg （Br）, 1979, 61:7.
6. Schoenecker P L, Strecker W B, Missouri S T L.Congenital dislocation of the effects of femoral shortening and of skeletal traction in treatment. J Bone Joint surg, 1984, 66A:22.
7. Tonnis D.Surgical treatment of congenital dislocation of the hip .Clin Orthop, 1990, 258:33-40.
8. Sun D E , Jiang H Z, Yang W M, et al. Preoperative intermittent manual traction in congenital dislocation of the hip.J Pediatr Orthop, 1989, 9:205.
9. 衷鸿宾，宁志杰，朱大成等.大龄疑难先天性髋脱位的手术治疗.中国矫形外科杂志，1997，4（1):9~11.
10. 孙磊，宁志杰，廖可国，等.青少年先天性髋关节脱位手术治疗.中国矫形外科杂志，2002，10: 958-960.
11. 孙丹舟，唐成林，赵宝林等.先天性髋脱位的强力造盖及其应用选择.中华小儿外科杂志，1997，5（18)：298-300.
12. 秦泗河，郑学建，李宜生等.组合性手术治疗成年人麻痹性髋关节脱位.中华骨科杂志，1996，10：641-645.
13. 秦泗河，肖善文，焦绍锋等.术前不牵引用组合性手术治疗先天性髋关节脱位. 中国矫形外科杂志，2005，15:1152-1155.

第三节　髋臼发育不良

【定义】 先天性髋臼发育不良主要是髋臼发育异常，髋臼浅，髋臼指数增大，不能从前、外侧有效地覆盖、包容盖股骨头，发病可以为单侧或双侧。

【临床表现】 髋臼发育不良的早期症状表现为步态不稳，跛行，以后出现行走患肢乏力，关节疼痛等症状。单侧发病双下肢可不等长。

【放射学检查】 髋关节X线片、CT三维重建、可显示髋臼、股骨头、颈干角或前颈角发育异常；关节造影可显示关节囊、关节盂唇、圆韧带发育异常，可以帮助诊断。

【病理改变】 髋臼变浅，髋臼指数增大，股骨头覆盖不全，向外上方移位，关节不稳定，关节盂唇、圆韧带、股骨头等发育可以出现异常等。

【治疗】

先天性髋臼发育不良属于先天性髋关节脱位最轻的一种类型，其治疗方法多有相同之处。

（一）保守治疗：婴幼儿早期可用石膏或支具外展髋关节治疗，其目的是刺激髋臼顶的发育，使其恢复正常。

（二）手术治疗：经过保守治疗至4岁，髋臼仍不能发育正常或就诊较晚的患儿，则需手术治疗。根据髋臼发育不良程度的轻重、性别、单侧或双侧和年龄，可选择不同手术方式，如髋臼造盖术、髋臼成形术、髋臼球形截骨术、骨盆内移截骨术、Salter骨盆截骨术等。由于上述方法在先天性髋关节脱位中多有介绍，在此不再重复。本节着重介绍作者已开展多年的Tönnis骨盆三联截骨术和Bernese髋臼周围截骨新技术。

1．Tönnis骨盆三联截骨术

(1) 手术指征

Tönnis手术的指征为先天性髋关节脱位、半脱位、脊柱裂、脑瘫、多发性关节挛缩、股骨头无菌性坏死等所致的髋臼发育不良，但髋关节活动及股骨的颈干角基本正常。如伴有轻中度骨性关节炎，也可手术，但有骨质疏松则不宜手术。Kooijman还要求髋关节活动正常，特别是外展位头臼能包容。Faciszewski手术要求髋关节CE角小于20°，髋臼指数大于43°，或伴有疼痛，或两者兼之，但年龄较大，不宜Salter或Pemberton术式。Kleuver手术的髋关节，均为疼痛的髋臼发育不良，但头臼能包容。Frick主要治疗股骨头无菌性坏死所致的髋臼发育不良。上述手术年龄最小为8岁，最大为51岁。作者认为，8岁以上，各种原因所致的先天性或后天获得性髋臼发育不良，只要髋关节活动正常，特别是外展位头臼能包容，无骨质疏松，均可实行Tönnis手术。

(2) 手术操作步骤

Tönnis报告的手术操作步骤如下：病人俯卧，自坐骨棘至坐骨结节做切口，钝性分离臀大肌，暴露坐骨结节及髋关节外旋肌群，将牵开器分别插入坐骨大孔和闭孔，在髋臼后下方截断坐骨上支，关闭伤口。然后病人改成仰卧位，在耻骨上方做切口，靠近髋臼基底截断耻骨上支。最后自髂嵴向腹股沟做第3个切口，在X光机透视下，将1枚斯氏针向内向下插入髋臼顶部。随后在髋臼上方2～3cm处，朝坐骨大孔方向向内向下截骨。截断后用斯氏针将髋臼向前外旋转，注意不要过度旋转。自髂嵴取三角形骨块，填入截骨间隙之间，用4枚带螺纹克氏针固定。术后石膏固定6周。骨折愈合后负重行走。Kooijman对Tönnis术式做了改进：病人先取侧卧位。在坐骨结节上方5cm做小切口，暴露坐骨上支，自外向内，向身体中央倾斜截断。然后仰卧位，自髂嵴向腹股沟做第2个切口，截断耻骨上支。再由外上向内下方截断髂骨，然后向前外旋转髋臼至所需位置，取三角形骨块固定。术后病人患肢悬吊牵引4～6周。2个月后患肢负重行走。Faciszewski主张在耻骨上支处截除1cm骨块。髂骨截骨后用3枚4.5mm直径皮质螺纹钉固定，术后不用石膏固定。如双侧髋臼发育不良，相隔一周可行另一侧手术。作者认为先取侧卧位截断坐骨上支。后仰卧位，截断耻骨上支和髂骨，将髂骨充分向前、外、下方移位覆盖股骨头，再用T形钢板固定髂骨，术后可不用石膏固定，病人更舒适。

(3) 手术效果

Tönnis术后随访结果显示大多数病人关节疼痛消失。Trendelenburg征：一部分无变化，一部分好转。但X线片显示：大多数CE角明显改善。Kooijman术后随访，96%病人疼痛消失，CE角平均改进从13.4°至36.1°，股骨头覆盖面积平均改进25%。Faciszewski术后随访髋关节疼痛与功能均有改进，但有3例失败。Kleuver术后随访，其中81%有改善，60%良好。X线片显示：平均CE角改进19°，髋臼指数改进12°，前CE角改进26°，但21%骨性关节炎有所加重。作者自2000年以来，用Tönnis方法手术治疗各种原因所致的先天性或后天获得性髋臼发育不良50余例，年龄8岁～45岁，结果显示，患肢平均可延长2.5cm，跛行减轻，术后关节稳定，不痛，效果良好。

(4) 手术并发症：

Tönnis报告术后3例肺栓塞，1例暂时性腓总神经麻痹，系石膏压迫所致。1例股神经麻痹，后自行恢复。1例耻骨支发生假关节，经植骨治愈。1例先天性髋关节脱位术后再脱位。1例骨性关节炎，因活动受限，髋臼未能达到理想位置。本组病例无髋臼及股骨头缺血性坏死。Kooijman报告术后仅1例发生坐骨神经麻痹，半年后恢复。股外侧皮神经损伤12例，9例未治疗而自愈。Faciszewski报告术后1例肺栓塞，经治疗而愈。Kleuver报告1例暂时性坐骨神经麻痹，9例股外侧皮神经损伤症状，3例坐骨截骨未愈合，但无症状。Frick报告坐骨、耻骨不连接各2例，所有患者下肢有不同程度外旋。作者认为，如手术操作得当，手术并发症较少。

(5) Tönnis术式的特点

Tönnis认为该术式有如下优点：

三联截骨均在直视下进行，手术安全。靠近髋臼基底截骨，使髋臼更大程度地外旋内移，为股骨头提供良好的关节软骨覆盖。坐骨结节及附在骶骨上的韧带完整。可保持骨盆稳定。能解除关节疼痛，改进关节功能。有利于髋关节生物力学的改变。青少年和成人均可手术。

2. Bernese髋臼周围截骨术

(1) 手术指征

与Tonnis术式基本相同，但年龄稍有不同，要求髋臼Y型软骨已闭合或接近闭合，年龄范围13～56岁。术前拍髋关节正位、假侧位（false profile）及髋关节外展位X线片，明确股骨头外上方、前上方的覆盖和头臼是否包容。CT三维像可帮助确定髋臼纠正的角度。

(2) 手术操作步骤

Ganz进行Bernese术式如下：仰卧位，用Smith-Petersen切口，显露髋关节前上、下方，髋臼后缘，坐骨大孔，髋臼下沟（intracotyloid groove）和耻骨支，然后截骨。但Hussell认为改良的Smith-Petersen切口是Bernese术式最好的切口。

1. 截断坐骨上支前端：将髋关节屈曲，用宽15mm，前端成30°角度的弯骨凿，经关节囊与髂腰肌之间，插入髋臼后部的髋臼下沟，经X光机透视证实后，凿入5-10mm，注意不要进入坐骨结节，不必完全截断坐骨上支。

2. 截断耻骨上支：用牵开器保护股神经及血管，靠近髋臼基底，横断耻骨上支。

3. 髋臼上方截骨：先在髋臼内外板刻痕做截骨标记。下肢伸直，轻度外展进行外板截骨，轻度屈曲做内板截骨。先向髋臼上方插入Schanz钉一枚，注意不要进入关节。用摆动锯自髂前下棘在髋臼上方做与Salter相似的截骨，向后直至弓状线前1cm。然后改用骨凿，在外板与前面截骨线呈110°～120°角，朝向坐骨棘方向，全层截骨15mm。注意不要进入关节和坐骨大孔。截骨是否准确可在直视下或用X光机透视下证实。此时髋臼仅与坐骨相连。

4. 髋臼后方剩余截骨：将骨凿置于弓状线下4cm，与四边形骨块断面呈50°，截骨3～4cm直至在髋臼下沟与第一步截骨相连。此时利用Schanz钉将游离髋臼块向外旋转，直至满意覆盖股骨头，用两枚皮质骨螺纹钉固定，将修整四边形的骨块填于骨缝中。手术平均3.5小时（2～5小时），术中出血平均2000ml（750～4500ml），术后伤口引流48小时。用支具固定患肢于中立位。术后3天，患肢带支具部分负重行走。术后8～10天，扶拐杖行走。

(3) 手术效果

Siebenrock报告71个髋关节Bernese术式，平均随访11.3年，临床检查：关节术前、术后有无疼痛，行走和关节活动范围，结果显示：73%效果优良。X线片测量，外CE角术前平均6°，术后为34°；前CE角术前平均为4°，术后28°；术前髋臼指数平均26°，术后6°。Shenton线术前连续为39%，术后连续为62%。术前股骨头平均外移16mm，术后10mm。Trendelenburg征术前阳性45%，术后16%。他指出手术效果与年龄、是否有骨性关节炎、盂唇损伤、髋臼指数及CE角大小有关。Matta术后66个髋关节，平均随访4年，临床检查显示：17%优良，59%良好，12%尚可，12%较差。Trumbie术后123个髋关节，平均随访4.3年，优良83%。Crockarell手术21个髋关节，术后平均随访38个月，临床检查根据Mayo髋关节评分，术前46分，术后改进为68°；外CE角术前平均为2°，术后24°；前CE角术前平均为－6°，术后为38°；负重区术前平均24°，术后11°。

(4) 手术并发症

Hussell报告508例手术所发生的并发症有：

1. 严重的并发症为关节内截骨11例，多发生在髋臼下沟，不能直视下进行部分坐骨截骨。

2. 矫枉过正7例，矫正不足4例。

3. 再次发生半脱位4例，由于过度矫正或矫正不足，可再次发生股骨头向前或向后半脱位。

4. 神经血管损伤：股神经、坐骨神经损伤5例，30%有股外侧皮神经损伤症状。

5. 髋臼骨块坏死3例，股骨头坏死1例。

6. 耻骨骨不连3例；坐骨骨不连2例；5例发生异位骨化，影响关节屈曲。手术切除后屈曲功能恢复。术中彻底止血，缝合消灭死腔，术后引流可防止异位骨化。

7. 6例截骨穿过坐骨大孔，破坏骨盆后柱完整。

8. 4例发生固定骨块明显移位。5%病人发生小移位，可能为耻骨、坐骨未固定所致。Crockarell报告除上述并发症外，还提到术后髋关节活动范围有所减少。

Myers报告5例术后发生股骨头或颈前缘与髋臼盂缘撞击症状，引起关节疼痛与功能障碍。

(5) Bernese术式特点

Ganz认为Bernese术式有如下优点：手术只经过一个Smith-Petersen皮肤切口。髋臼截骨后，无肌肉韧带连接，可自由旋转，覆盖股骨头。骨盆后柱完整，不变形，有利青年女性分娩。

但该手术要求Y形软骨闭合或接近闭合，不适合太年幼的少年儿童。此外该手术操作困难：如坐骨截骨不能在直视下进行，易发生关节内截骨或坐骨神经损伤等，此外术中失血较多，还需要在X光机监控下进行。

(王汉林)

第四节 先天性和发育性髋内翻

股骨颈颈干角小于120°为髋内翻。先天性髋内翻，也称发育性髋内翻，是小儿跛行疾病原因之一，但比起先天性髋脱位的发生率还是少得多。先天性髋内翻，是指儿童期两种髋内翻。第一种，出生就存在，是名副其实的先天因素造成，并常伴有股骨和其他部位畸形；第二种，出生时并不存在，而是会走路时才出现。其原因尚不清楚，所以人们只含糊地叫它婴儿性髋内翻，也叫单纯性髋内翻。因为除了可能对侧也有髋内翻和股骨头向后扭转外，不伴其他畸形，是最多见的一种。

两者关系：有人（Fairbank）认为，第二种是一种特殊髋内翻，其特点是颈下有三角小骨和颈不连接。也有人不同意这种看法，例如Golding等人则认为这两种类型可能是同一先天异常的不同表现形式而已。

病理改变和发生机制：股骨颈干角进行性变小，股骨头向后扭转，前倾角消失，甚至后倾；股骨颈中央部缺陷。Hoffa认为骺线垂直位是先天性髋内翻的典型表现。Pylkkanen对25个儿童髋内翻骨缺陷处切除组织病理检查推断：该病原因是股骨近端骺板骨化和生长的紊乱。由于局部薄弱，负重而成髋内翻。

临床表现和诊断：因患腿也变短，步态酷似先天性髋脱位，单侧者跛行（图4-4-1、4-4-2），双侧者鸭步（图4-4-3）。因股骨头仍在臼内，所以腹股沟处触诊无空虚感，望远镜征呈阴性。因前倾角消失或成后倾，所以下肢内旋受限，而外旋加大。外展受限，内收加大。通过X线片很容易和先天性髋脱位及其他髋关节疾病鉴别。

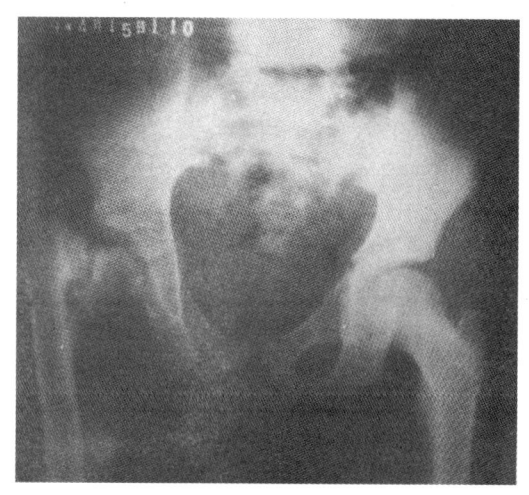

图 4-4-1　儿童单侧髋内翻

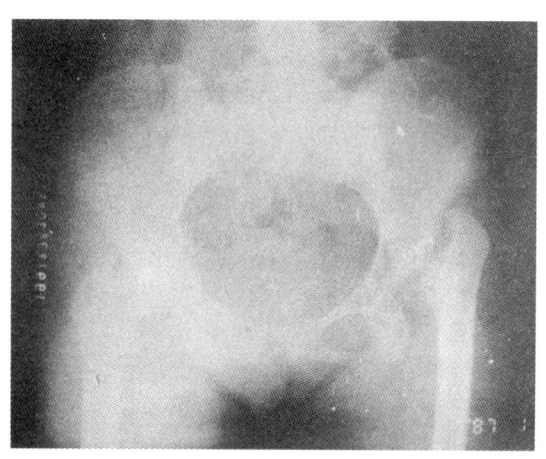

图 4-4-2　发育至青年期的单侧髋内翻

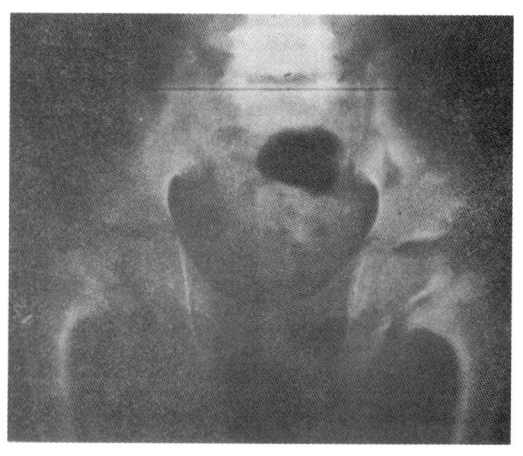

图 4-4-3　双侧髋内翻

治疗：临床表现，幼儿轻度先天性髋内翻有自愈倾向。绝大部分需手术治疗，且年龄愈大，效果愈差。手术要求：矫正后不但使股骨轴线尽量垂直股骨颈骺线，而且股骨轴线尽量指向股骨头。

具体手术方法不下10余种，都不外乎各种形式的股骨转子间或转子下截骨，以矫正颈干角。最常用是转子下外侧楔形切除外展截骨术，其次是多种文献介绍并被应用的Pauwels Y形截骨术、Langenskiold术、Amstutz术等。

吉林大学附属第三医院骨科1982年总结手术治疗一组病例26例，35髋。

(1) 股骨转子下楔形切除外展截骨术，11个髋，痊愈4髋；不同程度复发7髋，且仍大转子外突髋部增宽。

(2) 股骨转子间线状截骨端侧接合法（Langenskiold术），做5个髋，3个有随访者，1个术后固定钢丝折断，截骨部变位，愈合后颈干角为110°，另一个内固定确切而致颈干角为160°的髋外翻（图4-4-4）。

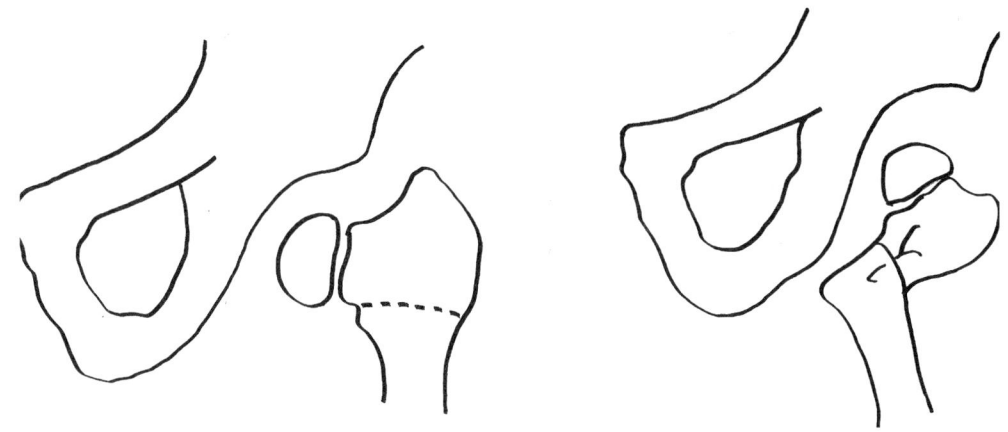

图4-4-4　Langenskiold氏截骨术

(3) 股骨转子下Z形截骨外展插入法（Amstutz术），做14髋，13个有随访者，痊愈11个，内翻复发2个（图4-4-5）。

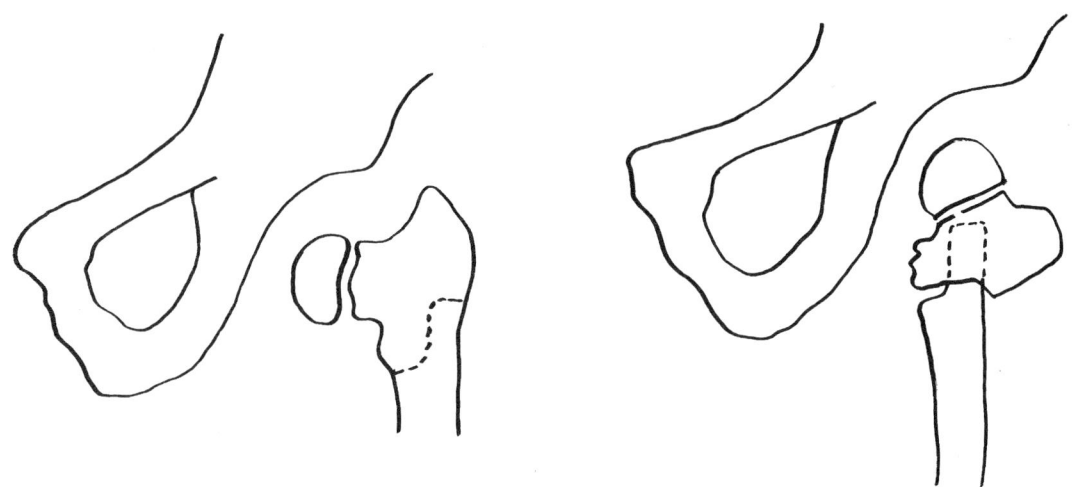

图4-4-5　Amstutz氏截骨术

(4) 股骨转子下线状截骨侧端接合法（Borden术），当时只做3个，但效果皆好。

术后认为（3）、（4）法较好。但（3）法术中操作稍复杂，不易内固定，不确切。曾有1例术后拍片发现截骨处移位，又在透视下复位的教训。所以笔者把Borden术做为治疗髋内翻常规手术，1978～1983年应用Borden手术治疗27例，31髋，并进行总结。13年以后又改进了追踪随诊，发现只要术中、术后处理正确，大多数能恢复正常股骨颈解剖关系和正常功能；12岁以上的严重髋内翻，甚至术前已伴有股骨头缺血坏死者，手术后虽颈干角得到纠正,临床表现有改善,X线片仍表现有短颈及大转子高位。并发现有一名3岁双侧髋内翻患儿,颈干角100°侧手术治疗,110°侧未手术,13年后未手术侧也恢复到125°左右,说明幼儿轻度先天性髋内翻有自愈倾向。

Borden截骨术:在股骨大转子骺线下方1.0cm处,向股骨颈方向造孔,向股骨颈内打入折弯成140°角的普通接骨板或特制的Blount板的一端;在小转子下缘横截断股骨,截断处至插接骨板处距离等于骨直径为宜,被动内收近端,外展远端,使远位截骨端对近端外侧骨皮质;远端外侧贴近钢板,用两枚螺钉固定即可(图4-4-6)、(图4-4-7)。为了保证充分外展,术中应切断内收肌。如内固定确切,可不必石膏固定,术后患肢牵引2～3周即可;如内固定不太确切或内翻矫正不甚理想,应包强外展髋人字石膏8～12周。

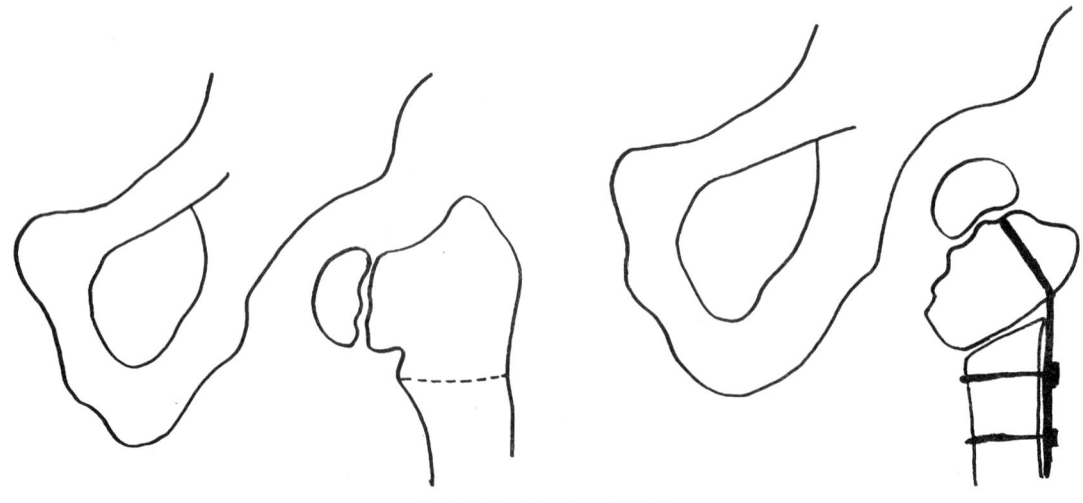

图 4-4-6 Borden 截骨术

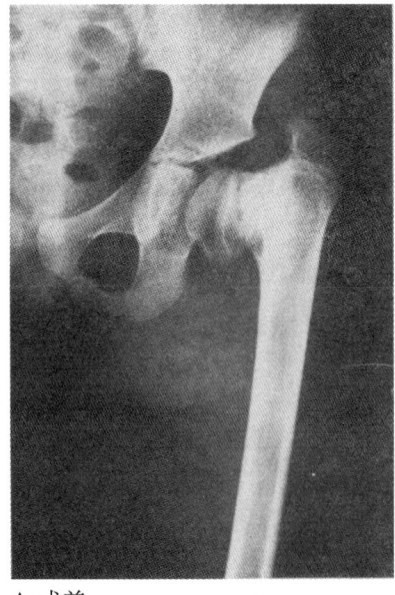
A 术前

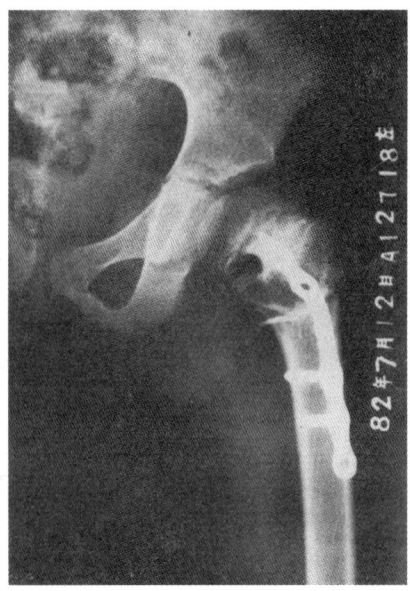
B 术后

图 4-4-7 Borden 截骨术

容易出现失误的是：插入点过低，可造成大转子外突，髋增宽；钢板未插入股骨颈而只插入大转子或插入板较松而拔出或严重髋内翻而未切断内收肌，都易造成内翻复发。严重内翻复发可再手术。

对双侧髋内翻畸形秦泗河应用双股骨大转子下倒"V"形截骨嵌插法，截骨断端的角度先用组合式骨外固定器调整达到要求后，用一枚空心钉固定，然后用将骨外固定器锁定（图4-4-8）。此种截骨与内外结合的固定方法，手术切口小，固定可靠，能够早期下床负重行走。

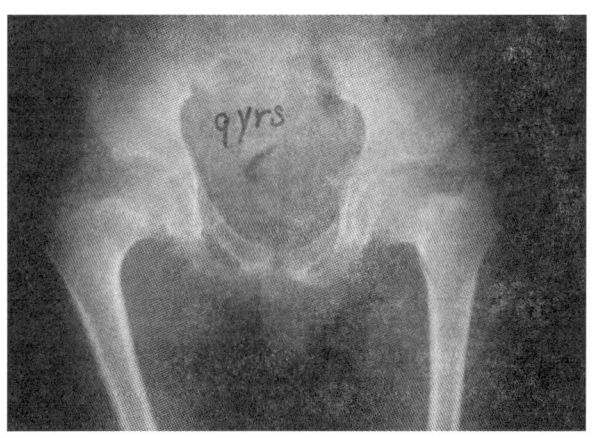

A 女9岁，双侧髋内翻畸形

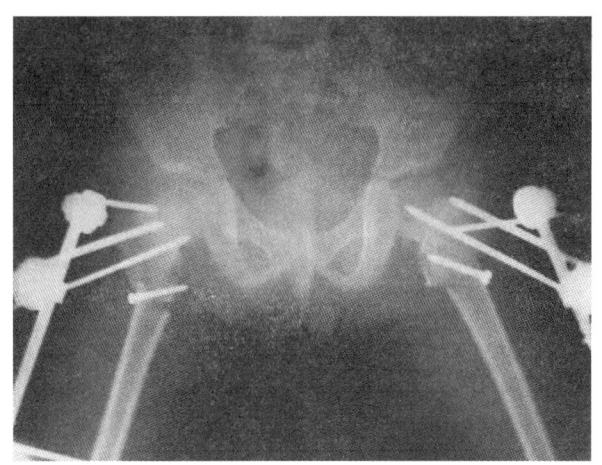

B 实施双侧大转子下外展截骨及内外结合固定

图4-4-8 双侧股骨大转子下外展嵌插截骨术，用内外结合固定法矫正髋内翻畸形

（孙丹舟　秦泗河　孙莉）

第五节　先天性髋外展肌挛缩

据国外学者报道，先天性髋关节外展性挛缩较先天性髋关节脱位常见。但在我国报道不多，可能尚未引起足够重视。其病因可能是由于胎儿在宫内姿势不正常，使髋关节外展、外旋肌群挛缩引起。

【临床表现】 幼儿检查，下肢悬空伸直时，患肢有固定外展畸形，可伴有肌萎缩。如为单侧发病，当双下肢伸直靠拢时，两下肢长度不等，患肢明显增长。骨盆倾斜，脊柱凸向患侧。健肢的髋关节处于内收位，外展受限。如为双侧发病，行走时双下肢呈外"8"字步态，躯干摇摆不稳。双下肢伸直时，双足不能并拢。触摸髂胫束紧张。患儿常伴有姿势性斜颈，外翻足畸形。检查 Ober 征阳性。

【X线检查】 由于健肢处于内收位，股骨头同心圆的压力减小，因此髋臼发育迟缓、髋臼变浅，股骨头骨骺较小，骨盆倾斜或外旋转畸形。多数有颈干角增大，脊柱侧凸，但无先天性畸形存在。脊柱运动范围正常。

【鉴别诊断】 本症Ortolani征和Barlow征均为阴性，可与先天性髋关节脱位鉴别。一般无臀肌注射史，无下肢"划圈征"，可鉴别臀肌纤维化。

【治疗】 严重的先天生髋关节外展性挛缩若不予治疗，健侧髋关节可以发展为半脱位。因此，出生后2周即可行手法矫治。指导患儿母亲对患髋牵引按摩，每天重复6次，每次反复活动 20 下。一般可在 1～2 个月内矫正。严重病例，亦可住院行患肢牵引，再用石膏矫形固定患髋内收、内旋、伸直位。健侧髋关节屈曲90°，外旋80°，外展70°位，四周后去石膏，可防止畸形复发，3岁以上就诊，或上述方法矫治无效者，可手术治疗。作者以大粗隆为中心作凸向上方的纵行弧形切口，松解增生肥厚的髂胫束及挛缩的臀肌筋膜，直至obber 征阴性。手术效果良好。

（王汉林）

参考文献

1. Tönnis D, Behrens K, Tscharani F. A modified technique of the triple pelvic osteotomy: early results. J Pediatr orthop, 1981, 1:241-249.
2. Siebenrock KA, Schöll E, Lottenbach M. Bernese periaceabular osteotomy. Clin Orthop and Related Research, 1999, 363:9-20.

第六节 Ilizarov技术治疗青少年髋关节畸形

一、髋关节横向推拉术矫正髋关节僵直内收畸形

在髋关节纤维性僵直或轻度骨性僵直于内收位的情况下，必然继发骨盆倾斜畸形，传统的矫形手术需实施髋关节松解术，作者根据Ilizarov技术原理创新的应用了髋关节横向推拉术，不用开刀就矫正了髋关节僵直内收伴骨盆倾斜畸形，今将1例患者的治疗结果报告如下。

患者女18岁，内蒙古牧民，因左髋关节结核于2000年11月在某医院实施左髋关节清理术，术后关节结核病治愈，但左髋关节逐渐僵直于内收、内旋位，因站立行走时并发严重的下肢不等长而入院诊治。

检查：患者全身一般状况良好，左髋关节前外侧有12cm长的纵行切口瘢痕，关节僵直于内收、内旋位，被动活动也丧失。双下肢真性长度基本等长，而肚脐到内踝的长度（相对长度），左下肢较右下肢短缩6cm，表现为重度下肢不等长步态（图4-6-1）。X线片检查，

骨盆重度倾斜，左髋关节间隙几乎消失，但尚未出现髋关节骨性融合，骨干及膝、踝关节皆正常。患者对治疗的要求，不强求恢复左髋关节的活动，要求恢复双下肢的长度和矫正髋内收畸形（矫正骨盆倾斜）。

治疗思路，依据Ilizarov张力-应力法则，将左髋关节给予一个持续的向外推拉力，使已经僵直内收、内旋的髋关节逐渐发生外展外旋的改变。

手术方案：健侧髋关节上髋人字石膏，固定髋、膝关节于0°位，局麻下左侧股骨下段交叉穿2.5mm钢针，安装一个环形外固定器，在健侧膝关节的石膏上与钢环之间安装弹性横行推拉杆（图4-6-1C），回病房后患者取仰卧位，逐渐旋转弹簧推拉杆，增加螺纹杆的横行长度，给僵直的髋关节以持续推拉力，并定期行X线检测。

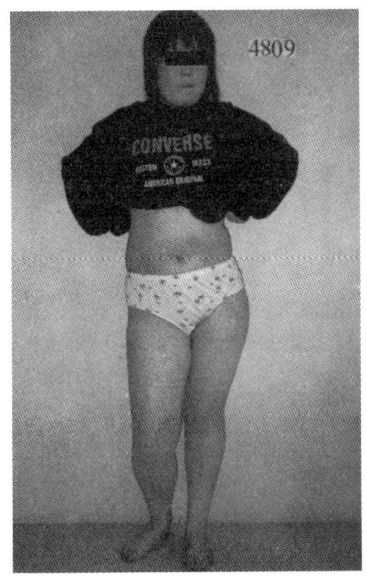
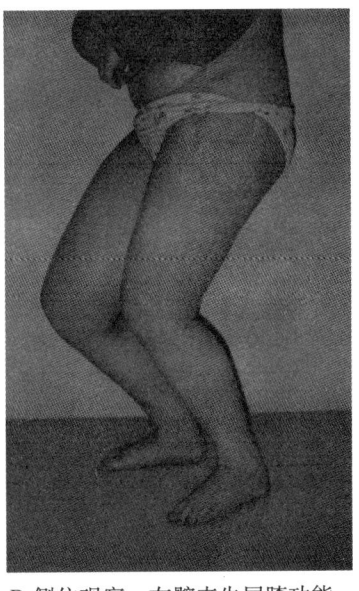

A 左髋关节僵直于内收、内旋位，因左侧骨盆上倾，站立时双下肢明显不等长

B 侧位观察，左髋丧失屈膝功能

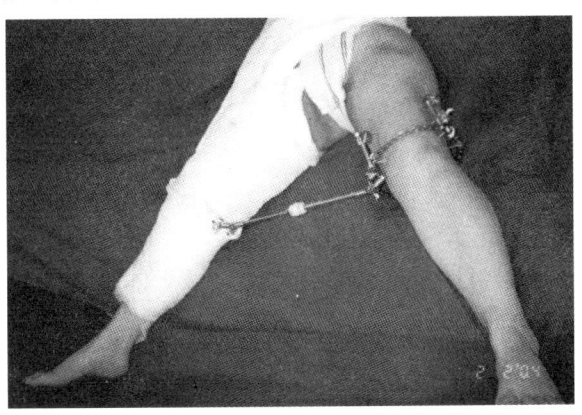

C 右侧上髋人字石膏，钢环固定在大腿下端石膏上，左股骨下段穿针固定钢环，安装横向髋关节推拉杆，逐渐旋转螺纹牵伸杆，术后推拉2周左髋关节内收、内旋畸形即达到满意矫正

图4-6-1 横向推拉术矫正髋关节僵直内收畸形

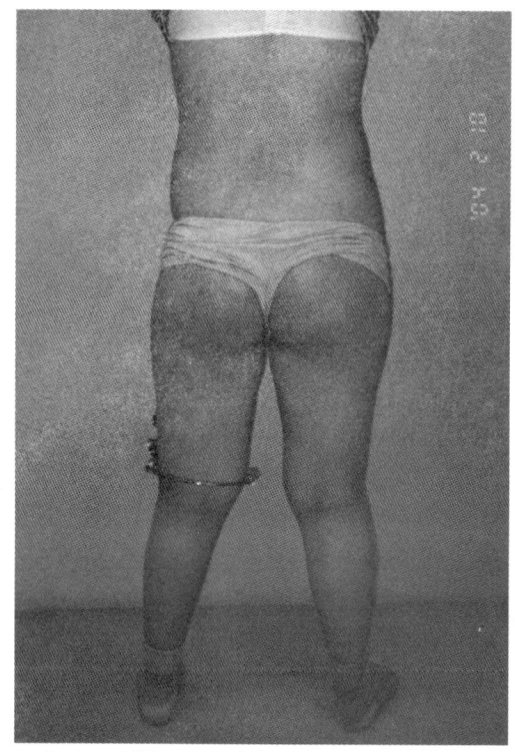

D 术后20d拆除石膏，患者下地行走，双下肢等长

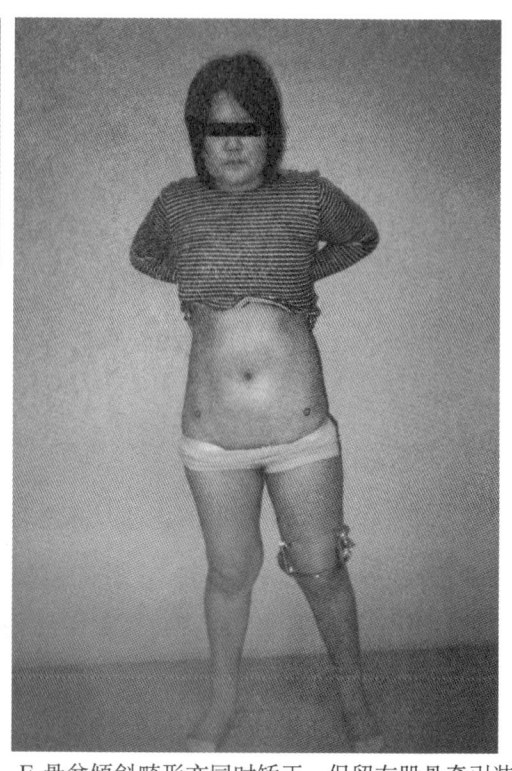

E 骨盆倾斜畸形亦同时矫正，保留左股骨牵引装置，继续给予垂直牵引2周，以开大髋关节间隙

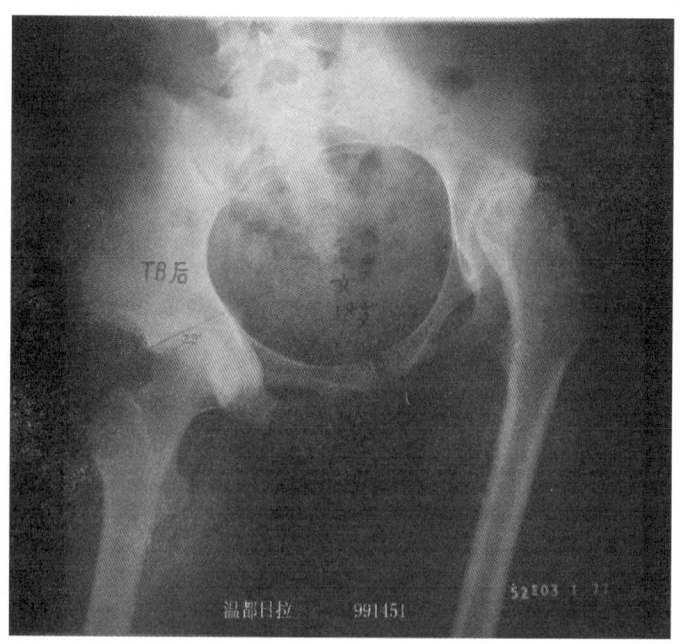

F 术前X线检查，左髋关节间隙不清，髋关节僵直于内收、内旋位，骨盆倾斜畸形 29°

图 4-6-1（续）　横向推拉术矫正髋关节僵直内收畸形

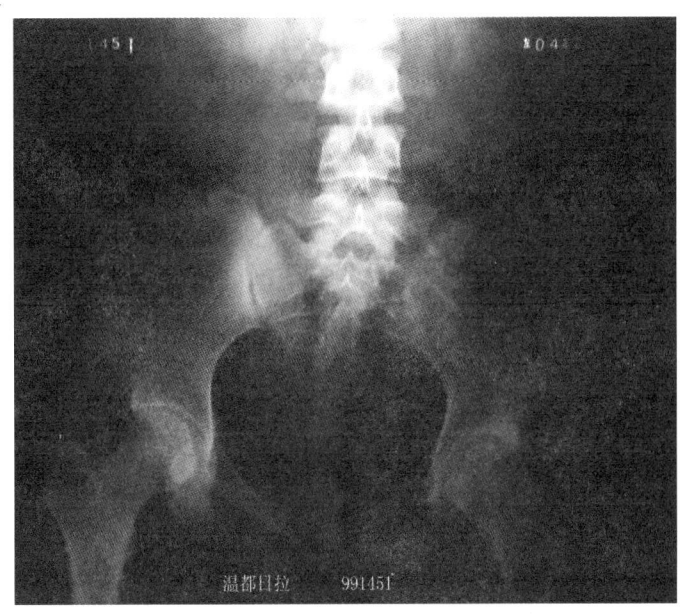

G 术后 26d 骨盆 X 线检查，左髋内收畸形及骨盆倾斜皆获满意矫正

图 4-6-1（续） 横向推拉术矫正髋关节僵直内收畸形

治疗结果：横向推拉 20d 后，X 线检查，达到髋关节外展角度的要求，髋内收、内旋畸形即完全矫正，在推拉过程中患者无任何痛苦感。拆除髋人字石膏，患者可下地行走，双下肢恢复等长，骨盆倾斜畸形完全矫正。左髋关节也恢复部分活动，患者十分满意。为增大髋关节间隙，患肢又垂直牵引 2 周后出院。术后 1 年电话随访，畸形未复发，步态基本恢复正常。

髋关节僵直，分纤维性和骨性，传统的治疗原则，前者采用髋关节手术松解矫正畸形，后者采用大转子部外展（或加外旋）截骨矫形。该患者应用作者设计的微创推拉技术，是在微创无血、患者无痛苦的状态下获得了满意的畸形矫正，且又使僵直的髋关节恢复部分活动功能，经检索这一技术尚未见既往文献报告，为髋关节僵直伴畸形的治疗开辟了一条微创、有效的治疗方法。

(秦泗河)

二、Ilizarov 骨盆支撑截骨术重建髋关节功能

青少年或成年髋关节脱位，股骨头缺如，股骨头感染性或缺血性坏死致股骨头严重变形，在 20 世纪的初叶，已经尝试多种骨盆支撑截骨术（Hass 1951；Ilizarov 1992；Milch 1941，1947，1955；Samchukov 和 Birch 1992），以试图建立新骨盆支撑点，改善功能和步态。随着全髋关节置换术的兴起，这些截骨术逐渐被遗忘。在欧、美等国家引入 Ilizarov 技术后，又对骨盆支撑截骨术产生新的兴趣。原因是 Ilizarov 改良了骨盆支撑截骨术的概念，不仅考虑额状面而且考虑矢状面，不仅如此，还解决了这些截骨术面临的最大问题，就是膝关节过度外翻和下肢短缩。Ilizarov 增加了再次截骨术，位于第一次截骨术的远端，目的是恢复机械轴的对线和使下肢的长度相等（图 4-6-2）。该截骨术的术前计划是取得成功的关键，在术前计划中，关键因素是近端截骨术的水平和成角矫形的度数，以及远端截骨术的水平，其

他重要因素还要注意矢状面矫形度数。对于新生儿化脓性髋关节炎，关节未融合但股骨头严重破坏甚至缺如者，该截骨术仍然是取得关节稳定的最佳方法，对青少年严重髋关节疾患也可能是唯一的方法。对于Girdlestone关节成形术的患者，不再接受全髋关节置换时，该截骨术也有用处；对于某些神经肌肉性疾病，例如脊髓灰质炎后遗症，脊髓栓系综合征以及L5脊柱裂等，该截骨术能消除Trendelenburg步态，仍占有一席之地；也可用于青少年单侧或者双侧的髋关节脱位。

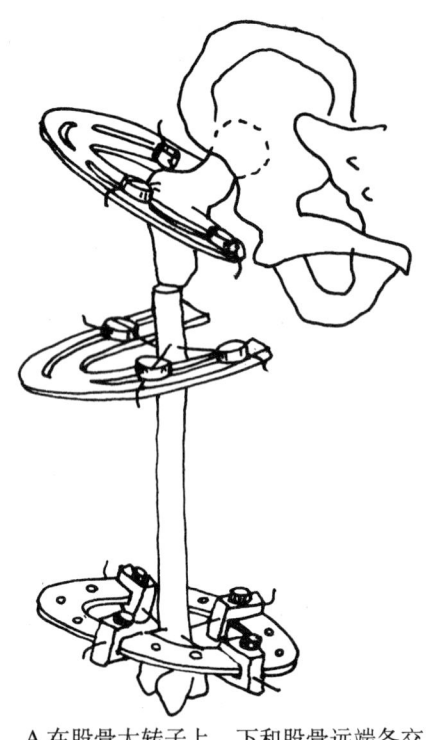
A 在股骨大转子上、下和股骨远端各交叉穿两根细钢针与钢环固定，在小转子下截骨，将上下钢环连接固定

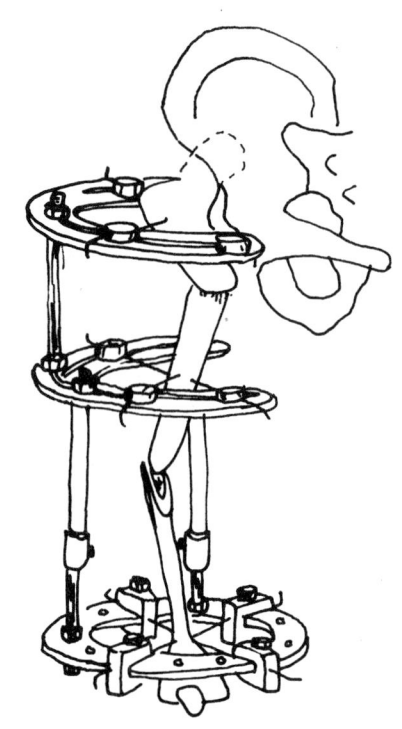
B 转子下截骨断端外展位固定，股骨中下段截骨内收位固定，术后通过X线测量，调整两个截骨端的角度

图 4-6-2　Ilizarov法骨盆支撑截骨术示意图

骨盆支撑截骨术需要的基本条件之一是放射科能够摄双下肢全长立位X线片，术前准备好相应的外固定治疗器。并与患者、家属交代清楚本手术治疗的基本原理、术后股骨角度的改变、治疗周期以及手术的患者应配合的锻炼过程等。

本手术的基本原理是通过极度的外翻截骨术，将所有存在的髋关节内收使用完毕，来消除Trendelenburg步态。Trendelenburg步态就是在单腿站立时，对侧骨盆下垂，此时股骨相对于骨盆的运动就是内收。假如髋关节无法内收，骨盆就无法下垂，通过以髋关节内收活动度数施行外翻截骨术达到目的。外翻截骨术使股骨近端节段的内收达到最大，这样将大粗隆移向远端和外侧，加大外展肌的张力，并且改善其杠杆力量。截骨术越位于远端，股骨对骨盆的轴移点就越位于近端，与正常股骨头中心部位相比较，由于骨盆在股骨上的支撑点向内侧移位，进一步改善杠杆力量。为了利用新建的髋关节外展机制，需要消除促使髋关节失去稳定性（解锁）的任何固定性屈曲畸形。在相同的截骨水平上进行伸展矫形而得到。最后，当股骨的内收达到最大时，股骨自动外旋，适应闭孔平面的走行方向，因此必须内旋截骨术的近端，补偿自发性外旋。

在近端截骨术中，所需要的外翻度数可以由两种标准来决定：最大的被动内收活动度，以及单腿站立时真正的最大骨盆下垂角度。前者可以在仰卧位放射片上测量，受累侧下肢最大交叉于对侧大腿上；后者可以在单腿无支撑站立位放射片上决定。在股骨干和骨盆水平线之间的内收角度之差，代表支撑力量的数量，决定于目前可施加的髋关节外展肌的力量，以及骨盆下垂对侧大腿的影响。外翻角度应该是单腿站立时下垂角度加上15°的过度矫形（图4-6-3）。

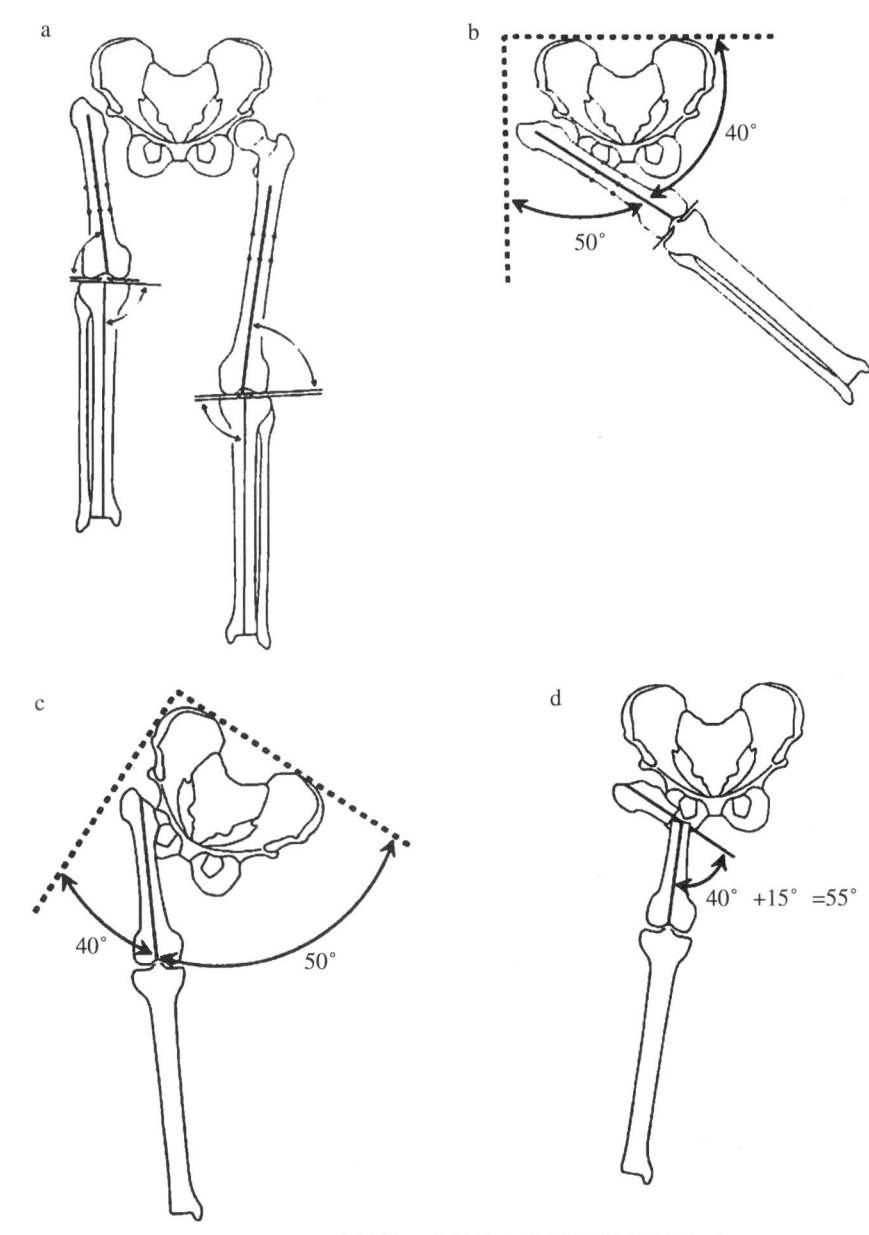

图4-6-3　骨盆支撑截骨术前检查计划及截骨部位角度

a　右股骨头缺如　　　　　　b　骨盆水平位髋关节最大内收角度
c　患肢持重时骨盆倾斜角　　d　髋外展截骨角的计算方法

近端截骨术的水平可以从仰卧位交叉腿位放射片上确定，在该片上，股骨截骨术应该位于坐骨结节水平。为了确定远端截骨术的水平，需要制作股骨和骨盆的纸印，将股骨近端节段处于最大内收位，如同在交叉腿位放射片上所观察到的情况一样，应该在坐骨结节水平施行截骨术，远端节段应该向内侧移位1/2股骨干厚度。如上所述对远端节段进行成角矫形（图4-6-4）。

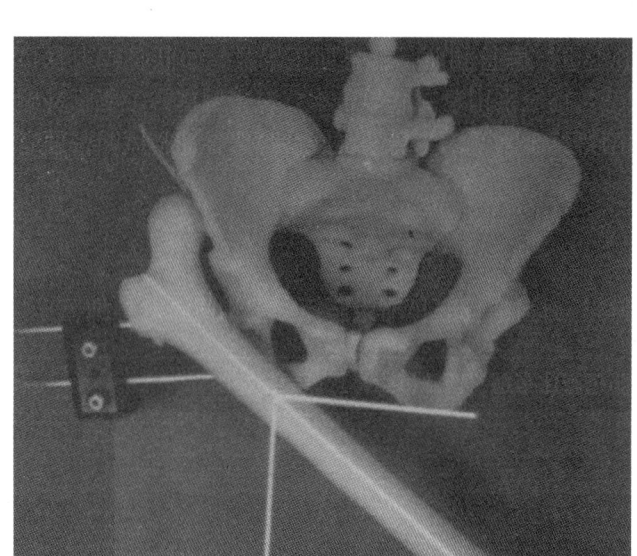
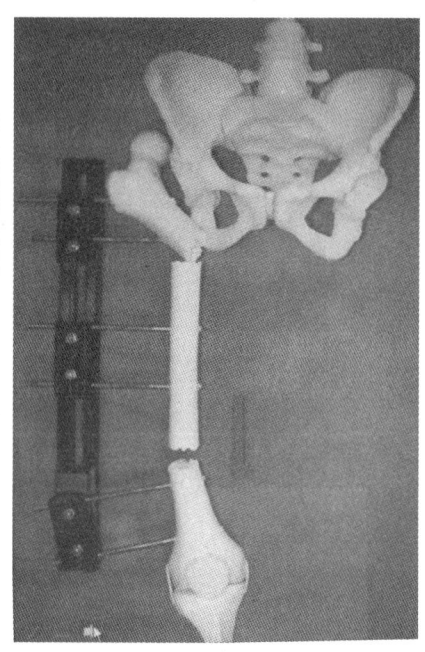

图4-6-4 股骨支撑截骨术截骨平面及单臂外固定器固定模拟图

应该垂直于骨盆水平线，并且在近段节段的外侧缘到内侧缘距离的1/3到1/2处，画出PMA线。远端轴线就是胫骨机械轴向近端的延长线，必须假定胫骨无畸形。假如胫骨存在对线异常，显示有MPTA异常，应该分别进行矫形，并按照87°Mldfa画出远端轴线，近端和远端轴线的交点是第二处截骨术的水平。假如该水平过于位于近端，又假如骨骺向内侧移位，并伴有内翻成角，可以在较为远端处施行截骨术。第2处截骨术可以是即时或者是逐渐矫形。假如需要延长，可以与成角矫形同时施行。在远端截骨术中无矢状面上的矫形，应用单臂外固定器术后患者生活方便，若严格按照要求操作，可以达到与Ilizarov外固定器同样的效果（图4-6-5）。

在近端截骨术中，应该以髋关节屈曲畸形的度数再加上5°伸直股骨，使得患者在站立和单腿站立时能够锁住髋关节，也可消除脊柱的过度前凸。

这种联合施行的截骨术，通过消除髋关节的内收及屈曲畸形，同时保护髋关节的活动范围，能够消除Trendelenburg步态，改善外展肌功能，稳定髋关节，恢复膝关节的对线，使双侧下肢的长度相等，并且矫正脊柱过度前凸。可以增加髋关节的外展范围，同时减少内收范围，对于髋关节的伸屈活动也是如此，减小髋关节的屈曲，同时增加髋关节的伸展，作者已治疗3例，近截骨端用单臂、远截骨断端连接Ilizarov外固定器，皆获得满意的近期效果（图4-6-6）。

（秦泗河）

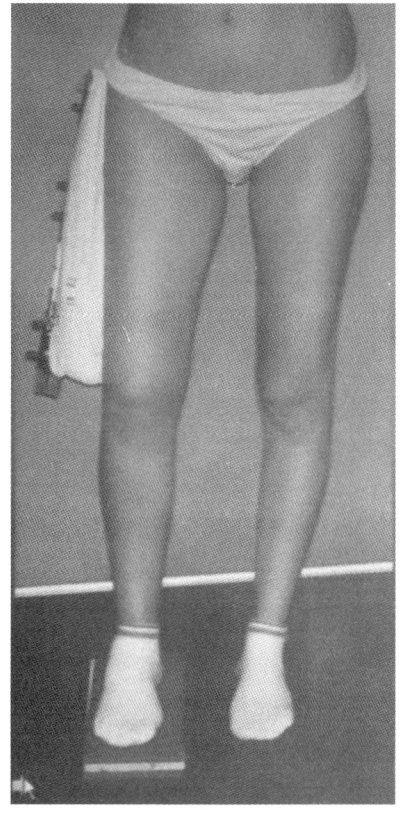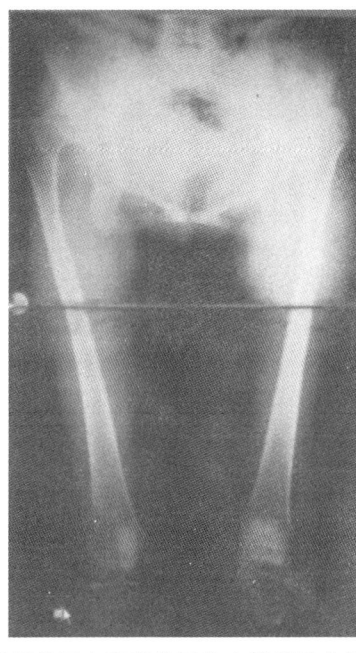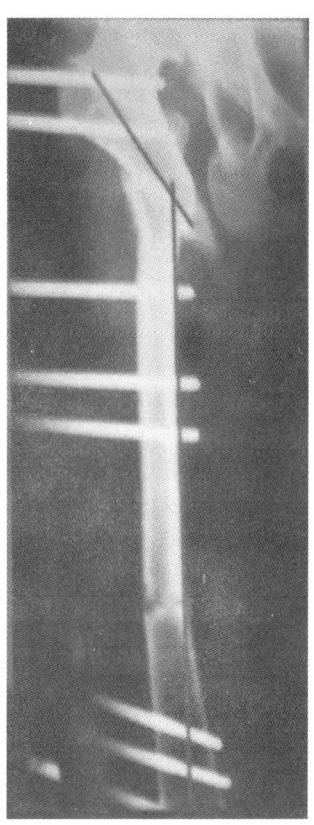

图 4-6-5　应用单臂外固定器实施骨盆支撑截骨术的矫形结果

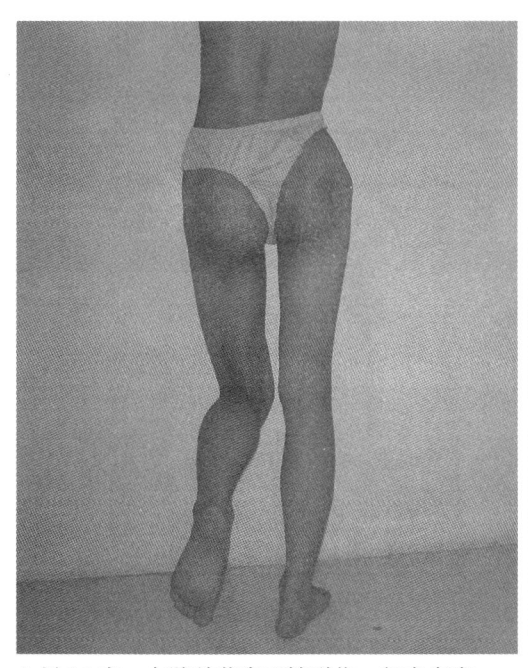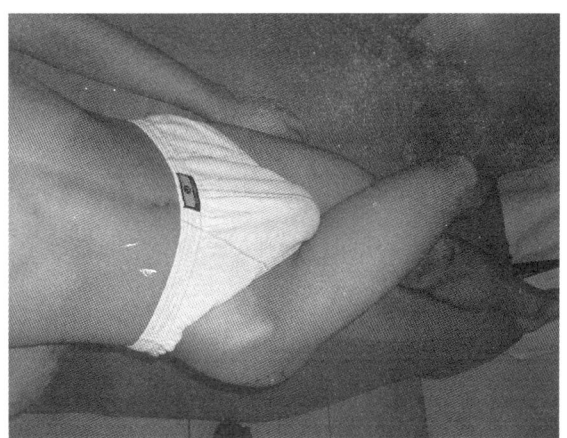

A 男 16 岁，右髋关节先天性脱位，行走疼痛　　B 术前测量最大髋内收角度

图 4-6-6　应用组合式外固定器实施骨盆支撑截骨术

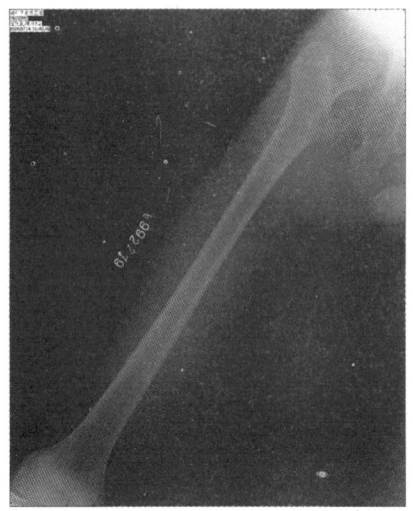
C 髋最大外展位X线片

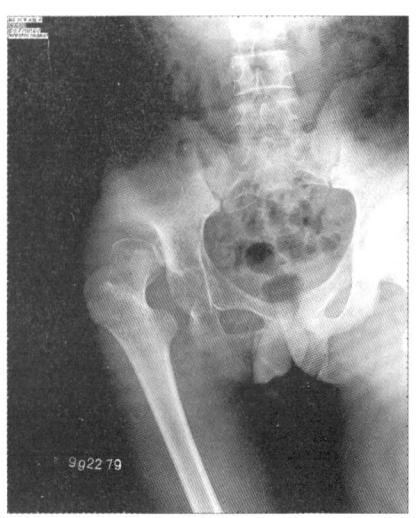
D 术前髋最大内收位X线片

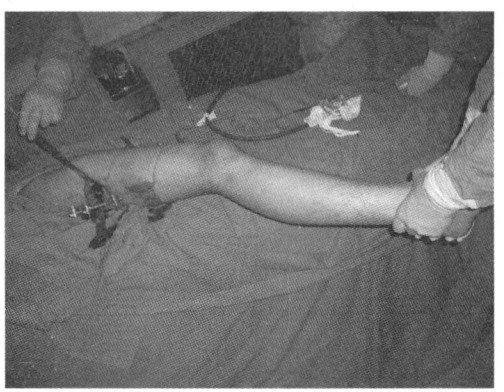
E 手术体位，先实施股骨上段截骨，以单臂外固定器固定，再实施股骨中下段截骨

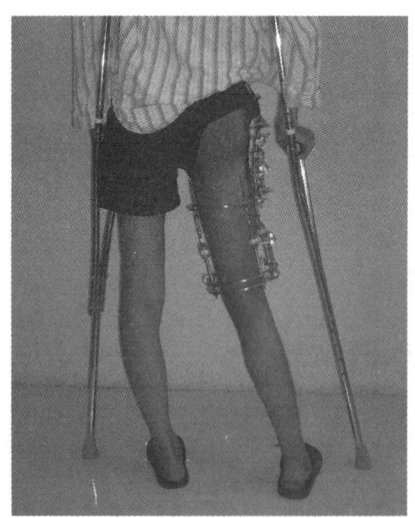
F 术后7天下床锻炼，开始实施股骨下段延长术

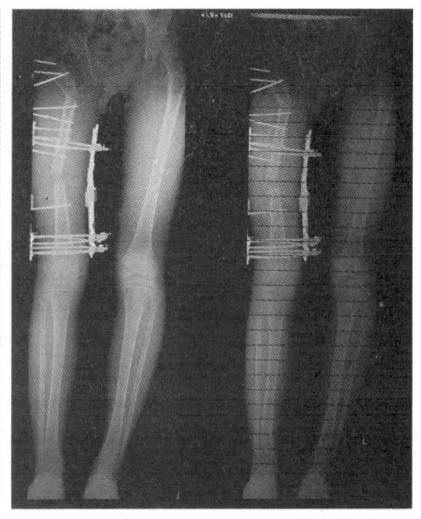
G 摄双下肢全长X线片，以检测截骨角度、双下肢长度及下肢的持重力线

图 4-6-6 应用组合式外固定器实用骨盆支撑截骨术

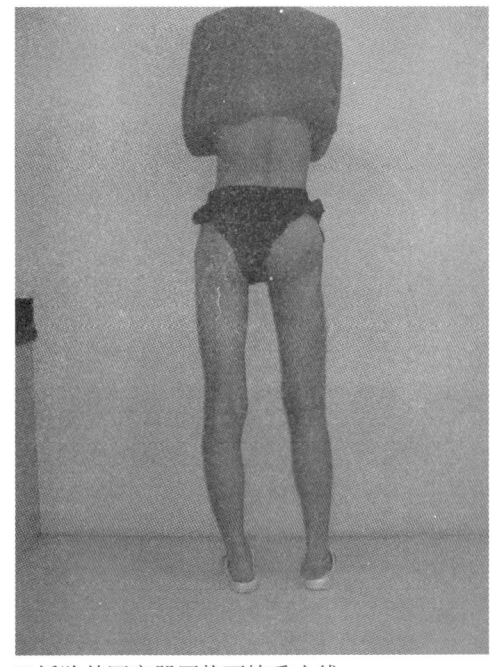 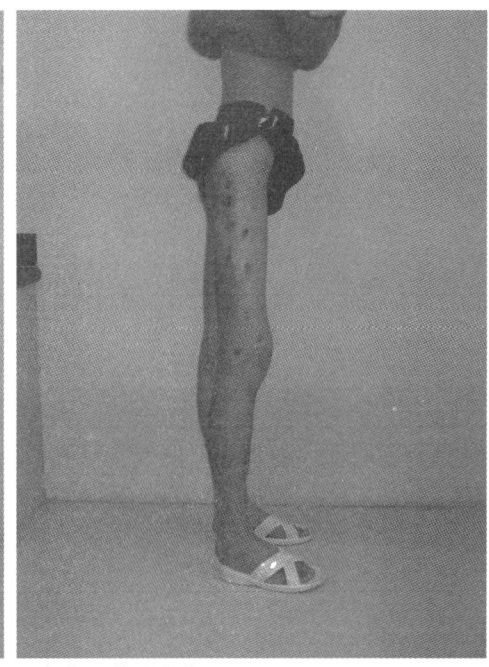

H 拆除外固定器冠状面持重力线　　　　　I 矢状面持重力线

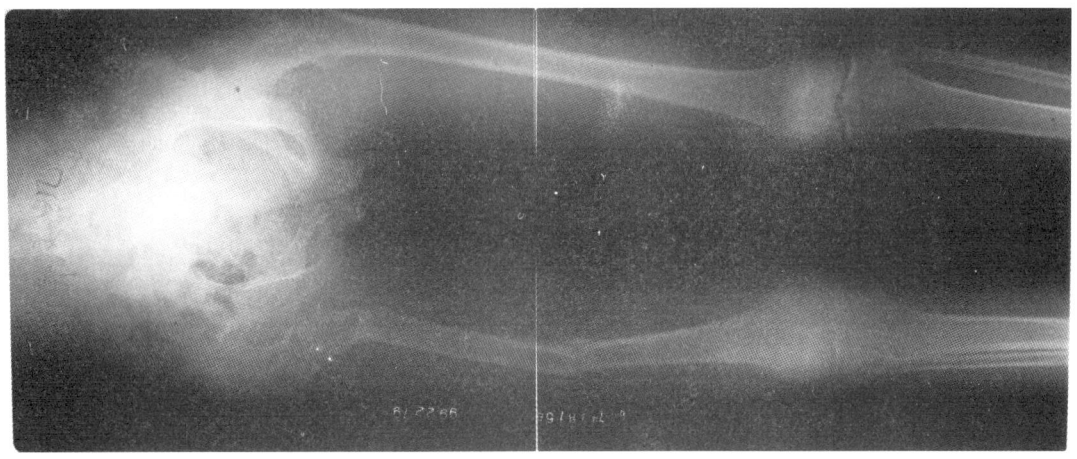

J 拆外固定器后双股骨全长 X 线检查结果，双下肢长度及机械轴恢复正常

图 4-6-6　应用组合式外固定器实施骨盆支撑截骨术

第五章 先天性膝部与踝足部畸形

第一节 先天性膝关节过伸和脱位

先天性膝关节脱位一般包括三种类型：①先天性膝关节过伸；②先天性膝关节半脱位；③先天性膝关节脱位。常伴有肢体的骨骺异常，也常合并其他肢体的畸形，如先天性髋关节脱位、多发性关节挛缩症、腓骨发育不良和足部畸形等。该畸形比较少见，男女发病率无差异。可以单侧或双侧发病，其病理改变随畸形的严重程度而不同，常伴有膝关节的前关节囊和股四头肌装置的挛缩、粘连，腘绳肌常向前半脱位，在畸形位起伸膝作用，后关节囊松弛。

发病原因不明，有人认为是胎内股四头肌的退化，即胎儿性营养不良；还有人认为是膝关节交叉韧带发育不良或缺如可能是原发病，也可能是继发畸形的结果；也有可能是胎儿在子宫内位置不正所致；还有人认为关节挛缩或股外侧肌、股中间肌纤维化也可能是本症的一个重要原因；少数有遗传倾向。

诊断：膝关节活动明显过伸、松弛，过伸范围一般为20°～120°，屈曲范围为0°～90°，被动屈曲仍可弹回原过伸位。膝关节可有侧方运动，其范围可比前后屈伸活动范围更大。股骨髁向腘窝突起，胫骨内旋。X线片可判定股骨髁及胫骨髁的发育情况以及脱位程度。膝关节镜可以检查出膝关节内部结构的改变。

外科治疗取决于膝关节脱位程度和病人的年龄。新生儿的轻度过伸或半脱位者可用支具固定。也可手法将膝关节屈曲，石膏固定，2周更换一次，逐步增加屈曲角度。畸形矫正后，白天小儿可做日常活动，晚间改用支具外固定，一般可矫正畸形。如治疗失败，可改用牵引逐步屈膝矫形，再用石膏维持矫形。

严重的膝关节半脱位、脱位，宜在2岁以前行手术治疗。膝关节形态无异常，手术也仅限于股四头肌肌腱Z字成形，使膝关节尽量屈曲至90°，术后用石膏夹板固定8周，此后白天活动，晚间用支具固定，保持膝关节轻度屈曲位。如膝关节内形态异常，则有必要行股骨远端或胫骨近端截骨术。也有人对该病的手术治疗采用将前十字韧带的止点在胫骨上向远侧移，但移动不可过远，否则易导致屈曲性挛缩，同时行股四头肌Z字形延长术。术后用长腿石膏固定屈曲30°位8周，然后配制支具至少1年，生长完成后行关节成形术。

（秦泗河）

第二节 先天性髌骨脱位

髌骨脱位多数是在先天性发育缺陷基础上，受外力发生全脱或半脱位。临床上最常见的是髌骨外脱位。

1. 病因 外侧脱位：①先天性缺陷：股骨外髁发育不良（关节面扁平）；关节囊内侧松弛；髌腱止点过度偏外；髂胫束部分纤维附着在髌骨外缘；先天性膝外翻畸形等。以上各先天缺陷，当有轻微外力时，即可发生髌骨外侧脱位；②骨病：骺损伤后形成膝外翻畸形，佝偻病性膝外翻；脊髓灰质炎后遗症等；③外伤性。

2. 临床表现 习惯性脱位多为青少年女性，走路时膝关节发软，下蹲时髌骨移向外侧（图5-2-1），站立后自动复位。查体有膝外翻畸形，触摸髌骨和膝关节有松弛不稳感。重度的不能复位的髌骨外脱位，可并发屈膝、外翻和小腿外旋畸形，且随年龄增加畸形逐渐加重。

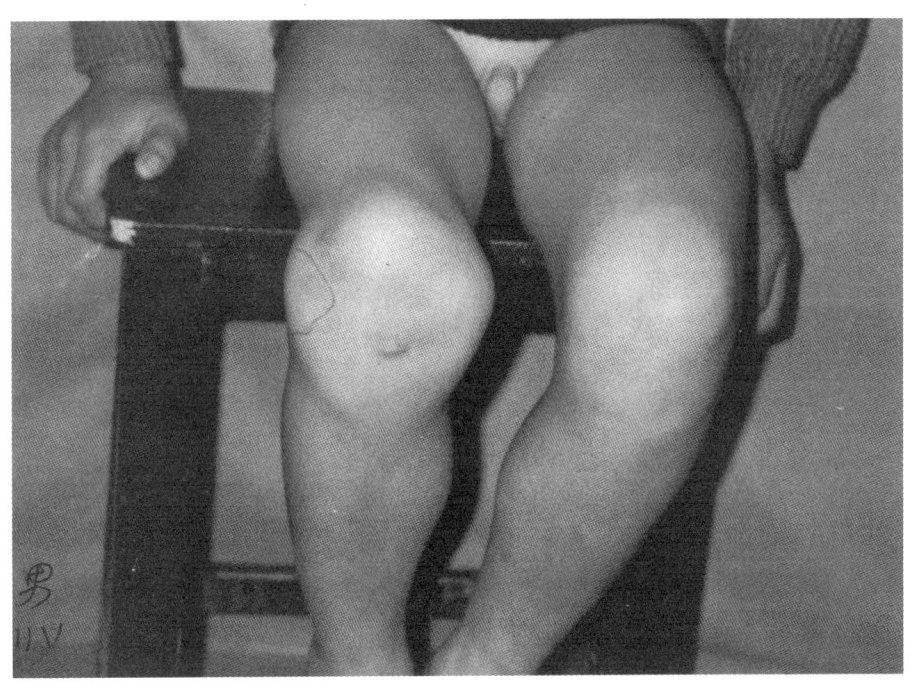

图5-2-1 右先天性髌骨外脱位临床表现，屈膝位髌骨移位到膝外侧

3. X线表现 发生脱位时可拍片确诊；对习惯性脱位或半脱位，需拍屈膝髌骨轴位片，发现股骨外髁扁平及髌骨向外移位。

4. 治疗

(1) 非手术疗法：锻炼股四头肌。

(2) 手术疗法：应针对引起脱位病因设计手术方案，首先解除导致髌骨外脱位的病理改变，如矫正膝外翻畸形，股骨外髁垫高等。现多采用各式联合手术，效果满意。①髌腱外侧半内移术：适于12岁以下，膝外翻畸形不重，髌骨和股骨软骨面正常者；②胫骨结节移位术（Hauser）：适于髌腱止点偏外，12岁以上者。将髌腱连同其止点凿下一骨块，向内侧转移固定，同时松解股外侧肌腱膜，紧缩内侧关节囊；③髌骨成形术：术中切除变性的髌骨软骨面，游离一片带蒂脂肪垫覆髌骨创面。对髌骨关节面皆破坏严重者应切除髌骨行股四头肌修补成形术。

（秦泗河）

第三节 先天性胫骨假关节

一、先天性胫骨假关节概论

先天性胫骨假关节是局部发育障碍，一般产生胫骨向前成角畸形，病理性骨折和假关节形成。常与神经纤维瘤和纤维异样增殖症并发，本病较少见，治愈困难，有数次手术失败者，最终因肢体畸形、短缩、负重困难而致残疾。因此，应提高对本病的认识，有的病例出生后表现胫骨前弯畸形，有的胫骨有囊样改变，对此要提高警惕，不要轻易行截骨矫形、取病理或早期刮除植骨等治疗措施，因手术可诱发骨不连接。

（一）病因和病理

病因尚不清楚，虽有一些假设，但都未能证实，但从临床表现证实纤维异样增殖症和神经纤维瘤病与先天性胫骨假关节有关，神经纤维瘤合并有胫骨假关节者占50%以上，很多学者均同意此观点，认为三者都是由于神经径路的变异，使组织的生长和成熟发生异常。

假关节周围软组织及骨内有神经纤维瘤组织侵袭，假关节处骨膜增厚，形成很厚的纤维组织袖，这种错构瘤性的增殖软组织干扰骨的生长和正常骨痂形成。这种厚的纤维组织袖对骨的卡压，限制了骨的血液供应，造成骨萎缩和骨正常结构的变异，骨生成障碍，假关节周围及骨内被成熟的结缔组织所取代。

（二）分型

关于本病的分型意见尚不统一，一般分为三型：①胫骨前弯畸形：出生时胫骨下段向前弯曲成角，因神经纤维瘤病、因外伤或因截骨矫形术致胫骨假关节形成。胫骨前弯处皮质增厚、髓腔闭锁、骨萎缩、硬化、骨折端变细、假关节、骨质疏松等；②假关节形成：出生时胫骨中下1/3处缺损，假关节形成（图5-3-2B），假关节部位有大量的纤维结缔组织，骨皮质变薄，骨膜增厚，腓肠肌挛缩，足马蹄畸形；③骨囊肿型：出生时胫骨中下1/3有囊性改变，很似骨纤维异样增殖症，轻度外伤即可造成骨折，致假关节形成。

（三）临床表现

先天性胫骨假关节的患儿出生时小腿可表现外观正常，但逐渐出现胫骨前弯畸形，当受到轻微外伤即发生骨折，虽经正规治疗但骨折仍不愈合且逐渐向前成角畸形，小腿短缩，软组织挛缩，足马蹄内外翻畸形，患肢负重困难，一般肿痛较轻，躯干和四肢皮肤常有牛奶咖啡斑。

X线片可见胫骨中下1/3前弯、成角、囊性变和假关节形成，骨端变细呈锥形，骨端硬化髓腔闭锁，骨皮质变薄，骨萎缩，胫骨远端关节面可变形，腓骨可同时有假关节改变或只是弯曲畸形，小腿短缩（图5-3-1）。

二、外科治疗策略

至今本病尚无确切、肯定的治疗方法，治愈困难，经数次手术不愈者并非少见，尤其是婴幼儿时期手术治愈率更低，因此，仍是矫形外科的难题。6～7岁以后再行手术治疗成功率会显著增高。对胫骨前弯畸形的婴幼儿也不要行截骨矫形或取病理检查等手术。在未治愈时期应对患肢加以保护，可配戴胫骨结节负重的小腿部分负荷或完全负荷矫形器，此矫形器

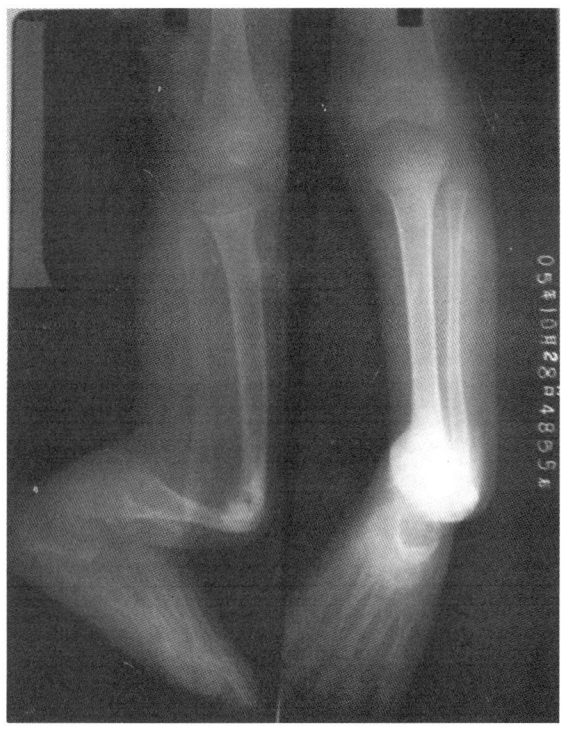

图 5-3-1　先天性胫骨假关节 X 线表现

对胫骨病变部位可以起到保护作用，既可以防止胫骨畸形的发展，又可以使患肢负重，在不借助拐杖下行走。这样对患肢的生长发育、关节活动、防止肌肉萎缩、减少骨质疏松等都是非常有意义的。

手术原则：应将病变组织彻底切除，即将假关节部位的异常骨组织切除，同时要将周围病变的软组织，如纤维结缔组织，被神经纤维瘤侵犯的组织等均要切除，创建正常的新鲜骨折断端。如果行植骨手术，应尽可能用自体骨移植，带有血运的骨移植更可取。要选择相对比较牢固的内固定和可靠的外固定。

常用的手术方法有：

1．Boyd 大块双外层植骨　Boyd 创用的手术方法，认为应用双侧皮质骨起到较牢固的固定作用，皮质骨即起到内固定物的作用，又起到植骨作用，对双侧皮质骨块中央植入的大量松质骨有保护作用，即使一侧皮质骨被吸收还可保留另一侧，其皮质骨块一般取自健侧胫骨，也可以取自髂骨内外板，与皮质骨块相接处的胫骨面应用骨刀凿除一薄层骨皮质，使之紧密相贴，要保持胫骨长度，两端各用两枚螺丝钉贯穿固定，胫骨断端缺损处用大量松质骨填塞植入，术后应用长腿石膏管型固定直至骨愈合。

2．髓内钉固定加植骨术　应用一枚适当的髓内钉或斯氏针将胫骨假关节部位固定，针尾远端通过踝关节、距骨、跟骨、从足底穿出，因此固定坚固，即使假关节的远端胫骨较短也能获得良好的固定，同时可保持胫骨适当的长度，假关节骨缺损部位用大量的松质骨块植骨，腓骨也可用一枚克氏针行髓内固定，针尾从外踝穿出，术后应用长腿石膏管型固定直至骨愈合。

3．吻合血管的骨移植术　近十多年来随着显微外科技术水平的提高，应用吻合血管的各种移植术取得骨愈合的良好效果，主要是吻合血管的移植骨是有血运的活骨，不同于一般植骨的爬行替代，而是有血运的新鲜骨折愈合，则骨愈合机会大，愈合快。一般常用的有吻合血管的游离腓骨移植，吻合旋髂深血管的髂骨移植；吻合血管的骨膜移植等，均有成功的报道，但需要良好的显微外科技术。

4．直流电刺激和脉冲电磁场治疗　本方法有加速骨折愈合的作用，多年采用于治疗骨折不愈合取得了较好的结果，现在用来治疗先天性胫骨假关节，据报道可促进骨连接。

5．截肢术　经多次手术和其他治疗方法失败，患肢短缩及畸形严重患肢不能负重，无进一步手术条件的病例可采取小腿截肢手术处理，截肢后安装假肢可以获得良好的行走功能，对患者生活和心理是有益的。近年由于肢体延长与重建技术的发展与成熟，一般避免了截肢术。

三、Ilizarov 技术治疗先天性胫骨假关节

应用Ilizarov理论和技术治疗先天性胫骨假关节近年取得了很大进展，获得了满意的疗效。其特点是彻底切除病变骨组织使骨断端变为非病理骨，给骨愈合提供了必要的条件；对骨断端坚强的固定和持续加压促进了骨愈合；不需要植骨；同时进行胫骨延长，在假关节愈合的同时又均衡了肢体长度；术后早期负重和功能锻炼，有利骨愈合，减少并发症。其手术方法是：

（一）病变组织切除术：将全部病变骨及软组织彻底切除，骨端切除正常骨1cm，胫腓骨端修整成横断面，用一枚斯氏针行胫骨断髓内固定，针尾经踝关节从足底穿出，骨断端要全面接触。腓骨用一枚克氏针从外踝穿出髓内固定。

（二）伊里扎诺夫外固定架的安装：用两个圆环和四根丝杠组装好固定架两环距离约10cm，将固定架套在小腿上，骨断端位于两环中央，每个圆环用2～3根直径为1.5mm克氏针尽量垂直交叉穿过胫骨和腓骨，应用紧丝器拉紧克氏针在圆环上，骨断端被牢固地三维固定，通过转动丝杠上的螺母以骨断端进行轴向垂直加压。

（三）胫腓骨延长术：腓骨上1/3骨膜下行横断截骨。于胫骨结节下2cm处骨膜下行骨皮质截骨，截骨近端用2～3根克氏针交叉固定，一根穿过腓骨头。同样安装一个圆环，此环用四根丝杠与第一组外固定架的近侧圆环连接固定，整个外固定架就组装好，手术完成（图5-3-2）。有利于在骨端延长过程中维持轴线，可在胫骨骨髓腔内纵行贯穿1～2枚2mm钢针，钢针的远端可埋在跟骨的皮下。临床观察证明，钢针在骨髓腔内能刺激骨形成。

（四）术后处理：术后10天开始骨端延长，以每日四次，每次0.25mm延长，首先使胫骨近截骨端下移，达到胫骨假关节处适度加压，而后继续延长至与健侧肢体等长。骨延长完毕6周拔除固定胫腓骨的髓内针，如此有利于用跟骨负重行走锻炼，必须保持胫骨假关节处适度压应力，直到骨愈合。当胫骨延长部位和胫骨假关节处达到牢固骨愈合，即可去除外固定器（图5-3-3）。

应用伊里扎诺夫理论和技术治疗先天性胫骨假关节，是目前疗效比较肯定的技术，根据欧美国家的报道，成功率可达80%左右。作者治疗11例，年龄6岁～17岁，其中9例成功，1例假关节处畸形愈合，1例失败，但第一次治疗失败的患者，仍有可能二期实施伊里扎诺夫技术治疗获得成功。

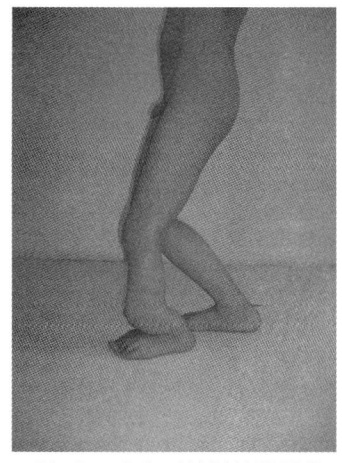

A 男8岁，左先天性胫骨假关节术前步态

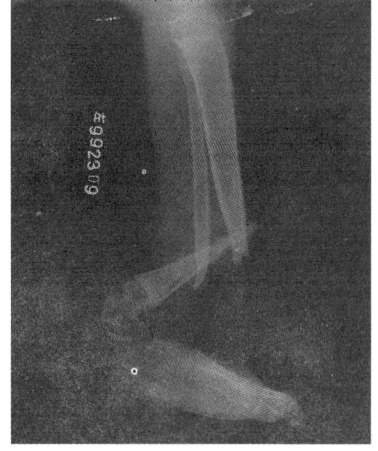

B 胫骨假关节处严重向前成角畸形

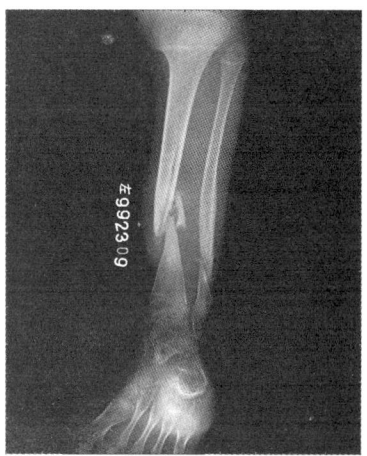

C 正位X线改变

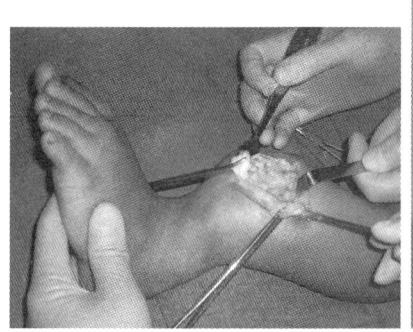

D 手术切除假关节处硬化骨及瘢痕软组织，胫骨上段实施截骨延长术

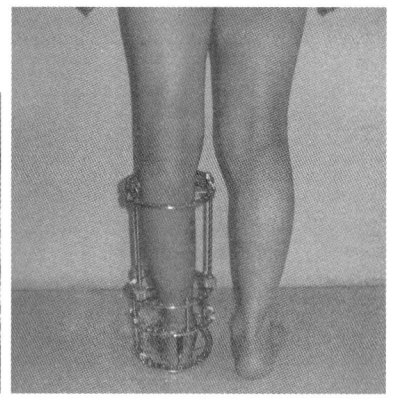

E 带外固定延长器期间，患肢应全荷重行走

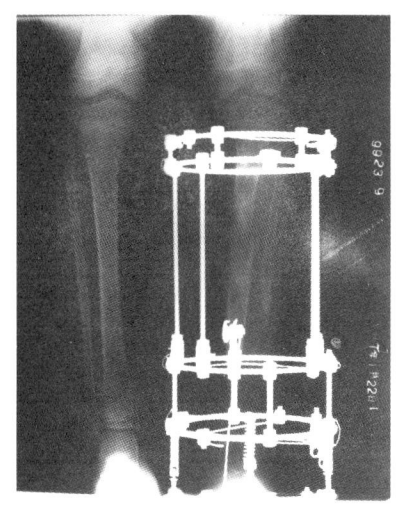

F 最终达到双下肢等长

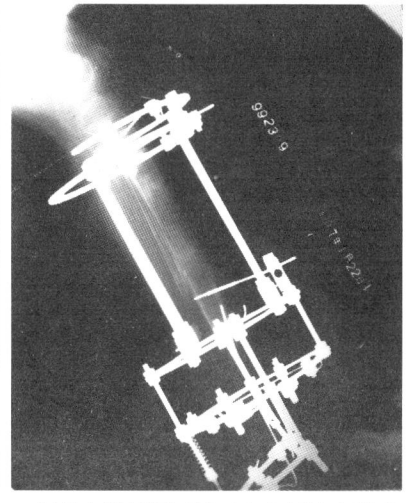

G 胫骨上段延长区域已有良好骨痂形成，但假关节处骨愈合较差，外固定器尚不能拆除

图 5-3-2 Ilizarov 技术治疗先天性胫骨假关节手术方法及术后管理过程

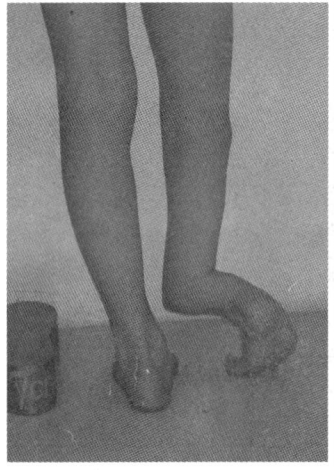
A 女12岁，术前右下肢足负重部位

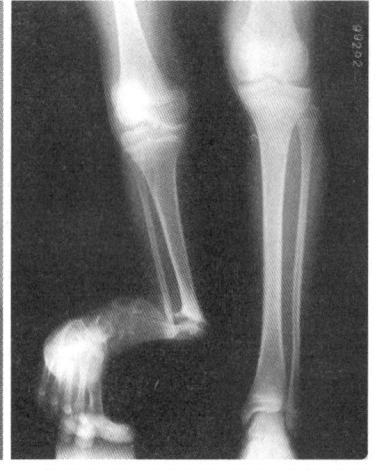
B 术前胫骨下端90°外翻成角畸形伴下肢短缩

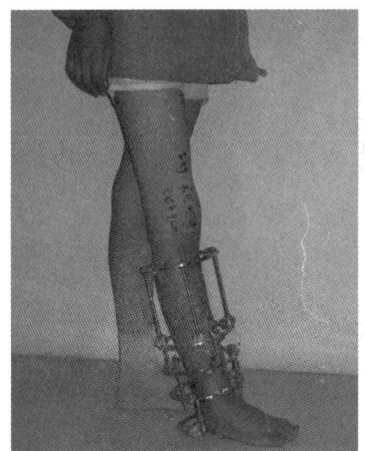
C 术后带外固定器负重行走

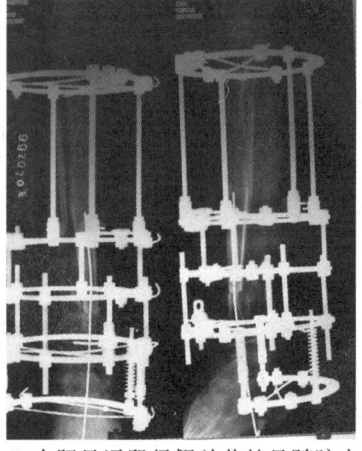
D 在胫骨远段经假关节的骨髓腔内纵向穿一克氏针

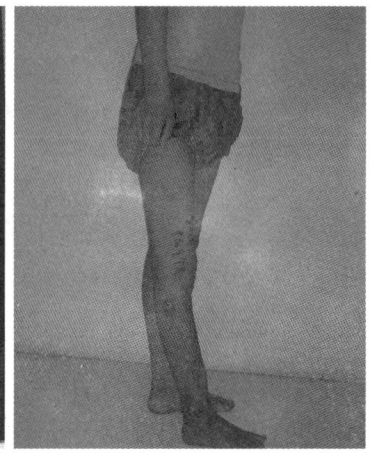
E 术后9个月胫骨上下截骨断端皆获良好骨愈合，拆除外固定器

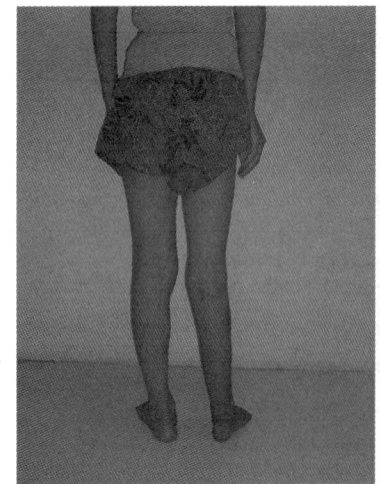
F 畸形矫正，双下肢等长

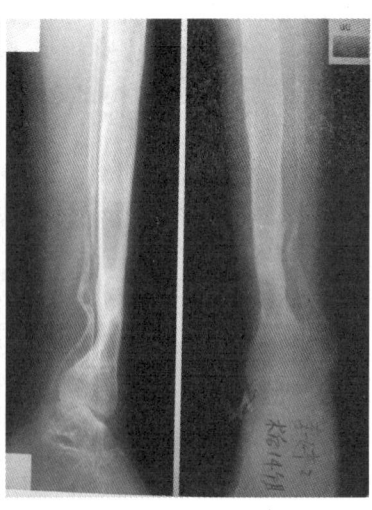
G 术后14个月X线检查，胫骨假关节处骨塑造良好

图 5-3-3　Ilizarov 技术治疗先天性胫骨假关节的效果

四、先天性胫骨弯曲

先天性胫骨弯曲主要有两种：M akt System 一是胫骨向前凸弯；二是胫骨向后凸弯。无论哪一种，又都同时伴有向内或向外凸弯，腓骨也常相应出现同样的凸弯。

病因不清，一般认为可能是由于胎儿在子宫内位置不正所致，该病常伴有神经纤维瘤病，但一般认为两者并不一定有绝对联系。有些病例有遗传性，属于先天性胫骨假关节前期阶段。

诊断：先天性胫骨弯曲多发生在胫骨中下1/3处，向前或向后凸弯是显而易见的，主要体征是肢体不等长。X线片可见到胫骨向前或向后凸弯的程度，胫骨骨髓腔硬化、变窄或闭塞（图5-3-4），其周围为增厚的软组织，弯曲的部位还可见到囊性变囊内多为发育不良的纤维组织。

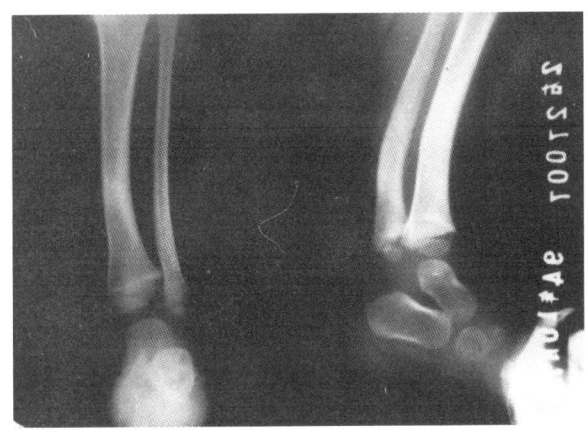

男3岁，右胫骨下段弯曲，皮肤多处有咖啡样斑，属于先天性胫骨弯曲典型临床表现
图5-3-4　先天性胫骨弯曲X线改变

治疗上对胫骨向前凸弯畸形的病人，一般采用支具保护措施，预防骨折。一般认为预后很差，因为它与先天性胫骨假关节有联系，对胫骨仍有正常髓腔，没有狭窄迹象或硬化高危的胫骨，一般只需观察。一旦骨折，应切除无血运、增厚的纤维组织和骨断端硬化组织，用自体双盖植骨，螺丝钉固定。亦可用外固定器加压固定，也可用电刺激骨折愈合，腓骨带血管蒂移植治疗。而对胫骨向后凸弯畸形的病人，可采用手法被动松解前面紧张的软组织，晚间用支具固定，通常4岁前可矫正畸形，应经常检查。如肢体长度不能完全矫正或弯曲仍较严重，可行截骨手术或肢体延长术。

（秦泗河）

第四节　先天性胫骨或腓骨缺如

一、先天性胫骨缺如

先天性胫骨缺如有完全缺如和不完全缺如两类。同侧肢体常合并其他畸形，如髋关节发育不良、股骨短缩、腓骨缺如等。最常见的体征是小腿向前弯曲，有时也向内，致其短缩变厚，在弯曲的顶部常有一瘢痕或一凹陷。可伴有跟腱挛缩，足下垂。有时该处并无跟腱，只是一团坚硬的纤维组织甚难手术延长，术后畸形易复发，故术后要较长期置于过伸位。

1．完全性胫骨缺如　临床表现：完全性胫骨缺如，患肢短小，若有腓骨，其近端位于股骨髁外侧，形短而弯曲，皮质厚。小腿严重内收，足下垂内翻。

治疗：施行重建手术时，首要的是把腓骨、股骨及足置于正常力线上。幼儿采用石膏矫形和支具。6个月后要尽早将腓骨置于股骨下，越早效果越好。把腓骨融合至股骨及距骨（如无距骨则融合至跟骨），至于腓骨弯曲应在腓骨一端或两端牢固融合后，然后可考虑做腓骨延长的同时矫正弯曲畸形，骨愈合后腓增粗。

下面仅介绍Putti胫骨缺如、腓骨替代法。

第一期手术：自股骨外髁外侧向下至小腿外侧中上1/3交界处作一纵切口。解剖出腓总神经保护之。然后切开关节囊，暴露出股骨髁，分开位于股骨髁及腓骨上端间的关节囊组织。剥离腓骨上端股二头肌腱的止点，使腓骨上端进入股骨髁间凹。然后任选下述一法处理之：一种为股骨下端及腓骨上端的软骨面接触，形成活动关节；另一种是切除两者的关节面，达到骨性融合。由于膝关节后软组织短缩，欲硬性使其伸直是不适宜的，故术后固定于30～40°膝屈曲位。

术后髋人字形石膏固定，每月更换石膏时，同时逐步矫正膝屈曲及足下垂内翻畸形。6个月拆除石膏，改用支架，尽可能保持大腿与小腿轴线在一条线上，足在下垂位，垫高鞋底，练习行走。

第二期手术：在第一期手术后一年进行。经前外侧切口，显露了腓骨远端、将与之形成关节的跗骨，解剖游离腓骨下端直至可置于跗骨上（多为距骨，无距骨时用跟骨），在跗骨上凿一骨槽，再将已作成新鲜创面的腓骨下端置入槽中，加用钉或钢丝固定之。

术后足下垂位包一长腿石膏，每月更换石膏1次，共固定3个月。拆除石膏后换用支架，足底垫高。遗留膝关节屈曲畸形，可作股骨髁上截骨术。

手术后，腓骨将生长肥大，可达到原大小的3～4倍，形似胫骨，可以有一些功能，小腿短缩可采用延长术。

2．不完全性胫骨缺如即胫骨部分缺损，股骨多短缩，若有近端胫骨或近端腓骨，可做延长，以后再手术将胫、腓骨远端融合至跗骨。

作者近年应用Ilizarov技术治疗1例先天性胫骨完全缺如伴屈膝畸形的患者，治疗结束装配矫形器后，获得徒手行走的良好效果（图5-4-1），详细介绍如下：

患儿，男，5岁，右下肢先天性胫骨缺如伴重度屈膝短缩畸形，患儿于生后即发现右下肢短缩伴足的内翻畸形，X线检查右股骨下端呈叉状畸形，胫骨缺如，腓骨完好。于1岁半时在我院实施股骨下端修整术（切除股骨下端内侧分叉），3岁在某院实施膝后软组织松解术矫正屈膝畸形，同时将腓骨下端置于后足，矫正足内翻畸形。术后屈膝畸形复发且随年龄增长逐渐加重，足又发生轻度内翻。于1999年6月12日（5岁）再次入我院。

检查：右下肢短缩18cm，屈膝畸形95°，腓骨上端与股骨下端构成能够前后脱位的关节，股四头肌肌力0级，屈膝肌力3级，足趾的伸屈肌肌力3级，余足的长肌肌力皆0级。X线检查：髋关节正常，胫骨完全缺如，股骨下端成杵状，腓骨发育纤细，下端与踝关节已纤维性固定，腓骨头与股骨下端成关节，但腓骨上端有较大的前后左右滑动，在屈膝95°位腓骨头能置于股骨下端中央，足距骨缺如。

1999年6月16日实施Ilizarov膝关节牵伸技术矫正屈膝畸形，并企图将股骨下端与腓

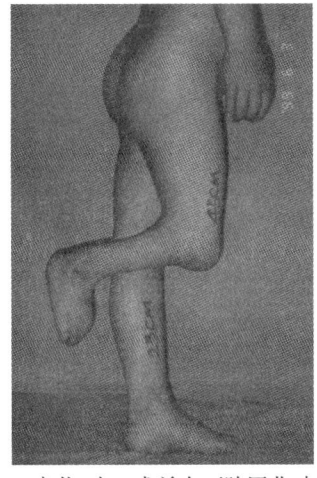
A 患儿5岁，术前右下肢屈曲畸形95°，伴短缩18cm

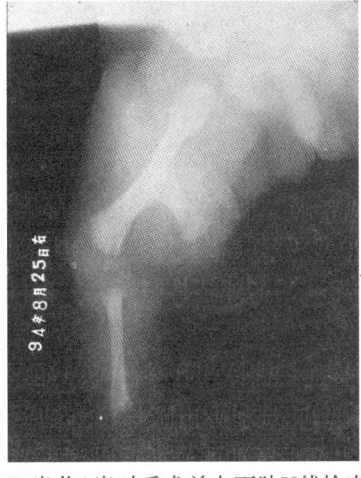
B 患儿1岁时手术前右下肢X线检查，右股骨下端呈叉状，胫骨完全缺如，于1岁半实施右股骨内侧叉骨切除术

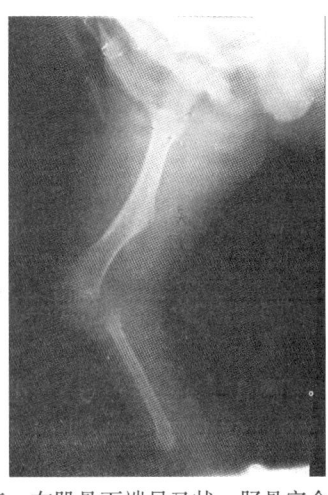

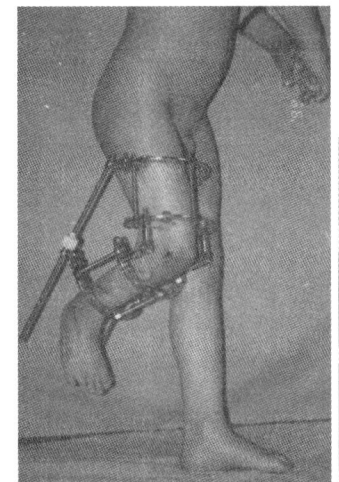
C 安装Ilizarov膝关节牵伸器，在牵伸过程中可以健肢持重行走

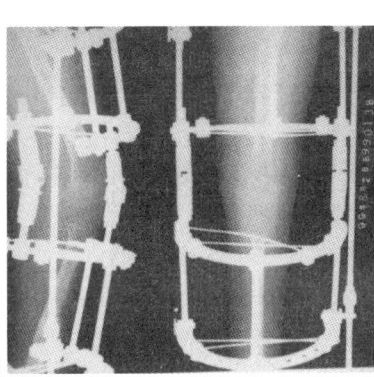
D 术后45d，膝关节基本伸直

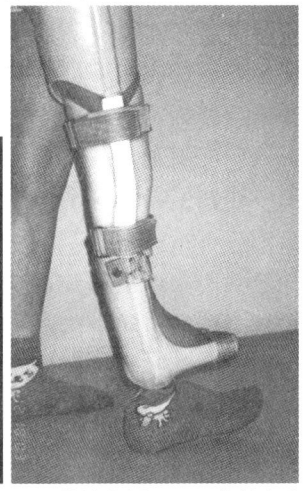
E 配戴补高矫形器，能较自由地徒手行走

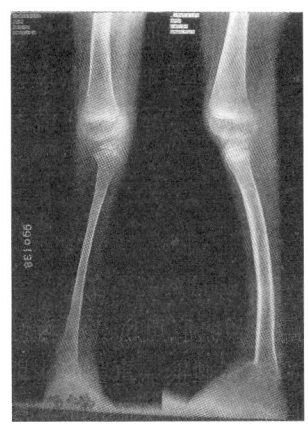
F 术后6年3个月X线检查，腓骨已明显变粗，发生了胫骨化的变化

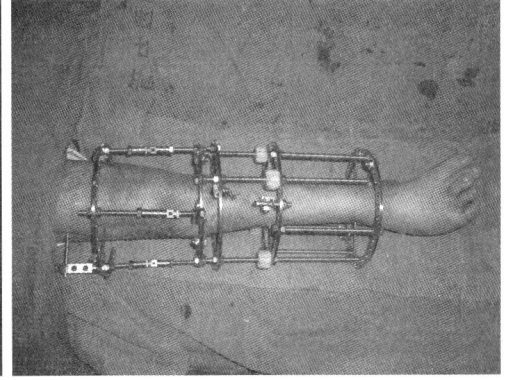
G 于12周岁时，再次入院实施右膝关节牵伸复位、腓骨截骨延长术

图 5-4-1　先天性胫骨缺如治疗过程及效果

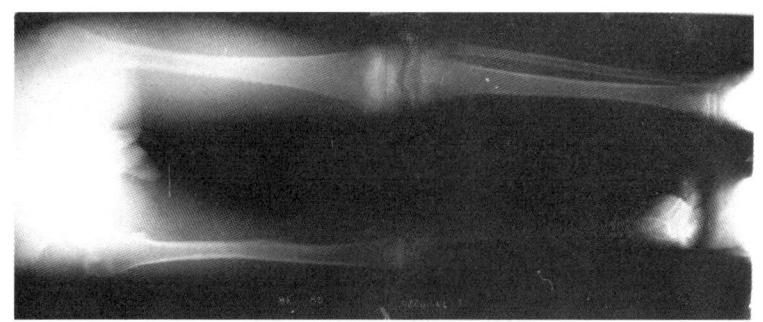

H 双下肢全长 X 线测定，右下肢短缩 13cm

图 5-4-1（续）　先天性胫骨缺如治疗过程及效果

骨头形成膝关节。术前根据患肢的长短周径设计组装好带关节铰链的膝关节牵伸器，术中将腓骨头对准股骨下端中间，在此位置上于股骨中段和腓骨中下段各交叉穿2组2mm克氏针，安装固定膝关节牵伸器，牵伸器的两侧关节铰链对准膝关节的伸屈旋转中心，如此牵伸器穿针安装固定完成后，股骨下端与腓骨头构成的"膝关节"位置即被固定，在牵伸器关节铰链的控制下，形成能够进行被动伸屈运动的膝关节骨性结构。

术后处理

术后5d开始旋转膝后的罗纹牵伸杆，在牵伸过程中患者可下床以健肢持重行走。牵伸速度：初期3～4mm/d，20d后牵伸速度逐渐减慢至2mm/d，牵伸后期膝关节接近伸直时患肢可部分负重行走。

第一次术后牵伸45d，膝关节已伸展到145°，牵伸59d，右膝关节基本伸直，嘱患者带铰链牵伸器患肢全荷重行走锻炼，术后6个月拆除牵伸器，配补高矫形器行走。

二次安装膝关节牵伸器

2002年6月复查，腓骨上端又发生后脱位，屈膝畸形复发35°。二次以同样方法穿针安装固定膝关节牵伸器，将膝关节牵伸固定在中立0°位，患肢全荷重行走。并被动活动关节铰链，使膝关节产生适度的伸屈运动。二次安装膝关节牵伸器后18个月复查，患者戴牵伸器配穿补高鞋能够徒手行走，腓骨头与股骨下端所形成的关节位置良好，股骨下端及腓骨明显发育变粗。将牵伸器拆除，装配能够稳定膝关节于中立位的补高矫形器锻炼行走，晚上睡觉亦必须配戴。患儿在长达2年多的带牵伸器治疗和行走的过程中，由于针道护理恰当，未发生针道明显感染。

2004年9月首次膝关节牵伸术后5年3个月（患者已10岁）随访，X线检查：股骨及腓骨皆获良好发育，股骨下端及腓骨头明显膨大，腓骨已出现胫骨化的趋势，与股骨下端已构成近似膝关节形态的关节。功能：患儿配戴补高矫形器能徒手自由行走3公里以上，无不适感，整个患肢由于正常使用而获良好发育，双下肢的不等长在此行走期间没有增加。膝关节适度被动伸屈测试，腓骨头已基本稳定在膝关节中间，不再产生前后脱位。嘱患者继续配带稳定膝关节的下肢补高矫形器行走。

2006年12月（患者12岁半），腓骨胫骨化明显，但向外轻度脱位，因右下肢短缩13cm，故给予实施腓骨延长术，膝关节牵伸矫正外脱位（加关节铰链），如此术后既能等长双下肢，又能矫正膝关节畸形（图 5-4-1H）。

胫侧半肢畸形有多种名称，如先天性胫骨纵向缺失、先天性胫骨发育不良、轴旁胫侧半肢畸形、胫骨发育不全和先天性胫骨缺损或缺如，这些实际上只是描述胫骨缺失的范围，从胫骨的完全缺失（最严重型）到胫骨中间部分缺失（最轻型），其发病率约为活婴的百万分之一，双侧病变占30%。尽管有家族性常染色体显性或隐性遗传的病例报告，但本病通常为散发病例，至少在四种特殊的综合征中把胫侧半肢畸形作为其组成部分，如拇趾三关节趾骨-多趾综合征（Wernet综合征）、胫侧半肢与足重复畸形、胫侧半肢、手或足分裂综合征、胫骨半肢-短肢-三角形短头综合征。部分胫侧半肢畸形可伴有股骨发育不全。真正病因尚不清楚。

（一）分型

Jones、Barnes和Lloyd-Roberts基于早期的X线表现，提出胫侧半肢畸形的分类方法已被广泛的使用。该分类方法并对每一类型推荐了具体治疗方法。按此分类本患者属1a型。

（二）治疗

如同所有的先天性下肢缺陷性疾病的治疗一样，治疗的目标是获得一个与正常肢体等长并有功能的肢体。外科治疗的方法依X线分型的临床表现作出选择，对于严重的缺陷，截肢及安装康复性假肢是最实用的治疗方法。1a型畸形往往选择膝关节离断术，而1b型畸形常常能被重建成一个有功能的膝关节。1a型畸形的治疗有两种选择，即膝关节离断或膝关节重建术（足部截除或不截除），最容易往往也是最有效的选择是膝关节离断术，随后佩戴装有膝关节的假肢，这是通过一次手术提供彻底治疗的方法。Brown曾对2例1a型胫侧半肢畸形进行了膝重建手术，术中将腓骨头游历后移位至股骨髁间窝，重建胫骨的功能。1972年Brown及Pohnert报告了采用此种方法治疗40例病人的结果，其中22例功能满意，另18例因膝关节屈曲畸形需实施第二次补救性手术。Brown重新界定了手术适应证，包括患儿年龄在1岁以下（最好在6个月以下）、有潜在的行走能力、股四头肌功能良好及膝关节可被动完全伸直。Brown手术的成功，取决于股四头肌及伸膝装置有良好的功能，膝关节无屈曲挛缩畸形及胫骨近端骨原基的完整。术前需仔细评价股四头肌功能及伸膝装置的发育，因为这对膝关节重建预后的判断有重要价值。

本例患者不具备Brown所提出的膝重建术的条件，而应用了Ilizarov微创牵拉技术，不但矫正了屈膝畸形，而且使腓骨已经发生了胫骨化的变化，股骨下端与腓骨头已经发育成类似膝关节的结构。其治疗方法和效果较Brown手术方法明显优越。

本患者未实施切开皮肤胭后软组织松解等手术，仅两期实施安装固定带关节铰链的膝关节牵伸器，将膝关节牵伸至0°位后，然后在关节铰链牵伸器的控制下患肢负重行走，如此腓骨头与股骨下端被稳定在"膝关节"中立位，形成持续性应力刺激，从而促进了整个下肢尤其是膝关节的发育，拆牵伸器后装配稳定膝关节于0°位的补高矫形器，患肢如同健肢一样经数年的全负重行走，获得了患肢发育的正常生理应力性刺激的条件，从而在治疗和配戴矫形器行走期间患肢未继续短缩。由于矫形器持续控制"膝关节"于中立位，关节周围的软组织获得挛缩，且有可能形成类似关节样的滑囊，最终使腓骨头稳定在股骨下端中间，创造了有利于发育成膝关节，腓骨转化成胫骨的生理性条件。

按拟订的治疗计划，该患儿行走到14岁以后，可实施患肢延长术，仍需采用Ilizarov环形外固定器，Ilizarov装置允许用铰链向近端或远端延伸，可防止膝半脱位，安装跨膝关节铰链的胫骨延长器，可以在稳定膝关节的前提下实施腓骨（已胫骨化）延长术，使其双下肢等长。但由于患者股四头肌缺如瘫痪，因此发育为成年人后仍需配戴轻便的带关节铰链的膝关节支具行走。

二、先天性腓骨缺如

先天性腓骨缺如，Freund将先天性腓骨缺如分为4类：腓骨完全缺如（图5-4-2）、腓骨部分缺如（图5-4-3）、下端缺如和上端缺如。

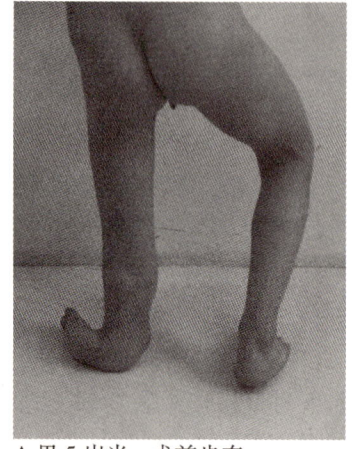
A 男5岁半，术前步态

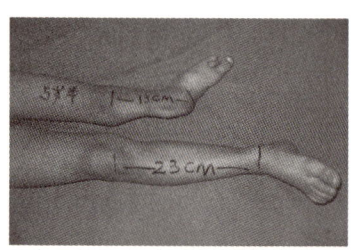
B 左小腿短缩10cm，足趾缺如2个

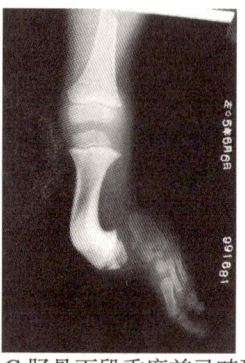
C 胫骨下段重度前弓畸形

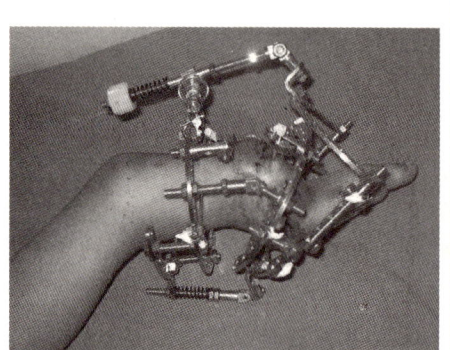
D 胫骨下段畸形处截骨安装Ilizarov矫形器

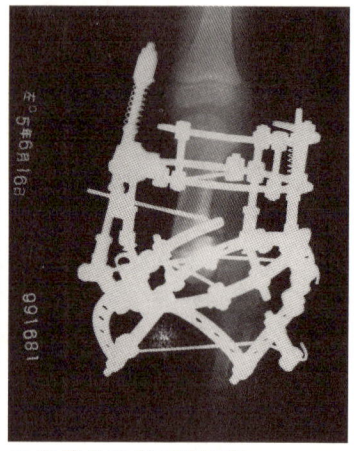
E X线片观察穿针固定

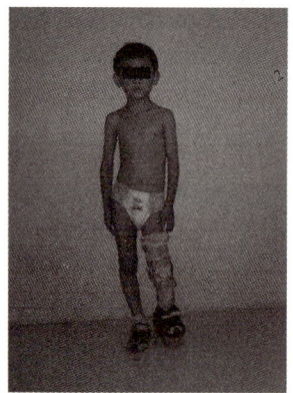
F 拆外固定器穿补高矫形鞋行走

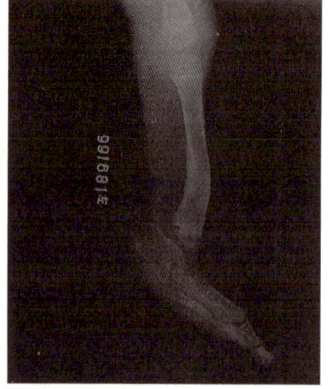
G 胫骨延长6cm，术后15个月复查，胫骨下段前弓畸形部分复发

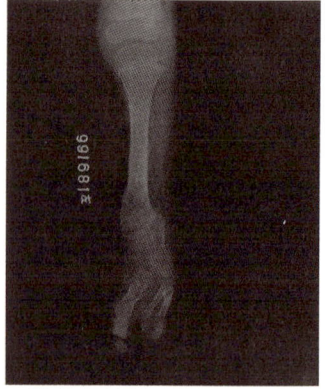
H 该患者计划两年后行二次矫形手术

图5-4-2 Ilizarov技术治疗先天性腓骨全缺如伴小腿严重畸形

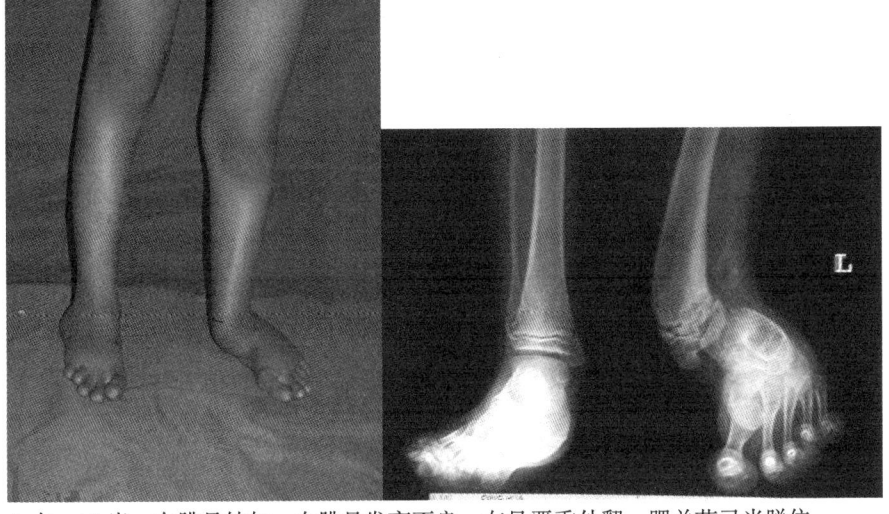

A 女，11岁，左腓骨缺如，右腓骨发育不良，左足严重外翻，踝关节已半脱位

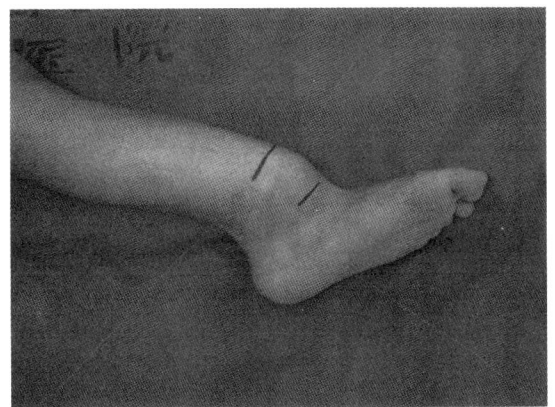

B 内踝截骨的手术切口，同时阻滞内踝的骨骺

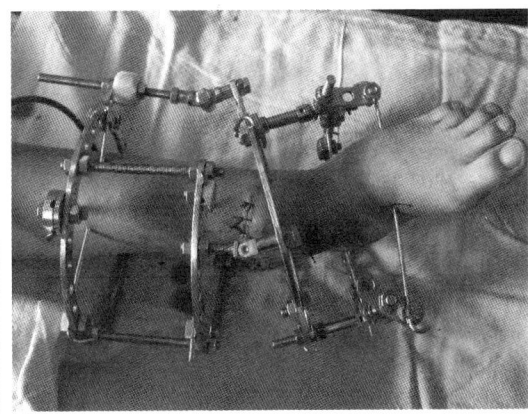

C 安装 Ilizarov 牵伸器

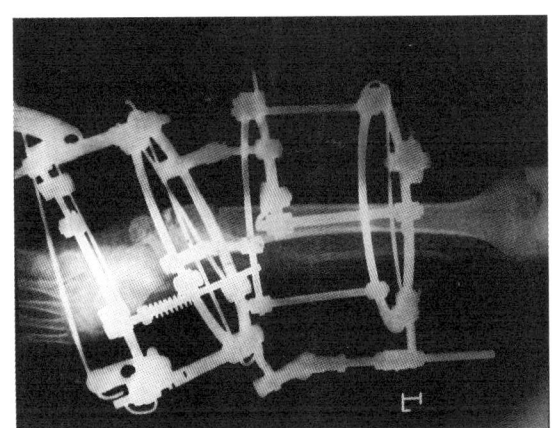

D 逐渐矫正足外翻

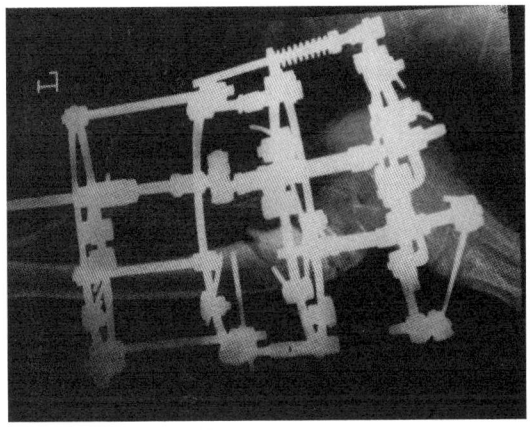

E 矫正胫骨下端前弓

图 5-4-3　Ilizarov 技术治疗先天性腓骨不全缺如伴足外翻畸形

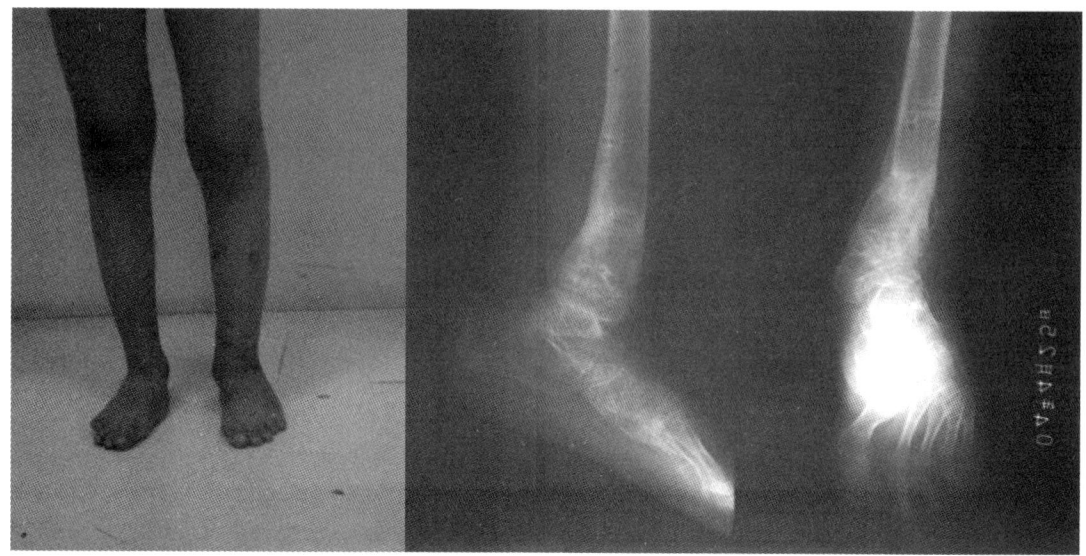

F 术后6个月随访,足外翻畸形及踝关节外脱位矫正,踝内侧骨骺已阻滞

图 5-4-3(续) Ilizarov 技术治疗先天性腓骨不全缺如伴足外翻畸形

腓骨完全缺如最多,文献中报腓骨缺如中 2/3 为完全缺如。此种病人患肢严重短缩,胫骨中下 1/3 交界处呈向前弯曲畸形。在腓骨缺如处有紧张的纤维束带或纤维软骨组织束带,自胫骨近端外侧缘开始,向下延伸到跟骨后外侧,似弓弦使足下垂,外翻及胫骨向前弯曲成弓形。因此可早期手术切除腓侧束带,并松解足后侧全部紧张的组织,必要时进行跟腱及腓骨长短肌腱延长术。幼儿行此手术,胫骨前弯可逐渐减少,甚至消失。5 岁后方行手术,胫骨弯曲自然矫正的机会甚少,需采用截骨术。近年由于 Ilizarov 技术的应用,使腓骨完全缺如并发重度的肢体畸形也获得良好矫正。

腓骨上端缺如对功能影响小。下端缺如则失去外踝,踝关节不稳定,患足将发生严重足外翻畸形,甚至发生踝关节外脱位。处理方法有:①装配支架保持足与胫骨的正常位置;②在胫骨下端进行截骨术,保持距骨与胫骨间关节的正常水平位;③将距骨与胫骨融合;④腓骨部分缺如者,行腓骨延长术以恢复腓骨的全长,重建外踝的解剖结构。重度足外翻畸形者结合用 Ilizarov 技术矫正。

幼儿患者装配良好的矫形器可获得较好的行走功能,且能有效地控制足踝畸形的发展,待患儿 6 岁后再分期实施胫骨延长术。

先天性腓骨缺如,整个治疗与维护过程几乎要持续到患儿小腿发育成熟为止。因此矫形外科医生应该给患者和家属制定一个系统治疗计划,且必须让患者及家属清楚该病的特点、应用技术原则和治疗过程,以能理解和配合。

发育到青年后的患者多继发胫骨严重短缩和足的畸形,需要实施大幅度肢体延长术,由于此类患者没有腓骨,且有坚强的腓侧支持带,胫骨大幅度延长的难度和出现的问题较正常小腿多,故应采用带锁髓钉结合体外延长器技术(图 5-4-4)。足的畸形应单独实施手术矫正。

(秦泗河 彭爱民)

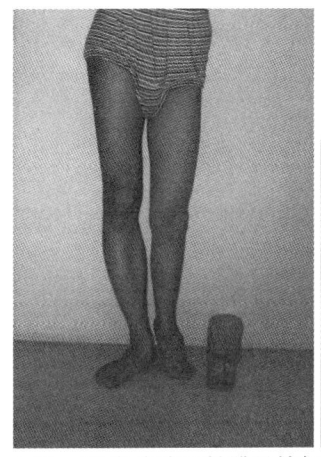
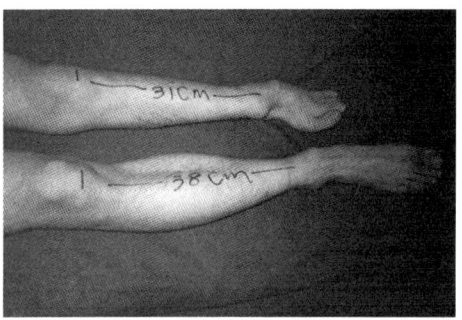

A 男,18岁 左先天性腓骨缺如,术前左下肢短缩9cm,其中胫骨短缩7cm,伴足内翻畸形

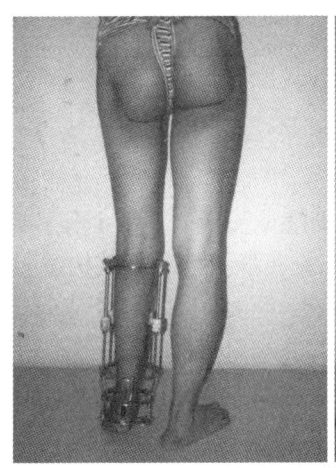
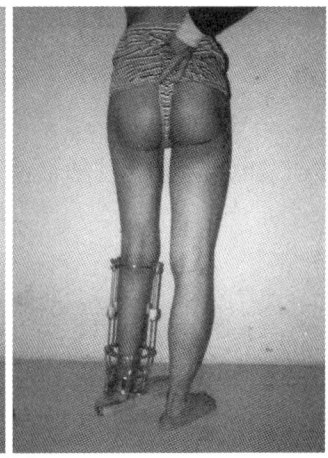

B 实施带锁髓内钉加体外延长技术

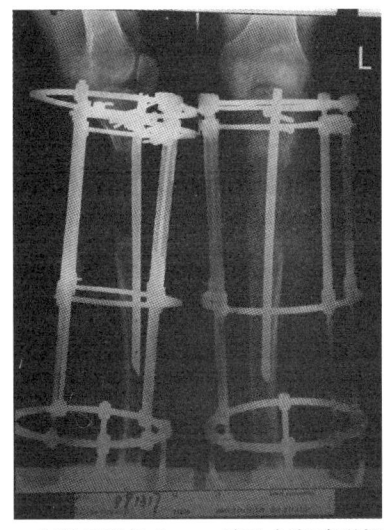
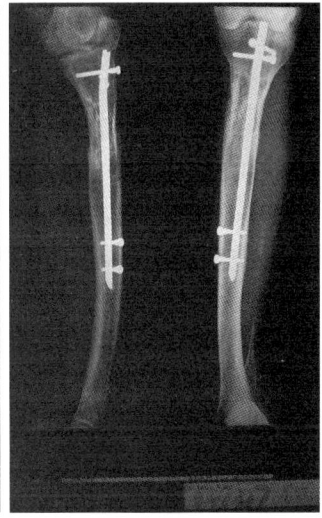

C 胫骨延长9cm,前弓内翻畸形部分矫正,延长区域骨愈合

图 5-4-4 带锁髓内钉技术矫正腓骨缺如性下肢短缩

参考文献

1. Jones E, Barnes J, Lioyd-Roberts GC. Congenital aplasia and dysplasia of the tibia with intact fibula: classification and management. J Bone Joint Surg, 1978, 60-B:31.
2. Brown FW. Construction of a knee joint in congenital total absence of the tibia（paraxial hemimelia tibia）:a preliminary report. J Bone joint Surg, 1965, 47-A; 695.
3. 邵增务. 改良的 Brown 方法治疗先天性胫骨阙如. 中华小儿外科杂志，1996，6（17）378.
4. 何次，孙清荣，戴书华. 先天性胫骨阙如 1 例. 第三军医大学学报，2002, 6:660.
5. 秦泗河，陈建文，郑学建等. 膝关节牵伸术治疗先天性多发性关节挛缩症屈膝畸形. 中华外科杂志，2004，16（42）：993～996.
6. 胫侧半肢畸形. 卢世壁主译. 坎贝尔骨科手术学1卷. 第九版. 济南：山东科学技术出版社，955-960.

第五节　先天性足畸形

一、概论

人类的祖先生活在森林中，过着树栖生活，其上、下肢功能无明确分工，皆以攀援抓握为主，故手、足外形结构相似。前足发达，趾长，伸屈灵活自如，足跟不负重，故跟骨较小。当人类自树栖生活移居平地，发展到足踏大地直立行走时，手足有了明确分工。手主要从事生活与生产劳动，足专司负重行走，为此，上下肢各自朝着结构适应于功能的方向发展。下肢及足的结构形态，为了人体直立负重行走的需要，发生了相应的改变。跟骨发育变大，成为足最大的骨骼，足的纵弓和横弓形成；拇指与第二趾靠近平行，足的跖屈内翻肌力明显大于足的背伸外翻肌力，足部韧带发育壮大，而足内在肌萎缩退化。这些足的结构和形态的变化增加了足的稳定和向前推进的作用，适应了人类站立行走的要求。但足畸形的发生率较之于手则明显增加了。许多足的常见畸形，如先天性马蹄内翻足、凹弓足、先天性垂直距骨、平足症、拇外翻等，几乎不在手上发生。后天各种疾病所致的骨关节畸形下肢也远多于上肢，因而某些足踝的先天性或后天性畸形亦属人类进化性疾病。目前中国的骨科医生对足部创伤、疾病和畸形其治疗和修复的重视程度也不如脊柱、髋、膝关节和手。

先天性足畸形一般分足本身的固有畸形和脊柱、胫腓骨下端先天性病变所继发的足畸形。外科治疗的基本原则是，＜1岁的婴幼儿或足畸形较轻的学龄前儿童先以手法被动矫正，石膏矫正或配穿矫形鞋，若应用正确，保守治疗也可以治愈一些先天性足畸形。有残余畸形者再行手术矫正。手术矫正足部畸形应注意如下几个问题：

（一）明确矫正足畸形的目的

婴幼儿或儿童矫正畸形的目的就是尽可能恢复正常足的解剖结构，从而恢复足的正常站立行走功能；还有些患儿首期矫形手术的目的是为患者配矫形鞋创造条件，如先天性腓骨缺如伴发的足外翻畸形，其确定性手术宜待少年后实施。青少年或成年人严重足畸形的矫正就要分析其治疗后能不能达到患者或其家属的要求；远期效果如何；是为了改善外观，适合穿鞋需要，还是为了改善功能或解除疼痛。因为某些足部畸形的矫正，并不代表功能的恢复，尤其是成年病人已经适应了畸形状态下的站立行走，畸形矫正了，应变能力差，下肢行走功能有可能会减退，残留关节的退行性改变可能会加速。

(二) 矫正足畸形与下肢尤其是小腿畸形之间的关系

先天性足畸形在婴幼儿时期未能治愈。由于下肢持重力线的改变，发展至青少年将会继发小腿或膝关节的骨关节改变，最常见的继发改变是小腿的旋转和膝关节的内、外翻畸形。在制定矫正足畸形的手术方案时，要以整体的观念，了解形成畸形的各种病理机制，分析畸形发展的有关因素与功能代偿的过程，要仔细检查髋、膝、踝关节和骨骼有无继发性改变，下肢的持重力线有无异常，凡膝关节或小腿有明显畸形改变者在矫正足畸形的同期或之后必须给予矫正。否则，足的畸形矫正了膝关节或小腿的畸形会更明显。畸形足长期在非正常位负重行走，关节凹侧肌肉孪缩，凸侧肌肉多不同程度的废用性萎缩，在矫正畸形时还应注意足踝肌力的平衡。单足畸形者，应测量双下肢长度有无差别；如此才能为每一个具体的病人制定一个正确的治疗方案。

(三) 微创外科与手术技巧

外科发展到21世纪，由于现代影像技术、微电子学、计算机等现代科技的进步，使过去许多传统手术已经在不切口或小切口下完成手术操作。但足部畸形的矫正基本上仍采用传统外科手术的模式，如何减少手术创伤？如何减少切口瘢痕？如何达到畸形矫正之后又较好保留踝足关节的功能，小儿矫形手术后如何防止足的发育障碍，是现代矫形外科医生应特别注意的问题。但中国从事足外科研究和临床工作的医生很少，专职从事足踝畸形矫正和康复的医生十分缺乏，近年来虽然有所提高，但远不能满足社会的需要。

千里之行始于足下，人类在地球上身体的直立运动乃至杂技、舞蹈演员的技巧表演最终赖足承载，现代文明的人类还必须穿不同类别的鞋袜运行。足的美化、保健及其对全身疾病的影响又给足外科赋予新意。足的畸形矫正不满意或手术切口造成的瘢痕等，都将影响足的穿鞋、负重和行走功能，矫形外科医生在实施足踝畸形矫正时应高度重视"微创操作"，准备好相应的手术器械，术中常规应用气压止血带，尽可能缩小手术切口，减少操作对术野组织的创伤，尽可能保护较大的足背皮神经，手术结束后选择合适的包扎和固定方法。

(四) Ilizarov 张力——应力法则在矫正足畸形中的应用。

原苏联医生 G·A Ilizarov 于20世纪50年代所创立的牵伸性组织再生的张力——应力法则（Law of tensio stress LT S）及其环形外固定器械和应用技术，被誉为20世纪骨科发展史的里程碑，并逐渐开启着骨科、整复外科发展的新领域。他能用微创的甚至是无血的手术方法，根据足踝关节畸形的类型和程度，安装上具有三维拉压功能的牵伸器，术后通过不同方向的牵伸杆，按一定规律的缓慢牵伸调整，被牵伸的组织发生再生，逐渐矫正足踝关节的严重复杂畸形，恢复良好的功能，且不会发生大的并发症。这一理论和技术的应用明显提高了肢体严重创伤和畸形的矫治效果。

(五) 术后制动方法的要求

畸形足手术矫正后制动方法应满足：将足控制在矫形外科需要位，制动物（石膏、支具或外固定器），压力适度，需要矫形着力的部位衬垫要加厚；术后患者能带着固定物足负重行走；足的骨性矫形手术结束后，上石膏或二次更换矫形石膏应由术者亲自主持。软组织有明显张力者，用2mm克氏针固定足于中立位是一个简单有效的方法，细克氏针短时间贯穿踝关节亦不会导致踝关节软骨面永久性损坏。畸形严重复杂者术后早期固定应用微型外固定器固定，效果较石膏好，便于观察皮肤切口，残余畸形尚能通过外固定器调整矫正。

(六)足踝矫形器与矫形鞋

矫形器(Orthosis)亦称支具(brace),随着现代材料学、电子学和生物力学的发展使矫形器的科研、开发、制造装置都取得很大进步,矫形器技术的发展又促进了矫形外科和康复医学的发展,是现代矫形外科医师必备的基本知识。矫形器的基本作用是防止畸形、矫正畸形、稳定关节并辅助患肢改善功能。按身体装配应用的部位又分上肢、头颈、腰背、膝关节、足踝矫形器等。

足踝矫形器在先天性足畸形应用的基本原则是:婴幼儿某些先天性足踝畸形合理应用矫形器,可以矫正畸形从而避免手术(图5-5-1),控制畸形的发展待到合适的年龄再施行手术,少年儿童患者施行手术治疗后,配穿一段时间矫形器(鞋)能防止或减少畸形的复发,有利于锻炼行走。足踝矫形器或矫形鞋有多种类型,应根据患者的畸形类别、年龄、手术类别、矫形要求为患者配穿,一般原则是垂足畸形矫正后穿平底鞋、内翻足术后穿外偏高鞋、外翻足者穿内偏高鞋等。近年欧洲研制开发的自动塑型真空软垫矫形器,患者配穿后,能够在最大可能的负重下自由活动,且踝关节的角度可以调整,实现了各种足部畸形矫形手术后,可靠固定的同时又能负重行走的新阶段。现代矫形器的正确应用,明显提高了足踝疾病和畸形的矫治效果。

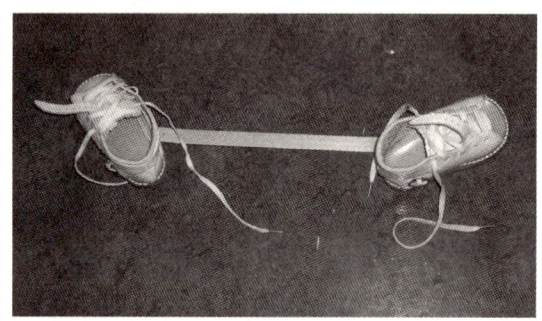 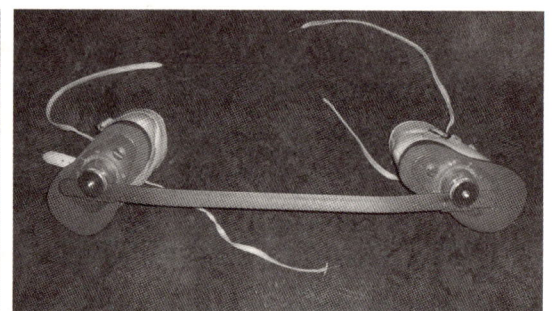

A 正面观,两只鞋的间距外翻角度可以调整　　B 底面观,矫形鞋与横木板固定的方法

图5-5-1　改良Denis-Broune矫形夹板鞋矫正婴幼儿先天性马蹄内翻足

(秦泗河)

二、先天性马蹄内翻足

先天性马蹄内翻足是常见的足部先天性畸形,国外文献报告发病率约为1‰～3‰。男孩多见,约占70%,双侧发病约为50%。本病的特征是患儿膝关节以远的肌肉、肌腱、韧带、骨、关节囊和血管神经都有不同程度的病理改变,常合并有发育性髋臼发育不良或髋脱位、脊柱裂、斜颈。由于出生后畸形就可被发现,因此诊断并不困难,但目前对先天性马蹄内翻足的发病原因、病理变化尚未完全明了,畸形的分类和治疗结果的评价也缺乏统一的标准,这些仍是小儿骨科领域内尚待解决的问题。

【病因】先天性马蹄内翻足的病因学说繁多,可能与多种因素有关。

(一)遗传因素

先天性马蹄内翻足的发病与种族有关,不同种族患病率不同。该病中国人发病率为0.39‰,高加索人为1.2‰,波利尼西亚人为6.8‰。如家庭中有先天性马蹄内翻足患儿,则其同胞患病几率可增加30倍,单卵双生其中一方患病,则另一婴儿患病的几率为32.5%,

而双卵双生时另一婴儿患病的几率仅为2.9%。这些都提示先天性马蹄内翻足的发病受到遗传因素的影响。有学者认为先天性马蹄内翻足的遗传模式为复合性遗传，特点有：多基因遗传；环境因素如毒物、病毒等的作用；引起畸形的原因不同，但表现相似。

（二）组织异常

先天性马蹄内翻足患儿，几乎膝关节以远的所有组织都是异常的。Isaacs等最早证实肌肉组织存在超微结构异常。Ippolito通过对4例流产胎儿进行的解剖学和组织学研究证实小腿腓肠肌和结缔组织中纤维组织明显增加，故提出软组织挛缩导致马蹄内翻足畸形的理论。Deitz等发现胫后肌腱与胫前肌腱相比，其细胞个数及胞浆均减少，遂提出局部区域性生长紊乱是导致马蹄内翻足的原因。Zimny等采用电镜观察了马蹄内翻足患儿的内外侧筋膜，发现僵硬特性与内侧筋膜和韧带中发现的致硬化性肌原纤维母细胞有关，认为成肌原纤维细胞是引起软组织挛缩的超微结构基础，软组织挛缩导致马蹄内翻足畸形。Sano等对41例年龄6～30个月的马蹄内翻足活检标本进行了免疫组化和电镜观察，发现存在肌收缩蛋白和成纤维细胞到成肌原纤维细胞的不同阶段。Sano指出这与伤口愈合过程相似，正是这些蛋白和细胞的存在才引起马蹄内翻足及术后畸形复发。Irani等曾提出原始肢芽的缺陷导致距舟骨发育畸形，以后Shapiro等证实了马蹄内翻足的软骨发育缺陷。

（三）神经肌肉畸形

Handelsman等发现足及小腿后内侧肌肉中的Ⅰ型肌纤维增加，Ⅰ型与Ⅱ型肌纤维之比由正常的1：2升高至7：1，提示可能与原发性神经异常相关联。由于Ⅰ型肌纤维的增加提供了小但持久的致畸力，胎儿骨及软骨的发育对这种致畸力十分敏感，最终产生马蹄内翻足畸形。Feldbrin等对52例年龄3月～15岁的先天性马蹄内翻足患儿的双下肢进行神经电生理研究发现仅17%无异常发现，其余均有脊髓和周围神经如腓神经或胫神经的受损，且神经电生理的异常和复杂性与足部畸形的严重程度相关，亦与治疗效果相关。Macnicol等对先天性马蹄内翻足患儿进行体感诱发电位（SSEP）测定，发现不仅患儿的SSEP发生改变，而且与畸形的严重程度成正相关。

（四）胚胎发育异常

正常胎儿在发育到6～8周时，足部可出现先天性马蹄内翻足的特征，包括前足旋后内收、距骨颈内移和后足马蹄内翻畸形。正常情况下，上述表现可随着胎儿发育逐步得到矫正，约在12～24周时恢复正常。Bohm认为胚胎在这一阶段发育的异常与出生时所见到的马蹄足畸形有关，先天性马蹄内翻足可能是正常足发育受到阻滞的表现。Kawashima和Uhthoff对怀孕第8～21周的147足作了解剖学研究，发现宫内第9周的正常足与马蹄内翻足相似，表明马蹄内翻足畸形可能是由于宫内发育受阻引起。最近，有研究发现马蹄内翻足的发生与孕早期（11周前）羊膜穿刺术有关系。在孕早期行羊膜穿刺术后常发生羊水漏，马蹄内翻足的发病率增高，Farrell等推测羊水漏改变了子宫内压力而影响了足的发育，导致马蹄内翻足畸形。

（五）基因突变

近年的研究发现转录因子Hox基因可能是先天性马蹄内翻足的相关基因。动物实验证实Hox基因是脊椎动物胚胎发育及器官形成的主要调控基因，在转录及翻译的不同阶段行使特定的表达调控，其功能改变直接影响发育。Hox基因与四肢发育关系密切，在胚胎形成过程中调节下肢的发育，调控肢体的形成，它可能是先天性马蹄内翻足的易感基因。Hox基因可能导致先天性马蹄内翻足畸形，而且出生以后继续表达，使马蹄内翻足的病理改变相继出现并逐渐加重。

（六）其它因素

Sodre等发现大多数马蹄内翻足畸形有胫前动脉发育不良或缺如，Muir等发现马蹄内翻足患儿的父母中多数足背动脉搏动消失，故提出由于血管发育异常或缺陷，缺血或血栓形成导致缺氧，影响肢芽的形成，最后导致马蹄内翻足畸形。还有的学者发现，马蹄内翻足患儿的平均受孕时间是在6月份，推测夏秋季正是肠道病毒感染的高发季节，病毒感染引起宫内胎儿脊髓前角受损，这也可能是马蹄内翻足的原因。

【病理变化】

国内外学者通过对患病胎儿和死婴的解剖、组织切片以及对婴幼儿患者的电生理和影像研究等手段发现，先天性马蹄内翻足患儿膝关节以下均有病理改变。踝上小腿三头肌菲薄，畸形严重者胫骨有向内侧的扭转，足的长度和宽度较健侧为小。

软组织的变化表现在足底跖腱膜，内后侧的肌腱、筋膜、韧带和关节囊发生了不同程度的挛缩和变短。胫后肌、胫前肌、小腿三头肌、姆长屈肌、趾长屈肌均有挛缩，但背伸、外翻的腓骨肌则因牵伸而松弛，形成内翻肌与外翻肌力的动力不平衡。足内侧及跖侧的韧带，如内侧的三角韧带、跟舟韧带和后侧的跟腓韧带、距腓后韧带有挛缩。足内侧及后方的关节囊，尤其是踝与距下关节的后关节囊和距舟关节囊均有明显的挛缩。足跖侧的跖腱膜、趾短屈肌腱紧张呈条索状，这可使足弓加高和第一跖骨头下垂。

在骨和关节的病理变化中，主要表现在跗骨的发育迟缓、跗骨形态及相互关系发生改变。其中距骨畸形为主要改变。早在1963年，Ippolito就发现距骨颈向内成角，距骨体内倾及内旋，同时伴有跟骨的内倾和内旋，这样，就导致了后足内翻畸形，随后引起前足旋后。距骨的变化包括距骨前端偏向内侧和跖侧，距骨颈凸向内侧以及距骨体在踝关节内的位置发生改变。距骨颈矢状轴与距骨体矢状轴的夹角由正常的150°～160°降至约90°。由于距骨头的关节面紧邻距骨体，距骨颈就显得不明显。组成距下关节的前和内侧关节面发生缺失、融合或有明显的畸形。跟骨、足舟骨和骰骨的畸形则相对较轻。跟骨的外形基本正常，但它的载距突发育不全，这可能和相应距骨的发育不良有关。由于跟骰关节畸形，还造成了跟骨的前关节面偏向内侧。足舟骨和骰骨为了保持与距、跟骨之间的对应关系，也向内侧移位，尤其是舟骨向内侧和跖侧移位明显，可与内踝相邻形成假关节。

对于距骨和跟骨在踝穴内的旋转畸形，普遍认为跟骨有内旋畸形，但对距骨是否存在旋转畸形以及旋转的方向仍存有争议。McKay认为距骨没有旋转畸形，Gould和Goldner认为距骨向内旋转，Carroll则认为距骨向外旋转。这些不同的见解，可能是由于他们在流产的患病胎儿和死婴的解剖研究中，剥离了关节囊和韧带，影响了对距骨畸形的了解。作者通过对尚未行走、已独立行走和接近骨发育成熟的未曾接受过治疗的患儿，应用螺旋CT三维重建的方法，作了系统观察，对比了健患侧的踝距角，发现患侧的距骨虽向内侧倾斜，但踝距角明显减小，这表明距骨体在踝穴内呈向外的旋转，而且距骨的旋转畸形在患儿尚未行走时就已经存在。临床检查可在足背外侧皮下触及凸出的距骨头，支持CT的影像发现。跟骨的病理改变，可能是由于距骨的跖屈和距骨体的外旋，压迫跟骨的前外缘，使其出现内翻、内旋畸形。距、跟骨在矢状面上呈跖屈（马蹄）畸形；冠状面内翻；水平面上有旋转畸形。因而，距下关节的病理改变呈三维畸形（图5-5-2）。

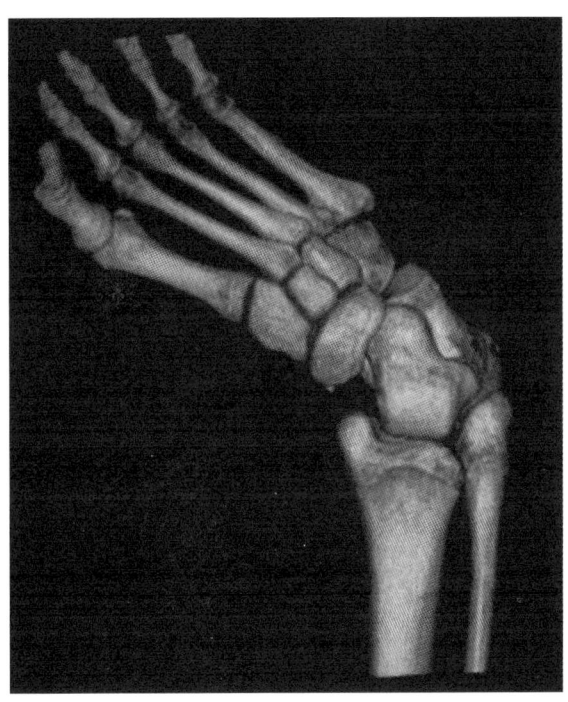

图 5-5-2 CT 三维重建示舟骨向内侧移位，距舟关节向内半脱位；骰骨在跟骨的前方也向内侧移位，跟骰关节半脱位，导致足的内侧柱和外侧柱均呈向内的半脱位，即内侧柱和外侧柱作为整体均失去平衡

　　Grant指出，足的骨骼可分为内侧柱和外侧柱。距骨、足舟骨、内侧、中间和外侧楔骨与第1～3跖骨组成足的内侧柱；跟骨、骰骨及第4～5跖骨构成足的外侧柱。正常足，距骨的矢状轴通过舟骨骨化中心与第1跖骨相通，跟骨的矢状轴通过骰骨的骨化中心与第5跖骨相通。由于舟骨向内侧和跖侧移位，与内踝相邻，使距舟关节出现向内的半脱位，导致足的内侧柱呈向内的半脱位。骰骨在跟骨的前方也向内侧移位，跟骰关节半脱位，导致足的外侧柱也有向内的半脱位，即内侧柱和外侧柱作为整体均失去平衡，内侧柱相对变短，外侧柱变长。

　　临床可见足外侧缘呈弧形，患儿负重行走时足外侧缘着地。足后内侧和跖侧的软组织缩短，外侧软组织伸长。内侧柱，使足内收、内翻的胫前肌腱和胫后肌腱挛缩；外侧柱，使足外展和外翻的腓骨长、短肌伸长，足内、外侧柱的肌力在动力上处于失平衡状态。跖腱膜和趾短屈肌腱挛缩，导致第一跖骨下垂，形成中足的弓形足畸形。软组织的病理改变随生长发育日趋明显，加重了骨和关节的畸变。

　　因此，作者认为，早期无论是采用保守或手术矫正先天性马蹄内翻足时，应重建足内侧柱和外侧柱的骨与软组织的平衡。患儿生后不久，是治疗的最佳时机。手法矫正则是通过适当地机械刺激，逐渐牵张内后侧挛缩的软组织，使骨和关节的脱位逐步得到复位，用石膏和支具维持矫正位置。手术矫正时，松解距舟关节囊、跟舟韧带（弹簧韧带）、胫舟韧带（三角韧带的前方）以及延长胫后肌腱，才能使内跖侧移位的舟骨得到复位；松解跟骰关节囊与韧带，才可以使骰骨回复至跟骨的前方；距下关节的广泛松解，尤其是切开距骨颈与跟骨前方的关节囊，才能矫正距跟关节的畸形，恢复距骨和跟骨以及后足与中、前足的正常关系。距、跟骨的去旋转矫正，距下关节、距舟关节和跟骰关节的解剖复位，重建足骨的内侧柱和外侧柱的平衡,这是矫正先天性马蹄内翻足骨与关节畸形的基础;其次,通过足后内侧肌腱的延长,恢复足的内外翻肌力的动力平衡,重建内外侧柱软组织的平衡,是维持矫正位置,促进足的正常塑形发育,避免残余畸形及术后畸形复发的关键。

【临床表现】

先天性马蹄内翻足的畸形由三部分组成:①后足内翻、马蹄(跟距骨跖屈所致),乍看似无足跟,故又称为棒形足;②中足因第一跖骨下垂,足内侧凹陷呈高弓畸形,跖腱膜紧如条索;③前足内收旋后。同健侧对比,足小而窄,小腿细,肌萎缩明显,但感觉正常。内踝触摸不清,足背外侧可及凸出的距骨头。扶持患儿站立时,可见足外侧缘着地。年龄稍长,畸形愈加明显,步态跛行。长期负重行走,足背外侧可见增厚的滑囊和胼胝体。

【X线片表现】

拍摄正侧位像均应取站立或足背屈位。临床常用的是测量跟距骨纵轴线的交角,即跟距角。正常足,正位片距骨中心的纵轴线经舟骨、楔骨达第一跖骨,而跟骨中心的纵轴线可达第四跖骨,两线相交成跟距角,为20°~40°;侧位片的跟距骨角为35°~50°角。马蹄内翻足的正位片示跟、距骨二者重叠,均朝向五跖骨,跟距角减小甚至消失,侧位片示跟距角<35°,一般为20°或更小,跟距骨呈平行关系(图5-5-3)。3岁后舟骨骨化,可见舟骨向内跖侧移位。正位和侧位片的跟距角数值之和为跟距指数,正常足在40°以上,马蹄内翻足的跟距指数亦减少。于正位片,还可测量距骨第一跖骨角,正常为5°~15°,先天性马蹄内翻足此角为负值,显示前足内收畸形明显。此外,还可在侧位片测量胫跟角,正常为10°~40°。

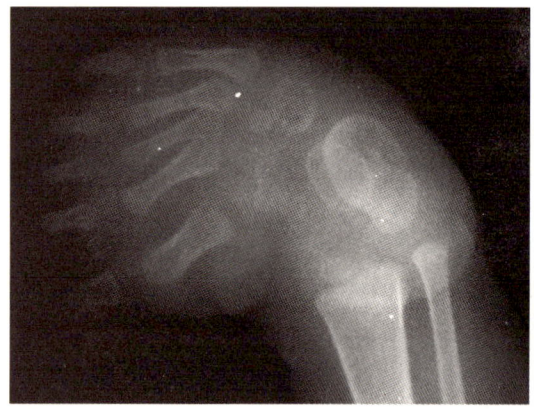 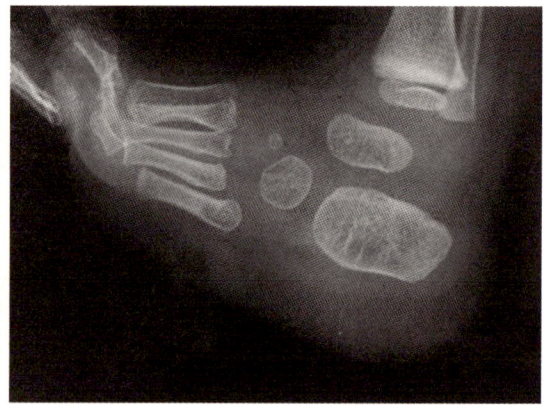

图5-5-3　a.X线正位片示跟距骨二者重叠,均朝向五跖骨,跟距角减小甚至消失;b.侧位片示跟距角<35°,一般为20°或更小,跟距骨呈平行关系

【治疗】

先天性马蹄内翻足的治疗原则是越早越好,应该在生后立即开始。绝大多数患儿通过早期正确的手法矫正和适宜的外固定可以使多数患儿获得满意的治疗效果,尤其是对畸形程度较轻、柔软的先天性马蹄内翻足。对于畸形严重、僵硬的患儿,通过正确、耐心、持久的手法矫正,也能纠正部分畸形如前足的内收,并使内后侧挛缩的软组织松弛,为手术治疗奠定基础。根据作者的经验,先天性马蹄内翻足获得满意治疗效果的关键在于生后3个月内,是治疗先天性马蹄内翻足的最好时机。

一、保守治疗

小儿越小，生长速度越快。早期矫正可利用快速生长的有利因素纠正畸形，恢复骨和关节的正常位置，改善足背伸和外翻肌肌力，促进足的正常发育和塑形。

对生后0～3个月患儿的治疗是手法矫正，系列石膏、胶布或夹板固定（图5-5-4）。目前，Ponseti的旋后外展手法矫正和系列长腿石膏管型固定被公认为首选的保守治疗方法。先天性马蹄内翻足的畸形由三部分组成，即前足内收旋后，中足高弓以及后足内翻马蹄畸形。中足的高弓畸形是由于第一跖骨有明显的跖屈和旋前畸形所致。因而，Ponseti认为手法矫正时首先要背伸第一跖骨，使前足处于旋后位上，以纠正高弓畸形；同时，术者的示指和中指应固定在双踝的上方，而不要握持后足，拇指则顶压在患儿足背外侧凸起的距骨头处，作为支点起对抗作用，然后再作前足的外展。这样，通过前足在旋后位上连续的外展，不仅能牵张内侧和跖侧挛缩的软组织，还可以使向内跖侧脱位的舟骨和骰骨复位，将舟骨由距骨的内跖侧恢复到距骨的前面，使骰骨由跟骨内侧面恢复到跟骨的前面。同时，由于术者的拇指顶压在距骨头处，连续的外展可使距骨向内侧旋转，跟骨在距骨的下方向外滑动而复位，纠正距骨的外旋和跟骨的内翻和内旋畸形，使距舟、跟骰和距跟关节复位。因此，Ponseti提出的旋后外展手法矫正能同时纠正前足的内收、中足的高弓和后足的内翻畸形。最后，经皮行跟腱切断，矫正后足的马蹄畸形。长腿石膏管型固定可控制踝的旋转，维持足在外展位，纠正胫骨内旋并防止石膏脱落（图5-5-5）。

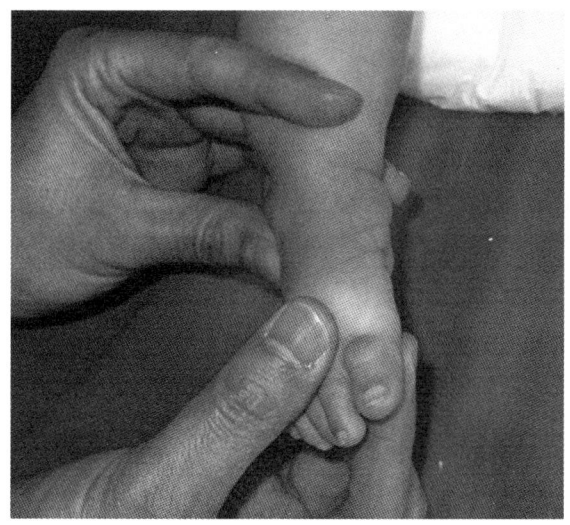

图 5-5-4 Ponseti手法矫正方法：先背伸患足的第一跖骨（将前足置于旋后位上），然后再连续轻柔地外展前足。术者的拇指作为支点，顶压在距骨头上起对抗作用

传统的Kite法，是先纠正前足的内收，再矫正后足的内翻，最后纠正马蹄畸形，三个步骤按顺序完成。Kite强调在前足外展时，术者要握持后足，拇指顶压在跟骰关节上。Ponseti认为，这是Kite方法的"错误"。因为在前足外展时，如果将后足固定，拇指施压在跟骰关节上，会阻挡跟骨的外翻和外旋，不能纠正后足的畸形。此外，在前足外展时，若第1跖骨仍处在跖屈位（前足旋前时），可加重中足的高弓畸形，导致跖侧和内侧的软组织更加挛缩。Kite的外固定采用小腿石膏管型，不利于控制踝的旋转，易致石膏脱落，而且治疗时间通常在半年左右。

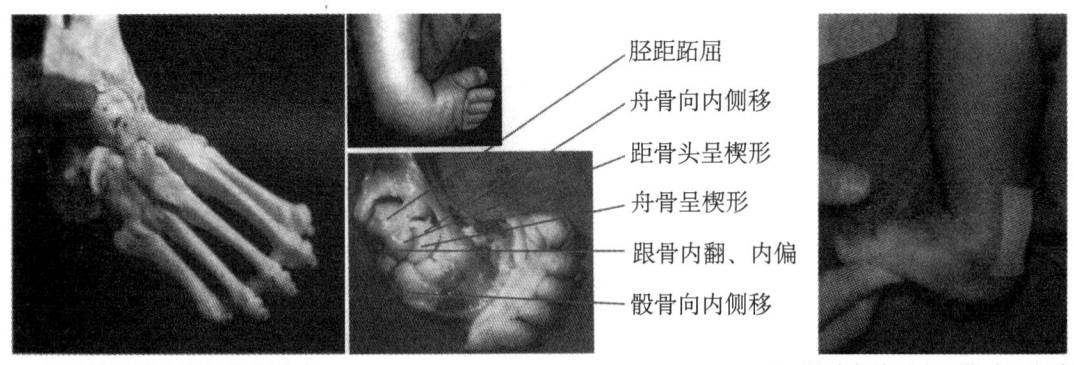

A 先天性马蹄内翻足病理改变 — 胫距跖屈／舟骨向内侧移／距骨头呈楔形／舟骨呈楔形／跟骨内翻、内偏／骰骨向内侧移

B 跟腱挛缩重者可做皮下切断

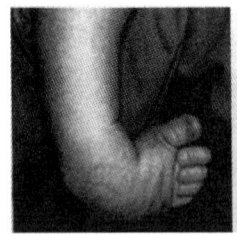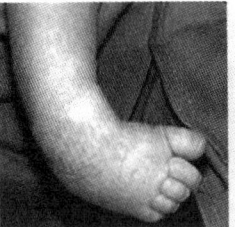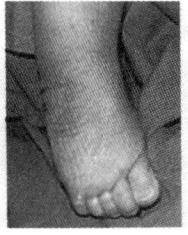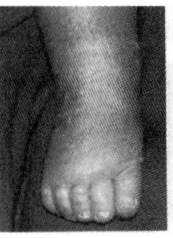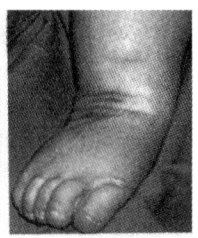

C 手法后逐渐更换石膏达到矫形要求

图 5-5-5 Ponseti 旋后外展手法矫正先天性马蹄内翻足畸形

（一）手法矫正方法

以右马蹄足为例，患儿平卧在床上，维持髋、膝关节屈曲位。术者用左手的示、中指握持双踝上方，左拇指顶压在足背外侧凸起的距骨头处，右手握持患儿的前足。手法矫正时术者的右手先背伸患足的第一跖骨（将前足置于旋后位上），然后再连续轻柔地外展前足。术者的左拇指作为支点，顶压在距骨头上起对抗作用。手法矫正连续进行10分钟，休息片刻后，再做一遍，连续进行3～5次。

（二）系列石膏管型固定

患儿仰卧位，由助手握持患儿的足趾和大腿中上1/3处，屈髋90°，膝屈曲约80°。先在皮肤表面缠一层脱脂石膏棉，再用10cm宽石膏绷带缠绕3～4层，范围由足趾至大腿中上1/3。石膏塑形时，术者右手维持足在轻度旋后外展位，左手掌对抗顶压在距骨头上。膝关节屈曲约80°以控制小腿和踝的旋转，纠正胫骨内旋并防止石膏管型脱落（图5-5-6）。每7d更换石膏管型一次，共进行8～10次。去除石膏后，重复手法矫正，并在石膏固定时逐步增加前足外展的角度。当前足的内收、后足的内翻矫正后，于氯胺酮麻醉下经皮在腱腹移行处行跟腱切断，以纠正后足的马蹄畸形，然后石膏管型固定足于外展40°，背屈10°位共3周。切断的跟腱一般在3周左右纤维愈合，不影响足踝的跖屈力量。手法矫正和系列石膏固定结束后，须全天穿戴Denis Brown矫形鞋，以巩固矫形效果。当患儿能站立后改为夜间穿戴支具至少1年以上，防止畸形复发。

作者应用Ponseti方法治疗的一组年龄从生后2天～3个月的患儿，共60余足，均取得满意疗效。作者体会到保守治疗的效果与手法矫正和石膏固定的方法有密切关系。虽然早期保守治疗费时费力，若方法得当，则效果良好，可避免手术矫正。大龄婴儿，可能会遗留残余畸形，但可为日后的软组织松解术奠定基础。有学者报告采用胶布、铝板固定，但不如石

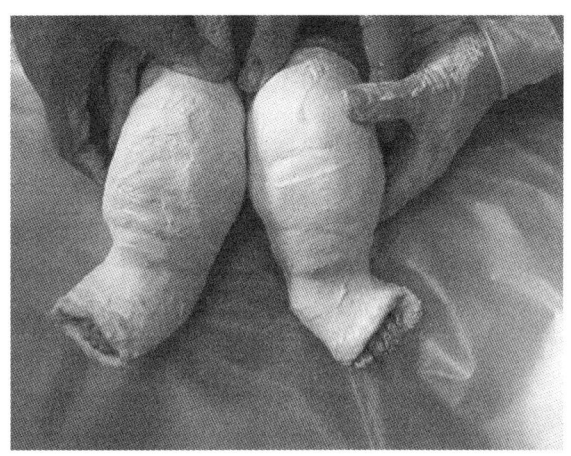

图 5-5-6 石膏固定方法:长腿石膏管型由足趾至大腿中上 1/3,膝关节屈曲约 80°以控制小腿和踝的旋转,纠正胫骨内旋并防止石膏管型脱落

膏固定效果确切,且石膏是使畸形逐步矫正,而非一步到位,较预制好的外固定装置如铝板更符合渐进性的矫正理念。近年,法国学者报告采用手法矫正和持续被动运动(CPM)配合进行早期治疗,也取得良好效果,但这需要家长和理疗师的密切配合。

注意在手法矫正时,用力宜轻柔。强力牵张患足,往往是挛缩的软组织尚未松弛就已损伤跗骨的软骨和骺板,导致距骨和舟骨的畸变。还要注意,只有在前足的内收和后足内翻纠正后,即距舟关节和跟骰关节已复位,才可矫正后足的马蹄畸形。否则会使仍处于脱位状态的距舟和跟骰交锁在一起,使马蹄不可能矫正。若用暴力则会形成"摇椅脚"。该并发症一旦形成,则极易复发,或者形成难以处理的困境,应绝对避免。

二、手术治疗

目前国际上首选的手术方法是软组织松解术,最常用的是 Turco 和 McKay 手术。1971年,Turco 提出通过足后内侧的软组织松解和肌腱延长,矫正舟骨和跟骨的畸形,使舟骨复位,克氏针贯穿固定距、舟、内侧楔骨和第一跖骨。以后,Turco 的手术理念被国外的学者广泛接受,逐渐成为治疗先天性马蹄内翻足的首选术式。1982年,McKay 根据手术中的病理解剖观察,提出距下关节广泛软组织松解术,采用足内后外侧的 U 形切口,广泛松解足后、内、和外侧的软组织,尤其是完全松解距下关节及跟距骨间韧带,强调矫正跟骨的内旋畸形,术后足底的纵轴与大腿的纵轴一致。McKay 手术改进了治疗效果。目前,Turco 和 McKay 手术是国内外最常用的两种术式,其共同特点是通过软组织松解和肌腱延长,强调矫正跟骨的内翻、跖屈和水平面的内旋畸形。

但是,Turco 和 McKay 的软组织松解术后主要的问题是畸形矫正不足,表现在残余前足的内收,患儿穿鞋困难,行走时呈内八字步态。Cohen-Sobel 等进行的一组长期随访研究表明,60%的患儿在 Turco 术后残余前足内收畸形。Thometz 等和 Brougham 等分别报告应用 McKay 距下关节广泛软组织松解术后有 52%和 66%的患儿残余前足的内收畸形。Tarraf 等分析了 159 例因残余畸形需行翻修术的患儿,95%是由于前足内收所致。

作者通过对尚未独立行走、已行走和接近骨发育成熟的先天性马蹄内翻足的系列化观察,发现在踝穴内跟骨向内旋转、距骨向外旋转,距下关节存在三维畸形即矢状面的跖屈、冠状面的内翻及水平面的旋转畸形。因此,作者认为在早期手术时应将距、跟骨作去旋转矫正，使距跟、距舟和跟骰关节达到解剖复位，重建足内侧柱和外侧柱的平衡。Turco和McKay手术虽然松解距下关节，但仅强调矫正跟骨的内旋畸形，忽视了对距骨外旋畸形的矫正，距跟关节和距舟关节仍未达到解剖复位，内外侧柱处于失平衡状态，这可能是手术矫正不足，常遗留残余前足内收畸形的原因。作者认为，对距下关节的松解不仅包括内后外侧的关节囊，还应包括距下前方（距骨颈与跟骨之间）的关节囊和韧带的松解，以达到距跟骨去旋转矫正的目的。但要保留距跟骨间韧带，以此作为去旋转的铰链和轴心，防止跟骨的失稳致后足外翻。当松解完成后，用克氏针由距骨的后方穿入至距骨头，以克氏针为杠杆将距骨作向内的去旋转，跟骨作向外的去旋转，恢复距跟骨的正常关系（图5-5-7）。

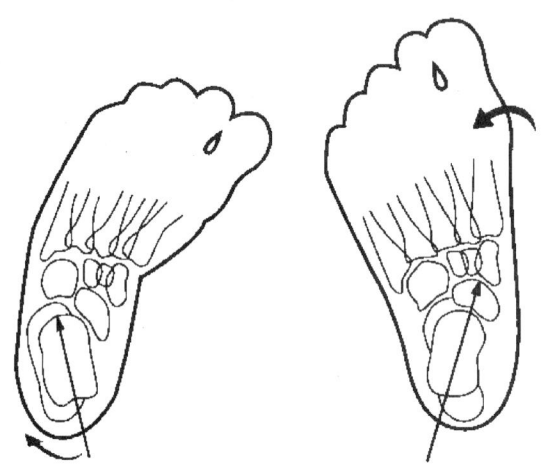

图5-5-7　距跟骨去旋转矫正、距舟跟骰关节解剖复位，重建足内外侧柱平衡

当距下关节的旋转畸形矫正后，再将舟骨复位至距骨头处，使距舟关节达到解剖对位，克氏针贯穿固定。注意距舟关节在内侧和背侧均应达到解剖对位，若舟骨仍有内侧移位，术后可能残余前足的内收畸形；如有背侧移位，术后可能残余高弓足畸形。如跟骰关节松解充分，当距舟关节复位、内侧柱达到平衡后，因骨间膜的作用，跟骰关节即可复位，外侧柱的平衡恢复，足外缘的弧形消失，不需克氏针固定跟骰关节。

此外，先天性马蹄内翻足的内翻肌如胫前、胫后肌挛缩变短，外翻肌如腓骨长肌伸长使足内、外侧柱的软组织亦处于失平衡状态。Turco和McKay的软组织松解术仅强调Z形延长胫后肌腱，对胫前肌腱未予重视。胫前肌的作用是使前足内收及旋后，腓骨长肌则可使前足外展及旋前，两者的共同作用使足内外翻的肌力处于平衡状态。在先天性马蹄内翻足的手术中，当距舟和跟骰关节复位后，足外缘弧形消失，挛缩的胫前肌腱的张力增加，腓骨长肌腱相对松弛，势必增加前足内收及旋后的趋势。因此，作者认为，术中应将胫前肌腱也作Z形延长，以平衡足内外翻的肌力，重建足内、外侧柱的软组织的平衡。

近年，经作者早期手术治疗的140余个先天性马蹄内翻足，均获满意的效果。通过对比健侧与患侧术后正位X线片的距骨-第一跖骨角，发现两者无显著差异，表明无明显的前足残余内收畸形。作者认为充分的软组织松解延长、距跟骨的去旋转矫正、距舟和跟骰关节的解剖复位是纠正距跟舟复合关节的三维畸形，重建足内外侧柱平衡的关键，可有效地避免残余畸形。但是，软组织松解延长的范围，应为个性化，即根据每个患儿足的畸形程度、病理变化给予有针对性的手术治疗，如足外缘不呈弧形，表明骰骨未向内侧移位，则不需松解跟骰关节；如中足无高弓畸形，则不需行跖侧松解。

(一) 软组织松解术

手术年龄以6～18个月为最佳时机，足应＞8cm。患儿足太小，血管神经及肌腱的解剖辨认困难，易出现手术合并症。患儿年龄大于18个月，已独立行走，软组织、骨和关节的继发性改变加重，影响手术矫正效果。

手术体位宜取俯卧位。如取仰卧位，则将患侧垫高，稍向对侧倾斜。气囊止血带下手术。

1. 切口

取Cincinnati切口，起于足内侧第1跖骨基底，向后延伸，经内踝尖下1cm，向后绕过跟骨结节上方，向前外经外踝尖下方0.5cm，止于跟骰关节处。目前作者将其稍作改良，即切口的外侧止于外踝尖下，可达到充分松解内、后和外侧的目的。

2. 步骤

(1) 内侧松解：首先，自跟骨附着处游离并部分切除拇短展肌。切开屈肌支持带，显露、分离胫后血管神经束，直达足底，橡皮条牵拉向近端保护。

在内踝的后下方，分离、切开趾长屈肌腱和拇长屈肌腱鞘，向远端松解，直达亨氏结。在近、远端分别将两条肌腱缝合，然后于近端切断趾长屈肌腱，远端切断拇长屈肌腱，使两条肌腱形成Z形延长。于内踝的后上方，游离、切开胫后肌腱鞘，直达舟骨抵止点。分离出胫后肌腱后将其作Z形延长。分离并保护足背侧软组织后，游离并切开胫前肌腱鞘，将胫前肌腱作Z形延长。

由胫后肌腱的止点辨认舟骨，在保护距舟关节背侧的血管和肌腱，松解背侧的胫舟韧带和跖侧的跟舟（弹簧）韧带，切开距舟关节的内侧、跖侧和背侧，可见向内和向跖侧移位、与内踝相邻的舟骨能回复至距骨头的正常位置。注意勿损伤距骨颈背侧的骨膜和深三角韧带，以保护距骨血供，避免发生距骨缺血性坏死。于足的内跖侧游离并保护腓骨长肌腱，用咬骨钳清除距舟关节内下方的脂肪组织，显露并松解跟骰关节的内、背和跖侧，矫正骰骨的内侧移位，注意勿将软骨当作关节间隙破坏。

(2) 跖侧松解：在胫后血管神经束与跟骨间，分离、切断跖腱膜、跖侧韧带和趾短屈肌腱，纠正中足的高弓畸形。

(3) 后侧松解：分离出跟腱，并尽量向近端游离，作矢状面的内下外上的Z形延长。在外踝的后外侧显露腓肠神经和小隐静脉。切断胫骨肌腱上支持带，打开腓骨肌腱腱鞘，游离并保护腓骨长、短肌腱和血管神经。在内侧分离保护拇长屈肌腱。松解后侧踝关节，范围是由距骨的后内侧角至后外侧角。松解后侧距下关节，向前内侧延伸，达距骨颈水平时切开距下关节的前方关节囊；向后外侧延伸，直至距下关节的前外侧。在切口的后外角，切断增厚挛缩的跟腓韧带和距腓后韧带，以纠正跟骨和距骨的跖屈、内翻和旋转畸形。距下关节松解时，注意保护深三角韧带和跟距骨间韧带，以免矫枉过正，出现后足外翻。

(4) 外侧松解：用硬膜剥离子，由切口的内侧分别穿过距舟、跟骰关节，松解两关节的外侧，复位骰骨至跟骨前方，使足外缘呈直线。

(5) 距跟骨去旋转矫正、克氏针固定：由距骨的后外侧穿入直径1.5mm的克氏针，直达距骨头。在足稍背屈位下，术者握持克氏针，以其为杠杆，将距骨作向内的去旋转，矫正距骨的外旋畸形，同时外旋跟骨，使距跟骨完成去旋转矫正。复位舟骨至距骨头处，使距舟关节于内侧和背侧达到解剖对位，重建内侧柱的平衡，克氏针贯穿固定距舟关节，经内侧楔状骨由足背第1、2趾间穿出皮肤后弯折。注意距舟关节在内侧和背侧均应达到解剖对位。若舟骨仍有内侧移位，术后可能残余前足的内收畸形；如有背侧移位，术后可能残余高弓足畸形。复位骰骨至跟骨的前方，重建外侧柱的平衡。

(6) 缝合延长的拇长屈、趾长屈肌腱。在足的矫正位，维持张力下缝合胫前和胫后肌腱以维持足内外翻的肌力。足背屈5°位缝合延长的跟腱，以保护小腿三头肌力。松解止血带，关闭切口前要彻底止血，以防粘连，形成瘢痕，影响矫正效果。

3．术后处理：小腿石膏管型固定足轻度跖屈位1周，更换敷料后石膏管型改为踝背屈5°、前足轻度外展位。术后6周时去除克氏针和石膏管型。如患儿尚未行走，全天穿戴矫形支具6个月，然后改为夜间应用支具2年。倘患儿已能行走，可仅在夜间佩戴支具。

手术操作宜轻柔，解剖清晰，避免损伤关节软骨面。

(二) 肌腱转移术

肌腱转移术（肌力平衡手术），目前仍是国内很多学者采用的手术方法。其基本观点认为先天性马蹄内翻足是由于肌力不平衡所致，即内翻肌力（胫前肌、胫后肌）强而短缩，外翻肌力（腓骨肌）弱而伸长，足跖屈（小腿三头肌）肌力强于足背屈（胫前肌）的肌力。在早期，先天性马蹄内翻足只有软组织改变，骨和关节正常。因而，早期手术治疗采用跟腱延长，胫前肌腱外移至第3楔状骨或骰骨的内侧上，用钢丝作固定。

作者认为，肌腱转移术适用于脑瘫等神经肌肉疾患导致的马蹄内翻足，采用强而有力的胫前或胫后肌替代瘫痪无力的腓骨长、短肌，以维持足内外翻肌力的平衡。先天性马蹄内翻足是跗骨的位置与毗邻关系异常，而背伸外翻力的减弱只是由于这种因素引起的继发性改变，并非肌肉本身的原因（瘫痪或抵止异常）所致。当畸形矫正后肌力也将相应逐渐恢复。此外，先天性马蹄内翻足不仅有后内侧的软组织挛缩和变短，而且跟距骨在踝穴内存在旋转畸形，舟骨和骰骨向内侧移位，距舟关节和跟骰关节半脱位，足的内侧柱和外侧柱均处于失平衡状态。这些病理变化，采用单纯的肌力平衡术，不能纠正患儿尚未行走时已存在的骨和关节畸形，而且术后用石膏强力制动患足于矫正位还可能进一步加重跗骨形态的畸变。但肌腱转移作为辅助手段，可用于治疗手法矫正后残余的轻度、畸形柔软的患儿。

胫前肌腱转移术适用于患儿站立时足外缘着地，行走时中足有内翻和旋后畸形；足内外侧肌力有动力性的不平衡，表现为足背伸时第一跖骨升高、中足呈旋后位。目前，该手术主要用于轻度、柔软的先天性马蹄内翻足的矫正以及保守治疗后的补充治疗。术前要求是无僵硬和固定性畸形，如病变严重，畸形不能被动矫正，则应首选软组织松解术治疗。胫前肌腱转移至第3楔状骨或骰骨内侧时应注意肌腱勿改变其前踝支持带下的通道。此外，胫前肌移位后，势必出现第一跖骨头下垂，因此在行胫前肌外移后应同时行长伸肌腱后移至第一跖骨头或颈部，以避免第一跖骨头下垂加重高弓畸形。

肌腱转移后可丢失肌力1分。胫前肌腱移位不可太偏外，以在足背中线的稍外侧为宜。这样既能削弱前中足的旋后畸形，重建足内外翻肌力的平衡，还可避免术后的外翻、外展畸形。

(三) 骨性手术

1．跟骰关节楔型截骨术

跟骰关节楔型截骨术通常称为Evans手术。通过跟骰关节的楔型截骨，基底在前外侧，顶点可达第3楔状骨，以缩短足外侧柱的长度。联合内后侧软组织松解，可作为治疗4～10岁先天性马蹄内翻足的首选术式以及治疗其它矫形术后仍有残余畸形或畸形复发者。4岁以下患儿，跟骰关节多为软骨，关节融合较为困难，可在跟骨的前方做楔型切除或行骰骨的楔型截骨术，以短缩足的外侧柱，使足的内外侧柱达到平衡。

先天性马蹄内翻足术后畸形复发，常见的原因是初次软组织松解不充分，导致畸形矫正不足。病理变化主要表现为距舟关节、跟骰关节向内的半脱位，足的内侧柱变短、外侧柱相对变长。跟骰关节或跟骨、骰骨的楔型截骨可缩短足的外侧柱，截骨后对合骨端，能使舟骨复位至距骨头处，从而矫正距舟和跟骰关节的半脱位。楔型截骨的范围和大小取决于距舟关节是否能获得复位、足外缘弧形消失呈直线即可。术后可用克氏针作内固定，石膏管型制动6～8周。

楔型截除的骨块，可移植至内侧第1楔状骨处，以增加内侧柱的长度，重建内外侧柱的平衡。如有后足的内翻、马蹄畸形，可通过内后侧软组织松解、肌腱延长矫正。

2．跟骨外翻截骨术

该手术常称为Dwyer手术。适用于后足不能被动矫正的、固定性的内翻畸形。如合并后足的马蹄，则需同时行跟腱延长或后侧软组织松解术。跟骨外翻截骨术的优点是在矫正内翻畸形的同时保留距下关节的功能。手术入路是由后足外侧作弧形切口，与腓骨肌腱走行方向平行，做与跟骨轴线平行的楔型截骨，截骨的平面应平行于距下关节，去除骨块后将截骨远端稍向外推移，用斯氏针或U形钉作内固定，石膏管型制动6～8周。

3．三关节融合术

适用于8岁以上的先天性马蹄内翻足未经治疗者、软组织松解术后仍残余畸形或畸形复发以及矫枉过正导致的足外翻畸形。三关节融合术的效果比较确切、肯定，能很好地矫正马蹄内翻畸形，但对前脚内收的矫正效果似有不足。软组织松解术或肌腱转移术后残余畸形常见后足内翻、中足高弓旋后、足外缘负重，患儿穿鞋困难，行走时踝关节不稳、疼痛。矫枉过正致足外翻时，跟骨向外侧移位，负重点在距骨头处，也可产生踝部疼痛。距舟和跟骰关节截骨后应使用克氏针作内固定，尤其是距舟关节，以避免假关节形成。

三关节融合术容易出现的问题是矫正不足，遗留内翻和旋后畸形，因此手术时矫正足于轻度外翻和旋前位为宜。

4．Ilizarov外固定架

应用Ilizarov外固定架对严重僵硬的马蹄内翻足，作缓慢牵伸，并配合"U"形或"V"形截骨术，通过1mm/d（分每次0.25mm，4次/d）的牵伸延长，对足部畸形的各个因素进行三维矫正。方法有：①非截骨法适用于关节面对应关系正常，无固定骨骼畸形的患儿，但8岁以下虽有固定的骨骼畸形，因其足骨仍具有可塑形，故仍可应用；②截骨牵伸法适用于8岁以上，有固定骨骼畸形的患儿。如存在肌力不平衡，待畸形矫正后仍须建立肌力平衡。本法对严重马蹄内翻足的矫正效果好，且能较好地保持患足的长度和功能。合并有小腿扭转畸形者应同期实施胫骨下段截骨术矫正，然后，用微型骨外固定技术固定（图5-5-8）。

（杨建平　秦泗河）

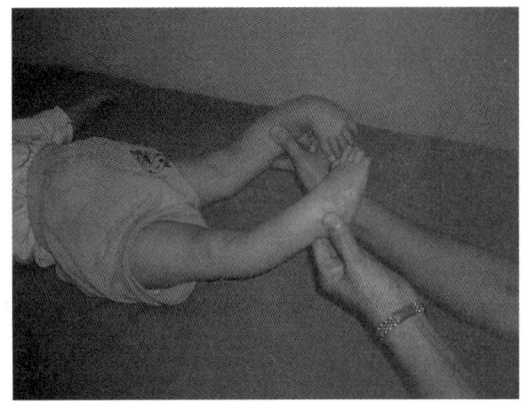

A 3岁双马蹄内翻伴小腿内旋畸形

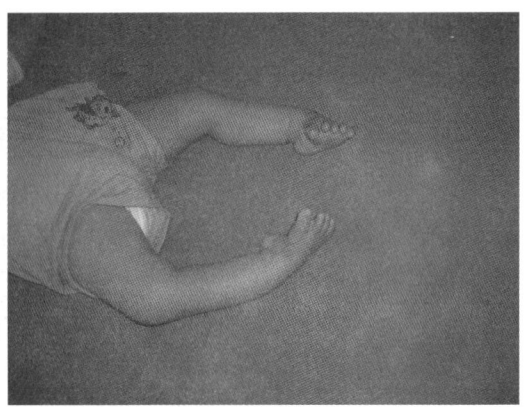

B 该患儿同时合并有膝反屈畸形

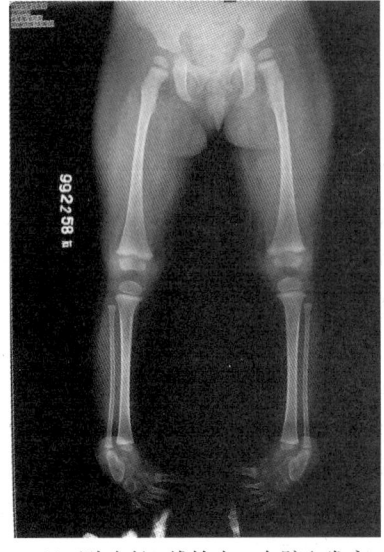

C 双下肢全长X线检查,左髋臼发育不良

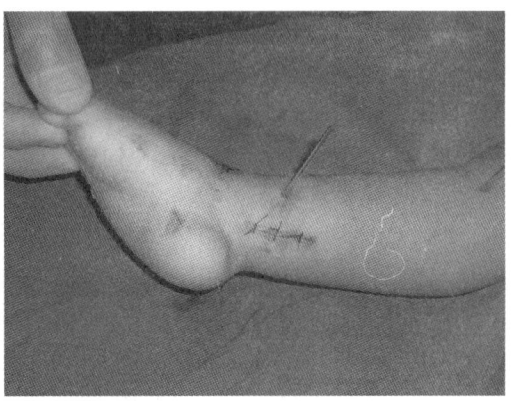

D 先手术松解跖腱膜、跟腱、胫后肌腱,确定胫骨下段截骨部分

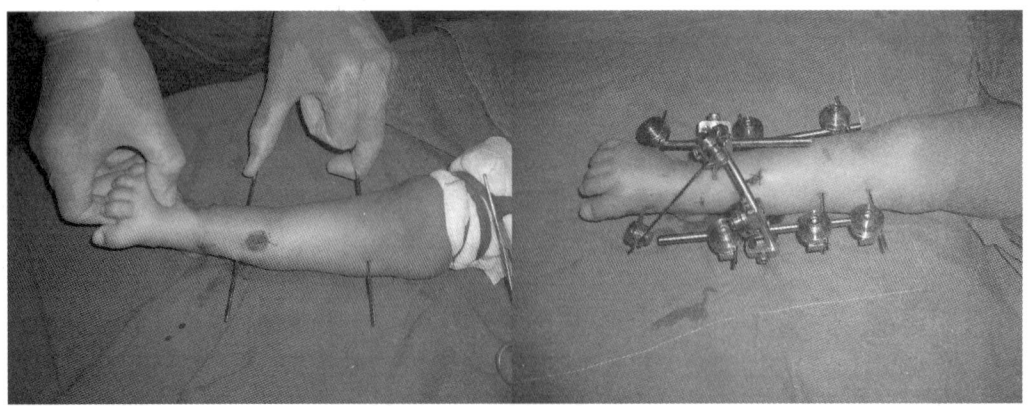

E 胫骨下段截骨矫正小腿内旋畸形,用微型组合式外固定器固定

图 5-5-8　先天性马蹄内翻足合并小腿内旋畸形的矫正

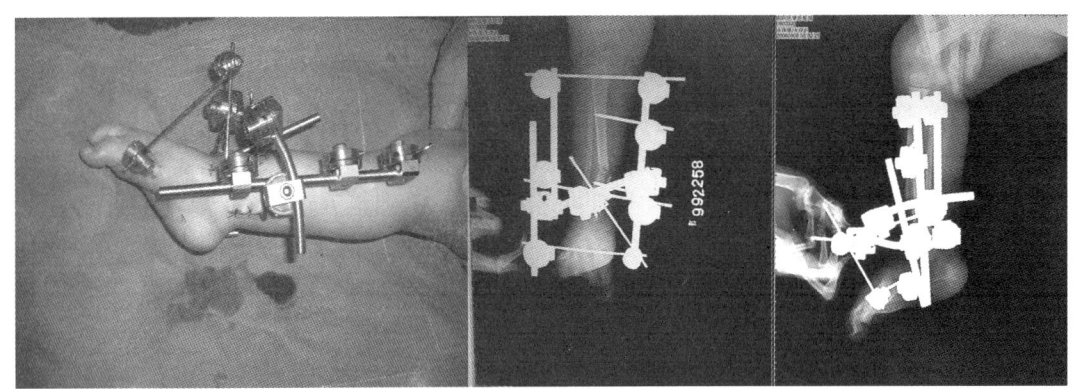

F 术后残留的足下垂畸形，通过外固定器逐渐调整矫正

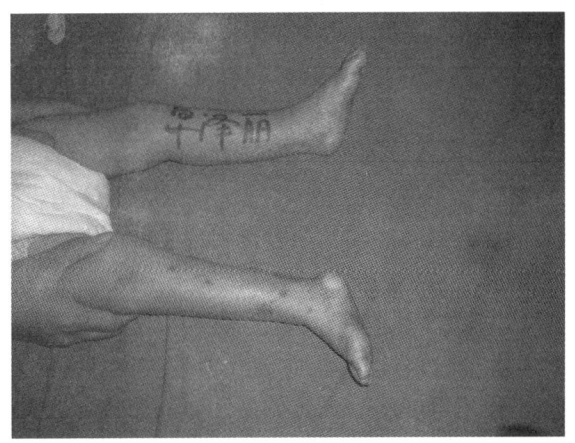

G 治疗结束后双足马蹄内翻足畸形矫正，应继续配穿矫形器行走

图 5-5-8（续） 先天性马蹄内翻足合并小腿内旋畸形的矫正

三、先天性跖骨内收

跖骨内收是前足相对于中足和后足所产生的内收，常常引起儿童足趾向内侧倾斜的步态，这种畸形可独立存在，也可以与先天性马蹄内翻足和小腿内旋畸形同时出现。在跖骨内收的病人中的 1%～5%，也可发生在发育性髋臼发育不良。

临床上，Bleck 把跖骨内收分为轻、中、重型。重型的前足僵硬，则不能外展，于足内缘也可见到横行皮肤皱折，或拇趾与第 2 趾的趾蹼间隙增大。

跖骨内收也可见于先天性马蹄内翻足，手术治疗或非手术治疗后所遗留的一种畸形，这种遗留性的跖骨内收可能是僵硬性病变，表明前足相对于中、后足固定在内收的位置上，抑或跖骨内收是动力性病变，由于行走过程中胫前肌腱不平衡牵拉所致。

治疗

对于年幼儿童可采用手法或矫形器，经系列保守治疗失败后才考虑手术治疗。

1970 年 Kendric 等人复习了采用跖骨基底的关节囊松解（Heyman-Herndon-Strong 手术）的 80 只足，其中 92% 获得了优良的结果。他们建议本手术的合适年龄为 3～8 岁。

对于 4 岁或 4 岁以上遗留性僵硬的跖骨内收，跖骨多处截骨是更好的选择。Berman 和 Gartland 曾介绍了跖骨基底杵臼截骨术治疗僵硬型跖骨内收，矫形效果良好。

(一）跖骨基底杵臼截骨术

手术方法：采取足背侧两个纵行切口或横弧形切口，显露所有跖骨基底，注意保护趾伸肌腱及表浅神经，并尽可能保留浅静脉。于骨膜下显露每个跖骨的近端干骺端，用窄的骨刀对每个跖骨做杵状截骨，其圆顶位于近端，注意避免损伤跖骨基底的骺板。用手被动将前足外展，使跖骨恢复正常的力线，用两根细的克氏针从第一和第五跖骨干的远端向近端插入，并通过截骨处固定，使足维持在矫正的位置，防止截骨两端向背侧或跖侧成角以及重叠移位。在闭合切口前，摄X线片检查克氏针的位置、截骨的部位以及前足的力线。正位X线片上距骨与第一跖骨角应矫正到0°～10°。

术后处理：用短腿管型石膏将患足固定在矫正的位置上，术后2周穿行走石膏鞋以脚的后半部负重行走，4周拔除克氏针，6周拆除石膏。

（二）楔骨及骰骨截骨术

McHale和Lenhart介绍了内侧楔骨开放性楔形截骨和骰骨闭合性楔形截骨，矫正内侧柱严重短缩的中足畸形（"蚕豆"足），其临床表现为前足内收。

病人麻醉后采取仰卧位，在骰骨表面作一个短纵行切口。于骰骨基底偏外侧、切除宽7～10mm的楔形骨块。通过内侧切口的远端部分，在内侧楔骨的表面作一个长2cm皮肤切口，显露内侧楔骨，截骨后撑开截骨间隙，把骰骨闭合性楔形截骨所切取的楔形骨块嵌入楔骨截骨间隙内，楔形骨块的基底位于内侧。检查畸形的临床矫正情况，用两根无螺纹克氏针将足固定在矫正位置。一根克氏针自跟骨插入，经过骰骨并从第5跖骨基底穿出，另一根克氏针从第1趾蹼插入，经过内侧楔骨、舟骨而进入距骨。

术后处理：术后2周检查切口，然后更换更为合适的非负重的管型石膏。术后6周拔除克氏针，再用负重管型石膏固定。这一管型石膏一直穿到X线片上显示骨性愈合为止，通常需要8～12周。个别合并拇内翻畸形者应用皮瓣成型术矫正（图5-5-9）。

四、多趾症

多趾是具有家族性的常见畸形，亦可合并跖骨的畸形改变或肢体其他骨骼的缺如，手术治疗原则如下：

术前分析X线改变和足趾的功能，术后应达到外形良好，适合穿鞋，一般切除最外面一个，合并跖骨畸形应同期截骨矫正（图5-5-10）。

细小的多趾应在新生儿期局麻下切除。复杂性多趾，多合并其它部位的畸形，术前应全面检查，在切除多趾的同时，恢复足的外形和功能（图5-5-11）。

五、扁平外翻足

（一）先天性扁平外翻足分僵硬型和松弛型，前者到一定年龄多需手术矫正，后者随年龄增长在矫形鞋的控制下有自愈可能。

先天性僵硬性（结构性）扁平足，此类患者足骨结构上有畸形，有的是出生后即有僵硬畸形，有遗传倾向，患儿父母之一或两人均有轻或重的平足症。

临床表现：足底扁平外翻、无弹性、跟骨外偏，足弓消失，多合并拇外翻。发育至成年人多有临床症状出现，X线检查部分患者可有跟骨距骨桥。

治疗：若症状明显可施行恢复足弓的骨性手术，最常用的是跟骨延长和距舟关节内翻距

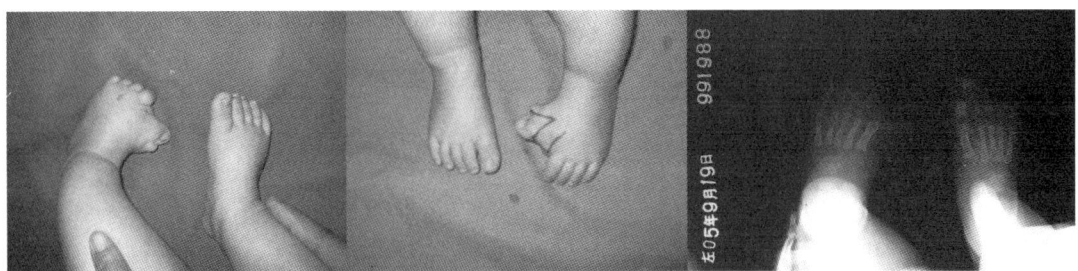

A 术前左足畸形特点与切口设计

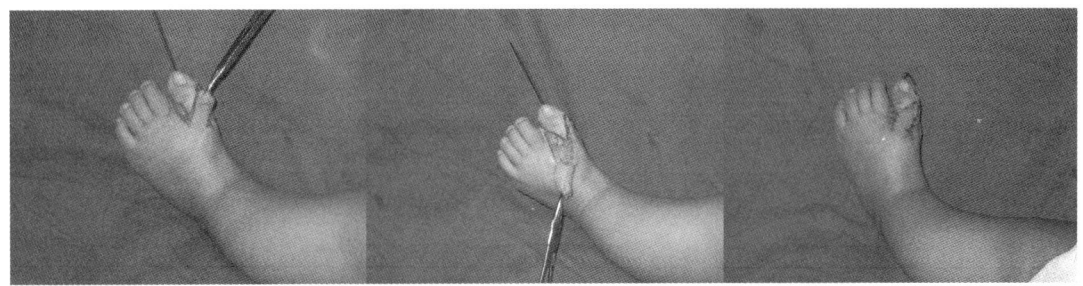

B 游离第1、2趾蹼皮瓣后，松解跖拇关节向腓侧移位纵行贯穿1枚克氏针，维持中立位，游离的皮瓣修复胫侧创面

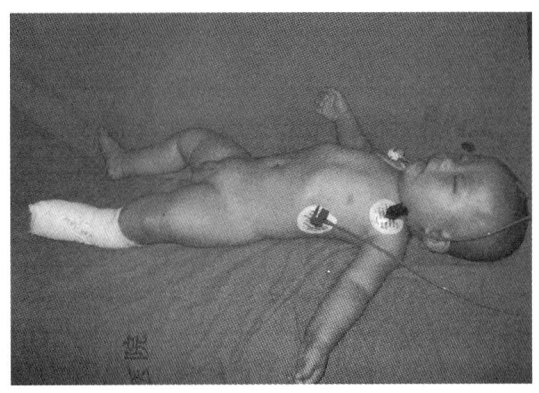

C 术后弹力绷带加压包括，克氏针维持2周

图 5-5-9　左先天性跖骨内收伴踇内翻手术矫正步骤

屈位截骨，同时做跟腱延长，使跟骨跖屈，术后石膏固定时将足弓塑出，拆石膏后穿矫形鞋，注意锻炼足的内在肌肉。对无临床症状的扁平外翻足，可实施跟骨外侧柱截骨植骨延长术矫正（图5-5-12），术后配穿矫形鞋，可保留跗骨间关节。较重的僵硬性扁平外翻足应同期实施跟腱延长、跟骨外侧柱延长、胫骨后肌腱止点前移术，术后用骨外固定器控制足的外形。并调整足的内纵弓（图5-5-13）。

（二）先天性松弛性足外翻

先天性松弛性外翻足，其踝足关节松弛的程度差别很大，患儿足内侧三角韧带松弛，致使足自胫骨下方正常位向外旋转，结果下肢力线自第一、二两跖骨间向内侧移位。大龄患者甚至仅用第一跖骨内侧和舟骨负重，内踝明显突出，跟骨和跟腱的轴线向外翻转，跟骨结节上移。

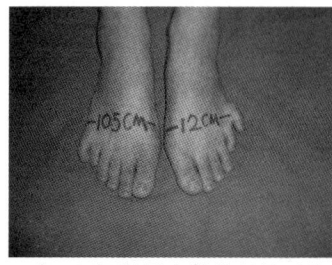
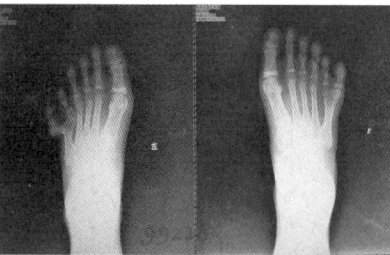
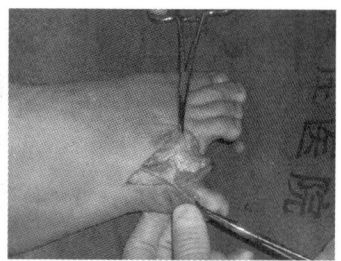

A 女 16 岁 双足多趾伴双足不等宽畸形　　B 术前双侧前足 X 线改变　　C 右足手术切口及操作步骤

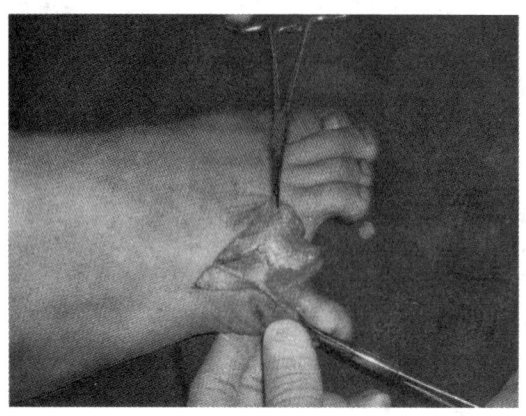
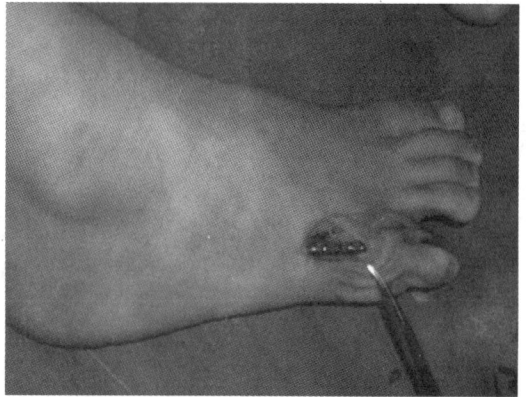

D 切除多趾　　E 第 5 跖骨远端截骨向胫侧移位，微型钢板固定

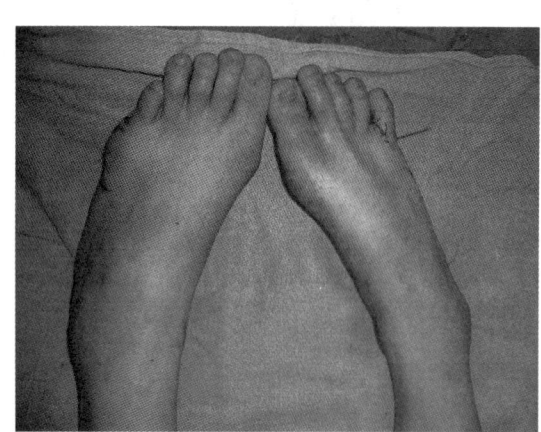
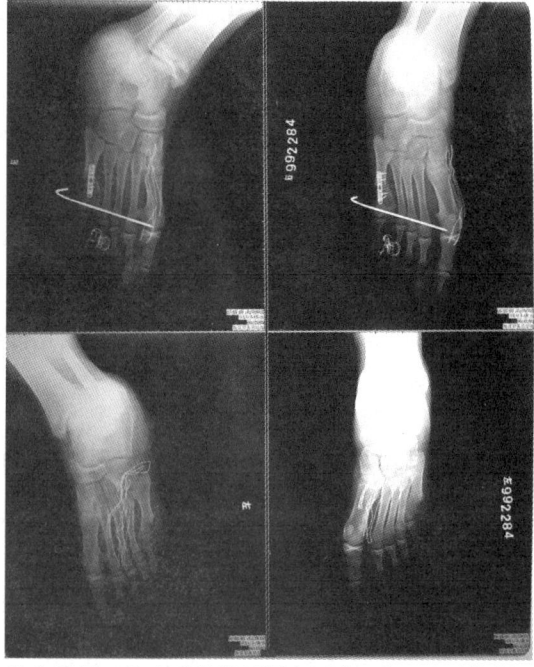

F 术后外观，双前足等宽　　G 右足用一枚克氏针横行贯穿固定 4 个跖骨以控制位置

图 5-5-10　多趾合并双侧前足不等宽的手术矫正

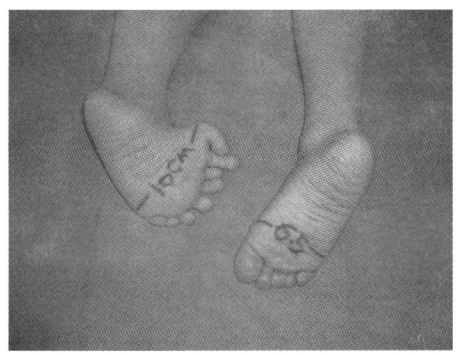
A 男,8岁左足8个足趾

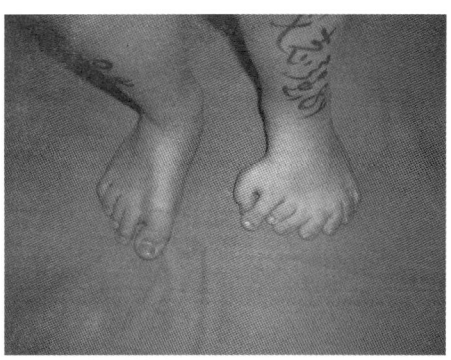
B 双足负重状态

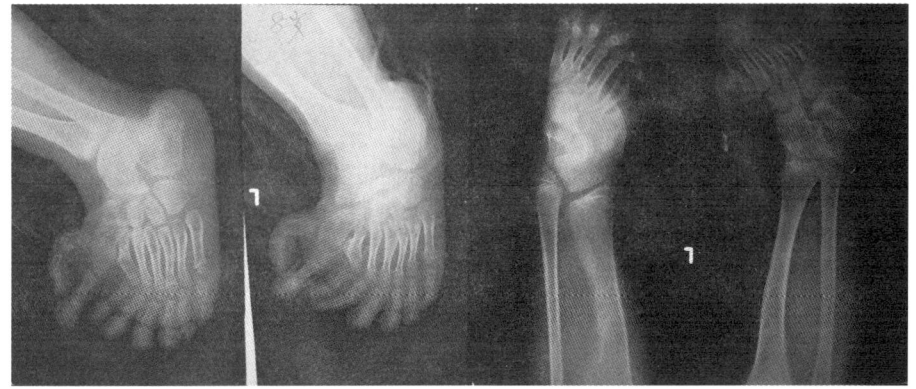
C X线检查,显示踝关节亦发育不正常

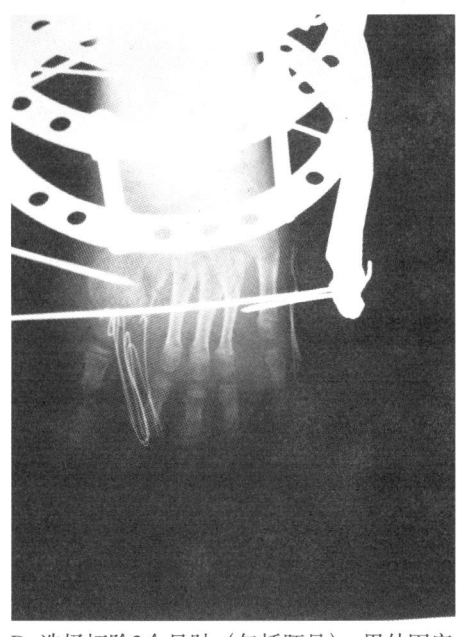
D 选择切除3个足趾(包括跖骨),用外固定器在前足两侧横向推压,使前足变窄

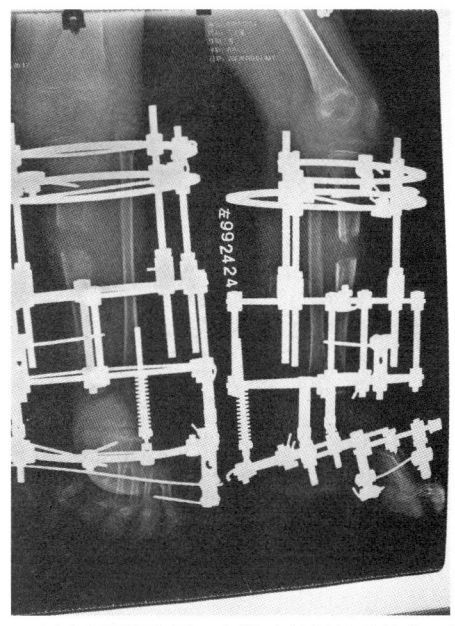
E 因合并胫骨短缩,同期实施胫骨延长术,待腓骨头下移到正常解剖位置时,继续进行胫骨延长时,应截断腓骨,穿针固定腓骨上下端

图 5-5-11　左足多趾症(8个足趾),合并小腿内旋畸形和踝穴改变和胫骨短缩,本患儿同期实施多趾切除和胫骨延长术

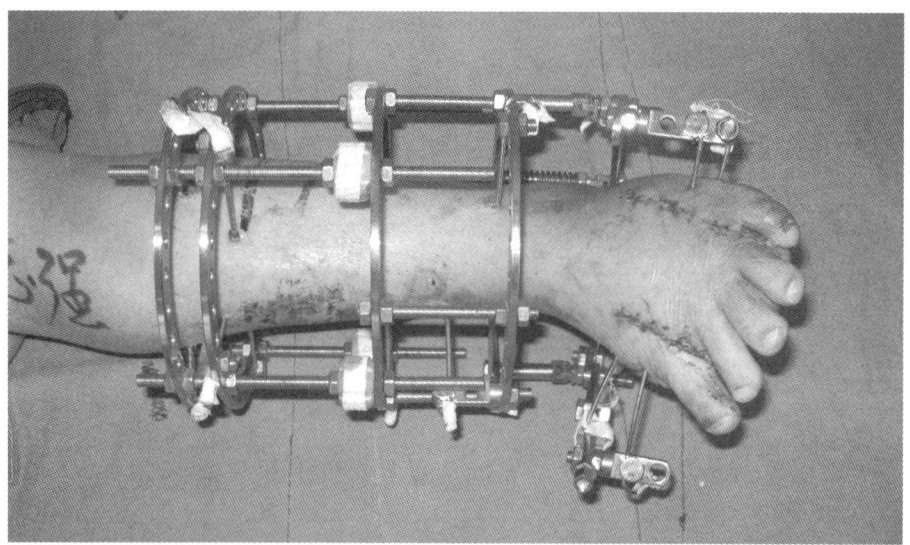

F 多趾切除和胫骨延长手术后外观，外固定延长器的构型和穿针固定方法

图 5-5-11（续） 左足多趾症（8个足趾），合并小腿内旋畸形和踝穴改变和胫骨短缩，本患儿同期实施多趾切除和胫骨延长术

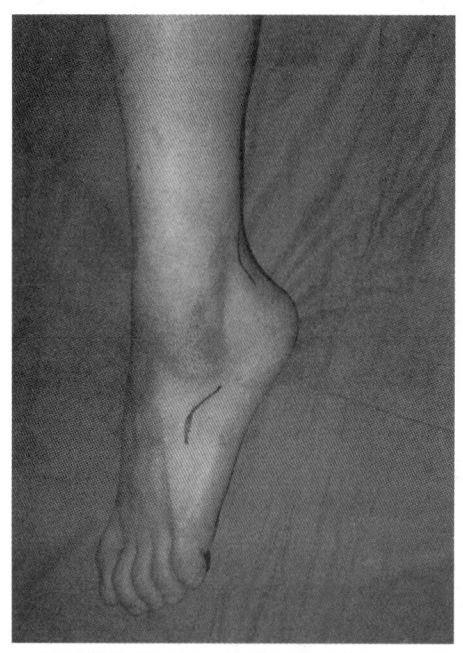

A 跟骨截骨延长矫正足外翻之手术切口，跟腱"Z"形延长采用跟腱外侧切口，跟腱的止点切断外侧半，近端切断内侧半，有利于矫正跟骨外翻畸形

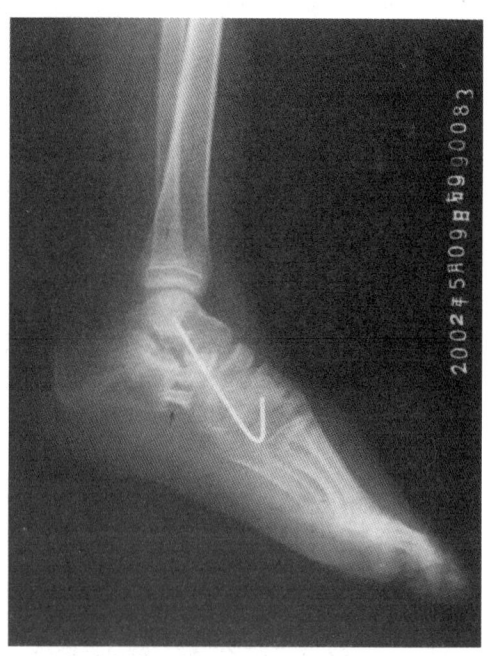

B 跟骨前部截骨撑开延长后，增加了足外侧臂的长度，故能矫正足外翻畸形，撑开的跟骨截骨间隙，取髂骨植骨，并用一枚克氏针固定

图 5-5-12 Diwyn-Evans 术矫正扁平足外翻

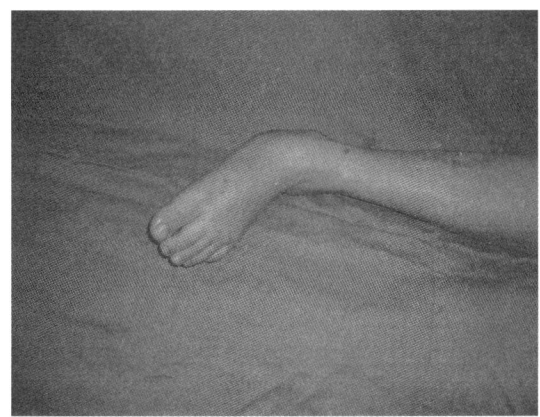

A 14岁 僵硬性扁平外翻足

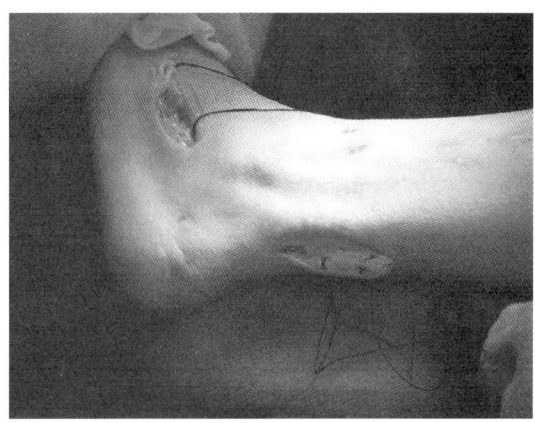

B 足外侧柱延长，跟腱"Z"形延长已完成

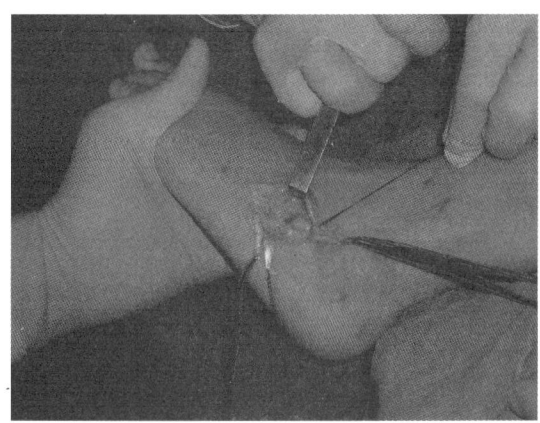

C 腓骨长短肌在同一切口内实施"Z"形延长

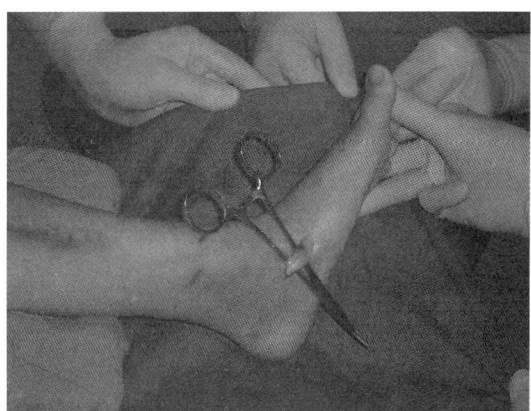

D 胫骨后肌止点前移

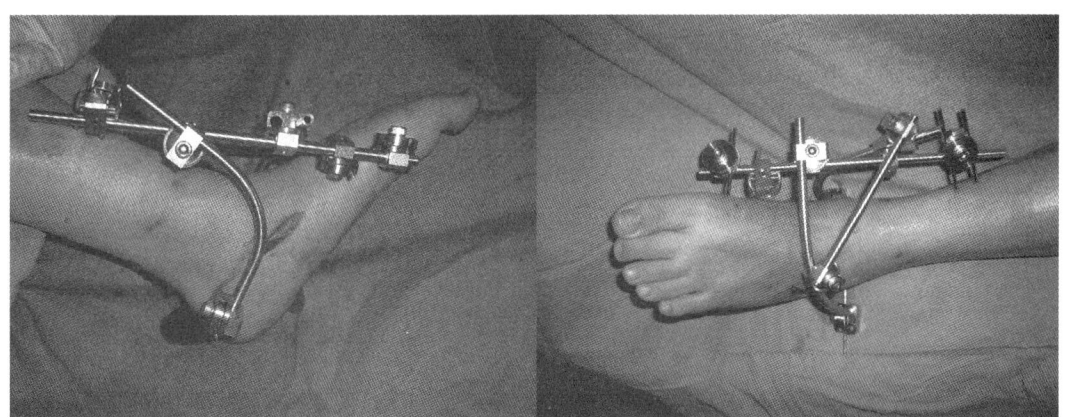

E 手术结束后用组合式外固定器固定足于轻度内收位，术后通过外固定器的调整形成足的内纵弓

图 5-5-13 先天性扁平外翻足矫形手术步骤

治疗：幼儿期应穿内偏、高帮矫形鞋，将足控制在中立位，在生长发育过程中多可自行矫正。儿童或青少年若足的外翻畸形仍明显，可根据患者的具体情况和年龄施行内侧纵弓重建、跟腱延长＋跟距关节植骨融合术，术毕以2mm钢针暂时固定足于中立位，小腿石膏固定足中立位或矫形外科需要位，拆石膏后配穿一段时间内偏高矫形鞋。

六、先天性垂直距骨

先天性垂直距骨是一种少见的严重先天性畸形足，又称先天性摇椅形平足，一般多为单足发病，男性多于女性。

（一）病因病理

病因尚不清楚，是由于多方面因素所致的畸形。通过尸检发现该症胫前肌、拇长伸肌和腓骨肌异常紧张、挛缩，由于软组织挛缩而使骨与关节继发畸形，表现距骨头跖侧旋转移位，使距骨呈垂直状，由于跟距骨移位使二者的关系发生改变，距舟关节脱位，舟骨移至距骨颈背侧面，足伸侧肌肉群和韧带紧张和挛缩。

（二）临床表现

生后即可发现因距骨头的异常位置而引起足底内侧圆形隆起，足跟上翘外翻，站立时足跟不着地，前足背屈，足底呈现凸形，故称摇椅状畸形（图5-5-14）。随年龄增长和站立行走负重的增加，足跗骨将发生适应性的变化，使距骨变为葫芦形，其纵轴几乎与胫骨纵轴平行。当负荷继续加重时前足严重外翻，跟骨与地面的距离越来越大，软组织明显挛缩，胫骨后肌与腓骨长短肌可移至两踝前方，踝关节活动范围明显减小以至僵硬，走路步态笨拙。

（三）X线表现

通过正位和侧位X线照片测量跟距轴角，并观察距跖轴及跟距轴交点的变化，跟骨轴线与距骨轴线延长夹角称为跟距轴角，其交点称为跟距轴交点，距骨轴指向第一跖骨的延长线称为距跖轴，正常正位像距骨轴延长线应通过第一跖骨，跟骨轴延长线应通过第四跖骨，跟距轴角应为20°～40°，两轴交点应位于踝关节处，侧位距骨轴线与正位相同，而跟骨轴线向足背延长，跟距轴角应＜40°（图5-5-15）。

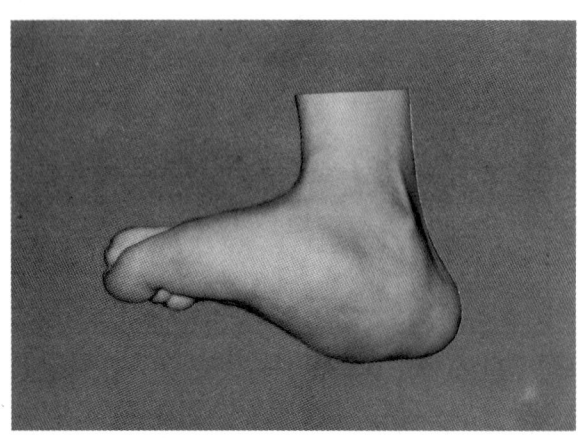

图5-5-14 先天性垂直距骨的足外形呈舟状足底内侧凸出的部分为距骨头

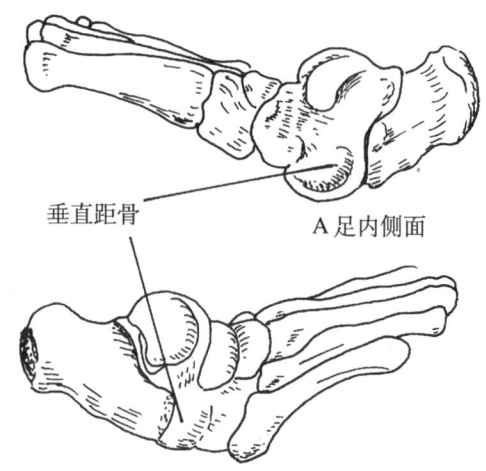

图5-5-15 先天性垂直距骨的骨性改变示意图

(四)治疗

先天性垂直距骨的治疗目的,在于恢复适宜的足内缘线,将前足从背屈恢复到原位,手术治疗原则上越早越好,一般认为生后6个月手术为宜,根据病变的轻重及年龄不同其手术方式也有相应的改变。1~4岁采用切开复位重新对合距舟关节和距下关节,若有软组织挛缩同时给予松解和延长,4~8岁切开复位,充分松解软组织的同时行距骨下关节融合固定术。但其足背侧皮肤多有挛缩,而影响治疗效果,故3周岁以上的患者应采用Ilizarov牵伸技术逐渐矫正,如此尚能够保留足的长度,12岁以上者可行三关节融合术。

1. Kumar 手术

该术式适用于幼儿畸形不严重者,手术时以足外侧距骨窦为中心做第一切口,暴露距跟关节的前方,松解关节周围的软组织和跟骰韧带,然后在足内侧距骨头中心做第二切口,显露胫前肌、距骨头和舟状骨的内侧,松解该处的软组织及韧带,游离距前方,包括距舟、距骨头和舟状骨的内侧,跟腱内侧做第三切口,Z形延长跟腱,若跟胫关节囊后方紧张时可切开后踝关节和距骨下关节囊,使距骨和跟骨矫正至正常位置,用克氏针穿越舟状骨至距骨颈固定保持位置,重建距舟韧带,分层缝合创口,使足呈中立位,膝关节屈曲位长腿石膏固定8周。拔出钢针拆除石膏后,配矫形鞋6个月。

2. Eyre-Brook 手术

于足内侧缘做一弧形切口,暴露出胫骨后肌,从其支点处切断肌腱,然后切开弹簧韧带可见其被拉成长盲袋形,并可见到舟状骨脱于距骨头颈的背面,距骨关节面指向足底,切开距舟关节背侧的韧带,将距骨复位。若距舟关节仍不能复位时,应将足背挛缩的胫前肌、姆长伸肌、趾长伸肌、腓骨长短肌行肌腱延长,于足背外侧再做一切口,显露出跟骰和跟距关节,切开其韧带,将距骨头抬起与舟骨对位,如对位良好,用克氏针穿过第一趾骨、跖骨、楔骨、舟骨和距骨固定,重叠修补弹簧韧带。当足下垂严重时,可同时和分期行跟腱延长,术后用筒形石膏固定4~8周。拆石膏后配穿一年左右能托起足弓的矫形鞋。

七、副舟骨

足部副舟骨是足骨先天性畸形变异之一,也称足部胫外侧骨。位于舟骨之内侧缘附近,大部分是双侧而且左右对称,有人认为是独立存在的舟骨粗隆的孤立钙化点,通常有副舟骨存在即没有舟骨粗隆。副舟骨出现率为14.8%左右。

临床及X线表现

患者均有不同程度的扁平足,跖内侧足弓变低,站立时跖内侧着地,足内缘突起,部分患者行走过度,足内缘疼痛,可触及一硬性骨突起。

X线检查:足正位像可见舟骨内缘有锥体形或四方形的不规则阴影,其底部平坦,大小约0.5~2cm。

治疗:扁平足轻无症状者可应用足弓垫,重者可手术摘除副舟骨,紧缩弹力韧带,固定好胫后肌新止点,术后继续穿一段时间矫形鞋。

八、先天性多发性关节挛缩症

是一种少见的、出生后即存在的四肢畸形,可侵犯四肢部分关节,但以下肢特别是足的畸形为重。其病因不明确,可能与遗传、胎儿期宫内感染有关,其肌肉组织、关节囊、神经组织皆发生变性变化，多数学者认为原发病变在肌肉。

临床表现：

根据挛缩的情况有：①强直性挛缩（图5-5-16）；②屈曲性挛缩；③混合性挛缩（图5-5-17）。其足的畸形和关节僵硬的程度较先天性马蹄内翻足更为严重，跖内侧软组织松解术后畸形很易复发，目前仍是小儿矫形骨科的难题。

手术治疗原则、方法同先天性马蹄内翻足，但手术时间长、效果差，软组织松解术后畸形易复发，作者近期应用Ilizarov理论与牵伸技术，逐渐矫正7例先天性多发性关节挛缩症屈膝与马蹄内翻足畸形，患者年龄4～17岁，手术创伤很小，皆获得了满意的矫正效果。Ilizarov理论与牵伸技术的应用，对先天性多发性关节挛缩症重度肢体畸形的治疗效果，出现了突破性进展（图5-5-18）。

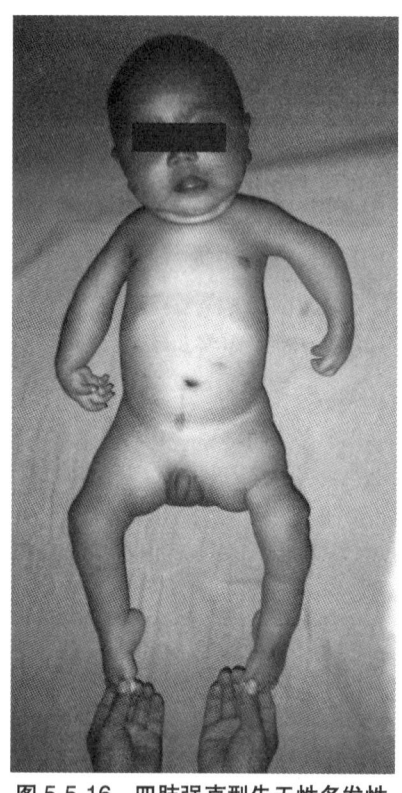

图5-5-16 四肢强直型先天性多发性关节挛缩症，自主功能完全丧失

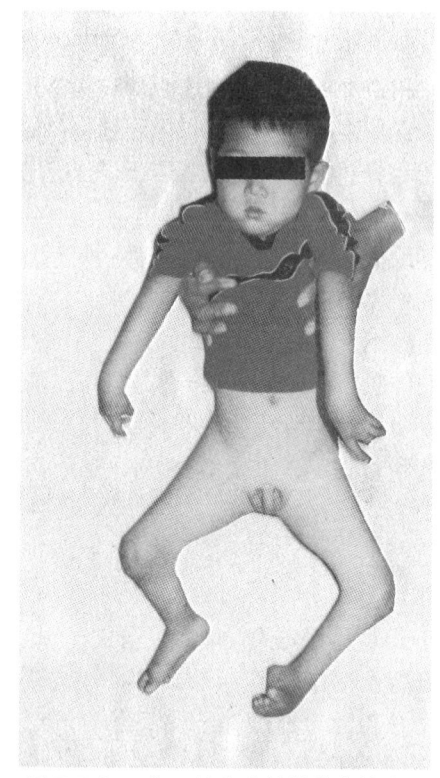

图5-5-17 先天性多发性关节挛缩症临床表现，本患儿四肢皆受累，上肢为伸直型、下肢为屈曲型

九、先天性下肢肥大症

先天性下肢肥大症（即巨肢症），多一侧发病，称半侧肥大，两侧同时发病者极少见。在下肢可单发于足、小腿或连同大腿肥大。此种先天性肢体肥大症通常包括软组织和骨骼，组织学上分为肥大和增生两种。按畸形的范围分整体型半侧肥大和局限型半侧肥大，前者包括从头至脚半侧躯体和体内成对脏器半侧肥大，后者指局限于肢体软组织和骨骼的肥大。

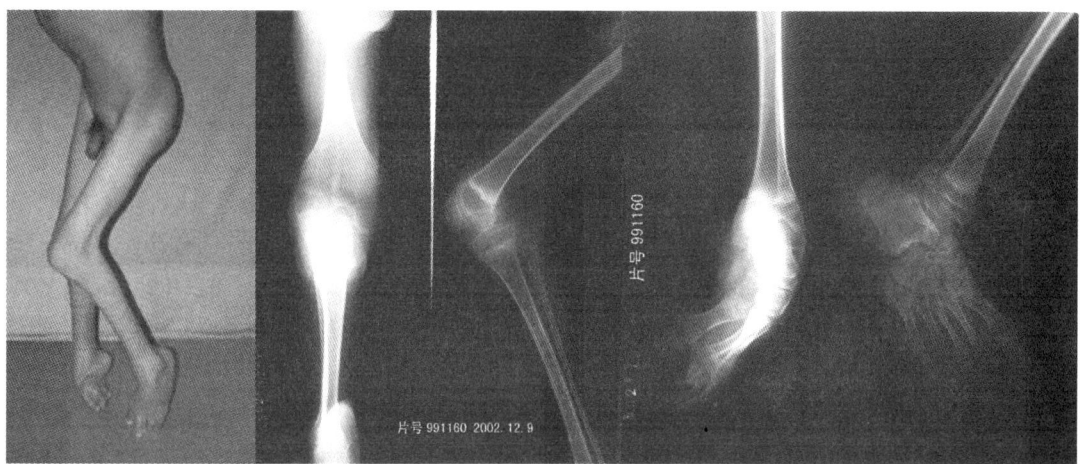

A 男,14岁,双下肢屈髋、屈膝伴重度马蹄内翻足畸形,丧失直立行走的条件

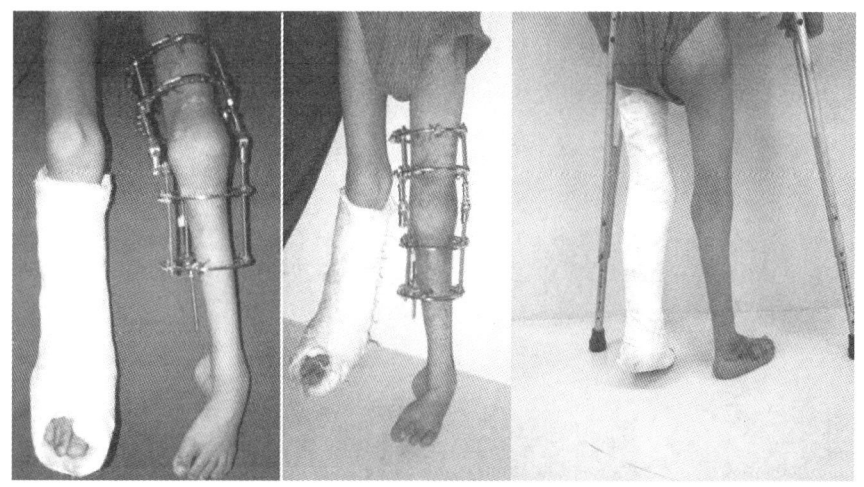

B 矫形手术与Ilizarov牵伸技术结合,使双下肢分两期手术矫正

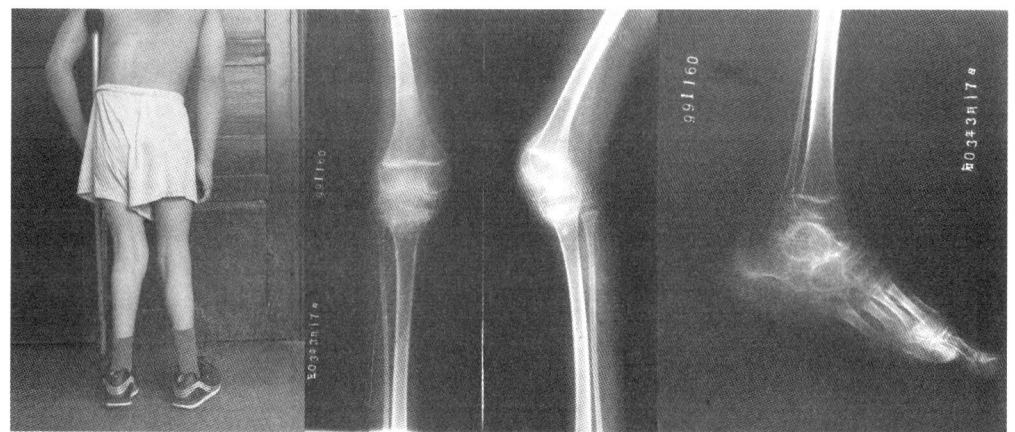

D 双下肢髋、膝、足畸形皆获满意矫正,患者能扶单拐直立行走,对治疗结果很满

图5-5-18 双下肢先天性多发性关节挛缩症矫形治疗过程及结果

病因：本症确切病因不明。

病理：患肢各种组织，均有过度增生改变。脂肪组织增生，有的肌束增大，但多数有功能的肌肉由于废用发生萎缩。血管壁的内层亦有过度增生现象。骨骼肥大，关节变形，早期易出现骨关节炎。周围神经间质中的结缔组织也同样发生增生现象。

临床表现：临床上15%～20%病人有智力缺陷，但作者所见3例病人智力无明显影响。肢体肥大，皮肤增厚粗糙，毛发亦常粗大。患者出汗较正常人多，易疲劳。足由于软组织和骨骼增生，足的长度增加，足底软组织增厚，足弓消失，前足增宽（图5-5-19），甚至呈扇形改变。影响穿鞋和行走功能，这是患者要求治疗的主要原因。

外科治疗：外科治疗的目的是恢复或部分恢复肥大下肢的外形，对大腿和小腿的均匀性肥大目前尚无有效的治疗方法，对足的肥大可施行双足等大术。

手术方法 在足底的内侧或外侧纵形切口，剥离并切除足底的软组织包括肥大的浅层足内在肌肉，如拇展肌、屈趾短肌等，恢复足的内纵弓。用螺丝钉紧缩前足跖骨头之间的间隙，从而减少前足的宽度。过长的足趾可手术缩短，必要时可切除影响功能的足趾，力争达到使双足能穿等大的鞋子。手术结束后必须用弹力绷带加压包扎，配穿裹紧前足的鞋行走，且患足在日后的行走过程中前足加压包扎应持续一年以上，可减少或防止足的软组织增生。

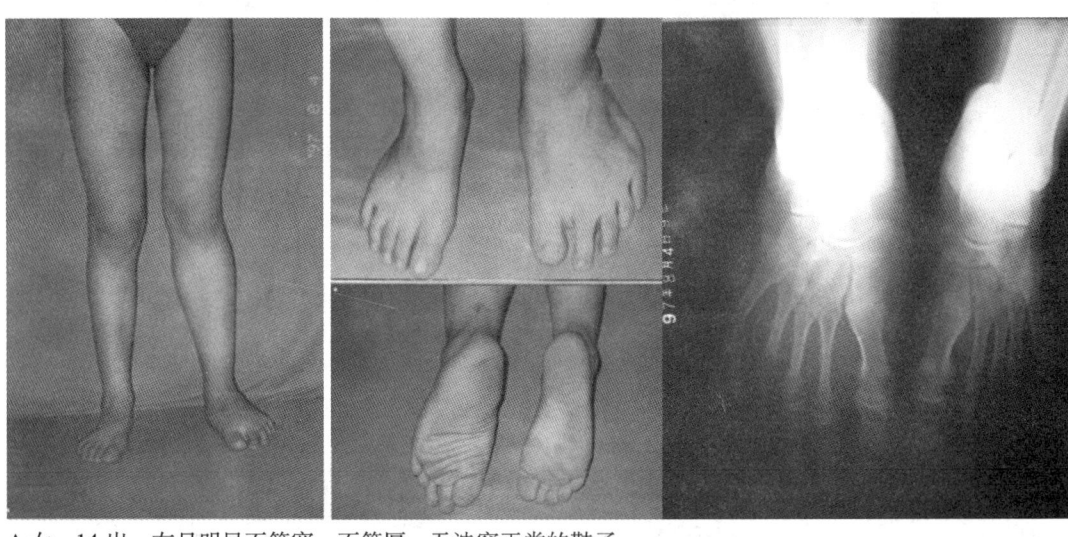

A 女，14岁，左足明显不等宽、不等厚，无法穿正常的鞋子

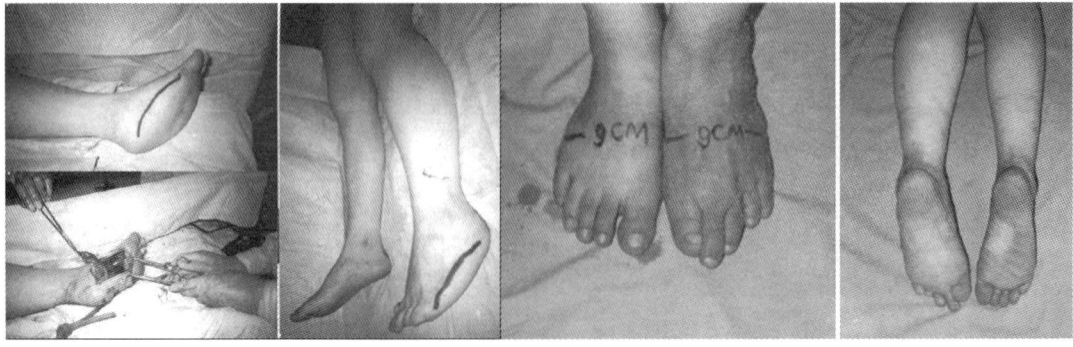

B 切除增厚的足内在肌，用空心钉压缩跖骨之间的间隙，使双足达到了等宽，基本等厚

图5-5-19 先天性左下肢半侧肥大症实施足的缩小手术方法

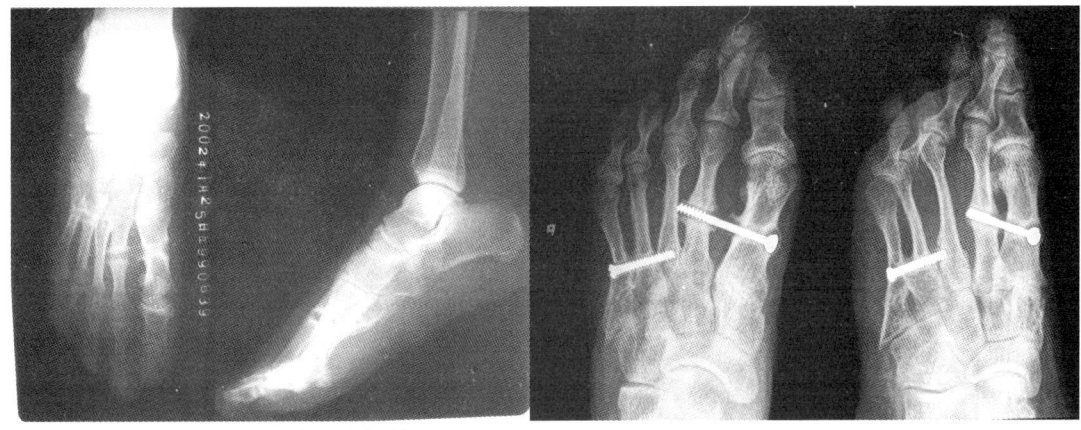

C 术后 X 线检查，术后 4 年半拆除螺丝钉

图 5-5-19（续）　先天性左下肢半侧肥大症实施足的缩小手术方法

十、巨趾

巨趾是指一个或一个以上足趾肥大增生，体积较正常足趾明显增大，手术主要解决疼痛、穿鞋困难和外观。

软组织切除和截骨或骨骺阻滞可以用于单个巨趾的初期治疗。但是，这些手术方法的复发率几乎达到 100%。Grogan 等报告，用趾列切除、趾骨骨骺阻滞及软组织切除治疗 10 例先天性脂肪纤维瘤病所致的巨趾，获得很满意结果。当足或足趾增大不很严重时，建议巨趾长到成年人时，再进行趾列缩短或切除。

（一）趾列缩短

手术方法：沿着被缩短的趾列的背侧作皮肤切口，可沿跖骨及趾骨作一个长切口或多个小切口，将纤维脂肪组织切除，注意保护趾神经血管束，在跖骨颈部作截骨。参照周围其他跖骨的长度，将过长部分的跖骨短缩，并将跖骨头的骺板融合。如果必要，可对任何趾骨进行同样手术操作，直到趾列缩短到正常长度。沿趾列的方向，用一根克氏针从趾端插入跖骨基底。彻底止血后，间断缝合切口，并用小腿管型石膏固定。

（二）趾列切除（适用于拇趾以外）

手术方法：在拟要切除的趾列上，从趾端到跖骨基底画出切除皮肤的轮廓，在跖趾关节表面做背侧及跖侧切口，与相邻趾蹼切口相连。向近端切开，包括向背侧及跖侧延长，直到要切除的跖骨基底。切除跖骨及相连的趾骨，以及周围肥大软组织，仔细保护供给邻趾的血管神经束。适当切除软组织后，用常规间断缝合方法闭合切口。

术后处理：加压包扎，配穿 2 个月行走矫形鞋。

十一、裂足（龙虾足）

是单个裂隙向近端扩展的足畸形，有时裂隙达到中足。一般来说，有一个或一个以上的足趾及其跖骨部分缺如，跗骨也常有异常。尽管裂足畸形的程度及类型不同，但通常第一及第五趾列存在（图5-5-20）。如果一个跖骨部分或全部缺如，其相应的足趾总是缺如。Blauth 和 Borisch 根据对 173 例裂足（文献报告 128 例）的 X 线片特征的研究结果，按跖骨数目多

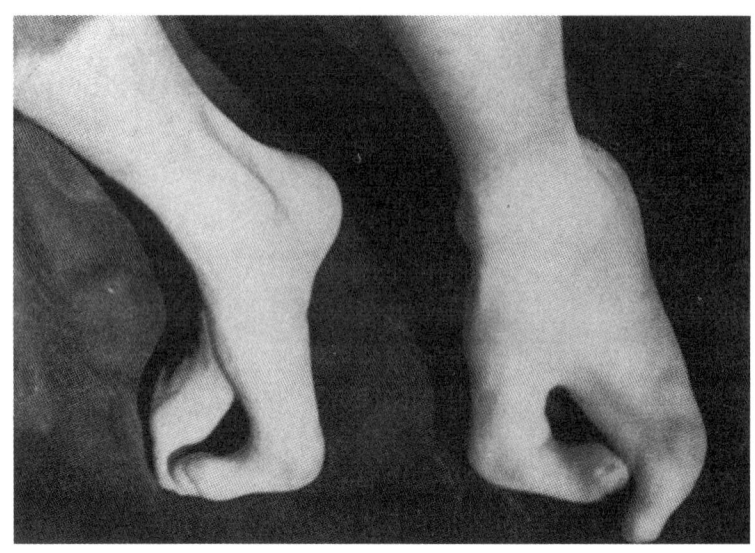

图 5-5-20 裂足畸形的外形

少将其分为六型：Ⅰ型和Ⅱ型为轻度缺少的裂足，5个跖骨均存在，Ⅰ型中跖骨全部正常，Ⅱ型中跖骨部分发育不全；Ⅲ型为4个跖骨，Ⅳ型为3个跖骨；Ⅴ型为2个跖骨，Ⅵ型为1个跖骨。

治疗裂足的任何一种手术都应当着眼于改善功能及外观。当裂足在两个跖骨之间向近端扩展时，则要切除裂隙内的表面相对应的皮肤，但背侧及跖侧皮瓣应该保留，以便闭合切口时使两个皮瓣缝合到一起。如果有跖骨而没有相应足趾，应将该跖骨切除。第一及第二趾列的任何骨或关节畸形在手术时都应矫正，被保留下来的任何趾列也许需要进行关节囊切开及截骨手术。如果用克氏针固定，手术后6周拔除克氏针并拆除小腿管型石膏，然后更换短腿行走管型石膏继续固定4～6周。

（秦泗河）

第六节 足踝畸形矫正现代概念

足部共41个关节，占双下肢关节数量的84%。具有三维的解剖结构，复杂微妙的运动功能，人体在大地上的各种运动与平衡无不关系着足的着地、着力部位。因此，足踝的解剖轴线、生物力学与功能重建等牵涉的问题较髋、膝关节多。近百年来，现代科学对足踝的解剖生理、生物力学和足踝疾病的研究、预防与治疗获得了众多成果，但对足踝的发生、发育过程、生理功能与应力变化，下肢运动与血液循环之间的关系，行走方式与人的性格特征之间的关系等还缺乏明确的研究结论。各种足踝疾病的治疗，也缺乏具有国际权威性的规范指南，作者根据实施近万人次的足踝畸形矫正经验，提出足踝畸形矫正的现代概念。

一、用人类直立行走的整体观探讨足踝畸形发生、发展的原因

从灵长目大猿科具有抓握等多功能的后爪，进化到拇指内收、足跟增大、足弓形成的具有拱状骨关节结构的人足，从而奠定了类人猿躯体直立、只用两只脚负重行走的基础。足的特征是："稳定中有灵活"。在以踝关节为主的大运动中包含了足部其它微动关节的三维运

动，由此形成了人类站立、行走、跑步中的自然摆动运动与"步态美"。但人足仍存在着进化上的弱点，如足的内翻肌群的肌力明显大于外翻肌群，足踝关节韧带的强度并不适宜人体长时间的站立状态，拇外翻、平足症、马蹄内翻足等畸形仅见于人足。

从个体发育过程看来，婴儿出生时脚掌是平的，学会走路时脚部韧带和肌腱加强了，才使脚掌中部骨骼隆起形成足弓，这个过程通常到16岁时完成。可见，具有弹簧作用的足弓是发育、行走过程的产物。

直立行走是人类区别于一切哺乳动物的根本特征，其它的特征包括脑的智力都是在直立行走的基础上演进来的。由四足行走动物变成两足行走动物，踝足关节的应力增加，从而成为人类产生众多足踝部畸形和疾病的主要原因。足的畸形、关节退变性疾病和血液循环障碍性疾病的发生率较之于上肢明显增加了。用生物进化的自然观，研究人足的结构、生理、运动方式、足踝疾患产生的宏观原因以及足的功能改变对全身功能的影响，将为临床医生提供一种新的观察、研究视角。

二、矫正足踝畸形，要关注患者体质与下肢的持重力线

人体的站立、行走的平衡功能，是躯体统一、协调运动的结果，但均起于足下。先天性体质特征（如身高、肥胖、关节松弛度）与生活地区和工作类型，可影响某些足踝疾病的发生与发展。任何下肢整体的持重力线与解剖轴线的改变，足踝关节肌肉力量的轻度失衡，均可影响足的着地、着力部位和应力变化，从而导致或影响足踝畸形的发生与发展进程。因此，在矫正足踝畸形时，不可忽视患者体质类型与生活模式对足踝畸形产生的影响，注意下肢整体力线的X线检查和肌力的测定。一个看似简单的畸形，如足的内翻或外翻畸形，往往同时出现多个骨骼的畸形改变和踝足关节内外、前后肌腱、韧带的张力改变。如矫正拇外翻、平足症，术前应摄双下肢全长足负重位X线正侧位片，如此，方能准确地测量出下肢持重力线与膝、踝关节解剖轴线之间的关系，以正确了解足部动态畸形的发生原因，准确把握矫正畸形的方法与尺度。若因膝关节或小腿轴线改变继发的足畸形，矫正足踝畸形的同时，必须矫正膝部或胫骨畸形恢复下肢的正常持重力线。

三、足的畸形矫正由关节融合走向保留关节功能的方向发展

足的内翻、外翻、高弓、仰趾等骨性畸形改变，三关节融合曾经是矫正所有跗骨骨性畸形的金标准，但长期随访发现足的内外翻运动受限或丧失，行走时足的弹性下降，踝关节应力集中，绝大多数患者继发相邻关节早期退行性关节变。由于微创与自然重建理念的出现，可以通过多个不经关节的跟骨和跗骨截骨，术后应用可调式骨外固定技术，做到少融合或不融合跗骨间关节而矫正足的畸形，从而保留足的三维多级的微小运动。

足踝关节镜与人工关节的发展，使足踝关节某些疾病的治疗模式，逐渐进入微创化、有限化、替代化的新阶段。痛的关节变成不痛的关节、死关节变成活的关节，显然是患者和医生共同追求的目标。踝关节发生严重病损者应首先考虑人工关节置换，不得已时才选择踝关节融合。

四、足的畸形矫正与美学修复结合

社会的文明进程与人们对美的需求，推动着"足踝矫形技术必须与美学理念相结合。"

应用腔镜技术或其它微创技术，使足的畸形矫正与功能重建后不留或少留切口瘢痕，显然是外科发展的趋势。如我院开展的小切口足畸形矫形术，双足等大术，短足延长术，跖骨延长美趾术等，满足了年轻人对足美观的追求。

五、微创牵拉技术使足踝畸形的矫正进入生物学时代

Ilizarov发现的张力——应力法则与三维外固定器牵拉矫形技术，使足踝畸形的矫正发生革命性变化，软组织畸形矫正不用开刀，仅安装Ilizarov外固定矫形器通过缓慢牵拉即可达到满意矫正。重度或复杂的骨性畸形、既往手术失败或复发的僵硬性足踝畸形，在实施有限截骨手术后安装三维足踝牵拉矫形器，术后在患者无明显痛苦的情况下，根据畸形矫正的要求缓慢牵拉，畸形获得满意矫正，并避免了严重并发症的发生。

通过牵拉组织再生的原理实现足踝畸形的矫正，所有的软组织包括肌腱、韧带都没有被松解或切断，畸形矫正后仍能保留良好的解剖结构与功能。已经退变、关节狭窄、僵硬的踝关节，安装带铰链关节的牵伸器，使踝关节间隙处于轻度分离状态下进行关节活动，可恢复部分关节功能，避免或延缓实施踝关节置换或关节融合。这是传统的开放手术无法达到的治疗效果。Ilizarov技术对足踝畸形的矫正，实现了微创化、动态化符合生物学要求的自然重建理念。

六、现代足踝矫形器的使用，延缓或减少了手术的范围

由于新材料、新工艺的不断发展，现代足踝矫形器的结构与功能可以达到：稳定松弛的关节、改变负重应力与矫形的三个作用。足踝外科医生应注意了解和掌握足踝矫形器的材料与功能、适应证与新的构型特点。一些足踝疾病与轻的足畸形，通过装配足踝矫形器后可以获得明显的功能改善和防止畸形发展，从而避免手术或延缓实施手术。

结论

人体骨与关节的变化遵循着应力与应变的基本法则。绝大部分后天足踝关节疾患，除了创伤和疾病的因素，均直接或间接的来自于直立行走的不合理或累积性应力。人类从何时进入穿鞋的阶段？少年、儿童穿什么样的鞋子、采用何种锻炼模式有利于足的正常发育？随着人类平均寿命的延长，老年人如何进行足踝的保健才能健康的伴随人生？如何用循证医学的方法评价既往足踝畸形的矫正原则？

生活的富足与生活模式的改变，使足踝疾病的发生率增加。从生物进化、社会演进与新的身体文化观，探索足的发育、成熟与生活方式的关系，足踝损伤、畸形与疾病发生、形成与转化的脉络，合理评价和正确运用各种高新技术和自然重建理念，从而研究出符合13亿中国人足踝骨关节的正常解剖值，畸形矫正评价标准与常见足踝畸形的防治指南，是中国足踝外科医生肩负的重大责任。

（秦泗河）

参考文献

1. 李德达，龚仁钰．早起手法矫正系列石膏固定治疗先天性马蹄内翻足．中华小儿外科杂志，2003，24：205-207

2. Roye DP Jr, Roye BD. Idiopathic congenital talipes equinovarus. J Am Acad Orthop Surg, 2002,10:239-248
3. Cummings RJ, Davidson RS, Armstrong PF, et al. Congenital Clubfoot. J Bone Joint Surg Am,2002,84:290-308
4. Menz HB, lord SR. Gait instability in older people with hallux valgus. Foot Ankle Int, 2005,26(6):483.
5. Pinney SJ, SS. Current concept review: acquired adult flatfoot deformity. Foot Ankle Int, 2006,27(1):66.
6. Sammarco VJ, Magur EG, Sammarco GJ. Arthrodesis of the subtalar and talonavicular joints for correction of symptomatic hindfoot malalignment. Foot Ankle Int, 2006, 27(9):661.
7. Liu TH, Ng s, Chan KB. Endoscopic distal soft tissue procedure in hallux valgus sugery. Arthroscopy, 2005, 21(11):1403.
8. Trevino S, Gibbs M, Panchbhavi V. Evaluation of results of a minimally constrained total ankle arthroplasty. Foot Ankle Int, 2006, 27(6):418.
9. San Giovanni TP, Keblish DJ, Thomas WH. Eight-year results of a minimally constrained total ankle arthroplasty. Foot Ankle Int, 2006, 27(6):418.
10. Kopp FJ, Patel MM, Deland JT. Total ankle arthroplasty with the Agility Prosthesis: clinical and radiographic evaluation. Foot Ankle Int, 2006, 27(2):97.
11. Ferreira RC, Costo MT, Frizzo GG. Correction of neglected clubfoot using the Ilizarov external fixator. Foot Ankle Int, 2006, 27(4):266.
12. Elomrani NF, Kasis AG, Tis JE. Outcome after foot and ankle deformity correction using circular external fixation. Foot Ankle Int, 2005, 26(12):1027.
13. 秦泗河. Ilizarov 技术概述. 中华骨科杂志，2006,9:642-645.
14. Roos E,Engstrom M, Soderberg B. Foot orthoses for the treatment of plantar fascitis. Foot Ankle Int, 2006, 27(8)606.
15. Alvarez RG, Marini A, Schmitt C. Stage Ⅰ and Ⅱ posterior tibil tendon dysfunction treated by a structured nonoperative management protocol: an orthosis and exercise program. Foot Ankle Int, 2006, 27(1):2.

第六章 骨骺及骺板疾病

第一节 股骨头骨软骨病（股骨头缺血性坏死）

骨软骨病指由慢性损伤或并不十分明确的一些病因引起的骨骺缺血性坏死。同义名很多，如骨骺无菌性坏死、骨软骨炎、骨骺炎等。其病理变化主要是骨化中心的缺血性坏死，骨化中心停止生长而变小。以后，新生的血管从周围组织长入坏死的骨化中心，将其吸收一部分，同时又有新骨生成代替死骨。但新生骨软而可塑，畸形可加重。成人后关节畸形，形成骨性关节炎。

骨软骨病是自限性疾病，但自愈时间难以预料，而且一旦形成畸形，其病理变化不能逆转，畸形将长久存在，因此应争取早期治疗，缩短病程，防止和改善畸形。现将其分述如下。

股骨头骨软骨病（股骨头缺血性坏死），命名较多，我们收集到常用的有16个名称，潘西病（Perthes' disease）或莱格-嘉范-潘西病（Legg-Calve-Perthes' disease）、股骨头扁平症、儿童股骨头缺血性坏死、巨髋症、幼年变形性髋骨骨软骨炎、青年畸形性髋关节病等。

一、病因与发病机制

流行病学与病因　本病发病年龄在2~14岁，多在4~8岁发病，患者男女之比约5∶1。发病因地域和人种不同差别较大，我国较低，香港年发病率低于0.2/10万人，但英国的利物浦地区年发病率高达15.6/10万人。本病的发病原因并不十分清楚，目前人们认为与以下四个方面有关。

1. 创伤因素：4~8岁儿童活动范围增大而自身防护力差，易受到各种损伤，男孩较女孩更易受伤。Perthes'病病理发现滑膜肥厚、增生、纤维化、关节腔内压升高。用动物进行外伤劳损模拟实验发现，关节滑膜充血水肿，如这种损伤反复发生或时间持久，滑膜将增生肥厚和纤维化，引起关节腔内压升高，其病理变化与临床类似。关节腔压力升高，滑膜增生肥厚，股骨头血管受压，血流缓慢或血栓形成，股骨头血流量减低，进而引起骨骺缺血坏死。

2. 髋关节一过性滑膜炎的诱发作用：供给股骨头营养的小血管，都在密闭的关节腔内，行走在股骨颈的表面，其表面只覆盖一层很薄的滑膜，髋关节腔内小动脉压约5.4kPa。髋关节一过性滑膜炎患者关节腔积液，关节腔内压升高，平均约17.3kPa。其足以使股骨头供血血管受压闭塞，引起股骨头供血障碍。Furguson报道动物实验中维持关节腔内压26kPa持续10小时，致使股骨头发生缺血性坏死。因此，人们认为髋关节一过性滑膜炎可引起Perthes'病，但也有人持相反意见（图6-1-1）。

3. 环境、基因遗传作用：流行病学研究发现，家庭社会经济地位低下的家庭儿童Perthes病发病率较高，城市发病率高于农村，一些人认为其发病与环境密切有关。但也有学者认为遗传因素是Perthes病的主要原因，并认为通过多基因遗传方式而进行。但目前尚无定论。

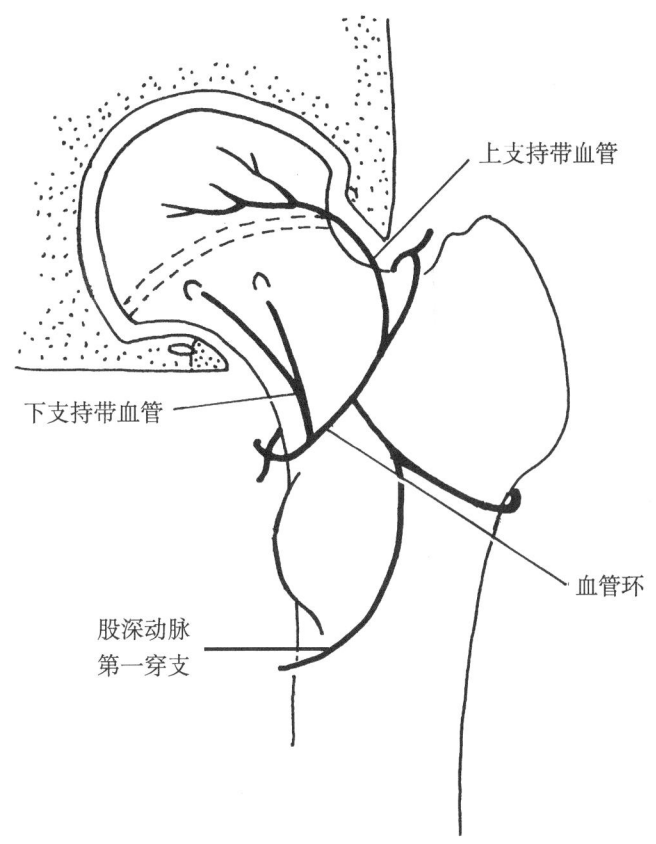

图 6-1-1 股骨头的血液供应

4．其他：人们早已怀疑内分泌功能紊乱与该病有关，如甲状腺功能不足、生长激素水平低下等。也有人认为 Perthes 病可能属于自身免疫性疾病，因为患儿血中 IgG 水平明显低于正常。

二、病理及 X 线表现与分期

1．缺血期（早期）：股骨头骨化中心因缺血坏死停止发育，骨化中心较对侧变小，X 线片上可见坏死的股骨头骨化中心呈现局限性或一致性轻度密度不均匀。常常可看到骨化中心外上方因受压而变的扁平，但早期髋部正位 X 线片并不易发现异常，而蛙式位髋部 X 线片较易观察到异常。虽然股骨头骨骺已坏死，但关节软骨仍继续生长，故 X 线片关节间隙增宽。

2．血液供应重建期：新生血管从周围组织长入坏死的骨化中心，将其逐渐吸收，同时又有新骨生成，新骨可受轻微损伤而被再吸收并被纤维组织替代。X 线片见骨化中心更小，密度增高，其周围有新骨沉积，似骨化中心碎裂，形成骺中有骺的现象，股骨颈变宽。

3．愈合期：骨坏死停止进展，骨化中心的纤维组织逐渐全部被新生骨代替，但新骨软而可塑，畸形仍可继续加重。X 线片上骨化中心无碎裂现象，骨骺扁平，密度略深，股骨颈宽、短，髋关节半脱位。

4．畸形残存期：股骨头的畸形长久不变，但以后因活动增多，很快就形成骨性关节炎。

X线可见其畸形,成年后伴有骨性关节炎表现。

Catterall根据股骨头骨骺坏死变形的X线表现将其分为4期。

Ⅰ期,股骨头骨骺前部轻度受累,无塌陷,无软骨下骨折,无干骺端变形。

Ⅱ期,股骨头骨骺前部受累范围增大,有塌陷,头稍扁平。干骺端前外侧有密度减低区。

Ⅲ期,股骨头骨骺大部分受累,碎裂成节片,有大片死骨,干骺端骨质疏松。

Ⅳ期,股骨头骨骺全部受累,塌陷,骨化中心呈一长条状致密阴影,骺板与髋臼顶之间的距离变小,股骨颈增宽变短。

另外,值得一提的是部分患者髋臼角大于正常,而且髋臼角增大者预后差。

三、临床表现

4～8岁最易发病,男女比约5:1,女孩预后差。左右侧发病无明显差别,约有15%病例为双侧发病。早期症状和体征极不明显,常于不知不觉中发病。其主要临床表现为轻度的疼痛、跛行和髋关节活动受限,起初仅有髋部不适或发僵感。在剧烈活动或长时间行走、站立后出现髋痛,继续活动,髋痛加重,休息后则减轻。跛行是早期主要表现之一,起初跛行往往不重,常需仔细观察才能发现,逐渐跛行较为明显。轻度或中度的髋关节活动受限在各个方向均有表现,但以外展、内旋受限最明显。

患者常常伴有膝痛,有些以膝痛为主诉而就诊,因此对膝痛患儿应注意检查髋关节。患者主要体征有4字征阳性,晚期患者Allis征和Thomas征可出现阳性。髋关节前有轻压痛,大转子部叩痛,髋关节外展内旋受限,股内收肌痉挛。

除X线检查异常外,放射性核素^{99}Tc-焦磷酸盐骨扫描也有助于诊断,并可较X线片更早做出诊断。其表现为在股骨头骨骺有一减低的核素稀疏区。MRI检查也有助于早期诊断。

四、鉴别诊断

本病主要应与一过性滑膜炎和髋关节结核相鉴别。

髋关节一过性滑膜炎与Perthes病很相似,早期均表现为髋痛、跛行和X线片关节囊阴影。但该病病程短,预后良好,经治疗1周内明显好转。若治疗4周症状无明显减轻应进一步检查。^{99}Tc-焦磷酸盐骨扫描有助于鉴别。

髋关节结核在早期不易与Perthes病鉴别。但结核患者一般状况差,有结核中毒症状,如血沉快、低热盗汗等。当关节间隙变窄,骨质遭破坏时则诊断较为明确。

五、治疗

治疗本病的方法很多,治疗的目标总的是降低骨内高压,改善股骨头血运,预防股骨头塌陷变形,防止髋关节半脱位,增加股骨头的包容,避免或减少髋关节的功能障碍和远期并发症。

1. 卧床休息:患肢轻度外展,皮肤牵引1～3个月,适用于早期较轻病例,这种被动医疗理念已基本停止应用。

2. 石膏或支具治疗:将患肢外展、内旋可以增加股骨头的包容面积,减小股骨头受压区的压强。髋人字石膏可将患儿可靠地固定在此位置,确保治疗措施不受干扰。缺点是患儿无法活动。配带有髋关节铰链的支具,能保持髋关节的外展、内旋位置,尚能够做前后伸屈的髋关节运动。此法符合自然重建理念的要求,在欧美较为普遍应用,据报道治疗效果较好。

3．滑膜切除术:起初人们认为切除增生肥厚的滑膜,可以减低关节囊内压,改善股骨头的血供。但临床实践证明,单纯切除滑膜,难以收到人们期望的治疗效果。现滑膜切除术常与其它手术合并应用。但也有人持不同意见,提出滑膜对骨骺的发育十分重要,切除滑膜,不利于骨骺生长。

4．股骨头钻孔减压术:用直径3~4mm的骨圆针沿股骨颈向股骨头钻入,直至骨骺之骨化中心,可以同时钻2~3个孔,术后行皮牵引下活动髋关节,此手术法被国际上广泛采用。

5．血管束植入术:一般选用旋股外侧动、静脉,经股骨大转子处钻的骨洞送至股骨头部,常与滑膜切除同时应用。术后患肢牵引或髋人字石膏固定3个月。

6．带血管蒂的髂骨移植术:应用带旋髂深动、静脉血管蒂的髂骨瓣移植到股骨头颈部,可以降低骨内压,改善股骨头的血液循环。术后处理同上。

7．吻合血管的腓骨瓣股骨头颈部移植术:在股骨颈凿槽,股骨头部开洞,直达接近骺板处,但切勿突入骺板。将游离的带腓骨动、静脉的腓骨瓣移植到股骨头颈部的洞槽内。腓骨瓣以1枚螺丝钉固定,腓动静脉与旋股外侧动静脉吻合(图6-1-2)。该手术有效降低骨内压,直接改善股骨头的供血,术后患肢牵引或髋人字石膏固定,远期治疗效果可靠(图6-1-3)。

8．其他:为改变髋臼对股骨头的包容,减少髋臼角,对髋臼角过大者可行骨盆截骨术、髋臼顶成形术以改善髋臼角。另外,也有人行转子间或转子下截骨术,改变颈干角的力线。

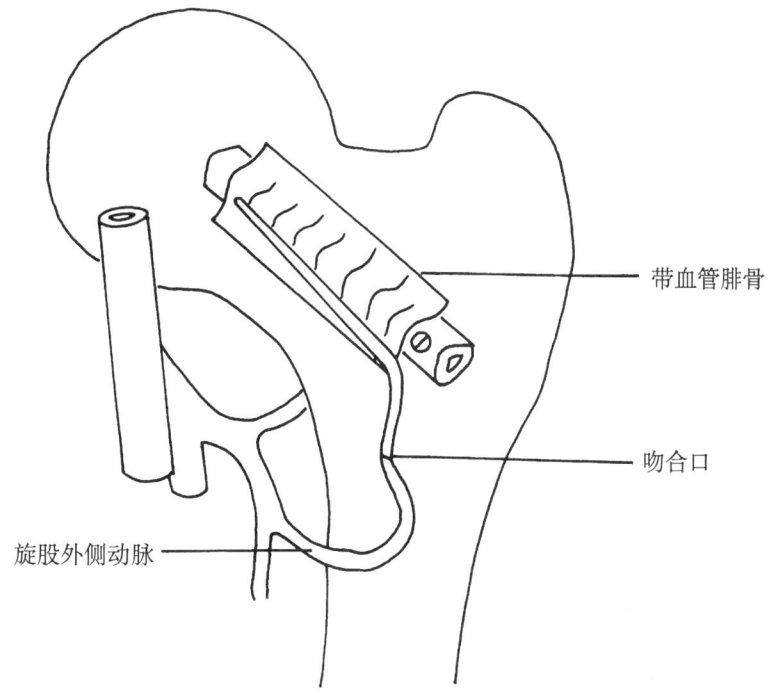

图6-1-2　带血管腓骨股骨头颈部移植手术示意图

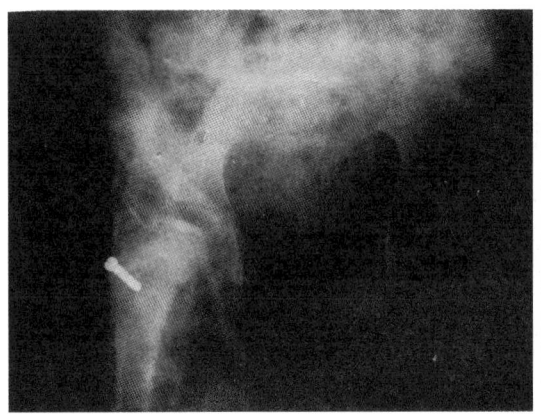
A 术后2周髋人字石膏固定

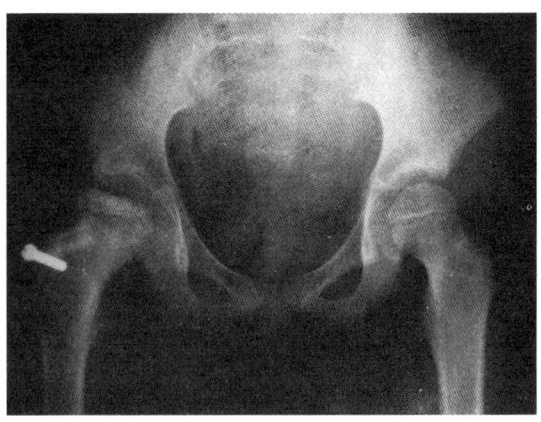
B 术后3个月扁平的股骨头尚无明显改变

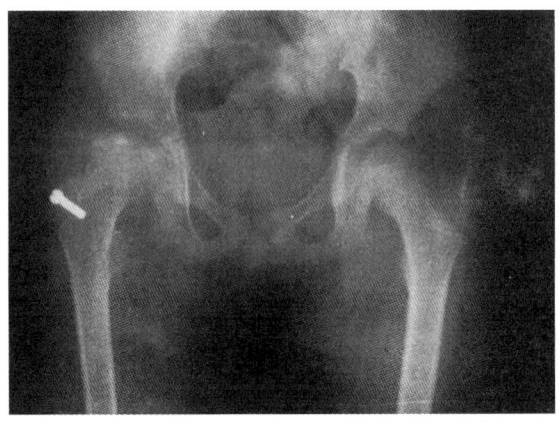
C 术后1.5年，塌陷的股骨头已有明显隆起，给予去掉固定腓骨的螺丝钉

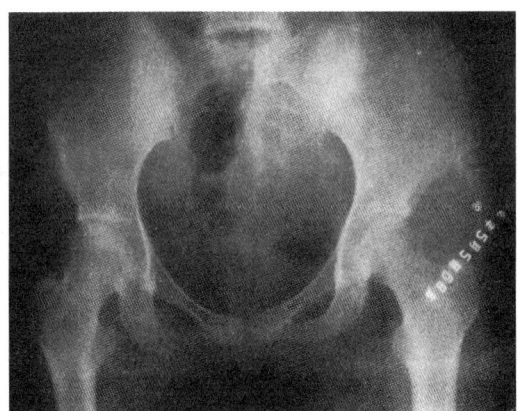
D 术后8年X线检查，患侧髋关节头臼关系基本恢复正常

图6-1-3 带血管腓骨头颈部移植治疗Perthes'病远期疗效

（秦泗河　贺西京）

六、自然重建理念治疗股骨头缺血性坏死

作者于2006年9月1～8日应邀去美国Baltimore市参加"下肢畸形"国际研修班。有来自6大洲45个国家的200多位骨科医师参加，其中9月3日用一天时间专题研讨股骨头坏死外科治疗的新理念、新技术。

国际著名矫形外科专家、美国Dror Paley教授，对股骨头坏死外科治疗的新理念进行了专题报告，欧洲、澳洲等国家的代表作了补充发言，主要内容总结如下。

1．非创伤性股骨头缺血性坏死是直立行走的人类特有的疾病，目前尚未发现其它陆地哺乳动物患有此病，用四足或两足（鸟类）动物进行实验，可以形成股骨头缺血坏死的模型，但不会出现股骨头塌陷变形。因此，动物性基础研究的结果，对人类股骨头坏死的防治目前尚未看到实质意义。逐渐增高的股骨头坏死发生率，显然与人类的生活行为改变和直立行走有关。

2．股骨头缺血坏死后，机体随后出现爬行替代的自然修复过程，这是生物的天性，各种早、中期治疗的原则必须顺应生物组织修复的规律，即调动机体自然修复的潜力而不宜过多干扰,在所有非手术治疗的方法中,体外冲击波被证实是有效的。股骨头颈钻孔髓心减压术是简单有效的手术方法。

3. 股骨头坏死后是否遗留下关节功能障碍,取决于在修复的过程中是否出现股骨头软骨的塌陷变形——形成扁平髋。除了股骨头坏死的部位、范围因素,人体负重行走的垂直压应力是股骨头塌陷形变的直接原因。因此,外科医生不应完全将治疗的目标盯在股骨头上,而应从应力-应变的生物力学原理上,探索如何避免股骨头坏死区域垂直压应力的方法,才能保留住髋关节的正常形态,其基本的手术策略是:

对头坏死面积较大,Ⅱ、Ⅲ期的患者,手术松解股内收肌、髂腰肌(病情重者加股骨头髓心减压),安装髋关节分离外固定牵伸器,牵伸器的近段用2~3枚螺纹钉固定在股骨头上缘的髂骨上,远端固定在股骨中上段外侧,中间连接可以伸缩、具有三维活动的关节(图6-1-4)。术后1周维持牵开0.5~1cm的髋关节间隙,患者行走时能免除或明显减轻股骨头的负荷,从而在股骨头修复的过程中避免了股骨头塌陷,而且能使塌陷的股骨头自然修复(图6-1-5)治疗期间又不过分影响患者的正常生活和工作。合并股骨头包容不良者能增加股骨头塌陷的几率,在安装关节牵伸分离器的同时应实施增加股骨头包容的手术。

4. 对骨坏死晚期形成扁平髋,如果患者年龄在30岁以内且髋关节无明显疼痛症状者,仍应积极实施股骨头膨胀成形术,恢复较正常的头臼关系,同时安装髋关节分离牵伸器,术后仍能较好地恢复髋关节功能,延缓或避免人工关节置换。

结论:各种因素致股骨头缺血坏死再加直立行走的压应力,是股骨头坏死后形成严重后果的两大因素,前者目前尚难以预防,后者现有的技术可以解决。新的治疗理念是:在股骨头形变之前应用髋关节分离牵伸器,结合实施促进股骨头自然修复的有限手术方法,能够使90%以上的患者保留接近正常的髋关节功能。

(秦泗河)

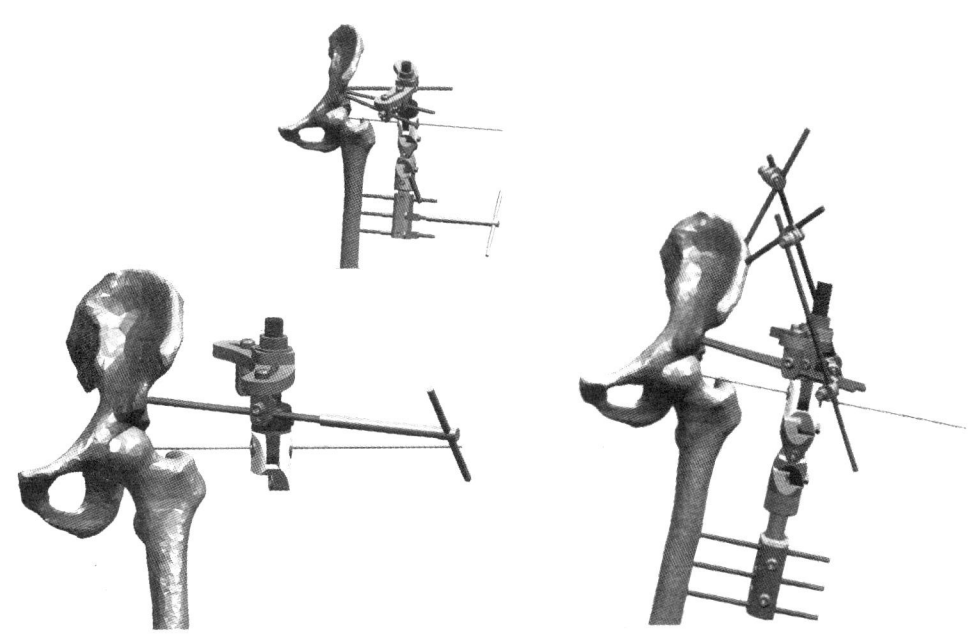

图6-1-4 安装髋关节外固定分离器手术示意图

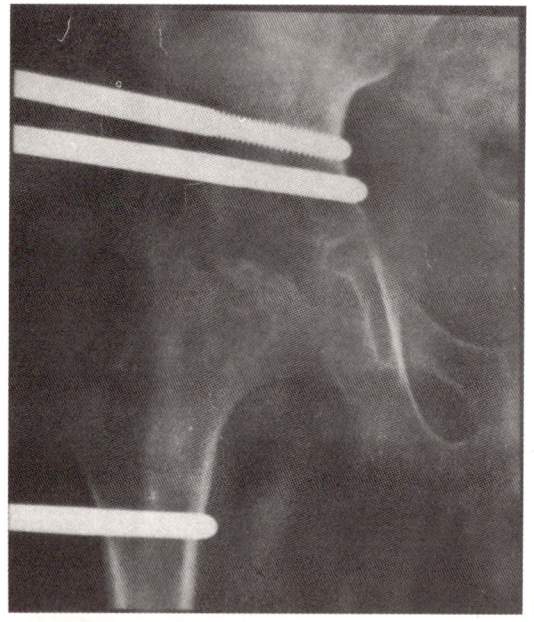
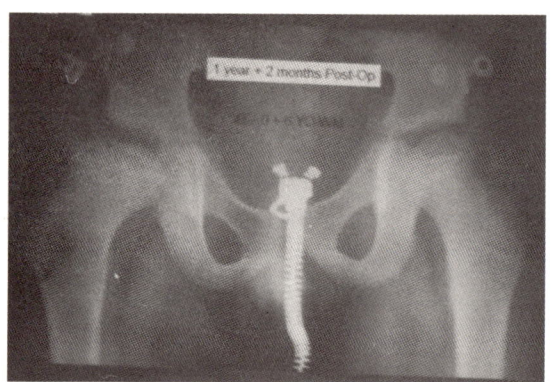

A 穿针部位及固定方法　　　　　　　　　　B 术后1周牵开髋关节间隙

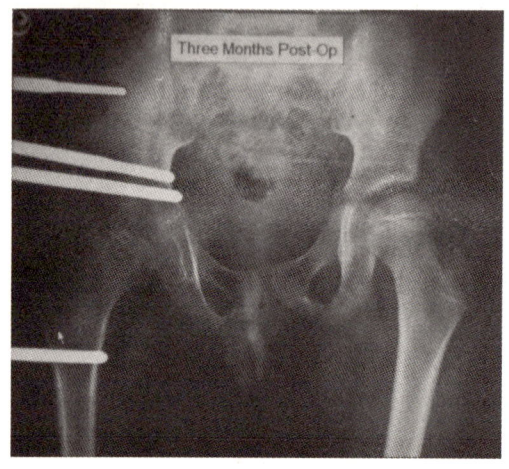
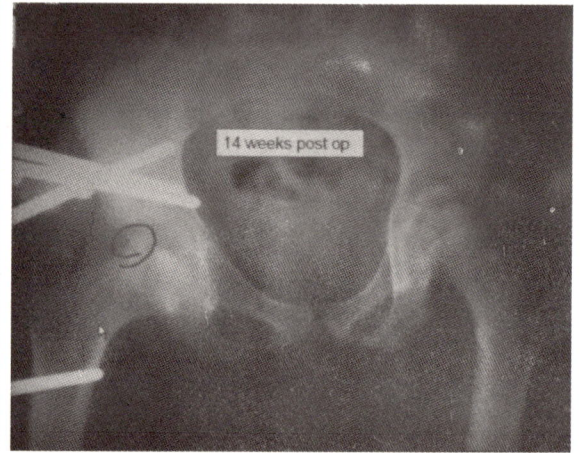

C 术后3个月塌陷的股骨头部分恢复　　　　D 术后14周股骨头外上部位的修复及骨化影像改变明显

图 6-1-5　髋关节外固定牵伸分离器治疗Ⅲ期股骨头坏死的手术方法及疗效

第二节　其它骨软骨病

一、胫骨结节骨软骨病

胫骨结节骨软骨病又称奥-施病（Osgood-Schlatter），好发于青少年（14～19岁），男性明显多于女性，大多发生在喜爱跑跳、球类运动的学生，尤其是在学校运动会后易发病。其病因与运动或损伤有明确的关联。因股四头肌强烈、反复收缩，过度牵拉胫骨结节骨骺引起的慢性损伤，造成骨骺缺血坏死。

1. 临床表现　该病起病缓慢，膝下方疼痛肿胀行走或跑步时加重，较少有跛行。查体可见胫骨结节肿大，有明显压痛，但局部皮肤不红，皮温不高，X线片可帮助诊断，表现为胫骨结节处软组织肿胀，胫骨结节骨骺翘起或边缘不整，有时见碎裂或撕裂现象。

2. 治疗　本病自限，骨骺骨化后症状自然消退，但病程漫长，而且常留有畸形，治疗以对症处理和限制活动为主。疼痛严重者应行长腿石膏固定或下肢牵引治疗。症状持续时间长，疼痛重者可行钻孔和植骨手术，对成年后仍有一小块骨骺未与胫骨结节融合而且引起疼痛者应手术切除。也有人因包块过大，出于美容目的而手术切除包块。

二、跟骨结节骨软骨病

跟骨结节骨骺骨化中心在6～10岁出现，青春期后与主骨融合。该病也称西佛（Sever）病。大多发生在8～15岁，常有近期内参加剧烈活动的历史。患儿诉有足跟疼痛，并向小腿放射，穿鞋可加重疼痛。行走时由足尖先着地，以减轻疼痛，查体见后跟肿胀，局部压疼。X线片上因此处骨骺呈片状，侧位片密度较高（图6-2-1），不可误诊为缺血坏死。本病骨骺有碎裂现象。但是，诊断本病必须以临床症状为基础。

治疗　以减轻跟腱对骨骺的牵拉为目的，应减少患儿活动，加高鞋跟，鞋需松软，跟部用海绵垫保护，经上述处理一般症状短期内消失，症状严重持久者，可应用行走小腿石膏固定。

三、足舟骨骨软骨病

跗骨中以舟骨骨化中心出现最晚，女孩在1.5～2.0岁，男孩2～3岁出现，融合年龄范围较大。

本病又称柯勒（Kohler）病，好发于4～8岁男孩，也可见于成人，病理显示足舟骨有因血管栓塞所致散在的骨坏死灶。可能与该骨在患者跑跳时所受压力损伤有关。

病儿诉足痛，常有轻度跛行。局部肿胀，压痛，有时局部皮温升高，X线片可见足舟骨密度增高，变窄，外形有不整，有时关节间隙增宽（图6-2-2）。

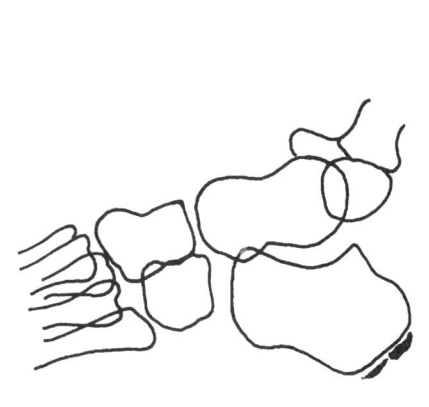

图6-2-1　跟骨结节骨软骨病X线改变

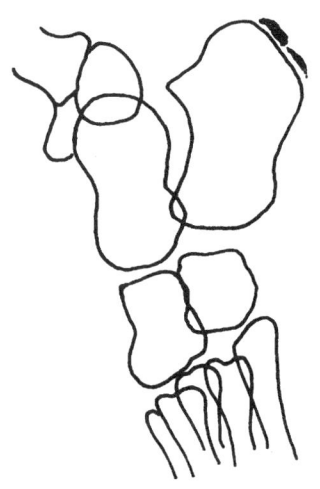

图6-2-2　足舟骨骨软骨病

治疗　一般可在两年内自愈，应减少站立、行路、禁止剧烈活动。可使用橡皮海绵足弓垫，如疼痛剧烈，可短期使用行走石膏靴。

四、跖骨头骨软骨病

跖骨头骨骺的骨化中心在 3～6 岁时出现，17～18 岁时与主骨融合。

本病又称弗莱伯（Freiberg）病，坏死常发生在第二跖骨头骨骺，偶见于第三跖骨头。8～17 岁的女性多发，并有慢性损伤史，如跳芭蕾舞或走路和站立久的历史。严重者可并发病理性骨折。

站立或行走时患足跖部疼痛，局部肿胀，压痛和活动障碍，受累的跖趾关节常过伸，有时可触及跖骨头粗大。患者常有轻度跛行。X 线检查可见：①患病的第二跖骨头骨骺宽而扁，边缘不整，密度增高，可有囊变和病理骨折；②患趾的跖趾关节间隙增宽；③跖骨远端粗大，骨皮质较厚，关节内有时可见游离体。

治疗　应穿宽大而合适的平底鞋，用塑料垫高足横弓。热水浴、理疗和服用消炎止痛药可减轻症状。对跖趾关节僵硬或长期疼痛者可切除跖骨头部或行人工硅胶假体置换术。

（秦泗河）

第三节　股骨头骨骺滑脱

【概述】股骨头骨骺滑脱是儿童常见的髋关节疾病之一。其特征是股骨颈相对于股骨头骨骺发生滑脱，绝大多数病例股骨颈向前上方滑脱，出现内翻畸形。

股骨头骨骺滑脱发病率约十万分之二。其发病年龄为 9～16 岁。在此年龄范围以外的病例，应注意内分泌系统疾病，如：甲状腺功能低下、垂体功能低下、性腺功能低下、肾性骨营养不良。

【病因和病理】股骨头骨骺滑脱症的真正病因尚不清楚。目前有数种假说解释其发病原因。有证据表明创伤是导致股骨头骨骺滑脱的原因之一，作用于股骨近端骨骺生长板的这种创伤多为轻微扭伤或低能量损伤。肥胖是另一种致病原因之一。肥胖患者股骨前倾角常常变小甚至变成后倾，生长板更加倾斜，导致股骨头骨骺与股骨颈之间的剪力增大；而且生长板周围的骨领强度减弱，这些因素解释了为什么肥胖儿发生股骨头骨骺滑脱症发病率较高的原因。其它假说包括：炎症、内分泌、遗传等。

股骨头骨骺滑脱症的主要病理改变是：髋关节滑膜增生，类似炎症反应；生长板明显增宽，可达到正常宽度的二倍；生长板中主要的改变在肥大细胞层，正常肥大细胞层占生长板厚度的 15%～30%，而股骨头骨骺滑脱症股骨近端肥大细胞层占生长板厚度的 80%，并且软骨岛散在分布于股骨颈干骺端中。

尽管组织学研究发现上述改变，但是这些变化是原发改变还是继发股骨头骨骺滑脱后的变化，目前尚不清楚。

【临床表现】股骨头骨骺滑脱症患者常常叙述患侧髋关节或腹股沟区疼痛，以及行走步态异常。有的患者还感觉大腿及膝关节内侧疼痛。临床查体主要表现为患侧髋关节内旋和外展受限。

根据发病急缓，传统的分类方法将股骨头骨骺滑脱症分为：慢性股骨头骨骺滑脱症（最常见）、慢性股骨头骨骺滑脱急性发作、急性股骨头骨骺滑脱症。慢性型通常发病缓慢，疼痛较轻，持续3周以上，多数患者能够自主行走；急性型少见，约占10%，主要表现为发病急骤，突然出现髋关节疼痛，多数患者不能自主行走，其病程小于3周。慢性股骨头骨骺滑脱急性发作少见，主要表现为慢性发病，但是突然出现患侧髋关节疼痛加重，不能自主行走。

近来，Loder根据就诊时生长板的稳定程度，将股骨头骨骺滑脱症分为：稳定型和不稳定型。稳定型是指无论病程长短，只要患者能够自主行走者，而不稳定型是指患者疼痛严重不能自主负重行走者。与传统分型相比较，并非所有的急性型均是不稳定性，而慢性型均是稳定型。不稳定型的股骨头坏死率明显高于稳定型。

【影像学特征】股骨头骨骺滑脱症髋关节正位X线片显示患侧股骨近端生长板变宽，并且不规则。Klein线可以显示股骨头骨骺滑脱。Klein线是指髋关节正位X线片上股骨颈上方边缘延长线，正常时该线与股骨头骨骺轮廓线相交；股骨头骨骺滑脱时，股骨头骨骺轮廓线位于Klein线内下方。而蛙式位股骨颈侧位X线片可以显示股骨头骨骺向后方滑脱。

根据X线片影像，股骨头骨骺滑脱可分为轻、中、重三度。轻度滑脱是指股骨头骨骺滑脱在股骨颈宽度的三分之一以内；中度是指在股骨颈宽度的三分之一到二分之一之间；重度是指超过股骨颈宽度的二分之一以上。

CT影像对于诊断、确定滑脱程度、判断是否有生长板早闭均有帮助。MRI影像对于早期诊断有帮助。股骨头骨骺滑脱早期改变有生长板变宽，滑膜炎症，生长板周围骨髓水肿等。

【诊断】通常根据临床表现以及股骨近端正位、蛙式位X线片均可做出正确诊断。对于发病早期的病例，普通X线片上不能确定股骨头骨骺是否滑脱者，可以考虑应用CT及MRI检查，辅助诊断。

【治疗】根据患者情况，股骨头骨骺滑脱症的治疗策略可分为三种：一是防止滑脱进一步加重；二是减少滑脱程度；三是姑息性治疗。

为了防止股骨头骨骺滑脱进一步加重，可以采用单纯髋"人"字石膏固定法、螺钉原位固定术、骨栓移植骨骺生长板闭合术。对于单纯髋"人"字石膏固定法，通常首先需要患肢皮牵引10～20天，中立位髋"人"字石膏固定，一般需8～16周，直至X线片证实骨骺滑脱已得到控制，骨骺生长板已闭合或干骺端放射线透光区已经骨化消失，然后逐渐负重康复锻炼。此方法的并发症主要包括：骨骺滑脱复发；石膏褥疮；心理耐受差；股骨头软骨崩解等。但是有费用低、不需手术等优点。显然其缺点是：卧床时间长，废用性肌肉萎缩明显，心理问题可能较突出。

目前较常用的方法是：螺钉原位固定术。可采用切开或闭合方式，在C型臂X光机透视下，根据患者股骨颈的粗细，选用直径5.5～7.5mm的拉力螺钉从股骨颈外、前、下方，向滑脱的股骨头骨骺穿一根或两根螺钉，将其固定。术后卧床休息至临床症状消失，即可离床逐渐负重行走。该手术的要点在于沿股骨头骨骺中央轴线穿螺钉，否则可能穿出股骨头进入关节，导致股骨头坏死和软骨崩解。此方法需要术中精确定位，并依赖于术者对股骨头骨骺滑脱的理解和较熟练的手术技巧，方能完成该手术并降低术后并发症。此方法的优点在于住院时间短，术后能够较快地恢复活动和正常生活。而缺点在于费用高，需手术，并且以后需再次手术取出内固定物。一般而言，术后并发症包括：股骨头坏死和软骨崩解；螺钉断裂等。

对于骨栓移植骨骺生长板闭合术,其目标在于尽快使滑脱的生长板闭合,从而达到阻止滑脱的目的。但是此法的缺点是手术创伤大、失血多,而且也存在股骨头坏死和软骨崩解的并发症,术后亦需髋"人"字石膏固定,等等。目前此法较少应用。

因为股骨头骨骺滑脱的严重程度直接与预后相关,所以,一些学者主张应采取使滑脱复位的方法进行治疗。这些方法包括:股骨远端骨牵引逐渐复位后,原位股骨头骨骺固定术;或者在施行股骨头骨骺固定术的同时,先轻柔手法复位滑脱的股骨头骨骺,然后用螺钉固定;对于急性型或慢性滑脱急性发作型,目前主张在出现症状后24小时内急诊手术复位及固定。还有一些方法是在生长板、股骨颈基底部、粗隆间等不同水平做楔形截骨,矫正股骨头骨骺滑脱后的畸形。

至于股骨头骨骺滑脱后出现的严重的后遗畸形,以及由于股骨头坏死或软骨崩解导致的髋关节僵直、疼痛等问题,则适于姑息性手术。这些手术包括:髋关节融合术,全关节置换术,股骨近端骨赘切除术。对于较年轻的患者,目前不主张采用全关节置换术。因为年轻人活动量较大,术后假体松动、无菌性炎症、磨损等并发症较高,所以应慎重考虑全关节置换手术。

(王汉林)

第四节 骺板早闭与干骺端续连症

一、骨骺骺板早闭

骺板早闭是指位于肢体长管状骨两端的骨生长板因受到损伤等原因的影响后,导致骺板软骨骨化,使其在生理闭合年龄之前形成骨性连接。当骺板发生早闭后,骨组织将骺板和干骺端连接一起,通常将其称之为骨桥(Bone bridge或Bone bar)。一旦骨桥形成,将影响骨的纵向生长,严重者可导致患肢短缩及成角畸形。

【病因】骨骺早闭的发生原因很多;其中常见的原因有骨折,尤其当骨折累及骺板时,更容易发生骺板早闭。Kasser在1990年报告骨折累及胫骨近端骺板时,Salter I 型骨骺损伤导致骺板早闭的发生率占50%(6/12), II 型占25%(6/15), III 型占6%(1/16), IV 型占55%(6/11), V 型占100%(2/2)。其他少见的原因有感染、肿瘤、烧伤、冻伤、离子辐射、维生素A中毒、内固定穿过骺板、输液时药物外渗等。另外,某些疾病如胫骨内翻(Blount病)的畸形改变(图6-3-1),坏血病、佝偻病及内分泌紊乱等。

【病理】骨折所造成的骺板早闭一般只限于骨折线周围,而感染等因素引起的骺板早闭的范围要比骨折引起者大。骺板早闭后,该部分由骨组织即骨桥所代替。一般将骨桥小于所在骺板的50%者,将其称之为骺板部分早闭。当骨桥发生在骺板的周边,可引起肢体成角畸形及短缩畸形,但以成角畸形为主。当骨桥发生在骺板的中央,因骨桥周边的骺板继续生长,造成干骺端的帐篷样改变,出现肢体短缩为主,而成角畸形相对较轻。当骺板损伤引起50%以上的骺板早闭时,主要影响肢体的纵向生长,造成肢体缩短畸形。但如果骨桥面积小于骺板总面积的10%,可被正常的骺板生长所克服,一般对肢体不造成影响。

【临床诊断和分类】骺板早闭通常在肢体发生短缩及成角时才引起注意。通过仔细询问病史,可初步推测骺板早闭的原因。对于骨折累及骺板者,应定期复查X线片,根据生长障碍线与骺板的关系进行预测骨桥形成的可能性。伤后6~8个月,如果生长障碍线与骺板平行,则骨桥形成的可能性很小;如果生长障碍线呈辐射状向骺板集中时,提示骺板中的各个部位生长速度不同,则发生骨桥的可能性较大。当骨桥形成时,X线片上显示局部骺板不清,密度增加。此时应进行X线断层检查。以每3mm一个层面、其厚度1mm的方法进行前后位及侧位断层,可清楚地显示骨桥在不同层面的位置及范围,对决定骨桥是否手术切除及选择手术入路很有帮助。另外,CT扫描、MRI检查对决定骨桥的范围也有帮助。但因CT的层厚仅有1mm,而骺板不可能出现在同一个平面上,总会出现一些干骺端或骨骺骨化中心的骨组织突入,使之与骨桥难以鉴别,所以其作用不如X线断层。MRI可显示骺板的断面;对纤维性骨桥的诊断具有重要价值,但所显示的骨性骨桥不及X线片断层清楚,而且检查费用昂贵。

临床上主要根据骺板中发生骨桥的位置,将骺板部分早闭分为周围型、线型和中央型三种;①周围型骨桥:骺板部分早闭主要累及骺板的周边,骺板的Ranvier区细胞受损。在骺板的周边形成骨桥;②线型骨桥:骺板部分早闭呈线状横跨骺板,将两个不相邻的骺板边缘连接一起,最常发生的部位在内踝;③中央型骨桥:骺板部分早闭发生在骺板的中央部位,在骺板的中央形成骨桥,骺板的周边Ranvier区细胞未被累及,骨桥被周边的正常骺板所包裹。使骨桥在X线片上呈圆锥形改变(图6-4-1),这一X线特征对诊断中央型骨桥具有重要价值。

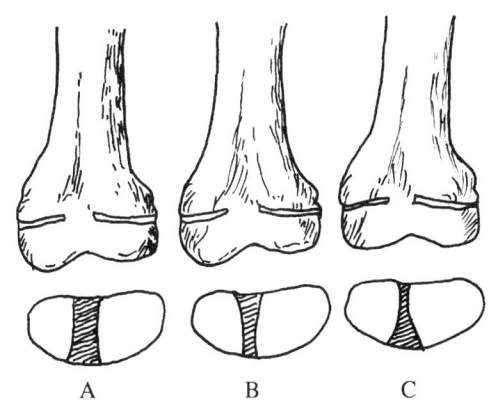

图6-4-1 中央型骨桥X线片上显示的ABC基本相似

【治疗】骺板早闭的治疗主要根据骺板早闭的类型、骨桥的部位、病人的年龄和畸形的程度等进行综合考虑。当骺板早闭超过50%时,主要采用矫正肢体成角和短缩畸形为目的,术前进行畸形成角中心的测定(图6-4-2),选择截骨矫形或肢体延长的手术方法。

当骺板早闭小于50%时,以切除骨桥为主要治疗手段。其成角畸形则根据畸形角度和病人的年龄,选择截骨矫形手术。如果病人年龄在14岁以上,骺板已接近生理性闭合年龄,造成成角及短缩的程度较轻,不需要任何治疗。如果年龄在14岁以下,估计骺板仍有较大的生长潜力,应采取骨桥切除术。

1967年Langenskiold首次报告切除胫骨近端骨桥后用自体脂肪填塞获得成功,使原来的膝反屈畸形明显改善。1980年Perterson报告1例胫骨近端骨桥切除后长达10年的远期疗效,胫骨生长的长度达16.7cm。Bright等人经观察发现,骨桥切除后其骨骼纵向生长能力可恢复80%~90%,同时可矫正小于20°的成角畸形。

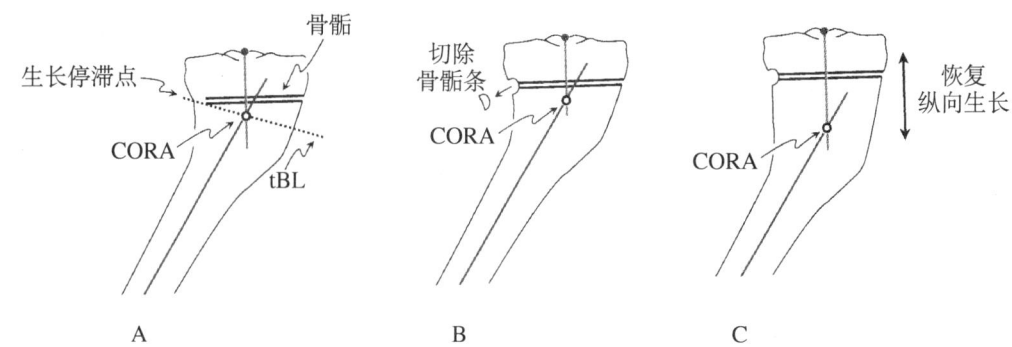

图 6-4-2 胫骨上端一侧骨骺早闭形成的畸形及 CORA 测定
A 一侧骨骺早闭，对侧骺板生长，横向等分线（TBL）偏斜
B 切除早闭的骨骺条　C 恢复均衡的生长 CORA 远离骨骺

（1）中央型骨桥：如果骨桥在骺板生理性闭合后肢体短缩在 2.5cm 以下，不需要治疗；如果短缩估计超过 2.5cm，应通过干骺端入路切除骨桥。

（2）线型骨桥：术前应采用 X 线断层，了解骨桥的准确位置，通过挖隧道方式将骨桥切除。

（3）周围型骨桥：骨桥部位的软骨膜较突出，切除骨桥时应从外向内，将骨桥表面的软骨膜及骨桥彻底切除，直到肉眼发现乳白色的正常骺板为止。如果成角畸形超过 20%，可同时采用开放性或闭合性楔形截骨术，也可二期手术矫形。

填充材料的选择：骨桥切除后，通常采用自体脂肪或骨水泥作为填充材料。①脂肪：脂肪作为填充物的最大优点在于自体移植，来源广泛，在切口的边缘可获得足够的脂肪量。但其局部止血效果不确切，使得在脂肪和骨腔内表面之间形成一个血液层，容易造成骨桥复发。另外局部机械强度较弱，也是一个缺点。Langenskiold 在 1987 年报告，脂肪填塞后 10 年仍然保持其脂肪的特性。②骨水泥（甲基丙烯酸甲酯）：骨水泥的优点在于使用方便，塑形良好，有利于止血。填充后可恢复局部骨的机械性强度。Perterson 在 1987 年报告采用骨水泥作为填充物的随访结果，其疗效满意。③自体透明软骨：自体透明软骨作为填充物，其效果优于其他填充物，但目前仍处于实验阶段。

周围型和线型骨桥切除术：周围型和线型骨桥的切除比中央型骨桥容易，入路相对简单，术中容易辨认骨桥。在骨桥的表面，骺板周边的正常软骨膜被骨膜所代替，容易将其显露。这一手术方法由 Birch 等人首次报告。其手术要点如下：

仔细显露骨桥和软骨膜之间的连接部位，在电视透视引导下确认骨桥的位置，用牙钻在骺板的平面切除骨桥，防止钻头过高或过低而钻入骨骺或干骺端。在直视下继续切除骨桥，直到露出正常的白色骺板为止。也可以采用另外一种切除方法，将骨膜剥离后。电视透视引导下确认骨桥的位置。沿骺板的方向钻洞，逐渐将洞加深，直到发现骺板，然后继续切除两端的骨桥，直到正常的软骨膜为止。在切口的边缘或臀部取自体脂肪将骨腔填充。

中央型骨桥切除术：中央型骨桥的手术入路通过干骺端皮质骨开窗，进行骨桥切除。这一手术方法由 Peterson 所设计。其要点如下：术前必须通过 X 线断层或 MRI 检查，明确骨桥的部位和范围，从中可看出，正位片骨桥显示基本相似（图 6-4-3），但断层面的骨桥形态完全不同。这对决定手术入路的途径，确保完整切除骨桥非常重要（图 6-4-4）。中央型骨桥的手术入路应通过干骺端，因通过骨骺入路难以切除骨桥，除非切开关节囊才能到达骨桥。所以从干骺端入路更可取。自干骺端皮质骨开窗，然后通过牙科钻切除部分松质骨，一直到达骨桥部位，用牙科微钻快速地切除骨桥后，借助牙科镜检查正常的骺板是否露出，尤其注意骨桥的冠状面和矢状面，务必彻底切除骨桥。切除后的腔壁应平整和光滑。将甲基丙烯酸甲酯或脂肪填入缺损区（图6-4-5），使其跨越骺板至干骺端，将术中挖出的松质骨填入干骺端残余的隧道内。然后在干骺端和骨骺中植入金属标记物如外科夹子，标记物应嵌入松质骨。一般将一个标记物放在缺损区的远端，另一个在同一纵轴的缺损区近端，作为术后随访时了解骨骺板生长的测量标记。

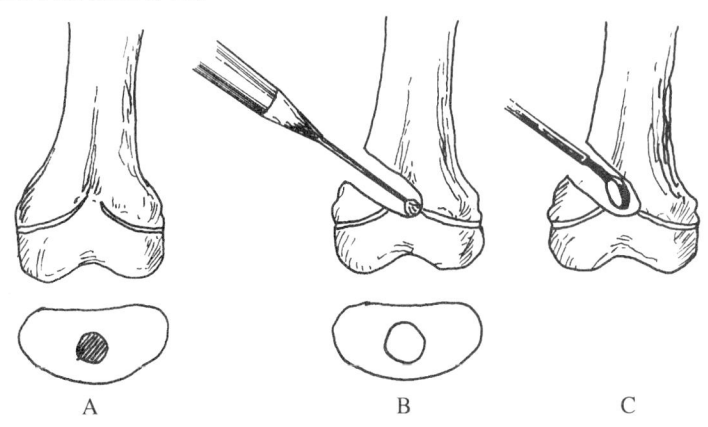

图 6-4-3 中央型骨桥断层片所显示的骨桥相差很大

A 呈圆锥形　B 通过干骺端开窗切除骨桥
C 用牙科镜检查露出的骺板

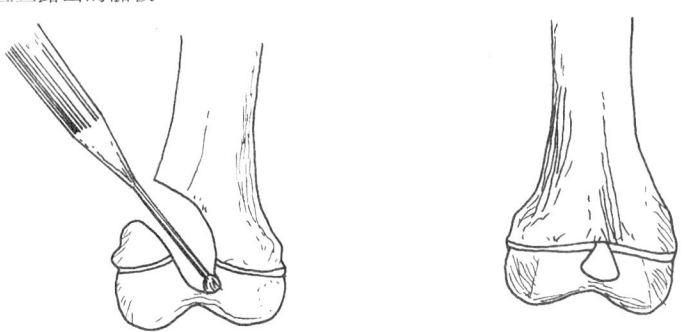

图 6-4-4 进一步挖出骺板下的骨骺组织使之成为底大口小的烧瓶状

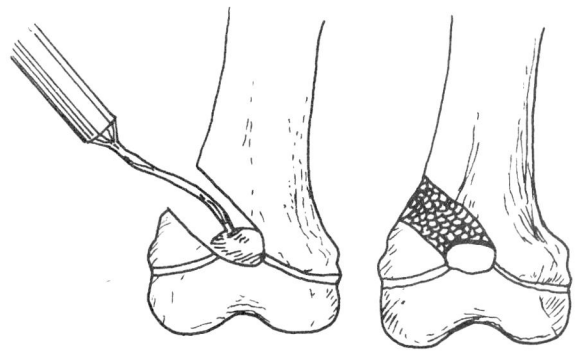

图 6-4-5 骨桥切除后植入甲基丙烯酸甲酯，骨隧道内填入松质骨

根据临床经验，骨桥切除术，应向骨桥相邻的骨骺进一步扩大，使之成为底大口小的烧瓶状，有助于填充物保留在骨骺内。另外，填充物应尽量将骨骺内的骨腔填满，使之超过骺板平面，避免骨桥复发。如果填充物为骨水泥，不需要外固定，术后第二天可下地活动；如要填充物为脂肪，必须采用外固定。固定时间根据骨缺损的位置、大小及病人的年龄来决定。

若幼年时因干骺端发生化脓性感染，在患儿生长发育的过程中未能早期手术治疗，可形成严重的骨与关节畸形（图6-4-6），甚至于发生关节脱位（图6-4-7）。应实施截骨矫形，截骨矫形的固定方法根据截骨的部位与患者的年龄而定，畸形严重或复合畸形者，术后应采用Ilizarov技术牵拉矫正（图6-4-8）。膝关节的复合畸形在实施矫形的前后最好摄双下肢全长立位X正位片，如此，能比较准确地测定下肢持重力线与关节平面的矫正效果（图6-4-9）。

（许瑞江　秦泗河）

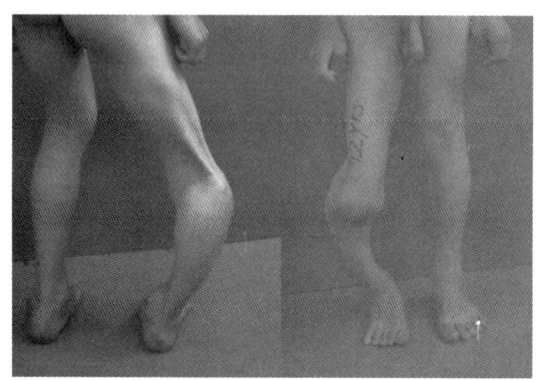

A 男，12岁，幼年时败血症，右膝关节化脓性感染致膝关节骨骺发生不均衡性破坏，下肢形成重度短缩复合畸形

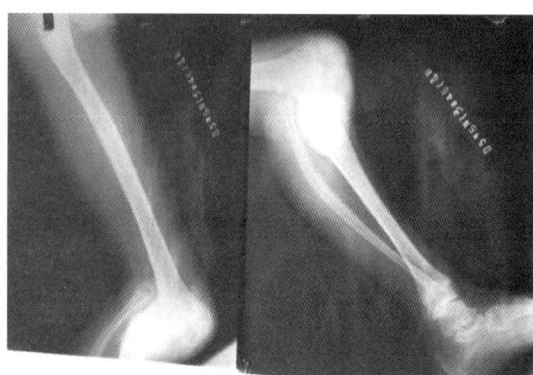

B 术前膝关节X线正侧位片改变

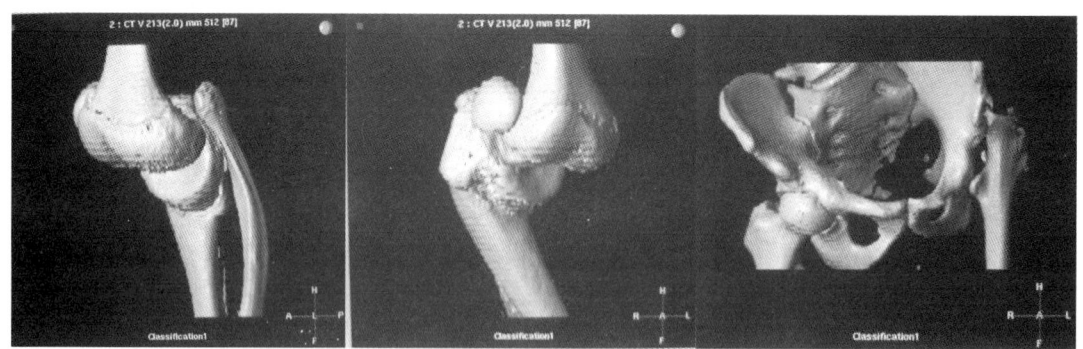

C CT三维重建显示膝关节面结构已呈矢状位垂直改变，该患者其左髋关节也发生感染性破坏

图6-4-6　幼年时膝关节化脓性感染性骨骺早闭形成严重下肢复合畸形

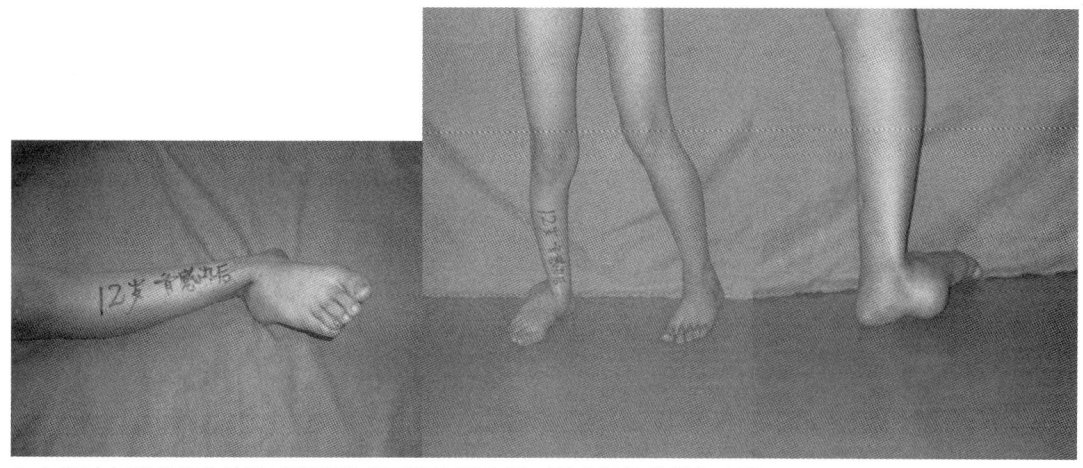

A 2岁时右踝关节化脓性感染致腓骨下端骨骺破坏，形成踝关节脱位畸形

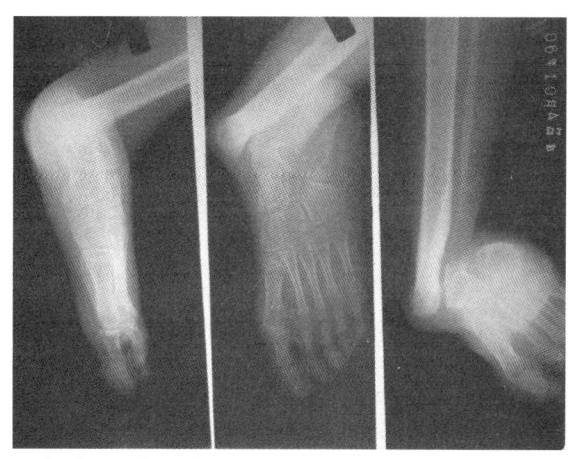

B 术前踝关节X线表现

图6-4-7 踝关节骨骺早闭致外脱位

二、干骺端续连症

干骺端续连症又称为遗传性多发性软骨性骨疣，属常染色体显性遗传，男性较多见，最典型的特征是干骺端不能塑型，可在许多长骨干表面发生多发性骨疣，同时身材矮小。

病理特点分两种类型：①干骺端不塑造；②骨疣：以骨端的骨疣最显著，在生长期，骨疣带有软骨帽，通过骨疣经常在组织上的摩擦，形成一个纤维滑囊。

症状和体征 可表现为局限性或弥漫性。后者可使整个骨骼有广泛变形和畸形。下肢可出现重度膝外翻或膝内翻畸形（图6-4-10）。

X线表现 干骺端有不规则膨胀，骨疣无密质骨，结构较差。

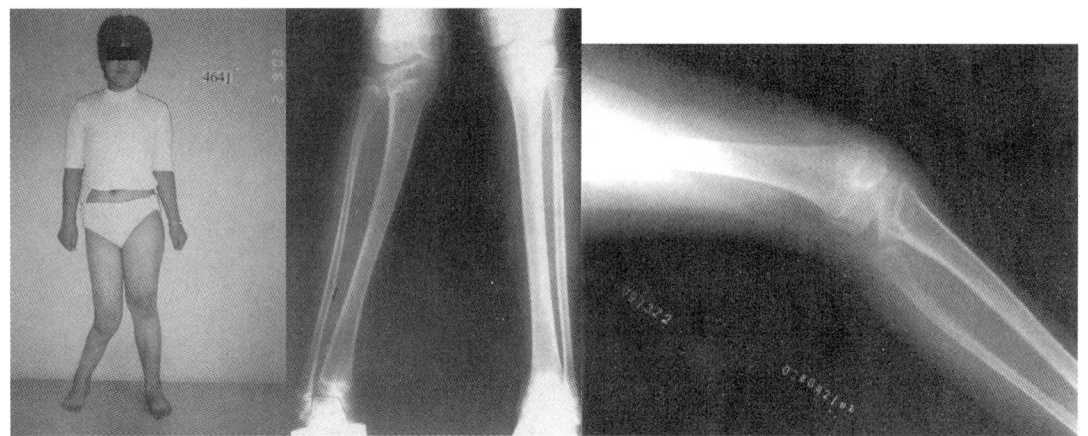

A 女，11岁，右膝关节感染性骨骺早闭，形成膝外翻、小腿外旋和屈膝畸形，胫骨平台重度倾斜伴右足内翻

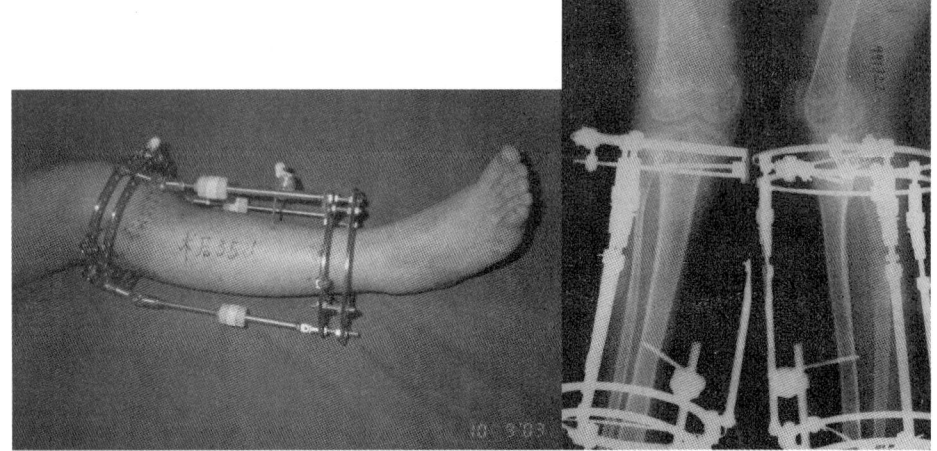

B 先实施胫骨结节下截骨，安装Ilizarov牵伸器，胫骨外翻、外旋畸形，抬高胫骨平台的外侧二期实施股骨髁上截骨矫正股骨前弓畸形

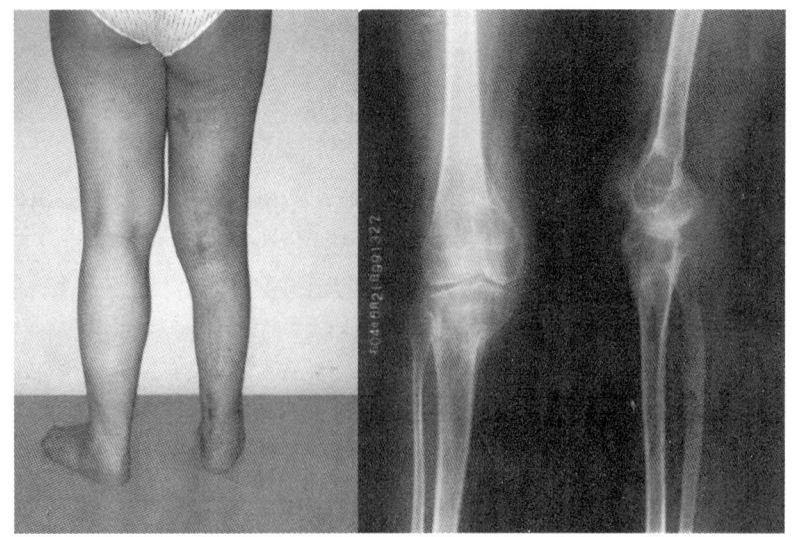

C 术后2年随访，右下肢持重力线完全恢复，膝关节的结构也基本恢复正常

图6-4-8　右膝关节骨骺早闭性畸形的矫正

第六章 骨骺及骺板疾病

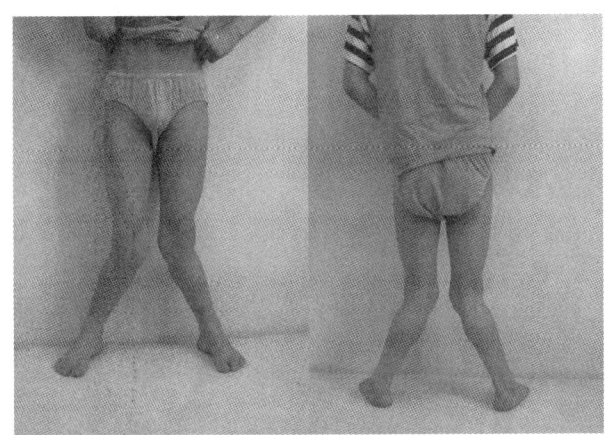
A 男，16岁，术前表现为双膝外翻、小腿外旋畸形

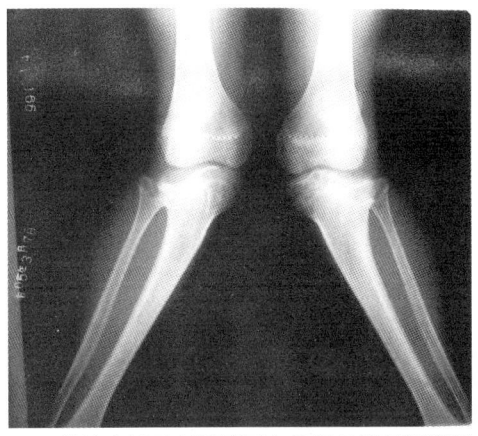
B X线检查显示双胫骨平台外侧骨骺早闭致胫骨上段外翻畸形

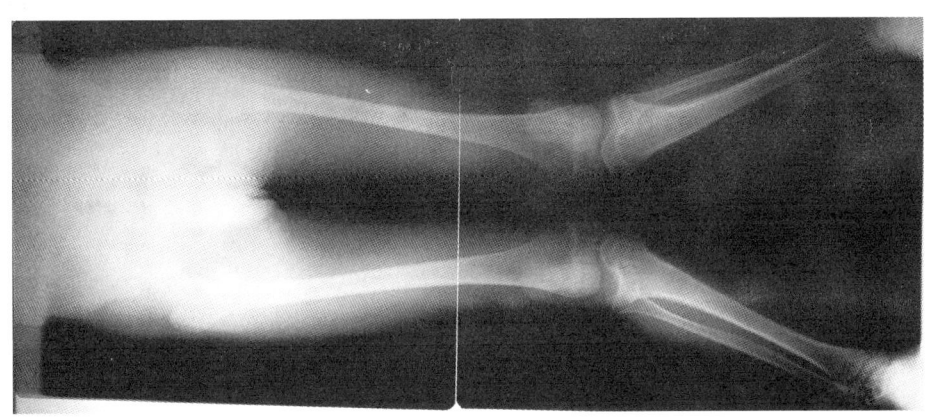
C 术前摄双下肢全长X线片，以便手术计划的设计

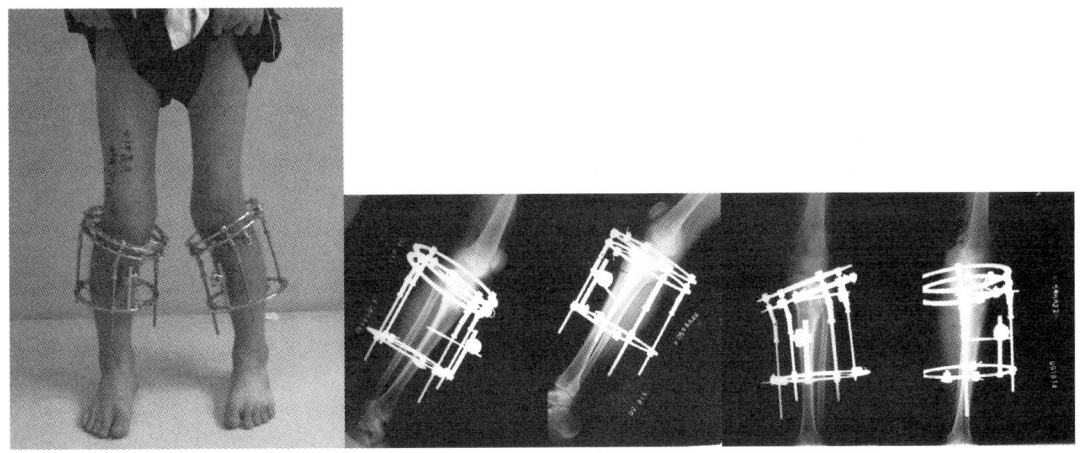
D 实施腓骨头及胫骨结节下截骨，安装带关节铰链的外固定器，术后逐渐调整矫正小腿外翻、外旋畸形

图 6-4-9 双侧胫骨上段外侧骨骺早闭致膝外翻畸形的矫正

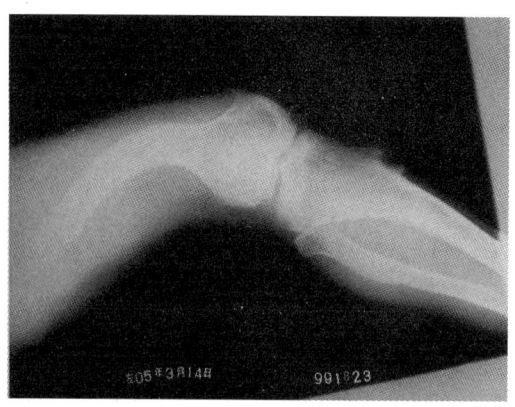

图 6-4-10 干骺端续连症（多发性软骨性骨疣）X 线表现

治疗　压迫神经或血管产生症状者或骨疣生长较快等可作骨疣切除术。若无症状，一般无需切除。继发下肢畸形者可做截骨矫形术，下肢畸形严重者应分期手术矫正，或应用骨外固定技术矫正。

（秦泗河）

第七章 其他疾病致下肢畸形

第一节 成骨不全

也称脆骨病，是一种先天性家族遗传疾病，由于细胞内缺乏成骨的物质所致。患儿可有骨脆，巩膜变蓝，牙齿发育差，皮下易于出血，关节活动过度等表现。可分为：先天型，出生时即发病，常致命；迟发型，发生于婴幼儿期。本病是突发的，一旦发生永久患病。

一、组织病理

镜下见骨胶原组织及成骨细胞减少，软骨成骨过程和钙化正常。成骨细胞数量不足，使钙化软骨不能变成骨质，骨质变薄，因此骨折后虽形成骨痂，但质量差，数量少，骨折易畸形愈合，迟延或不愈合。

大体可见骨细长或弯曲畸形，一处或多处骨折，骨痂生长慢，可形成假关节，长骨干皮质薄呈蛋壳状，骨膜不规则。

成骨不全临床上也称脆骨病，是一种遗传性结缔组织性疾病，其发生率约占活婴的1/20000。

二、分型与典型临床症状

（一）分型　Sillence 在 1978 年根据遗传学和临床特征，将成骨不全分为 4 型

Ⅰ型：全身骨质疏松，骨脆性异常，蓝巩膜明显，传导性听力丧失。属常染色体显性遗传。不伴有牙质发生不全者为ⅠA型；伴有牙质发生不全者为ⅠB型。

Ⅱ型：末端骨脆性大，导致出生前或婴儿早期死亡。长骨碎裂，颅骨骨化显著延迟。触摸颅骨穹窿时好像有很多小骨片，属常染色体隐性遗传。

Ⅲ型：本型很少见，属常染色体隐性遗传。骨的脆性很严重，全身多发骨折，长骨呈显著地进行性畸形。骨生长严重迟缓。出生时巩膜呈蓝色，但随着年龄增大，巩膜蓝色逐渐减退，到青春期巩膜为正常颜色。

Ⅳ型：本型属常染色体显性遗传。出生时巩膜呈正常颜色；但如果出生时巩膜蓝色，则随着年龄增大，巩膜蓝色逐渐减退，到青春期巩膜为正常。骨质疏松、骨脆性及长骨畸形的严重程度有很大差别。根据牙质的发育情况可分为A型和B型。牙质正常者为ⅣA型，牙质不正常者为ⅣB型。能够发育至成年人而并发肢体严重畸形者主要是Ⅲ型和Ⅳ型。

有些病人为自发性基因突变。本病实验室检查没有特异性改变。血钙和血磷正常，碱性磷酸酶可以升高，但对诊断无意义。

（二）典型临床症状

1. 生长迟缓，肢体明显畸形，关节活动增加（图7-1-1）。

2. 轻微暴力引起骨折，多为骨膜下骨折，因此疼痛较轻或无。

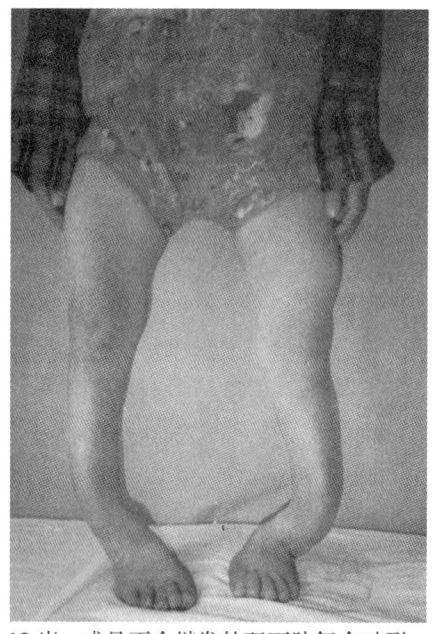
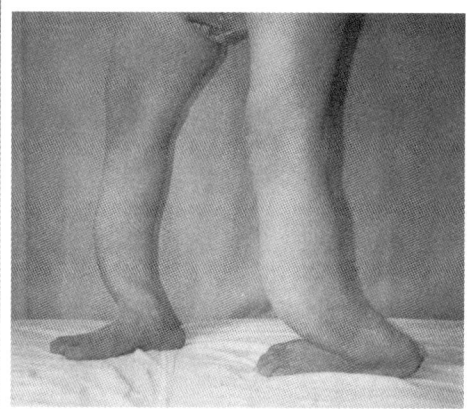

A 女，12岁，成骨不全继发的双下肢复合畸形　　B 侧位，双侧小腿前弓、扭转畸形

图 7-1-1　成骨不全继发的下肢畸形

3．蓝巩膜，是由于巩膜变薄，显出脉络膜所致。但秦泗河等治疗的两个病例皆没有蓝巩膜表现。

4．三角形头颅，前额宽，颧骨突出，下颌相对小。

（三）X 线特点

1．严重的病例，四肢短小，骨短粗，厚度增加。

2．较轻的病例，长骨纤细，皮质菲薄，弯曲畸形，新旧骨折线并存（图 7-1-2）。

3．肋骨多发性骨折，胸廓畸形，骨盆畸形。

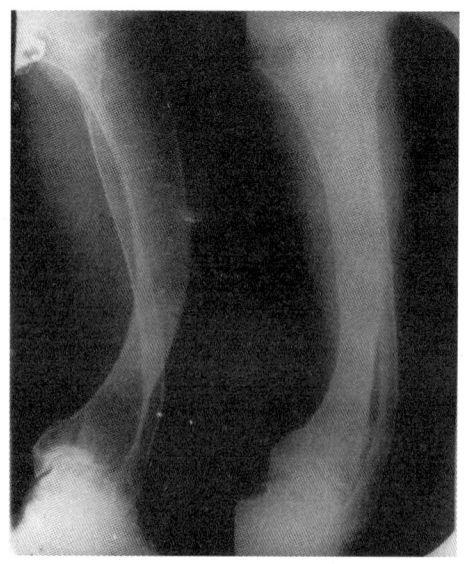

图 7-1-2　成骨不全小腿畸形 X 线改变，在张力侧发生骨膜下骨折

（四）诊断、治疗与预后

根据临床和X线特点，不难诊断。无特异的生化指标异常。预后：多数患儿死亡，偶尔可活至成年。晚发型，骨折随年龄增加而减少，存活不受太大影响。

一旦确诊应减少活动，加强保护，防止骨折。降钙素治疗有一定效果。一旦骨折，按骨折治疗原则治疗，长期佩带矫形器可减少畸形的发生。

畸形严重时可行截骨术矫正，截骨端以骨外固定器固定，少年患者术后应长期佩戴支具以防畸形复发。

三、Ilizarov 技术矫正成骨不全所导致的下肢严重畸形

青少年型（晚发型）成骨不全，其骨骼的骨化基本完全后，下肢畸形发展也基本停止或缓慢，应给予实施合理的手术矫正，由于此类患者形成的下肢畸形严重而复杂，大多数不可能手术中一次完成畸形的矫正，根据作者的经验截骨后应用Ilizarov技术，通过手术后缓慢的牵伸调整，能够安全比较满意地达到畸形的矫正（图7-1-3）。双下肢畸形严重而复杂者，

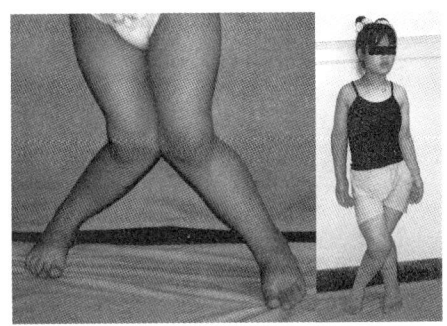
A 双膝重度外翻，行走时双膝关节碰撞，有成骨不全家族史

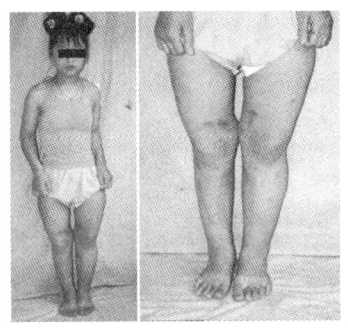
B 双下肢畸形矫正后，站立位外观

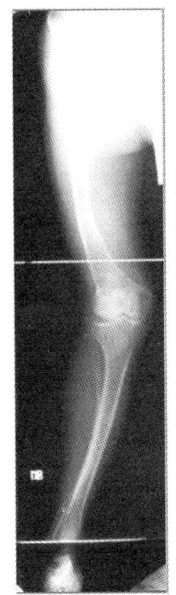
C 术前右下肢全长X线正位测量股骨与胫骨畸形

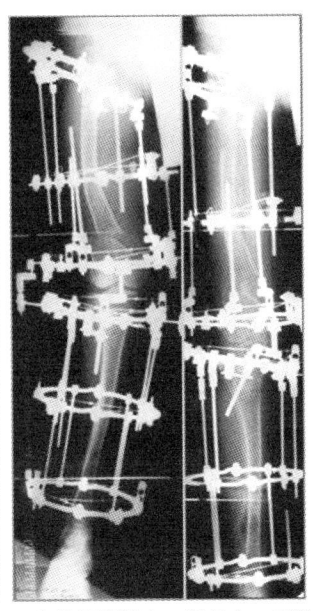
D 实施股骨髁上、胫骨上、下段截骨，安装Ilizarov矫形器

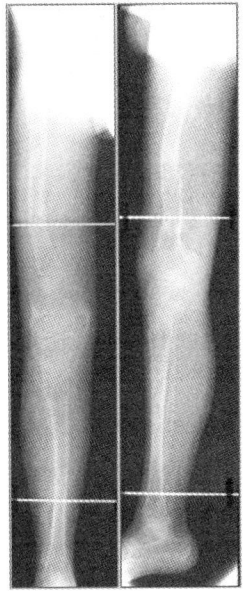
E 治疗结束后下肢持重力线与解剖轴线皆达到满意恢复

图7-1-3　成骨不全致双下肢膝外翻畸形的矫正

为减少手术创伤，有利于截骨端愈合，应分期或分部位矫正（图7-1-4）。由于此种患者其截骨端愈合的时间和强度较正常人缓慢，外固定器不宜拆除过早。

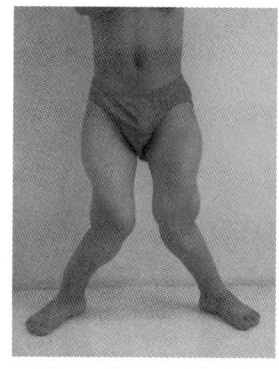
A 男，26岁，双下肢重度复合畸形

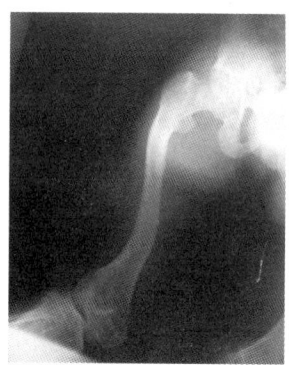
B 左股骨X线检查

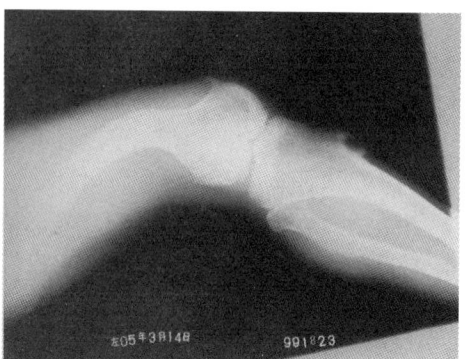
C 右膝关节畸形改变

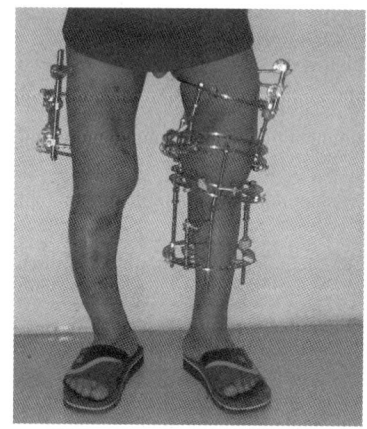
D 第1期手术实施左下肢股骨与胫骨截骨、右股骨截骨矫形

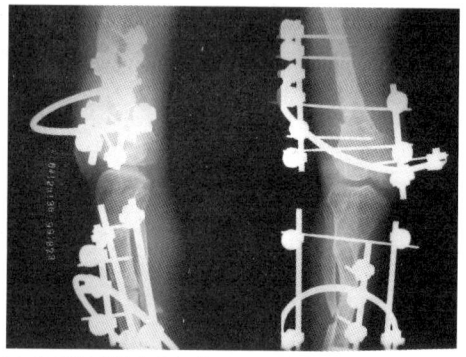
E 术后早期矫形安装Ilizarov矫形器，后期更换组合式外固定器

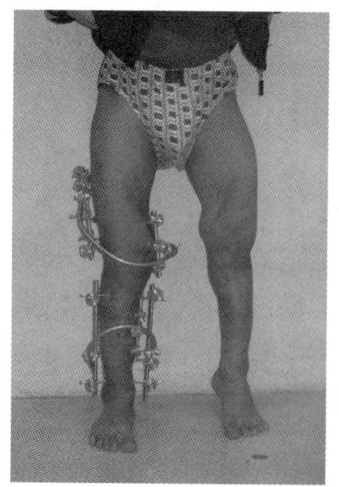
F 二期实施右小腿矫形

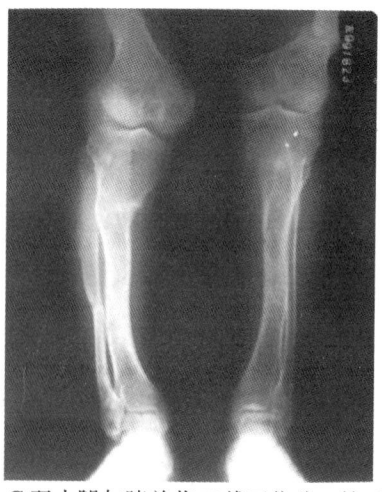
G 双小腿与膝关节X线正位片，持重力线基本恢复

图7-1-4　分期截骨矫形治疗成骨不全致重度下肢畸形

Ⅲ型成骨不全，在幼年期即发生肢体的重度畸形，丧失了站立行走能力，骨质疏松，故矫形的难度大，需要有专人照顾方能生存下去（图7-1-5）。

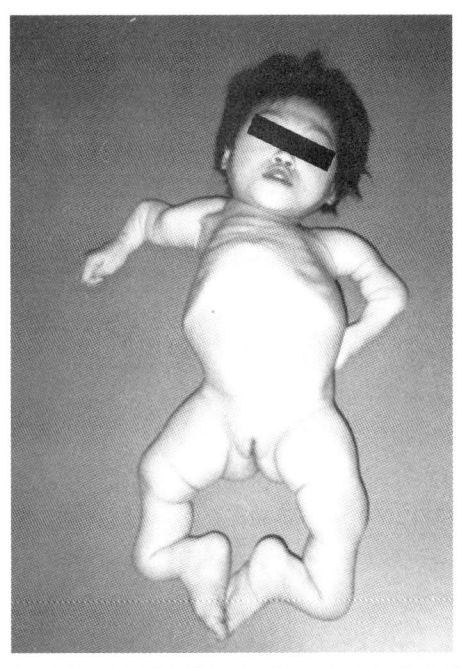

图7-1-5　女，12岁，成骨不全致肢体重度畸形，丧失了站立条件，骨质严重疏松

（秦泗河）

第二节　软骨发育不全

软骨发育不全（achondroplasia）是发育性的软骨内成骨缺陷而膜内成骨正常引发的一种先天性畸形，以身材矮小、四肢缩短、手掌呈"三叉戟"状、前额突出和鼻梁低平等畸形为其特点。本病是引起人类短肢侏儒症（short-limb dwarfism）的最常见原因，发病率为1∶40000～1∶26000，无种族和男女性别差别。患者智力及体力发育良好，常作为剧团或马戏团的杂技小丑。

（一）病因

1994年，John Wasmuth等报道软骨发育不全是由于第4对染色体上的成纤维细胞生长因子受体-3（fibroblast growth factor receptor-3，FGFR-3）基因发生突变，造成软骨内成骨（enchondral bone formation）障碍，从而导致四肢长骨和中轴骨发育不良，出现身材矮小，手足短缩等畸形。FGFR-3基因的突变点几乎全位于第380个氨基酸的序位上，由甘氨酸（Glycine）变为精氨酸（Arginine）的突变。

本病为先天性发育异常，有明显的遗传性及家族史，属常染色体显性遗传。患者的FGFR-3基因呈镶嵌态（mosaicism），即一个是正常的，一个是异常的，如父母一方有病，子女中1/2可以得病；如父母均为患者，则子女得病几率为75%。由于不少病人不结婚或难产，致使无下一代，因而影响到遗传形式。所以仅20%的患者父母中存在这种遗传因素，

80%的患者与父母无关，而是基因突变的结果。

（二）病理

基本的病理改变发生在软骨内成骨过程，长骨纵向生长受阻，而膜内成骨过程不受影响，故骨的粗细正常，但因长度减短而相对变粗。骨骺软骨细胞可发生增殖，但不能进行正常的钙化与骨化，因而骨端增大。镜下见，软骨细胞不能像正常那样呈规则的柱状排列，而是分散，不规则成堆，骨化过程的多个区域，如静止区、增殖区、肥大及预备钙化区等的层次也发生紊乱，干骺端毛细血管不能有规则地进入骨骺进行正常的吸收，成熟的软骨细胞不能钙化，影响了骨的生长。还可以看到有广泛的软骨黏液样变性，细胞肿胀，细胞核增大，基质呈半流体结构，病变部位的软骨骨化延迟，呈斑块状分布，而斑块间的钙化过程则比较正常。

（三）临床表现

1．侏儒　本病是侏儒的最常见原因，患者具有不成比例的身材矮小。胎儿娩出时即可见其身体长度正常而肢体较短，这种差别以后逐渐明显，肢体近端比远端骨缩短更为明显，即以股骨和肱骨短缩最为明显，患儿脂肪臃肿。至发育成熟，平均身高男性为131±5.6cm，女性为124±5.9cm。患儿身体的中点在脐以上，有时甚至在胸骨下端。站立时上肢下垂，手指尖仅达到大粗隆水平，而不像正常人那样可达到大腿中段。因为肢体短，在下肢伸直位时，面部可碰到足趾（图7-2-1）。

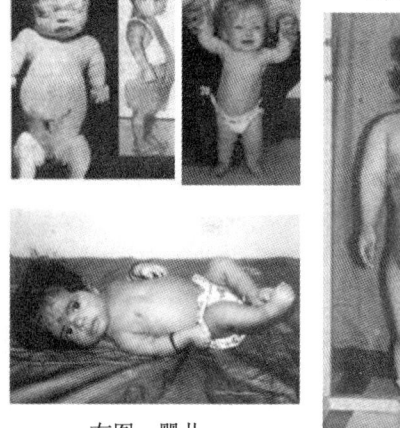
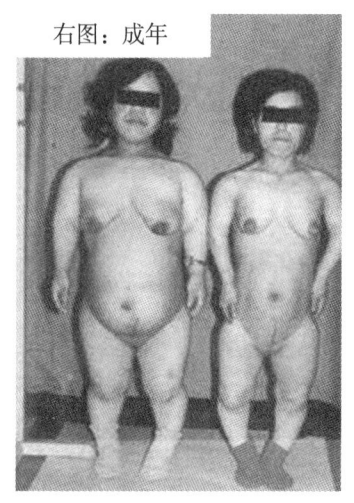
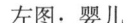

图 7-2-1　软骨发育不全患者全身照片图

2．头颅及面部畸形　头颅增大，穹隆及前额凸出，有的患者会有轻度脑积水或颅内压升高，甚至突发性的呼吸停止、晕厥等现象，此乃因病人的头骨发育不良，造成枕骨大孔过小而压迫脑干，颈内静脉回流不良，而使得脑脊液过度堆积，造成颅内压上升。脸中部发育不良，面颊骨塌陷，鼻梁扁平，鼻道狭窄，咽鼓管机能障碍。下巴前翘，有时会伴随牙齿结构不良，如牙床咬合不良、上牙龈拥挤等（图7-2-2）。

3．躯干及四肢畸形　胸椎后凸，呈现出驼背的样子；腰椎过度前凸，使病人看起来臀部很翘。胸腔扁而小，肋骨异常的短。手指粗而短，分开，常可见4、5指为一组，2、3指为一组，拇指为一组，似"三叉戟"（图7-2-3）。有的患者伸肘动作轻度受限。下肢常呈弓

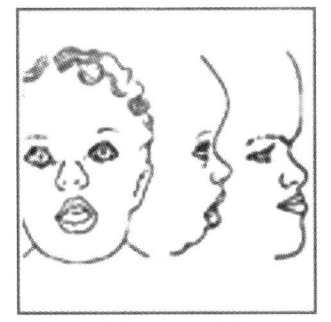

图 7-2-2 软骨发育不全患者头颅特征示意图

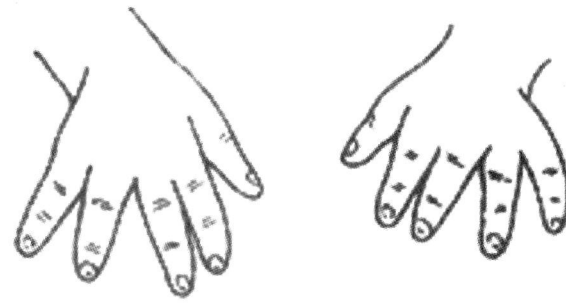

图 7-2-3 软骨发育不全患者的"三叉戟"状手指畸形

形,走路有滚动步态(rolling)。关节松弛,患儿可将他们的手指、手腕、髋关节和膝关节弯曲成不正常的角度,这些特征通常在出生时就会出现,大多数的病患在这个时候可被诊断出来,而这些患儿的智力通常是正常的。

(四) X 线表现

1. 颅盖大,前额突出,顶骨及枕骨亦较隆突,但颅底短小,枕大孔变小而呈漏斗型,其直径可能只有正常人的1/2。如伴发脑积水,可见侧脑室扩张。

2. 长骨短,骨干厚,髓腔小,股骨和肱骨的长度通常低于正常的2/3。骨骺可呈碎裂或不整齐,股骨下端膨大,两髁呈"V"形而骨骺呈倒"U"形嵌入其间。由于骨化中心靠近骨干,使关节间隙有增宽的感觉。下肢弓形,腓骨长于胫骨,上肢尺骨长于桡骨。

3. 骨盆狭窄,髂骨扁而圆,各个径均小,呈典型的四方形。髋臼向后移,扁平且较宽,髋臼与股骨头大小不对称,髋内翻畸形。骶骨下沉与髂骨下方相连,坐骨切迹小。肋骨短,胸骨宽而厚。肩胛角不锐利,肩胛盂浅而小(图 7-2-4)。

4. 椎体厚度减小,但脊柱全长的减小要比四肢长度的减小相对少很多。椎体前缘有圆形凸出,而后缘呈弧形,腰骶关节角度增大。自第1腰椎至第5腰椎,椎弓间距离逐渐变小(正常人逐渐扩大)。第5腰椎较狭窄,位于两髂翼之间。脊髓造影可见椎管狭小,有多处椎间盘后突(图 7-2-5)。

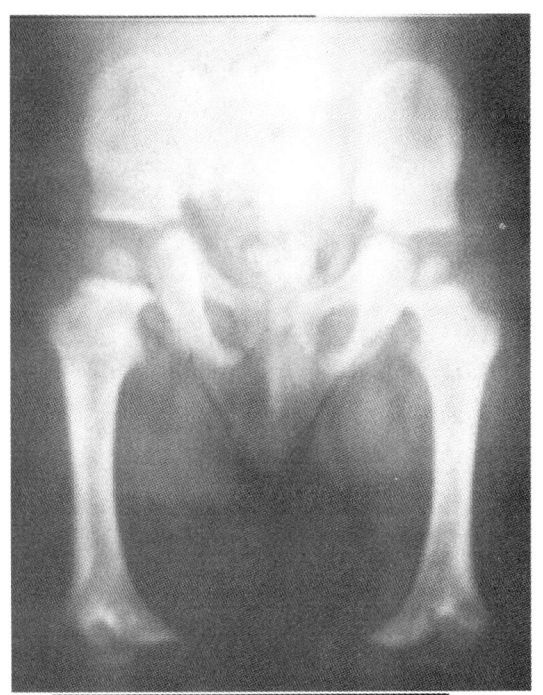

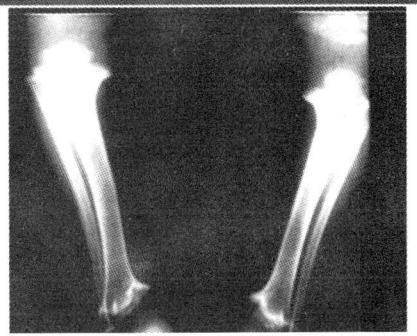

图 7-2-4 软骨发育不全患者的长骨和骨盆 X 线表现

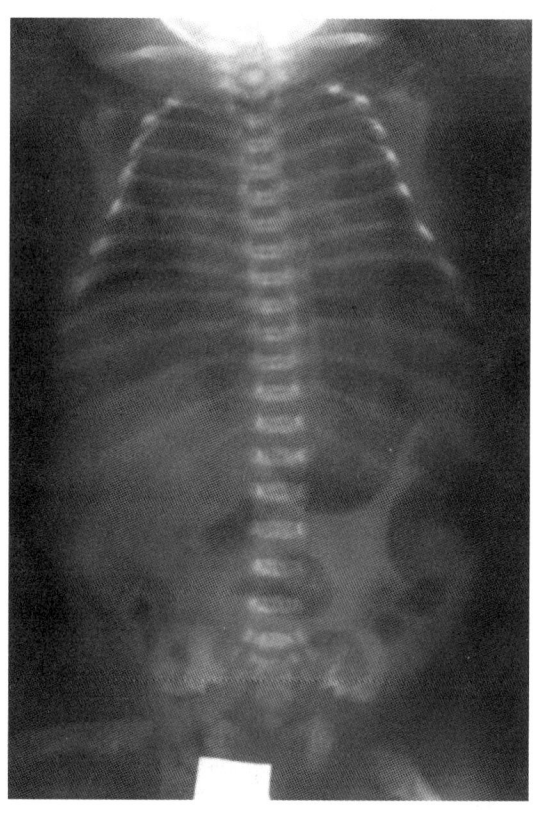

图 7-2-5 软骨发育不全患者的脊柱 X 线表现：腰段变化最为典型，正位片上可见椎根间距从第 1 腰椎至第 5 腰椎逐渐变窄或相等。

(五) 诊断和鉴别诊断

根据头颅和面部的特征性改变，椎体后部凹陷，腰1～腰5之间的椎弓根进行性狭窄和骨盆的特殊改变，干骺端增宽、骺板中心凹陷而骨骺不受累等主要典型特征，一般可作出诊断。

①软骨发育低下（hypochondroplasia）：侏儒表现不太明显，头颅正常。②软骨-外胚层发育不全（chondro-ectodermal dysplasia）：即 Ellis Van-Creveld 综合征，为短肢型侏儒，伴有胸部畸形和心脏病变，指、指甲牙齿发育不良。肢体缩短的部位常发生在远端骨骼。③脊柱-骨骺发育不全（spondylo-epiphyseal dysplasia）：亦为短肢型侏儒，常有近端大关节的破坏，颅骨正常，脊椎椎体变扁，椎体骨化中心互相吻合。胸廓发育不良如铃形。④佝偻病及克汀病：佝偻病有典型的临床及 X 线表现，容易区别；而克汀病常伴有智力发育不良。⑤多发性骨骺发育不良：临床主要表现为关节疼痛、强直、畸形和指趾短缩及侏儒，X 线有骨骺出现延迟，不规则小而扁，斑点状碎裂，但干骺端及骨干正常。⑥黏多糖病Ⅳ型：临床主要以头大、眼距宽、腰背部无痛性后凸，短躯干型侏儒为主要表现。尿黏多糖试验阳性。骨骺及干骺端的 X 线表现与本病相似，但胸腰椎楔形、三角形小椎体改变，掌骨近端及指骨远端削尖变形具有特征性。

(六) 患者的相关身体状况

患儿的运动能力发育迟缓，例如婴儿直到3到4个月大时才能良好地控制头部，这是因为他必须花较长的时间来发展肌肉力量以支持他大大的头。大部分患儿2～3岁才学会走路，但最后运动能力的发展仍可以到正常的状态。

对这些患者而言，体重的控制是需要终生注意，因为不管是成人或小孩都容易有体重过重的危险，所以都必须小心地摄取营养。

患者在5～6岁之前容易并发中耳炎，这可能与耳咽管不正常有关（中耳会积水），但最根本原因仍应归咎于骨骼构造发育不良。如果中耳炎没有及早发现给予治疗或治疗时产生抗药性，小朋友会有丧失听觉的危险。因此，每次感染应给予适当的治疗，而且应该定期做听力测试。此外，有许多小朋友需要放置耳管来治疗反复发生的中耳炎。

患者可能会有牙齿生长过挤的问题，特别是上龈的牙齿，牙齿易出现咬合不良，难以维持良好的口腔卫生。除了一般的牙齿保健外，牙齿的矫正可能是必要的。

患儿大大的头常与脑积水混淆，虽然该病也可并发脑积水，但极少需要开刀治疗。因此幼儿期头围的测量非常重要，可用来区分正常的头部发育与脑积水。在一些病例中显示，并发脑积水的病童会增加神经及呼吸方面的并发症，主要是头盖骨的开孔较小，特别是位于头骨基部的枕骨大孔。部分患者需要藉手术增大枕骨大孔，来释放脑及脊髓基部的压力。

通常胸腰脊椎驼背不需要治疗，除非驼背现象一直持续，可给予支撑装置或手术矫正，而腿部的弯曲给予支撑固定或整形手术矫正。较大的患儿或成人患者经常感到疲劳、麻木或下背痛及大腿疼痛，通常这些抱怨来自肌肉的问题，不需要特别担忧。如果这些问题一直持续存在或变得更加严重时，就需要请骨科或神经专科医生做个评估，因为下背部的脊椎管狭窄可造成神经或脊椎的压迫，严重时需要手术减压。

（七）治疗和预后

目前，尚无特殊的治疗方法可促进软骨发育不全患者的生长。生长素的治疗似乎可以在第一年治疗时增加生长速率，但无法增加成人患者的身高。目前对软骨发育不全的医疗趋势，是直接预防或治疗患者的并发症。家庭内科医生、小儿科医师或内科医生，再加上专家的帮助例如内分泌家、遗传学家、矫形外科医生和神经学家，能够为患者提供最适当医疗及心理上的支援。一些跨国家的医学中心正对软骨发育不全及其他成长问题上从事大量研究，目前关怀矮小及生长障碍的病人团体有两个：美国矮小人协会（Little People of America，LPA）和人类生长基金会（Human Growth Foundation，HGF）。

矫形外科治疗包括三个方面。首先，脊椎椎间孔狭窄可引起腰痛，行动不便，椎间盘退行性变化引起神经根压迫现象，需要做椎板切除减压解除神经压迫。其次，膝内翻畸形严重后时可做胫骨开口截骨矫形术纠正。但是3～4年后往往需要再次手术。Ponseti于1970年建议切除腓骨上端骨骺或切除腓骨上端以纠正畸形避免复发。近年来，由于肢体延长手术的进展，许多学者开始进行胫骨延长术。常用的手术方法有胫骨上端骨骺牵开延长术、骨骺下端骨延长术和干骺端截骨延长术等。此后还可延长股骨，总共可延长10～15cm之多。必须指出：要注意防止延长手术的各种并发症。另外软骨发育不全的患肢多合并明显的膝内翻畸形，应实施手术矫正（图7-2-6）。有增高要求者，在矫正下肢畸形的同时安装下肢延长器，术后一般可以逐渐增高20～30cm（图7-2-7），但增高手术后需要长期复杂的管理过程，必须由很有经验的矫形外科医师实施。

（傅德皓　杨述华）

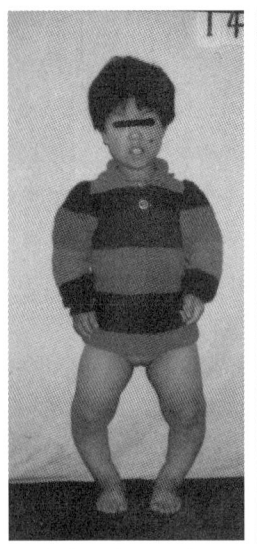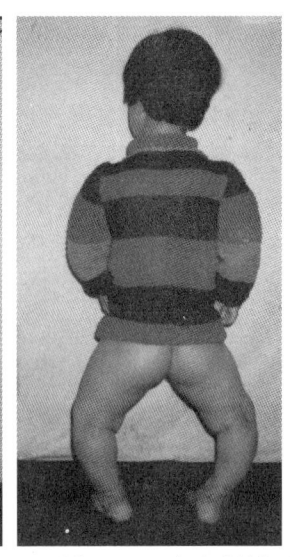

A 女13岁，身高105cm合并双膝内翻畸形　　B 后位，双下肢呈"()"改变

图 7-2-6　软骨发育不全合并双膝内翻畸形

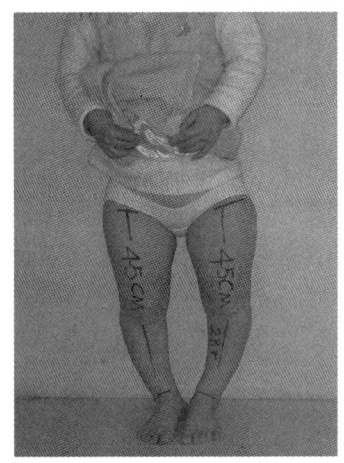
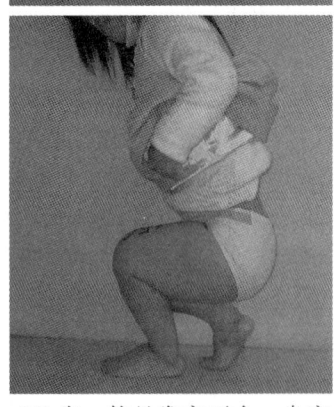
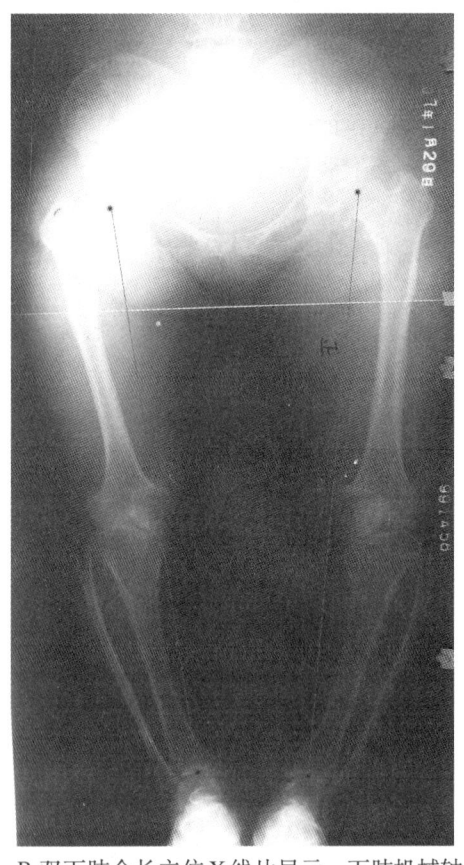

A 女，27岁，软骨发育不全，身高126cm，合并双膝内翻畸形，患者要求实施双下肢矫形增高术　　B 双下肢全长立位X线片显示，下肢机械轴偏移到膝关节内侧

图 7-2-7　　（提供图片 秦泗河）

第三节 多发性骨骺发育不全

多发性骨骺发育不全（multiple epiphyseal dysplasia，MED）又称多发性骨骺成骨不全（dysostosis epiphysealis multiplex），是一种临床上少见的骨骺发育不良性疾病。本病最先由 Ribbing 于 1935 年首先报告，为一轻型病例，1947 年 Fairbank 又发现一组重型患者，并正式命名为多发性骨骺发育不全，故又称 Fairbank-Ribbing 病。本病常见于幼儿及少年，男性较女性多见，主要累及脊柱和四肢管状骨骨骺软骨，其特征为许多骨骺异常骨化，患者的生长发生障碍，手指粗短，临床上有躯干和肢体不成比例的矮小身材的特点。

分型　本病按照骨骺形态和发病部位可分为小骨骺型、扁骺型和 Meger 型。小骨骺型的特点为骨骺和腕、跗骨出现晚及不规则骨化，进而引起病变骨骺及骨的畸形和各种生长障碍，临床症状多于 2 岁后发现，表现为生长落后，身材均匀性矮小，步态蹒跚，关节痛，异常骨骺导致进行性骨关节病和畸形。扁骺型又称 Ribbing 型，较小骨骺型轻。Meger 型主要表现股骨头小而不规则，椎体不同程度变扁，终板不规则或凹陷。Maroteaux 将本病归纳成 3 型：Ⅰ型累及四肢，Ⅱ型病变在脊柱及髋、肩，Ⅲ型为局限型。

遗传　本病以外显完全的常染色体显性遗传为主，少数为隐性遗传。有家族史，但其遗传方式具有异质性，即使在同一家族中表现也不相同。

患病率　属较少见的骨发育异常之一。患病率约为 11/100 万，若包括受累亲属则为 16/100 万。

病理变化　本病通常对称性累及多对骨骺，偶尔可仅累及一对骨骺，本病的主要病理改变是骺软骨发育过程中先期钙化带区软骨细胞不成熟，数量减少，排列不规则，致骨化障碍；骨骺软骨骨化中心出现延迟，或呈多中心骨化，骨骺和骺板生长不规则或变扁、变小，缺少骨样组织，软骨细胞排列不规则，骨小梁紊乱。以后骨化中心不规则融合，造成关节面不平整，导致早期产生骨性关节炎的病理改变。

临床表现

1. 症状及体征　本病的临床表现也具有异质性。一般出生时无明显异常，通常在 2 岁以后逐渐出现症状。早期出现身高增长缓慢，髋、膝、手、肩等大关节疼痛、僵硬，蹒跚步态，逐渐出现指（趾）短粗、膝内外翻等畸形，6~7 岁时可出现脊柱侧凸。常有早发的关节退变，尤其是重型者，常于青春期后不久即出现多关节疼痛症状。患者身材矮小，四肢短，上半身长，下半身短，形如侏儒，但面部、头颅发育正常，智力发育不受影响。最终身高轻到中度矮小或正常，一般 145~170cm。

2. X 线表现　X 线片显示髋、膝、手、踝等大关节骨骺骨化中心以及腕骨跗骨中心骨化延迟且不规则，髋臼常增宽变扁呈方形，干骺端通常不受累，管状骨缩短，长骨关节软骨变性导致骨关节炎也很常见，股骨头缺血性坏死可在 30% 患儿发生。脊柱可见轻微脊椎骨终板不规则或正常。有一小部分病人可在双膝关节发现双层髌骨（double layered patella，DLP）。X 线主要特点有：①对称性多发性骨骺的受累为本病的主要特征，病变主要位于二次骨化中心；②骨骺生长延迟，发育不全，但融合时间正常；③骨骺发育不良，可以变小、变扁、碎裂或斑点状；成年后骨端变形，尤以持重关节为著，关节畸形常见如髋内翻、踝外翻。骨性关节病出现较早；④髋关节为本病必然受累部位，股骨头骨骺变扁、碎裂、分节、可呈"桑椹样",股骨颈宽而短,干颈角变小,髋臼浅平,呈不规则波浪状或髋臼顶部呈斜坡状;⑤胫骨远端骨骺外侧发育不良,骨骺或骨端呈内宽外窄的楔状改变或内低外高之斜刀刃状改变,致关节面倾斜,距骨也相应倾斜;⑥股骨髁及胫骨髁可成角见方形,髁间窝及髁间隆突变浅,股骨及胫骨髁扁平;⑦胸腰椎椎体面宽,上下缘不规则,凸凹不平,骨骺碎裂,椎弓根变短;⑧手足掌(跖)指(趾)骨短粗或长短粗细不一;⑨腕骨及跗骨聚集、变形、边缘不规则;⑩长骨干骺端可出现纵形条纹,本组以胫骨近端多见。

脊柱　椎体呈扁平状,致躯干变短。下部椎体终板可不规则,椎间隙可偏窄。有时可见椎弓根变短(图7-3-1)。

肢体骨骼　四肢骨骼病变主要累及长骨骨骺。几乎总是对称性受累,骨化中心出现延迟、变扁、碎裂或不均匀骨化。骨骺融合后则表现为关节面低平、不规则或波浪状。严重者邻近干骺端可增宽、外展和不规则。骺板变窄。胫骨下端的骨骺自内向外方倾斜,深度减少,腓骨变长。距骨形态改变,以适应胫骨骨变形(占50%)。股骨头骨骺总是受累。可表现为变小、变扁,致密、碎裂,或密度不均匀,外形不规则,股骨颈变短,颈干角变小。干骺端致密硬化,骺板变窄。髋臼变浅,髋臼顶变平直或呈斜坡状,不规则或呈波浪状。髋臼角增大,可见半脱位(图7-3-2～6)。

手腕部　腕骨及掌、指骨骺化骨中心出现延迟,小而不规则。腕骨密集,桡、掌骨间距

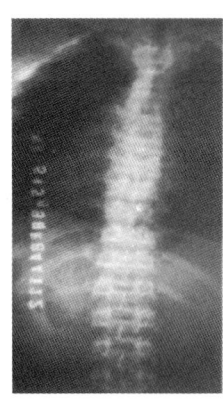

图7-3-1　扁平椎体

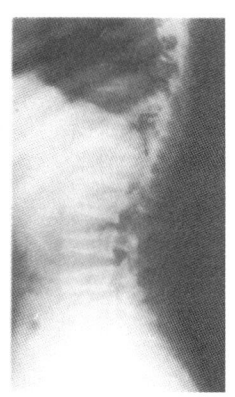

图7-3-2　髋内翻,股骨近端骨骺骨化延迟和髋关节退行性关节炎

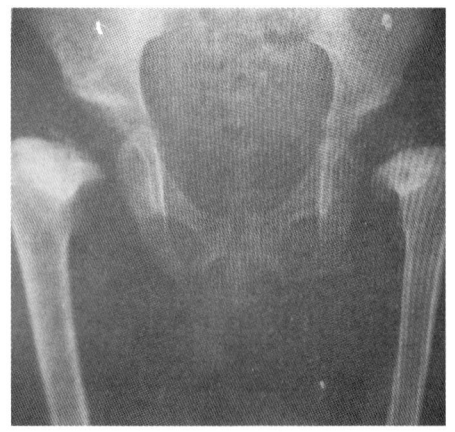

图7-3-3　两侧股骨头骺重度均匀性变扁

变短。骺板常早期融合，导致掌、指骨变短。双手掌指骨骨干增宽，骨骺发育小，腕骨骨骺出现晚，呈扁平状（图7-3-7）。

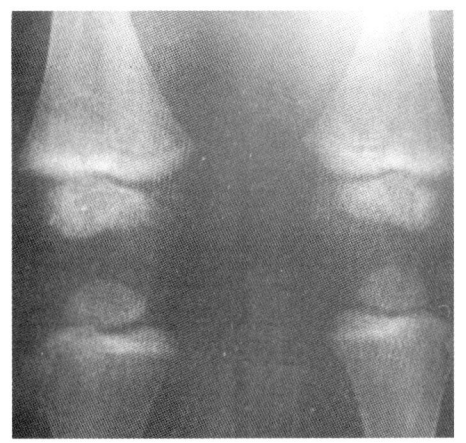

图7-3-4 两侧股骨、胫骨骺扁而小并碎裂致干骺端硬化侧改变基本对称，干骺端硬化

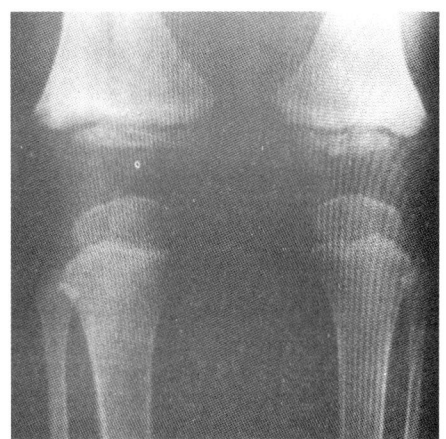

图7-3-5 股骨远端骨骺变扁、碎裂、致密，两胫骨骺亦较小

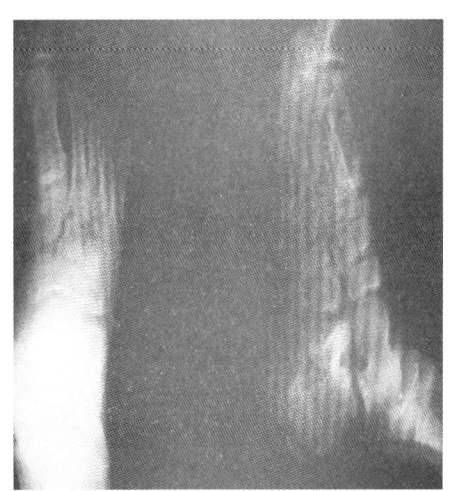

图7-3-6 跟骨、跗骨不规则，跟距关节面硬化，形态欠自然

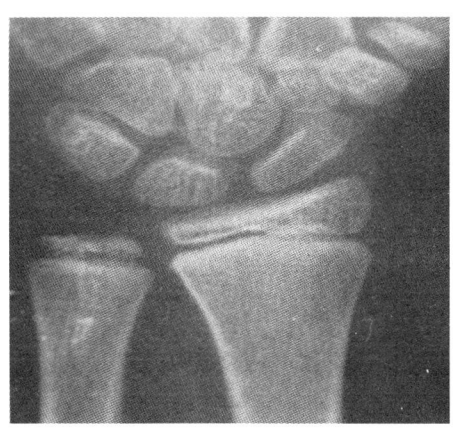

图7-3-7 尺桡骨远端骨骺骨化不规则，干骺端相应不规则并硬化

骨成熟　骨龄一般可延迟3～6年，而骺板融合却往往提前，并且过早出现关节退变。

生化　血清钙、磷和碱性磷酸酶均在正常范围。

预后　本病有自行好转的趋势，预后较好。受累关节均早发退行性骨关节炎，但对患者的一般健康和寿命无影响。

诊断和鉴别诊断　根据病史、临床特点和X线表现MED的诊断常不困难。骨远端骨骺高度与干骺端宽度比值异常可见于多数患儿，这一指标对于早期诊断很有价值。但常需与儿童股骨头骨软骨病、畸形骨软骨营养不良、点状骨骺发育不良、Perthes病、克汀病和大骨节病等鉴别。

1．儿童股骨头骨软骨病　可为双侧性，股骨头骨骺可呈点状，但病变只限于两髋，不累及其他部位。

2．畸形骨软骨营养不良（Morquio病）　短躯干型侏儒，脊柱与髋臼的变化是特有的，椎体普遍变扁，椎体前缘舌状突出，脊柱后突成角，髋臼平直，边缘不整。

3．点状骨骺发育不良　骨骺出现多个骨化中心，密度增加，斑点布满全骺。本病在出生后即有改变。

4．软骨发育不全　呈常染色体显性遗传，外显率100%，80%～90%为散发病例，即为新生突变（父母正常，无家族史），新生突变的再发风险很低。受累个体主要表现为近侧肢体缩短所致的身材矮小，伴头大，前额突出，鼻梁宽，中面部发育不良等特殊面容，手呈三叉状或车轮状展开，常见膝关节过度伸展，而肘关节伸展和旋转受限，四肢短粗，以近端肢体明显，站立时常见"O"形腿，腰椎前凸，臀部后凸。X线检查可见颅顶骨大，面骨小，长管状骨均短而弯曲，骨皮质增厚，干骺端变宽，呈喇叭状，骨骺出现延迟，椎体骨化中心间距变宽，自第一到第五腰椎的椎弓根间距依次变小，连线呈"V"形，骨盆宽而浅，髂骨翼呈方形，骶坐切迹狭窄，椎骨扁平。

与MED的鉴别要点：①出生时即可见特殊面容，因胎儿头大，多伴有剖宫产史；②短肢型侏儒，躯干发育近似正常；③多数有三叉状手或车轮状手；④X线特征性改变为椎弓根间距呈"V"字形（而不是正常"八"字形），骶坐切迹狭窄明显，呈"鱼钩状"改变；⑤基因诊断可以发现成纤维细胞生长因子受体3（fibroblast growth factor receptor 3，FGFR3）基因异常，常见突变类型依次为G380R、G375C、G346E；⑥胎儿B超应着重观察双顶径与股骨长度的比例，双顶径与股骨长度存在密切的正相关，相关系数为0.1784～0.1968，双顶径与股骨长相差1.18～2.12cm，平均为2.10cm。当发现二者不成比例时，应高度重视。一般无骨折，骨皮质不变薄，甚至增厚。

5．克汀病（甲状腺机能低下）　骨骺改变相似，但本病临床上有明显的智力障碍，患者皮肤干燥，在胸腰段的椎体，可有特殊的表现，呈钩形。骨成熟严重延迟，长骨骨骺呈点状分布，但多不对称。病人服用甲状腺素后症状会好转。

6．假性软骨发育不全　短肢型侏儒，长骨干骺端增宽不规则，椎体如阶梯状，前缘弹头状凸出，远较MED严重。PSACH在出生时无异常，到2～3岁后四肢近端开始短缩，到成人时身高为106～130cm，头面部外形正常，手指短粗，可出现扁平足，膝关节因骨骼改变和韧带松弛导致明显内翻或外翻。X线检查显示头颅正常，骨骺小而不规则，干骺端呈蘑菇样且不规则，椎骨扁平，上、下缘隆起，前缘呈舌状突出，骨盆发育较小，坐骨大切迹变浅，髋臼缘不规则，髋臼平浅，可有髋内翻畸形。鉴别要点：①本病出生时外观正常，

6个月至4岁出现畸形；②头面部正常；③无典型三叉指形；④X线颅面骨基本正常；⑤X线可见骨骺及干骺端均异常；⑥椎弓根间距正常。

7. **致死性软骨发育不全** 本病少见，新生儿的发病率约为1/60 000，可分为2型：Ⅰ型TD患儿的突出表现是股骨弯曲畸形，Ⅱ型无股骨畸形，但存在颅骨畸形，患儿表现为头大，前额突出，"三叶草"样头颅，面部小，鼻嵴低平，四肢短小，颅底短，枕骨大孔狭窄，胸部发育不全，多数患儿生后不久夭折，但也有存活至成年者。本症常合并智力低下、心脏畸形和肾盂发育缺陷等。本病系FGFR3基因异常，常见突变类型为K650E。

8. **迟发性脊椎骨骺发育不全** 本病是一类以脊柱畸形和长骨骨骺区不规则改变为特征的骨软骨发育不良性疾病。临床上主要表现非匀称性矮小，椎体畸形，早发的大关节炎，尤其在髋部，一般3~10岁出现腰背部疼痛，生长迟缓，10~14岁最明显，短躯干，指距正常，指距大于身高，上部量小于下部量。X线表现为椎体不规则变扁，前部上下缘凹陷，可有骨质硬化，中后部驼峰状突起，椎间隙明显狭窄等改变。本病与MED之间的分界线还不十分清楚，两者病变均累及脊柱和长管状骨，但前者脊柱受累较重，长管状骨受累轻；而后者相反，脊柱受累轻，长管状骨受累重。

9. **粘多糖病Ⅳ型** 亦表现为短躯干型矮小，主要表现为头大，眼距宽，鸡胸，腰背部无痛性后凸。X线显示胸腰椎呈楔形，三角形小椎体改变，以及掌骨基底部及指骨末端削尖变形等特征性改变。

10. **X连锁低血磷性佝偻病** 本病是性连锁显性遗传，女性患儿多于男性患儿，女性患儿较轻，男性患儿较重，产前不能通过B超进行诊断；多在1岁左右起病，常因骨骼畸形、步态异常或身材矮小而就诊。首发症状多为骨骼畸形，尤以下肢"O"型腿或"X"型腿多见。有阳性家族史或者虽然无阳性家族史，但家族成员中有低血磷者均有助于早期诊断本病。X线显示双侧肱骨近端及尺桡骨远端干骺端呈杯口状扩张，形如毛刷状，骺软骨板增宽，骨骺轮廓不清，骨质密度减低，骨小梁模糊，皮质变薄，双胫腓骨弯曲变形，弯曲面皮质变厚，外突面皮质变薄。本病病因并非维生素D缺乏，而是由于近端肾小管对磷重吸收先天性缺陷并使尿磷排泄增加、血磷下降所致，血钙水平大致正常。

11. **Perthes病** 即便是缺血坏死累及两侧股骨头骨骺，但双侧改变总是非对称的，且坏死仅限于髋部，其余骨骺均正常。早期骨坏死多起于股骨头骺的外上方，而MED则累及整个骨骺。Perthes病髋臼常正常或仅有轻微继发改变，如能及时得到处理，修复后可不留畸形，而MED同时有髋臼发育异常和其他骨骺异常，经任何临床处理，均不能阻止病变的进展，并留有畸形和过早出现关节退变。

12. **点状骨骺发育不全** 整个骨骺表现为许多分散的中心，较本病更为明显。距骨可成为分散的斑点。有先天性白内障（50%）。

13. **大骨节病** 为地方性疾病，患者周围同类患者甚多。与MED在临床症状、体征和X线表现均有许多类似和相同之处，但大骨节病先期钙化带增宽硬化或干骺端硬化是其特征之一，而MED先期钙化带或干骺端则无明显硬化。

14. **半肢骨骺发育异常** 本病是少见的骺软骨生长发育紊乱导致，又称为Trevor病，特征为一个或多个骨骺不对称性过度生长（overgrowth）。表现为关节附近硬性肿物，可导致关节活动受限、畸形、疼痛、肢体不等长等。无遗传家族史，一致认为长骨骨骺及腕、跗骨软骨分化增生调节异常，导致软骨异常增生，病理检查为分化良好增生的软骨组织。X线表现骨化中心较对侧早出现，体积大。

治疗　本病目前尚无有效治疗方案，尽量避免可能损伤脊柱及大关节的活动，来延缓症状的进展。在儿童期不需用外固定，不宜手术。早期应减少负重，让患儿少走路，少站立。晚期已发生骨性关节炎的可减少负重，对症处理。膝、髋关节病情严重的可行关节清理术，髋或膝内、外翻畸形、脊柱畸形严重时可进行手术矫形，对病情严重的病例可行关节置换术。对手指运动受限可行掌指或近节指间关节囊切开松解术，以改善抓握功能。

（郭晓东　扬述华）

第四节　进行性肌营养不良症

进行性肌营养不良症是一组原发于肌肉组织的遗传性变性疾病。

（一）临床表现

假肥大型为儿童中最常见的一类疾病，属性连锁隐性遗传，均影响男性，女性仅为异常性染色体的携带者而不发病。

（二）临床特点

为早年起病，以骨盆带肌肉的无力和小腿肚肥大为其突出症状。病孩一般4岁发生行走异常，病情进展迅速，多数病人在30岁以前因呼吸道感染，心力衰竭或慢性消耗而死亡。发病晚，病程慢者预后较好，称为良性假肥大型肌营养不良症（图7-4-1）。

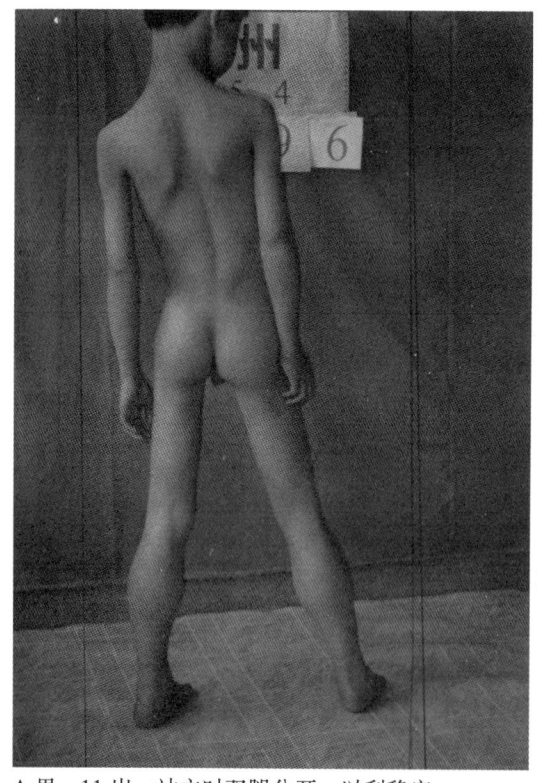 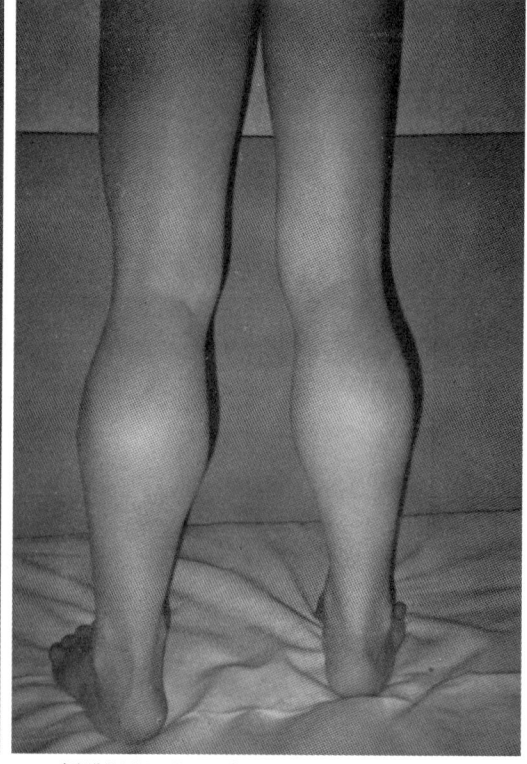

A　男，11岁，站立时双腿分开，以利稳定　　B　双侧腓肠肌明显肥大

图7-4-1　进行性肌营养不良临床表现

此外尚有面-肩-肱型；肢带型；远端型；眼肌型；眼咽肌型营养不良症。

(三) 矫形外科治疗

主要是假肥大型，指导患者进行适当的锻炼，各个关节进行充分的被动活动。下肢关节有挛缩倾向者，应用辅助设备。跟腱已发生明显挛缩影响行走者，行跟腱延长术，但术后不能在床上静卧，且需早期下床行走，因活动减少后往往加速肌无力的发展。

(秦泗河)

第五节 骨纤维异常增殖症

骨纤维异常增殖症是以纤维组织大量增殖代替了正常骨组织为特征的骨内纤维组织增殖病变，又称骨纤维结构不良、骨纤维变、局限性骨纤维囊性病变、局限性纤维性骨炎、骨纤维瘤等。骨纤维异常增殖症于1927年由Weil首次发现。按其病变范围及有无合并内分泌障碍，可分为单骨性型、多骨性型及Albright综合征三种类型。

1. 病因 本病因不明，汪氏及Knagg都认为本病与畸形性骨炎及骨性狮面之间有密切关系，有的学者认为本病与内分泌有关。

2. 病理 大体所见：患骨一般呈膨胀状，肌外膜完整，有时略增厚，骨皮质变薄。病变组织为灰白色，质硬韧如橡皮，刀切时有切砂粒样物质感，并见成束的纤维组织痕迹，有时可见到出血及囊性变，囊内含有浆液、血液或胶冻样液体，囊壁由厚薄不等的纤维膜所组成。病变主要位于髓腔内。

显微镜下：髓腔内的病变主要是纤维结缔组织和新生骨，系由病变浸润原来的骨组织，并逐渐以纤维组织替代骨髓组织。纤维细胞细长，核为梭形，排列成束状或漩涡状，细胞数量不等。在纤维组织内夹杂着软骨、骨样组织和新生骨，其骨小梁形状不规则，此种骨小梁为纤维性骨或网状骨，故又称编织骨。在出血或囊性变区附近还可见到核巨细胞、少量大的破骨细胞，含铁血黄素及泡沫细胞。

3. 临床表现与诊断 本病在临床上较常见，一般多发生于5～15岁儿童期，而就诊时多在青年期，女性发病略高于男性，女男之比为2～3:1。单发型骨病损多位于股骨、胫骨、肋骨；多发型常集中于一个肢体，特别是下肢。本病症状较轻，故病程较长，一般在1年左右，有时达数年或数十年之久。由于该病多数病人疼痛不甚，初期发现者不多，一般多是由于局部酸痛或不适；或有时下肢跛行或间歇性疼痛；或因下肢负重而产生各种弯曲畸形；或由于轻度外力产生病理性骨折（约占1/3）时，给予投照X线片时方发现患本病。同时骨纤维异常增殖症的三个不同类型也有各自特点：

(1) 单骨性型：轻者一般无自主症状。当累及股骨上端时，由于负重影响，可产生弯曲畸形，引起跛行及间歇性疼痛等症状。病变部位表浅者，局部可触及一骨性肿块。

(2) 多骨性型：病变出现时间越早，症状愈明显，病程进展亦愈快。如果发生于下肢，肢体畸形和跛行较为显著（图7-5-1）。如果病变限于少数骨骼或上肢，症状出现较迟，常在成年期才做出诊断。

(3) McCune-Albright综合征：除上述骨性病变外，常在背部、臀部及四肢部出现散在的斑点状皮肤色素沉着，呈黄色或棕色。皮肤斑点的形状、大小不一，边缘不规则。并有骨骼早熟及性早熟表现。病儿的骨骼发育和成熟均有加速，但由于骨骼过早闭合，成年后身材

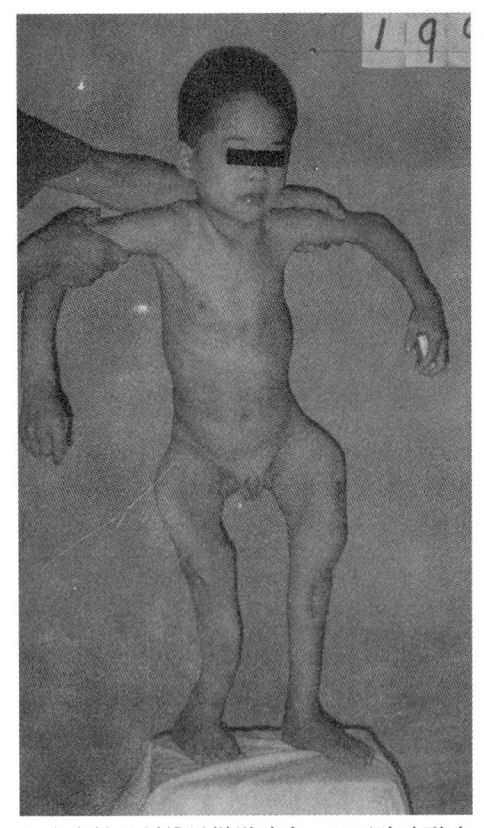 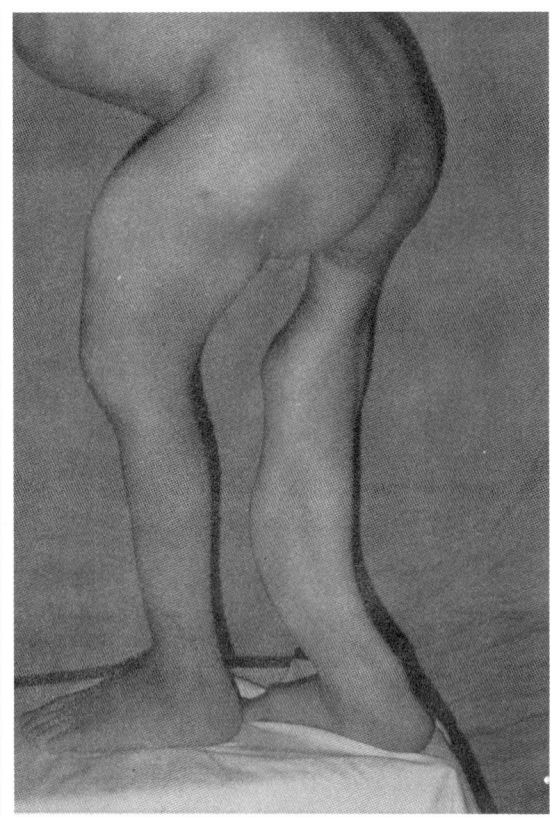

A 多发性骨纤维异样增殖症,双下肢畸形改变,该患儿左下肢曾实施矫形手术　　B 股骨形成"牧羊人手杖"畸形

图 7-5-1　骨纤维异样增殖症牧羊人手杖畸形

矮小。女孩性早熟,月经来潮早,外生殖器增大,提早出现阴毛、腋毛及乳房发育。偶可伴有甲状腺功能亢时、库欣综合征、糖尿病等其他疾病。血液生化检查一般在正常范围内。

X线检查病变位于干骺端或骨干。X线征象主要根据病理结构而异。如果病变组织为纤维增殖及骨质增生,则在X线片上呈现磨砂玻璃样阴影;如果病变组织为纤维增殖及囊肿形成,则在X线片上呈现透明阴影;如果病变具有高度骨化,则呈现密度增高阴影。病变处骨皮质膨胀变薄,内壁有骨嵴形成,阴影呈多孔囊肿样(图7-5-2)。当下肢长管状骨大部或全部被累及时,在X线片中常可出现各种不同畸形,如股骨变弯向外凸,系内收肌紧张与持重力作用所致,小腿可出现各种弯曲畸形。

4. 治疗

(1) 骨纤维异常增殖症无症状者,无需治疗,到成人期后,病变会自行稳定,很少有新病灶产生。

(2) 单发性者引起局部疼痛或合并畸形时,可刮除病变组织,然后植骨或需做截骨矫形。

(3) 对预感有病理性骨折时,如果病变小,保守治疗可配支具或刮除病变组织并行植骨术。

(4) 如果病损范围大,畸形明显可做截骨矫形,股骨和胫骨皆有畸形者应一期手术截骨

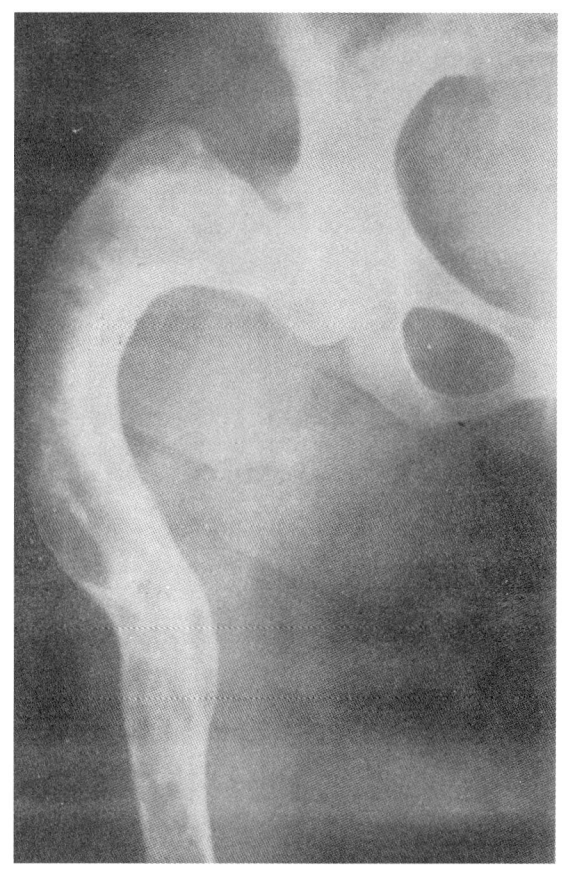

图 7-5-2　骨纤维异样增殖症 X 线表现

矫正。有恶变可能者应将病变骨段切除。

（5）应用Ilizarov技术，能比较满意地牵拉矫正下肢各种畸形和短缩的肢体，畸形矫正后配矫形器以减少畸形的复发。

（秦泗河）

第六节　佝偻病

因饮食中缺乏维生素D、钙及磷，或日光照射不足，体内合成维生素D减少，或某些消化道疾病对维生素D吸收减少，肾功能不全对钙磷排出增加，均可致佝偻病，北方地区发病率明显高于南方。

X 线表现为：

1．早期骨端加宽，中央凹陷，骨骺边缘不清，呈毛刷状，骺线加宽，骨密度普遍降低。

2．恢复期干骺端平整，出现增白横带，骨骺密度增加，胫骨凸侧有假性骨折线。

3．治愈期骨密度增高，骨小梁接近正常，骨骺恢复正常，代偿性骨皮质增厚及畸形仍存在。

临床表现　继发膝内、外翻及下肢弯曲畸形（图 7-6-1）。

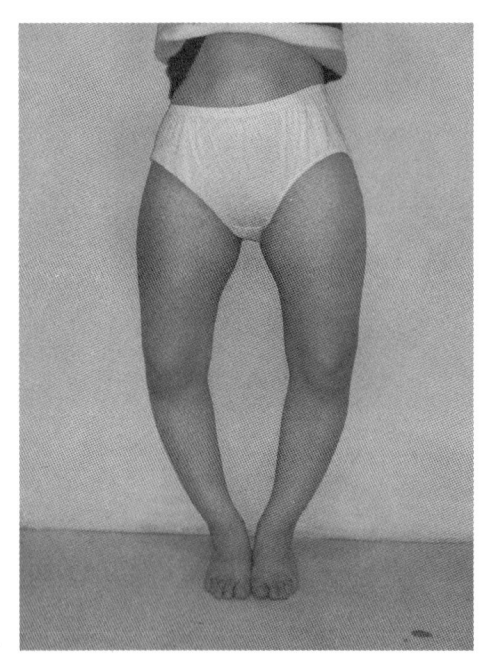
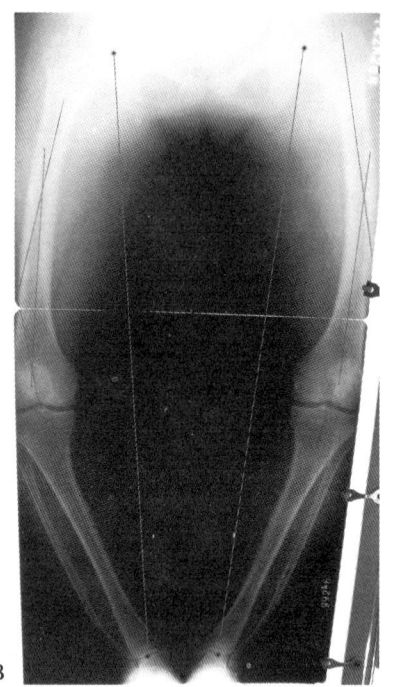
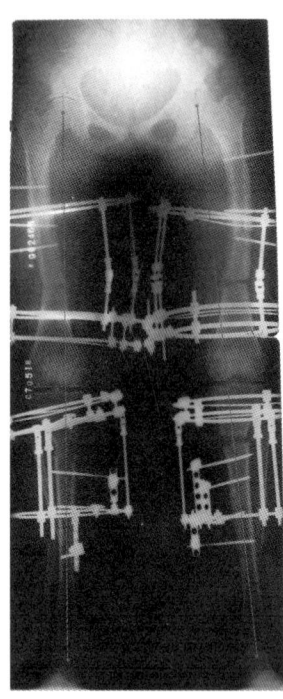
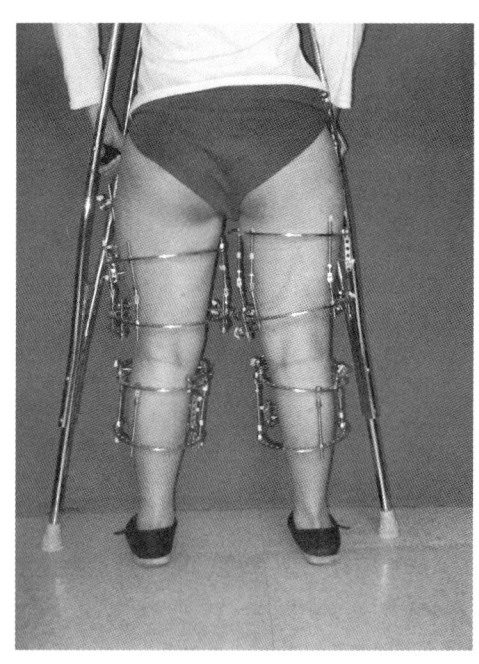

图 7-6-1 重度双膝内翻畸形的 Ilizarov 技术矫正

A 女 20 岁，双下肢股骨、胫骨皆有重度内翻、内旋畸形，站立时呈（ ）形

B 术前双下肢全长 X 线片检查，显示股骨中下端和胫骨上端皆有内翻畸形

C 一期实施股骨中下端和胫骨上端截骨，安装 Ilizarov 外固定矫形器，术后逐渐调整矫正膝内翻畸形，恢复双下肢的持重力线和正常的关节结构

D 术后3周重度膝内翻畸形完全矫正，可扶双拐下地负重行走。该患者在膝内翻畸形矫正的同时，身高亦增加了 7cm

矫形治疗 已形成膝内外翻的学龄前儿童可试用矫形支具，畸形会逐渐减轻或矫正。对畸形不能矫正的 7 岁以上儿童，且病情已稳定者，实施胫骨上端或股骨下端截骨术矫正。

骨软化症

因长期维生素 D 钙供应不足，缺乏日照致全身普遍性骨密度下降，亦称成人佝偻病，多见于战争年代，严重营养不良之孕妇，哺乳期妇女。

病理改变、临床表现与外科治疗的原则与佝偻病相同。

（秦泗河）

第七节 骨化性肌炎

一、进行性骨化性肌炎

本病罕见，特点是在肌肉、肌腱、韧带、筋膜等处发生进行性骨化。常见于儿童，男女比例 4∶1。

临床特点 本病起始于婴儿和幼儿期，反复发作缓解，进行性发展。急性期可有夜间低热。

最早的表现是肿胀，轻者有波动感，累及单或数块肌肉。常见于背部，表皮呈紫红色，然后大部分肿块缩小成骨化硬结（图7-7-1），小部分完全消失。在随后的发作中，更多的肌肉受累，骨化区扩大，有时新生骨压迫皮肤，形成溃疡后可分泌出白色钙盐。当病程进一步发展，肌肉的功能受到影响，最终丧失活动。当肋间肌受累后，呼吸主要依靠膈肌，最终患者死于呼吸困难。

在许多报告的病例中，伴随有手指（趾）的先天性畸形，最常见的是细指（趾）。

本病可能与产伤有关，也有人持否定态度，认为与某些感染，如水痘、猩红热、腮腺炎有关。确切的病因还不清楚。

治疗 目前没有治疗本病的有效方法，某些药物（类固醇或二钠络合剂 EDTA），低维生素和钙饮食，放疗和日光浴均告无效。手术切除病变亦无明显疗效。

二、骨化性肌炎

此病的特点是在局部损伤后于肌肉中有新生骨形成。根据病损部位不同，可分为：

1. 局限性骨化性肌炎 常见于青年人直接外伤或肢体血管瘤破裂等，受伤部位血肿机化，成纤维细胞增生，形成骨样组织，伤后 6~8 周可在 X 线片上看到骨化（图7-7-2）。此型骨化部分与正常骨常无联系。

2. 骨膜骨化性肌炎 是邻近骨膜的肌肉中形成的良性新生骨，常见于股骨和脊柱的肌肉附着处。可无外伤史。

诊断 疾病发生 4 周以内活检，不能发现有组织的新生骨，不易诊断。病程 6 周左右，X 线片上可见新生骨的轮廓，有的与骨皮质相连，此时易诊断。

治疗 多数病例治疗无效，部分病例局部完整切除或 X 线放疗有效。

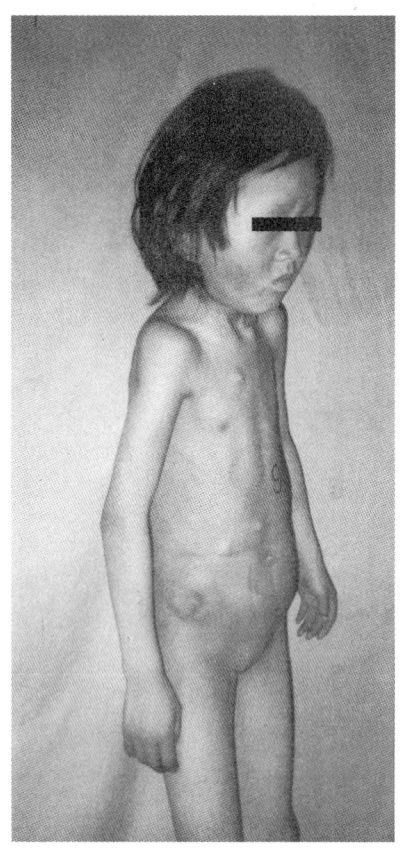
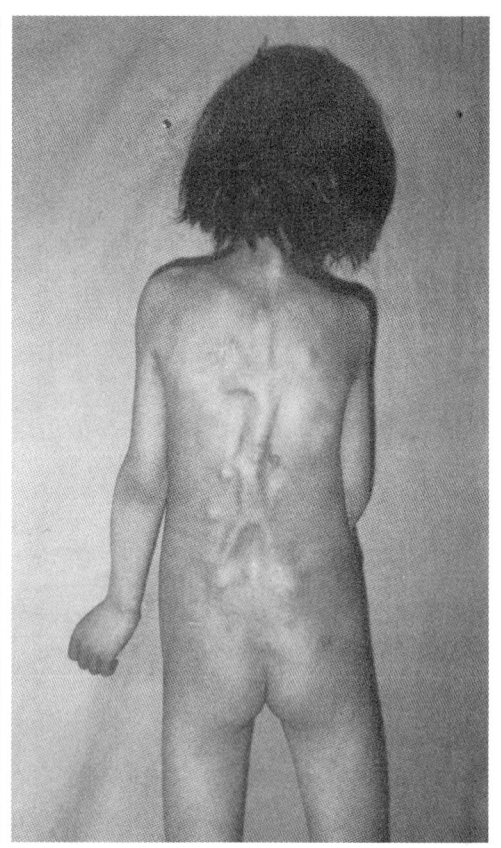

A 患儿9岁，颈部、右肩、胸部、腹部、髂嵴皆有骨化性结节，颈椎僵直　　B 背部的肌肉、筋膜和韧带皆有骨化形成

图 7-7-1　进行性骨化性肌炎

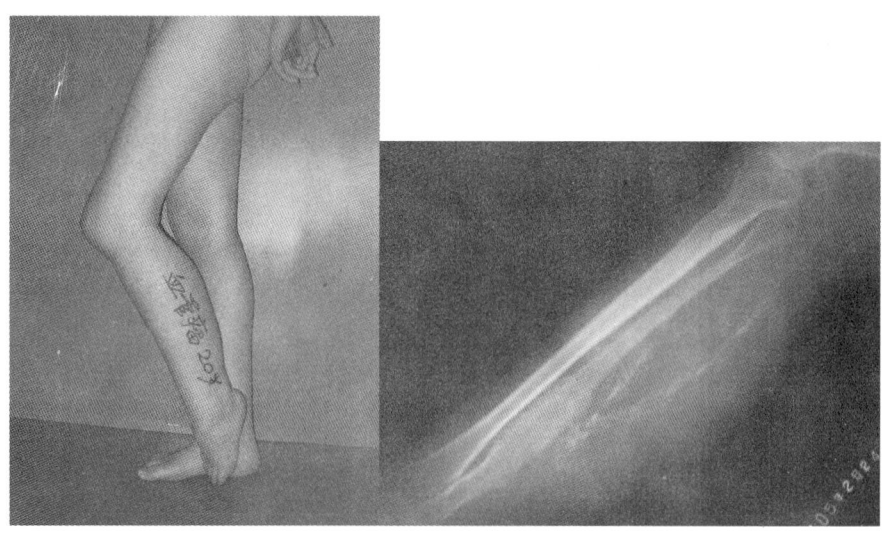

图 7-7-2　左腓肠肌血管瘤形成软组织骨化性肌炎

（秦泗河）

第八节 血友病性关节病

血友病（hemophilia）是一种性染色体连锁隐性遗传的出血性疾病，患者血浆中凝血因子降低导致临床表现为出血倾向。按缺乏因子的不同，分为A型（Ⅷ因子缺乏）、B型（Ⅸ因子缺乏）和C型（Ⅺ因子缺乏），其中A型最为常见。A和B型为X性染色体隐形遗传，仅男性发病，女性为携带者，有明显的骨与关节出血倾向。C型为常染色体显性遗传，男女均可发病，此型病例少见，出血较轻，罕有骨与关节受累。

血友病性关节病（hemophilic arthropathy）是指并发于血友病且以关节血肿及强直为主的关节病，好发于活动较多和承受重力的关节，如膝、踝、肘和髋关节，其中以膝关节最为常见（图7-8-1）。关节出血是本病常见的特征性出血表现和最常见的致残原因，尤多见于重型患者。凝血因子Ⅷ水平>20%者，不论有无关节出血史，一般均不会发生血友病性关节炎,而凝血因子Ⅷ水平在6%~20%者，则有近1/3的患者发生慢性关节炎。出血常发生在外伤或行走过久、运动之后。急性出血时关节疼痛、红肿，局部皮温高，压痛和活动受限，使关节处于屈曲位。若反复多次出血，以致关节出血不能完全吸收，白细胞释放的酶等导致滑膜纤维化和透明软骨分解，引起慢性滑膜炎，关节软骨退变和关节表面侵蚀，致关节面下骨侵蚀和关节间隙狭窄，持续数年则关节僵硬、畸形挛缩及废用性肌萎缩及骨质疏松。

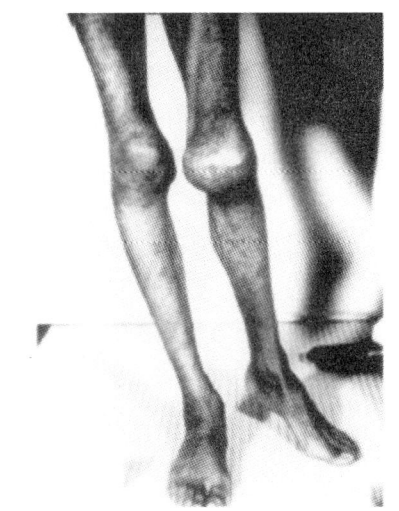

图 7-8-1 男性，14岁，血友病性关节病
膝关节肿胀明显，关节周围软组织萎缩，左膝半脱位

血友病性关节病的病理改变

血友病性关节病的病理改变主要有关节内反复出血所致：①关节内出血：早期引起关节软组织和关节间隙增宽，反复出血者可有含铁血黄素沉积。中期由于酶的作用使滑膜纤维化和透明软骨分解，引起慢性滑膜炎、软骨退变和关节表面侵蚀。滑膜增殖引起软骨边缘和软骨下骨侵蚀。软骨的退变和破坏导致关节间隙变窄。关节运动受限可引起废用性骨质疏松。晚期出现软骨下硬化和囊性变及关节周围软组织萎缩。在生长发育期，本病使骨骺充血，骨骺内出血以及关节内出血，导致骨骺变形，骨骺或干骺端增大变方、股骨髁间窝增宽加深。②骨内出血（软骨下出血）：引起骨质溶解或囊变以及关节旁的囊性病灶。③骨膜下出血较少发生，可引起骨膜反应、皮质增厚，血肿较大时，骨皮质可出现压力性侵蚀。④血友病性假肿瘤：为血友病罕见的严重并发症，发生率约1%~2%，其形成原因与出血有密切关系。可见溶骨性破坏，病灶也可呈膨胀性改变，常合并软组织肿块和骨膜反应，增生的骨膜可再遭破坏。易发生病理性骨折，且不易愈合。

血友病性关节病的影像学分期和临床表现

血友病性关节病的X线表现取决于出血的部位（关节内、骨膜下和骨内）和不同的病理阶段，血友病的骨关节改变，都直接或间接与关节腔内、关节周围或骨内出血有着密切联系，Konig将关节内出血分为三期：

第一期为出血期，以急性关节腔内出血为特点，此期可持续3~6个周，关节出血常继发于外伤后，或无明显诱因。因出血不凝，故关节内压迅速增加，关节急骤肿胀、疼痛，活动受限，外观呈暗青色且有压痛。X线的表现为关节肿大、密度增高，关节间隙增宽但关节软骨及周围骨质无破坏（图7-8-2）。

第二期为炎症期，发生于一次或数次关节出血之后，主要变化为慢性变性关节炎，从首次出血至数年，血液中纤维素、血红蛋白分解产生的含铁血黄素以及其它化学性物质对滑膜、关节囊、关节软骨产生化学刺激作用，加上血肿本身的机械压迫，引起滑膜和关节囊的增厚及色素沉着，关节软骨坏死致软骨面凹凸不平及缺损。有些部位的关节软骨破坏可深至软骨下，反复出血，使骨小梁发生坏死，继而吸收形成囊状骨破坏。最终关节发生变形变性，导致关节功能障碍及退行性改变。相应X线表现如下（图7-8-3）：①关节间隙变窄，关节面凹凸不平且缺损，股骨下端髁间凹增宽、加深：由于关节软骨破坏或吸收所致。股骨下端髁间凹增宽、加深是因为关节积血位于十字韧带周围，关节腔内压力增加，关节软骨营养障碍引起中央部软骨破坏，致股骨髁间凹增厚、加深，在肘关节尺骨鹰嘴可出现相同表现，该征象较具特征性。②骨端破坏、囊状吸收区以及关节边缘出现假性骨刺：这些征象是病变侵及到关节软骨下方骨质引起骨端相应的改变，关节边缘凹陷导致假性骨刺出现。③关节囊肿大，密度增高，可有钙化：由于在血肿机化过程中，纤维组织增加，关节囊及滑膜增厚以及含铁血黄素沉着所致。④方形髌骨：主要是由于髌骨生长提早停止，使髌骨的长径变短，横径相对加宽，故而成方形。

第三期为退行性变期，血肿吸收，炎症逐渐消退，关节囊及滑膜组织进一步纤维变性。X线表现为骨端变形，骨赘增生，关节内出现骨性游离体，软组织内钙化，最后可发生骨性僵直（图7-8-4）。

如果出血限于骨干，则在骨干内表现为周围有薄层硬化的溶骨性病变，类似骨囊肿及良性肿瘤。骨膜下出血可引起骨膜反应，甚至可出现"骨膜三角"，血肿附近的骨皮质可有不规则破坏，有时尚有放射性骨针，类似恶性骨肿瘤，所谓"血友病性假肿瘤"。

如果出血主要限于骨骺内，大量出血可使骨骺塌陷，类似骨骺无菌坏死，少量出血可使骨骺区内出现圆形溶骨性病变，可误认为骨骺结核，也可使骺线或骨骺边缘呈现不规则波浪状缺损。由于骨骺处于生长期，关节内过度充血可使骨骼成熟加快和增生肥大，骨骺发育过快可以是不均匀性的，过早不对称性的融合可产生关节畸形，X线表现为骨骺或骨端过度发育增大变方。

血友病性假肿瘤系指血友病患者的骨骼及其周围的肌肉反复出血而形成的一种可累及骨组织的瘤样肿物，发生率约占严重血友病患者的1%~2%。假肿瘤的发生可能与血友病的关节内积血向关节外延伸，软组织或骨膜下出血，以及骨皮质和骨髓内出血致继发性骨压迫，破骨与成骨有关。以大腿和骨盆处多见，少数发生于手、脚、小腿和手臂等。一般为无痛性肿块，并逐渐长大，质地较硬，附着于深部的肌肉或骨质。假肿瘤发生在长骨X线表现为软组织肿胀;邻近区域的骨破坏;骨膜掀起新骨的形成;软组织阴影内有钙化或骨化斑点。伴

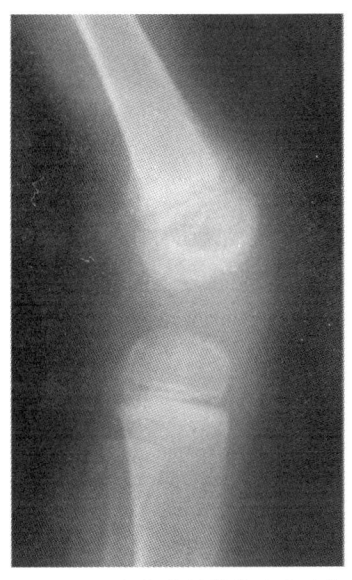

图7-8-2 血友病性关节病出血期

X线表现为软组织肿胀,关节间隙增宽

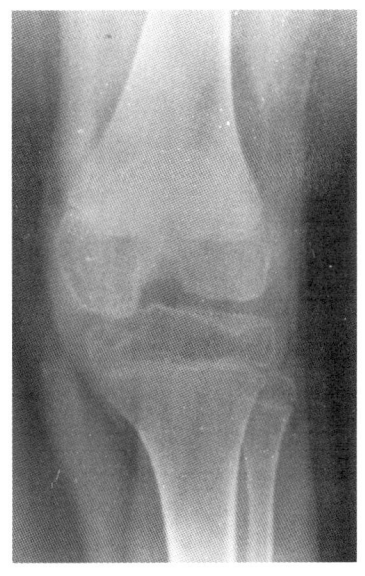

图7-8-3 血友病性关节病炎症期

X线表现为膝关节间隙变窄,关节面凹凸不平且缺损,股骨下端髁间凹增宽、加深

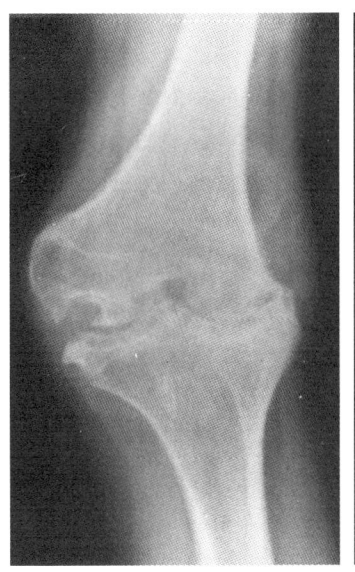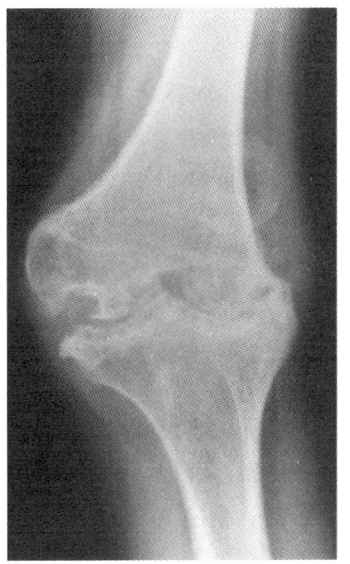

图7-8-4 血友病性关节病退行性变期

X线表现为骨端变形,骨赘增生,关节内出现骨性游离体

有侵蚀破坏时易发生病理性骨折,且不易愈合(图7-8-5)。MRI可用于发现早期X线片不能显示的早期滑膜和软骨改变以及鉴别急性和慢性软组织出血,CT对评价轻微骨侵蚀和骨内、骨外假肿瘤有价值,超声对软组织血肿进展与消退的随访观察有价值,但CT常用于明确假肿瘤的病灶大小与范围。

鉴别诊断

血友病性骨关节病在关节积血期需与一般外伤后的关节血肿及其它浆液性或化脓性滑膜炎相鉴别,前者常表现关节囊部肿大及浓度增高更为显著,且无明显的外伤史。血友病性骨

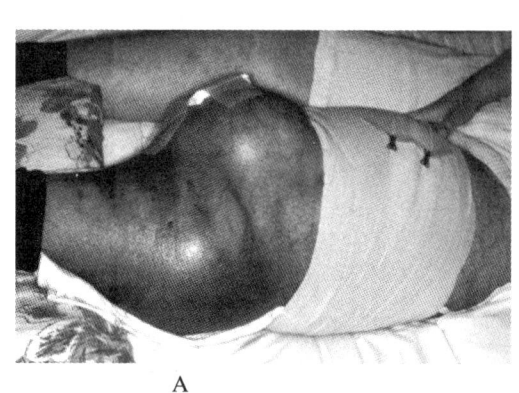
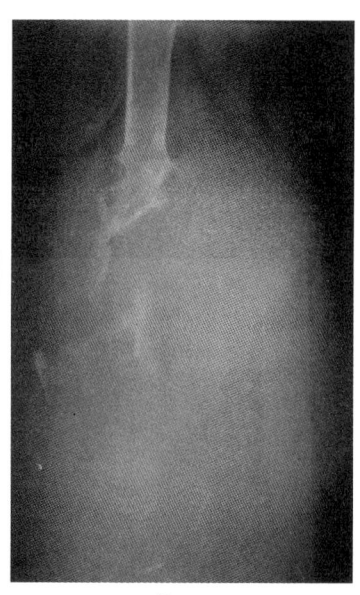

图 7-8-5 血友病性假肿瘤
A 男性，24岁。左下肢巨大血友病性假肿瘤
B X片显示为股远端溶骨性破坏，软组织肿胀明显

关节病在炎症期及退行性变期需与创伤性关节炎、退行性骨关节病及类风湿性关节炎等相鉴别，该病在X线上与上述疾病在大关节特别是膝关节病变的鉴别上，以骨骺或骨端增大变方、股骨下端髁间凹增宽加深、方形髌骨及血友病性骨膜钙化等具有特征性，且上述疾病在临床上各有特点。处于发展阶段的血友病假肿瘤易误诊为骨肿瘤，应与骨肉瘤、骨囊肿、骨巨细胞瘤相鉴别。

治疗

治疗血友病性关节病需由血液科与矫形外科合作。

（一）补充缺乏的因子　目的是提高血中凝血因子浓度，达到止血。补充前首先要明确缺乏何种因子，并需除外血中存在有凝血因子抗体。

目前可供补充的制剂有下列几种：新鲜全血、新鲜冻血浆、冷沉淀物、干冻抗血友病球蛋白（AHG）浓缩剂。每毫升干冻AHG含量为3～5U，为正常人血浆的4～6倍，使用后血浓度可达正常人60%～80%，是最为理想的补充剂。

关节腔内或肌内出血时需早期补充缺乏的因子，在血中抗血友病球蛋白（AHG）水平达正常人5%～15%数小时后，出血即停止；外伤出血，或因大手术需要，应将血中AHG水平提高至正常水平的40%～50%，直至伤口完全愈合。AHG的半衰期为12小时，换言之，输入AHG后12小时，血中AHG水平下降了1/2，24小时后只有1/4了。因此大手术后血中AHG将迅速消失。在这种情况下，多次小量输入补充比单次大剂量好。以每8小时给1次比较合理。第Ⅸ因子半衰期为18小时，以每12小时给药比较合理。

大量补充因子后会出现下列并发症：出现抗体、溶血性贫血、肝炎和艾滋病。

（二）急性关节内出血治疗

1. 早期少量出血，发作不满6小时者，可输新鲜冻血浆，剂量为15～20 mg/kg，也可用AHG浓缩剂或冷沉淀物。比较严重的出血，或出血已达12小时以上者，需住院治疗，每天输给血浆、AHG或冷沉淀物，共2~3天；还需关节加压包扎与石膏固定。止血后48小时方可开始活动。如有畸形，更换石膏以纠正畸形。凡出血较严重的病例在更换石膏纠正畸形和开始锻炼的起初2~3天内还须继续补充缺乏的因子。

2. 关节内积血可有剧烈疼痛，关节穿刺可以缓解疼痛。如果穿刺前已给过缺乏的因子，或出血已达24小时以上者，关节腔内可以有凝血块，穿刺抽血就困难了。如果穿刺前未用过血制品，穿刺部位又会再出血。因此穿刺后应连用数天AHG制剂，并加压包扎，如无出血复发，方可允许开始锻炼。积血量大、疼痛剧烈者可短期使用皮质激素和止痛剂,但忌用可影响血小板功能的药物。

（三）亚急性关节内出血　亚急性关节内出血系反复关节内出血，必须补充AHG至正常人20%~30%水平，还必须再接着每周补充3次，维持6~8周。在这个阶段内，鼓励关节活动，锻炼股四头肌，如有膝关节屈曲挛缩，亦可以在给药时期内施行各种牵引方法或管型石膏以矫正畸形。

（四）慢性阶段为重度骨关节炎与关节畸形　为控制血友病慢性、反复关节内出血，可以考虑施行手术治疗，滑膜切除术最为常用，因为关节内积血的裂解产物对滑膜会产生严重后果，所以滑膜切除术后能保全关节软骨面。但由于术后并发症高达20%，反而限制了关节的运动，因此历来对滑膜切除术的意见不一，指征也很紊乱。凡慢性关节内出血接受了每周2~3次因子补充疗法6个月以后，仍不能控制时，可施行滑膜切除术。滑膜切除术在现阶段还不宜列为常规治疗方法。在作滑膜切除术时可将沿着膝关节边缘生长的骨刺与已退行性变的半月板切掉，以防止股四头肌腱膜在骨刺上来回摩擦而出血。

对膝关节屈曲挛缩超过25°的慢性病例，可以作股骨髁上截骨术；重度毁损的关节以往都作膝关节融合术，目前已逐渐被膝关节置换术所替代。这些手术技术上都不困难，指征亦无特殊变化，只是手术具有高度的危险性，必须邀请血液科医师参加拟订治疗计划。大型手术最好将AHG水平补充至接近正常人水平。手术最好在止血带下施行，妥善结扎出血点，尽量不用电凝止血。关闭切口前先放松止血带，寻找出血点予以结扎。伤口不宜敞开引流，最好不放引流物，一切外露的钢针均应避免使用。如确需放引流管吸引，亦不宜久放，应于24小时后拔除。凡术后拔引流管、拆线、拔针与关节手法都要先补充缺乏的因子。

（五）血友病假肿瘤和骨囊肿的治疗　没有补充疗法前死亡率50%，主要原因为术前诊断不明，术中及术后大出血难以控制。这类病例不宜穿刺活检。治疗原则为补充缺乏的因子和制动。对慢性病例或经过治疗后病灶仍进行性增大，可考虑手术治疗。术前务必补充因子至常人的100%。也可放射治疗，使形成新生骨和硬化骨以控制血肿的进展。

（吴　强　杨述华）

参考文献

1. Arslanoglu S, Murat H, Ferah G.Spondyloepiphyseal dysplasia tarda with progressive arthropathy: an important form of osteodysplasia in the differential diagnosis of juvenile rheumatoid arthritis. Pediadtr Int, 2000, 42（5）: 561-563.
2. Kocyigit H, Arkun R, Ozkinay F,et al. Spondyloepiphyseal dysplasia tarda with progressive arthropathy.Clin Rheumatol, 2000, 19（3）:238-241.

3. Givon U, Kumar SJ, Seott CI Jr. Involvement of the humerus in two generation with Spondyloepiphyseal dysplasia [J]. Clin Orthop, 1999, (366): 174-177.
4. Lai SW, Tsai FJ, Tan CK, et al. Spondyloepiphyseal dysplasia congenital: report of one case. Acta Padiatr Taiwan, 1999, 40 (3):189-191.
5. Dahl M, Birkeback NH. 1996. Metaphyseal chondrodysplasia as differential diagnosis to rickets. Ugeskr Laeger. 158 (12):1683-1684.
6. Dahl M, Birkeback NH, Rungby J, et al. Metaphyseal chondrodysplasia. Ugeskr Laeger, 1999, 161 (26): 3996-4000.
7. Gellis SS, Feingold M, Pavone L, et al. Picture of the month, Metaphyseal chondrodysplasia, Schmid type. Am J Dis child, 1980, 134 (7): 699-700.
8. Khaldi F, Bennaceur B, Hamza M. A new form of metaphyseal chondrodysplasia. Arch Fr Pediatr, 1987, 44 (2): 115-117.
9. Kozlowski K, Beemer F, Lipson A, et al. Metaphyseal chondrodysplasia-Bellini type: report of two cases. Radial Med (torino), 1995, 89 (3): 330-333.
10. Kozlowski K, Campbell JB, Azouz ME, et al. Metaphyseal chondrodysplasia, type Jansen. Australas Radial, 1999, 43 (4): 544-547.
11. Lachman RS, RimoinDL, Spranger J. Metaphyseal chondrodysplasia, Schmid type: clinical and radiographic delineation with a review of the literature. Pediatr Radial, 1988, 18 (2): 93-102.
12. Savarirayan R, Cormier-Daire, Lachman RS, et al. Schmid type metaphyseal chondrodysplasia:a spondylometaphyseal displasia identical to the "Japanese" type. Pediatr Radial, 2000, 30 (7): 460-463.
13. Tunchinda C, Punnakanta L, Angsusingha K. Hereditary metaphyseal dysostosis, Schmid type. J Med Assoc Thai, 1976, 59 (4): 180-182.
14. Vohra P. Metaphyseal chondrodysplasia: a differential diagnosis of rickets. Indian J Pediatr, 1995, 62 (1): 131-132.
15. 徐德勇主编. 实用体质骨病学. 北京：人民卫生出版社，1998. 30-38.
16. 范东杰. 多发性骨骺发育不良 7 例 X 线诊断. 郑州大学学报（医学版），2003, 38 (4):628-29.
17. 刘晓梅，麻宏伟，姜俊等. 多发性骨骺发育不良患者软骨寡聚物基质蛋白基因突变的研究. 中国医科大学学报，2003, 32 (2):143-145.
18. 曹若愚. 多发性骨骺发育异常 1 例. 临床放射学杂志，2001, 20 (3):224.
19. 麻宏伟，姜俊. 遗传性骨病引起的生长迟缓. 中国实用儿科杂志，2005, 20 (8):451-454.

第八章　膝内翻、膝外翻与小腿旋转畸形

膝内翻、膝外翻是下肢常见的畸形，其发病原因是多方面的，至今已知有40多种疾病可引起膝内、外翻畸形。根据国内王正义对862名膝内、外翻患者所进行的病因学分析发现，40%以上的膝内、外翻起因于婴幼儿时期的佝偻病，30%左右是由于青春期迟发性佝偻病所引起。由各种佝偻病所致的膝内、外翻约占总患病人数的70%。秦泗河手术治疗630例膝内、外翻畸形，病人也大部分来源于北方省、市，北方地区冬季长，儿童室外活动量少，日光紫外线照射不足，故维生素D缺乏，加之北方人平均身材高于南方，在儿童生长过快的情况下，需要维生素D多，也就更容易发生维生素D缺乏，导致的青春期膝内、外翻畸形。其他引起膝内、外翻的原因还有骨发育紊乱性疾病：软骨发育不全、干骺端软骨发育不良等，膝关节一侧骨骺早闭，非化脓性关节炎、大骨节病、类风湿、膝关节骨骺损伤等。

第一节　发育性膝外翻

儿童2～6岁期间发生轻度到中度的膝外翻是一种正常现象。当儿童有严重膝外翻时，走路显得很笨拙，两膝之间发生摩擦，双足之间保持一定距离。为了防止双膝之间相碰，走路时呈摇摆步态，容易发生疲劳。双足呈旋前位及足尖内偏，以便使身体重心落在足底中心。如果小腿三头肌及髂胫束挛缩，其足尖则发生外偏，常常造成腓肠肌和大腿前方疼痛。在严重膝外翻中，由于股四头肌的力线异常，髌骨可发生外侧半脱位。由于膝外翻儿童活动量少，常常发生肥胖，异常的负重力线使膝关节的内侧韧带受牵拉，到中老年时将发生退行性关节炎。

【鉴别诊断】对于膝外翻仅出现一侧或双侧不对称、双侧内踝距离大于9～10cm、身高比同龄儿童矮（提示有骨骺发育不良或内分泌疾病）、有明显的膝外翻家族史等，应排除病理性膝外翻。常见的有：①先天性胫骨外翻：其X线片显示胫骨干骺端外侧不规则的骨质疏松，近端骺板外侧向远端压缩；②股骨远端或胫骨近端的单发性或多发性骨软骨瘤、多发性内生软骨瘤和亚急性骨髓炎等，以上这些疾病均可引起膝外翻畸形，但其X线片改变可将其鉴别；③肾病性骨发育不良：肾病性骨发育不良的患儿也可发生膝外翻，当肾移植及有效的药物治疗后，其畸形可得到明显好转。如果畸形很严重，应密切观察，在必要时可考虑行骺板阻滞术，其手术要比将来进行截骨术简单得多；④先天性腓骨纵向缺陷：本畸形常常发生膝外翻，但通过测量小腿胫腓骨全长正侧位X线片可将其鉴别；⑤骺板部分早闭：胫骨近端或股骨远端的骺板因外伤等原因引起的外侧骺板早闭，可引起膝外翻。根据外伤史及X线片可作出鉴别诊断；⑥髂胫束挛缩：各种原因引起的髂胫束挛缩均可导致膝外翻，其中正常的儿童也可发生。根据详细的病史及Ober征检查，一般不难作出鉴别诊断。

【治疗】对于<6岁儿童的发育性膝外翻,约95%能自行矫正。尤其走路时双足趾内偏者,自行矫正的可能性更大。如果因髂胫束或小腿三头肌挛缩引起的膝外翻,应通过手法被动牵伸锻炼,到达矫正膝外翻的目的。对于少数严重膝外翻,一般不能自行矫正;另外到青少年才发生膝外翻者,一般也不能自行矫正。这些儿童因膝外翻及双足旋前严重,使身体的重心落在第一足列的内侧。为了防止足的疲劳损伤,可通过应用足的纵弓支撑垫或足跟楔形鞋垫,可起到一定的治疗作用。对于严重的膝外翻,尤其8岁以上肥胖儿童,以及病理性膝外翻,一般主张白天应用膝外翻矫形支具,主要通过保护膝关节防止发生侧副韧带不稳定,另外也可减轻股骨远端和胫骨近端骺板遭受异常应力的损伤。夜间因不负重,不必要使用矫形支具。一般应用1~2年,效果不佳时应考虑手术治疗。

手术治疗:对于接近青春期(骨性年龄女孩11岁或男孩12岁)的严重膝外翻,一般不能自行矫正,应考虑手术治疗。根据Howorth的经验,当双侧股骨内髁靠拢时,双侧内踝的距离大于10cm者将难以获得自行矫正,他建议采用手术矫正,外科矫形方法主要有两大类:

(1)股骨远端或胫骨近端内侧骺板阻滞术:适用于骺板仍然有生长潜力者,通常采用U形钉骺板阻滞术和骺骨干固定术内容(见本章第三节)。

(2)股骨远端或胫骨近端内翻截骨术:适用于骺板已生理性闭合(女性12岁或男性14岁以上)者。①胫骨近端内翻截骨术:本手术适合于膝外翻畸形发生在胫骨近端,膝关节纵轴线不发生上外侧倾斜。其手术并发症主要有腓总神经麻痹、小腿骨筋膜室综合征。截骨术后也可采用外固定架或Ilizarov技术固定,使外翻和旋转畸形同时逐渐得到矫正。术中如果髂胫束挛缩,应将其松解。②股骨远端截骨术:对于膝外翻畸形大于12°~15°,合并有膝关节纵轴线向上外侧倾斜超过10°者,应选用股骨远端截骨术,才能矫正其畸形。

术前应拍摄双下肢髌骨朝正前方的站立正位片,测量股骨-胫骨角。成人女性因骨盆较宽大,小腿的外形很直但其角度一般在5°~9°;而男性的小腿外形略有外翻但其角度可能仅为4°,当股骨-胫骨角大于7°时,其外形将为双膝互相碰撞的膝外翻。当女性的股骨-胫骨角大于16°时将提示病理性膝外翻,其交叉角发生在股骨远端,但双膝的临床外翻畸形仅为7°~11°。对于男性,当股骨-胫骨角到达0°时,小腿外形为膝内翻。所以要矫正10°的内翻,必须增加4°~7°才能解决临床上14°~17°的膝内翻外形。

股骨远端截骨术的简要步骤:病人平卧位,股骨远端内侧切口入路,显露股骨远端骨干、干骺端和骨骺的前内侧,穿入导针。在电透视引导下,确定截骨平面及导针的位置。在关节面的上方1cm,截骨线的远端置入一根导针,导针自股骨远端的内侧平行于股骨远端关节面穿过外侧,在拟截骨的近端置入另一根导针,其方向与平行于关节面的导针形成一个拟要截骨的角度。然后在两根导针之间,按拟设计的楔形截骨线截骨,可在截骨线上钻孔,保留外侧骨皮质,在电透视下通过骨凿沿截骨线截骨,防止骨凿进入髁间窝和关节面。将楔形截骨块取出后,控制两根导针,防止旋转,将截骨远端内翻造成青枝骨折,使截骨闭合,用直角钢板或外固定器固定,分层缝合切口。膝外翻合并下肢短缩者在矫正膝外翻畸形的同时延长下肢(图8-1-1)。

(秦泗河)

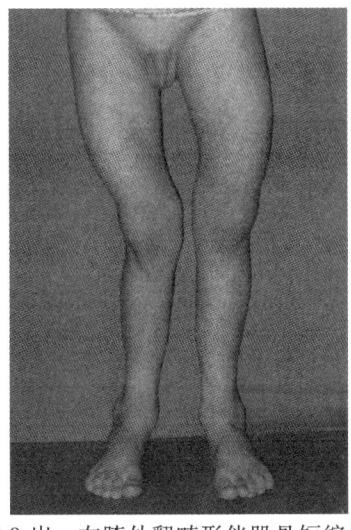
A 男9岁，右膝外翻畸形伴股骨短缩2cm，该患者同时合并髌骨半脱位

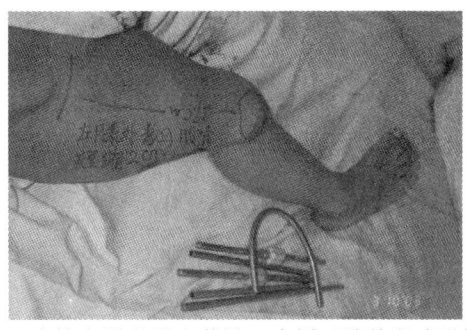
B 实施右股骨髁上截骨，在矫正膝外翻畸形的同时，延长股骨，取同侧髂骨植骨

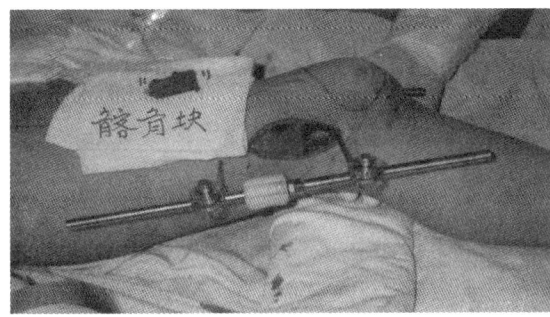
C 股骨下段外侧切口，松解髂胫束，延长股二头和股外侧肌腱，解除髌骨外脱位的软组织挛缩因素。股骨下段外侧截骨安装延长器，术中外侧截骨断端撑开2cm，取2cm长髂骨块植骨

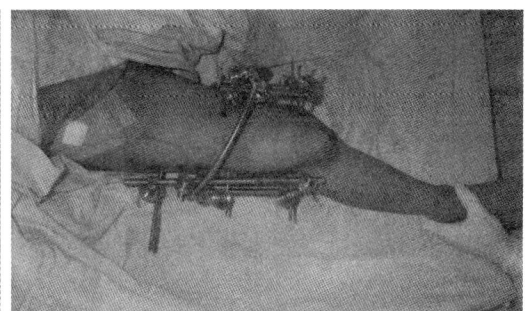
D 术毕以组合式外固定器固定，为避免腓总神经牵拉性麻痹，术中和术后维持轻度屈膝位

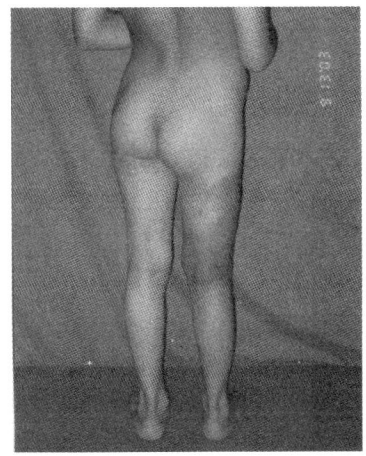
E 术后半年复查，右膝外翻畸形矫正，股骨截骨延长断端骨愈合

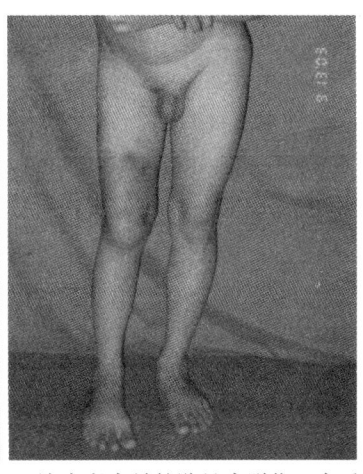
F 该患者术前的髌骨半脱位，术后也获得矫正

图 8-1-1　膝外翻合并下肢短缩同期矫形延长术

第二节 膝内翻与膝外翻畸形的外固定器矫正

一、膝内、外翻畸形分类

双膝内翻俗称罗圈腿,双下肢伸直或站立时两膝之间形成空隙,严重者近似"()"形,所以又叫"()"形腿(图8-2-1)。单下肢内翻者,站立时形如D字形,称为D形腿。

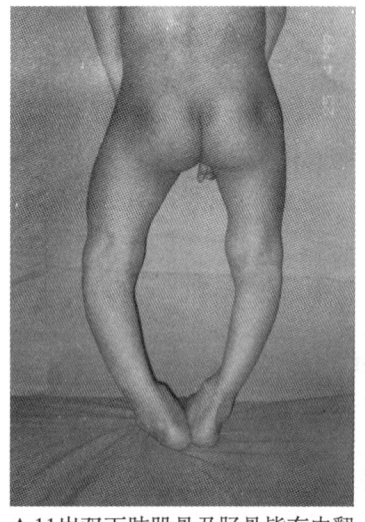 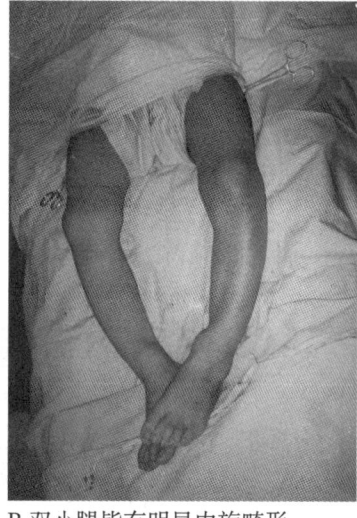 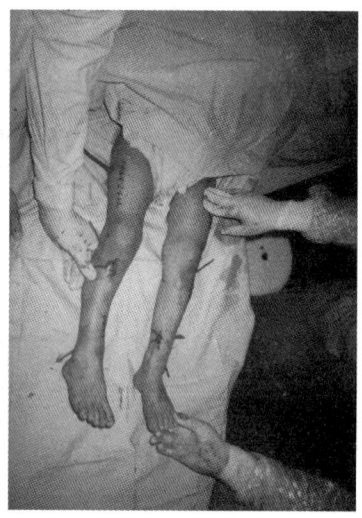

A 11岁双下肢股骨及胫骨皆有内翻畸形,站立位双下肢呈"()"状　B 双小腿皆有明显内旋畸形　C 同期实施双股骨中下段,双胫骨上、下段截骨矫形术

图8-2-1　"()"形腿的临床表现及手术矫正

膝外翻畸形与膝内翻相反,俗称外八字腿,双下肢伸直时两足内踝分离而不能并拢(图8-2-2)。单下肢外翻者患者站立时形如K字,称为K形腿(图8-2-3)。双下肢外翻者,肢体呈X形,故又名X形腿。

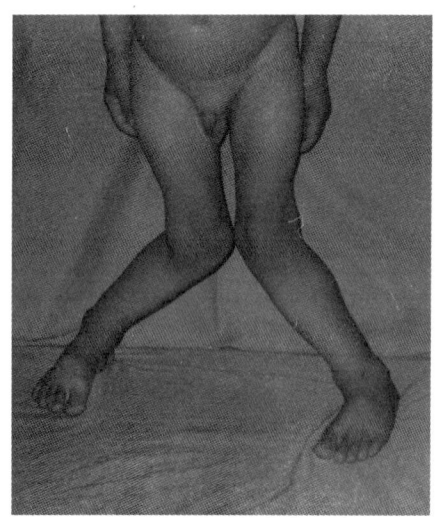 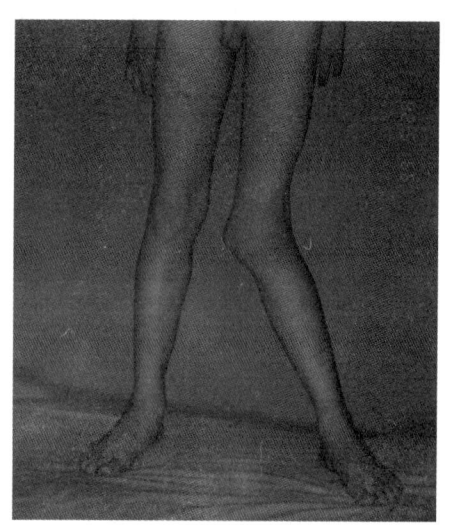

图8-2-2　双侧重度膝外翻畸形站立时,双下肢呈外"八"字状　　图8-2-3　单侧膝外翻畸形,站立时呈"K"状

还有一部分患者一侧下肢膝外翻而另一侧下肢是膝内翻，站立时身体向一边倒，称CC腿（图8-2-4）。

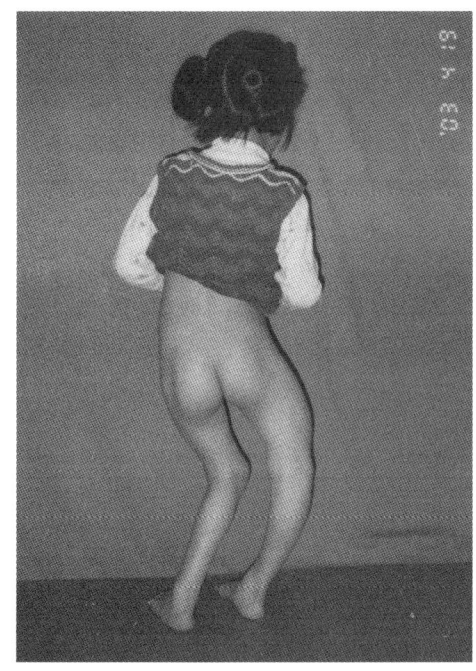 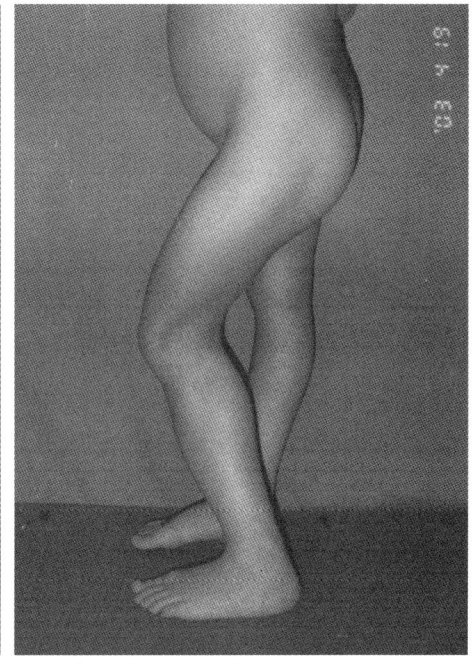

A 女12岁，左膝外翻，右膝内翻畸形　　B 左侧尚合并屈膝畸形

图8-2-4　左膝外翻，右膝内翻的站立状，躯体倒向一边

根据作者手术治疗膝内、外翻畸形630例分析，女429例，占68.1%，男201例，占31.9%，男女比例为1∶2.13，女性明显多于男性。其中膝内翻患者307例，占57.9%，发病率高于膝外翻畸形。且膝内翻患者身材矮胖者多，瘦高者少。

膝内翻根据畸形弯曲的中心部位分小腿内翻（上段、中段、下段），大腿内翻或大腿与小腿皆内翻。膝外翻畸形发生的部位绝大多数在股骨下段。少部分合并胫骨上端的外翻外旋畸形。

根据膝内、外翻畸形的程度，分轻度（畸形在20°以内），中度（畸形20°~40°），重度（畸形＞40°）。成年人重度的膝内、外翻畸形多合并膝内、外侧韧带的松弛和踝关节代偿性的畸形改变。

二、手术适应证

1．年龄　轻度膝内、外翻畸形于12岁以上手术，但严重畸形者不宜限制手术年龄，早期治疗可减少骨骼生长发育的障碍。

2．单侧膝内、外翻畸形，膝、踝间距＞5cm，双侧者＞8cm。但随着人们对线条美的追求和微创矫形手术技术的应用，轻于以上标准者也应施行手术矫治，以恢复下肢力线。

3．佝偻病或体质性骨病患者所导致的膝内翻、膝外翻畸形，经系统内科治疗病变静止，X线片上显示骨质有明显恢复时方可施行手术。成骨不全等体质性疾病形成的膝内、外翻畸形宜在青春期后，下肢发育接近停止后再施行矫形手术。但此类患者畸形矫正后必须长期佩带矫形器至病变稳定。

4．无影响手术治疗的全身性疾病

三、截骨断端固定方法的选择

术前对膝内、外翻畸形的程度、性质、治疗的目标作出准确判断，以便提前准备应用何种外固定矫形器。一般是截骨断端固定器的选择，取决于膝内、外翻畸形的类型、程度与术者的习惯，轻度畸形术后不做调整，仅单纯固定截骨断端，可选用单臂或组合式外固定器；重度畸形术后需要做单平面逐渐矫形者，应选用半环槽式或具有伸缩功能的外固定器；膝关节复合畸形的牵拉矫正，必须应用具有三维矫形功能的外固定器，如Ilizarov外固定治疗器、计算机控制下的三维矫形外固定器等。单纯胫骨上段内翻畸形引起的膝内翻，可应用作者改良的膝内翻外固定矫形器固定。

膝内、外翻矫形手术后1~2周，患者即可扶助行器锻炼行走。

四、手术策略与外固定器安装的基本方法

1．通过必要的检查判明膝内、外翻畸形发生的原因。

2．术前站立位拍照包括股骨和胫骨全长的X线正、侧位片，术前仔细地在股骨和胫骨上划线，以精确地测量畸形的范围、部位、程度，骨干的解剖轴与下肢持重力线之间的关系，如此方能选择正确的1处或多处的截骨矫形部位，确定合适的穿针点及穿针数量。截骨部位一般在畸形的顶点，即股骨或胫骨上下两条垂直线相交处（图8-2-5）。

3．双侧膝内翻应同期截骨矫形（图8-2-6）。若股骨、胫骨皆合并内翻畸形者，宜先矫正胫骨畸形，二期再实施股骨内翻的畸形矫正（图8-2-7）。若畸形为弧状必然形成两个以上的成角中心，应在一个骨干上实施两处以上部位的截骨矫正。

4．膝内、外翻截骨矫形后的固定方法有钢板、骨圆针、外固定器、石膏外固定等。而惟有用骨外固定器固定截骨断端，效果可靠，操作简单，且能在术后任意调节截骨端的角度，双下肢多节段截骨亦能顺利完成。应用骨外固定器矫正膝内、外翻畸形由于切口内不放置内置物，使皮肤的切口与手术创伤明显减少。

5．膝内翻畸形应矫正稍过正，形成生理性膝外翻角，膝外翻畸形矫正至保留6°左右的膝外翻角。畸形矫正后应达到的理想标准是：站立位术后膝关节面平衡，膝关节X线正位检查，股骨髁轴线与胫骨髁轴线应基本达到正常角度，冠状位下肢持重力线——股骨干与胫骨干垂直轴线应通过膝关节中间。

6．膝内翻或胫骨内翻矫正截骨方法有线形、楔形、U形、V形等，应根据患者的年龄，畸形的部位和手术者的经验而定。胫骨结节下U形截骨断端稳定，接触面大，畸形矫正容易，肢体不短缩，可适合任何膝内翻畸形的矫正，应注意矫正膝内翻畸形时腓骨必须截断。股骨髁上截骨矫正膝外翻畸形，宜采用楔形或V形截骨法。

7．膝内翻合并身材矮小者，在矫正膝内翻的同时安装能够实施下肢延长的骨外固定器，同期给予做适量下肢延长。

8．膝内、外翻合并其他畸形如股骨或胫骨前弓畸形，小腿外旋畸形等，应同期实施股骨髁上截骨加胫骨结节下截骨，截骨断端可用跨膝关节组合式外固定器固定，如此方能恢复双下肢的持重力线。畸形严重者实施截骨手术后，可部分矫正畸形，残余的膝关节畸形手术

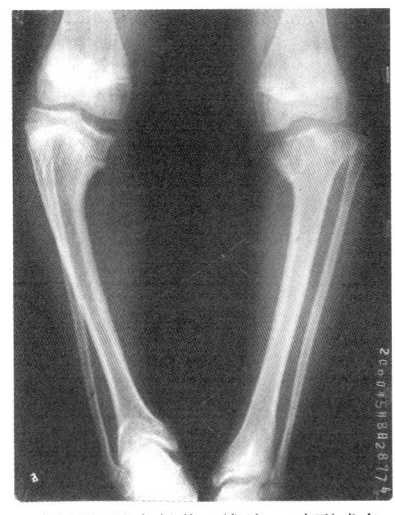
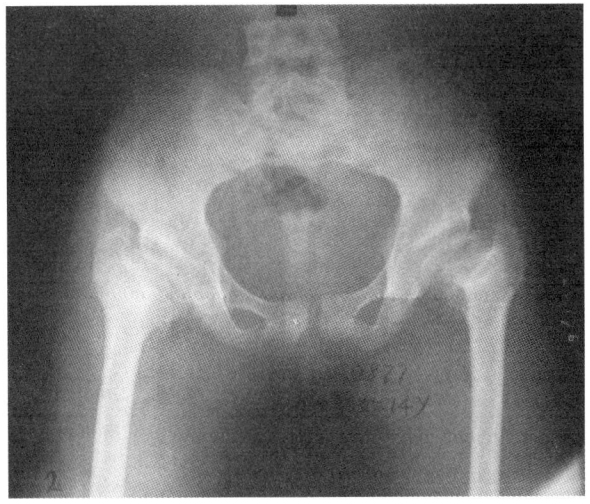

A 摄双胫骨全长位X线片，畸形成角的中心在胫骨结节部　　B 该患者同时合并双侧扁平髋

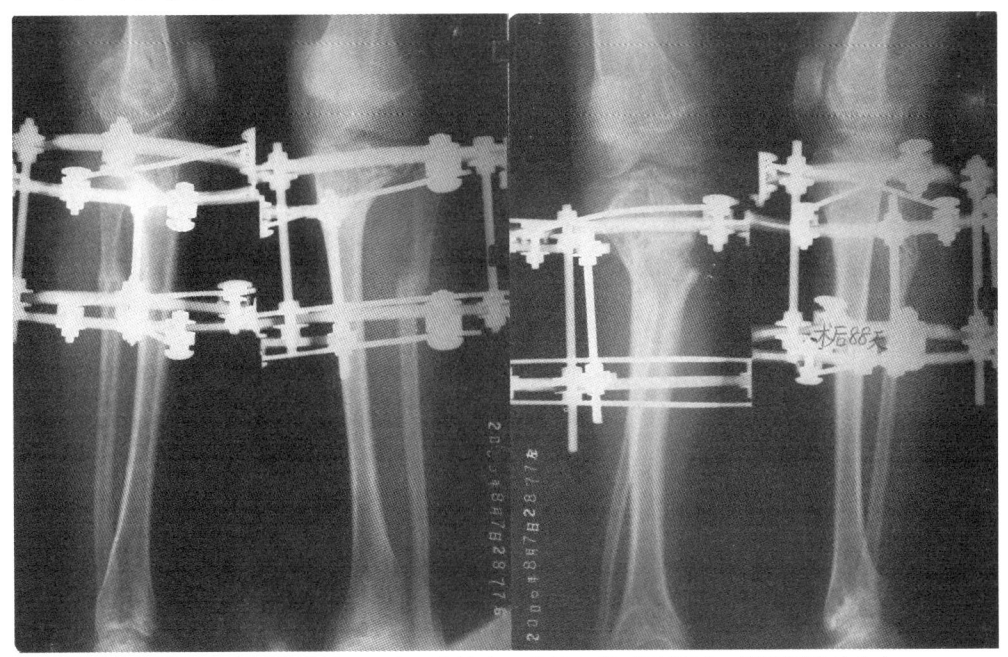

C 实施双胫骨结节下截骨，术后88天X线检查，双膝内翻畸形矫正，截骨断端骨愈合

图 8-2-5　双膝内翻截骨矫形点的选择

后按照肢体延长的牵伸原则，通过逐渐调整外固定牵伸器矫正。

9．严重的成年膝内翻患者多合并膝关节外侧韧带松弛，畸形矫正的同期或矫正之后应行外侧副韧带起点上移紧缩术。

10．为减少外固定器的钢针穿过软组织，又能达到对截骨断端的有效固定，作者设计了"膝内翻外固定矫形器"，器械的基本结构和固定方法是：截骨近端为双钢环，其连接杆与截骨近段的钢环之间以关节器连接，在胫骨平台下可交叉穿2.5mm克氏针固定，截骨远端在胫骨前内侧连接固定杆，穿4或5mm的3根螺纹钉固定，这样截骨后的骨外固定，避免了

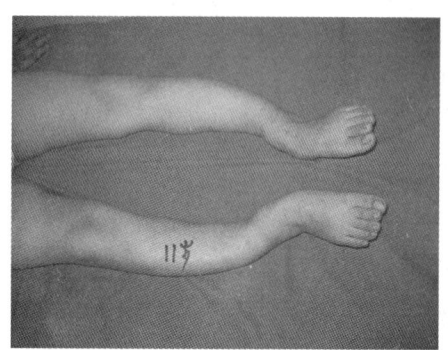
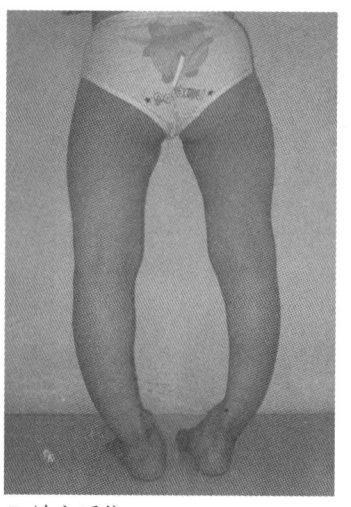

A 女11岁，双膝内翻　　　　　　B 站立后位

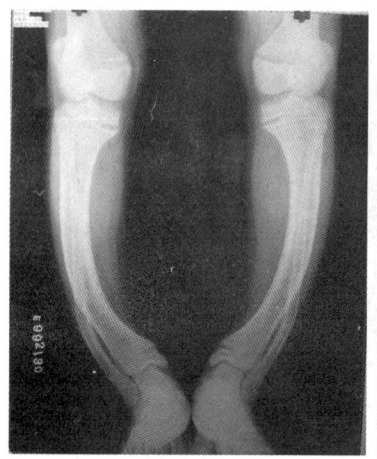
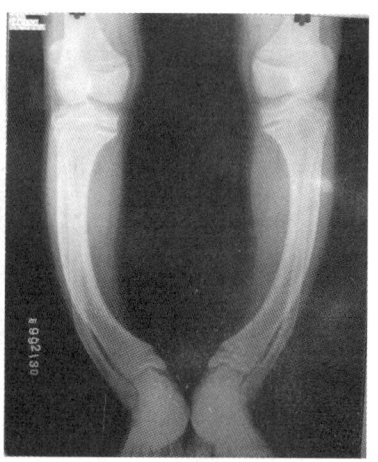

C X线检查双胫骨弧形内翻畸形　　D 双股骨亦有轻度内翻畸形

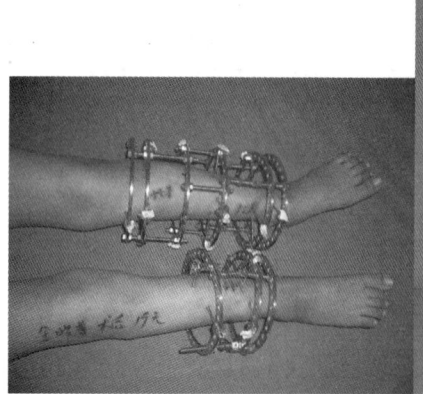

E 左胫骨上、下段，右胫骨中、下段截骨，安装 Ilizarov 外固定矫形器，术后19天可全负重行走

图 8-2-6　双侧膝内翻畸形同期截骨矫正

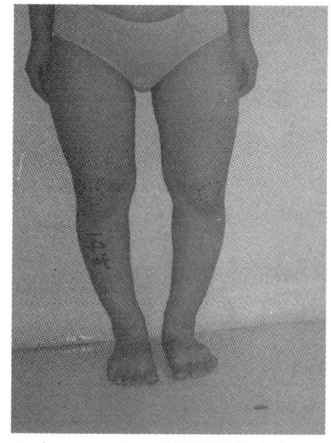
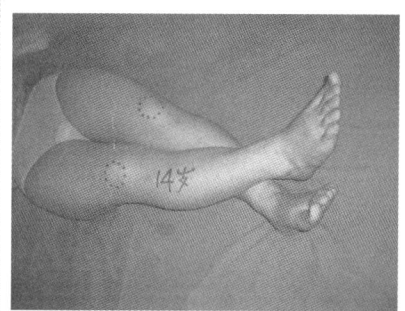
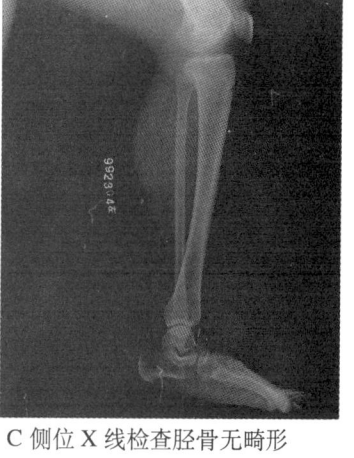

A 女，14岁，双轻度膝内翻　　B 小腿内翻畸形的交点，显示小腿下段有明显内旋畸形　　C 侧位X线检查胫骨无畸形

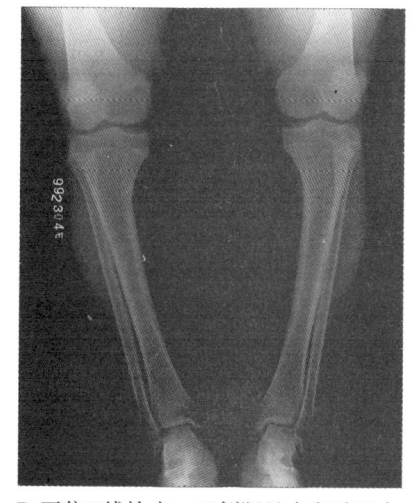
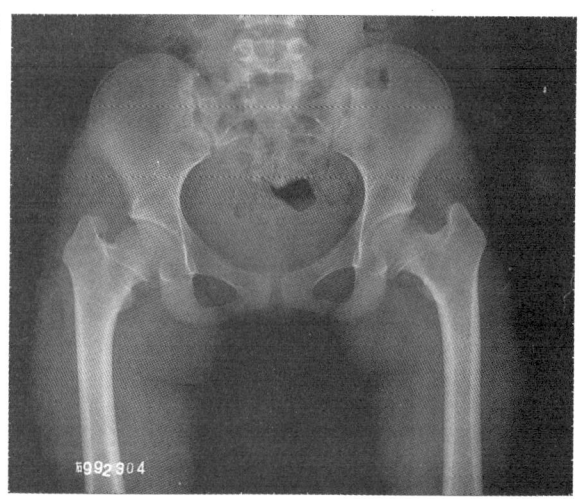

D 正位X线检查，双侧胫骨内翻畸形在中上段　　E 双股骨有轻度内翻畸形

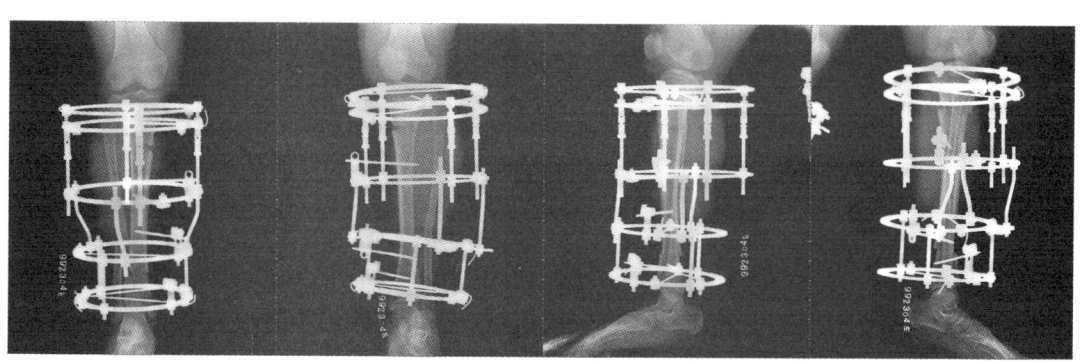

F 实施双侧胫骨上下段双截骨，矫正内翻、内旋畸形，安装Ilizarov外固定器

图 8-2-7　双股骨、胫骨皆合并内翻者先矫正双侧胫骨内翻

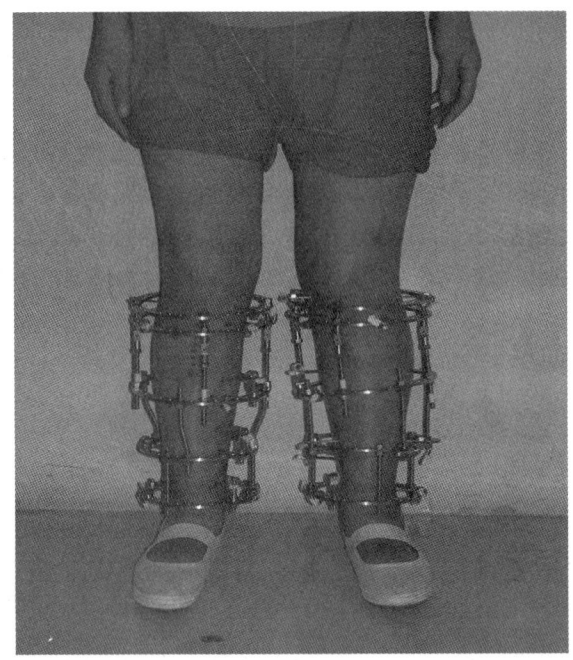

G 双小腿内翻、内旋畸形完全矫正

图 8-2-7　双股骨、胫骨皆合并内翻者先矫正双侧胫骨内翻

钢针穿过胫骨上段的肌肉组织，减少了副损伤。由于连接杆与截骨近段的钢环之间以关节器连接，残余的膝内翻、小腿内旋畸形术后通过调整固定器的螺纹杆，缓慢矫正畸形。

11．膝外翻主要是股骨下段的畸形改变，选择截骨的手术切口应在股骨下段内侧或外侧，为减少外固定器的钢针对大腿软组织的损伤，增加固定的强度，对股骨下段的截骨远端应用环形或半环形钢环，选用细的穿珠钢针在股骨下段或内外髁交叉穿针。近段应用单臂固定杆，用5～6mm的螺纹半针固定。若股骨下段畸形严重，需要术后逐渐调整外固定器矫正股骨下段畸形，仍应用安装环式外固定器为宜。

12．因体质性骨病导致的重度膝内翻畸形，其股骨与胫骨多发生弧形改变，术前应仔细测量X线片，确定骨干畸形的交点与截骨部位，管状骨的严重弧状畸形，应采用多平面截骨矫正（图8-2-8），方能恢复下肢正常的持重力线与膝踝关节的平衡。胫骨下端内翻畸形多继发足内翻畸形，实施踝上截骨矫正足内翻畸形自然矫正（图 8-2-9）。

五、Ilizarov 矫形外固定器关节铰链的合理应用

严重的膝内、外翻畸形不能手术中一次矫正，截骨后必须安装带关节铰链的外固定矫形器，铰链的旋转中心必须与截骨断端的矫形轨迹同步，如此，手术后在器械调整的过程中就可以达到满意的畸形矫正（图 8-2-10）。

在实施膝内、外翻畸形截骨矫正与安装外固定器者，术后5～7天即可嘱患者下床扶拐以健肢持重行走，并定期实施X线检查，再根据膝关节残留内翻或外翻畸形的程度、类型，旋转或压缩外固定器不同的螺纹杆，达到畸形的逐渐牵拉矫正。截骨端骨获得良好愈合后再拆除外固定器。术后管理与外固定器调整的具体方法，可参照本章第四节牵拉成骨技术矫正膝关节复合畸形。

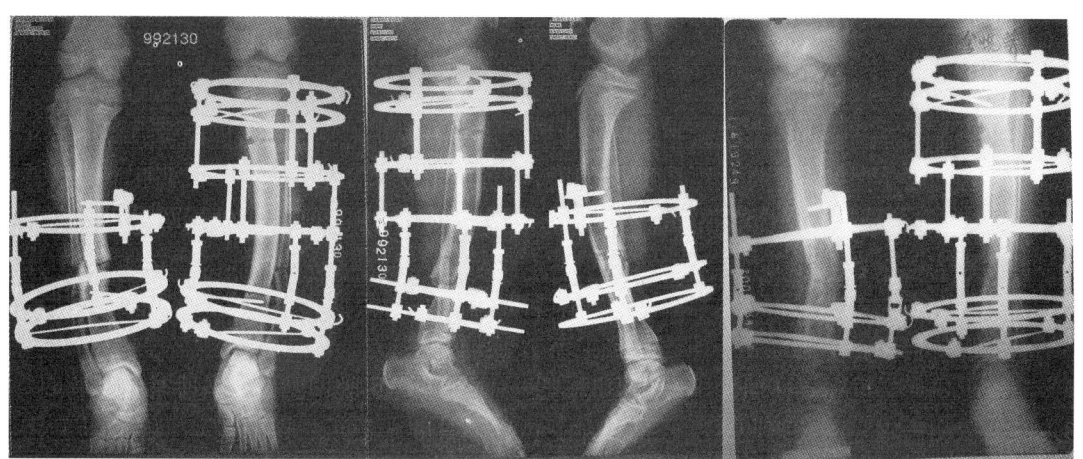

A 双膝内翻畸形，右胫骨实施上下段双截骨，左胫骨实施中下段截骨矫形

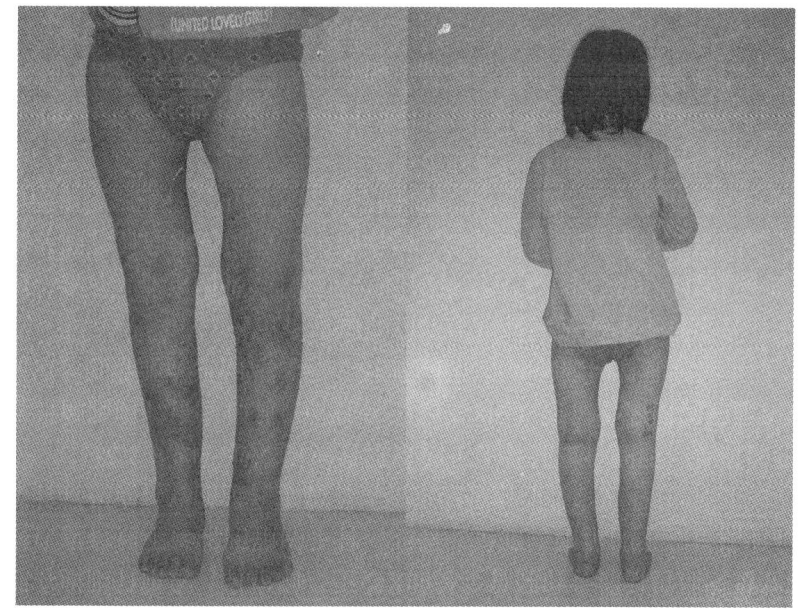

B 术后半年复查，从站立位外形观，左下肢矫形效果不如右下肢满意

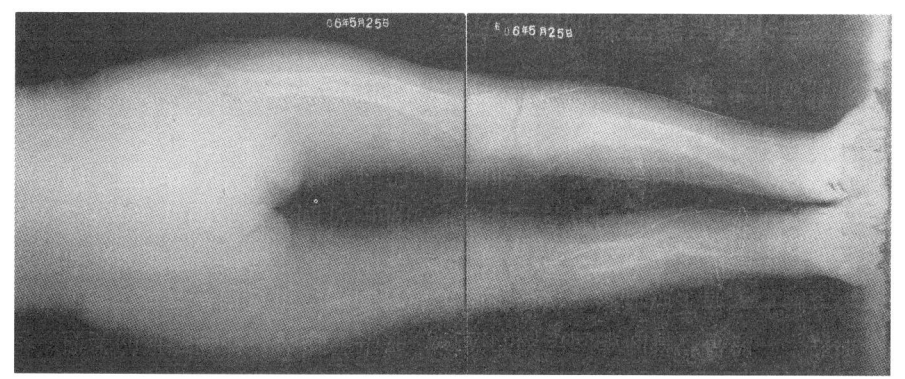

C 双下肢全长立位 X 线检查，持重力线皆恢复，但左胫骨截骨处形成外翻成角畸形

图 8-2-8 下肢骨干弧状弯曲畸形，应实施 2 个以上部位的截骨矫正

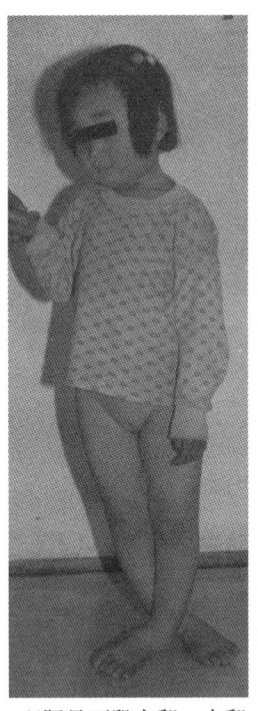
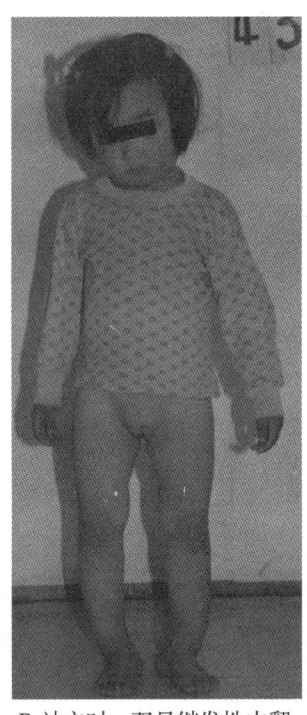

A 女，7岁，双胫骨下段内翻，内翻畸形交点在小腿中下 1/3　　B 站立时，双足继发性内翻，应采用踝上外翻截骨术矫正

图 8-2-9　双胫骨下段内翻继发足内翻畸形

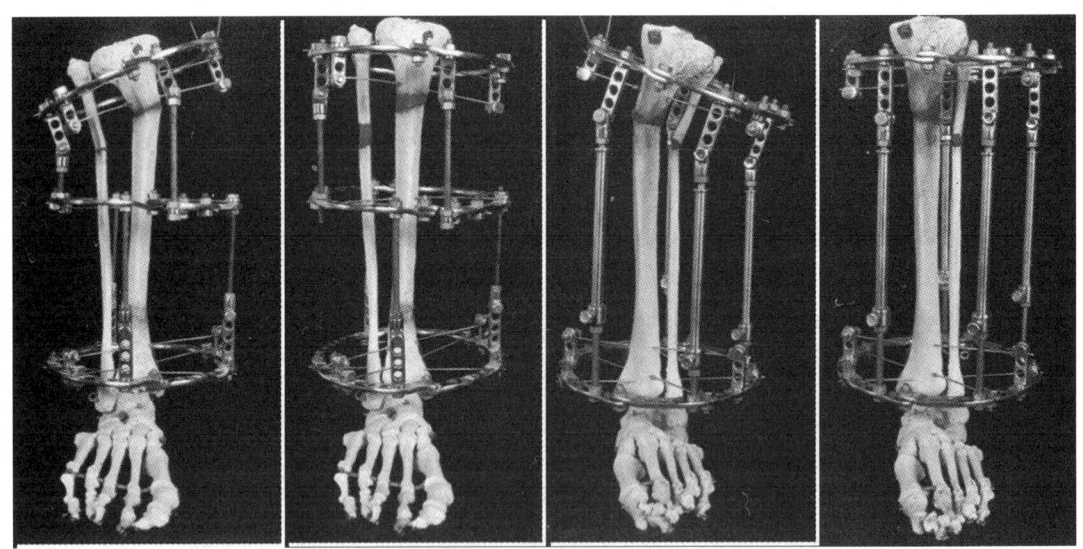

图 8-2-10　Ilizarov 技术矫正膝内翻畸形，外固定器铰链关节的安装固定与矫形方法

（秦泗河）

第三节　可恢复性骨骺阻滞术矫正儿童膝内外翻畸形

可恢复性骨骺阻滞术过去主要用于小儿麻痹后遗症所导致的双下肢不等长，通过阻滞健侧膝关节骨骺，而减慢健侧下肢生长速度达到双下肢均衡（图8-3-1）。近年主要用于矫正长骨的成角畸形。半骨骺骑缝钉技术侵入性较小，并且不需要内固定或者外固定（除了骑缝钉）。可以施行永久性或者暂时性半骨骺融合术。在过去，半骨骺骑缝钉只限制用于骨骺接近成熟的儿童，认为生长抑制为不可逆，因此对于幼童会发生过度矫正，但是Mielke和Stevens 1996报告的资料显示，6岁的幼童也可以接受半骨骺骑缝钉技术，假如在4年内去除骑缝钉，并不具有永久性生长停滞的显著危险性。

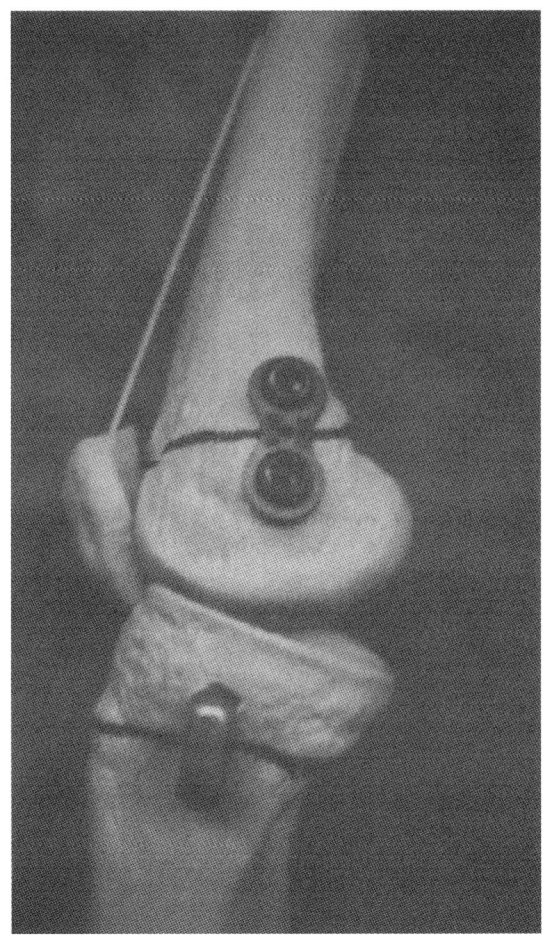

图 8-3-1　双螺钉钢板膝关节骨骺阻滞术手术模拟图

半骨骺骑缝钉只适用于骨骼未成熟的病例，并具有充分的剩余预测生长的范围，能够进行所期望的成角矫形。试图矫正大于25°的成角畸形可能并非适合，因为必须长时间保留骑缝钉才能取得大角度的矫形，担心由此会引起永久性生长停滞。年龄的下限尚不清楚，由于干骺端的软骨学特性，在年幼儿童（小于5岁）中要取得满意的骑缝钉固定，在技术上存在困难。

手术适应证

主要用于膝关节和踝关节周围的成角畸形，尽管大多数适应证是治疗额状面的成角（内翻、外翻），也可以在矢状面上或者在非解剖斜面上置入骑缝钉，来矫正矢状面上或者斜面的畸形。需要在术前使用平片进行细致的放射片分析，计算畸形的CORA平面、方向和程度。CORA应近于骨骺，因为此处是半骨骺骑缝钉进行成角矫正之处。

随之而来的问题是骑缝钉的固定时间，从概念出发来确定，可假设在骑缝钉固定后，将会形成三角形的新骨。该三角形的长边或者弦就是骨骺的宽度，三角形的基底就是在骑缝钉存留期间预期的骨骺正常生长数量，该三角形最小的锐角，位于骑缝钉一侧，应该是所期望的成角矫形数量。采用简单三角几何分析法，输入不同的骺板宽度和所期望的矫形，可以得出三角形的基底值（需要从骨皮质远侧的骨骼生长毫米数，得出所期望的矫形数量）。假如手术医师已知每个年龄组的骨骺剩余生长数量，可以建立三角几何等式计算出答案。

由于骑缝钉固定后在患儿生长发育过程中有滑移和阻滞不完全的可能，近年开发了双螺钉钢板代替骑缝钉固定，提高了骨骺阻滞的效果（图8-3-2）。

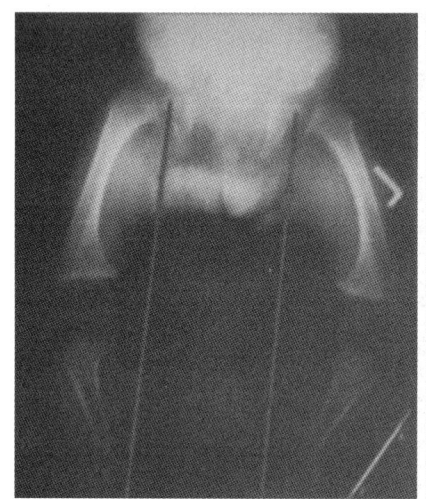 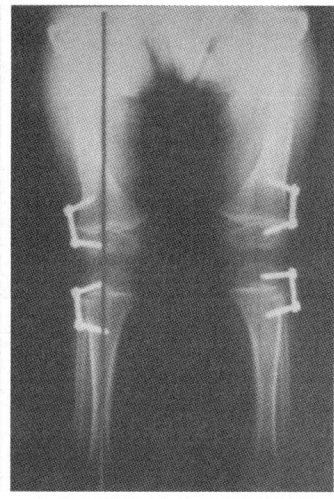 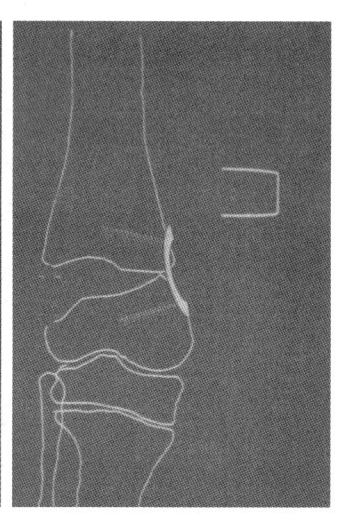

A 男，3岁，双髋内翻伴双膝内翻畸形　　B 实施双股骨转子下外展截骨加双膝关节外侧骨骺阻滞术，术后4年复查，双膝内翻畸形完全矫正　　C 双螺钉钢板一侧骨骺阻滞，在生长中畸形自然矫正示意图。骨骺阻滞原理与骑缝钉相同

图8-3-2　双螺钉钢板阻滞术效果可靠，由于骑缝钉术后容易松动、脱出，双螺钉钢板阻滞术逐渐代替了骑缝钉

（秦泗河）

第四节　下肢旋转畸形

下肢旋转畸形亦称下肢旋转不良，扭转畸形。在矫形外科领域内，人们对下肢冠状面和矢状面的力线不正已经有了较充分的认识，但在下肢旋转方面尚有许多问题有待于解决。肢体旋转是人胚胎发育中的一个自然过程，影响下肢旋转发育的因素很多，包括先天性、发育性、病理性、解剖性和创伤性因素。本文结合国外近年来的进展，对前两种因素导致的下肢

旋转不良及其测量、诊断、治疗做一论述。

一、下肢旋转的胚胎发育

在妊娠第5~6周时胚芽开始形成，血管和神经组织很快长入胚芽中，第6周末肢胚末端变扁，形成肢体和手、足的雏形、可辨别出足趾和肢体的远、近段。这一时期内，肢芽位于胚胎侧方并向尾侧方向生长，上下肢芽的纵轴互相平行。第七周时膝关节形成并屈曲，下肢逐渐内收，内旋呈"祈祷足"样（praying feet）。在此后胚胎发育过程中，由于股骨头在髋臼内位置相对固定，下肢内旋集中发生在股骨干骺端，致使股骨前倾角度增大。足月儿股骨前倾角平均达30°~40°。

胚芽形成初期，肢体组织的增殖和分化受遗传因素的控制，外部因素的影响不大。但当肢体的三维形态形成以后，受外部因素的影响愈来愈大。Hirsch Evans发现婴儿因骨骼弹性模量低，特别容易受到宫内塑形的作用，认为肢体旋转都是宫内塑形、机械压迫的结果。随着胎儿身体不断增大，受宫内狭小空间的束缚，胎儿下肢渐渐变成极度屈髋，股骨前倾，屈膝胫骨内旋、足内收位，这种姿势一直维持到出生。出生后随影响胎儿肢体的外来因素自行解除，股骨和胫骨旋转将会发生一系列变化。

二、出生后下肢旋转发育

长管状骨旋转是骨骺围骨干长轴旋转的结果，骨干本身并不参与旋转。骨骺旋转的同时，继续沿纵轴生长，使骨骼以螺旋的形式延长。人的肱骨胚胎时期就外旋，出生后仍继续外旋发育，但股骨和胫骨并非如此，胚胎时期向一个方向旋转，出生以后向相反的方向旋转。股骨自出生后即开始去旋转发育，股骨前倾角出生时30°~40°，待骨骼发育成熟以后降至10°~14°，但股骨前倾角的变化大多发生在8岁以前，8岁以后这种去旋转发育基本停止。

胎儿期胫骨内旋，出生后第1个月开始外旋发育，4~5岁时胫骨外旋即可达到成年人水平，正常人胫骨外旋是20°左右，从冠状面上看，外踝由胎儿时期在内踝的前侧，逐渐转至内踝后侧。

三、旋转不良对关节的影响

Le Damany是研究下肢旋转的先驱之一，他早就证实股骨过度前倾与先天性髋臼发育不良有密切关系。旋转不良导致关节软骨损害是近年来研究的主要课题之一。以前对膝内、外翻造成的膝关节软骨损害研究较多，但旋转不良对关节的影响研究较少。下肢旋转不良会导致载荷不平衡，能改变正常关节内应力的分布，使剪切应力的方式发生变化，增加软骨破裂和退化的机会。Trueta发现：因软骨下骨质承受不均衡应力而发生的血管变化使深层软骨的营养锐减，最终导致软骨细胞坏死，软骨变薄、纤维化和崩解。

股骨前倾角增大与髋关节骨性关节炎之间的关系尚无统一认识，但一般都认为髋关节对股骨过度前倾有一定的耐受力。股骨前倾角过大，过度旋转能使髌股关节失去正常吻合，髌股关节骨性关节炎和髌骨软化发生率高。Eckhoff等发现，股骨前倾角增大，主要影响髌股关节，前倾角变小则主要影响胫股关节的内侧半。

胫骨旋转不良同样也会引起膝关节软骨损害。有人发现患全膝关节骨性关节炎病人的胫骨外旋度数下降，平均为17.6°，低于正常值。Ⅱ期骨性关节炎胫骨内旋度数为14.1°，Ⅲ期11.9°，Ⅳ期和Ⅴ期为7.5°，显示关节的损害程度与胫骨外旋的下降呈正比。

四、临床检查方法

儿童下肢旋转不良主要表现在足部，可出现内八字足（intoeing）或外八字足（outtoeing）。内八字足常见的原因是股骨内旋、胫骨内旋、跖骨内收和距骨颈畸形，幼儿时期主要是由股骨内旋转、股骨前倾和胫骨内旋造成的。下肢旋转异常一般都对肢体功能影响不大，如出现内八字足，前足往往会出现代偿性外展。但是对于那些单侧的、不对称的、动力性和进行性旋转不良，需积极寻找病因，以排除神经肌肉系统疾病，尤其是脑瘫、脊髓灰质炎和肌营养不良等。以下是Staheli设计并应用的4种临床测量方法：

1．足向角（the foot progression angle，FP角）：即步行时足的纵轴与行进方向之间的夹角。正常人平均外旋5°～10°。

2．髋内旋度数（degree of internal rotation，HIR）和外旋度数（degree of external rotation，HER）：俯卧位，屈膝90°，检查髋内、外旋度数。正常人髋内旋可达45°，外旋30°。

3．股足角（thigh-foot angle，TFA）：俯卧位，屈膝90°，目侧足纵轴线与大腿纵轴线之夹角。正常为0°～30°。

4．踝间轴角（angle of the transmalleolar axis，TMA）俯卧位，屈膝90°，连接内、外踝的中心为一条直线，该线的垂线与大腿纵轴之间的夹角。正常人是0°～30°。

有许多作者采用旋转测量器和量角器，以下肢的骨性标志进行测量。上述方法仅能作为门诊粗略的筛选方法，其准确性和可重复性较差，需要依赖影像学测量。

五、影像学检查

X线平片很难在二维图像上反映出肢体旋转的三维状态。譬如在正位像上很容易将膝关节屈曲、外旋看成膝内翻。普通X线平片对患肢的姿势要求很高，甚至需要一些辅助设备来保持下肢的标准位置。另外儿童软骨不显影也给诊断带来许多困难。

CT扫描虽然价格昂贵，受放射辐射较多，但测量旋转的标准性高，基本不受体位的影响，是临床上测量旋转常用的方法。

1．股骨前倾的测量：患者仰卧位，小腿绑在一起制动，足尖和髌骨指向天花板。在股骨颈部和股骨髁部扫描，层厚5mm。股骨颈轴是通过取用靠近股骨头最下极的横切面图像来确定的，平行于股骨颈前、后缘的直线即代表股骨颈轴。横切面上股骨内、外髁后缘的最突出点分别为A、B点，连接该两点即为股骨髁轴。重叠这两幅图像，以上两轴的夹角即股骨前倾角。

2．胫骨旋转的测量同样面临胫骨近、远端参考轴的选择问题，多数研究都将内、外踝连线做为胫骨远端的参考轴。但胫骨近端参考轴的选择比较混乱，可分为胫后轴（A）；经胫骨轴（B）；依胫骨前缘最突出部分而确定的轴，如胫骨结节或半月板前角。

分别对胫骨近、远端部做CT扫描。Eckhoff发现，在胫骨平台关节面2mm以远，与胫骨头之间2cm的区域内，胫骨平台在各层扫描图像上的形态很相似，因此扫描应在这一区间进行。连接平台后侧最突出部分为胫后轴，胫骨远端内、外踝最突出部连线为胫骨远侧轴，以上两轴的夹角即胫骨旋转角度，该作者报告平均值为28°。

六、下肢旋转畸形的外科矫正与注意事项

股骨内旋的非手术治疗效果不肯定，严重的步态异常或下肢外形明显畸形往往需做粗隆下股骨旋转截骨术。手术年龄应在 10～12 岁以后。先天性马蹄内翻足多合并小腿内旋畸形，应同期或二期实施胫骨外旋截骨术矫正（图 8-4-1）。

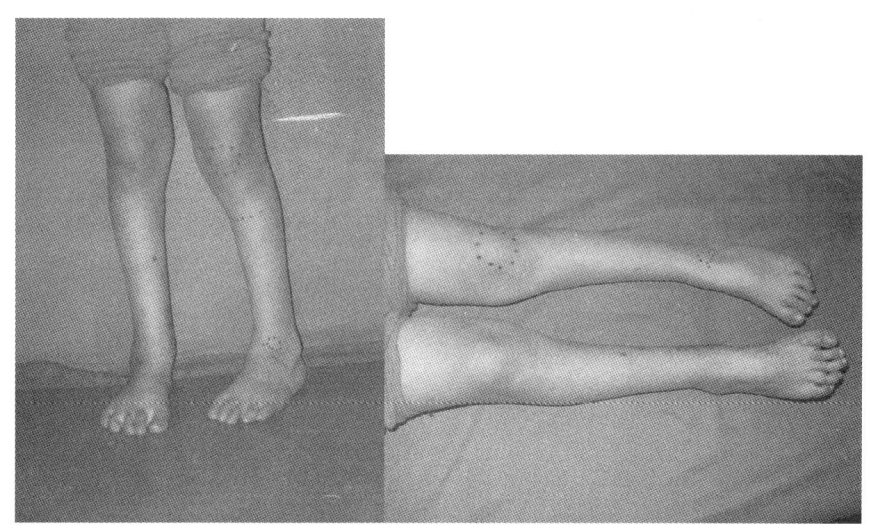

A 女，9岁，左先天性马蹄内翻足，足内翻畸形已手术矫正，但遗留小腿内旋畸形，前足轻度内收

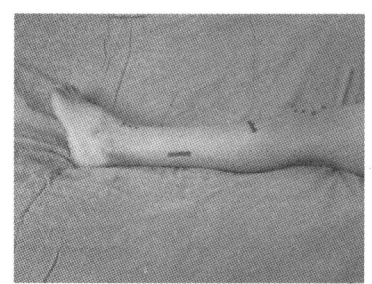 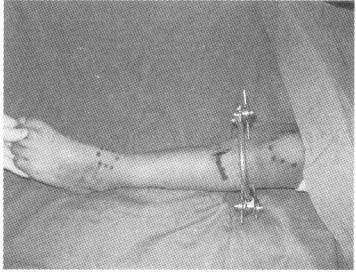 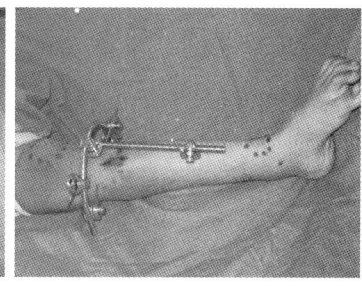

B 术前测量小腿内旋畸形的方法，确定胫骨结节下截骨矫正旋转畸形

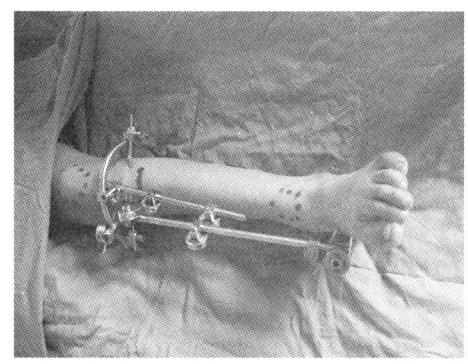 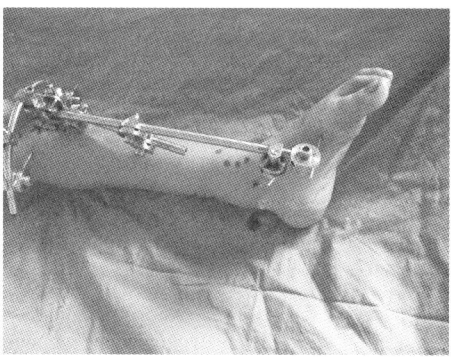

C 因患儿前足有轻度内收，故外固定器同时固定前足

图 8-4-1 小腿内旋畸形的截骨矫正

儿童胫骨内旋大多数随年龄增大而改为外旋，因胫骨内旋导致的内八字足多在18~24个月时间自行改善，一直到6~7岁时为止。10%的男孩和8.5%的女孩5~7岁时仍然有胫骨内旋，一般认为有家族史者预后差。12岁以上的儿童，如肢体外形或步态严重异常，可实施胫骨截骨矫正，截骨的平面取决于旋转畸形的中心部位，以便选择胫骨结节上、下或踝上旋转截骨矫正（图8-4-2）。Herzenberg用Ilizarov外固定器辅加特殊配件矫治旋转畸形取得良好效果，具有可随意调整去旋转角度，不会发生牵拉性腓总神经麻痹，骨愈合快的优点，值得推广（图8-4-3）。

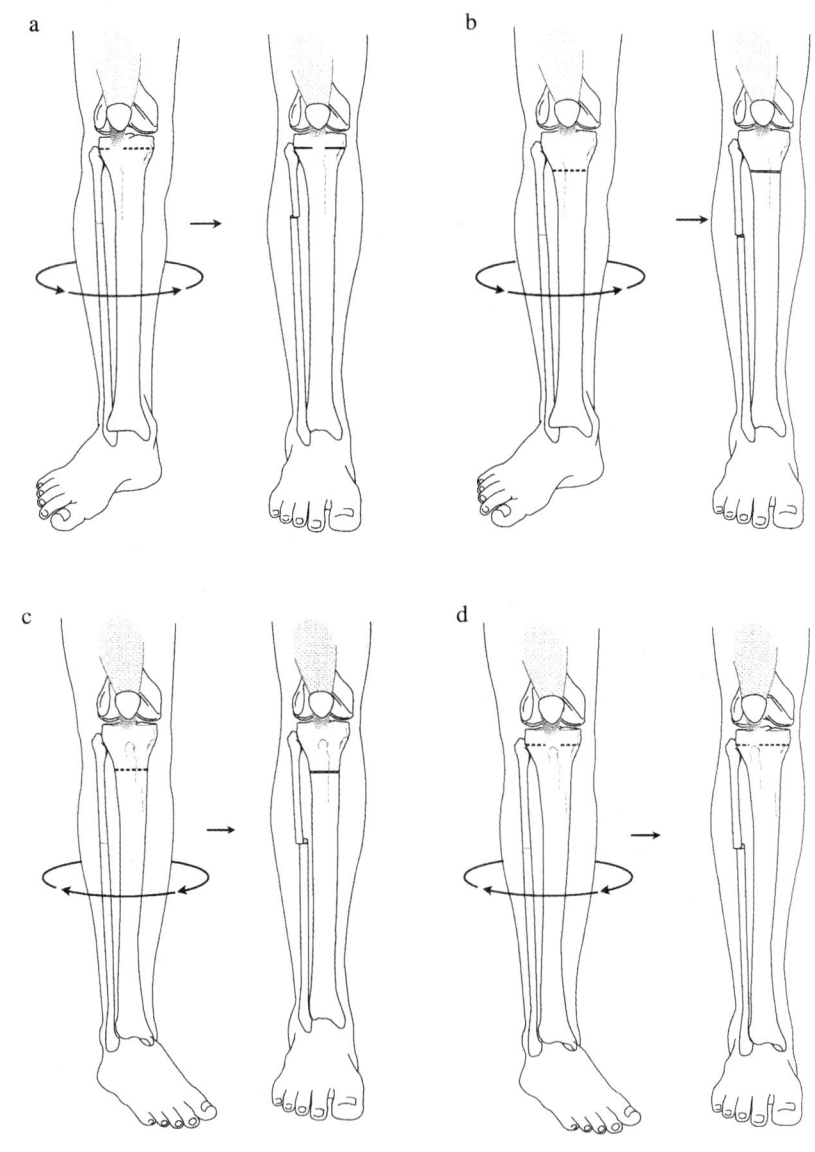

图8-4-2　不同类型小腿旋转畸形截骨矫形示意图

a　外旋畸形在胫骨平台部，伴随髌韧带止点外移，应选择胫骨结节上内旋截骨术
b　髌韧带位置正常，实施胫骨结节下内旋截骨术
c　小腿内旋畸形在中远段，实施胫骨结节下外旋截骨术
d　胫骨近端（平台部）内旋畸形，选择在胫骨结节上外旋截骨

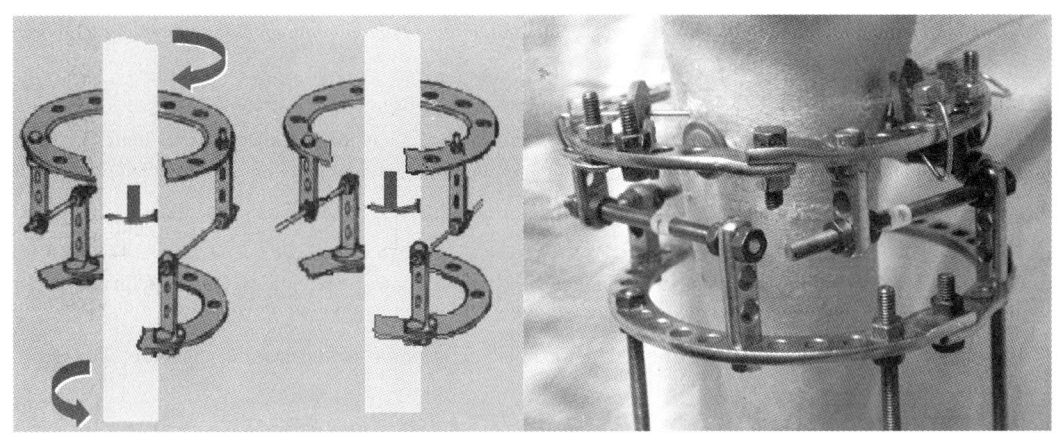

图 8-4-3　Ilizarov 技术矫正下肢旋转畸形的器械构型，安装固定方法及矫形原理

胫骨旋转截骨术的注意事项：

在胫骨，重要的是鉴别旋转畸形是位于胫骨结节的近端还是远端。假如旋转畸形位于胫骨结节的近端，髌腱止点较正常止点偏外或者偏内，最常见的情况是胫骨外旋畸形，伴有髌骨外侧轨迹异常，不稳定和软骨软化症。假如旋转畸形位于胫骨结节的远端，应该在胫骨结节远端施行截骨术，从而不影响髌股关节的机械力学。

胫骨近端截骨术对肌肉功能的影响微乎其微。对于胫骨截骨术旋转水平需要重点考虑的是腓神经和胫后神经。近端去旋转比远端去旋转对腓神经的影响更大。在外旋松弛腓神经的同时，还会扭曲位于前方和外侧肌间室间的隔膜，从而影响腓深神经。因此，通过内旋截骨术矫正胫骨近端的外旋畸形具有损伤腓神经的危险性，原因就是牵拉损伤以及绷紧前方肌间室的筋膜。外旋截骨术也有可能损伤神经，原因是卡压于肌肉之间和绷紧前方间室隔膜。胫骨远端截骨术对腓神经损伤的危险性较小。远端水平的外旋矫形术会牵拉胫后神经和跗管的筋膜，但是在旋转小于 45°的情况下可能无功能意义。

（秦泗河　许瑞江）

参考文献

1. Guidera KJ, Ganey TM, Keneally CR, et al. The embryology of lower-extremity torsion. Clin Orthop, 1994, 302: 19.
2. Fabry G, MacEwen GD, Shands Jr. Torsion of the femur. J Bone Joint Surg (Am), 1973, 55: 1726.
3. Staheli LT, Corbett M, Myss C, et al. Lower extremity rotational problems in children. J Bone Joint Snrg (Am), 1985, 67: 39.
4. Eckhoff DG, Johnson KK. Three-dimensional computed tomography reconstruction of tibial torsion. Clin Orthop, 1994, 302: 44.
5. Fabry G. Normal and abnormal torsional development in children. Clin Orthop, 1994, 302: 23.
6. Trueta J. Osteoarthritis of the hip. Clin Orthop, 1963, 11: 7.
7. Turner MS, SmillieIS. The effect of tibial torsion on the pathology of the knee. J Bone Joint Surg (Br), 1981, 63: 396.
8. Staheli LT, Engel GM. Tibial torsion. A method of assessment and a survey of normal children. Clin Orthop, 1972, 86: 185.

9. Jakob PR, Haertel M, Stussi E. Tibial torsion calculated by computerized tomography and compared to other methods of measurment. J Bone Joint Surg (Br), 1980,62:238.
10. Murphy S, Simon S, Kmewski P, et al. Femoral anteversion. J Bone Joint Surg(Am),1987,69:1169.
11. Turner MS, Smillie IS. The effect of tibial torsion on the pathology of the knee. J Bone Joint Surg,1981, 46:464
12. Kling TF, Hensinger RN. Angular and torsional deformities of the lower limbs in children. Clin Orthop, 1983,176:136.
13. Kumar SJ, MacEwen GD. Torsional abnormalities in children's lower extremities. Orthop Clin North Am, 1982,13:629.
14. Herzenberg JE, Smith JD, Paley D. Correcting torsional deformities with Ilizarov's apparatus. Clin Orthop, 1994,302:36.
15. 秦泗河，王明新，吴鸿飞等．成年人膝内翻的分型与手术策略．中国矫形外科杂志，1999,10:758-760.
16. 刘德凤，陈燕霞，秦泗河．下肢畸形的 X 线投照方法．伤残医学杂志，2000, 1:4-5.
17. 秦泗河，王明新，王振军．重度膝外翻的外科治疗．中国矫形外科杂志，2000, 4:320-322.
18. 许瑞江编著．小儿矫形外科学．北京：科学技术文献出版社，2002, 121-122.

第九章 脊髓灰质炎后遗症

第一节 概论

一、脊髓灰质炎流行和防疫简史

脊髓灰质炎，是一种由嗜神经病毒感染脊髓前角细胞和某些脑干运动核的急性传染病，患病年龄以3个月～5岁的婴幼儿为最多，急性期过后肢体遗留不能恢复的麻痹，称脊髓灰质炎后遗症（Poliomyelitis-squle）。1954年SalK发明了灭活疫苗，1961年Sabin Koprowski及Cox发明了减毒活疫苗，这两种疫苗广泛应用后，经济发达国家于20世纪70年代即扑灭了该病的流行。但美国1994年才消灭了脊髓灰质炎病毒，现存的20多万脊髓灰质炎后遗症，绝大多数年龄是45岁以上的中年人（欧洲的情况与北美基本相同）。但亚洲、非洲某些国家目前仍有不同程度的流行。

由于其它病毒感染导致的肢体麻痹在发达国家也时有发生，如美国研究人员于2003年7月22日公布的一项最新研究结果显示，主要由鸟类携带，会经蚊子传播给人的西尼罗河病毒，会导致部分感染者产生很似脊髓灰质炎后遗症的肢体迟缓性麻痹。因此肢体畸形和麻痹的矫形外科治疗与功能重建，仍是一个较长期而艰巨的任务。

中国的脊髓灰质炎大流行较欧、美国家要晚的多，1955年江苏南通发生较大的流行，当年发生脊髓灰质炎且遗留肢体麻痹者2600多例，1956年上海等地渐次暴发，后逐渐波及到农村，但全国流行的高峰发生在20世纪60～80年代。

1965年全国范围开展了活疫苗的计划免疫，但由于中国人口多，国土面积大，偏远地区交通不方便，而疫苗的冷藏保存、运输、发送是个复杂的社会工程，农村地区防疫工作开展的不平衡，从而直至20世纪80年代末和90年代仍发生几批流行，目前现存的脊髓灰质炎后遗症病人约200万（1987年国家抽样调查187万）。

了解脊髓灰质炎在中国流行和防疫的简单历史，就可以理解为什么至2000年底，中国现存的近200万脊髓灰质炎后遗症，大部分是35岁以下的青少年，50%以上仍未实施科学、系统的矫形外科治疗。

二、12840例小儿麻痹后遗症外科治疗统计分析

1985年9月～2003年5月，秦泗河手术治疗小儿麻痹后遗症12840例，占同期手术治疗16678例各种肢体残疾和骨与关节病例总数的77%。在这些病人当中，有些可能是其它肠道病毒感染所致的肢体麻痹，因此统称为小儿麻痹后遗症更为合适。

12840例中，男7759例，女5081例，男：女=1.53：1；手术部位：上肢78例，麻痹性脊柱侧凸矫形术51例；下肢12711例，其中左下肢3858例，右下肢5374例，双下肢3479例。初次手术年龄：1985年9月～1995年12月统计9530例，最小14个月（入院配支具），最大63岁，其中26岁以下者8815例，占92.5%；1996年1月～2003年5月入院治疗者

统计3310例，25岁以下者2906例，仍占87.8%。

12711例小儿麻痹后遗症下肢手术矫正类别统计

手术类别小计（例次）百分比（%）：髋关节畸形矫正2400例次（7.66%）膝关节畸形矫正6861（21.88%）代臀肌2424（7.73%）踝足关节畸形矫正10022（31.97%）代股四头肌2426（7.74%）代屈髋肌2390.(76%）代跟腱2044（6.52%）代足背伸肌3314（10.57%）下肢均衡术1621（5.17%）。下肢矫形手术总数：31351例次，平均每个病人每期手术实施2.47个手术。

本组病例统计显示：1996年以后手术治疗的3310病人，初次入院25岁以下者2906例，仍占87.8%。说明中国广大农村地区还有较多尚未经过系统而正确矫形手术治疗的青少年患者。

对中国遗留的200万小儿麻痹后遗症病人进行系统的现代矫形外科康复治疗，仍是骨科界一项艰巨的任务，这是中国的国情所在，在这个问题上不能效仿西方发达国家。因此掌握现代脊髓灰质炎后遗症外科治疗的思维方法、辨证论治的整体观念、优化组合的生物学手术原则、治疗目标的确立和评价、微创意识和手术操作技巧的要求以及对术后病人全程康复指导的工作方法等，亦是骨科或外科其他专业应当借鉴的。

三、手术适应证和手术方案的正确制定

(一）手术适应证

判定一个脊髓灰质炎后遗症病人有无手术适应证，就是分析其有无矫正畸形、改善功能的要求和条件，手术后能不能达到改善功能和步态的目的。

下列情况宜积极采用手术：

1．关节有畸形，下肢持重力线不正常
2．患肢存在严重肌力不平衡。
3．存在明显关节松弛和失稳。
4．双下肢明显不等长。

下列情况不宜采用或慎重手术：

(1) 肌肉轻度瘫痪或肌力均衡的瘫痪而无畸形者。

(2) 双下肢肌肉广泛瘫痪伴有脊柱和下肢多处严重畸形，如果伴有上肢瘫痪，丧失了使用拐杖的条件，手术即无意义。

(3) 患者年龄>40岁，且关节畸形严重，术后畸形虽然矫正，应变能力差，往往功能恢复不佳。

(二）手术目标

每个接受治疗的脊髓灰质炎后遗症的病人首先关心的是手术效果如何，手术治疗次数，治疗康复周期，能不能产生手术并发症，能不能减弱或丧失原有的功能，医疗费是多少（因患者多是农村和自费病人）。矫形外科医师在给病人进行全面系统的检查之后，应给患者列出第一期手术可能达到的治疗效果，整个手术方案完成后的目标，即终期效果如何，因此，对一些瘫痪严重的病人术前评价与手术目标的确立，对手术预后的判断是战略性的，它直接影响着手术方案的制定、手术程序的安排和综合康复措施的实施。

从力学角度看，畸形矫正的首要目的为矫正力线，使关节能在有利的位置承载负荷。如正常膝关节的股骨和胫骨的纵轴并不在一根直线上，而有一定的外翻角，而髋、膝、踝关节的中心点却在一根直线上。通常，将髋关节（或股骨头）的中心与膝关节中心的连线称为股骨的力学轴。正常时胫骨的纵轴与力学轴重合，如胫骨纵轴与股骨力学轴形成角度，即称为膝内翻或外翻。若股骨下段前弓形成屈膝，则股骨的力学轴即移到膝关节中心的前方，矫正时即应以恢复胫骨与股骨力学轴的正常关系作为目标。

（三）脊髓灰质炎后遗症外科治疗的有利条件

1. 诊断容易，全部是择期手术，允许医生有充分的时间对患者仔细检查、组织讨论，查阅资料。

2. 患者多是青少年或身体健康的成年人，能积极地配合医生的治疗。

3. 下肢矫形手术，一般不需复杂昂贵的设备和器械，麻醉要求较简单。

4. 患肢肌肉萎缩，肢体变细，关节松弛，手术时显露方便，四肢手术用止血带控制，有利手术操作。即使是髋部的手术也因肌肉萎缩，血液循环差，术中显露容易。

5. 因患肢骨关节废用性萎缩，骨性手术的截骨、关节融合以及骨的内固定或外固定术的操作皆比正常骨骼容易。

6. 肌肉瘫痪萎缩，术后石膏外固定后，很少出现因肌肉的收缩牵拉而发生截骨端移位的问题。下肢骨性手术后的反应性肿胀亦较正常人的肢体轻。

7. 术前对治疗效果和手术的得失能做出比较科学的预测。只要不发生意外，其治疗结果一般能达到或接近术前提出的矫治目标。

8. 脊髓前角细胞损害，但感觉和自主神经正常，手术创伤的刺激和畸形的矫正，能够唤起机体运动系统的潜能，使一些假性肌瘫痪得到恢复。

（四）手术方案的正确制定

矫形手术的基本原则是矫正肢体畸形、均衡肌力、稳定关节、等长肢体，重建下肢静力和动力上的平衡。这是正确制定手术方案的基础。

每个脊髓灰质炎后遗症患者手术方案制定的是否正确，直接关系到医疗效果的优劣。一个瘫痪广泛、畸形严重而复杂的患者，在一个肢体上需要作多种不同类别的手术，供选择实施的手术方法有几十种。能够制定出几个甚至十几个手术方案。这些不同类别的手术方法术后肢体固定的时间长短不一，康复的方法不同，应用不当或组合不妥，可能会出现事倍功半，甚至适得其反的结果。若能在诸多供选择的手术方式中选择适合该患者最优的手术方法，制定正确的手术方案，则能最大限度地改善患肢的功能。

正确手术方案或最优手术方法的标准是：①矫正畸形和重建功能的效果确实；②无近期或远期并发症；③手术次数少、创伤小、对机体内环境干扰轻，经济花费少，康复周期短；④需实施多次手术者前后期手术效果互不影响。

（五）组合性手术的应用

重症脊髓灰质炎后遗症是多关节、多骨骼和多肌肉的病废或单关节存在严重畸形，功能障碍严重，单一手术方法不能解决多关节畸形。组合性手术，是近年提高重症脊髓灰质炎后遗症治疗效果的重大进展。其基本的原理是，把一侧或双侧下肢作为一个手术单元设计，从下肢运动的整体功能去制定手术方案，将不同的手术类别和手术方法，进行优化组合在一起施行。一期手术达到矫正多个关节的畸形恢复下肢持重力线的要求，或一期手术达到矫正畸形、稳定关节，等长肢体，平衡肌力的4个目的。

组合性手术的应用是建立在以整体的观点，生物力学基本原理为指导，术前必须仔细检查、了解每个具体的病人瘫痪、畸形的部位和程度以及畸形的成因、发展过程、各个畸形之间的相互关系等。制定出适合该患者的正确手术方案。调动医、患两者的积极性，激发重症脊髓灰质炎后遗症患者的运动潜力。手术既要矫正畸形，也要解除畸形产生的原因，并重建下肢的运动功能。

（六）术后制动与功能训练

制动方法应达到如下要求：①维持矫形手术所需要的位置；②制动材料应轻便、固定可靠，不会产生损害皮肤的压迫；③不能长时间限制大关节的运动，尤其是膝关节；④下肢手术后制动期间，要有利于患者早期下床足负重锻炼行走。下肢矫形手术后最常用的制动方法仍是石膏和矫形器，

矫形器的材料、规格、式样、功能近年有很大的进展，提高了下肢矫形手术的效果。

功能训练：人类是地球上最完美的符合最佳力学结构的生物学机器，世界上一切运动着的物质，惟有动物的骨骼肌能在大脑的支配下去做运动，从而产生力量移动客观物体和主观自身，人的骨骼肌与其相连的骨与关节完全遵循着用进废退的原则和功能适应于需要的变化。

1．功能训练的生物学机制

没有任何一种疾病的外科治疗，如脊髓灰质炎后遗症那样强调功能训练的重要性了。术后早期正确有效的功能训练，能充分调动患者的主观能动性，挖掘出自身的运动潜力，使自己从病残的痛苦中解脱出来。精神状态的改变，可通过神经系统而作用于其他系统，使全身血液循环增加，功能活跃，消化功能增加，新陈代谢加快，促进组织修复。

2．术后功能训练的基本要求

方法、程序、时间、强度视不同的手术类别、固定方法而定。一般的要求是膝、踝关节已制动者，尤其是做了肌腱移位术的患者，术后第二天即应鼓励患者做肌肉等长收缩运动即静态肌力（isometric strength ,static strength）训练，由于患肢肌肉收缩，既可促进肢体的静脉及淋巴回流，减少肌肉间的粘连，消除肿胀；随着新型固定材料和矫形器的开发应用，膝、踝、足关节手术后，已经逐渐采用有限制动的方法，即制动期间关节可以间断做有限的运动，即动态肌力（dynamic strength）训练，且制动的角度也可以调整。髋关节以下的各种手术，术后3～10天即可扶双拐下床，患肢不负重三点式行走。

（七）术后疗效评价标准

由于脊髓灰质炎后遗症手术方法繁杂多样，国际上没有脊髓灰质炎后遗症手术治疗的疗效评价标准。中国残疾人康复协会于1991年讨论统一手术后疗效检查内容，认定应有如下几项：替代肌力改变；畸形矫正情况；功能改善；自我感觉和并发症五项，每项各以0、1、2、3四级指数衡量，最后以实施手术项目算得平均数，依次认定疗效的优、良、可、差。单项手术如肌移位随访4项（肌力增加、功能改善，自我感觉和有无并发症）总分除以4；复合手术如一期实施骨性和肌移位术随访5项总分除以5，＞2为优和良；＞1为可；＜1为差。

（秦泗河）

第二节 外科治疗的基本技术

一、软组织松解术和截骨术

以切断挛缩筋膜、延长肌腱、肌肉为主的矫正关节屈曲挛缩畸形的手术称软组织松解术，如常施行的屈髋、屈膝挛缩松解，足跖腱膜松解等。松解时注意保护该部重要血管神经，屈曲挛缩畸形的一次矫正要适度，以免造成血管、神经和皮肤的过度牵拉性损伤。严重挛缩畸形者在有限松解的基础上应用 Ilizarov 技术逐渐牵伸矫正，将会明显提高治疗效果，减少并发症。

截骨术是矫正骨关节畸形常用的有效方法，分为骨截断术和关节面截除术两类。骨截骨术用来矫正肢体的骨性畸形，关节面截除术如足三关节、跟距关节面截除是为了矫正畸形稳定松弛的关节。

二、肌腱或肌肉转位术

肌腱或肌肉转位术是脊髓灰质炎后遗症预防和矫正畸形、重建肢体运动功能的重要措施，其手术的目的是游离健康的动力肌远段或近段，改变方向并长至新的骨性或腱性止点，以替代瘫痪肌，重建其功能。

近年来通过对肌腱的显微结构、营养代谢、愈合机制等问题的研究，对传统的肌腱移位或移植概念发生了变化。肌腱分为滑膜内肌腱和滑膜外肌腱。凡在关节外进行移位或移植的皆属滑膜外肌腱，即表面没有滑膜组织，而是被特殊的疏松结缔组织腱旁组织所包裹。其营养依赖于血液供应，腱表面与腱实质之间建立了全方位多节段均匀分布的广泛血供联系，属血供依赖组织。

因此，下肢肌腱移位术后制动4~6周，保证肌腱与周围组织的粘连和在新止点的愈合是必须的，但妨碍了移位肌的功能发挥。为了获得较满意的术后功能恢复，实验研究和临床观察证明，肌腱移位术后早期控制性活动不会干扰肌腱的营养、愈合和存活，反而可促进新生血管纵形排列，加快肌腱愈合，增强吻合口的抗撕裂强度，且使粘连变松拉长，有利于改善肌腱的滑动性能。早期控制性活动有利于组织液在腱鞘内的扩散，利于成纤维细胞沿着肌腱吻合处增生，刺激胶原纤维重新塑型，成直线排列，使新生组织成熟。总之，肌腱移位术后的早期控制性活动，可以限制粘连形成和改良粘连，促进肌腱愈合和滑动功能的恢复。

选择转位肌腱时必须考虑以下因素：

1．动力肌应有4级以上肌力。

2．移位动力肌和牵引腱宜于皮下脂肪层内的隧道穿过，足、手的肌腱转位宜插入另一肌腱的腱鞘。

3．供移位的动力肌宜取协同肌，其次取拮抗肌。移位肌以稍高于正常的张力牢固地附着在骨质上。但固定张力过高，可能会发生弹簧超限牵引，甚至发生肌肉萎缩。固定过松显然不利于发挥移位肌的作用。

4．一般情况下不宜将一块肌肉分成两部分，一半留置原位，另一半转移至新止点，达到与原肌相拮抗的功能。但胫前肌、胸大肌、背阔肌等可以达到这一目标。

5．移位肌的新止点最好植入骨内，肌腱最好采用穿骨洞固定法，如移位肌要缝到瘫痪的肌腱上，距该腱止点越短越好，以避免被拉松而影响远期疗效。

6. 肌腱缝合的方法根据情况可应用端端缝合、鱼口式缝合、包埋缝合、交辫缝合等。

7. 术后外固定时间取决于不同的部位、年龄和肌腱止点缝结于何种组织。下肢手术5～6周，成年患者肌移位替代跟腱的制动时间应6～8周。

三、关节固定术

关节固定术主要适应于脊髓灰质炎后遗症下肢的足踝关节，20世纪90年代外科治疗技术和矫形器制作技术的进展，已能够使大部分连枷髋和连枷膝患者获得稳定，已基本放弃应用髋、膝关节固定术治疗连枷腿。足踝关节固定术分肌腱固定和关节融合术，前者适应于未发育成熟的儿童和不适合做关节融合术的某些类型的成年人。由于人类无论是站立或行走，下肢的主要功能是支撑体重，因而足的稳定是行走的基础。当足踝关节麻痹性松弛或出现骨性畸形改变时，应选择关节固定术。临床上最常用的肌腱固定是稳定连枷踝的跟腱紧缩固定术；控制足下垂和拇趾下垂的踝前肌腱固定术。关节融合术根据稳定关节和矫正畸形的需要，应用较多的依次是跟距关节融合、三关节融合、足的跗中关节融合（两关节）和踝关节融合。对严重松弛的连枷足也可考虑应用踝关节加跟距关节融合，以稳定足的后部，保留前足的弹性。传统应用的四关节融合术治疗连枷足，由于使足完全丧失弹性，无法适应不平的路面行走，且影响下肢血液和淋巴循环，已极少采用。

四、下肢均衡术

一侧下肢短缩超过2cm会出现降下式步态，应选择患肢延长术，骨干延长的方法目前国际公认的是Ilizarov的生物学理论与技术，常用的有小腿延长术、股骨延长术、髂骨延长术等。延长术的部位、方法、数量要根据患肢肌肉瘫痪和肢体短缩的程度、患者的年龄等而定。

（秦泗河）

第三节 足踝部瘫痪畸形

一、概述

足踝部的瘫痪、畸形和手术治疗是脊髓灰质炎后遗症最多的部位，如作者1985～2003年5月共实施脊髓灰质炎后遗症矫形手术31562术次，其中足踝部手术15380术次，占48.73%。

由于足和踝是人体承受应力最大，下肢关节最多，肌力平衡和运动轨迹最复杂巧妙的部位，极易因肌肉麻痹而产生畸形，其畸形的发生率居脊髓灰质炎后遗症下肢的第一位，且畸形的部位、程度、范围及其不同类别畸形的组合差别很大。最常见的有爪形趾、马蹄足、高弓足、内翻足、外翻足、仰趾足等，当麻痹时间较短时，这些动力性畸形是不固定的，随后由于肌力失衡、生长发育、不正常负重应力，会导致软组织挛缩和骨关节畸形改变。

足踝部畸形外科治疗的基本策略

1. 在骨骼没有形成固定性改变以前，应施行软组织松解术加肌腱转位术。

2．骨关节已形成明显畸形者，施行截骨或（和）关节固定术。

3．如果患者既有骨关节畸形又有明显的足踝肌力的不平衡，在施行足踝骨性手术的同时施行肌腱转位术，但术后制动时间服从于骨性手术。

4．仰趾（跟行）足者，应矫正至足能跖屈20°～30°位。

5．足踝部多个畸形并存时应分析畸形发生、发展的主要原因和过程，方能制定出正确的手术方案。

二、马蹄足

马蹄足亦称下垂足，但下垂足一般是指伸踝、伸拇、伸趾肌全瘫而发生踝、足、趾皆下垂，不一定有跟腱明显挛缩，如腓总神经损伤麻痹所致的下垂足，其跟腱多没有明显的挛缩。典型的马蹄足畸形，表现为跟腱重度挛缩、足高弓、足趾背屈，五个跖骨头负重，其足趾不是下垂而是背屈。

（一）马蹄足畸形的测量

常用的方法是测量足纵轴线和小腿纵轴相交的角度，如果足下垂角度达到与小腿纵轴成一直线，马蹄为90°，如果重度跟腱挛缩合并凹弓足畸形马蹄足畸形可＞90°。下肢持重力线落在足负重点的前方。

（二）马蹄足畸形的分型

根据马蹄足的成因和畸形改变的主要部位将其分为：

1．跟腱挛缩性马蹄足，足的骨关节无明显畸形改变。

2．跗骨高弓性马蹄足，皆合并跖腱膜挛缩。

3．跖骨头下垂型马蹄足，主要是第一跖骨头下垂或跖楔关节部发生弓形改变。

4．复合型马蹄足，存在两个以上畸形因素，是成年人最常见的类型。

5．跟腱瘫痪性马蹄足，既有小腿三头肌瘫痪，又有明显的垂足畸形。发生的原因可能是发病早期患足长期处于垂足位而发生跖筋膜挛缩，此类患者其腓骨长肌正常，代偿了小腿三头肌的功能，是形成马蹄畸形的因素之一。

（三）不同类型马蹄足畸形外科治疗的策略

在矫治马蹄足畸形时，首先要解除引起和影响马蹄足畸形发生发展的各种因素，根据不同的马蹄足类型选用不同的手术方法。矫正的目标是少年儿童患者马蹄畸形宜完全矫正，青年、成年人或小腿三头肌肌力较弱者要适度矫正（即矫正至有利于发挥下肢功能的度数），马蹄足畸形矫正后行走功能不减弱，踝足关节不应疼痛。

1．跟腱挛缩性马蹄足：施行跟腱延长术矫正，但部分成年患者距骨前面的关节面因长期废用而退变，跟腱大幅度延长后，退变的关节面转到踝关节腔内产生疼痛，此类患者跟腱延长矫正马蹄畸形宜控制在40°以内，成年人重度马蹄畸形者加做Lambrinudi三关节融合术矫正。

2．跗骨高弓性马蹄足：施行跖腱膜松解和距舟、跟骰关节楔形切骨融合术，如果凹弓的部位主要在跗横关节宜做跗横关节截骨术。

3．第一跖骨头下垂性马蹄足：实施第一跖骨基底楔形切骨矫正。

4．既有跟腱挛缩又有跗骨高弓和第一跖骨头下垂者：施行跖腱膜松解、跟腱延长、跗横关节切骨融合和第一跖骨基底楔形截骨四个手术一期施行，方能达到满意的矫正效果。

5. 合并小腿三头肌瘫痪的马蹄足畸形：其腓骨长肌多有肌力，在施行跟腱适度延长的同时加跟距关节融合和腓骨长肌移位代跟腱。如此手术策略既矫正了马蹄足畸形又稳定了后足和替代了跟腱。

6. 复合性马蹄足畸形，同时合并马蹄、高弓、轻度足内翻畸形等，应采用组合性手术矫正（图 9-3-1A）。

（四）矫正马蹄足畸形与下肢其他矫形手术的关系

马蹄足多合并下肢其他畸形，如下肢短缩、屈髋、屈膝、反屈等，在制定任何类型的马蹄足手术治疗方案时，都要全面考虑马蹄畸形的特点和整体的关系，合理安排矫正马蹄畸形与其他矫形手术的程序，以免事倍功半。

1. 马蹄足合并下肢短缩：需做胫骨延长术者，马蹄矫正宜在胫骨延长之后或与胫骨延长术同期施行。

2. 马蹄足合并髋、膝关节畸形：若髋、膝关节畸形较重，宜先期手术矫正，若畸形较轻则一期手术矫正髋、膝关节畸形和马蹄畸形。

3. 马蹄畸形合并伸踝肌、股四头肌瘫痪：在矫正马蹄畸形的同时或之后行肌移位重建股四头肌和伸踝肌功能。

4. 马蹄畸形合并小腿外旋畸形：应同期手术矫正。

（五）微创手术技巧在矫正马蹄足畸形中的应用

1. 跖腱膜皮下闭合松解：将前足用力背伸，绷紧跖腱膜，以尖刀在跖腱膜跟骨止点的内前方进入，先用刀背探测到跖腱膜集中部，然后旋转尖刀在跖腱膜集中部切断，此时术者会明显感受到凹弓挛缩畸形已明显矫正。

2. 跟腱皮下切开滑行延长术（White术），以尖刀在跟腱止端切断内侧半（相当于比目鱼肌肌腱），近端切断浅外侧半（腓肠肌腱膜），用力背伸踝关节，跟腱即在两个小切口之间滑行延长（图9-3-1B），如果跟腱没有拉开，要仔细探察跟腱纤维的张力，再用刀将特别紧张的腱纤维切断。皮肤切口一般无需缝合。但既往做过跟腱延长、皮下组织丰厚、马蹄外翻足以及小腿三头肌肌力差的跟腱挛缩，不宜采用此法。

（六）跟腱"Z"形切开延长术应注意的问题

跟腱延长术是矫正马蹄足畸形应用最多的矫形手术，自1985～2003年5月秦泗河实施不同类型的跟腱延长术3177例次，占足踝部手术总数的20.66%。

由于跟腱皮下组织少，血液循环和抗感染能力差，跟腱"Z"形切开延长踝关节背伸后，皮肤的张力高，操作不当易出现皮肤切口愈合不良甚至皮瓣坏死，血管、神经过度牵拉，踝关节前侧软骨面持续积压受损等并发症。因此这一简单手术后出现的问题，特别是皮肤切口与跟腱粘连、跟腱延长过度、术后马蹄畸形复发非常多见。

【适应证】跟腱挛缩，踝关节结构基本正常，跟腱肌力＞4级，患肢无明显缩短或患肢缩短已经矫正。

【禁忌证】＜30°的马蹄畸形合并患肢短缩＞4cm；年龄＞35岁其距骨前侧关节面已经明显发生退行性改变；跟腱皮肤有不能延展的瘢痕挛缩；合并跟腱瘫痪的马蹄畸形而缺少实施肌移位替代跟腱的条件。

【操作步骤】

1. 皮肤切口的选择，单纯马蹄畸形或伴足内翻者应在跟腱内侧弧形切口，外翻足者在

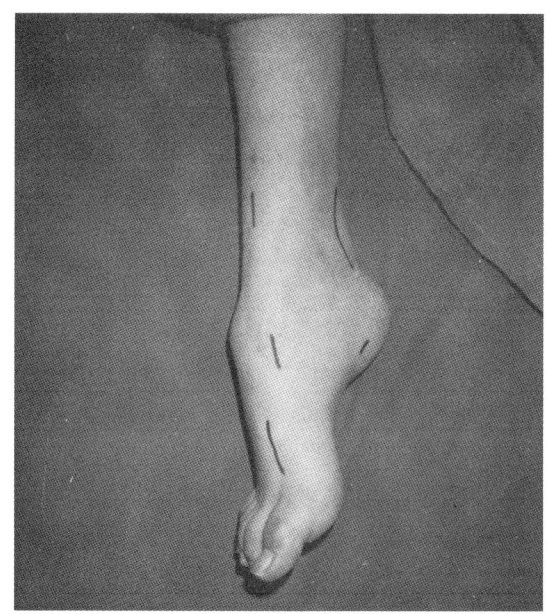 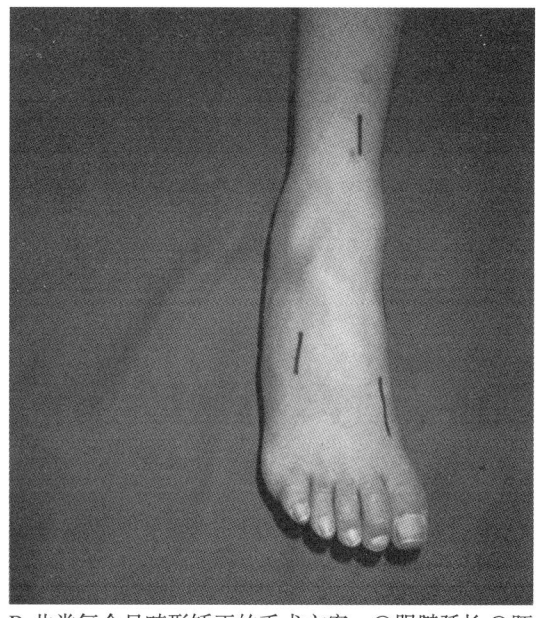

A 13岁，6年前曾实施过跟腱延长，后又出现马蹄高弓畸形，第一跖骨头有骨性下垂，同时伴有轻度足内翻畸形

B 此类复合足畸形矫正的手术方案：①跟腱延长 ②跖腱膜切断 ③第一跖骨基底部截骨矫正第一跖骨头下垂 ④胫前肌1/2外置于第三腓骨肌腱止点

图 9-3-1　复发性马蹄高弓内翻足畸形，组合性手术矫正及切口选择

跟腱外侧切口，如此可避免或减少皮肤切口与跟腱的粘连，亦能在同一切口内延长或切取胫骨后肌或腓骨长短肌（同时实施肌腱移位时）。

跟腱Z形切开延长术的方法：显露跟腱时要保护跟腱的系膜，矢状面"Z"形切断跟腱，中立型或内翻型马蹄足跟腱止点切内侧（马蹄外翻足切外侧），术者缓慢用力背伸踝关节，将足矫正至0°位或矫形需要位。

如果踝关节背伸角度不够，应探察后踝关节囊是否挛缩，若有挛缩应给予横行切开松解。

青少年或成年人的重度马蹄足，其胫后肌和腓骨长肌也多有挛缩，限制了踝关节的背伸，必要时可在同一个切口内向两侧分离皮瓣显露胫骨后肌或（和）腓骨长肌肌腱并给予适当延长。

助手维持足的背伸位，缝合延长的跟腱，但缝结不宜太多，以减少跟腱对缝线的反应性纤维组织增生。缝合跟腱鞘膜的上部分，下部跟腱鞘膜与皮肤用垂直褥式一层缝合，切口内应放置橡皮引流条，无菌薄棉垫应加压包扎。

【术后处理】以小腿石膏固定踝关节于0°位或矫形需要位6～8周，术后3周患足即可负重行走。

（七）Ilizarov技术矫正重度、僵硬型或复发性马蹄足畸形。

僵硬型或复发性马蹄畸形由于关节的广泛挛缩，应用传统的跟腱延长、软组织松解手术亦很难以使踝关节发生较大范围的松动，且术后加重了血液循环的障碍，故矫正效果很差。用Ilizarov理论和技术逐渐矫正重度或僵硬型马蹄畸形，不需或仅需很小的手术切口，属于微创手术，畸形逐渐矫正符合生物学原理和微创外科要求，矫形效果好，术后不留切口瘢痕，跟腱不粘连，马蹄畸形矫正的幅度由医生控制，跟腱的肌力不减弱或丧失很少，不用上石膏固定，避免了跟腱切口愈合不良、感染或瘢痕愈合等传统矫形手术易出现的并发症。

【适应证】青少年或成人严重马蹄足或既往施行跟腱延长后复发的马蹄畸形；儿童僵硬型马蹄足。

【术前准备】根据患足畸形的程度和特点，组装好相应规格的踝足牵伸器

【操作步骤】

用尖刀先将跟腱在不同平面的内外侧部分切断，背伸踝关节，使跟腱断面部分拉开，如果马蹄畸形较轻，可直接安装牵伸器，不需切开跟腱。有跖腱膜挛缩者，用尖刀在皮下闭合切断。

根据患足的长度和足下垂畸形的角度，先测试备好的 Ilizarov 牵伸器是否合适。

先在胫骨下段和跟骨各穿2根2mm的克氏针，确定踝足关节与牵伸器的空间位置，安装好固定胫骨的钢环，将跟骨的钢针上安装带有弹簧的跟骨推拉器。将前足尽量背伸，在五个跖骨上穿针，用牵伸杆将胫骨下段的钢环与跖骨上的钢针连接，再调整踝足关节的位置，锁紧钢针固定夹。酒精纱布包裹钢针与皮肤的界面。

【术后处理】逐渐调整推拉带有弹簧的踝关节前后的牵伸杆，跟腱和其他挛缩的软组织被牵伸拉张，安装在踝关节两侧的关节铰链发生微动，踝关节软骨面在避免压力下缓慢背伸，垂足畸形即逐渐矫正。在牵伸器矫正期间，患足可以负重行走。

踝关节达到需要的角度后停止牵伸，患足负重锻炼行走2～3周后再拆除牵伸器，更换石膏或小腿矫形器行走6～8周，以巩固治疗效果。

三、马蹄内翻足

马蹄内翻足十分常见，形成畸形的主要原因是足的外翻、背伸肌，即腓骨长短肌或（和）趾长伸肌瘫痪或部分瘫痪，足的内翻肌力较好或正常，必然发生足的内翻或下垂内翻改变。在不正常负重应力作用下，内翻畸形迅速发展。还有些患者足的内外翻肌力并无失衡，足内翻形成和加重的原因是小腿外旋畸形所致。

（一）马蹄内翻足外科治疗策略

1. 先施行踝后内侧软组织松解，马蹄内翻畸形获得部分或大部分矫正，再做截骨和肌力平衡术。

2. 成年人术前应判定骨关节畸形的程度和类型，距骨在踝穴内有无倾斜及其倾斜的程度，踝关节在屈膝位主、被动活动幅度，有无关节的退行性改变，再决定是否做后内侧软组织松解及其松解的范围。如果患者有严重的骨关节畸形改变，且术前踝关节在屈膝位的被动活动很小，后内侧软组织松解的范围仅限于跖腱膜松解、跟腱和胫后肌肌腱的有限度延长。如果软组织松解的范围过大，已退变和变形的距骨纳入踝穴内，术后容易发生踝关节退行性关节变性疼痛。

3. 单纯腓骨长短肌瘫痪，踝关节其他肌力较好，未形成骨性改变的马蹄内翻足，实施跟腱延长、胫后肌腱延长的基础上用胫前肌外置在第三楔骨。

4. 已形成骨性改变的马蹄内翻足：①马蹄前足内翻：施行距舟、跟骰关节融合；②马蹄后足内翻：跟骨楔形截骨或跟距关节融合术（图9-3-2）；合并足内外翻肌力失衡者加胫骨后肌前外移位，重建踝关节背伸外翻功能（图9-3-3）；③马蹄全足内翻：三关节融合术。

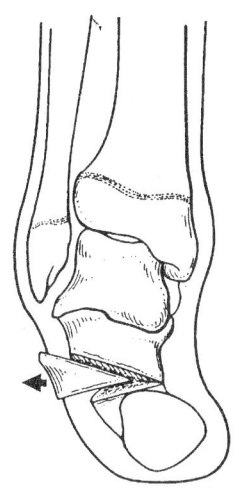

图 9-3-2 跟骨楔形截骨矫正跟骨内翻

严重的马蹄内翻足在三关节有限截骨的基础上用 Ilizarov 技术矫正。

5．第一跖骨头下垂性足内翻，皆合并跖腱膜的挛缩。其发生原因主要是小腿三头肌部分瘫痪和腓骨长肌肌力正常，行走时腓骨长肌代替跟腱的跖屈作用牵拉第一跖骨头下移，久之第一跖骨头形成骨性下垂畸形，足负重时迫使足处于内翻位，但检查时没有固定性足内翻畸形。施行第一跖骨基底楔形截骨术矫正第一跖骨头下垂，同时行跖腱膜松解后，足内翻畸形自然矫正（图 9-3-4）。

6．马蹄内翻足合并小腿外旋畸形，在矫正足内翻畸形的同时行胫骨结节下内旋截骨术矫正小腿外旋畸形，若单纯矫正足内翻畸形，术后小腿外旋畸形仍然存在，因下肢力线不正，不但影响步态，久之足内翻畸形容易复发。

（二）三关节融合术矫正马蹄内翻足的手术技巧

【适应证】严重的马蹄内翻、外翻、高弓、仰趾等足的骨性畸形改变，年龄12岁以上。由于 Ilizarov 技术的应用，尽可能少用三关节融合矫正马蹄内翻足畸形。

【术前准备】备不同宽度的薄锐利的截骨刀，尖嘴咬骨钳，30岁以上的成年人足畸形特别严重者备组合式骨外固定器。

【麻醉】硬膜外或蛛网膜下腔阻滞（腰麻）

【体位】仰卧，患侧臀部垫高，膝关节轻度屈曲，小腿内旋，此体位便于手术操作。

【操作步骤】

1．患肢抬高，从脚开始用驱血带驱血后，气压止血带充气止血。

2．手术切口：足背外侧弧形切口，起于距舟关节中间，跨过跟骰关节止于外踝下2cm。

3．显露三关节：游离切口上下缘的皮瓣，内侧至伸趾总肌肌腱，外侧至腓骨长短肌腱，注意保护足背外侧皮神经，大的皮下静脉可结扎。切断伸趾短肌的起点，即可显露跟骰关节，助手将前足内翻，切断距舟和跟距关节韧带，即可清楚显露跟距关节和距舟关节，显露距舟关节时注意保护足背动脉和伸趾总肌。

4．根据足畸形的程度和类型决定三关节切骨的角度和切骨的范围，为了便于显露舟骨的关节面内侧，可先将距骨头切掉，然后依次切跟骰、跟距和舟骨关节面。用骨刀切关节面尽可能一次切整齐，但距骨要多保留，以避免术后距骨的坏死塌陷。跟距关节切骨处的距骨

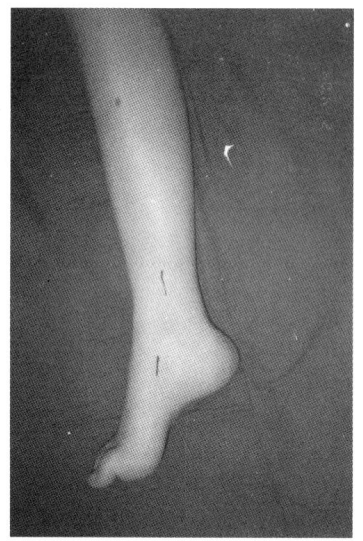
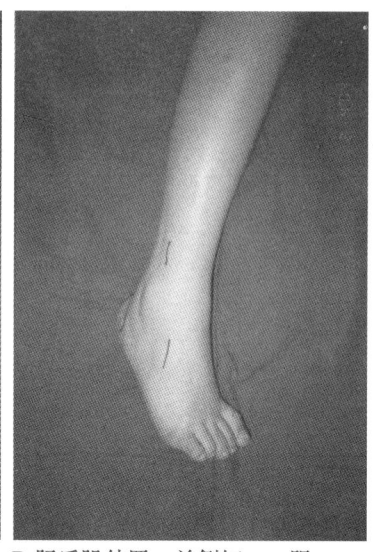
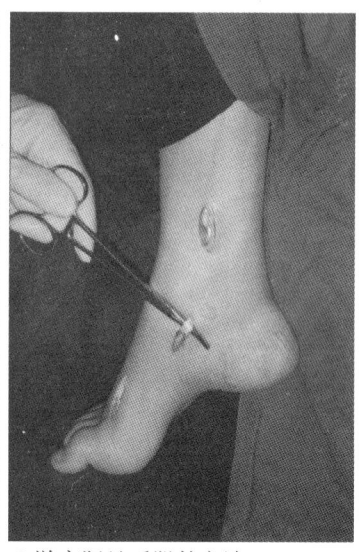

A 患者男，12岁，右足轻度内翻，后足有骨性内翻畸形。其胫前肌肌力0级、腓骨肌肌力3级、胫骨后肌肌力5级

B 胫后肌外置，前侧切口，跟骨外翻截骨切口

C 游离胫骨后肌的方法

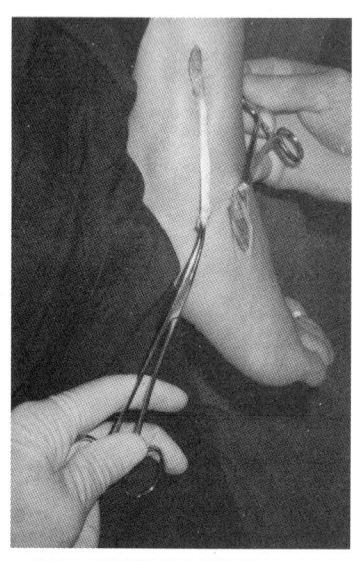
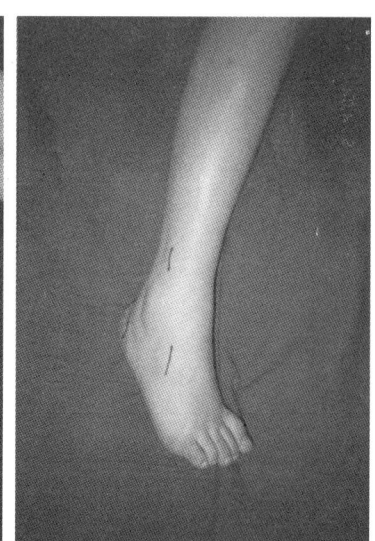
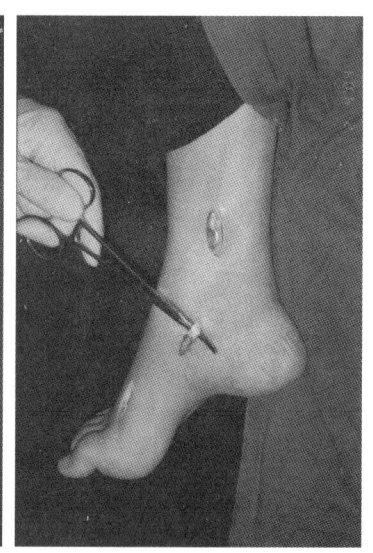

D 胫骨后肌腱远端经胫腓骨下段骨间膜开窗，拉到小腿前外侧

E 胫后肌腱经趾长伸肌腱鞘拉到足背前外侧切口，固定在楔骨及第三腓骨肌腱远端。若胫骨后肌腱不够长，应将其延长后再移植

F 该患者同期实施跟骨外翻截骨，矫正跟骨内翻，拇长伸肌后置于第一跖骨远端，矫正第一跖骨头下垂，增加伸踝肌力

图 9-3-3　胫骨后肌外置术加跟骨外翻截骨术矫正内翻足

载突往往遗留，可用尖嘴咬骨钳仔细咬掉。然后跟、距、舟、骰四块骨三个关节一次对齐，将足矫正至中立位，尤其是跟骨内翻必须完全矫正。

5．以2mm的3根克氏针固定三个关节的截骨面，其中一根钢针可以暂时将踝关节固定于矫形需要位，这样手术完毕后先用克氏针固定于矫形后的位置，容易判断和掌握距内侧皮

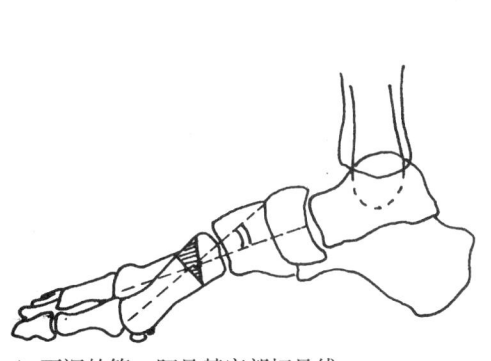 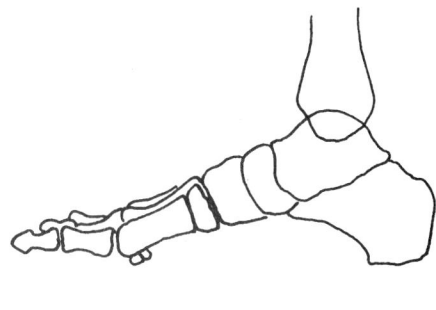

A 下沉的第一跖骨基底部切骨线　　　　　　　　B 切骨后

图 9-3-4　第一跖骨基底楔形截骨术，矫正第一跖骨头下垂性足内翻

肤的张力，以免用石膏矫形时足后内侧的血管神经受到过分牵拉而出现危象或皮瓣坏死，也能保证在敷料包扎、上石膏固定等操作时不会再发生截骨位置的改变。根据作者对一些病人的随访，2mm细钢针短时间贯穿踝关节面，不会造成踝关节面的不可逆损害。残留的截骨间隙植松质骨。

6．如果患者年龄大，畸形严重，三关节的切骨以后内翻畸形矫正仍不满意，是受到足后内侧软组织张力特别是胫后神经、皮肤的限制，不宜强求术中一次将足矫正至中立位。可安装组合式外固定器，注意对合切骨面，控制足于适当的矫形位置。

7．缝合皮肤切口和敷料包扎的特点　如果手术在一个小时左右完成，不需松止血带，皮下不需止血，马蹄内翻畸形矫正后，前外侧的皮瓣松弛多余，可适当修剪。三关节之切口用垂直褥式缝合，缝合的间距要稀，对合即可，皮肤与深筋膜全层缝合，这样切口内较多的渗血、渗液，在术后包扎和石膏均匀的压力下可以从切口内流出。

【术后处理】

术毕以长条的无菌棉垫缠绕包扎整个小腿和足，小腿石膏夹板固定，术后抬高患肢40°，2周后拔除固定踝关节的钢针，6周拔出固定三关节的克氏针，换管型石膏外加石膏行走鞋，足负重锻炼，整个石膏固定时间10～12周。其中最后4周若患者有条件，应更换踝关节角度可以改变的足踝矫形器（特别是带真空负压垫装置的踝足矫形鞋），如此在良好制动的同时患足可以全荷重行走，而踝关节的伸屈角度可以调整，从而促进截骨面的愈合，有利于畸形的恰当矫正和踝关节功能的恢复。

三关节切骨后安装外固定器装置者，不需上石膏，术后7～10天定期调整外固定器的方向，矫正或部分矫正残余的马蹄内翻畸形。术后6～8周更换行走石膏或足踝矫形器。骨性手术与外固定器结合可减少三关节切骨的范围，矫正畸形的效果可靠。避免因石膏固定所发生的并发症。

（三）踝上截骨术矫正足内翻及复合踝部畸形

各种原因导致的足内翻畸形常伴有胫距关节面倾斜、胫骨旋转等复合畸形。施行三关节融合术，并不能改变距骨在踝穴内的倾斜，亦不能同期矫正小腿下端的内翻、内旋或外旋畸形。踝上截骨术可三维矫正畸形，一期矫正胫距关节冠状面、矢状面倾斜和旋转畸形，特别适用于足踝部复合畸形及足部畸形矫正术后残余畸形的矫正。可和矫正足畸形的骨性或软组

织手术同期施行。由于术后距骨在踝穴内的倾斜获得不同程度的矫正,从而避免或减少了踝关节退行性变的发生,其基本操作步骤是:

外踝上5cm骨膜下显露并截断腓骨。内踝上4cm处显露胫骨下端,以弧形截骨刀杵形截断胫骨,然后根据足内翻畸形程度、性质,远端做如下旋转:①单纯足内翻者,行远断段外翻;②合并小腿内旋或前足内收者,行远断段外翻、外旋;③合并小腿外旋者,行远断段外翻、内旋;④合并踝关节固定性跟行足者,远断段跖屈。正常人胫骨纵轴线与踝关节面基本是垂直的,故胫骨截骨端的外翻角不宜超过30°,对骨性畸形较重的患者足的截骨手术和踝上截骨术可同期实施。以组合式外固定器固定截骨处(图9-3-5),胫骨截骨端内侧张开的间隙给予植骨。

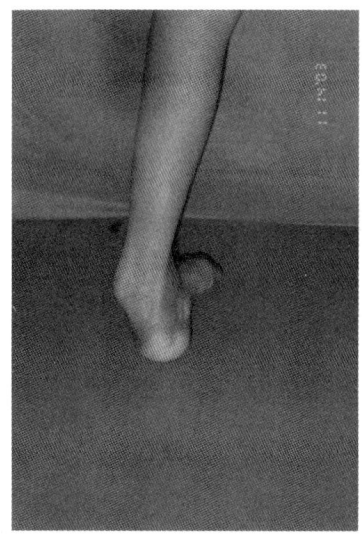 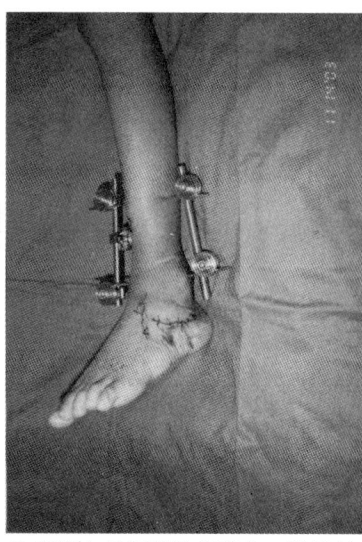 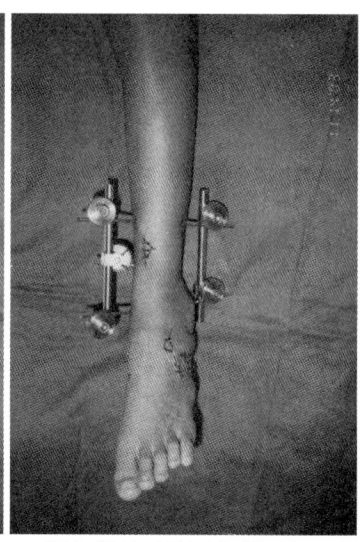

A 17岁,左足内翻,后足内翻尤重,距骨在踝穴内倾斜,外踝突出,患足胫前肌肌力正常

B 实施左足跟距关节融合、跟骨前部楔形截骨、踝上外翻截骨、胫骨前肌外置术

C 踝上截骨以外固定器固定,术后倾斜的踝关节和足内翻畸形皆获满意矫正,足的内、外翻肌力也获得平衡

图9-3-5 跟距关节融合加踝上外翻截骨术矫正足内翻

(四)跟骨外翻截骨术

对单纯足跟内翻或残留足跟内翻,1963年Dwyer报告采用开放性内侧楔形跟骨截骨,以增加跟骨的长度和高度的方法,矫正跟骨内翻。术中从胫骨切取一块楔形骨块嵌入跟骨的截骨间隙,保持跟骨截骨间隙张开。但此类患者跟骨内侧皮肤多有张力,影响矫形的效果。作者将Dwyer手术进行改良,称跟骨旋转截骨术,介绍于下:

【适应证】单纯足跟内翻或既往足的骨性手术后残留后足内翻,年龄10岁以上。

【禁忌证】跟骨内侧皮肤有瘢痕、跟距关节有松弛或跟腱瘫痪的跟骨内翻

【术前准备】拍摄跟骨正侧位和跟骨轴位X线片

【麻醉和体位】硬膜外阻滞或蛛网膜下腔阻滞(腰麻),仰卧位

【操作步骤】

(改良Dwyer手术)在外踝下2cm,起于足跟与足底连线的外缘至于跟骨结节下,跟骨外侧弧形切口,游离皮瓣后骨膜下剥离和显露跟骨,用电锯或宽薄的骨刀将跟骨杵形截

断，使跟骨远截骨块向外侧旋转移位矫正跟骨内翻。将足跟置于矫正位置，将踝关节控制在0°位，进一步测定跟骨内翻是否完全矫正，再用两根克氏针固定截骨处。间断缝合切口，应用短腿石膏将踝足固定于0°位置。

【术后处理】 术后3天患者下地用前足负重行走，4周拔除克氏针。更换后足可负重的行走石膏，再固定4～6周。拆石膏后穿外偏高鞋（鞋底外后侧加高3mm）半年。如此可稳定跟骨内翻矫形的效果。

（五）踝、足外翻背伸肌麻痹的肌力平衡

踝、足外翻背伸肌指腓骨长短肌、拇长、趾长伸肌与第三腓骨肌。可以某一肌肉单独麻痹、多条肌肉不全麻痹、全麻痹或合并胫前肌轻度麻痹。当足的外翻肌力减弱或全麻痹时，踝足必然发生不同程度的内翻或马蹄内翻足畸形，早期为动力性，后期将发生骨性畸形改变。其肌力平衡原则必须根据足内外翻肌力失衡的程度而定，而且应尽早施行。合并明显骨性足内翻畸形者，在矫正骨性畸形的基础上才能施行肌力平衡术。

1．胫骨后肌前置术

【适应证】腓骨长短肌瘫痪或合并胫骨前肌、拇长伸肌、趾长伸肌瘫痪。胫骨后肌肌力4级以上。

【麻醉与体位】硬膜外阻滞，仰卧位。

【操作步骤】

(1) 在小腿内侧中下1/3交界处，于胫骨内缘后方作一纵行切口（A）长约4～5cm，切开深筋膜，找出胫骨后肌腱用止血钳挑起，牵拉肌腱，足出现内翻活动，即证实为胫骨后肌腱。

(2) 在肌止点舟骨结节向远作一3cm直切口（B），找出胫骨后肌止点。将舟骨附近筋膜与胫骨后肌一并分离切断，向上游离，在切口（A）将肌腱游离端拉出，缝合切口（B）。

(3) 显露胫腓骨骨间膜，在骨间膜上切一足够宽大的裂孔，斜向前下方通过骨间膜裂孔插入一止血钳将裂孔扩大，在小腿下部前方的胫骨前肌外侧、拇长伸肌内侧皮下，作纵行切口（C）长2～3cm，经此切口将胫骨后肌腱牵出备用。

(4) 在足背第三楔骨平面作纵行切口（D）3～4cm，分开趾伸肌腱显露第3楔骨。由切口插入一长弯血管钳，通过踝前支持带和趾长伸肌肌腱鞘管将胫后肌腱引向切口（D），在楔骨背侧用骨钻作V形骨洞，夹持胫后肌腱游离端通过骨洞口，将足背伸至0°，将肌腱拉紧翻转游离端与肌腱自身行交辫式缝合，并与骨膜缝合固定（见图9-3-3）。

【术后处理】单纯胫后肌移位者小腿管型石膏固定足0°位6周，因胫骨后肌为拮抗肌转位，成年病人肌肉收缩时相的转换较困难，术后3天即锻炼足的背伸活动。4周后更换行走石膏或足踝矫形器负重行走。

2．胫骨前肌外置术

【适应证】足外翻肌瘫痪或部分瘫痪 胫骨前肌肌力4级以上，未发生骨性改变或足的骨性畸形已矫正。

【操作步骤】

(1) 在第1楔骨背侧，沿胫骨前肌肌腱走行方向作斜形切口（A）长3cm，显露胫骨前肌腱后将止点连同远侧筋膜一并切下，向近端切开部分腱鞘，游离该肌腱。

(2) 小腿中、下 1/3 交界处胫骨前外方作纵行切口（B）4～5cm，切开深筋膜，找到紧贴胫骨前外侧的胫骨前肌，稍加分离，将远端肌腱在此切口拉出。

(3) 在第3楔骨或骰骨背侧皮肤作纵行切口（C），牵开伸趾肌腱，在（B），（C）切口间，将胫前肌腱通过踝前支持带下和趾长伸肌腱鞘，肌腱无扭曲地引至切口（C）。第3楔骨背侧做两个斜形骨洞并扩大贯通，踝关节背伸及适度外翻。肌腱游离端穿过骨洞与自身缝合，再将胫前肌远段与第三腓骨肌腱缝合，缝合各切口。

【术后处理】同上。

四、马蹄外翻足

马蹄外翻足形成的主要原因是胫前肌或（和）胫后肌瘫痪或部分瘫痪。而足的外翻肌尤其是腓骨肌肌力正常所致。轻度者仅有足跟外翻，前足外展，中度或重度者，距骨指向内下，舟骨结节突出甚至成为行走的负重点，当跟腱和腓骨肌明显短缩后足外翻畸形即固定。跟骨外侧臂和骰骨因长期受压而发育短缩。跗骨窦明显增大，重者仅用足的前内侧缘或第一跖骨头内侧负重（图9-3-6）。

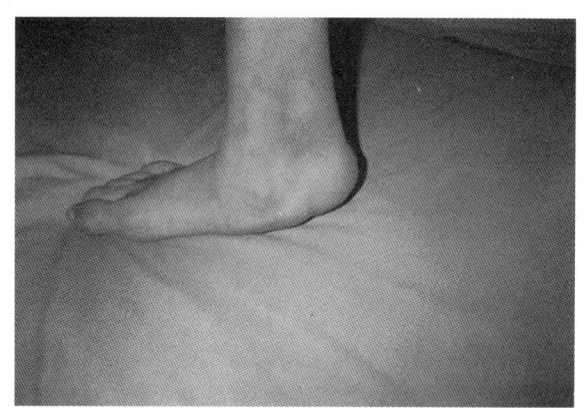
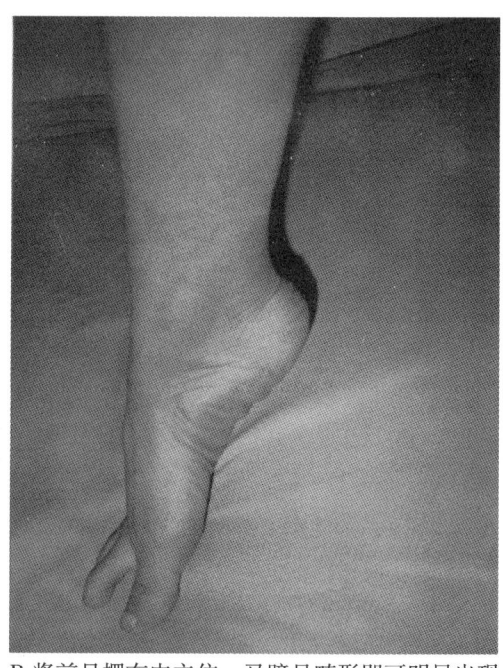

A 足负重位由于前足外翻、背伸、纵弓塌陷，马蹄足畸形显示不明显　　B 将前足摆在中立位，马蹄足畸形即可明显出现

图 9-3-6　马蹄外翻足的检查方法

马蹄外翻足由于前足外展背伸，故马蹄畸形的程度在足负重位看似较轻，有些患者站立时甚至足跟能落地，但将足置于中立位，前足即由外翻背伸恢复到中立位，跟腱挛缩性马蹄畸形即可显现。

(一) 胫骨前肌与胫骨后肌皆瘫痪的马蹄外翻足

手术策略

1. 青少年骨性畸形改变轻者　仅实施腓骨长肌移位代胫前肌、趾长屈肌移位代胫后肌。

2. 合并有第一跖骨头下垂者加作1/2拇长伸肌后置于第一跖骨头；以改善第一跖骨头下垂畸形，挛缩的跟腱应常规延长。

3. 有骨性改变的中度外翻足，在以上肌腱移位手术的基础上加Dillwyn-Evans跟骨截骨撑开置骨延长术。通过增加足外侧臂的长度矫正骨性的足外翻，又保留了跗骨间关节。

4. 跟骨外翻较重的成年患者，施行跟距关节或跟骰关节植骨融合术，移植骨可取自髂骨或用人工骨。

5. 有明显骨性畸形改变的马蹄外翻足，可施行跟骰、距舟关节（跗横关节）截骨融合，成年人可实施三关节融合术。

（二）距下关节融合术矫正多种足部畸形

【手术机制】

距下关节属鞍状关节，在正常情况下主要借助前、后双重鞍状关节和骨间韧带及有限活动范围等内稳定机制，维护距跟关节的稳定，传动人体的主要载荷，主司踝足的内外翻和旋转运动，兼有少许的伸屈运动。因此跟距关节在足部起着重要的枢轴作用。当脊髓灰质炎后遗症导致足特别是后足发生内翻、外翻、跟行的骨性改变或关节松弛时，跟距关节的枢轴作用减弱或破坏，进而影响踝、足其它关节的功能或继发畸形。若采用不同的跟距关节截骨融合术，既矫正了后足的骨性畸形，稳定了后足，维持了踝关节正常的伸屈运动，又利于站立和行走功能的发挥，且消除了继发前足畸形的因素，属于简单有效的手术。

跟距关节融合手术的合理应用减少了三关节融合术的适应证，提高了这类病人的治疗效果。自1985年9月～2003年5月秦泗河共实施跟距关节融合术2710例次，是脊髓灰质炎下肢后遗症占第二位的骨性手术（仅次于股骨髁上截骨术4067例次）。

【适应证】骨性后足内翻、外翻、跟行足；跗骨关节松弛、连枷足或距下关节退行性关节变。

【麻醉与体位】硬膜外阻滞，仰卧位，

【操作步骤】

1. 切口与显露：在外踝前下以跗骨窦为中心作纵弧形皮肤切口，长3～4cm，打开跗骨窦软组织就可以看到跟距后关节面，然后根据不同的畸形足和矫形手术的要求施行如下的切骨方法。

2. 轻度后足内翻：跟距关节前、中、后三个关节面和距骨载突皆应切除，根据后足内翻的程度决定跟骨外侧骨质切除的多少，将足被动外翻，达到足的内翻畸形矫正。

3. 外翻足 由于患足长期在外翻位行走，跟距关节的外侧发育不良，跗骨窦变大。因此切除关节面后必须行植骨融合。术中将足控制在内翻位，仅切除跟距关节的后、中关节面，然后取全层髂骨植骨或植人工骨。

4. 轻度跟行足：跟距三个关节面皆应切除，包括距骨头下部。但后关节应多切除一些骨质，然后将跟骨向后、向上推移矫正跟行足，增加前足下垂的角度。若患者有凹弓畸形应加跖筋膜松解，在此基础上加肌肉移位代跟腱。

5. 跗骨关节松弛或轻度连枷足：仅切除后关节面，取胫骨植骨。跟距关节融合后，后足稳定，行走功能会改善。

6. 跟距关节截骨处用一枚或两枚克氏针固定。

【术后处理】短腿石膏托固定3周，术后3天患者即可扶拐下床患足不负重行走。3周后换行走石膏再固定5~6周，若是跟行足者，鞋底后半部加高负重。

（三）腓骨肌移位代胫骨前肌

应用腓骨长或短肌移位代胫前肌，手术操作简单，肌肉移位后功能转化容易，效果较好。

1. 改良腓骨长肌移位：此法首先由中国学者钟世磐设计。

【适应证】胫前肌瘫痪，腓骨长肌和小腿三头肌肌力正常

【操作步骤】

(1) 切口（A）在腓骨中下1/3后侧切口，长5~6cm，显露腓骨长肌腱后予以"Z"形切断而使肌腱延长。

(2) 第五跖骨基底切口（B）中找到腓骨长肌腱后用血管钳挑起并将远断端自切口（A）拉至切口（B）。

(3) 足背第1、2跖骨之间近段处切口（C）2cm，用弯尖头血管钳在足底外侧稍作分离，通过足底腓骨长肌腱鞘管通道，将腓骨长肌腱远断端引至切口（C）。

(4) 再用长弯血管钳自切口（C）通过踝前支持带、经踇长伸肌腱鞘引过腓骨长肌腱远断端至切口（A），如此腓骨长肌的起止点未改变，但行走路线和作用改变。

(5) 踝关节背伸位，将腓骨长肌腱远近两断端在A切口内吻合。检查肌腱吻合的张力，缝合切口。

【术后处理】小腿石膏固定患足中立位6周，术后第二天锻炼足背伸活动。

五、高弓足

高弓足亦称凹弓足，是脊髓灰质炎后遗症常见的足畸形，有些患者尚合并足的其他畸形，如马蹄高弓、足内翻高弓、仰趾高弓、高弓爪状足等。

（一）高弓足的临床表现和畸形测量

足高弓畸形的评价主要根据目测和X线检查。站立位足侧位片，底面至足距骨头距面之间的高度超过对侧。由于足的外侧弓受多种因素的影响而变化，一般仅测量足的内纵弓。通常在足的X线侧位片上（最好在负重位），从跟骨接触水平面的最低点-距骨头的最低点-第一跖骨头接触水平面的最低点，将此三点连成线，就可以测出足的内纵弓角度，与健侧足或正常足对比，用以判定高弓足的程度和决定手术方法。

脊髓灰质炎后遗症单纯的高弓足形成的主要原因是足的内在肌力不平衡，或伴有足的外在肌力不平衡，在此基础上诱发跖腱膜挛缩和骨性的畸形改变，部分患者合并屈趾短肌、踇展肌挛缩。

临床表现：跖腱膜皆挛缩，重者足背弓起，距骨头向上脱位，多伴有爪状趾。距骨头下可形成疼痛性胼胝，足的弹性下降，表现为前足下垂性马蹄畸形。足的长度短缩。如果合并跟腱挛缩则会形成严重的马蹄高弓畸形。X线检查足的内纵弓明显变大，重者大于90°，足的X线侧位片画线检查，尚能够判定高弓畸形的性质。

（二）高弓足畸形的分类与手术矫正策略

1. 跖骨头下垂性高弓：高弓形成的原因是跖骨头主要是第一跖骨头下垂，此种类型畸形轻。多合并胫前肌瘫痪等肌力的不平衡，术前应当鉴别第一跖骨头下垂是软性还是骨性，软性者用手指很容易将第一跖骨头顶起（图9-3-7），仅需要作踇长伸肌后移即可矫正。形成

明显跨指鹅颈畸形者应用改良Jones手术矫正（图9-3-8）。骨性下垂者同时施行第一跖骨基底楔形截骨，抬高第一跖骨头即可矫正。

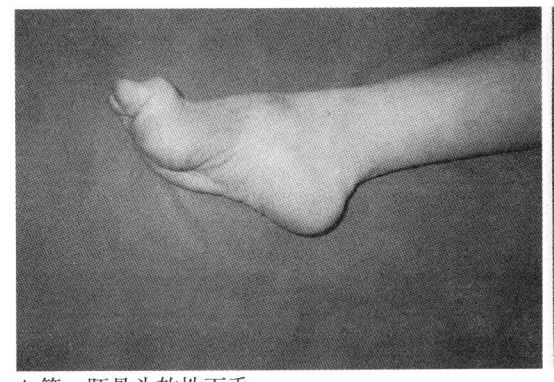

A 第一跖骨头软性下垂

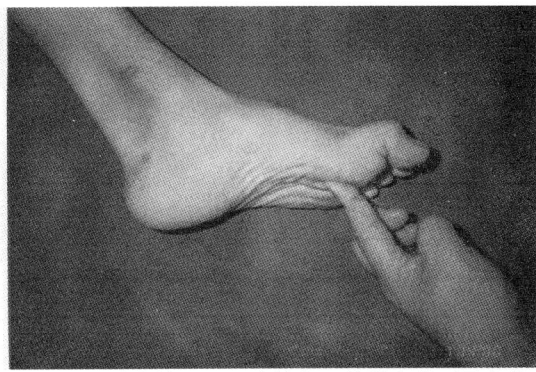

B 用手可以将第一跖骨头抬起，此类患者不需实施骨性手术，仅将挛缩的跖腱膜松解，用健康的拇长伸肌后置于第一跖骨远端，即可满意地抬起第一跖骨头

图9-3-7 第一跖骨头下垂性高弓畸形的检查

2．跗骨关节高弓性畸形：高弓畸形的病理改变主要在跗横关节或跗骨间关节。其足弓的骨性顶点可在足的X线侧位片测量出。此畸形多合并跟腱挛缩和跖腱膜挛缩。手术方法：先松解跖腱膜挛缩，若高弓的顶点在距舟关节部，应施行跗横关节楔行截骨术，若高弓的顶点在跗骨间关节即施行跗骨间楔形截骨术，取出楔行截骨块对合截骨间隙，即可矫正骨性的高弓畸形，截骨端以克氏针固定。

【术后处理】术后上小腿石膏固定10周，术后4周即可嘱患者足负重行走。

六、跟行足

跟行足亦称仰趾足，系因小腿三头肌瘫痪或合并其他跖屈肌瘫痪，而踝关节背伸肌仍存在功能所造成。临床表现为跟腱松弛，踝关节背屈活动度加大，行走时足跟一点负重，足趾仰起，足跟相对增大，随年龄增长可演变为骨性改变。跟胫角是胫骨轴线与沿跟骨足底面所画的线相交而成，跟胫角正常值为70～80°，马蹄畸形该角大于80°，跟行足畸形中该角小于70°。在作者统计的15380术次脊髓灰质炎后遗症足踝部矫形手术中，肌腱移位代跟腱术2044例次，占足踝部各类手术总数的13.29%。而其中合并骨性畸形改变的跟行足，在实施跟腱替代的同时加做跟距关节或三关节融合术矫正骨性畸形。

（一）跟腱替代术应注意以下基本要点

1．踝关节应有良好的活动度，被动跖屈不应小于30°，肌移位代跟腱时应注意保留足内外翻肌力的平衡。

2．肌腱移位的力线尽量垂直，转位腱的固定点在跟腱止点方符合生物力学的要求，青少年或成人凡有固定性仰趾畸形者需加足的切骨融合术并将足后移，以延长杠杆力臂，减少提跟所需肌力。

3．小腿三头肌十分强大，没有一条转位肌的肌力可以恢复与跟腱相同的推进走功能，尽量采用双肌联合转位代跟腱术。胫前、后肌，腓骨肌是最常用的转位肌之一。若无4

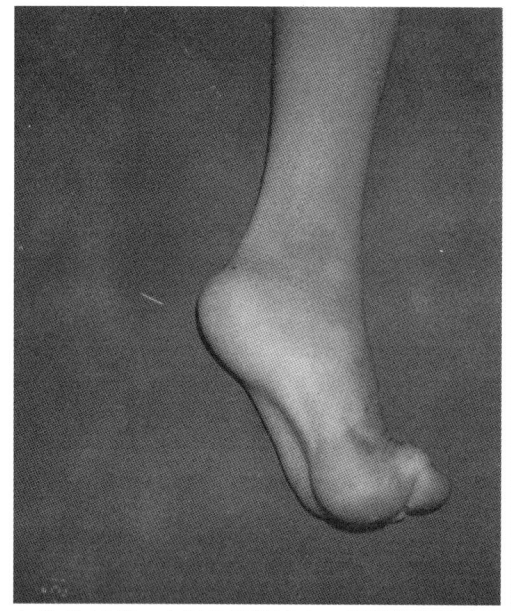
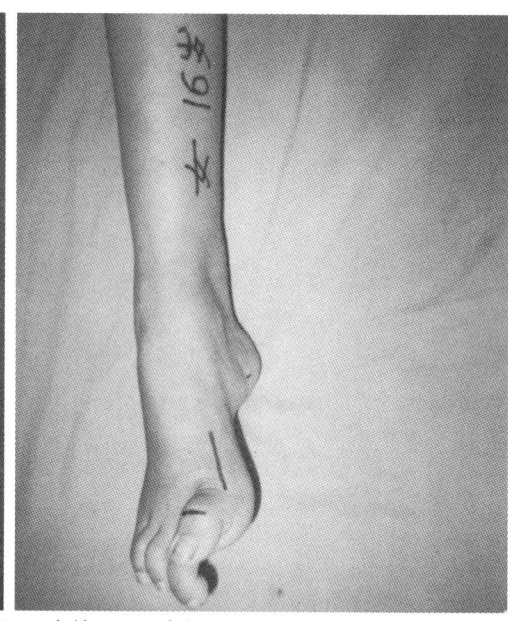

A 患者16岁,右胫骨前肌瘫痪,拇长伸肌肌力正常,形成重度拇趾鹅颈畸形,跖腱膜有挛缩　　B 实施 Jones 术切口

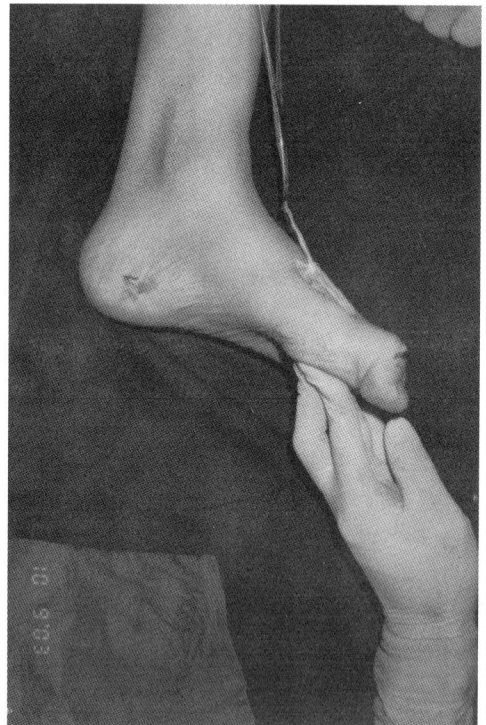
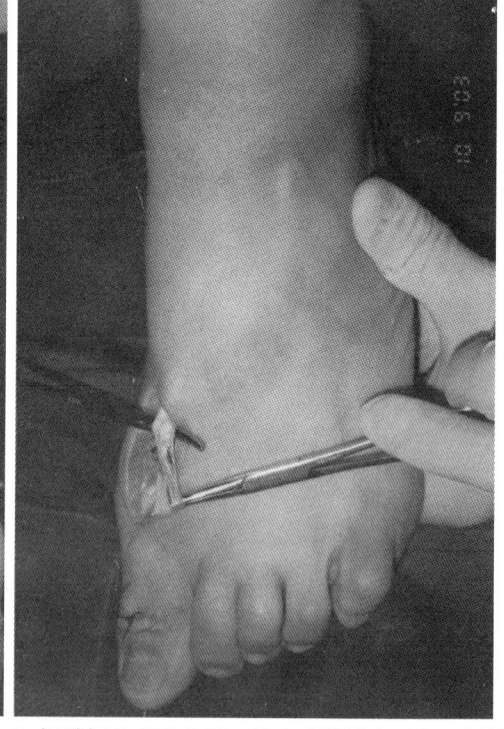

C 足跖腱膜已松解,拇长伸肌腱远端仅游离2/3　　D 拇趾间关节融合用一枚克氏针贯穿固定,拇长伸肌腱2/3后置于第一跖骨头,拇趾鹅颈畸形矫正。如此改良手术后因保留了1/3拇长伸肌腱,术后减少了拇指下垂畸形的并发症

图 9-3-8　改良 Jones 手术矫正拇趾鹅颈畸形

级以上的肌力供选择，3级肌力的足内外翻肌亦可联合移位代跟腱，同时加作三关节固定将足后移，仍能产生一定疗效。

4. 术后石膏固定于足适当跖屈位，固定的时间较其它部位的腱转位长2～3周，并早期指导患者练提跟动作，拆石膏后穿半年至一年的中跟皮鞋（跟高3cm左右），以减少移位腱过早地被拉松弛。

(二) 跟行足畸形的分类与外科治疗策略

根据跟行足程度和有无合并其他足部畸形，将其分为：单纯（中立位）跟行足、跟行外翻足、跟行弓形足、跟行内翻足和连枷性跟行足。

1. 轻度中立位跟行足

单独小腿三头肌瘫痪或部分瘫痪的轻度跟行足，无明显骨关节畸形改变。

若小腿三头肌尚有3级左右的肌力，腓骨短肌移位代跟腱，但腓骨短肌应固定在跟骨结节偏外侧，以避免出现踝关节内外翻肌力的不平衡。

小腿三头肌完全瘫痪者，用胫前肌和腓骨长肌联合移位代跟腱。

2. 中度中立位跟行足

患者多为青少年或成年人。其胫前肌多合并部分瘫痪，故足的骨性仰趾畸形改变较轻，跟胫角在60°～70°之间。

手术方式：距下关节融合术，加腓骨长肌和胫后肌移位代跟腱。手术时跟骨的后关节面多切除一些骨质，前关节面少切些，如此能将跟骨向后上部分移位，矫正跟行足畸形。再辅以肌腱移位代跟腱术。若跟行足合并高弓畸形为保留跟距关节，可实施跟骨上移截骨术。

3. 重度跟行足

重度跟行足的标准是，有明显的踝前软组织挛缩和骨性仰趾畸形改变，严重者跟骨几乎与胫骨的轴线垂直，患者仅用跟骨后侧负重行走。

手术方式：

先做踝前胫前肌和趾长伸肌肌腱的延长，矫正踝前软组织挛缩，使足能部分下垂，行三关节融合术，将足后移，再将健康的伸踝肌或足内外翻肌移位代跟腱。若患者踝前的皮肤有明显挛缩，应安装Ilizarov牵伸器，术后逐渐旋转调整牵伸杆，矫正跟行凹弓畸形，将踝关节牵伸至大于30°的跖屈位，再实施肌移位代跟腱。

4. 跟行外翻足

跟腱、胫前、胫后肌瘫痪，腓骨肌、伸拇、伸趾肌力正常所致，足呈明显外翻（图9-3-8），由于腓骨长肌代偿性牵拉前足旋前、第一跖骨头下陷、拇趾形成鹅颈畸形，部分患者行走时以第一跖骨头及跟骨内缘负重。手术方式，腓骨长短肌移位代跟腱。青少年加作跟距关节融合术。

5. 跟行内翻足

跟腱、腓骨长短肌、伸拇、伸趾总肌皆瘫痪，胫前肌肌力4级以上，部分患者胫后肌尚残留3级肌力，仅以足跟的后外缘负重。

手术方式：应根据畸形的程度实施跟距关节融合+胫后肌或胫前肌转位代跟腱。

七、足趾畸形

足趾畸形可单独发生，但更多的是与下肢其他畸形并存。足趾畸形发生的根源是趾长、短伸肌和屈肌的肌力不平衡，或挛缩或瘫痪。常见的类别有仰拇、第一跖骨头下垂、垂拇、垂趾、爪状趾、拇外翻等。畸形轻者不影响功能，重者形成疼痛性胼胝，影响穿鞋和行走。

（一）手术矫正的策略

1．未影响功能的畸形除非为了平衡肌力的需要和外观的要求，一般不需手术。

2．远近趾间关节皆可以融合，但跖趾关节一般不能融合。

3．骨性手术可和肌腱手术同时进行，趾间关节融合用细钢针纵行贯穿固定是简便可靠的方法。

（二）仰拇畸形

1．秦氏手术矫正仰拇畸形

仰拇畸形的特点是趾间关节屈曲、跖趾关节过伸，故称鹅颈畸形。部分患者伴有第一跖骨头下垂。发生的主要原因是胫前肌瘫痪，跨步时拇长伸肌强烈收缩以背伸踝关节，久之拇趾间关节出现过伸，趾间关节屈曲及第一骨头下垂畸形。

传统的Jones手术，即拇趾间关节融合，拇长伸肌后置于第一跖骨头下，能有效的矫正仰拇畸形。但由于拇长伸肌腱被切断，远期易并发拇趾下垂畸形。秦泗河设计了一新的矫正仰拇畸形的手术，既能有效的矫正畸形，又保留了拇长伸肌的功能，避免了拇趾下垂，还能同期矫正第一跖骨头的骨性下垂。

秦氏手术矫正仰拇畸形的原理

利用部分拇展肌腱作为牵引腱，与拇长伸肌固定，术后拇长伸肌收缩时提拉第一跖骨头从而矫正仰拇畸形，合并第一跖骨头骨性下垂者同时行第1跖骨基底部截骨。一期矫正仰拇、第一跖骨头下沉及替代胫前肌力，本手术不受年龄限制。拇长屈肌有一定肌力时更相宜。

【体位】仰卧

【操作步骤】

1．切口　拇趾的趾间关节背内侧向上作直切口，止于第一跖骨的近段，切口偏拇趾的内侧。分离并提起拇长伸肌腱但不切断。

2．趾间关节处理　若拇趾趾间关节屈曲较轻，可不切除趾间关节。若屈曲重且形成摩擦性胼胝，宜切除拇趾间关节，插入克氏针于远、近节趾骨内固定。

3．拇展肌腱的牵拉矫正　经拇背切口向拇趾内缘游离，于跖骨远端内侧找到拇展肌腱。此肌肌力良好时，仅切除一半肌腱约5cm长，远端仍连于该肌腱。牵此半片腱向背侧切口，斜过于跖趾关节上方，将拇趾跖屈后将拇展肌腱与拇长伸肌腱作交辫缝合，术后可以维持拇趾平直位。

4．截骨　在同一切口内，显露第一跖骨基底，再用两把分离骨膜的弯血管钳在骨膜下插过与跖侧相交，用窄的锐骨刀在跖骨基底部行底在背侧的楔形截骨，最好跖侧骨皮质不完全切断。推第1跖骨头向背侧，闭合截骨间隙，矫正第1跖骨下沉，松解止血带，分层缝合各切口（图9-3-9）。

（三）爪状趾与垂状趾

1．爪状趾

【临床表现特点】四个以上足趾的趾间关节屈曲、跖趾关节过伸，外观足趾呈爪形。重者趾间关节背侧和趾腹部因摩擦和负重形成疼痛性胼胝，影响穿鞋和行走功能。

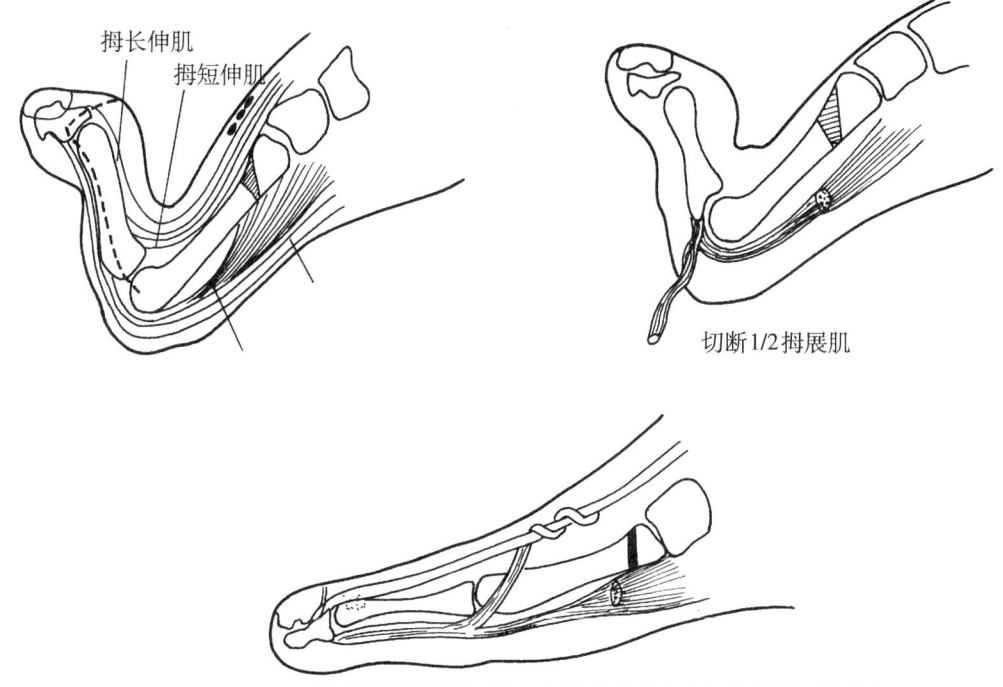

图 9-3-9 秦泗河设计应用的矫正仰拇畸形的手术方法，避免融合拇趾间关节

【畸形成因】 爪状趾产生的主要原因是足的内在肌瘫痪或挛缩。

治疗原则：无症状者可暂缓手术，或加用足趾垫。保守治疗不能矫正畸形者当应手术。

【常用手术方法】

（1）将屈曲畸形严重的近端趾间关节楔形切除关节面，融合在伸直位，克氏针纵行贯穿截骨断端时，并将远端趾间关节固定在伸直位 8～10 周。

（2）如果患者趾长伸肌正常而胫前肌瘫痪，在融合趾间关节的同时，应将第2、3趾长伸肌腱的远端切断，后置于中间楔骨代胫前肌。术后伸跖趾关节的动力减弱，伸踝关节的功能增强，就可有效地矫正爪状畸形。术后处理同上。

2. 垂状趾

患趾所有伸趾肌腱完全瘫痪，而屈趾肌腱肌力正常，拇指发生重度屈曲畸形，状如垂头。

手术方法：将拇长屈肌前移代拇长伸肌矫正畸形，年长儿童可融合拇指间关节。

（四）第一跖骨头下垂畸形

第一跖骨头下垂发生的主要原因和机制

1. 胫骨前肌瘫痪：踝关节背伸时，拇长伸肌强力收缩代替胫前肌的作用，久之形成拇指的鹅颈畸形，迫使第一跖骨头下垂，初期为软性，后变为固定性下垂畸形。

2. 跟腱瘫痪、腓骨长肌肌力正常：在行走的过程中腓骨长肌强力收缩代替跟腱的跖屈力，从而牵拉第一跖骨头下垂，此种类型同时伴有前足旋前、外翻畸形。

3. 跖腱膜挛缩 多合并马蹄内翻或足高弓畸形，其跖腱膜的内侧束挛缩较重，第一跖骨头下垂重于其他跖骨头。

4．足的内在肌挛缩或肌力不平衡

临床表现：第一跖骨头突出于足底，将前足放在平面上，迫使前足内翻，部分患者伴有拇指鹅颈畸形者，然后用手指顶第一跖骨头，能抬起者为软组织性，否则是骨性。X线检查：前足负重位和非负重位各拍一张X线侧位片即能确定第一跖骨头下垂的性质。

外科治疗的原则

消除形成跖骨头下垂的原因和病理机制，在矫正骨性畸形的同时应调整肌力。

软组织下垂者：实施跖腱膜松解、游离1/2的拇长伸肌后置即可矫正。骨性第一跖骨头下垂畸形，最有效的方法实施第一跖骨基底楔形截骨术，加改良拇长伸肌腱后移带胫前肌（图9-3-4）。

（秦泗河）

第四节 股部肌肉瘫痪和膝部畸形

脊髓灰质炎股部最常受累的肌肉是股四头肌、屈髋肌、股内收肌和腘绳肌，如果股部肌肉完全瘫痪，称为连枷膝。由于膝关节屈伸肌力的不平衡和长期不正常的负重应力，形成麻痹性屈膝畸形、小腿外旋畸形、膝关节反屈畸形等，其中膝关节屈曲畸形最常见。

一、屈膝畸形

膝关节屈曲畸形形成的原因有膝上因素、膝下因素和膝关节自身的因素三种。膝上因素为髂胫束挛缩，屈髋畸形所继发。膝下因素是患肢马蹄高弓，肢体发生假性长肢，负重行走身体重心前移，膝关节屈曲位代偿，久之发生固定性屈曲畸形。膝关节本身的因素主要是股四头肌瘫痪，膝关节后侧肌群失去了拮抗肌，加上体位和重力的作用，膝后软组织逐渐挛缩，股骨下端在生长发育过程中生理前弓弧度加大所致。当然还有相当一部分患者屈膝畸形的发生原因是复合因素所致。

临床上根据X线检查膝关节屈曲畸形有无合并骨关节畸形改变（主要是股骨下段和胫骨上段前弓畸形），将屈膝畸形分成软组织挛缩型，股骨下端前弓型，胫骨上端前弓型，膝关节外翻、小腿外旋型和混合型膝关节屈曲挛缩。

临床表现

轻度屈膝畸形或下肢肌力较好者能徒手行走，但出现躬腰，撅臀步，重者出现压股步态或扶拐行走。由于长期哈腰，站立或行走主要以健肢负重，成年患者必然继发骨盆倾斜等畸形。

屈膝畸形的矫正不论何种类型，治疗的原则和目标是相同的，凡屈膝>30°者应先做软组织牵伸，待屈膝<30°后再做截骨矫正。膝关节屈曲挛缩后，股骨内外髁关节面的后部与胫骨平台接触，因两者的曲率半径不同而使接触面缩小，局部压应力增加，这种情况并不能通过股骨髁上截骨获得改善，因此对青少年凡有软组织挛缩的屈膝，必须先通过牵伸矫正或部分矫正，使股骨内外髁关节面的中部与胫骨平台接触从而加大了关节的接触面和站立时的稳定。

制定手术方案前应仔细检查判定屈膝畸形的类型和程度，髋、踝、足关节有无畸形。膝关节X线正、侧位片应包括股骨中下段和胫骨中上段，且侧位片必须在膝关节牵引下拍摄，如此，方能在X线片上测量出屈膝畸形的实际角度，判定股骨下段和胫骨上段有无骨性前弓改变以及改变的程度，观察胫骨有无向后脱位。

术前还应分析有无合并膝内翻、外翻、小腿外旋畸形，部分患者合并胫骨平台向后或向外脱位等畸形改变，分析出屈膝形成的病理机制和畸形发展过程。当然确定矫正方案和截骨角度时不能只根据X线片，而必须同时考虑肌肉瘫痪的情况等因素。

屈膝畸形的分型和外科治疗策略

（一）软组织挛缩型屈膝畸形

X线侧位片股骨下端和胫骨上端皆无明显前弓畸形改变。其中髂胫束挛缩者多合并髋关节屈曲、外展畸形。

手术策略：在矫正屈髋畸形的基础上矫正屈膝畸形

对于软组织挛缩性屈膝畸形，传统的矫形手术方法是膝关节后软组织松解术或加跟骨牵引术。即在膝后施行"S"形切口，松解髂胫束和膝后深筋膜，延长腘绳肌腱，必要时切开膝后关节纤维囊而矫正屈膝畸形，但此种手术方法创伤大，并发症多，且受血管、神经张力的限制，一次难以矫正 > 30°的屈膝畸形，术后膝后遗留线条状切口瘢痕，远期屈膝畸形容易复发。

改良Ilizarov技术矫正膝关节屈曲挛缩畸形

秦泗河近年开发了Ilizarov牵伸技术，为此症的治疗提供了简便易行的矫治方法，它不需要切开手术或仅需小切口松解髂胫束，在挛缩膝关节的上下端骨骼上交叉穿2mm细钢针，安装固定上带膝关节铰链的牵伸器，术后逐渐旋转膝后螺纹杆即可逐渐矫正屈膝挛缩畸形。患者在治疗过程中无明显痛苦，且避免了传统手术易出现的并发症。

【适应证】 因各种原因所致的膝关节软组织挛缩性屈曲，年龄8岁以上。

【术前准备】根据膝关节屈曲畸形的大小和患肢的周径，组装相应的膝关节牵伸器。

【麻醉和体位】 硬膜外阻滞，仰卧位。

【操作步骤】

患者仰卧，助手最大限度伸直膝关节，如患者有髂胫束和股二头肌明显挛缩，可在使用牵伸器之前于膝上外侧做小切口给予松解。用2mm克氏针先平行股骨内外髁偏后经铰链孔穿一针，用以确定膝关节的旋转中心，然后在股骨和胫骨上各安装2个钢环，各交叉穿二组2mm克氏针，用紧针器将细钢针拉紧锁定，术中即刻部分旋转伸长膝后的伸缩杆，使腘后软组织产生一定张力。

【术后处理】

术后3天可嘱患儿扶双拐下床活动，5～7天后延长伸缩杆，早期2～3mm/d，在膝关节伸直的过程中，根据患肢的反应、腘后皮肤的张力，适当调整伸直的速度（在适度伸直的过程中，患儿应无明显痛苦），直到膝关节伸直或接近伸直。应定期实施X线检查，并伸长关节铰链的螺纹杆，以开大关节间隙。治疗期间患肢可部分负重行走，延伸治疗计划完成后2～3周拆除牵伸器，锻炼膝关节的伸屈运动，配下肢膝关节伸直位矫形器或石膏锻炼行走，合并髋、踝、足关节畸形者宜在拆除外固定器后再进行手术矫正，以恢复下肢的生理性负重力线。

本法在治疗过程中膝关节伸直的支点在关节铰链，不会发生关节面的挤压和破坏，治疗结束后关节功能可以较好地恢复。北京市朝阳区矫形外科医院已完成膝关节屈曲畸形牵伸矫正36例，其中重度患者31例，皆达到术前预计的治疗效果，不会发生血管损伤、神经麻痪、重度膝关节僵直等并发症。其矫治效果是传统膝后软组织松解手术和骨牵引术所难以达到的。屈膝畸形＜30°者,在牵伸矫正膝关节屈曲畸形的同时,实施股二头肌前移代股四头肌术（图9-4-1）。

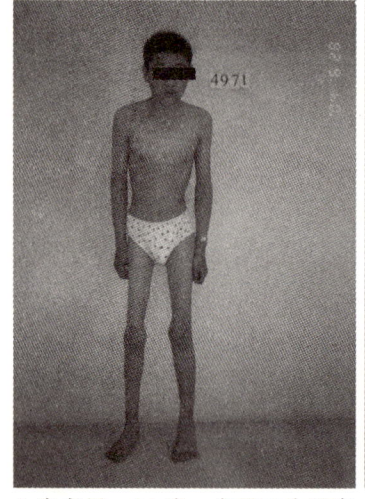

A 患者男，14岁，右股四头肌瘫痪，股二头肌、半腱肌肌力4级，伴屈膝畸形

B 本患者于3年前曾实施过髂胫束松解、股骨髁上截骨术，后屈膝畸形复发

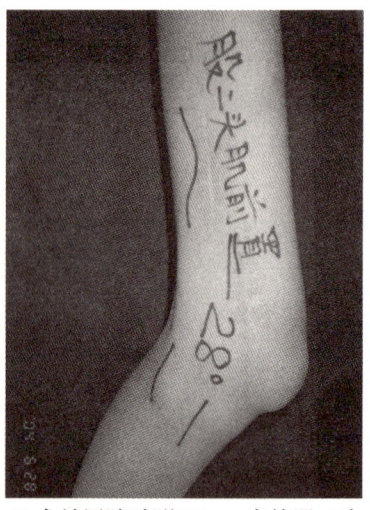

C 术前屈膝畸形28°，实施股二头肌移位代股四头肌加Ilizarov膝关节屈曲畸形牵伸术

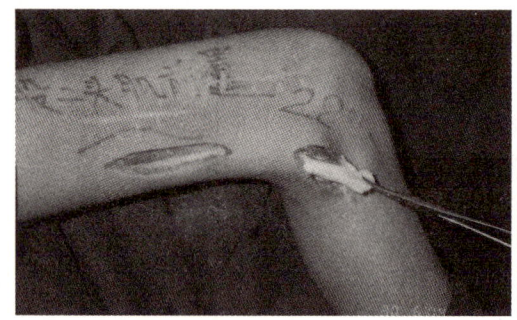

D 术中游离股二头肌采用两个切口，先游离股二头肌在腓骨头的止点，此操作注意保护腓侧副韧带和腓总神经

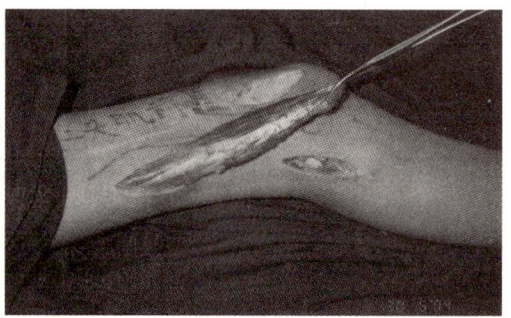

E 整个股二头肌的远端部分已游离，髌骨上缘纵形切口，将股二头肌腱经股外侧皮下隧道拉到髌骨切口中，在适度张力下与髌骨和股四头肌腱缝固

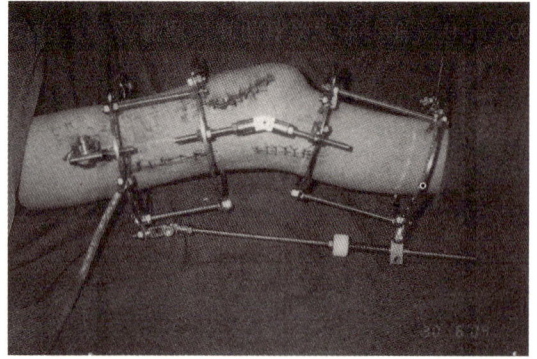

F 皮肤各切口缝合后，安装Ilizarov膝关节牵伸器，术后逐渐矫正屈膝畸形，术后3d嘱患者锻炼移位肌的伸膝功能

图9-4-1 绳肌移位代股四头肌加屈膝畸形牵伸矫正

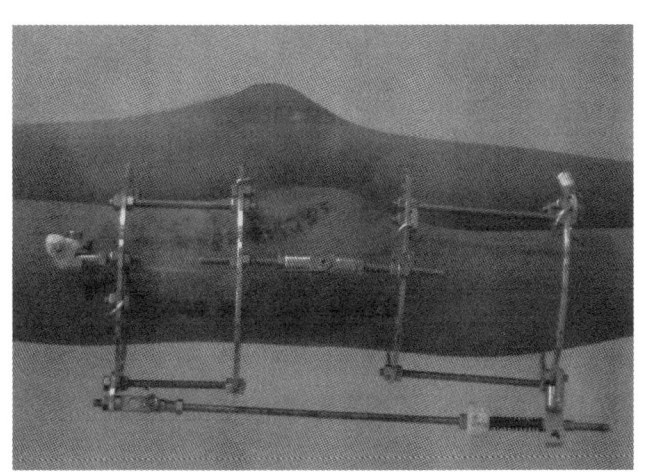
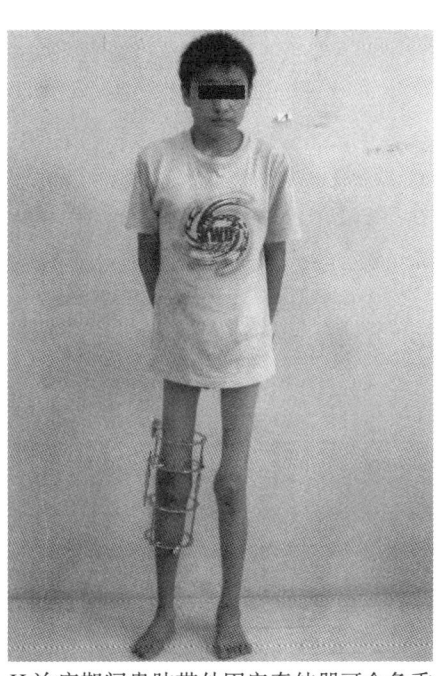

G 手术后18d，膝关节屈曲畸形完全矫正，为防止牵伸器拆除后屈膝畸形反弹，将膝关节矫正至略反屈位

H 治疗期间患肢带外固定牵伸器可全负重行走

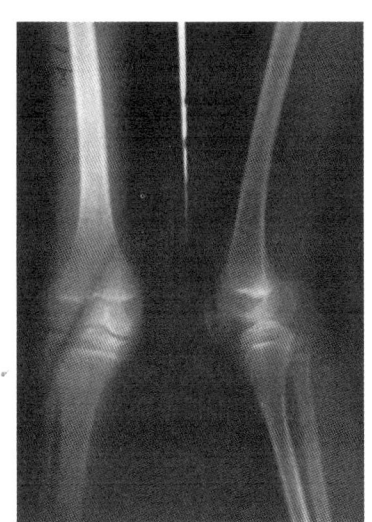
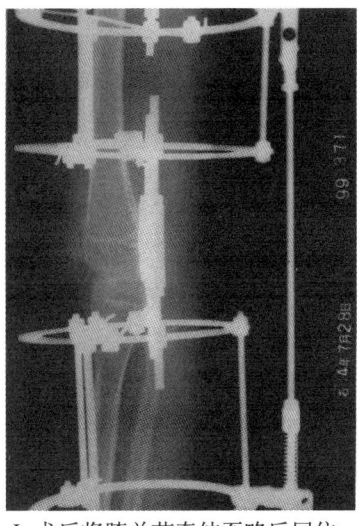
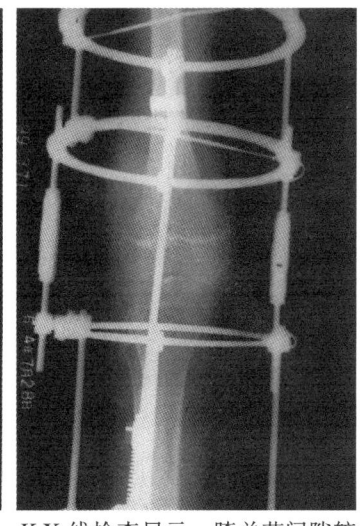

I 该患者术前膝关节最大伸直位X线检查，屈膝畸形28°

J 术后将膝关节牵伸至略反屈位，2周后再拆除牵伸器

K X线检查显示，膝关节间隙较窄，应旋转关节铰链的螺纹杆，开大膝关节间隙，以避免关节软骨受压

图9-4-1　绳肌移位代股四头肌加屈膝畸形牵伸矫正

（二）股骨下端前弓性屈膝畸形

畸形发生的主要原因是股四头肌瘫痪，股骨下端生理性前弓弧度加大，股骨髁干角（侧位X片股骨干纵轴与股骨髁长轴之夹角，正常90°～100°）减小，而腘后软组织挛缩较轻。

手术方案：股骨髁上截骨术

股骨髁上截骨术能有效矫正股骨下段前弓所致的骨性屈膝畸形，恢复下肢的负重力线，明显改善患者的步态和行走功能。自1985～2003年5月秦泗河实施股骨髁上截骨术4607术次，是脊髓灰质炎后遗症实施最多的单项手术，亦占股部所有手术9288术次的49.60%。

【适应证】股骨下段前弓所致的屈膝畸形，年龄10岁以上。

【麻醉与体位】硬膜外阻滞或腰麻，仰卧位。

【操作步骤】

切口的选择：中立位屈膝或合并膝外翻者采用膝关节内上切口；合并股骨内翻者施行膝上外侧切口。仅介绍最常用的膝上内侧切口操作步骤。

1. 从股骨内髁顺股内侧肌下缘向上做5cm直切口，将股内侧肌在股骨内髁的止点稍做分离，将肌肉向外侧拉开，髌上囊前内侧的骨膜部分横断，这样在剥离股骨前侧骨膜时可避免髌上囊的撕裂。显露并纵行切开股骨下段骨膜，在骨膜下股骨内、外侧各插入一把骨膜剥离子显露股骨下端前侧，切勿损伤髌上囊。

2. 截骨的高度距膝关节上5～7cm，截骨的方法示屈膝畸形的程度，一般采用楔形或V形截骨法，屈膝>25°者采用楔形截骨法安全，楔形截去股骨髁上前侧面部分骨皮质，部分保留股骨后侧的皮质骨，按压截骨端使截骨间隙闭合，膝关节即可伸直，后侧骨皮质仅发生骨膜下青枝骨折，楔形截骨间隙的内侧宽一些，即可同时矫正膝外翻畸形。

3. 如果患者有轻度膝内翻且是股骨下段的畸形原因，髁上截骨的切口可在膝关节外上侧，楔形截骨时外侧的截骨间隙宽一些，即可同时矫正膝内翻畸形。

4. 将剥离的骨膜整复即可，不必强求缝合骨膜。缝合皮下组织和皮肤时不能缝得太紧，以便切口内有渗血术后在石膏的挤压下，通过切口可以流出。

【术后处理】无菌棉垫包扎膝关节，前后石膏夹板或管型石膏膝关节伸直位固定8～10周，术后一周患者扶助行器下床用健肢持重行走，2周X线检查截骨角度合适后，可带石膏患肢负重行走。拆石膏后锻炼膝关节的屈曲运动。

【注意事项】

1. 成年人膝关节屈曲畸形一次矫正必须限制在30°以内，否则易出现腓总神经麻痹。

2. 必须保护好髌上囊，术中若发现髌上囊被打开，应关闭。

3. 臀肌和小腿三头肌皆4级肌力的患者，其屈膝畸形在15°～25°之间，术前皆能徒手稳定的行走。患者要求治疗的目的是为了改善步态和行走的耐力。此种类型股骨髁上截骨矫正屈膝的角度不能达到0°位，而应保留6°左右的屈膝，如此术后的步态方能恢复接近正常。

4. 膝关节伸屈肌肉完全瘫痪的连枷腿伴有屈膝畸形，股骨髁上截骨应形成15°～20°后倾角，即轻度反屈位，如此术后患肢站立行走时，利用膝关节自身的交锁机制即能获得较稳定的站立。

5. 30岁以上的股骨髁上截骨，其截骨断端应用骨外固定器固定。

（三）混合型屈膝畸形

此型最多见，实际上屈膝畸形发展至成人阶段基本上皆形成混合型。既有膝后软组织不同程度的挛缩，又有股骨下端或（和）胫骨上端前弓畸形改变，且屈膝畸形的程度又有很大不同，有些患者屈膝畸形合并膝内、外翻或小腿外旋畸形。

手术策略：＞25°以上的屈膝畸形，如果有膝后软组织挛缩的因素，宜采用Ilizarov膝关节牵伸器逐渐牵伸矫正，残留的骨性屈膝畸形再做股骨髁上或（和）胫骨高位截骨矫正。若患者屈膝畸形＜40°，也可将股骨髁上截骨与Ilizarov膝关节屈曲牵伸矫正同步施行。

年龄35岁以上的重度屈膝畸形（屈膝畸形＞60°者），关节运动幅度变小，其股骨下端前侧关节面长期废用，失去正常活动功能和生理性压力，关节软骨产生退行性改变，手术矫形和关节功能恢复问题尚待深入研究。

二、小腿外旋畸形

因髂胫束挛缩、股二头肌肌力大于内侧半腱、半膜肌力，膝关节内外旋转肌力失衡，及下肢不正常的负重应力等因素，皆可发生小腿外旋畸形。正位X线检查，其股骨轴线与胫骨轴线分别在关节面的交叉点向外移，致使股骨的力线集中落在胫骨内髁上，小腿外旋畸形是胫骨平台通过膝关节力学轴的中心旋转外移，关节内的半月板及关节韧带亦发生不同程度的改变，畸形严重者胫骨平台主要与股骨外髁关节面接触，髌韧带止点也发生外偏。

临床表现：下肢伸直位小腿外旋畸形＞30°以上，冠状面下肢负重力线落在足纵轴的内侧，负重时足尖朝外，跨步时小腿呈外旋位膝关节失稳。

（一）小腿外旋畸形的测量

正常的下肢力线在前面正位相中髂前上棘、髌骨中点及第一、二趾间三点在一条直线上，小腿外旋畸形棘髌线落在足纵轴的内侧（图9-4-2）。测量足纵轴和棘髌线的交角，即为小腿外旋的度数。X线检查不能正确测定小腿外旋畸形的度数。

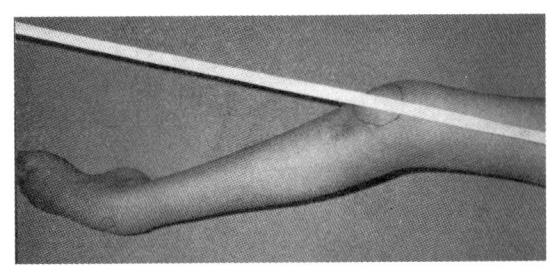
A 合并马蹄内翻足

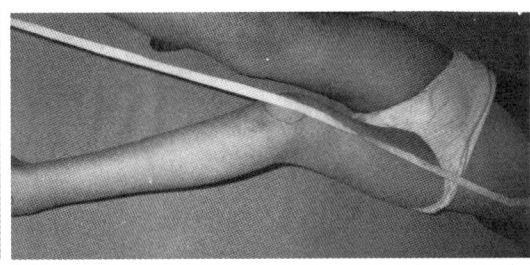
B 合并膝外翻和轻度屈膝畸形，本患者左下肢复合畸形可一期矫正

图9-4-2 小腿外旋畸形术前下肢力线测量

外科治疗策略

有髂胫束挛缩者，应施行髂胫束松解，股二头肌肌力过强引起的小腿外旋畸形，可将股二头肌长头移位代半腱肌，以平衡小腿内外旋转的肌力。

已发生骨性畸形改变的小腿外旋畸形，在髂胫束松解的基础上应用胫骨结节下旋转截骨术矫正。

胫骨结节下旋转截骨，切口小、截骨容易，一般不会发生副损伤，也兼能矫正膝关节的轻度屈曲、内翻或轻度膝反屈畸形。截骨断端应用组合式外固定器固定，能达到恰如其分的矫正，且术后不上石膏，截骨角度可以调整，断端可以加压，既不影响膝关节活动，也缩短了骨愈合时间。

(二)胫骨结节下内旋截骨术矫正小腿外旋畸形

【适应证】已发生骨性改变的＞40°的小腿外旋畸形,合并屈膝畸形者,屈膝的角度＜20°。

【特殊器械】组合式骨外固定器

【体位】仰卧,消毒铺单时应把同侧髂棘显露,以便术中在冠状面测量从髂前上棘到第1、2足趾之间的力线。

【操作步骤】

1．腓骨截骨,在外踝上8～10cm处截骨。

2．胫骨结节下前内侧切口,剥离骨膜后先在切骨线上做纵形骨性标记,若是骨质较硬的成年人,先用电钻在胫骨结节下钻一排骨洞,在截骨线上下各穿一枚3.5mm的钢针,根据旋转畸形的程度,上下钢针之间有相应的旋转角度。用两把弧度较大的窄头骨膜剥离子保护胫骨后方,用骨刀做环行截骨,助手牵引远端钢针并朝内旋至中立位,合并膝内翻畸形者同时给予外翻矫正,合并轻度屈膝畸形者,截骨端后倾。测量髂前上棘,髌骨中点及第一、二趾间三点在一条线上,两侧钢针之间上固定杆,胫骨上下补穿钢针加固定附件,使截骨断端在需要的角度下达到稳定的骨外固定要求。若小腿外旋畸形＞60°者,术中只能部分矫正,术后10天调整外固定器矫正残余畸形,如此可避免腓总神经麻痹。

【术后处理】术后一个星期即可嘱患者扶双拐下地,患肢部分负重锻炼行走,六个星期即可带外固定器全负重行走。根据截骨端骨愈合的情况决定骨外固定器拆除的时间。

(三)股骨髁上加胫骨结节下截骨术矫正屈膝与小腿外旋畸形

小腿外旋畸形合并股骨下段前弓畸形,其治疗方案的确立,取决于屈膝畸形的程度,若屈膝畸形小于30°,可以将股骨髁上截骨矫正屈膝畸形与胫骨结节下截骨矫正小腿外旋畸形同期施行。如此屈膝畸形和小腿外旋畸形能同期手术矫正,因上下截骨处皆靠近膝关节,为了达到双处截骨端的稳定和获得恰如其分的畸形矫正,又避免干扰膝关节的功能,必须正确应用组合式骨外固定技术,术后早期达到两个截骨断端和膝关节被外固定器固定为一个整体。一般术后4～5周更换长腿管型石膏固定,如此有利于患肢负重行走(图9-4-3)。

三、膝反屈畸形

膝反屈畸形与膝关节屈曲畸形恰恰相反,正常人膝关节在矢状平面的屈伸运动是0°～150°左右,并有5°～10°的过伸运动,当膝关节反屈畸形＞10°以上,当属异常。

引起膝关节反屈畸形的原因主要是三种:一种是连枷膝,即膝关节伸肌和屈膝肌均麻痹,韧带松弛,膝关节失去控制重心能力,在负重时完全依靠关节韧带的交锁和后关节囊的张力来维持,身体重心前移,迫使膝关节过伸位,久之韧带和后关节囊被拉松,形成膝反屈(图9-4-4)。

第二类原因是股四头肌肌力正常而腘绳肌大部瘫痪,站立行走时强大的股四头肌收缩之力,缺乏屈膝肌力的拮抗而发生膝反屈。

第三类为继发性膝反屈,患者膝关节伸屈肌力正常,但有先天或后天的马蹄高弓畸形,在站立行走的过程中为使足跟能落地负重,迫使膝关节取过伸位,久之膝反屈形成。此种类型其膝反屈畸形的程度与马蹄畸形的角度有关。

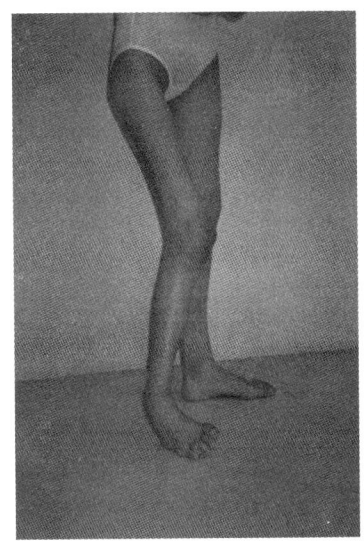
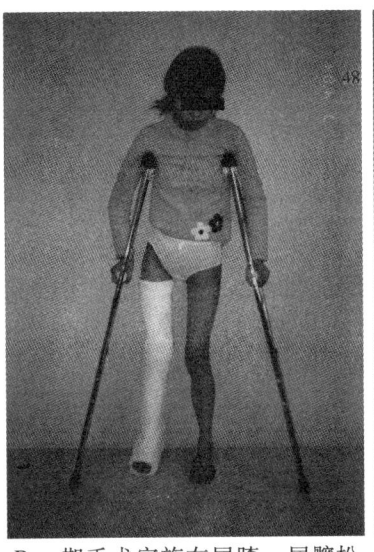
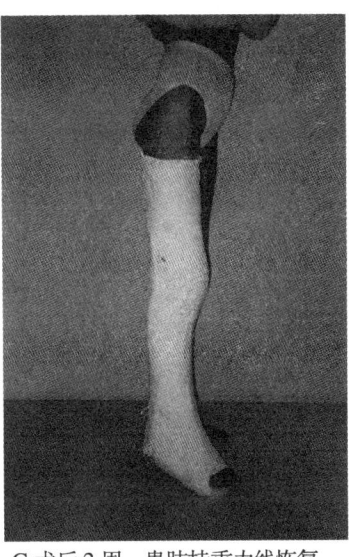

A 女，17岁，右下肢屈髋畸形20°、屈膝30°，小腿外旋畸形伴中度马蹄内翻足

B 一期手术实施右屈膝、屈髋松解、股骨髁上加胫骨结节下内旋截骨术矫正屈膝和小腿外旋畸形；右足跟距关节融合加胫后肌外置术矫正右足内翻畸形。一期共实施6个手术，术后长腿管型石膏固定

C 术后2周，患肢持重力线恢复，扶拐下床患肢可负重锻炼行走

图 9-4-3　组合性手术治疗下肢多关节畸形

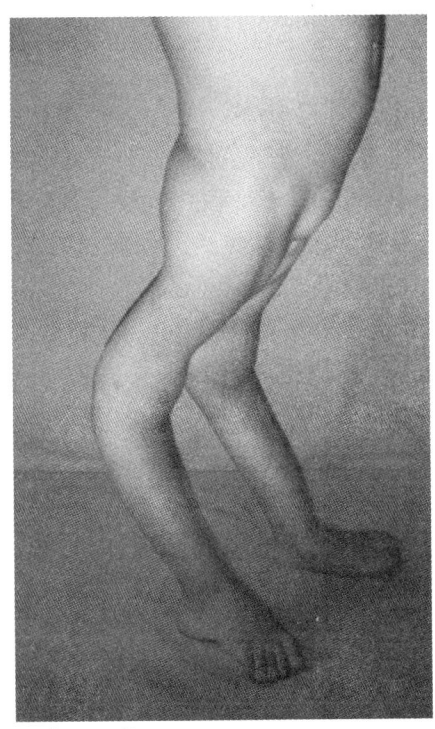
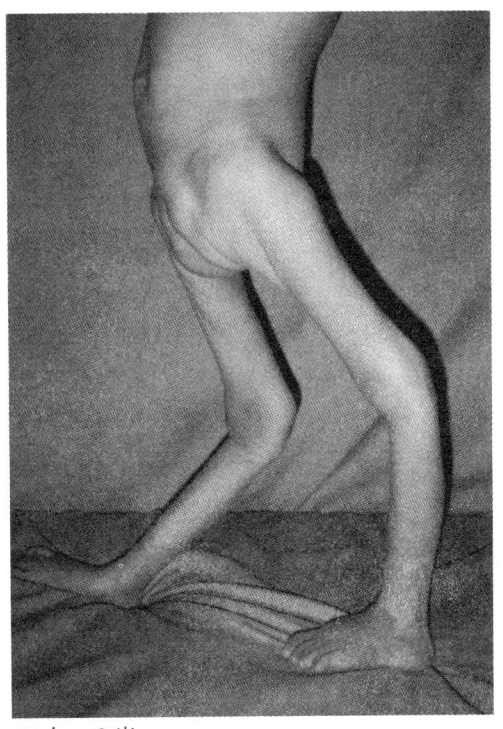

A 女，7岁　　　　B 女，8岁

图 9-4-4　连枷腿伴双膝反屈畸形

根据膝反屈的病理改变分为两大类，即软组织型（尚未发生骨性畸形改变）、软组织骨骼混合型。前者实际上是膝反屈发生发展的早期阶段，后者是晚期形成的必然结果。

骨关节改变是胫骨平台前面塌陷，向前下倾斜，股骨髁前部扁平，后缘向后突出，股骨下端生理性前弓角缩小或消失。

（一）制定外科治疗方案，应澄清下列几个问题

1. 膝反屈形成与发展的主要原因
2. 整个下肢肌肉的瘫痪和持重情况
3. 是否合并膝内翻畸形及足、踝部的畸形
4. 膝反屈畸形的程度与膝关节周围韧带松弛的程度
5. 患者的工作类型和对治疗方法的要求
6. 身体和患肢是否过分的肥胖
7. 是否合并对侧下肢的畸形
8. 是否已发生膝关节退行性改变

（二）膝后关节囊紧缩、腘绳肌腱膝后交叉固定术

【适应证】软组织或混合型膝反屈畸形＞30°以上。

【麻醉与体位】硬膜外阻滞，俯卧位

【操作步骤】

1. 俯卧位，以腘窝为中心作S形切口，显露内侧的半腱、半膜肌腱和外侧的股二头肌腱，在接近各肌腱的止点切断。

膝关节屈曲40°，将腘后血管、神经拉向外侧，显露后关节囊并横行切开，用10号丝线紧缩缝合，膝关节伸直测试，会发现因膝后关节囊紧缩缝合后，反屈畸形能获得有效矫正。

将游离的股二头肌、半腱肌、半膜肌腱远段在腘血管神经前、关节囊之后交叉穿过，膝关节屈曲30°位，肌腱在较大的张力下将股二头肌腱缝固在缝匠、股薄肌腱及其鹅趾足的筋膜止点。半腱、半膜肌腱缝合固定在髂胫束远段。腘绳肌腱与膝后关节囊交叉点缝合固定几针。

膝关节伸直，测试反屈矫正的程度，检查腘绳肌腱的张力，腘窝神经、血管有无压迫。切口皮下放引流管，缝合皮肤，无菌棉垫敷料包扎。

【术后处理】石膏固定膝关节屈曲20°位，术后一个星期即可下床患肢负重行走。2个月后拆石膏配戴膝关节屈曲15°位的下肢支具行走，术后半年换膝关节0°位支具行走，一般会获得满意的矫正效果（图9-4-5）。合并膝关节骨性畸形明显者，腘后肌腱固定术后，必须施行二期手术矫正骨性的反屈畸形。

（三）胫骨结节下前弓延长截骨术

【适应证】膝反屈畸形10°～25°的青少年或成年人。

【特殊器械】髂骨撑开器或术中能延长的骨外固定器。

【操作步骤】在胫骨结节下显露胫骨，从前侧截断胫骨周径的前侧及内、外侧皮质，保留胫骨后部分骨皮质，安放撑开器将胫骨前侧的截骨间隙徐徐撑开，此时胫骨上段向后旋转使前弓角加大，抬高小腿测试膝反屈畸形矫正的程度至伸膝0°位，然后固定提前备好的"7"形钢板或外固定器控制住截骨间隙，根据截骨间隙撑开的宽度，取适当大的髂骨植骨。

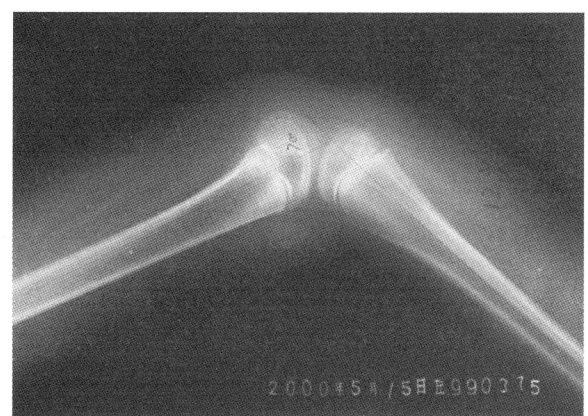
A 12岁，女，术前左膝反屈70°，实施腘后关节囊紧缩术，术后配戴膝关节支具行走

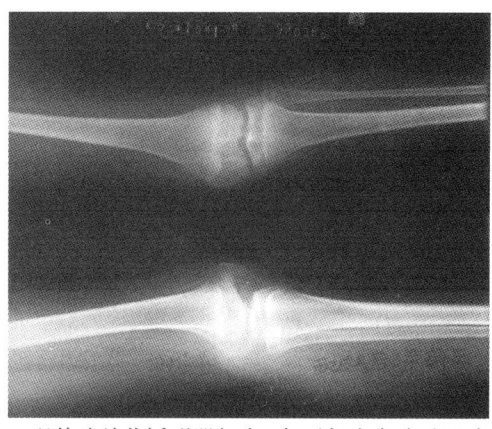
B 配戴膝关节矫形器行走3年后复查左膝反屈畸形矫正，塌陷的胫骨平台前部也恢复

图9-4-5　腘后关节囊紧缩加配戴膝关节矫形器治疗膝反屈的效果

【术后处理】石膏固定在膝关节屈曲5°～10°位。术后10天扶拐患肢轻负重行走。术后8周配膝关节矫形器行走4～6个月。

【注意事项】如果膝反屈畸形＞40°以上必须先紧缩膝关节后松弛的软组织，再施行骨性手术。

此手术既能抬高前倾的胫骨平台，矫正膝反屈畸形，又能部分延长下肢。若术中胫骨前侧撑开太多，胫骨平台关节面将发生较大的后倾，因而采用此手术矫正膝反屈畸形应控制在20°以内。

四、肌移位重建股四头肌功能

凡股四头肌肌力二级以下，有条件应进行肌力重建术。其先决条件是髋关节无畸形及关节稳定，臀肌肌力3级以上；膝关节无畸形或畸形已矫正，关节无活动障碍；腘绳肌和小腿三头肌肌力4级或以上，踝足关节无畸形或畸形矫正。

（一）肌肉移位代股四头肌的手术策略

1. 少年患者若臀肌、屈髋肌、腘绳肌皆正常可移位股二头肌加半腱肌。如果患者缝匠肌和半膜肌肌力少于4级，仅移位股二头肌，经股后内侧隧道，以防髌骨外脱位。

2. 若患者股二头肌肌力少于4级，而内侧屈膝肌群正常，用半腱肌或缝匠肌移位代股四头肌。

3. 屈膝肌肌力不足4级或虽然有4级肌力，但患者屈髋肌皆瘫痪，跨步时主要用屈膝的功能代偿完成患肢的离地摆动，可实施腹直肌或腹外斜肌髂胫束远隔移位代股四头肌。

（二）股二头肌长头与半腱肌移位代股四头肌

【适应证】股四头肌瘫痪半腱、半膜、股二头肌肌力4级以上，下肢持重力线正常。

【体位】仰卧位，患侧臀部垫高30°。

【操作步骤】

1. 大腿外侧上下两个纵切口，显露股二头肌中段，找出二头肌长、短头之间的间隙，向上下钝性剥离。

2. 在下段切口内从长头的腱部开始,锐性分离短头斜行进入腱部的肌纤维,长头肌腱在腓骨小头止点切断。手术在屈膝位进行,则不必要作保护性的腓总神经游离,但最好是剥离出外侧副韧带,这样才尽可能完整地剥出股二头肌长头止点。裸露的股二头肌短头肌肉创面可略作修补。

3. 在髌骨中下部作横行切口,显露髌骨及髌韧带。此后在伸膝位作一斜行皮下隧道,将股二头肌长头从髌骨切口引出,并作临时性缝合固定在切口上缘。

4. 在大腿下段内后侧和胫骨上段内侧各作5cm切口,从上部切口找到半腱肌,将肌腱上下游离后,牵拉近段认准是半腱肌后才能在其止点处切断。半腱肌从大腿切口拉出后,通过皮下隧道引至髌骨切口,将半腱肌远端横穿髌韧带后与股二头肌长头交辫缝合,注意调整两肌之间不同的松紧度,术中测试膝关节可以允许被动屈曲30°~40°。

【术后处理】以石膏夹板伸膝位固定4周,术后5天即可下地足负重行走,并锻炼股四头肌收缩运动。

(三)腹外斜肌、腹直肌——髂胫束移位代股四头肌

【适应证】 股四头肌与屈膝肌均麻痹,膝关节无畸形,臀大肌肌力3级或以上,腹肌肌力正常,年龄14岁以上。下肢持重力线正常。

【麻醉和体位】 硬膜外阻滞,仰卧位。

【操作步骤】

1. 在大腿外侧从股骨大转子前下至股骨外髁下,作2~3个纵行切口,游离髂胫束条宽约4cm,并在其下止点处切断。用组织剪逆行向上剪至髂前上棘。

2. 分离大腿正中脂肪层,将游离的髂胫束置于髌韧带至腹股沟韧带皮下隧道,髂胫束的远端与髌韧带和髌骨固定。

3. 经脐与髂前上棘之间的中点,向耻骨结节作斜切口长约14cm,牵开皮肤,分离出3cm宽腹外斜肌腱膜,下端于耻骨联合处切断。提起腱膜向上适当游离腹外斜肌肌肤,将腱膜切缘卷袖状间断缝合。修复腱膜切口,以防腹壁疝发生。

4. 纵形切开腹直肌前鞘外侧,显露同侧腹直肌,纵形劈开同侧腹直肌肌肉外侧的2/3并向远段分到耻骨止点,在耻骨联合止点处带一片骨膜切断,向上游离到最低腱划止,保护肌深面进入的腹壁下血管、神经营养支。用7号丝线将腹直肌前鞘缝合修复加强腹前壁。

5. 患肢抬高40°,将髂胫束筋膜条由股部的皮下隧道引出在腹部切口中,将腹外斜肌拉到合适的张力与髂胫束近段缝合。再将同侧2/3腹直肌断端在同等张力下与髂胫束牢固缝合,此时两条腹肌与一条髂胫束缝合便构成Y形缝接。

6. 肌腱固定完毕后进行伸、屈膝试验以测试肌腱固定的张力。皮下放引流管。缝合皮肤。

【术后处理】 患肢加压包扎,不上石膏固定,将患肢放在预制的抬高支架上,维持患肢于屈髋30°和伸膝0°位。术后7天于仰卧位适度锻炼腹肌收缩和膝关节有限屈膝运动。3周在腹带保护下扶拐下床,嘱患者略弯腰位(使髂胫束松弛)锻炼行走。肌腱在髌骨牢固愈合的时间一般需6~8周。

双腹肌移位代股四肌术后通过6个月以上的训练,在躯干直立位一般可达到屈髋伸膝3级以上的肌力,且能改善下肢的血液循环。

(秦泗河)

第五节 髋部畸形

一、髋关节屈曲挛缩

脊髓灰质炎后遗症臀肌瘫痪，髋关节屈肌及髂胫束挛缩，可致髋关节屈曲畸形。还有些患者臀肌并未完全瘫痪或属连枷髋，乃因发病初期髋关节长期置于屈曲位，屈侧软组织缺少正常的牵伸而发生屈侧组织挛缩。随年龄增长屈髋畸形逐渐加重，残存的臀肌因持续屈髋的牵拉和废用而加重萎缩（图9-5-1）。

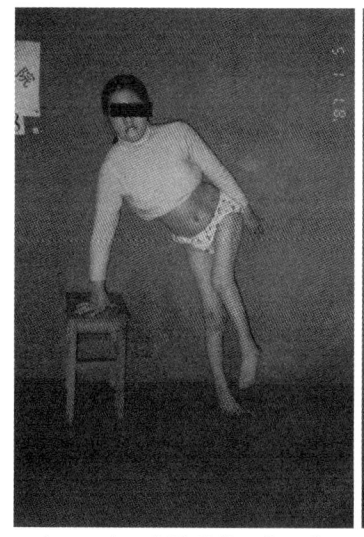 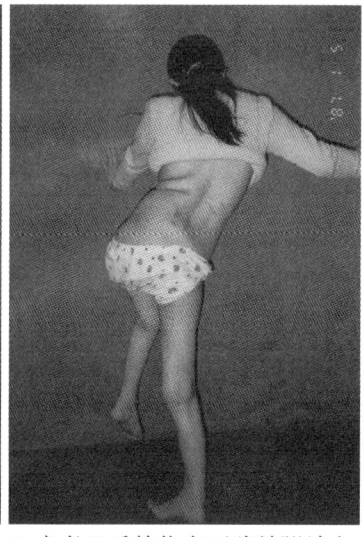 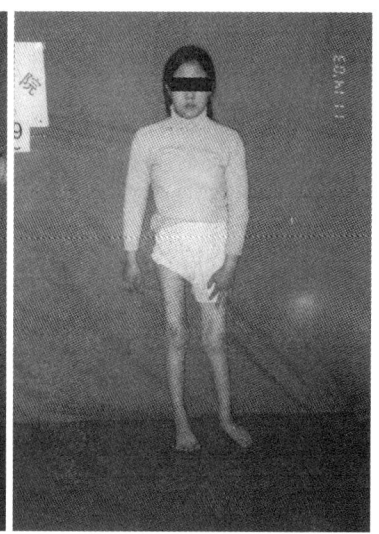

A 女，19岁，右髋关节屈曲、外展挛缩；左下肢为连枷腿合并髋内收、屈曲挛缩。术前只能扶高凳以右下肢勉强站立

B 患者双手扶物右下肢单腿站立时，骨盆重度倾斜，脊柱代偿性侧凸

C 一期手术实施双侧屈髋松解、右股骨大转子下内收截骨，解除髋外展和屈曲畸形。术后1年随访，可双下肢持重站立、手轻压股可行走，双髋关节畸形、骨盆倾斜和代偿性脊柱侧凸也矫正。二次入院再实施左下肢臀肌功能重建与稳定左连枷足，行走功能会进一步改善

图9-5-1 右髋关节屈曲、外展畸形、左髋关节屈曲、内收挛缩，合并重度骨盆倾斜的治疗结果

髂胫束挛缩一旦形成，患儿在生长发育过程中，挛缩的髂胫束不能同步生长，且会继发脊柱侧凸、腰椎前凸、侧弯、骨盆倾斜、髋关节半脱位、屈膝、小腿外旋畸形、踝足关节畸形等。双侧屈髋畸形丧失了站立条件，患者只能爬行（图9-5-2）。因此髂胫束挛缩和屈髋畸形的手术，尽可能早期施行。

髋关节屈曲挛缩手术治疗的原则是遵循 Campbell 手术，根据屈髋挛缩的类型应有所变通。

髋关节屈曲挛缩软组织松解术。

【适应证】屈髋挛缩10°以上，或不足10°但合并髋外展挛缩。

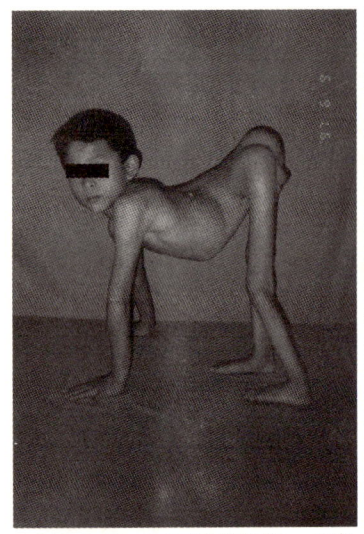 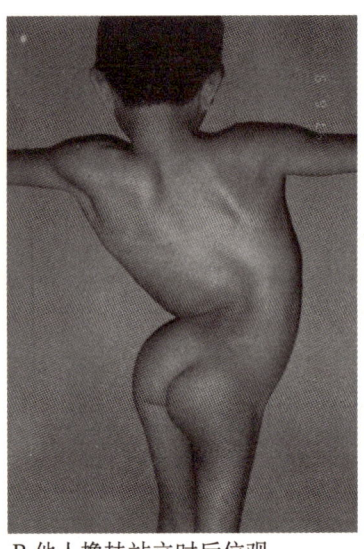 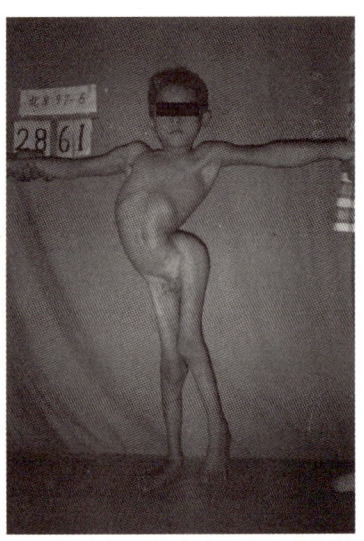

A 男，9岁，双下肢连枷腿，伴麻痹性脊柱侧凸腰椎重度前凸，术前手-足爬行　　B 他人搀扶站立时后位观　　C 因合并右屈髋畸形，故用人搀扶站立时，腰椎严重前凸畸形

图 9-5-2　麻痹性脊柱侧凸伴双侧屈髋畸形

【麻醉和体位】硬膜外阻滞或全身麻醉，仰卧位，患侧臀部垫高。

【操作步骤】

1．切口　沿髂嵴前二分之一至髂前上棘做皮肤切口，然后在大腿前面向远侧延伸5～10cm。

2．切断附着于髂嵴的浅、深筋膜。从髂骨翼上于骨膜下将缝匠肌起点、阔筋膜张肌、臀中肌和臀小肌的起点剥离。

3．于骨膜下将髂肌由髂骨内板上剥离下来。将股直肌的联合腱切断。将这些挛缩组织松解后，髋关节常能在不增加腰椎前凸的情况下达到伸直。若髋关节内收受限应将挛缩的臀肌筋膜在大转子上部松解。

4．如果髋关节不能过伸，可以由近端向远端斜行切开髂-股髋韧带、关节囊，并切断髂腰肌肌腱，若髂腰肌肌力较好应保留其屈髋功能，将其肌腱延长。若股神经特别紧张限制了屈髋畸形的矫正，术后通过髋关节过伸位牵引或按压臀部而逐渐矫正残余的屈髋畸形。

5．屈髋畸形完全纠正后，用骨刀切除突出髂骨的部分。再间断缝合将腹肌缝在臀肌、阔筋膜张肌的边缘上。将切口内侧的浅筋膜与切口外侧缘的深筋膜缝合，使皮肤切口移至髂骨边缘后侧 2.5cm 处。

【术后处理】畸形较轻时，髋关节应置于过伸位和约10°外展位，以长腿石膏固定下肢于伸直位。畸形重者术后以髋人字石膏固定患肢于伸髋位，而对侧固定至膝上。术后3周拆除石膏，开始活动髋关节。仰卧位，患侧还应臀部垫高，俯卧位按压臀部，以增加髋后伸的角度。

屈髋畸形大多合并屈膝畸形，应同期实施手术矫正，方能恢复下肢的生理性持重力线，否则屈髋畸形易复发。

二、麻痹性髋关节脱位

麻痹性髋关节脱位（paralytic dislocation of hip，PDH）的主要原因是臀肌广泛瘫痪，髋关节松弛，在不正常的负重应力下，发生髋关节半脱位，如果髂腰肌和股内收肌群尚有一定肌力，因动力不平衡则髋部产生屈曲内收畸形，当负重行走时，外后方关节囊受到股骨头挤压逐渐松弛，圆韧带拉长，最后髋关节发生半脱位以至全脱位。

手术策略

（1）青少年患者

其股骨上段病理改变轻，手术目的是解除导致髋脱位的肌力不平衡、骨盆倾斜等因素，然后施行手术复位、关节囊紧缩、髋臼外上截骨造盖术，尽可能同时施行肌移位替代臀中肌，股骨上段一般不做截骨。术毕用髋人字石膏固定髋关节外展30°位8周。术后会达到良好效果。

（2）青少年或成年髋脱位较重的患者

几乎皆合并程度不同的髋臼和股骨上段的病理改变，治疗较复杂

1．若患髋为轻度脱位伴臀中肌不同程度瘫痪，实施髂骨截骨延长+腹外斜肌移位代臀中肌。

2．若患肢无明显短缩股骨头外移较多，可施行髂骨、耻骨、坐骨同时切断的骨盆Tonnes旋转截骨术，此手术由于坐骨和耻骨靠近髋臼处截断，能增大骨盆远段向外向下的旋转角度，从而更有效地增加股骨头的覆盖面矫正髋关节半脱位。

3．髋臼发育差，关节囊松弛但股骨颈干角和前倾角无明显改变，髂腰肌肌力较好者：髋臼造盖术加髂腰肌移位代臀中肌。

4．伴有股骨颈干角和前倾角明显改变的PDH。施行髋臼顶成形加盖+关节囊紧缩+股骨小转子下旋转截骨的组合性手术（图9-5-3），若髂腰肌肌力较好者应将其移位代臀肌，否则宜同期移位腹外斜肌代臀中肌。

5．患者年龄大于35岁，髋关节囊无明显松弛的髋关节半脱位或脱位较低者：Chiari骨盆内移截骨术；若合并臀中肌瘫痪，缝匠肌、阔筋膜张肌肌力4级以上者，同时施行髂前上棘后置代臀中肌。

三、骨盆倾斜

脊髓灰质炎后遗症无论是肩颈部麻痹、上肢麻痹、脊柱畸形、髋关节疾患还是下肢的肌肉麻痹、关节畸形或下肢短缩，皆能影响骨盆的平衡即发生骨盆倾斜。

从骨盆倾斜的畸形成因与畸形演变机制分析，骨盆倾斜的原因总的分为麻痹性脊柱侧凸所致的盆上因素，骨盆、髋关节本身所致的盆部因素（亦称真性骨盆倾斜），和双下肢不等长所致的盆下因素。有些骨盆倾斜是两种致畸因素作用的结果，如下肢短缩伴髂胫束挛缩，脊柱侧凸伴髋外展肌挛缩等。

手术适应证和手术策略：由麻痹性脊柱侧凸和下肢不等长所继发的骨盆倾斜，有无手术指征取决于脊柱侧凸和下肢不等长是否需要矫正。

盆部型骨盆倾斜也要综合分析全身的功能及代偿情况，不是所有的患者都适宜手术治疗，也不是所有骨盆倾斜均要达到完全矫正。如患肢负重型骨盆倾斜，若手术已解除髋关节

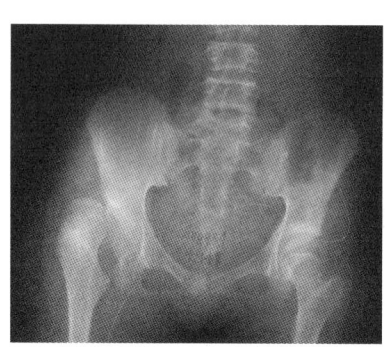
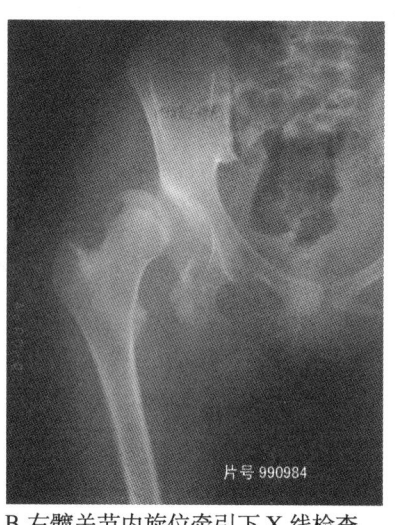

A 左下肢不完全性麻痹，右髋关节（健侧）发生脱位，右股骨上段已发生畸形改变

B 右髋关节内旋位牵引下 X 线检查，髋关节脱位程度少许改善

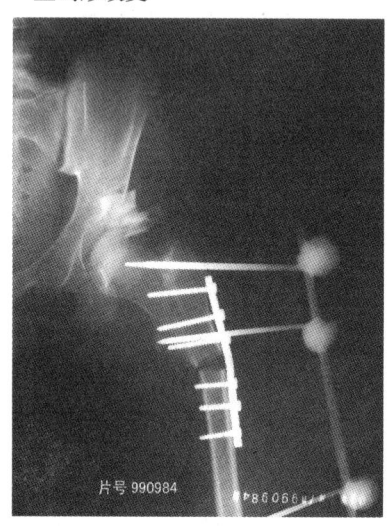
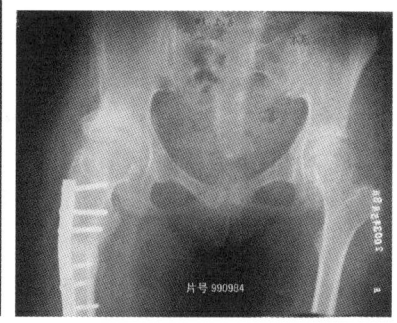

C 实施右股骨大转子下内收、旋转截骨。恢复正常的颈干角和前倾角，截骨断端以内外结合的方法固定，同期实施髋臼顶造盖术，取髂骨置骨

D 术后11个月随访，右髋关节头白关系恢复良好

图 9-5-3　健侧失代偿性髋关节全脱位的手术治疗

挛缩，患肢的持重力线恢复，下肢短缩＞4cm且缺少等长下肢的条件，残留10°以内的骨盆向患侧倾斜，对代偿下肢长度，增加髋关节的稳定性和减轻摇摆步态都是有利的。

髂胫束挛缩导致的骨盆倾斜可继发脊柱侧凸，应早期手术松解矫正（图 9-5-4）。年龄大、骨盆倾斜重，如麻痹侧下肢严重畸形萎缩，失去了落地、站立、行走的治疗条件，则不适于手术。

(一) 脊柱侧凸性骨盆倾斜

脊髓灰质炎后遗症一侧或两侧腰背伸肌和腹肌瘫痪，两侧竖躯干肌力不平衡，脊柱（主

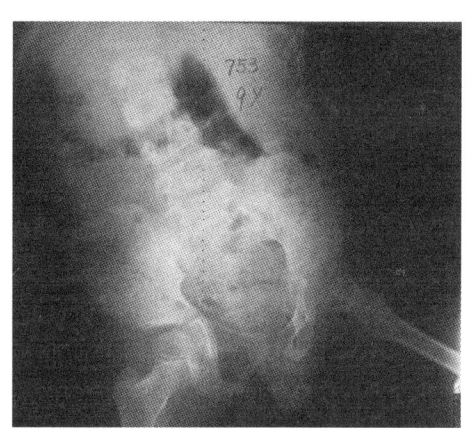

图 9-5-4 髂胫束挛缩导致的骨盆倾斜，继发脊柱侧凸和下肢持重力线改变

要是腰椎）一般是向肌力强的一侧侧弯，向弱的一侧侧凸（也有些患者例外），儿童期脊柱尚未发生明显结构性改变，其凸侧髂胫束紧张，从而加重了脊柱凸侧骨盆的下倾。腰脊柱C形侧突后，骨盆代偿身体直立姿势而发生向脊柱凸侧倾斜。骨盆倾斜的发生发展又加重了脊柱侧凸的畸形，严重者，患者坐位时仅用脊柱凸侧股骨大转子负重，脊柱发生明显旋转畸形。

手术方案：学龄前儿童以平衡两侧竖躯干肌力为主，以达到纠正非固定性脊柱侧凸和代偿性骨盆倾斜。凸侧髋外展肌力正常者采用髋外展肌反转悬吊术（Axer术）。若动力不足加背阔肌移位代侧腰肌，止点固定在髂嵴和腹外斜肌腱膜，凸侧腹壁加人工腱（碳纤维）在肚脐、肋骨与骨盆之间三角形固定，术后常规配用腰背支具。此联合性手术如果在儿童期手术，既矫正或改善了脊柱侧凸和骨盆倾斜，消除了腹壁隆突（麻痹包），又平衡了两侧竖躯干肌的肌力，减少畸形发展。

腰椎侧凸固定性的骨盆倾斜治疗较困难，应用Luque、Galveston技术或腰椎前路椎间盘切除钉——棒矫形固定术，骨盆倾斜随腰脊柱侧凸的纠正而得到一定程度的改善。严重腰脊柱侧凸矫正手术后若仍存在明显骨盆倾斜，二期再施行骨盆均衡术。

（二）盆部型骨盆倾斜的分型与手术策略

秦泗河将真性骨盆倾斜，根据致畸原因、步态特点及骨盆X线片特征进行了新的分型对指导手术方案的正确制定有较大的实际意义。

Ⅰ型：患肢侧骨盆下倾斜型，发生的原因是麻痹侧髋关节外展、屈曲挛缩，当患肢负重时牵拉同侧髂嵴下降，对侧髂嵴升高而导致骨盆倾斜，重者继发健侧髋关节半脱位（图9-5-5）。

Ⅱ型：健肢侧骨盆下倾型。发生原因主要是健侧髋关节外展挛缩，形成髋关节外翻、外展畸形。对侧下肢肌肉瘫痪较广泛或为连枷腿。负重肢体臀肌肌力越强，年龄越大，骨盆倾斜的程度越重。依据股骨上段前倾角和颈干角的畸形改变，又分为：

Ⅱa型：单纯健侧髋关节挛缩型。多为青少年，挛缩轻，对侧下肢残存一定肌力，外展侧股骨上端无明显骨性畸形改变。

Ⅱb型：股骨上端改变型。患者持单拐或双拐，长期单用健肢负重行走，除健侧髋关节软组织外展挛缩外，继发股骨颈干角变大形成髋外翻畸形。对侧患肢重度短缩，甚至悬吊不

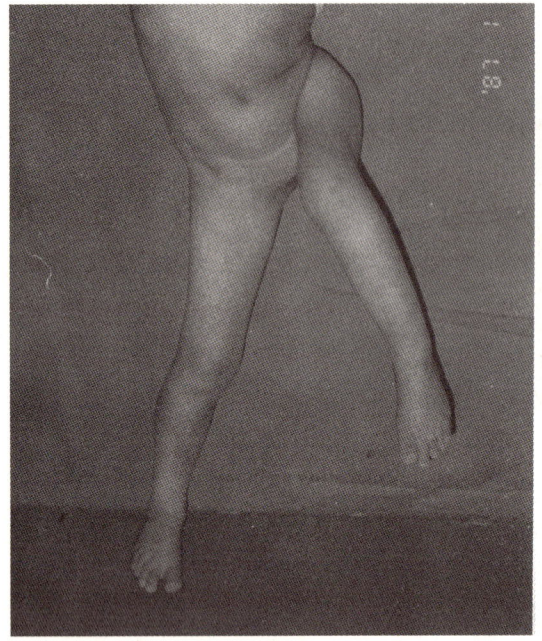 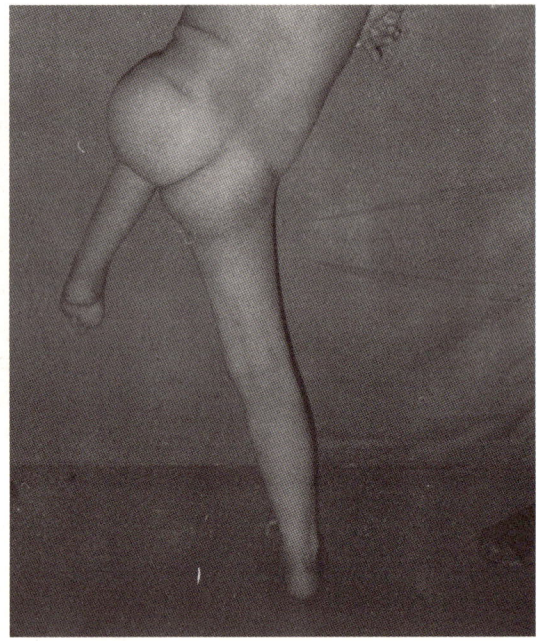

A 女，11岁，右髋关节重度屈曲、外展挛缩，左下肢为连枷腿

B 用人搀扶右下肢只能处于极度外展位，才能勉强站立。此患者首期手术必须先解除右髋关节屈曲、外展挛缩，才能进行第二步治疗

图 9-5-5　非持重型屈髋畸形伴重度骨盆倾斜

落地，且多合并对侧髋臼发育不良或髋关节半脱位，身体的重力线偏移到负重腿。

手术策略

Ⅰ型：Compbell-Yount 手术，彻底解除髋关节屈曲外展挛缩，术后早期锻炼行提髋运动，下床踏一条线行走有利于骨盆倾斜矫正（图9-5-6）。某些骨盆倾斜严重的成年患者，骨盆上倾侧髋关节发生半脱位，可二期手术实施 Chiari 骨盆内移截骨术。

Ⅱa型：髋外展侧髂骨内外板肌肉起点松解，术中即可发现阔筋膜张肌、臀中肌起点下移。挛缩的臀大肌筋膜也应松解，解除髋外展挛缩，并取髂骨备用。对侧髂骨、耻骨截骨延长，延长间隙置健侧髂骨块，如此术后健侧骨盆高度变短，患侧骨盆延长，有利于骨盆的平整。

Ⅱb型：若对侧髋关节头臼关系正常，股骨上端无畸形改变，下肢短缩<5cm，则实施健侧股骨转子下内收短缩（不超 3cm）截骨，即可矫正骨盆倾斜，双下肢等长。

（三）改良 Weissmen 手术治疗严重骨盆倾斜

【适应证】由健侧髋关节周围挛缩引起的成年人严重固定型骨盆倾斜，伴有该侧颈干角增大。对侧髋臼发育不良或半脱位，肢体短缩以及脊柱代偿性侧凸等，患者单肢负重，年龄16岁以上。

【术前准备】拍负重位骨盆 X 线正位片，术前 3～5 天抽患者自体血 400～600ml。

【特殊器械】骨外固定器，骨盆撑开器，预弯好 20°～30°的普通 6 孔钢板两块。

【麻醉】全身麻醉或硬膜外阻滞。

【体位】仰卧位术中备好能够垫高臀部的无菌单方垫。

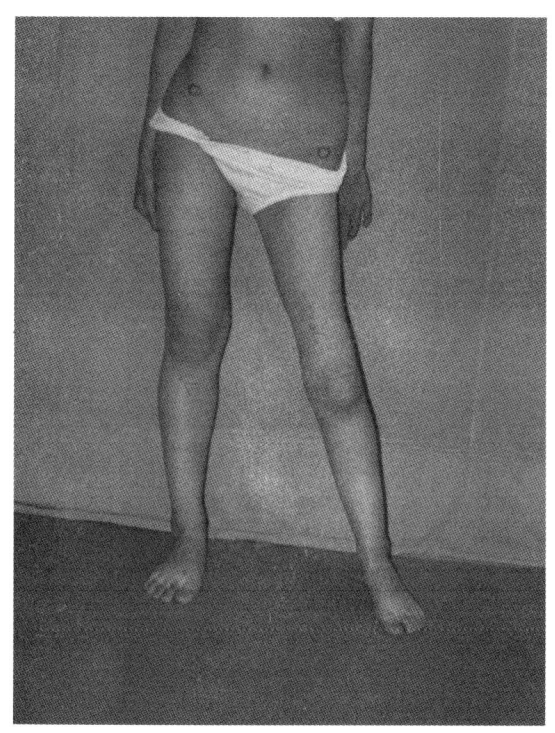 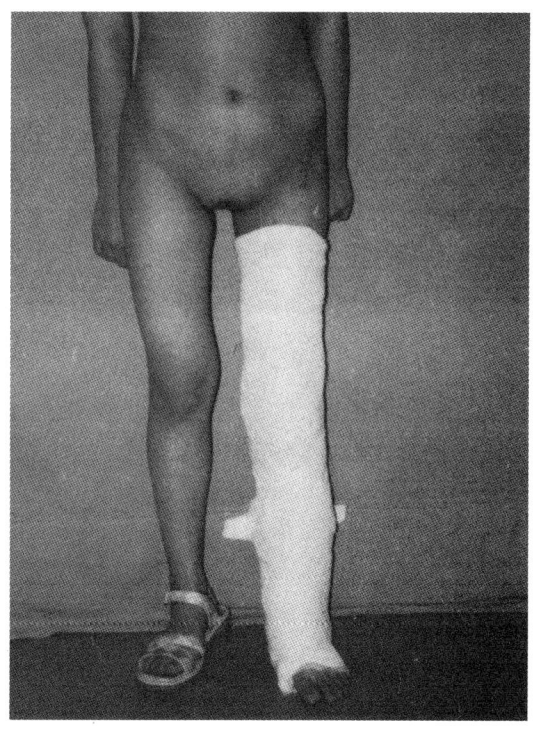

A 女，13岁，左髋（麻痹性）髂胫束挛缩致骨盆向患侧下倾，站立位患肢表现为假性长肢，合并20°屈膝畸形

B 实施左髋外展肌起点松解、左髂胫束松解、股骨髁上截骨术，术后以髋关节中立位防外旋，石膏固定（在管型石膏的小腿中间加控制旋转的横木），术后20天站立位检查，骨盆倾斜基本矫正

图 9-5-6　左髂胫束挛缩伴骨盆倾斜的外科治疗

【操作步骤】

于外展侧股骨大转子向下做长约10cm纵形切口，在大转子下方将挛缩的髂胫束及股外侧肌间隔横形切断，如此会发现髋外展畸形部分矫正。切开股外侧肌附着点，剥离骨膜，显露股骨上端。在股骨大转子和股骨远端各穿一枚骨圆针，备做上骨外固器之用，在小转子下用线锯做底向内的楔形切骨，注意使楔形骨块角度接近于骨盆倾斜角度。如对侧短肢超过5cm，则改做外窄内宽约2~3cm骨环切除。将股骨远段内收、内旋（因此类患者皆有不同程度的髋外翻、外旋畸形）将截骨处形成20°~30°的内收角度，将已固定在股骨断端上下的钢针连接外固定杆，截骨段即已初步固定，再进一步测量截骨内收的角度是否合适，以下肢放置到中立位髋外展肌群不再牵拉同侧骨盆下降为适度。确定无误后，用预弯相同角度的钢板螺丝钉固定股骨截骨段，逐层缝合切口，骨外固定器暂时保留。

对侧做髂骨、耻骨截骨延长，在显露和未切断髂骨之前，先取5~6cm长3cm宽的髂骨备用，但撑开髂骨远截骨端时尽可能增加其外旋的角度，如此可加大股骨头的覆盖面。将取下的股骨环形骨块植于撑开的髂骨间隙深部近坐骨大切迹一侧，另取同侧游离髂骨做撑开间隙植骨，用普通预弯的6孔钢板固定髂骨延长段。若合并内收侧膝、踝部影响下肢持重力线的畸形应同期矫正（图9-5-7）。

如果成年病人同时存在健侧髋外展、患侧髋内翻性骨盆倾斜，应采用Weissmen手术，如此可一期矫正骨盆倾斜、等长肢体。

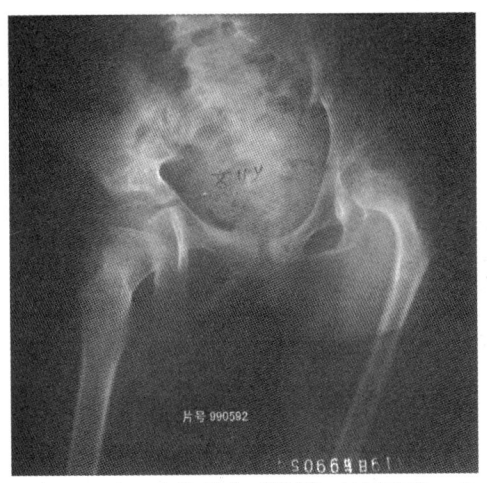
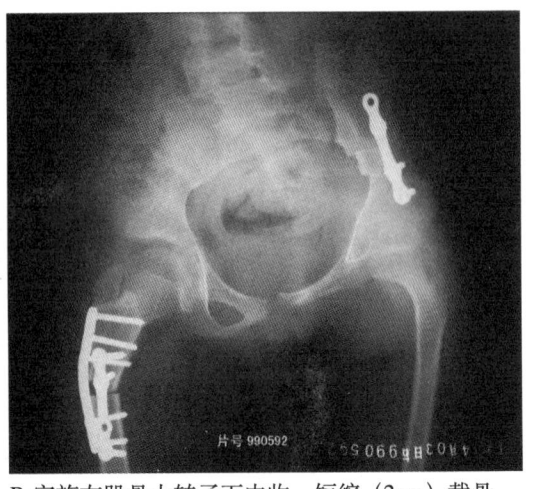

A 女，11岁，左髋关节（健侧）外展挛缩，右连枷腿，右下肢短缩6cm，术前仅用左下肢持重行走

B 实施左股骨大转子下内收、短缩（2cm）截骨，右髂骨截骨延长，将左侧短缩的环状股骨块，植入右侧髂骨延长的间隙内，术后骨盆倾斜畸形矫正，右髋关节半脱位也矫正

图 9-5-7 改良 Weissmen 术矫正骨盆倾斜

【术后处理】术后4～6周即可在医生的指导下扶助行器下床适度锻炼行走，并定期行X线检查骨愈合情况，骨外固定器一般于术后8周拆除。

（四）盆下型骨盆倾斜

乃下肢不等长所致。一侧下肢短缩并能负重行走，骨盆必然向短肢侧倾斜，腰椎发生代偿性侧凸，短缩越多骨盆倾斜和腰椎代偿性侧凸越严重。

盆下型骨盆倾斜的检查：先测量双下肢的真性长度，计算出短缩数，在短肢侧足底垫高相应厚度的木板，骨盆即可达到水平位。

外科治疗：延长短肢侧下肢，使其双下肢等长，可使骨盆恢复到水平位。

（五）若因髂胫束挛缩导致屈髋、屈膝畸形伴骨盆倾斜，应将屈髋、屈膝畸形同期矫正，下肢持重力线恢复，两条腿直立平衡行走，骨盆倾斜也自然会改善或矫正（图9-5-8）。

四、肌肉移位重建臀肌瘫痪

脊髓灰质炎后遗臀肌瘫痪较多，作者统计分析了1000例住院病人，其中一侧臀肌瘫痪（臀大、臀中肌残存肌力之和在3级以下）343例，占34.3%。髋关节是人体肌肉配布最多、运动最复杂的关节，其肌肉的配布总的分成4组，伸髋肌、屈髋肌、内受肌、外展肌另外还有内、外旋转肌。其中临床上通过肌肉移位重建功能的肌肉主要是外展、后伸肌和屈髋肌。

髋关节在下肢功能和力的传导方面居于枢纽地位，臀肌关系着下肢50%的稳定性，临床上观察到若臀肌肌力较好，下肢持重力线正常，纵然膝、踝关节肌肉全瘫，患肢仍能较好地徒手行走，反之臀肌轻度瘫痪也会出现不同程度的跛行。臀大肌瘫痪，行走时挺腰鼓腹，跨步短细。

（一）重建臀大肌和臀中肌的手术适应证

1．一侧下肢臀肌瘫痪。

2．对侧下肢臀肌肌力在3级以上。

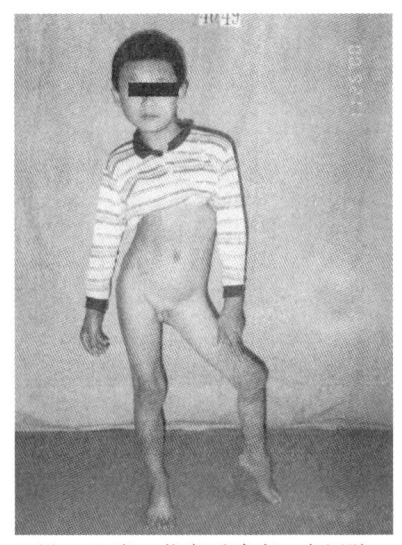
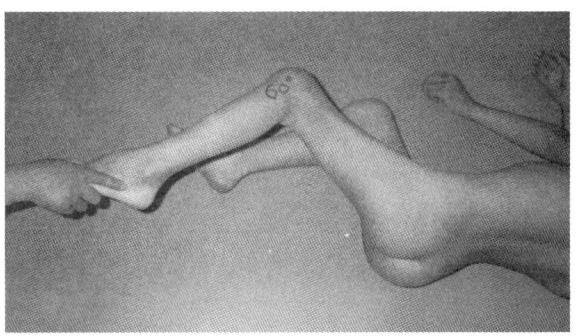

A 男，10岁，儿麻后遗症，左屈髋45°、屈膝60°。术前重度手压股步态，骨盆倾斜

B 患者仰卧，左膝关节在牵伸下屈曲畸形60°，髂胫束明显挛缩

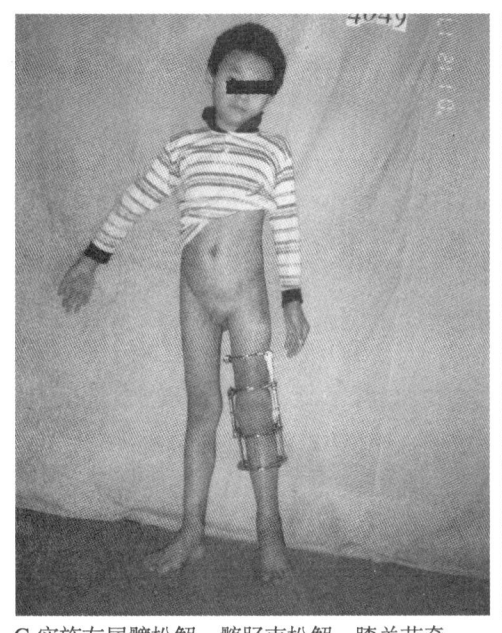
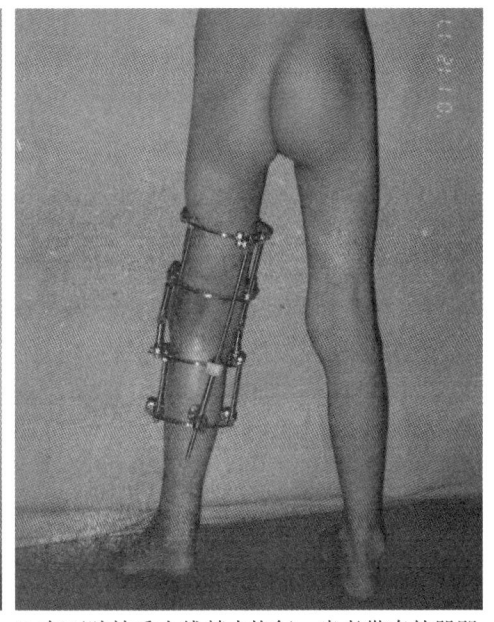

C 实施左屈髋松解，髂胫束松解，膝关节牵伸20天，屈髋、屈膝畸形完全矫正

D 左下肢持重力线基本恢复，患者带牵伸器即能直立行走，骨盆倾斜自然改善，获得很满意的治疗效果

图 9-5-8 小儿麻痹后遗症屈膝屈髋畸形导致骨盆倾斜的一期矫正。

3．腰背伸肌、腹肌或其它计划转位的肌肉肌力在4级以上。

4．无麻痹性脊柱侧凸和固定性骨盆倾斜。

5．下肢负重力线正常，髋关节中立位能被动过伸10°。

6．髋臼和股骨头关系正常或接近正常。

7．年龄10周岁以上，身体一般情况良好。

（二）手术策略

髋关节是三轴运动的关节，有三对互相拮抗的肌群控制着关节运动轴。臀肌是人体骨骼肌中横切面积最大的肌肉。目前应用的任何一条移位肌，皆无法与正常的臀肌肌力去比较，因此，用一条肌肉移位，单一轴线的牵拉代替完全瘫痪的臀肌，难以收到理想的效果，由此在手术方法的选择上尽可能采用双肌联合移位术替代臀肌。

1. 臀大肌、臀中肌皆瘫痪，髂腰肌、缝匠肌正常者，宜选髂腰肌加腹外斜肌移位；髂腰肌瘫痪者，用骶棘肌或腹外斜肌加缝匠肌移位；髂腰肌、缝匠肌皆瘫痪而膝关节稳定者，选骶棘肌加腹外斜肌移位；膝关节不稳定屈髋肌力在3级以下者，宜选骶棘肌移位；同侧腹外斜肌和骶棘肌部分瘫痪者，宜选双侧骶棘肌移位或同侧骶棘肌加背阔肌移位。

2. 臀中肌瘫痪，臀大肌肌力较好者，儿童宜选腹外斜肌移位，青少年则宜选腹外斜肌加髂前上棘后置。缝匠肌瘫痪者，宜选对侧骶棘肌移位代臀中肌。

3. 臀大肌基本正常。

4. 臀中肌部分瘫痪。

5. 轻度摇摆步态。

6. 可实施臀中肌下移；髂前上棘后置或对侧骶棘肌移位增臀中肌肌力。

7. 以改善臀中肌失效步态。

（三）改良 Thomas 腹外斜肌移位代臀中肌

【适应证】 髋关节无畸形，臀中肌肌力＜2级，腹外斜肌肌力正常，年龄10岁以上。

【体位】 仰卧，患侧臀部垫高。

【麻醉】 硬膜外阻滞。

【操作步骤】 切口，腹外斜肌及其腱膜条的游离及腱膜裂隙的关闭均与Thomas术类同。但腹外斜肌腱膜仅切取5cm长，腹外斜肌的远端及其腱条缝合成管状使其阔肌变成直肌。

从股骨大转子向下做一垂直切口，长15cm，显露并游离15cm长3cm宽髂胫束，近段游离至股骨大转子下，在大转子部由前向后打一骨洞，引过髂胫束条固定。

再将游离的髂胫束远端通过皮下隧道拉到腹部切口内，髋关节外展位将髂胫束与腹外斜肌在适当张力下缝合固定，重叠关闭大转部的阔筋膜，以增加髋外展的张力。皮下常规放负压引流管。

【术后处理】

单髋人字石膏患肢外展30°位固定6周。术后5天练髋关节外展运动。

改良后的优点：①保留了腹外斜肌腱膜；②用髂胫束做牵引肌腱，缝合固定可靠，增加了髋关节的外展力量；③阔筋膜纵形切取部分后给予重叠缝合，亦增强了髋关节的稳定性。

（四）双侧骶棘肌移位代臀肌

用同侧骶棘肌移位代臀肌所产生的主要是髋外展功能，且术后对髋关节产生转动分力大而加固分力小。因而术后很少改善臀肌失效步态。用对侧骶棘肌移位替代臀肌，术后其肌肉的拉力线同臀大肌的走行方向。而且正常人行走时同侧臀中肌与对侧骶棘肌收缩的时相同步，即一侧腿站立时身体倾向持重腿，对侧骶棘肌为维持躯干的平衡而收缩。故术后能较好的改善臀肌失效步态。

【适应证】 一侧臀肌瘫痪，双侧骶棘肌肌力正常，脊柱无畸形，无影响替代臀肌的手术指征。

【禁忌证】 腰椎有后凸畸形者禁用。

【麻醉和体位】 硬膜外阻滞 俯卧位

【操作步骤】

1. 在臀肌瘫痪侧的脊柱外缘从L2～骶骨做直切口，切开腰背筋膜先显露同侧骶棘肌，游离骶最长肌和髂肋肌群，近端适当游离，向远端仔细分离肌腱部分，在骶骨切断。

2. 在此切口内锐性分开皮下组织与脊柱的联系，跨过脊柱至对侧，即很容易显露对侧骶棘肌和腰背筋膜，纵形切开腰背筋膜，游离骶最长肌及其相连的肌腱，肌肉近段分离到L1，远段在骶骨部切断，关闭腰背筋膜的纵形切口。

3. 股骨外侧大转子始向远段切口，长约15cm，分离皮下组织后先游离3cm宽，16cm长的阔筋膜一条，向上分至大转子，大转子横行打骨洞，将阔筋膜条自后向前穿过拉紧。

骶棘肌切口于大转子切口之间打一隧道，将阔筋膜条引到第一切口中，髋关节外展后伸位，先将同侧骶棘肌与阔筋膜在适当张力下缝合，再将对侧骶棘肌肌腱与阔筋膜缝合固定图，再测定肌肉固定的张力，皮下放置引流管，逐层缝合皮下组织和皮肤。

【术后处理】 髋人字石膏或髋关节外展支具，固定髋关节外展30°后伸15°位6周，术后2周患者可扶双拐下床患髋外展位行走。

双侧骶棘肌移位代臀肌术后一般可达到2～3级髋关节外展后伸的肌力，能较好改善臀肌失效步态，对侧骶棘肌移位后因肌腱斜跨腰部在皮下可见到条形隆起，长期的弯腰、坐位，移位的对侧骶棘肌肌腱有部分张力下降是其缺点。

(秦泗河)

第六节 连枷腿的综合手术治疗

脊髓灰质炎后遗症导致一侧或双侧下肢肌肉完全瘫痪或近乎完全瘫痪，髋、膝、踝关节松弛不稳，肢体缩短或畸形，功能严重丧失者称连枷腿（Flail-Leg）。连枷是一种在长短二杆之间连以铁环的打谷农具，因松弛下垂的关节被动抬举时恰似连枷，无张力地随重力而坠落，故名连枷腿。

连枷腿的发生率国内外尚无大宗的统计资料，作者统计1996年后住院手术治疗的脊髓灰质炎后遗症病人3033例，其中一侧下肢完全或近乎完全瘫痪者473例，占15.6%。此类患者手术复杂，完成一个人的治疗计划，相当于治疗几个病人，实际上能坚持系统完成治疗计划的患者仍是少数。

一、连枷腿的分型

连枷腿是否需要分型，如何分？尚有不同意见。分型的目的有利于对病人的检查治疗，判断治疗效果，提供制订手术方案时参考。秦泗河从重建行走功能的要求，依据患肢是否参与负重行走的功能进行分型比较切合实际。

1. 患肢负重型 下肢载重力线正常或接近正常，肢体缩短多在6cm以内，有几条肌力较好的非主要功能肌，患侧骨盆下降，骨关节发育较好，患肢部分或完全参与负重，可借助短棍、手杖、辅助器、手压腿或膝反屈位行走（图9-6-1）。本型所需手术次数少，功能恢复快，一期手术即会达到满意的治疗效果。

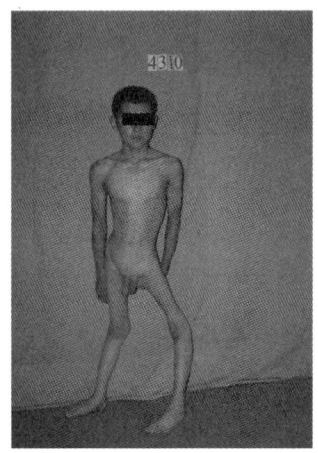 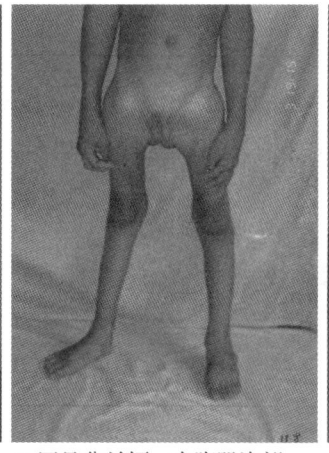 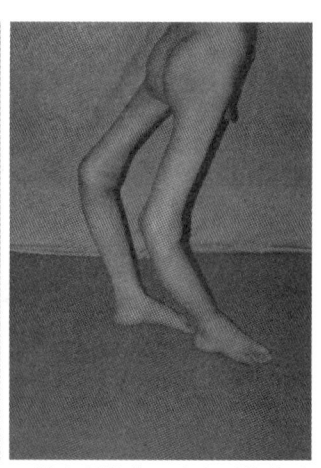

A 男，11岁，双侧连枷腿，因有双膝反屈畸形，故患者能徒手站立　　B 因骨盆前倾，在腹股沟部，可见到隆起的股骨头　　C 站立侧位像，患者不能徒手跨步行走

图 9-6-1　双侧连枷腿合并膝反屈畸形

2．健腿行走型　患肢不参与负重，用单一健侧肢体扶单拐或双拐行走，多合并患侧髋关节内收、健侧髋关节外展畸形，健侧骨盆下降，患侧髋臼浅或头臼关系不正常，患肢废用性萎缩重，肢体缩短多，甚至患肢悬吊不落地，年龄越大，上述病理改变愈显著。本型手术次数多，治疗效果相对较差，成年者往往必须在健侧肢体上施行手术，合并严重腰椎侧弯者多丧失手术条件。

3．爬行蹲移型　多见于双侧连枷腿，或单侧连枷腿合并对侧髋关节屈曲畸形。爬行的类型有双手抓足移行，见于膝关节无屈曲畸形者（图9-6-2）。合并明显屈髋、屈膝者只能在地上跪行（图9-6-3）。

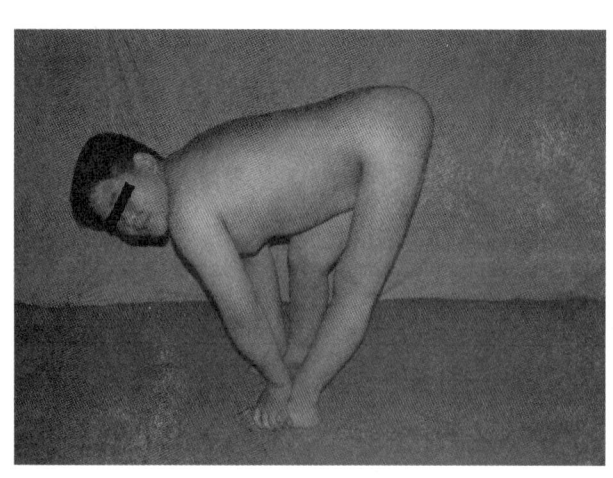 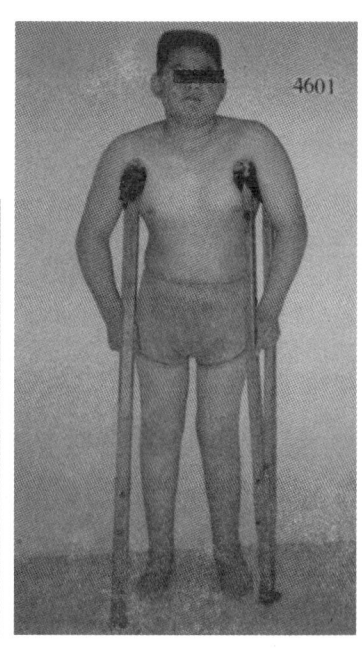

A 手抓足移行（15岁）　　　　　　　　　　　　　　B 手术后扶双拐行走

图 9-6-2　双侧连枷腿，手抓足移行

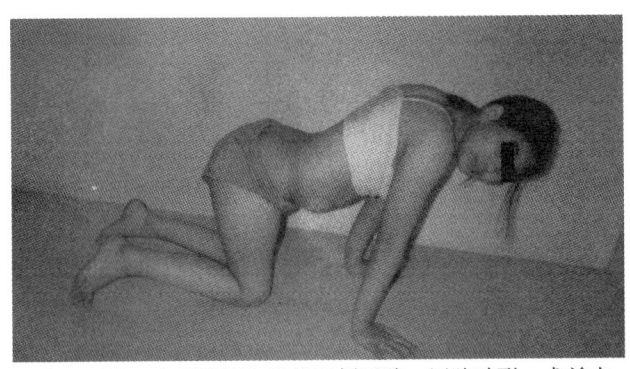
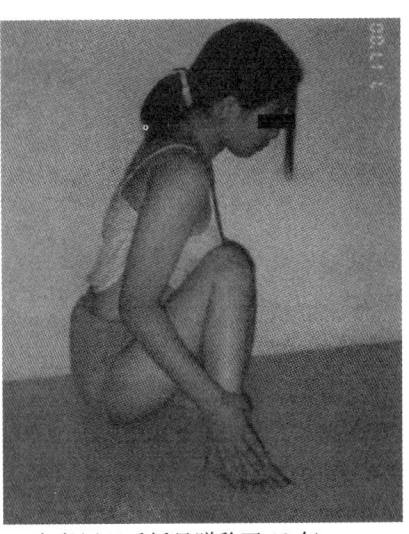

A 女,15岁,右下肢连枷腿伴双侧屈髋、屈膝畸形,术前丧失直立条件

B 患者用双手抓足蹲移了12年

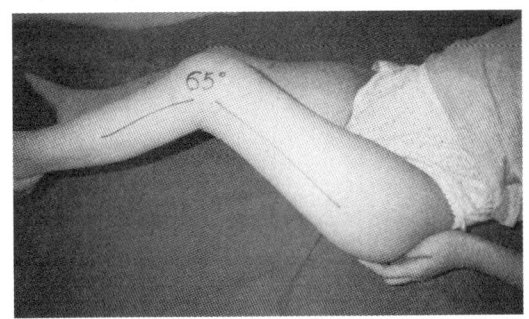
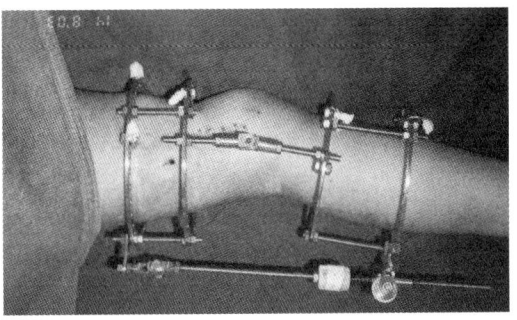

C 术前左膝关节屈曲65°、屈髋畸形30°

D 实施左屈髋松解、髂胫束松解,屈膝畸形用 Ilizarov 技术逐渐牵伸 34d 后,左膝关节伸直

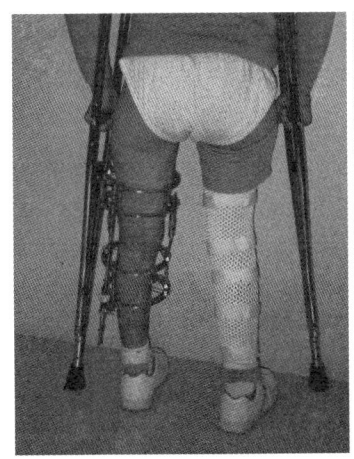
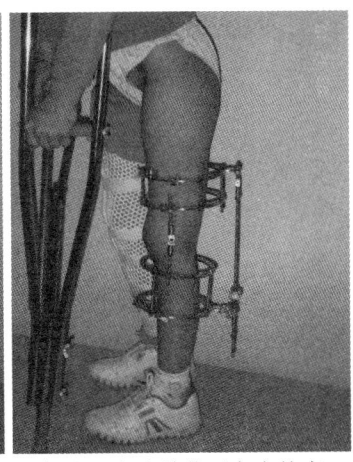
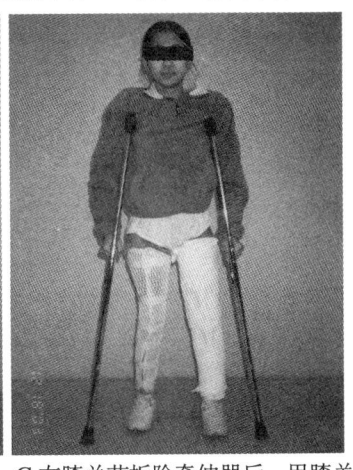

E 右下肢前期已实施屈膝畸形的牵伸治疗,右下肢拆除牵伸器后,配膝关节伸直位支具。左下肢正在治疗过程中,已达到扶双拐站立行走的效果

F 侧位示左膝关节已完全伸直,牵伸治疗结束后1~2周再拆除牵伸器,以稳定效果

G 左膝关节拆除牵伸器后,用膝关节伸直位石膏固定3周,如此患者双下肢持重力线完全恢复,扶拐能较好地用双下肢锻炼行走

图 9-6-3 矫形手术结合 Ilizarov 技术治疗爬行患者

二、手术适应证

连枷腿手术适应证的选择是相对的，随着矫形外科康复水平的提高，绝对无手术指征者愈来愈少。

一侧连枷腿，腰背伸肌及腹肌肌力4级以上。

双侧连枷腿，双上肢肌力基本正常，脊柱无明显侧凸，预测治疗后能扶拐行走者。

合并严重脊柱结构性侧凸者，下肢有无手术适应证，很大程度上取决于脊柱侧凸、骨盆倾斜能否矫正或矫正的程度，否则骨盆上升侧的下肢手术治疗则无实际意义。

40岁以上虽有严重骨关节变形，但只要术后能改善功能，亦应实施手术。

三、外科治疗策略

连枷腿的治疗涉及下肢脊髓灰质炎后遗症外科治疗的很多手术类别，往往一个病人可以设计出几种手术方案，其手术方案的制定应建立在对患者瘫痪、畸形类型、性别、年龄、职业、生活环境、经济状况、心理类型等通盘分析的基础上。

1. 恢复下肢生理性载重力线和髋关节的静力性稳定。
2. 平整骨盆，合理等长肢体。
3. 肌移位代臀肌。
4. 肌移位重建屈髋、伸膝功能。
5. 稳定连枷足。

恢复下肢生理性载重力线，矫正骨盆倾斜是连枷腿全盘治疗的基础。作者观察到术前载重力线正常和髋、踝关节松弛轻的53例单侧连枷腿，皆能徒手行走。其中1例23岁的女青年竟连续稳定地行走2公里以上。

为减少患者的手术次数（双侧连枷腿者手术次数几乎加倍）应把一个肢体作为一个单元，若条件具备，一次可完成一组手术。少数肌移位手术和骨性手术一期完成。这类手术的实施除取决于患肢治疗的实际需要外，还应取决于医生的经验、手术技巧以及术后的妥善处理。施行这种联合性手术，只要手术适应证选择正确，手术方案制定合理，手术操作适当，一般可达到较好效果。如一次手术即由爬行变成直立，由持拐变成徒手行走。

(秦泗河)

参考文献

1. 邬华彬，张雪菲，李新忠等. 腹外斜肌移位术治疗连枷膝66例初步报告. 中华外科杂志，1981，19:455-457.
2. 秦泗河. 脊髓灰质炎后遗症连枷腿外科治疗的国内进展. 中华骨科杂志，1990，6:450-453.
3. 秦泗河，郑学建，李宜生等. 组合性手术治疗成年人麻痹性髋关节脱位. 中华骨科杂志，1996，10:641-644.
4. 秦泗河，夏和桃，张韬. 成年人麻痹性屈膝畸形的外科治疗. 中华骨科杂志，1998，10: 636-637.
5. 秦泗河，郑学建. 成年人马蹄内翻足的分型与外科治疗. 中国矫形外科杂志，1997，6: 476-479.
6. 秦泗河主编. 下肢畸形外科. 北京：人民卫生出版社，1998，295-377.
7. 秦泗河.小儿麻痹后遗症仰趾足的外科治疗. 中华骨科杂志，1991，1:32-34.
8. 吴其常，张志刚，王东生等. 改良Weissmen手术治疗严重骨盆倾斜. 中华骨科杂志，1998，18:212-214.
9. 秦泗河，毛宾饶. 矫正抑拇畸形的新手术方法. 中华骨科杂志，1998，3:152.

10. 秦泗河，吴鸿飞，李文玲等．马蹄足畸形的分型和手术方案制定．中国矫形外科杂志，2000，4:317-319.
11. 秦泗河，孙蜀杰，史四辈等．重症下肢小儿麻痹后遗症外科治疗的临床系列研究．美国中华骨科杂志，2000，9:1-3.
12. 秦泗河，孙磊，李丰才等．成年人小腿外旋畸形的外科治疗．中国矫形外科杂志，2001，2:123-125.
13. 秦泗河，孙磊，卢聪等．小儿麻痹后遗成年人骨盆倾斜的分型和术式选择．中华骨科杂志，2001，5:265-268.
14. 秦泗河，夏和桃．改良Ilizarov技术矫治儿童膝关节重度屈曲畸形．中华骨科杂志，2002，2:125-126.
15. 秦泗河，孙磊．踝上截骨术矫正足内翻及复合踝部畸形．中华骨科杂志，2002,4:249-250.
16. 秦泗河，肖善文，张雪华等．脊髓灰质炎后遗成年人爬行——蹲移的外科治疗，中国矫形外科杂志，2003，4:162-165.
17. 邱贵兴，戴克戎主编．骨科手术学．第三版．北京:人民卫生出版社，2006，1524-1671.
18. 秦泗河．脊髓灰质炎后遗症患者的康复．见：卓大宏主编．中国康复医学．第二版．北京：华夏出版社，2003，985-1006.
19. 卢世壁主译．脊髓灰质炎．坎贝尔骨科手术学．第九版．第四卷．济南：山东科学技术出版社，2001，3875-3909.
20. 秦泗河，夏和桃，陈建文等．改良Ilizarov膝关节牵伸器的设计和临床应用．中国矫形外科杂志，2004，11:805-808.
21. 秦泗河，陈建文，郑学建等．Ilizarov张力-应力法则结合三关节有限截骨矫正成年人重度马蹄内翻足．中华骨科杂志，2004，6:338-341.
22. 秦泗河编著．脊髓灰质炎后遗症外科治疗．北京：人民卫生出版社，2006.

第十章 脑性瘫痪

第一节 概论

一、定义

脑性瘫痪（Cerebral palsy，CP）是指婴儿妊娠时期、出生时和出生后4周，因各种因素损害了未成熟的脑组织，导致运动障碍的器质性病变，并常伴有智力、行动、感觉的损害。脑瘫是一种静态的"脑病"。新生儿期以后的脑组织炎症、损伤等疾病导致的瘫痪，一般称XX后遗症，属于症候性瘫痪。脑瘫由于是一小部分控制运动的脑在大脑未成熟期受到不可逆损害，肌肉接受来自脑受损部分的错误指令，使肌肉的控制障碍，引起机体持久的运动障碍及姿势异常的疾病，它不是肌肉的瘫痪。但其肌肉-骨骼系统存在着异常痉挛与异常运动，从而发生运动系统进行性的病理生理改变。其外科治疗的原则与下运动元性瘫痪、畸形，有很大的区别。

在神经学的文献中，脑瘫被认为是一种"静止性的脑部病变"。发育中的脑组织自我修复失效，遗留固定性、解剖性的病损，引起了肌力的持续不平衡，进而导致发育中的儿童或青少年进行性肢体畸形加重，在此阶段神经损害已经不可逆转。虽然有些肢体痉挛的患者恰好发生于锥体交叉以下颈髓的病损，从概念上来说不属于大脑瘫痪，但仍可按脑瘫治疗。因此，在成年和儿童脑瘫患者的治疗中，骨科医生的责任是通过解除肌肉痉挛、重建肌力平衡来改善功能和防止畸形发展。重建肌力平衡的方法包括神经手术、软组织松解、肌腱转位或截骨手术。

二、脑瘫发病率

在美国的儿科神经肌肉病变患者中，儿童脑瘫的病例最多。由于产前护理的质量、父母的社会经济条件、环境以及母婴所接受的产科和儿科的护理类别不同，按出生人口计算，脑瘫在不同国家和地区的发病率为0.6/1000～6/1000，如美国的发生率大概为2.5‰，现存的脑瘫总数约40万；每年新产生脑瘫儿童约2.5万名。日本占出生人口2‰～4‰。中国脑瘫的发生率高于经济发达国家，缺少准确的统计，发生率约4‰，由于人口基数大，现存的脑瘫患者>400万。

新生儿ICU使更多的早产、低体重的婴儿得以存活，这部分儿童比一般儿童患产前疾病和受产伤的机会更大，因此，儿童脑瘫病人的发病率随着医学科技的发展不但不下降，反而呈稳定增长的趋势。统计证明，出生婴儿的体重在1500g以下者，脑瘫发病率是2500g以上婴儿的27倍。早产儿、低体重儿造成最常见的脑瘫类型是痉挛性双下肢瘫。

三、病因

引起脑瘫的损害可发生于产前、产时和产后期。产前指从妊娠到分娩开始；产时是从分娩开始到实际娩出；产后期是出生后4周，此时婴儿脑部发育成熟，髓鞘形成，婴儿机体已和外环境达到某种平衡。某些专家认为脑瘫病因中，产后期的时间应延长至8岁，如此脑瘫的定义外延至将很多疾病、外伤等继发性脑瘫归入其内。

引起脑瘫的许多损害发生于围产期，但越来越多的证据表明，产前因素比预料的要多。Perlstein保存了在他诊所就诊的所有脑瘫病人的大量记录，发现产前原因占30%，产时60%，产后10%。Blumel、Eggers和Evans发现，他们研究的110例病人中，产后因素占7%。1981年O'Reilly和Walentynowicz报告，从1947-1980年间随访的发病原因有据可查的1503例病人中，产前因素占38.5%，产中因素占46.3%，产后因素15.2%。他们同时发现，1950年以后，每10年间，病人数量逐渐下降。他们认为这与1950年以后美国的出生率下降、产科和围产期护理条件改善有关。秦泗河统计已实施手术治疗的脑瘫患者859例，其病因是：产前原因131例，早产、难产436例；产后原因134例；不明原因158例。其中双胞胎患病率逐渐增高（图10-1-1）。

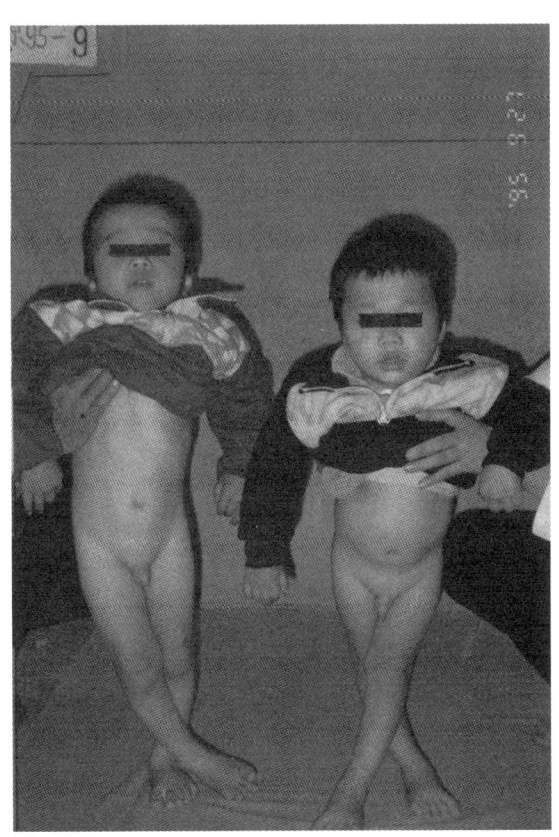

图10-1-1　双胞胎皆患脑性瘫痪，皆是截瘫痉挛型

四、痉挛性脑瘫临床基本表现

1．肌张力增高、反射亢进，踝阵挛阳性。

2．原始反射存在。

3．运动不同程度障碍。

4．姿势与行走异常：如剪刀步态（图 10-1-1）；尖足步态（图 10-1-2）；屈膝半蹲位步态（图 10-1-3）等。

5．畸形（动力性或固定性）如屈膝、足下垂、足内翻、足外翻（图 10-1-4）等，扭转性痉挛可导致全身多处畸形同时存在（图 10-1-5），完全丧失生活能力。

(秦泗河)

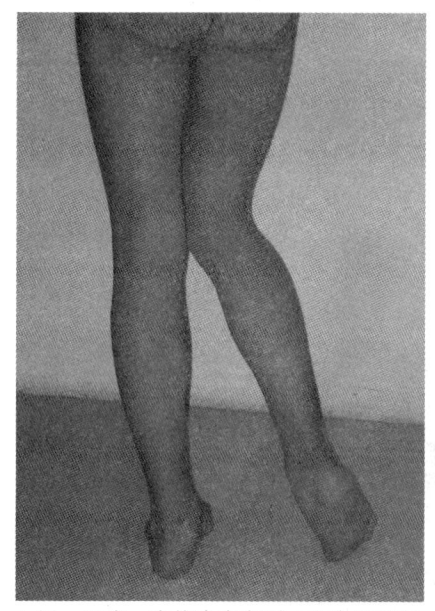 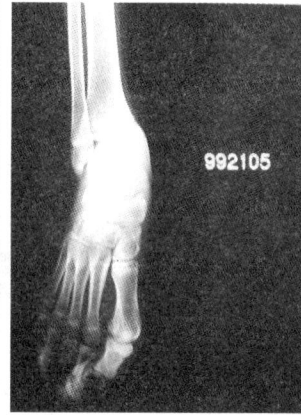 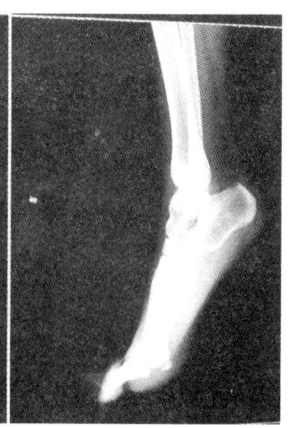

A 男，16岁，右偏瘫痉挛型，右尖足畸形 伴股内收、内旋畸形　　B 右踝足 X 线改变

图 10-1-2　脑性瘫痪右尖足畸形

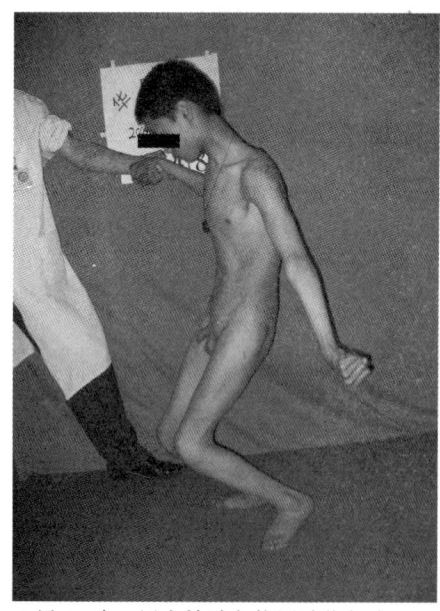 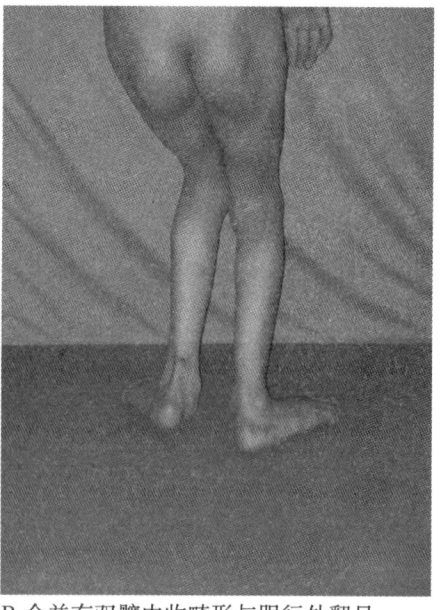

A 男 13 岁，用人扶助方能屈膝位行走　　B 合并有双髋内收畸形与跟行外翻足

图 10-1-3　脑瘫双膝关节屈曲畸形

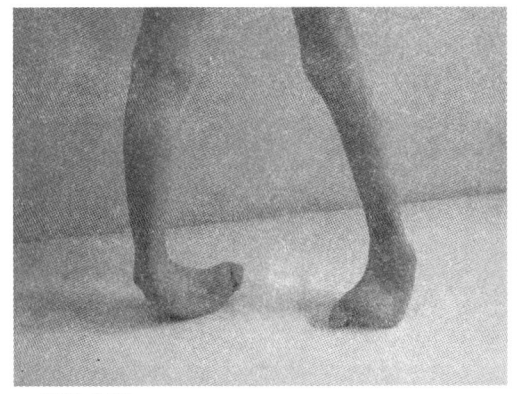
A 双足内翻

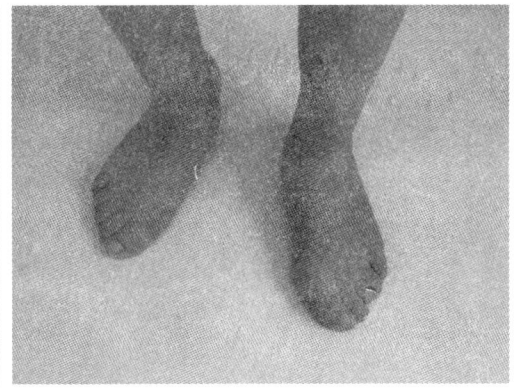
B 双足外翻

图 10-1-4　脑性瘫痪足内翻、外翻畸形改变

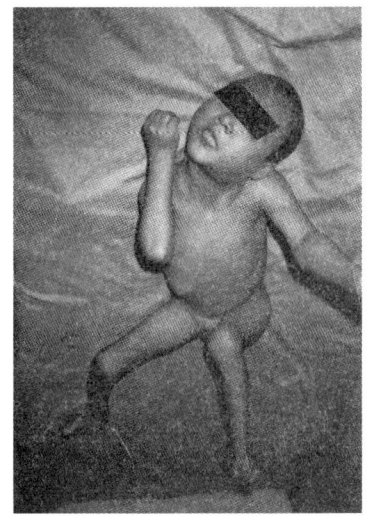
A 肢体及颜面高度痉挛

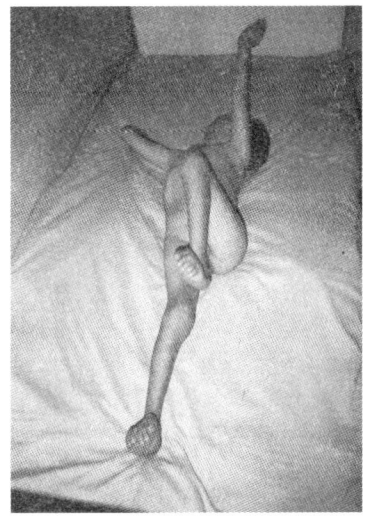
B 不能主动完成翻身

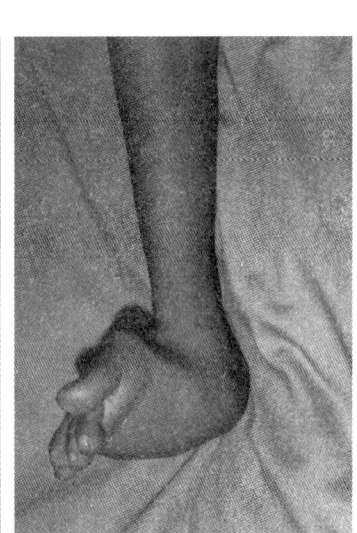
C 右足呈舟状

图 10-1-5　扭转痉挛型脑性瘫痪

第二节　脑性瘫痪类型与 SPR 手术回顾

一、脑瘫的分类、分型

脑瘫的分类、分型较复杂，有按病因学、病理生理学、临床体征分型等。按临床表现分为以下类型（美国脑瘫学会）：

（一）痉挛型　　　　55%

（二）手足徐动型　　25%

（紧张性、低张性）

（三）共济失调型　　5%

（四）僵直型　　　　5%

（五）混合型　两种以上表现兼有

（六）迟缓型　肌张力低下（有人称暂时性）

（七）震颤型　临床少见

（八）无法分辨型　诸类型表现均不典型

受累部位分型：

（一）四肢瘫　　　　四肢受累

（二）双瘫　　　　　四肢受累，双下肢重于双上肢

（三）截瘫　　　　　单纯双下肢，50%以上

（四）三肢瘫　　　　三肢受累

（五）偏瘫　　　　　一侧肢体

（六）单瘫　　　　　单一肢体

（七）双重偏瘫　　　四肢受累，双上肢重于双下肢，一侧重于另一侧

按程度分型：

（一）轻度　生活完全自理，可以站立行走

（二）中度　生活部分自理，需半介助

（三）重度　生活完全不能自理，需全介助

疾病特征	临床特点
病因各异	1、肌张力高
脑部损害	2、肌腱反射亢进
肢体痉挛	3、踝及髌阵挛阳性
运动障碍	4、软组织挛缩
姿势异常	5、肌力弱，步行障碍

二、痉挛性脑瘫肢体畸形、残疾的发生机制

肢体痉挛与挛缩畸形的发生机制，目前已有较为明确的认识。由于上运动神经元功能障碍，从而导致下运动神经元——脊髓的调控机制紊乱，脊髓水平的突触前抑制缺乏，致使牵张反射亢进，运动神经元过分激动，产生了对应主动与拮抗骨骼肌群的收缩痉挛反应。由于痉挛肌肉的生长远低于骨骼生长速度，从而出现儿童患者随年龄增长而发生肌肉、肌腱的挛缩，详见脊髓反射的主要下行控制通路（图10-2-1）。

引起姿势和动作异常的病变原发于如下四个脑区：大脑皮层（痉挛型）、中脑或大脑基底部（手足徐动）、小脑（共济失调）和多脑区受损（混合型）。现代神经生理学与影像学技术的高度发展，受损脑区定位已较以前容易，脑血流测定、CT扫描、脑部超声检查及MRI可精确定位受损脑区，甚至有时可以确定脑瘫分型。令人遗憾的是，尽管拥有这些先进的神经影像学检查技术，我们仍然不能在婴儿时期藉此可靠地预测其功能预后。所以，在中枢神经系统已受损害的儿童，在其生长发育过程中，应给予定期的随访，积极的治疗，以最大可能地发挥其大脑功能的恢复潜能。

要选择正确的治疗方法，获得满意的矫形效果，骨科医生术前必须诊断清楚脑瘫的类型与畸形发生的机制。错误地选用针对其他类型脑瘫的治疗措施，反而会降低肢体原有的功能。例如，对患强直性手足徐动症的患者选用神经切断术或广泛的肌腱松解术，只会产生与原畸形相反的固定性畸形。再如，原发性共济失调型脑瘫如选用跟腱延长，则只能使患者由

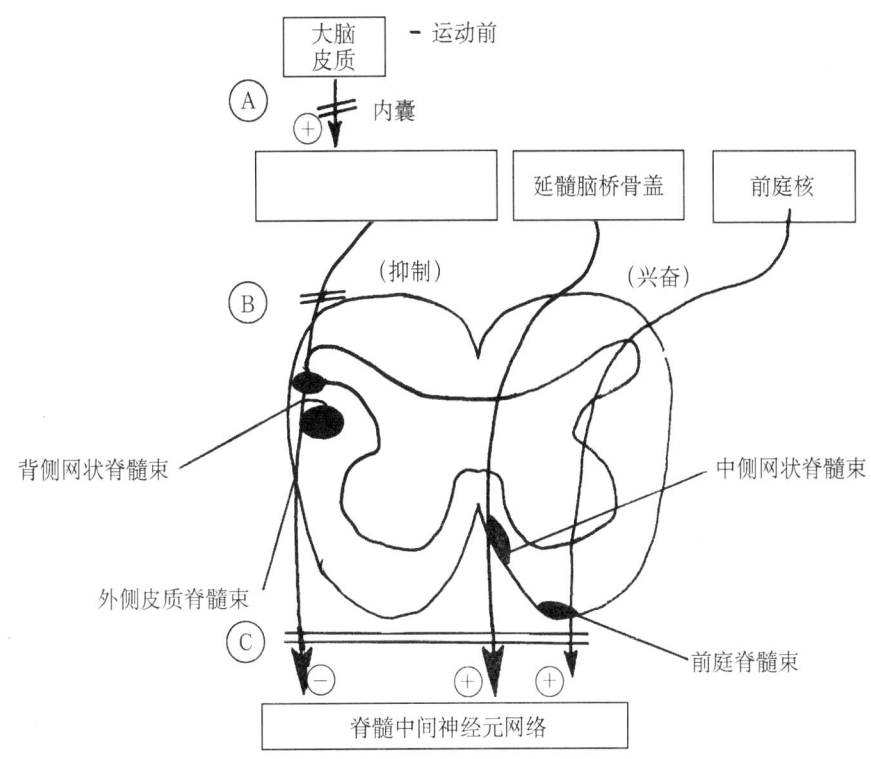

图 10-2-1 脊髓反射的主要下行控制通路

+表示兴奋，-表示抑制

共济失调步态转变为共济失调加蹲距步态。不管是做支具治疗还是手术，临床医生在进行任何治疗之前必须耐心确定患者脑瘫的类型。

肢体痉挛是指被动牵拉时，正常的肌牵张反射功能亢进所致，牵拉速度越快，肌张力反应越强，牵张反射增强是痉挛型的基本特征。部分痉挛型脑瘫开始时肌肉是低张力性的，后随发育会出现肢体痉挛。

肌张力检查目前用 Ashworth 5级

1．肌张力正常
2．肌张力轻度增加、反射亢进
3．肌张力明显增加，关节屈伸呈折刀样感觉
4．肌张力更明显增加，关节不易屈伸，有折铅管样感觉。
5．僵直于伸展或屈曲位（僵直）

选择性脊神经后根切断术（Selective Posterior Rhizotomy,SPR）回顾

Abne（1888）试用后根切断止痛
Foerster（1908）设计后根切断解痉
Munro（1945）前根切断解痉
Gros（1967）改良 Foerster 方法
Fasano（1978）后根电刺激+选择切断
Peacock（1981）改良 Fasano 方法
中国康复研究中心（1991）国内首先报道 SPR

SPR 原理

以痉挛的病理生理学为基础，在脊神经后根处阻断肌梭兴奋传入而保留普通感觉的传入，从而限制下行抑制受损所致肌牵张反射过强的易化趋势，使肌张力重新调节相对平衡状态，能够综合性减低肢体整体痉挛水平。

1．切断支配梭内肌的神经纤维

2．阻断脊髓反射的 γ - 环路

3．选择性保留感觉纤维

4．高选择性切断引起痉挛的神经纤维

判断标准（Ashworth 5 级）

1 肌力不高，无痉挛

2 屈伸活动时，肌张力轻度增加

3 有痉挛，肌张力明显增强，但关节易屈伸

4 被动活动张力较高，痉挛明显

选择性脊神经后根切断术要点

选择的含义

一、选择合适的病例

二、选择适当的神经节段

三、电刺激选择切断 Ia 类纤维占优势的小束

手术与年龄

最佳年龄　　6 岁左右（4～8 岁）

10 岁以上　　高选择法，保留椎板，减少感觉影响

10 岁以下　　自然分束，可保留部分椎板

成人　　　　胸腰段

方法

全麻

腰骶部正中切口

L2～S1 全椎板切除（仅 L3，L5 椎板切除）

分离 L2～S1 两侧脊神经后根

后根分小束

电刺激诱发痉挛趾动监测（电刺激 H 反射法监测）

后根选择性切断（L5～S1；L4～S1；L3 及 L5～S1）

选择性脊神经后根切断术

显微外科技术手术显微镜神经显微外科器械

电刺激技术肌电监测诱发痉挛阈值

痉挛解除彻底、对感觉影响较少、疗效确实可靠

保持脊柱稳定性股四头肌肌张力便于术后恢复

传统手术与 SPR 疗效对比

项目	传统手术组	后根切断组
肌张力降低	不明显	明显

肌力降低	少	无
腱反射亢进	不明显	明显
畸形矫正及预防	局限单一	双下肢广泛
踝髌阵挛减弱	不明显	明显
剪刀步态改善	可有复发	无复发
步行能力提高	有	有
步态改善	不确定	确定
训练开始时间	至少6周	早至1~2周
效果稳定所需时间	不确定	3个月

（洪 毅 秦泗河）

第三节 选择性脊神经后根切断术

一、选择性脊神经后根切断术发展简史

选择性脊神经后根切断术（selective posterior rhizotomy）可简称为SPR。外科大师Foerster于1908年第一次采用脊神经后根切断术治疗痉挛状态，但因其对肢体感觉和括约肌功能的不良影响，一直未得到广泛应用。上世纪六七十年代有学者开始考虑采用选择性更高的后根切断手术以降低其不良影响，并开始用于痉挛型脑瘫的治疗。最初的改良包括了切断L1~S1脊神经后根的1/3~2/3。Gros等上世纪七十年代就提出根据术前对痉挛状态的评估和术中电刺激后根小束观察肢动来决定后根的切断比例。现代腰骶段SPR术由意大利人Fasano于上世纪七十年代末创立，他的创新之处在于术中电刺激方法的确立，即采用双极电极刺激后根小束，观察分析下肢肌肉肌电图反应，来决定切断哪些后根小束。上世纪八十年代末美国的Peacock对腰骶段SPR术做出进一步改良，将手术平面自圆锥降至马尾水平，并进一步完善了术中电刺激方法。这两位学者为现代SPR术的完善和推广做出了巨大贡献。Sindou等认为圆锥部位手术可因对局部解剖的熟悉和严格的术中电生理监测而变的安全，而且可以同时行椎板复位固定，对术后脊柱稳定性有益。

二、选择性脊神经后根切断术的原理与疗效

（一）痉挛状态的发病机制

脊髓牵张反射属于单突触反射。该反射传入支包括：骨骼肌肌梭、相应脊神经后根内的传入纤维（Ia、I类传入纤维）；传出支包括：相应脊髓节段前角α运动神经元、周围神经运动支（开始位于相应脊神经前根,后来位于相应周围神经）、神经肌肉连接及肌单位。肌梭和腱器官内的牵张感受器将冲动通过Ia、I类传入纤维直接或间接的兴奋脊髓前角α运动神经元，然后再通过反射传出支协调协同肌和拮抗肌的运动。牵张反射在整体内受高级神经中枢的调控，在正常情况下存在抑制机制以保证反射适度。如下肢在正常情况下所需的一定的肌张力以站立和行走即依靠适度牵张反射来维持。当各种脑和脊髓疾患累及锥体束时，不同类型的抑制（如Ia、I类传入抑制、突触前抑制、腱器官抑制、α运动神经元抑制等）丧失导致牵张反射过度，协同肌和拮抗肌的运动失衡，使姿势系统趋向于过度收缩，最终导致

痉挛状态。

(二) 选择性脊神经后根切断术原理

19世纪末Sherrington首次阐述了肌张力与痉挛状态的内在生理联系，为应用神经外科方法解除痉挛状态奠定了基础。神经外科手术治疗痉挛状态是通过在不同部位打断牵张反射环路或提高脊髓α运动神经元的抑制功能以降低受累肌肉的兴奋性，从而缓解痉挛。SPR手术原理如图10-3-1所示，虚线为打断牵张反射环路的位置，通过电刺激选择性切断肌梭传入的Ia类纤维，阻断脊髓反射中的γ-环路，降低过强的肌张力，从而解除肢体痉挛。

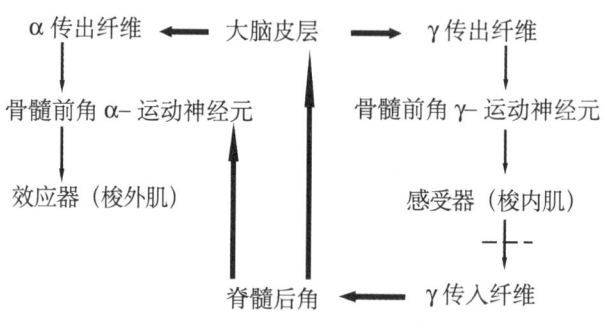

图10-3-1　SPR治疗痉挛状态手术原理

(三) 选择性脊神经后根切断术治疗痉挛型脑瘫的疗效

虽然脑瘫的临床表现多种多样，但一般都有以下4种表现：①运动发育落后，主动运动减少；②肌张力异常；③姿势异常；④反射异常。神经外科手术治疗主要针对痉挛型脑瘫及一部分以痉挛型为主的混合型脑瘫病人。脑瘫分型中痉挛型占60%左右，其主要临床特点包括：①关节僵硬，肢体活动性下降；②腱反射亢进；③肌肉被动平伸时表现出强烈的阻力；④屈肌反射过强。又可细分为四肢瘫、三肢瘫、截瘫、偏瘫、单瘫、双重瘫、双侧偏瘫等类型。

国际范围内多个医疗中心采用腰骶段SPR术治疗痉挛型脑瘫的结果表明：术后1年后有大约75%的患者可恢复到接近正常的肌张力，这为进一步的康复训练提供了宝贵的时机和打下了良好的基础；在经过系统正规的康复运动训练后，大部分患者在站坐稳定性、纠正不良姿势和行走协调性方面都有了长足的进步。1990年美国医学会杂志登文肯定了SPR治疗痉挛型脑瘫的安全性和有效性，同年SPR术进入中国。迄今多年的临床实践证明了该术式在痉挛型脑瘫的治疗与康复中的重要性。目前国内已有多家医疗单位开展腰骶段SPR术，在几个大的医疗中心颈段SPR术治疗上肢痉挛状态也取得成功，疗效满意。

中日友好医院神经外科迄今已累计施行腰骶段SPR术近1500例，手术缓解痉挛的总有效率达95%以上。我们认为腰骶段SPR术适用于同时存在下肢髋、膝、踝等多处关节整体肌群广泛痉挛的脑瘫患者。手术的疗效要待术后0.5~1年后才能确切体现，且有痉挛复发之可能，术后长期坚持正确的康复训练是保证疗效的关键。由于部分切断后的马尾神经断端漂浮于硬脊膜内脑脊液中，而且术中我们均将切断的后根小束切除10mm长一段，脊神经后根发生再生连接的可能性极小，所以我们认为神经再生不是导致症状复发的主要原因。手术只是为患者的恢复提供了条件，更为重要的是术后长期坚持正确的康复训练，患者智力低下和或术后由于种种原因未坚持正确康复训练是复发的主要原因。另外，休眠神经的启动可能与复发有关,应进行相关的基础和临床研究。康复的重要性是必需要强调的:及时、长期、正规的康复训练是治疗脑瘫的最主要方法,手术治疗只是为康复创造条件或为补充手段而不能替代康复。

三、选择性脊神经后根切断术的术前评估与术后随访

(一) 术前评估

病例选择和术前全面临床评估是决定手术疗效及最终预后至关重要的因素,可以最大限度地改善症状,避免引发新的缺陷或畸形。术前评估主要内容包括:

1. 病史

外科手术治疗主要针对痉挛型脑瘫及一部分以痉挛型为主的混合型脑瘫患者。追问病史对确诊脑瘫及临床分型具有重要意义。2005年我们采用多元logistic回归分析统计学方法回顾性分析卫生部中日友好医院神经外科及脑瘫治疗中心近5年来手术治疗的1605例脑瘫患者病因方面的资料,调查及统计分析结果表明:①早产低出生体重、难产窒息缺氧是各型脑瘫的主要患病相关因素;②新生儿黄疸是手足徐动型和混合型脑瘫的重要患病相关因素;③相对次要患病相关因素依次包括:新生儿高热、多胎妊娠、没有正规产前检查和家中分娩等;④约4%的患者追溯不到任何患病相关因素;⑤没有正规产前检查和家中分娩与脑瘫患病之间的相关性明确。该结果不仅有利于提高对脑瘫患病相关因素的认识及早期预防脑瘫的发生、早期诊断以早期治疗,而且对手术决策具有重要意义。单纯痉挛型脑瘫患者手术疗效最好。以痉挛型为主的混合型脑瘫患者手术疗效次之。扭转痉挛型患者手术疗效较差,甚有术后痉挛加重的可能,决定手术时宜慎重。手足徐动型、共济失调型、强直型、震颤型、肌张力低下型脑瘫均不适合神经外科手术治疗。病史中既往曾行骨科矫形手术或神经术式者就诊时表现的痉挛严重程度往往比实际的要轻。

2. 临床症状

对临床症状的评估主要是痉挛的严重程度及肢体运动功能障碍状况。在长期的临床实践中,我们将单纯痉挛型脑瘫又细分为静止性痉挛和运动性(紧张性)痉挛两个亚型。静止性痉挛指患者即使在静息状态下也存在较固定的痉挛症状;运动性(紧张性)痉挛指患者在静息状态下痉挛症状不固定,甚至可以完全正常,而在运动或紧张时痉挛出现或明显加重。静止性痉挛脑瘫患者手术疗效好于运动性(紧张性)痉挛者。

3. 临床体征

相关的临床体征主要包括:

1. 受累关节主、被动运动范围
2. 姿势异常
3. 步态异常 包括速度、节奏、步长
4. 腱反射 上肢主要指肱二头肌腱反射,下肢主要指跟腱反射
5. 踝阵挛、膝阵挛
6. 病理征
7. 交叉腿现象 即大腿内收肌痉挛、剪刀步
8. 膝关节屈曲痉挛
9. 马蹄足、内翻足

4．相关肌肉肌力评估

术前肌力的准确测定可因痉挛状态的存在而较为困难和不准确。

5．牵张反射（痉挛程度）的评估

Held 评分标准

0	无肌肉收缩
1	可见的肌肉收缩
2	持续数秒的肌肉收缩
3	出现阵挛
4	持久阵挛
5	强直

6．肌张力评估

Ashworth 评分标准

1	肌张力正常
2	肌张力轻度增高
3	肌张力明显增高，但受累关节易于被动屈曲
4	肌张力显著增高，受累关节被动运动困难
5	受累关节强直

7．智商测定及精神心理学分析评估学习、交流能力

患者智力正常或接近正常才有利于术后康复训练。智商＜50%或学习、交流能力较差应列为手术相对禁忌证。

术后随访　术后随访内容包括痉挛缓解情况、运动功能恢复情况、姿势异常改善情况等。具体评估内容基本同术前。另外我们观察到，部分患者的斜视、流涎、言语不清、上肢痉挛等症状在腰骶段SPR术后有不同程度的缓解，可能与脑细胞及α运动神经元兴奋性降低有关，我们将上述症状的改善与否也列为常规随访内容。术后是否进行及时、长期、正规的康复运动训练是决定运动功能恢复情况的关键指标，也是随访的重要内容。

四、选择性脊神经后根切断术的选择标准

在腰骶段SPR术的选择标准方面应遵循四项选择的原则，即病例的选择、脊神经后根节段的选择、各后根切断比例的选择、各后根切断小束的选择。神经外科手术治疗痉挛型脑瘫总的原则为：全面临床评估，严格掌握手术适应证，通过解除痉挛、纠正畸形为康复治疗提供条件或起辅助作用。综合来讲，手术适应证为：①痉挛型脑瘫和部分以痉挛为主的混合型脑瘫，肌张力3级或以上，痉挛较严重，影响病人日常生活和康复训练；②身体随意运动功能尚好，无严重肌无力、肌腱挛缩和不可逆性骨关节畸形；③痉挛状态已趋于稳定；④智力正常或接近正常以利于术后康复训练。手术禁忌证为：①以强直表现为主；②肌力差，运动功能不良；③存在严重的肌腱挛缩和/或骨关节畸形；④智商＜50%或学习、交流能力较差。具体到SPR，手术适用于同时存在下肢髋、膝、踝或上肢肩、肘、腕、指等关节多处痉挛（肢体肌群整体痉挛）的脑瘫患者，在整体解除痉挛上有任何其它手术所不具备的优越性，前者需行腰骶段SPR术，后者则可行颈段SPR术。症状体征比较单一、局限的患者没必要行SPR术（详见第七章）。手术最佳年龄为4～6岁，对于痉挛已稳定且较严重的患儿

可提前到满3周岁，对成年脑瘫患者也可施行此手术且解除痉挛疗效肯定，但多因长期痉挛导致肌腱挛缩和/或骨关节畸形而不利于术后康复，运动功能恢复不理想。对腰骶段SPR术而言，一般选择的脊神经后根节段为L2、L3、L5、S1。L4主要支配股四头肌，对维持站立的稳定性具有重要作用，一般不主张行部分切断。虽然大多数人认为包括S2的腰骶段SPR术能更好地缓解踝部痉挛，但S2的部分纤维参与膀胱感觉，在没有完善的术中电生理监测的条件下行S2部分切断存在较大风险。术前痉挛状态、运动功能、相关肌肉肌力的评估情况和术中电刺激结果是各后根切断比例选择的决定因素。对于大腿内收肌痉挛L2部分切断更重要，L3为次重要；对于膝关节屈曲痉挛只有L3部分切断重要；对于马蹄足、内翻足L5、S1部分切断同样重要。理论上来讲，术前评估痉挛越重，相应后根切断比例宜越大。术前相关肌肉肌力弱、运动功能不良者相应后根切断比例宜小。我们的切断比例经验：L2 25%~45%，L3 30%~50%，L5 40%~60%，S1 45%~65%。当然，术中电刺激结果是选择各后根切断哪些小束的金标准。

五、选择性脊神经后根切断术术中电生理监测

Gros应该算是腰骶段SPR术术中电生理监测的开先河者，但真正将其确立并完善的当属Fasano。在如今的Sindou神经外科中心（世界上首屈一指的痉挛状态外科治疗中心），各种各样的术中电生理监测技术被应用于痉挛型脑瘫腰骶段SPR手术中。Sindou至今仍主张在脊髓圆锥部位行腰骶段SPR手术，术中电生理监测是保证手术安全有效的重要条件，尤其有利于在众多的马尾神经中寻找确认靶神经根。Sindou术式中应用电刺激同时观察诱发肌电反应来确认L1~S1脊神经后根；支配膀胱感觉功能的S2、S3感觉根可通过监测膀胱压力证实；电刺激支配肛门括约肌的S3、S4后可通过三种方法记录证实——肛门指诊、压力表监测直肠内压或肛门括约肌肌电图监测；电刺激脊神经后根后在胫神经（L5、S1）和阴茎背神经（S1~S3）记录到的诱发神经动作电位也会有所帮助。在常规腰骶段SPR手术中，通过观察脊神经根出硬脊膜的位置可以简洁的确认L2~S2脊神经后根，术中电生理监测更多被用于切断后根小束的选择，以最大限度地降低有害肌张力、保留感觉纤维、保护膀胱和肛门括约肌功能，这也是所谓功能性脊神经后根切断术的重点所在。在技术高度发达的今天，过去繁琐复杂的电生理监测已变得简单易行。在我们的常规腰骶段SPR手术中，用电脑程控的神经肌电生理刺激仪以0.05~0.1mA不同电流双极电刺激确认并根据观察肢体肌肉收缩或描记多导肌电图来记录各脊神经后根小束之阈值，根据阈值高低（切断阈值低者）及痉挛情况（痉挛重者切断比例高）将后根小束选择性部分切断，并分别在切断处的上、下方刺激后根观察相应肌肉收缩情况或肌电反应以决定部分切断的最终比例。当手术可能涉及到与膀胱感觉和肛门括约肌功能有关的S2、S3脊神经时，膀胱压力和肛门括约肌肌电图监测则成为必需。我们一般不在常规腰骶段SPR手术中应用胫神经和阴茎背神经的诱发神经动作电位监测。

六、选择性脊神经后根切断术手术技术

（一）常规腰骶段SPR手术方法

中日友好医院神经外科常规腰骶段SPR手术方法：取俯卧位，头低位以免术中脑脊液过多丢失（图10-3-2）；采用气管内插管全身麻醉，术中不用肌松剂。切开后剥离椎旁肌显

露L3～S1椎板,行跳跃式、限制性椎板切除(跳跃式指只切除L3、L5椎板,保留L4椎板和棘突;限制性指椎板切除开槽宽度仅5～8mm,完全保留两侧小关节突,见图10-3-3),切开硬脊膜后在手术显微镜下自脊神经根硬脊膜出口处找到确认双侧L2、L3、L5、S1脊神经后根并将各后根分为4～8小束(图10-3-4),神经肌电生理刺激仪以0.05～0.1mA电流刺激确认并记录各后根小束之阈值,根据阈值高低及痉挛情况将后根部分切断,切断比例如前述。分别在切断处的上、下方刺激后根观察相应肌肉收缩情况以决定部分切断的比例。将切断的后根小束切除10mm长一段以防日后神经再生。严密缝合硬脊膜,缝合前后分别用含有地塞米松的温生理盐水反复冲洗硬脊膜腔。严格止血,不放置引流物,逐层严密关闭切口。

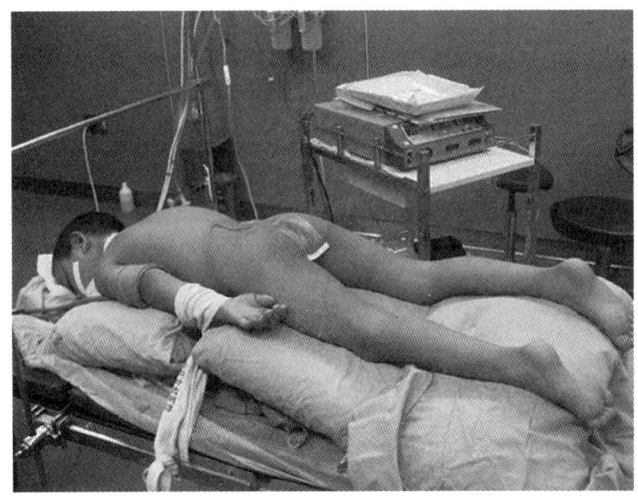

图10-3-2　SPR手术体位

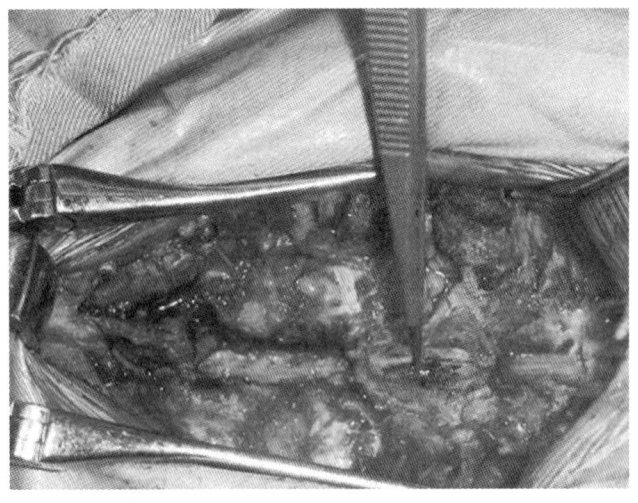

图10-3-3　SPR跳跃式、限制性椎板切除

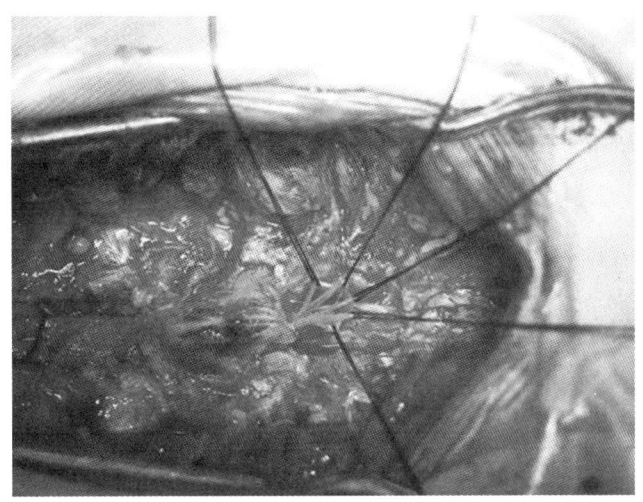

图 10-3-4　将右 L5 后根分为 5 个小束

（二）常规腰骶段 SPR 手术注意事项

常规腰骶段SPR手术中有几点需注意：①手术全程严格止血，剥离椎旁肌时谨记自骨膜下进行；②行跳跃式限制性椎板切除，这种骨切除对脊柱的稳定性不会造成大的影响；③切开硬脊膜后手术即在显微镜下进行，应用神经肌电生理刺激仪严格选择后行脊神经后根部分切断；④显微镜下轻柔细致操作，避免过度牵拉圆锥，可使术后发生膀胱功能障碍的几率大为降低；⑤对于膝关节痉挛特别严重的病例可酌情行 L4 脊神经后根选择性部分切断，但因其对整个下肢的稳定性和平衡性具有重要意义，故主张切断比例不要过大；⑥对于踝关节痉挛特别严重的病例可酌情行 S2 脊神经后根选择性部分切断，但切断比例不能超过50%，术中应监测膀胱感觉和肛门括约肌功能；⑦严格止血后可不放置术野引流物以减少感染机会，切口按层次严密缝合防止脑脊液漏和出血；⑧对于腰骶段皮肤质量不佳者可于胸腰段圆锥部位（T11～L1）行 SPR 术，手术疗效与腰骶段相当，唯圆锥损伤、脊神经后根节段辨认判断失误可能性增大；⑨单侧下肢肌群广泛痉挛者可行一侧腰骶段连续椎板开窗法行该侧脊神经后根 SPR 术；⑩有条件者应行椎板成形术。

七、选择性脊神经后根切断术手术后处理

常规腰骶段SPR手术后需注意：①手术需全身麻醉，术后当天禁食水，次日再逐步恢复正常饮食；②术后第 1 天或第 2 天换药一次，术后 10～12 天拆线；③术后第 3 周后方可坐起，第 4 周后方可下地行走，但术后第 2 天即应开始康复运动训练，一开始运动量及力度亦小，以后逐步增大，需一直坚持至 18 岁以后，每天保证练 3 小时以上，否则痉挛易复发或效果不好；④术后需订作矫型支具（腰及腿），其中腰部支具必须配带至少 3 个月以保护腰部（坐及站立行走时带），腿支具则在睡觉和休息时配带以辅助康复；⑤术后卧床期间要轴线翻身以防扭伤腰部，可以采取仰卧、侧卧或俯卧位；⑥术后可能有发热、头痛、头晕、呕吐、腰痛、下肢麻木疼痛无力等情况，属正常现象，可予适当对症处理；我们观察到约5%的患者术后出现轻重不等的腹部痉挛性疼痛，病因不明，除外急腹症后可予对症治疗，一般可在 3 天内自然缓解；⑦手术一般不必插尿管，如术后小便困难可予下腹部热敷，必要时

再下尿管，如已插尿管则可在术后第2天拔除；⑧术后卧床期间要注意防止大小便污染腰部伤口，进食易消化食物以免大便干燥。

八、选择性脊神经后根切断术的手术并发症

（一）手术后近期并发症

手术后近期并发症包括①下肢感觉障碍：腰骶段SPR手术后根切断后下肢麻木、疼痛等感觉障碍的发生率并不如想象中高，中日友好医院神经外科大宗病例观察手术后近期发生率低于20%，但我们发现感觉障碍在较大患儿中更为常见，可能与年龄小患儿或智力低下言语不清者无法准确表达感觉障碍的感受有关，所以估计实际发生率远高于20%，术中电生理监测用于切断后根小束的选择可以最大限度的保留感觉，术后应用神经营养药物有利于感觉障碍症状的改善；②下肢运动障碍（肌无力）：后根切断后下肢肌无力的发生率各家报告不一，中日友好医院神经外科大宗病例观察手术后近期发生率15%左右，术前肌力差、运动功能不良者应高度警惕该并发症的发生，术中各后根切断比例均不宜超过60%，术后强化康复训练是促进肌力和运动功能恢复的唯一有效方法；③小便障碍：术后发生一过性尿失禁的比率在1%左右，一过性尿潴留占1.5%左右，当手术涉及到与膀胱感觉功能有关的S2脊神经时，行膀胱压力监测势在必行，且S2切断比例应小于30%；④大便障碍：腰骶段SPR手术后罕见，胸腰段圆锥部SPR术后的发生率略高；⑤椎管内出血、血肿：罕见，双极电凝器的使用应列为常规，中日友好医院神经外科施行腰骶段SPR术近1500例，无1例发生术后出血，严格止血后均不放置术野引流物；⑥颅内出血、血肿：罕见，避免术中脑脊液过多过快丢失有助于该并发症的预防；⑦椎管内、颅内感染：虽然少见但是属较严重的并发症，术中严格无菌操作是预防的关键；⑧脑脊液漏：少见，术毕时应将硬脊膜严密缝合至不漏水，如无法做到则需用人工硬膜修补漏口，并逐层严密关闭切口；⑨切口并发症：在我们的病例中发生手术切口延迟愈合、脂肪液化、裂开等切口并发症的几率低于1%，一旦发生后几乎都需要彻底清创、换药处理，有的甚至可迁延数月方愈；⑩痉挛状态加重：术后近期该并发症的发生并不鲜见，更多见于紧张性痉挛和混合型脑瘫患者，可能与手术创伤和血性脑脊液刺激有关，一般可自然缓解。

（二）手术后远期并发症

手术后远期并发症包括①下肢感觉障碍：术后远期随访的结果表明下肢感觉障碍有缓解甚至消失的可能，不足10%的患者虽然还遗有麻木等症状，但不对其生活质量构成影响；②下肢运动障碍（肌无力）：虽然少见但严重妨碍运动功能恢复，是最令人担心的术后远期并发症之一，几乎都与术前病例选择不当、术中后根切断比例过大或误切前根、术后未强化康复训练有关；③痉挛状态加重：手术后远期仍加重者均与术前病例选择不当有关，更多见于扭转痉挛患者；④二便障碍：我们的病例中无1例发生长期二便障碍，更多见于胸腰段圆锥部SPR术；⑤性功能障碍：缺乏该方面的大宗长期随访资料，我们的一组（10例，术前均有正常或接近正常的性生活）婚后大龄脑瘫患者术后远期随访发现无性功能障碍发生；⑥腰椎失稳：腰骶段SPR手术对低龄患儿腰椎发育的影响一直存在争议，行跳跃式限制性椎板切除时，这种骨切除对脊柱的稳定性不会造成大的影响，事实上我们观察到小儿的椎板具有较强再生潜能（图10-3-5），这也多次在二次腰骶段SPR手术中得到证实，辅以术后腰部支具保护和康复训练，绝大多数患者无长期腰痛、腰椎畸形的情况发生；⑦痉挛状态复

发：一般来说术后肢体痉挛状态不同程度复发的几率低于5%，且多数与未进行及时、长期、正规的康复训练有关。

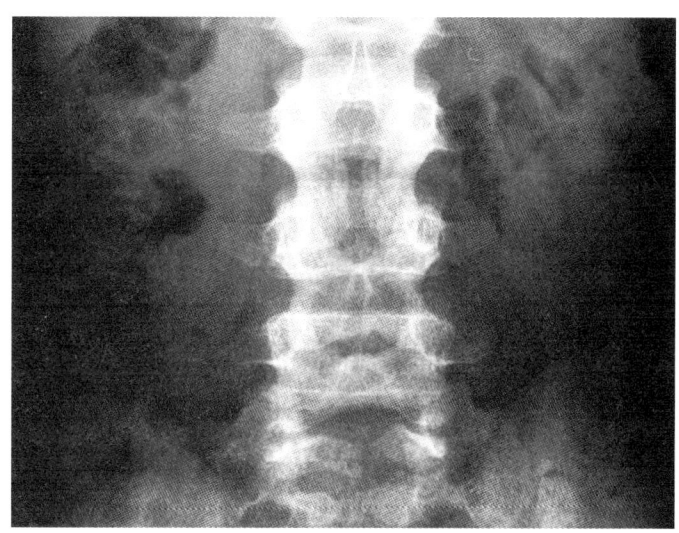

图10-3-5　SPR术后1.5年复查腰椎正位片示L5椎板完全再生、L3椎板部分再生

九、内镜下选择性腰骶段脊神经后根部分切断术

腰骶段SPR作为一创伤性较大的手术，随着逐步推广，其并发症已引起医学界的重视，诸如肌无力、感觉缺失、膀胱功能障碍、脊柱不稳或畸形、感染、脑脊液漏、出血等。虽然在成熟的外科中心这些较严重的并发症已较为少见，但一旦发生后则处理棘手、后果严重。中日友好医院神经外科自2002年年初首次成功将软性神经内窥镜应用于腰骶段SPR术，辅助手术显微镜，有利于提高疗效、减少创伤和降低并发症发生率，在国内外尚未见报道。

手术方法：术前准确定位L3棘突。采用全身麻醉。取L2~L4后正中小切口，切开显露L3及椎板，行限制性椎板切除（椎板切除开槽宽度仅5~8mm，完全保留两侧小关节突）。切开硬脊膜并悬吊，脑脊液涌出，用生理盐水注入硬脊膜下补充丢失的脑脊液。导入软性神经内镜至硬脊膜下，向硬脊膜囊头端探查，发现并确认双侧L2脊神经后根后直接用显微神经拉钩分别轻轻将其牵至手术野内，在手术显微镜下将各后根分为4~8小束，电刺激后将后根部分切断。再用内镜向硬脊膜囊尾端探查，发现并确认双侧L3、L5、S1脊神经后根，分别用特制加长显微神经拉钩伸入硬脊膜下轻轻将其钩住，顺着神经向头端捋至手术野内，即可在术野众多马尾神经中确认需要手术的脊神经后根，同法在手术显微镜下将后根部分切断。严密缝合硬脊膜。关闭切口。在53例手术中应用软性神经内镜发现神经共干、出口异常等变异3例（图10-3-6），占5.7%，应引起重视。

内镜辅助下的显微SPR术有以下优点：①以往采用的跳跃式限制性椎板切除，只切除L3、L5椎板，保留L4椎板和棘突，椎板切除宽度尽可能小，保留两侧小关节突，这种骨切除对脊柱的稳定性已不会造成大的影响；应用内镜的显微SPR术只行L3限制性椎板切除即可完成整个手术，进一步缩小了椎板切除范围，皮肤切口和硬脊膜切开长度亦大大缩小，手术创伤减少，术后发生脊柱不稳或畸形、感染、脑脊液漏、出血等较严重并发症的可能性大

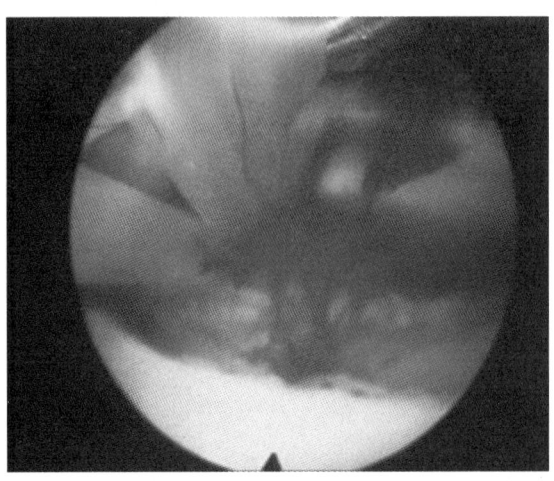

图 10-3-6　SPR 术中应用内窥镜发现神经共干变异

为降低。②以往的跳跃式限制性椎板切除虽可减少骨切除范围，但同时也使手术显露受到限制，在这种情况下行后根部分切断有可能造成对脊神经的过度牵拉，并可能损伤脊髓圆锥，导致术后肌力下降、感觉缺失、膀胱功能障碍等并发症的发生；使用软性内镜探查硬脊膜下，确认脊神经后根后用特制加长显微神经拉钩伸入硬脊膜下将其钩住，顺着神经向头端掸至手术野内再行手术，不会对脊神经造成过度牵拉，避免了副损伤。本组53例患者术后无1例尿失禁及尿潴留发生。③应用软性内镜探查硬脊膜下可以更准确识别脊神经的前后根，发现神经共干、出口异常等变异。

但在内镜辅助下显微 SPR 术的实践中也发现一些缺点：①经内镜监视屏观察到的是二维图像，与直视下或手术显微镜的三维图像相比，缺乏深度感和距离感。②内镜镜头容易被血液、组织等所污染而妨碍观察。③神经外科医师要熟练地在一狭窄通道内同时使用内镜和手术器械需经过一段时间的手术训练。相信以后随着三维立体内镜、高分辨率电视监视系统等的应用，这项技术将日趋完善，得到更为广泛的应用。

十、选择性颈段脊神经后根部分切断术

痉挛型脑瘫上肢痉挛主要表现为肩关节内收痉挛、腕肘关节屈曲痉挛、指痉挛、姿势异常和运动功能障碍。严重痉挛对整个上肢和手的运动功能造成不良影响，常规康复治疗一般疗效不佳。对于肘、腕、指关节屈曲痉挛患者，采用选择性肌皮、正中神经分支部分切断术，疗效满意，创伤小，出血少，术后无严重并发症，尤为适用于症状比较单一局限的患者（详见第七章）。但对于双侧肩、肘、腕、指等多处关节痉挛的患者，往往为双上肢肌群的整体性、广泛性痉挛，常规康复治疗疗效差，如采用双上肢多处周围神经（臂丛、肌皮、正中、尺神经等）分支部分切断术，切口多，手术过程繁琐，疗效也并不理想。基于与腰骶段 SPR 术治疗下肢痉挛相同的原理，在颈段椎管施行 SPR 术理论上可以缓解双上肢痉挛，为此类难治性痉挛患者带来了希望。

早在上个世纪七、八十年代就有采用上颈段（C1~C4）脊神经后根切断术治疗脑瘫性颈部严重痉挛的报告，且对部分患者四肢痉挛有效。我们根据上肢受累痉挛肌肉的神经支配提出行下颈段（C5~T1）脊神经后根选择性部分切断术治疗脑瘫性双上肢严重痉挛，疗效优

良。随访的21例痉挛型脑瘫患者上肢痉挛状态，平均随访37.3个月，95.2%患者术后立即感痉挛状态缓解，随访期间缓解率为85.7%；术后6周内运动功能改善率为57.1%，随访期间为76.2%；生活质量提高率在随访期间为81%；术后发生上肢感觉障碍24侧（57.1%），肌力下降16侧（38.1%），随访期间均见好转；随访期间复发2例（10%）。

手术方法：采用全身麻醉，切口见图10-3-7。显露C5-T1椎板，行C5~T1近全椎板切除，切开硬脊膜（图10-3-8），在手术显微镜下找到双侧C5-T1脊神经后根并尽量按自然分束将各后根分为4~6小束，神经肌电生理刺激仪刺激确认并记录各后根小束之阈值，根据阈值高低及痉挛情况将后根部分切断，切断比例：C5 30%~40%，C6 30%~40%，C7 40%~50%，C8 40%~50%，T1 50%~60%。将切断的后根小束切除5~10mm长一段以防日后神经再生。

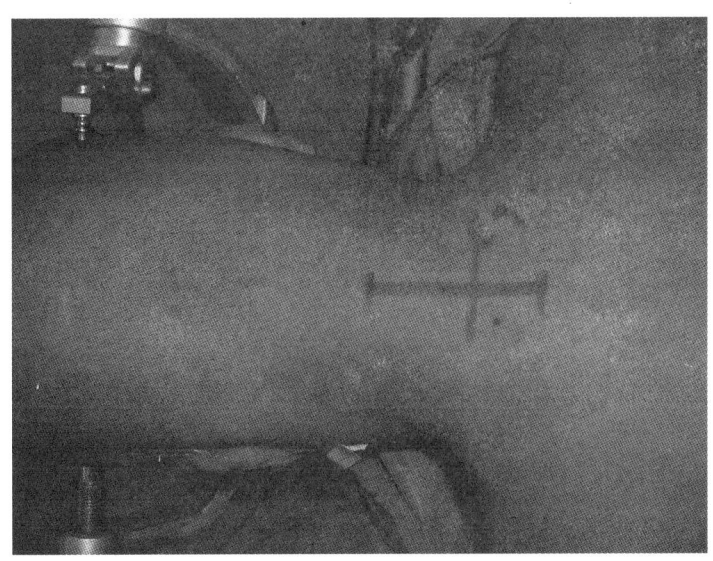

图10-3-7　颈段SPR手术切口

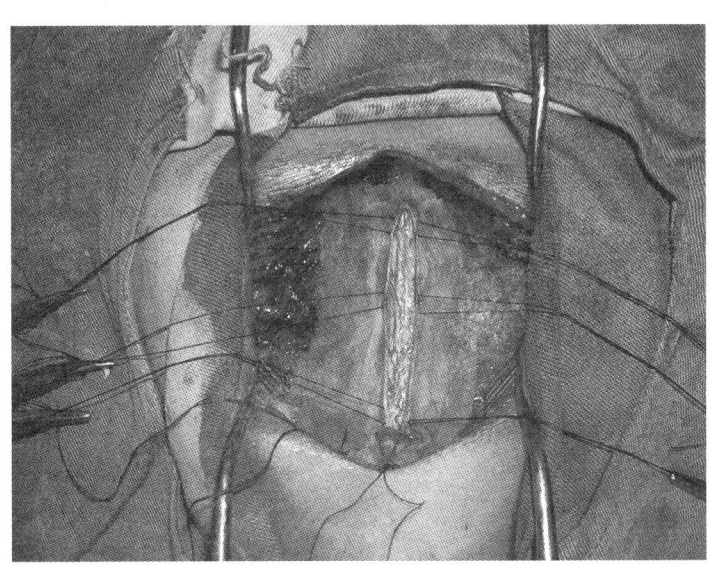

图10-3-8　颈段SPR手术切开硬脊膜显露颈髓

颈段SPR手术适用于同时存在上肢肩、肘、腕、指等关节多处广泛痉挛的患者，其缓解上肢整体肌群痉挛的疗效肯定。术前应行颈椎影像学检查以除外椎管狭窄等病变。术中注意椎板切除范围不可超过小关节突以免影响颈椎稳定性，但也不可过小以免影响显露，勉强牵拉反而会增加副损伤的危险。该术式危险性较大，应更为严格地掌握手术指征，在较大神经外科中心实施，切忌盲目推广。同腰骶段SPR术一样，颈段SPR术后痉挛解除后运动功能的改善要待1年后才能确切体现，且有痉挛复发之可能，术后长期坚持正确的康复训练是保证疗效的关键。

痉挛状态的神经外科治疗属功能神经外科范畴，颈段SPR术是治疗脑瘫性双上肢严重广泛痉挛状态安全有效的手术方法。选择合适的病例、熟悉局部解剖、掌握显微手术技巧和术后坚持长期正规康复训练是保证疗效的关键。

十一、几种特殊情况的神经外科处理

（一）非脑瘫病因性痉挛状态的显微神经外科手术治疗

脑和脊髓血管病、颅脑脊髓损伤、颅脑脊髓肿瘤、感染等中枢神经系统疾患累及锥体束时，可通过类似于脑瘫的机制而导致痉挛状态。对于此类非脑瘫病因性痉挛状态患者采用神经术式同样可有效缓解痉挛，其疗效并不低于脑瘫病例，且此类患者多智力正常，有利于术后坚持长期正规康复训练而达到运动功能上的恢复。我们施行显微神经外科手术治疗非脑瘫病因性痉挛状态，根据病例的不同情况采用相应的选择性周围神经部分切断术，其中1/3采用SPR术，疗效十分满意。

（二）严重痉挛状态的神经外科治疗选择

临床常可遇到痉挛极其严重的患者，不但运动功能完全丧失，严重痉挛本身往往给患者带来巨大痛苦，严重影响其生活质量。有的严重痛性痉挛患者终日忍受疼痛和痉挛的双重折磨。对于此类患者，如估计运动功能恢复的可能性不大，为其解除严重痉挛带来的痛苦则成为手术的主要目的。此时可酌情行SPR+选择性脊神经前根部分切断术（selective anterior rhizotomy，SAR）。注意行SPR+SAR术时脊神经前、后根切断比例均宜适当缩小。

（三）痉挛性截瘫

痉挛性截瘫以青少年时期发病的缓慢进行性发展的双下肢上运动神经元性瘫痪为主要特点，多有家族史。目前尚无有效药物治疗。近年笔者尝试采用腰骶部SPR术（辅以SAR术）对该病进行治疗，早期缓解痉挛效果良好，但缺乏病例积累和长期随访，暂不提倡实施。

（四）脑瘫合并脊髓栓系综合征

脊髓栓系综合征以内外终丝增粗紧张、低位圆锥为病理特征，大小便障碍和下肢痉挛性瘫为其临床特征。对于脑瘫性痉挛性下肢瘫合并脊髓栓系综合征的病例可一期手术，腰骶段手术切口向下延至S3水平以下以利充分显露硬脊膜囊尾端，行L3、L5、S1～3跳跃式限制性椎板切除，硬脊膜切开后在手术显微镜下松解其下脊髓圆锥与周围组织的粘连，内终丝一般明显增粗并张力高，在S2～3水平将内终丝结扎后切断，切断后即可见内终丝及圆锥向头端回缩，进而松解硬脊膜囊尾端与周围组织的粘连，此时应使用电刺激方法鉴别脊神经根与粘连的纤维索带，然后将增粗的外终丝结扎后切断（图10-3-9），即可见硬脊膜囊尾端向头端回缩。最后根据下肢痉挛情况酌情行SPR术，此时后根切断比例宜适当缩小。对于单纯脊髓栓系综合征致较严重痉挛性下肢瘫的病例也可一期行上述手术而获良效。

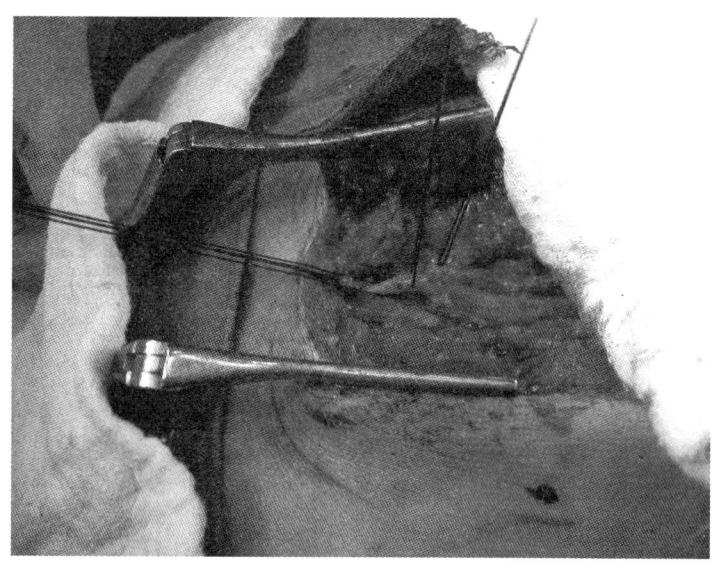
图 10-3-9 将增粗的外终丝结扎后切断

（五）脑瘫合并痉挛性斜颈

痉挛性斜颈发病率约为15/30万，多见于成年人，平均发病年龄30～40岁，男女比例大致相等。少部分脑瘫病例可合并痉挛性斜颈。该病发病后呈缓慢进展，少数病人可自愈。该病本身不会致死，但严重痉挛常给患者身心带来巨大痛苦。药物治疗对本病疗效不佳。肉毒杆菌毒素局部注射是一种行之有效的方法，但肯定复发而需重复注射，反复注射后部分患者体内产生抗体而无效，少部分患者开始首次注射即无效，对于复杂混合型患者该方法治疗困难。对于保守治疗（至少半年以上）无效的复杂重度难治性痉挛性斜颈，则需外科手术介入。

痉挛性斜颈的外科手术治疗方法经多年的沿革，目前主要包括：①立体定向脑深部结构（苍白球内侧，丘脑腹外侧）毁损术：该术式对部分患者有效，但有复发可能，且有可能带来偏瘫、失语等严重并发症，应用有减少趋势；②脑深部结构（苍白球内侧）或颈髓慢性电刺激术：近年来应用日广，疗效肯定，但费用巨大，且缺乏大宗病例经验总结和长期随访资料；③选择性周围神经（副神经，颈部脊神经）切断术（加颈肌切除术）：为常用术式，疗效确切，手术创伤较大，有时痉挛缓解不彻底或复发，术后感觉缺失、吞咽困难等并发症常会影响患者生活质量；④Foerster-Dandy手术：为沿用数十年的传统神经外科术式，即枕后正中入路硬膜下双侧副神经根、C1～C4脊神经前根切断术，疗效肯定，尤其对于复杂重度难治性患者可获良效，但双侧C4前根切断后会导致膈肌麻痹，术后相当一部分患者丧失头部自主旋转能力和/或肩部活动能力，或出现吞咽困难、颈肩痛、颈围变细等并发症，肌阵挛大于C1～C4范围时疗效不彻底，且手术创伤及风险均较大，多数神经外科医师对此术式持保守态度。

笔者近年来对传统Foerster-Dandy术式进行改良，主要基于以下几点考虑：①对于复杂重度难治性痉挛性斜颈，Foerster-Dandy术式疗效相当确切，在某些方面是其它术式所不能替代的；近年国外有作者尝试将Foerster-Dandy术式与选择性周围神经切断术结合起来加以改良并取得较好效果。②对于肌阵挛局限于C1～C3范围的患者，传统Foerster-Dandy术式可获优良疗效，术后不会出现膈肌运动障碍，但如前述之颈肩肌运动障碍并发症多有出现；

对于肌阵挛大于C1～C3范围的患者，该术式要获彻底疗效，需切断C4及以下的脊神经前根，除了会导致颈肩肌运动障碍并发症，还势必会影响膈肌运动，且切除的颈椎椎板范围过大，日后有导致颈椎不稳之虞，术后还有影响上肢运动功能的可能；手术操作区域位于枕大孔区、延髓、上颈髓，涉及重要神经血管结构，稍有不慎可导致严重并发症发生，手术创伤亦较大；以上是妨碍传统Foerster-Dandy术式应用的主要问题，对其的改良也是从这几点出发来考虑。③根据笔者近1500例SPR手术治疗各种原因引起的四肢痉挛状态病例的经验，其中近50例痉挛型脑瘫患者上肢痉挛状态，全部采用颈部SPR显微手术治疗，痉挛缓解率达90%以上；SPR在痉挛状态外科治疗中的安全性和有效性已广获肯定；由此笔者考虑对于痉挛性斜颈患者行相应颈部脊神经后根选择性部分切断也应该能缓解痉挛，配合前根选择性部分切断，即可保证疗效，又可避免全部前根切断的弊端。④不同临床分型的痉挛性斜颈患者痉挛的责任肌肉是不同的，尤其是复杂混合型病例，有时单纯靠术前查体和经验常并不能准确判定，这时术前肌电图检查至关重要，准确判定痉挛责任肌肉（包括主要和次要责任肌肉）是改良的一个关键步骤。⑤针对痉挛责任肌肉的神经支配（包括主要和次要神经支配）及病情轻重，决定切断前根还是后根及切断比例；一般而言，主要责任肌肉的主要支配神经如为C3以上则行前根全切或大部切断（75%～90%）加相应后根部分切断（15%～30%），如为C3以下则行前根部分切断（30%～50%）加相应后根部分切断（50%～70%），次要责任肌肉的主要支配神经和主要责任肌肉的次要支配神经则以相应后根部分切断（15%～50%）为主；脊神经后根选择性部分切断的方法已如前述，注意手术过程中不用肌松剂以免影响对责任肌肉收缩情况的观察。⑥手术如需切除C3及其以下的椎板，则行椎板成形复位术，以避免切除椎板范围过大；术中保留C1以下颈髓齿状韧带以免影响颈髓稳定性。

除对痉挛性斜颈患者施行改良Foerster-Dandy术之外，对于脑瘫合并痉挛性斜颈的患者采用相同术式亦可获良效。

手术方法：采用气管内插管全身麻醉，插管时应用短效肌松剂，此后手术过程中不用肌松剂。麻醉成功后取俯卧位，Mayfield头架固定头部。枕颈后正中入路显露枕后及上颈椎，行部分枕鳞、枕大孔后缘、寰椎后弓、枢椎棘突椎板切除，根据所需切断脊神经的节段决定是否切除C3棘突椎板，如需切除C3，则行C2～3椎板成形复位术。切开硬膜后操作即在手术显微镜下进行。根据临床分型主要责任肌肉的主要神经支配及病情轻重决定切断副神经根及脊神经前根的情况，切断比例30%～100%。以神经肌电生理刺激仪刺激需选择性部分切断的脊神经后根小束，观察相应责任肌肉的收缩并记录阈值，小的刺激电流即可引发相应肌肉收缩为阈值低，选择阈值低的后根小束予以切断，切断比例根据临床分型、病情轻重及相应前根切断情况决定，一般为15%～70%。完成显微操作后常规关闭切口。

改良Foerster-Dandy手术的要点有三：准确判定每例患者的痉挛责任肌肉和相应神经支配以实施个体化治疗方案、SPR手术原理的应用、强调显微操作等微创原则的重要性。术后患者虽不可避免会发生不同程度的转颈无力、耸肩无力、双臂外展受限等，但经康复训练后可见好转，不会因颈肩肌力弱而影响生活质量。笔者曾遇1例复杂混合型患者发生头颈部支撑困难和颈围变细，主要因涉及主要神经支配较多而前根切断比例较大导致，而且与该患者术后未加强康复训练也有关系。脊神经后根部分切断后颈肩局部会有麻木感，这种感觉异常在一些病例可很轻微，稍重者也会慢慢有所恢复，不会对患者生活质量构成影响。另外再次强调，熟悉局部显微解剖、掌握显微手术技巧是保证疗效、避免并发症的关键所在。

改良 Foerster-Dandy 手术事实上是个体化治疗的一个体现，真正从患者实际病情出发，而不是对不同的病例采用单一的术式来实施千篇一律的治疗。该术式肯定还需在实践中不断改进完善，大宗病例和长期随访资料尚需进一步积累完备。

对于单纯轻、中度痉挛性斜颈或已有受累肌肉挛缩的病例，笔者采用副神经周围支切断术加胸锁乳突肌切断或切除术亦取得良效。

（于炎冰　张　黎）

参考文献

1. Smyth MD, Peacock WJ. The surgical treatment of spasticity. Muscle Nerve, 2000, 23:153-163
2. Sindou MP, Mertens P. Neurosurgical management of spasticity. In Schmidek HH: Operative Neurosurgical Techniques. Indications, Methods, and Results. 4th Edition. Amsterdam Elsevier Science. 2000. 2460-2473
3. Nolan J, Chalkiadis GA, Low J,et al. Anaesthesia and pain management in cerebral palsy. Anaesthesia, 2000, 55: 32-41
4. Kim DS, Choi JU, Yang KH, et al. Selective posterior rhizotomy in children with cerebral palsy: a 10-year experience. Child's Nerv Syst, 2001,17: 556-562
5. Mittal S, Farmer JP, Al-Atassi B, et al. Long-term functional outcome after selective posterior rhizotomy. J Neurosurg, 2002, 97: 315-325
6. Chambers HG. The surgical treatment of spasticity.Muscle Nerve Sppl, 1997, 6:S121-128.
7. Steinbok P,Reiner A,Beauchamp RD, et al. Selective functional posterior rhizotomy for treatment of spastic cerebral palsy in children. Pediatr Neurosurg, 1992, 18（1）: 34-42.
8. Steinbok P, Schrag C. Complications after selective posterior rhizotomy for the spasticity in children with cerebral palsy. Pediatr Neurosurg, 1998, 28（6）: 300-313.
9. 于炎冰，张黎，伍成奇等．显微神经外科手术治疗痉挛型脑瘫738例临床观察．中华神经外科杂志，2004，20（1）：59-62.
10. 于炎冰，张黎，马延山等．改良Foerster-Dandy手术治疗痉挛性斜颈．中华神经外科杂志，2005，21（2）：88-90.
11. Burke K. Spasticity as an adaption to pyramidal tract injury. Adv Neurol, 1992, 18（2）: 34-42.
12. Benedetti A, Colombo F, Alexandre A, et al. Posterior rhizotomies for spasticity in children affected by cerebral palsy. J Neurosurg Sci, 1982, 26（3）: 179-84.
13. 于炎冰，张黎，马延山．1244例痉挛状态的显微神经外科手术治疗．中华神经外科杂志，2005,21（9）：542-54.
14. 于炎冰．脑性瘫痪的外科治疗进展．中国临床康复，2005,9（11）：176-177.
15. 于炎冰，张黎，马延山等．非脑瘫病因性痉挛状态的显微神经外科手术治疗．中国临床神经外科杂志，2006，11（5）：260-262.
16. 于炎冰，张黎，伍成奇等．神经内镜下腰骶段神经后根选择性部分切断术治疗脑瘫性下肢痉挛．中华神经外科疾病研究杂志，2004，3（6）：515-517.
17. 张黎，于炎冰，王薇等．功能性电刺激对成人下肢解痉术后肌力恢复的影响．中国康复理论与实践，2004，10（2）：94-95.
18. Turi M, Kalen V. The risk of spinal deformity after selective dorsal rhizotomy . J Pediatr Orthopaed, 2000, 20（1）: 104-107.

第四节 选择性周围神经切断术与药物解痉术

一、选择性周围神经切断术

（一）发展史

选择性周围神经切断术（Selective Peripheral Neurotomy，PN）也可以按日本学者的习惯称为选择性显微缩小术，其前身是周围神经切断术。1887年Lorenz、1913年Stoffel先后将周围神经切断术用于髋内收肌群痉挛和足痉挛畸形的治疗。周围神经完全切断后虽可极大程度上缓解痉挛，但存在肌力低下、感觉障碍、肌萎缩、建立对立畸形等严重缺点，故未能广泛应用。二十世纪七、八十年代，Gros、Shindo等学者对其进行了改良。显微缩小术的改进之一是术中应用神经肌电生理刺激仪，达到神经部分切断后降低有害肌张力而不过多影响有用肌力的目的，改进之二是显微镜下选择性部分切断而非全部切断周围神经，术中应至少保留1/4的运动纤维。该术式在欧美开展的较广泛，长期随访疗效确切，但在我国尚未推广，缺乏大宗病例积累和经验总结。

（二）手术原理与适应证

PN手术原理如图10-4-1所示，通过术中应用电刺激选择达到周围神经部分切断后降低有害肌张力而不过多影响有用肌力的目的。手术针对四肢不同部位的痉挛而分别采用胫神经（针对踝痉挛）、坐骨神经（针对膝痉挛）、肌皮神经（针对肘痉挛）、正中（及尺）神经（针对腕、指痉挛）、闭孔神经（针对大腿内收肌痉挛）、臂丛神经（针对肩关节内收痉挛）选择性显微缩小，有切口小、出血少、疗效确切、并发症少等优点，尤其适用于痉挛症状体征比较单一、局限的低龄患儿，符合脑瘫早期治疗的原则。手术的基本适应证和禁忌证类同于SPR。虽然该术式相比SPR而言较为简单易行，更适于在基层推广，但同时强调手术必须在显微镜下施行，并使用神经肌电刺激仪进行仔细选择以达到最佳效果。术前可行相应周围神经或其运动点封闭试验（详见本章第二节），如封闭后痉挛状态有改善则可预期行神经切断术有效。但对膝关节痉挛性屈曲病人，因坐骨神经位置深在而不易进行封闭，可施以全麻观察痉挛状态改善程度。

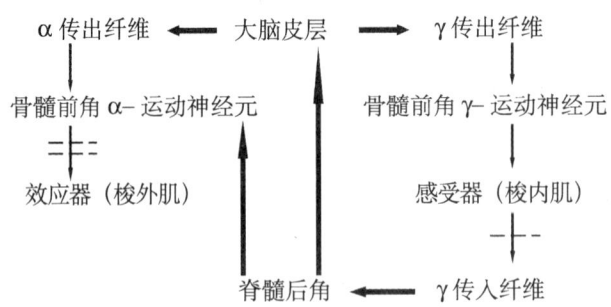

图10-4-1 选择性周围神经切断术手术原理示意图（双横虚线）

（三）胫神经选择性显微缩小术

手术方法：采用全身麻醉，术中不用肌松剂。取腘窝区与腘横纹垂直的"枪刺刀"状切口（图10-4-2），依患者年龄不同而切口长短不同。切开浅筋膜后于腓肠肌内、外侧头之间显露胫神经主干及其分支。根据病人踝部痉挛情况在手术显微镜下显露支配腓肠肌内外侧头、比目鱼肌、胫骨后肌的胫神经分支，电刺激神经分支，观察肌肉收缩情况以确认并记录阈值。打开神经分支外膜显露神经束，根据阈值高低及痉挛情况切断1/3～3/4的神经束。分别在切断处的上、下方刺激神经观察肌肉收缩情况以决定神经部分切断的比例。将切断的神经束切除10mm长一段以防日后神经再生。缝合神经外膜。关闭切口。

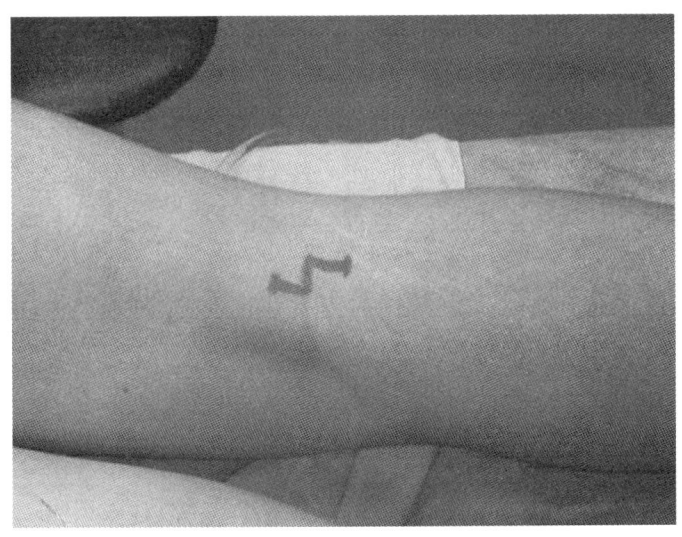

图10-4-2　胫神经选择性显微缩小术切口

对于踝部痉挛状态患者采用选择性胫神经分支部分切断术，疗效确切，安全易行，并发症少，应用日益广泛，对于症状比较单一的马蹄足、内翻足患者尤为适用。

严格选择适应证是手术成功的关键。本手术的适应证：小腿屈肌（主要是腓肠肌和比目鱼肌）痉挛状态下的内翻足、马蹄足、踝阵挛，痉挛严重，影响病人的日常生活和康复训练。胫神经分支的切断比例应根据术前、术中的评估来决定。术前详细查体，确认痉挛严重程度和肢体运动功能障碍情况，并记录踝关节主动及被动运动范围、步态（速度、节奏、步长）、踝反射、踝阵挛、病理征、牵张反射、肌张力情况。在此基础上，术中使用神经肌电生理刺激仪刺激神经分支观察相应肌肉收缩情况决定初始切断比例，然后分别在切断处的上、下方刺激决定最终切断比例，在理想的情况下，刺激切断处上方神经时不引发肌肉痉挛而仍可保存满意的肌力，而刺激切断处下方神经时可重新引发痉挛。

关于手术疗效与并发症，Feve等对一组12例成人因脑卒中、颅脑损伤导致的踝部痉挛状态病例行选择性胫神经分支部分切断，平均随访4.9个月，Held评分及步态均有改善，9例踝关节主动背屈改善5°～12°。Abdennebi等于1985～1994年10年间应用本术式治疗66例踝部痉挛状态，平均随访长达4.2年，术后全部病人均立即感痉挛状态全部或部分缓解，随访期间缓解率为72.4%，自主运动功能提高率为65.5%，68.9%病人生活质量提高；并发症包括由于神经运动支切断过多而导致的距状足2例及由于神经感觉支损伤而导致的足底感觉缺失3例；作者认为病人智力低下及术后不正确的康复运动训练是手术失败的主要原因。Berard等应用本术式治疗13例痉挛性脑瘫患儿，术后痉挛状态复发率高达61%，对其中4例行肌肉活检组织学观察发现肌肉又重新出现广泛神经支配，提示神经再生是术后复发的重要原因。笔者迄今已完成近1000例胫神经选择性显微缩小术，疗效较为满意。笔者认为手术只是为病人的康复提供了条件，更为重要的是术后长期坚持正确的康复训练，病人智力低下和/或术后由于种种原因未坚持正确康复训练是复发的主要原因。关于神经再生导致复发问题，因术中将切断的神经束切除10mm长一段，故笔者认为神经再生不是导致症状复发的主要原因。但因随访时间尚短，对有关问题尚需进一步研讨。由于术中尽量避免损伤腓肠内侧皮神经及在严格术前、术中评估的基础上决定神经分支切断比例，故术后发生局部感觉障碍及肌无力的比率较低。

（四）坐骨神经选择性显微缩小术

手术方法：采用全身麻醉，术中不用肌松剂。取患侧臀部臀大肌外下缘弧形切口（图10-4-3），切口中心位于大转子与坐骨结节连线中点。钝锐结合切开部分臀大肌及部分阔筋膜张肌上部，将臀大肌向内侧牵开显露坐骨神经主干及其分支。在手术显微镜下显露支配相应股后肌群的坐骨神经分支（腘绳支，位于坐骨神经内侧份，见图10-4-4），电刺激神经分支，观察肌肉收缩情况以确认并记录阈值。打开神经分支外膜显露神经束，根据阈值高低及痉挛情况切断1/3～3/4的神经束。分别在切断处的上、下方刺激神经观察肌肉收缩情况以决定神经部分切断的比例。将切断的神经束切除10mm长一段以防日后神经再生。缝合神经外膜。严格止血，不置引流，关闭切口。

膝关节屈曲痉挛是痉挛性脑瘫的一个常见表现，不仅可导致步态异常和行走困难，而且对整个下肢和腰部的稳定性造成严重不良影响，常规康复治疗疗效不佳。对于单纯膝部屈曲痉挛脑瘫患儿采用选择性坐骨神经分支部分切断术，疗效确切，安全易行，并发症少，对于症状比较单一、不涉及多个关节的患儿尤为适用。本手术适用于股后肌群（主要是股二头肌、半腱肌和半膜肌）痉挛状态下的膝关节屈曲痉挛，痉挛严重，影响患儿的日常生活和康复训练。因坐骨神经内侧份有一肌支支配大收肌的坐骨部，笔者在临床实践中体会到对于部分同时合并有大腿内收痉挛的患者，在行坐骨神经腘绳支分支部分切断术的同时选择性部分切断该肌支可使内收痉挛部分缓解。Abdennebi等应用本术式治疗15例膝部痉挛状态，术

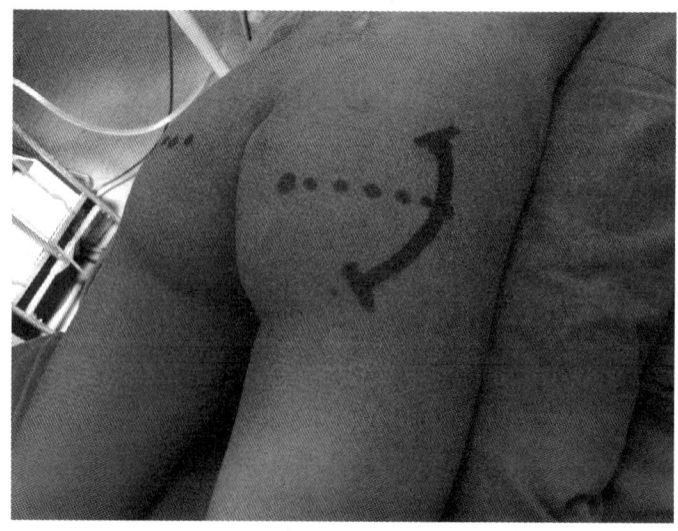

图10-4-3 坐骨神经选择性显微缩小术切口

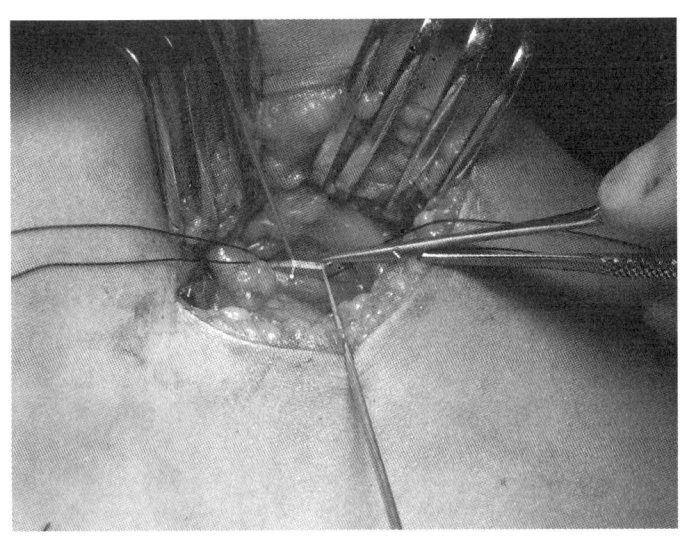

图 10-4-4　坐骨神经分支（腘绳支）显微缩小术

后全部病人均立即感痉挛状态全部或部分缓解，随访期间缓解率为70%，自主运动功能提高率为66.6%；无并发症发生。因运动支部分切断而导致的肌无力可通过术后康复训练得到恢复。

（五）正中、肌皮、尺神经选择性显微缩小术

手术方法：采用气管内插管全身麻醉，术中不用肌松剂。取患侧上臂肱二头肌肌腹内侧中上1/3交界处竖直小切口（见图10-4-5），长约2～3cm。切开后将肱二头肌牵向外侧，依次显露正中、肌皮、尺神经主干。在手术显微镜下打开神经外膜显露神经束并分离之，电刺激神经束，观察肌肉收缩情况及关节运动以确认导致痉挛的神经束并记录阈值。根据阈值高低及腕、指屈曲痉挛的严重情况切断1/3～3/4的神经束。分别在切断处的上、下方刺激肌支观察肌肉收缩情况以决定神经部分切断的比例。将切断的神经束切除10mm长一段以防日后神经再生。缝合神经外膜。关闭切口。

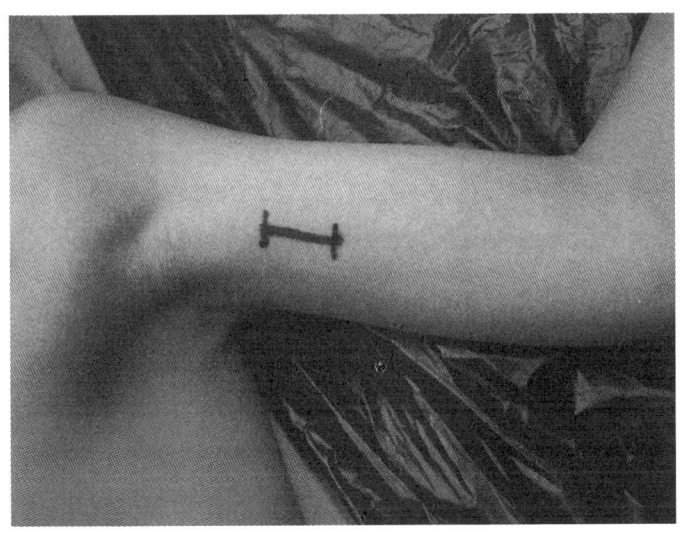

图 10-4-5　正中、肌皮、尺神经选择性显微缩小术切口

肘、腕、指关节屈曲痉挛是痉挛性脑瘫的比较常见的临床症状，不仅可导致姿势异常和关节运动功能障碍，而且对整个上肢和手的运动功能造成严重不良影响，常规康复治疗一般疗效不佳。对于上肢广泛痉挛状态患者采用颈段SPR解除痉挛，疗效确切，但手术创伤比较大，术后严重并发症时有发生。对于肘关节屈曲痉挛患者采用选择性肌皮神经分支部分切断术，对于腕、指关节屈曲痉挛患者采用选择性正中、尺神经分支部分切断术，针对性强，疗效满意，创伤小，出血少，术后无严重并发症，尤为适用于症状比较单一局限的患者。需注意的是，上述神经部分切断后虽可有效缓解痉挛，但整个上肢尤其是手的功能恢复尚需坚持不懈的康复训练。

（六）闭孔神经选择性显微缩小术

手术方法：采用气管内插管全身麻醉，术中不用肌松剂。取患侧腹股沟内侧下方切口，起自长收肌起点，向下沿长收肌走行方向延至长约3~4cm（图10-4-6）。切开后将长收肌牵向外侧，将股薄肌牵向内侧，解剖显露位于短收肌浅面的闭孔神经前支及其支配长收肌、短收肌、骨薄肌的分支。在手术显微镜下打开神经外膜显露神经束并分离之，电刺激神经束，观察肌肉收缩情况及关节运动以确认导致痉挛的神经束并记录阈值。根据阈值高低及大腿内收痉挛的严重情况切断1/3~2/3的神经束。分别在切断处的上、下方刺激肌支观察肌肉收缩情况以决定神经部分切断的比例。将切断的神经束切除10mm长一段以防日后神经再生。缝合神经外膜。关闭切口。

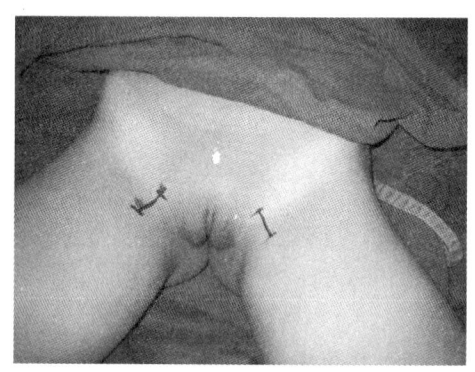

图10-4-6　闭孔神经选择性显微缩小术切口

大腿内收痉挛对髋关节的运动功能造成严重不良影响，进而妨碍整个下肢的运动康复。对于单纯大腿内收痉挛患者采用选择性闭孔神经前支部分切断术可获良效。大腿内收痉挛较为严重时尚需解剖位于短收肌深面的闭孔神经后支，将导致大收肌痉挛的分支部分切断。

（七）术后注意事项

PN手术后需注意：①手术需全身麻醉，术后当天禁食水，次日再逐步恢复正常饮食；②术后第1天或第2天换药一次，第14天左右拆线；③术后第2天即可下地活动，鼓励早期开始康复运动训练，需一直坚持至18岁以后，否则痉挛易复发或效果不好；④术后需订作矫型支具以辅助康复；⑤术后有肢体疼痛、麻木等感觉异常属正常现象，可慢慢消失。

（八）PN与SPR及矫形手术的关系

SPR适用于同时存在下肢髋、膝、踝或上肢肩、肘、腕、指等关节多处痉挛（肢体肌群整体痉挛）的脑瘫患者，在整体解除痉挛上有任何其它手术所不具备的优越性，而PN适用于痉挛症状体征比较单一、局限的患者，如痉挛仅局限于某一肌群者。腰骶段椎管存在严重畸形或颈段椎管狭窄者不适合行SPR，或患者（家属）不同意行SPR时，我们提出组合式PN的概念，即采用多根周围神经PN组合一次或分次手术治疗多部位痉挛，效果良好。

临床常可遇见首次神经术式术后无效或复发的脑瘫病例，对于此类病例的处理应具体情况具体分析，原则上应尽量选择第二次手术解除仍然存在的较重痉挛。首次PN术后无效或复发者，如痉挛较广泛可行SPR术，痉挛局限者可行原神经探查再次部分切断。首次SPR

术后无效或复发者如痉挛仍较广泛可行二次SPR术，痉挛局限者可行相应周围神经PN。原部位的第二次手术常因局部解剖关系紊乱及粘连而难度增大，术前应充分论证作好准备，术中应小心操作以尽量避免副损伤。

骨关节、肌肉、肌腱的矫形手术在脑瘫的外科治疗中占有重要作用。但目前在国内开展较多的矫形手术在手术时机和术式选择上有的尚不规范甚至存在误区。外科手术治疗痉挛状态的一个原则是先行解除痉挛的神经术式，然后后期（至少6个月后）根据情况（有无骨关节畸形、肌腱挛缩、神经术式疗效不佳等）再决定是否行矫形手术治疗，二者顺序不能颠倒。在严重痉挛持续存在的情况下，矫形手术只能暂时"掩盖"症状，其结果几乎肯定是复发。笔者认为对于已有肌腱挛缩的病人在肌肉、肌腱的矫形手术之前或之后采用神经术式对于预防痉挛症状复发有重要意义。对于已有骨关节畸形的患者，在行矫形手术之前或之后是否行神经术式则意义不大。

二、肢体痉挛的药物治疗

（一）口服药物解除痉挛的作用

不幸的是，脑瘫性肌痉挛对包括抗胆碱能药物（安坦、苯甲托品等）、多巴胺能药物（左旋多巴、溴隐亭等）、抗多巴胺能药物（氟哌啶醇、奋乃静等）、苯二氮䓬类药物（安定、氯硝安定等）、抗癫痫类药物（卡马西平、苯巴比妥等）等的治疗反应有限。GABA衍生物巴氯芬可以降低脊髓内中间神经元及运动神经元的兴奋性而起到缓解痉挛的作用，部分作者的报告效果令人鼓舞。

（二）药物注射解痉术

药物注射解痉术主要指相应周围神经运动点封闭。运动点指当周围神经运动支在穿经肌肉处被刺激时该肌肉肌腹收缩最大处，一般多行周围神经运动点药物注射封闭。如封闭后痉挛状态有改善可预期行神经切断术有效。例如对于踝部痉挛状态的患者，可于患侧腘窝腘横纹下3～4cm胫神经处局部注射4～5ml利多卡因或布比卡因，也有的注射2%～5%石炭酸或酒精。运动点封闭后可获一段时间的痉挛缓解，但痉挛很快不可避免地重现。

20个世纪80年代A型肉毒素的应用为药物注射解痉引入了新的内容，其应用范围也从一开始的眼外肌痉挛等扩展到局限性肌张力障碍、痉挛性斜颈等神经系统疾病，包括脑瘫性肌痉挛。注射后可有效缓解单一肌群痉挛，但肯定会复发，需重复注射，反复注射后部分患者体内产生抗体而无效，少部分患者开始首次注射即无效。

（三）鞘内泵入巴氯芬疗法

有关鞘内注射巴氯芬治疗肌痉挛的报道早在20世纪70年代就已有发表。在美国，巴氯芬鞘内注射法于1992年获准用于脊髓源性严重肌痉挛的治疗，并于1996年获准用于脑源性严重肌痉挛的治疗。自1993年初，该疗法在欧洲、亚太地区以及拉丁美洲国家也得以广泛应用。考虑接受巴氯芬鞘内注射法疗法的患者都是那些已使用其它侵入性较小的疗法无效的患者，包括口服药物治疗、局部注射治疗（如肉毒素）以及不可逆的损伤性神经外科手术。

鞘内注射巴氯芬可通过一个极易于植入体内的泵向鞘内泵入巴氯芬（植入性灌注系统）而获长期疗效。该疗法的短期疗效（即筛选试验）与长期疗效之间具有良好的相关性，提示筛选试验的结果即能较准确地预测巴氯芬泵系统的长期疗效。筛选试验程序采用浓度为50μg/ml的巴氯芬注射液。患者的初始反应将决定其是否有必要在随后几天接受追加注射。建议将初始筛选剂量定为1ml，含50µg药物。对于年龄很小的患者，一些临床医生则采用25µg的剂量。该筛选试验的给药是通过抽液加药注射法，在大于一分钟的时间内进行鞘内注射。在接下来的4至8小时对患者进行观察。如果初始反应未达到预期效果，则可于初次注射至少24小时后进行第二次一次性注射。建议第二次一次性注射的筛选剂量为1.5 ml，含75 µg药物。然后每4至8小时对患者观察一次。如果患者的反应仍不理想，则可于24小时后实施最后一次一次性筛选注射，采用最大推荐剂量2 ml，含100 µg药物。对100 µg一次性鞘内注射反应不佳的患者应视为不宜接受采用植入性灌注系统的长期疗法。

基于二十多年来的安全性及疗效记录，鞘内泵入巴氯芬疗法已作为难治性严重肌痉挛的一种安全有效的疗法广泛应用于世界各地，并治疗了大量的脑瘫性严重肌痉挛患者。从大量的临床研究和丰富的临床经验来看，阳性筛选试验的结果与成功的长期治疗结果之间具有良好的相关性。植入性灌注系统的昂贵价格是妨碍其广泛应用的最重要原因。

（于炎冰　张　黎）

参考文献

1. Abdennebi B, Bougatene B. Selective neurotomies for relief of spasticity focalized to the foot and to the knee flexors. Results in a series of 58 patients. Acta Neurochir, 1996, 138（8）: 917～920.
2. Msaddi AK, Mazroue AR, Shahwan S, et al. Microsurgical selective peripheral neurotomy in the treatment of spasticity in cerebral-palsy children. Stereotact Funct Neurosurg, 1997, 69（1-4 Pt 2):251-258.
3. Decq P, Filipetti T,Feve A, et al. Selective peripheral neurotomy of the hamstring branches of the sciatic nerve in the treatment of spastic flexion of the knee.Apropos of a series of 11 patients. Neurochir, 1996, 42（6）: 275～280.
4. Doutae DA, Sponseller PD, Tolo VT. Soleus neurotomy for dynamic ankle equinus in children with cerebral palsy. Am J Orthop, 1997; 26: 613～616.
5. Feve A, Decq P, Filipetti P. Physiological effects of selective neurotomy on lower limb spasticity. J Neurol Neurosurg Psychiatry, 1997, 63: 575～578.
6. Botte MJ, Abrams RA, Bodine Fowler SC. Treatment of acquired muscle spasticity using phenol peripheral nerve blocks. Orthop, 1995, 18（2）: 151～159.
7. Berard C, Sindow M, Berard J, et al. Selective neurotomy of the tibial nerve in the spastic hemiplegic child: an explanation of the recurrence. J Pediatr Orthop, 1998, 7B: 66～70.
8. 于炎冰，左焕琮，张黎等．选择性胫神经部分切断术治疗踝部痉挛状态．中华神经外科杂志，2002，18（5）：306-308.
9. 于炎冰，张黎，左焕琮等．选择性坐骨神经部分切断术治疗脑瘫患儿膝部屈曲痉挛．中华神经外科杂志，2003，19（5）: 388-390.
10. 于炎冰，张黎，马延山等．选择性正中神经分支部分切断术治疗脑瘫性腕、指痉挛．中国临床神经外科杂志，2005，10（4）: 272-273.
11. 于炎冰，张黎，马延山等．选择性肌皮神经分支部分切断术治疗脑瘫性肘痉挛．中国微侵袭神经外科杂志，2005，10（10）: 449-450.
12. 张黎，于炎冰，左焕琮等．选择性坐骨神经分支部分切断治疗膝关节屈曲痉挛．中国临床神经外科杂志，2003，8（2）: 102-104.
13. 张黎，于炎冰，徐晓利等．壳聚糖材料在神经导引管桥接周围神经缺损中的应用．生物医学工程研究，2005, 24（3）: 183-185.

第五节 脑性瘫痪致髋关节畸形

一、髋内收畸形

痉挛性脑瘫髋内收畸形（hip adduction deformity）的根源是髋内收肌痉挛或挛缩，从而导致剪式步态（scissor pattern），并可继发进行性痉挛性髋关节发育不良（spastic hip dysplasia）。随着近年来临床步态分析的广泛应用，又提出的步行周期"过度髋内收（excessive hip adduction）"的概念，Wren定义过度髋内收为步行周期支撑相位髋内收＞正常均值1个标准差；临床流行学调查，痉挛性四肢瘫过度髋内收高达63%、双瘫45%、偏瘫22%。矫形外科治疗目的，主要是改善髋关节功能、纠正病理性剪式步态、防止髋关节发育不良。

（一）髋内收畸形病理生理机制与转轨

痉挛性脑瘫下肢骨骼肌异常活性状态，存在着两种步行周期表现形式：① 本该处于静默状态的时相，却呈现泛化性异常活性，即"病态相位活性（dysphasic activity）"；② 本该呈现正常活性状态的时相，却表现出异常增高的活性状态，即"过度活性状态（excessive activity）"。而今，众多的临床研究业已确认，存在髋内收畸形或过度髋内收的痉挛性脑瘫，往往髋内收肌两种异常活性状态共存，超出了其拮抗肌的平衡能力，从而导致步行周期，持续性、动力性髋内收，进而继发肌挛缩性固定髋内收畸形，恶化了病人的步行能力。作为髋内收肌之一的股薄肌，是唯一的跨越髋、膝双关节髋内收肌，从而即能产生屈膝畸形又能导致髋内收畸形；如若髋、膝均保持伸展姿态，股薄肌髋内收效应将显著增大。

髋内收畸形的不良效应主要包括：① 剪式步态（图10-5-1）：髋内收位导致双下肢交叉，致使静态站立的下肢支撑根基——双足冠状面间距缩窄，引发站立失稳，并恶性循环继之以双下肢肌肉整体紧张性进一步增高；另外，过度紧张的痉挛性髋内收肌，增大了正常步行周期骨盆-股骨间相对活动的阻力；这些均致使步行周期处于摆动相位的下肢，其功能状态滞留于支撑相位状态，导致摆动相位下肢向前绕行支撑相位下肢时困难，从而引起步幅下降、步行艰难、磕绊、摔倒、甚至步行失能。由此，Wren定义，步行周期摆动相位双下肢交叉姿势为剪式步态。② 髋关节失稳：迄今业已明确，顽固性髋内收肌痉挛系脑瘫股骨颈干角、前倾角增大的病因；而合并髋屈曲畸形时，将进一步加重髋关节旋转轴向小转子方向迁移、股骨头继发性外侧偏移、股骨头髋臼覆盖率下降。假如未能及时早期矫正，将导致进展性髋关节发育不良，出现进行性髋关节半脱位、脱位。这一病态，随病情的严重程度呈增高趋势；Howard临床调查发现双瘫、四肢瘫髋脱位发病率分别达6.5%、59%，偏瘫相对少见；更有报道四肢瘫10岁后髋脱位发病率高达75%，且50%呈现疼痛性髋脱位。③ 髋内收畸形的另一临床难题，是继发会阴卫生状况恶化，增加会阴护理难度。

（二）髋内收畸形临床检诊

1. 临床体检

临床体检，固定髋内收畸形和剪式步态，显而易见（图10-5-1）；但临床实践中，某些病例虽无明显的髋内收畸形，却存在因髋内收肌痉挛导致动力性髋外展受限，这通常可通过髋关节活动幅度、肌张力检测判明。而需引起临床重视的是，髋内收肌受累范围与程度的判别，以及假性髋内收畸形和动力与固定性髋内收畸形的鉴别。① 髋内收肌受累范围与程度检诊：临床体检中，时常将髋内收肌划分为两部分，即内收长肌、内收大肌、内收短肌、耻骨肌作为一部分，而股薄肌单另作为一部分；并依据两者功能特性，检测髋内收肌的受累范围与程度。方法有二，一是，非受检侧侧卧位被动外展受检髋，若屈膝位髋外展受限，表明前一部分挛缩占主导；若屈膝位无明显髋外展受限而伸膝位外展受限，则说明股薄肌存在挛缩。二是，俯卧位，屈膝90°双髋最大限度外展，如若受限，则表明前一部分存在挛缩；随后逐渐伸展膝关节，若伴随发生自动性髋内收，说明股薄肌乃至内侧腘绳肌亦存在挛缩。② "假性髋内收畸形"鉴别：痉挛性脑瘫下肢畸形往往较为复杂，不乏髋屈曲－内旋－内收的复杂性临床表现；而某些髋屈曲-内旋、屈膝步态病例（如内尖足步态），往往亦会展现继发性"髋内收"临床表现，这需要外科医生仔细检诊，认真鉴别是否真正存在髋内收肌痉挛或挛缩及其相对其它髋周肌群的程度，以掌握复杂性髋关节畸形的主要矛盾，恰当选择髋内收

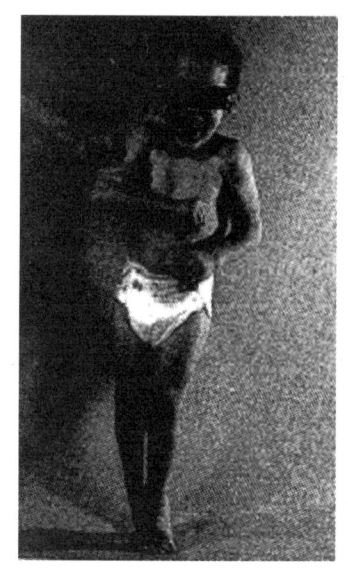

图 10-5-1 剪式步态

3岁痉挛性双瘫男孩，典型站立髋内收畸形、双下肢紧张性僵硬伸展姿态

肌手术范围与方法，避免矫枉过正、提高治疗效率。③ 闭孔神经阻滞试验：亦即痉挛与挛缩鉴别试验，可采用利多卡因封闭闭孔神经，致使髋内收肌麻痹，而后检测髋外展幅度，以区别髋内收肌痉挛与挛缩；这一试验结果，是闭孔神经切断手术的重要选择指标。

2．放射学检诊

大量的研究表明，痉挛性脑瘫髋内收畸形是一潜在导致进展性髋关节半脱位、脱位的病损。即使某些早期预防性内收肌松解病例，仍然可见进行性髋关节病理改变。目前一致认为，无论是术前确定矫形外科治疗方案，还是术后效果评估与动态监测，临床放射学检诊均不失为有效的方法。临床多采用骨盆前后位X片股骨头偏移百分比（migration percentage，MP），作为髋内收畸形髋关节解剖结构潜在改变评估与监测的指标。该指标系1980年Reimers首先报道用于脑瘫病人髋关节评估，并以33%作为髋关节结构正常与半脱位的MP界值、以MP达到100%界定髋脱位。2005年Terjesen修正髋脱位MP标准为90%，因为仅有10%的股骨头覆盖，髋关节实际效果即已脱位；并按MP值，将髋内收畸形合并或潜在发生髋关节解剖结构改变，划分为四类，即MP<20%系正常髋关节结构髋内收畸形、MP达20%～32%系潜在继发改变的风险性髋内收畸形、MP达33%～89%即髋关节半脱位髋内收畸形、MP>90%即合并髋脱位髋内收畸形。

（三）髋内收畸形矫形外科治疗

痉挛性脑瘫髋内收畸形矫形外科治疗方法众多，但其根本在于去除、部分去除、削弱或转化髋内收肌效能，因此又可统称为髋内收肌手术，主要包括内收肌松解、闭孔神经前支切断、内收肌后转位。

1. 髋内收畸形矫形外科手术适应证

文献复习，髋内收肌手术的临床目的有两大类。一是，改善步态、站立功能、髋外展能力、双下肢对称性、会阴卫生护理条件，从而提高日常生活能力；二是，防治进展性、痉挛性髋关节发育不良。但就复杂性、多样化的临床病例个体，治疗目的侧重点明显存在差别。例如，严重无步行能力脑瘫儿，可能更侧重改善会阴护理与双下肢对称性；而具有步行能力儿，两者均显重要。

单就髋内收畸形与髋关节发育不良而言，髋内收肌手术的实际临床价值，众多研究表明，当MP＜20%时，对改善髋关节功能、预防髋关节发育不良，效果确实可靠；当20%＜MP＜40%而潜在后续生命周期继发髋脱位风险时，改善髋关节功能显著，对防治进行性髋关节半脱位具有显著性意义；当40%＜MP＜60%、业已合并明显性髋关节半脱位时，可能仅仅只能作为髋关节综合矫治手术方案的组成部分之一；当MP＞60%、存在严重性髋关节半脱位或脱位时，则仅仅具有辅助性手术价值。

髋内收肌手术的目的与价值，相对于病人的病情与病程进展阶段，早期检诊与治疗尤显重要。就其手术适应证，主要体现在三点：① 髋外展受限：有观点认为髋外展＜15°即应施行髋内收肌手术，更有认为髋外展＜45°即是手术指征，Cottalorda则取二者的中间值＜30°。② 年龄：伴随当今"下肢同期多关节水平手术策略"的热潮，不少外科医生推荐延迟内收肌手术直至7～10岁，下肢同期多关节水平手术中一次性处理。这种延迟髋内收肌手术策略，意味着肌肉运动技能发育期继续保持髋内收肌痉挛状态，病儿仍将潜在发生病理性步态模式，甚至最终施行多水平手术时已出现不易纠正的髋关节病变。由此，Sussman认为，只要出现了髋内收肌机能不良，而干扰运动技能发育，即应考虑髋内收肌手术，并推荐手术年龄2～4岁。③ 髋关节解剖结构状态：目前较一致的观点认为，出现X片股骨头外侧偏移征象之前，是取得理想的髋内收肌手术效果最佳手术阶段。

总之，虽就髋内收肌手术适应证的量化指标仍然缺乏一致意见。但普遍认为，早期手术干预，更有助于改善下肢功能、逆转髋关节半脱位、获得最终稳定的髋关节。

2. 髋内收畸形髋内收肌松解与闭孔神经切断

(1) 髋内收肌松解与闭孔神经切断手术技术

1960年Banks首先报道了髋内收肌松解术，长期以来，虽就手术技巧并无重大改进，但其髋内收肌痉挛与挛缩矫正、髋关节功能改善、抵御痉挛性髋关节发育不良，一致认为具有显著性功效。临床亦不乏髋内收肌松解联合闭孔神经前枝切断的术式应用，支持联合术式的学者认为，耻骨肌接受着股神经支配、大收肌坐骨结节起点部分接受着坐骨神经支配，因而闭孔神经前支切断后，在削弱髋内收肌力量的同时，仍可部分保留髋内收作用，而不至于引起髋内收肌的弛缓性瘫痪。

开放性髋内收肌松解，一般选用大腿内侧、起自耻骨联合外缘、沿内收长肌内缘、施行长约3～4cm皮肤切口。保持≥50°屈髋及髋外展位，常规切断内收长肌与股薄肌腱性起点，也有主张内收长肌应自肌肉-肌腱交接区切断（图10-5-2）；是否需要更为广泛的耻骨肌、内收大肌、内收短肌松解，关键取决于术中被动髋外展幅度，Cornell主张至少应达到30°髋外展、也有主张至少40°、Sussman则主张应达到50°。需要施行闭孔神经切断时，可向内牵开内收长肌，于内收短肌表面可清楚显露闭孔神经前支，轻微钳夹可诱发内收长短肌及股薄肌收缩反应以确认之，而后将其切除1～2cm（图10-5-3）。

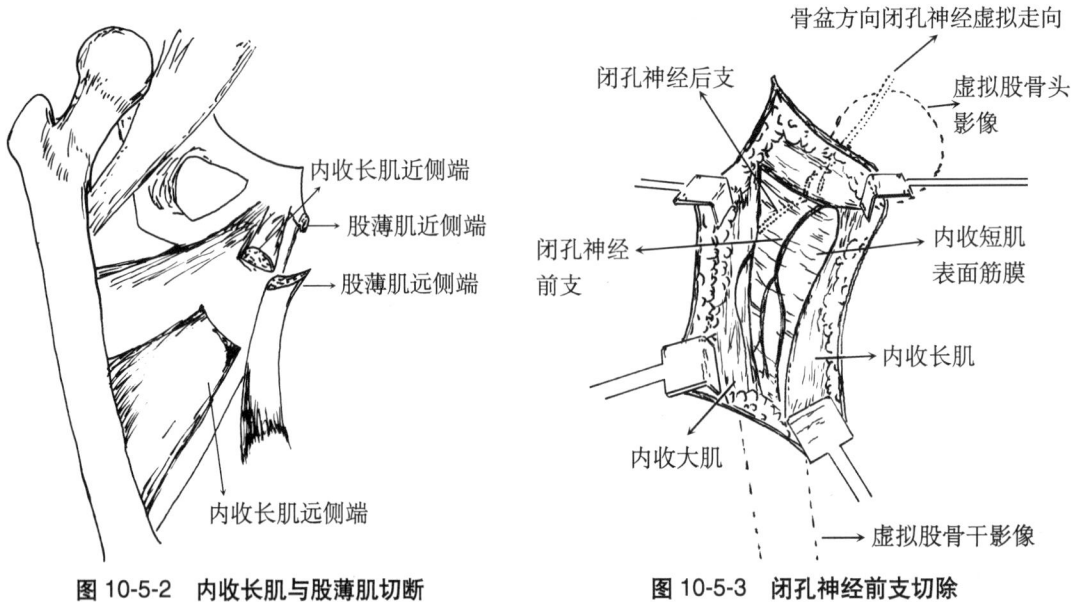

图 10-5-2 内收长肌与股薄肌切断　　图 10-5-3 闭孔神经前支切除

临床也有采用经皮髋内收肌松解，小切口、低创伤是其最大优点，但其松解范围一般局限于内收长肌与股薄肌。

术后处理，早先多采用髋人字石膏或双下肢外展短腿石膏支架，保持双髋45°外展位4～6周。近年的研究表明，充足时间的石膏制动，就其实际临床价值并无有力证据。单纯髋内收肌松解术后，Sussman 主张头36小时可采用髋外展位牵引，随后依据病儿痛苦缓解情况及功能进展，开始常规的髋关节训练与物理治疗；同时采用夜间尼龙搭扣束缚于下肢的泡沫外展楔形枕，保持夜间双下肢外展位6周。但临床不乏术前MP超过33%的髋内收肌松解术病例，这些病人应视具体情况与复合术式，确定术后处理方案。多推荐短腿石膏外展支架制动2～6周，后续2～6个月夜间使用外展支具并配合髋关节物理康复治疗，以确保髋关节稳定。总之，髋内收肌松解术后，获得良好肌肉纠正状态所需的康复恢复期短暂，而术后处理决策的关键，更重在髋关节的解剖结构稳定性，即术前MP值、复合术式、术中稳定性判断。因此，术后处理原则，应视具体情况区别对待。

（2）髋内收肌松解与闭孔神经切断手术效果影响因素

目前，髋内收肌术后远期结果，多以髋关节解剖结构状态——即半脱位与脱位的结局来评定。以MP为基础指标的髋内收肌术后效果评定标准，主要有四种。① Kalen标准（1985）：随访期间，较术前 MP 降低或 MP 增大 < 10%，即效果良好；若 MP 增大 ≥ 10%，即效果差。② Cottalorda 标准（1998）：随访期间，较术前 > 10%的 MP 降低即为 X 片结果"良好"，> 10%的MP增大即为"差"，而MP改变 < 10%即为"稳定无变化"。③ Turker（2000）改良Silver（1985）标准：划分髋内收肌术后效果为失败与成功两类，随访期间，假如呈现髋脱位或严重半脱位（MP > 80%）、或需要进一步手术（如重复软组织手术或需骨性矫正术）改善股骨头覆盖率，则为手术失败，反之成功。④ Onimus（1991）标准：随访期间，较术前超过10%的 MP 降低，即效果良好，反之效果差。需要指出的是，以上述标准为准的结论，重在术后远期半脱位与脱位的结局评判，而术后近期髋内收畸形的矫正及外展功能改善，已为临床所共识。

1）手术时年龄：手术时年龄对髋内收肌术后结果的预测价值，尚存争议。早先的研究倾向于随着手术年龄的降低，术后结局更佳；而近年的研究发现，术后随访结果并无显著性相关于手术时龄。Cottalorda依据术前MP分组平均6年3个月随访发现，术前MP＜20%或＞40%的两组病例，手术时年龄并无显著性随访结果预测价值；并且，MP在20%～40%的病例组，却明显可见大龄病儿结果更好，他认为这可能是发育旺盛的年幼病儿髋关节具有更大的病损进展潜力。当今，虽然不少研究并不支持手术时年龄具有远期结果预测价值，但Sussman指出，持续性髋内收肌痉挛状态，将导致进展性MP增大及病态步行模式发生，生命早期手术干预，显然对逆转这一改变具有现实意义。

2）术前MP与AI值：无论先前与近年的研究，大多学者认为，术前MP数值具有显著性远期结果预测价值。Cottalorda 平均6年3个月随访（Cottalorda 标准，见前），术前MP＜20%组良好率达92%、差仅达8%，术前40%＞MP＞20%组稳定无改变达48%、良好28%，差24%，术前MP＞60%组稳定无改变达34%、差65%。Cornell髋内收肌松解术后临床调查发现，术前MP＜40%、MP达40%～60%、MP≥60%三组，术后平均5.3年随访，最终达到MP≤33%（即髋关节解剖结构正常）分别为83%、23%、0%。显然，伴随术前MP的增大，术后远期结果优良率呈现下降趋势，术前MP＜20%具有显著性更高术后优良率。

Turker 平均8.1年随访，远期结果成功与失败的两组病例术前平均MP分别达33.2%、43%；Terjesen平均10年随访，远期成功与失败组术前平均MP分别为34%、49%。虽然，两位学者术前MP均存在显著性统计学差别，但他们均发现，严格界定远期效果成功与否的术前MP值定位点，难以确定。

3）单侧与非对称手术：20世纪80年代前的众多研究业已确认（Samilson 1967，Reimers1980，Silver1985，Carr1987），单侧髋内收肌腱松解，存在着对侧非手术髋术后恶化的不利效应，可引起髋关节半脱位、脱位及风吹样畸形。2000年Noonan报道了37例单侧髋内收肌松解（其中19髋联合同侧股骨反转截骨），最终随访非手术髋发生脱位、半脱位分别达10髋、16髋。2005年Terjesen的随访研究，单侧手术的14髋，虽无1例发生对侧非手术髋的不良反应；然而，施行不对称性手术（术前高MP侧髋多采用激进术式）的16例中，5例对侧原本较好状态的髋关节，术后随访期发生了进展性恶化效应。这5例病儿，髋内收肌腱切断时平均年龄5.5岁（3～8岁），术前病重侧髋平均MP达68%（43%～100%）（4髋半脱位、1髋脱位），术后均得到了复位；而术前原本较好状态的髋关节，术后4髋恶化至半脱位、1髋脱位，最终随访平均MP达61%（34%～100%）。有观点认为，单侧软组织手术，＜9岁病儿非手术髋不利效应的风险较高。Noonan和Terjesen认为，＜6岁儿应避免单侧手术；同样，非对称性手术亦应引起临床重视。就髋内收肌手术类型的划分，Terjesen定义，内收长肌、股薄肌、闭孔神经手术为标准术式，而囊括了内收短肌等内收肌松解，同时实施髂腰肌松解术，多用于四肢瘫病儿。

4）闭孔神经切断：Cornell是否联合闭孔神经前支切断髋内收肌松解对照研究发现，术后远期随访结果并无统计学显著性差别，因而认为其临床意义不大。Houkom则报道闭孔神经前支切断后，髋外展挛缩发病率达21%。更有报道，闭孔神经前支切断后，将干扰具有步行能力脑瘫儿步行周期的髋外展姿态。因此，目前多数学者并不推崇该手术；而且，有学者指出，具有步行能力儿应避免闭孔神经切断术，它更适合于严重型无步行能力脑瘫儿。

5）疾病自然史与随访时间：有关髋内收肌机能障碍脑瘫儿髋关节发育自然史研究表明，MP 潜在每年以 10%～18% 的速度递增，最终约 2/3 的病例可能保持半脱位状态、近 1/6 的病例将进展至髋脱位；而 Terjesen > 5 岁病儿、MP 每年递增率临床调查发现，痉挛性双瘫、四肢瘫分别达 2.5%、7.3%。Terjesen 同时发现，即使髋内收肌手术后，双瘫、四肢瘫病例仍分别存在每年 0.5%、4.0% 的 MP 递增。Moreau 髋内收肌松解平均 5 年随访发现，相比手术时所获得的髋外展幅度，最终随访时将存在约半数丢失。如此，近年的研究普遍认为，短期随访优良的结果仍潜在恶化趋势，超过 6 年的随访可能更合理。

3）其它因素：Cornell 发现，术前 MP 达 40%～60% 的病例组，若存在术后外展支具依从性差，术后结果均不满意；而外展支具对维持股骨头中心复位、肌肉-肌腱单元长度具有重要价值；因此，他认为术前 MP 达 40%～60% 的病例，确保合理的外展体位是提高治疗效率的重要因素之一。近年的 Cottalorda 和 Terjesen 的研究，均未发现最终随访结果与脑瘫类型和步行能力相关；而 20 世纪 80 年代前的众多研究，则认为具有步行能力、智力状况较好病儿，具有更好的效果。

3．髋内收畸形髋内收肌转位术

1966 年 Nickel 首先描述了髋内收肌坐骨结节转位术，手术设计思路是削弱痉挛性髋内收肌同时转化其成为髋伸展肌，从而适用于以髋内收为主且合并髋屈曲、乃至髋内旋的病例。

(1) 髋内收肌转位手术技术

髋内收肌坐骨转位，原型术式有 Couch 和 Root 两种。

1) Couch 术式：病人取截石位、臀部置于手术台边缘、双小腿置于托架上，尽可能外展双下肢。切口起自长收肌肌腱上方、沿耻骨下支至坐骨结节直线延伸切口至坐骨结节，判明内收长肌肌腱起点，而后自内收长肌起点、紧贴骨面依次电刀切断内收长肌、股薄肌、内收短肌、内收大肌骨性附着点，直至闪亮的闭孔外肌腱膜。随即向大腿远侧解剖游离内收长肌外缘，以确保坐骨结节转位时内收长肌具有直线路径。轻度髋内收及后伸，向后翻转内收长肌腱，以使游离的内收长肌、股薄肌、内收短肌、内收大肌的联合腱游离缘能牵至坐骨结节，于坐骨结节表面筋膜与骨膜做一切口，可靠缝合固定内收长肌腱及联合腱膜于坐骨结节上。逐层关闭切口。术后骨盆支架固定 4 周，最初两周偶尔可松开髋、膝关节交锁固定的支架，以允许屈髋 45°而便于吃饭，第 2 周后开始支架内主、被动锻炼。术后 4 周拆除支架，进行物理康复治疗。

2) Root 术式：体位同前，切口起于内收长肌外侧约 1cm，经其表面、平行于腹股沟皱纹向后延伸约 6cm，切开大腿根内侧。切开内收长肌表面筋膜，显露内收长肌、耻骨肌的耻骨支止点，确定两者肌间隙，找出并保护闭孔神经支。于耻骨支骨膜下解剖离断内收长肌、股薄肌、内收短肌起点，钝性剥离内收短肌的残余附着，牵拉带骨膜的内收肌联合腱游离缘至坐骨结节，可靠缝合固定于坐骨结节的前下方。逐层关闭切口。术后双髋人字石膏固定 3 周，去石膏后开始功能锻炼。

3) Beals 术式：1998 年 Beals 报道了改良髋内收肌转位术式，并指出改良髋内收肌转位术适用于，因髋内收肌痉挛或而致的屈髋位髋外展 < 30°，亦适用于潜在股骨头外侧偏移或 AI ≥ 30°的髋臼发育不良。他同时指出，若存在双髋不对称性病损时，应首选严重侧改良髋内收肌转位，而较轻一侧应同时施行髋内收肌松解，以求术后达到双髋对称性外展

功能。

病人取仰卧位，用一软垫置于骶骨区，从而取得伸髋位。于内收长肌腱表面施行纵向长约5cm皮肤切口。自耻骨起点离断内收长肌腱，缝线标记其肌腱游离末端，并向远侧解剖翻转游离，但注意保护其神经支配；同样方法，自耻骨支离断、标记、翻转内收短肌及保护神经支配。找出股薄肌的扁平肌腱，由前至后切断之，但完好保留股薄肌后部坐骨附着点。如若需要，松解筋膜组织及其它肌腱，以获取足够的髋外展。假如存在术前髋关节半脱位，可术中X线透视查验复位情况。随后，髋后伸、外展30°位，最低紧张度下，内收短肌缝合于残留的股薄肌及其筋膜上；内收长肌覆盖内收短肌，亦在最低紧张度下缝合于股薄肌；而后，将三肌可靠联合缝合。检查确认满意后，逐层关闭切口；偶尔需要闭式引流1天。术后双下肢外展30°、髋人字石膏制动3~4周。去除石膏后，院外物理康复恢复。

(2) 髋内收肌转位术后效果

早期的髋内收肌转位研究多认为，该术式矫正髋内收-屈曲-内旋畸形效果确实可靠。1981年Root髋内收肌转位与内收肌松解伴或不伴闭孔神经前支切断两组10年随访对照研究认为，就提高骨盆稳定性、降低髋关节失稳及屈曲挛缩，较髋内收肌松解无论合并闭孔神经切断与否的联合术式，转位术后的效果显著性高、且能更持久保持。但是近年的不少研究则有不同观点，Scott的33例具有步行能力痉挛性脑瘫儿，双侧髋内收肌转位术后平均9.6年步态分析随访研究发现，85%的病例步态分析出现显著性骨盆倾斜，而且其中36%存在单侧髋关节半脱位，就其病因Scott推断系单侧转位后肌腱脱落。Loder的17例（33髋）髋内肌转位术中金属标记内收长肌腱，术后平均1年7个月随访发现，19髋（57.6%）转位肌腱保持坐骨结节附着，但11髋（33%）明显性转位肌腱自坐骨结节脱落、3髋（9.1%）可疑脱落，这种脱落较四肢瘫病例更多见于双瘫。Scott还发现，内收肌转位病人的骨盆倾斜可能直到术后几年方显现；并且，虽然内收肌转位后94%的病例显示某种程度远期功能改善，但其高发的继发性骨盆倾斜、髋关节半脱位，后续临床矫治困难，因此他不推荐该术式。此外，全部作者注意到，为求得最佳的内收肌坐骨结节愈合，而必需较长时间术后髋人字石膏制动缺陷。

1998年Beals报道了85例痉挛性脑瘫改良髋内收肌转位术，平均4年3个月随访结果。屈髋位髋外展，术前平均25°、术后平均68°，改善达43°；髋内收肌挛缩复发5髋（3.5%）。他认为，改良髋内收肌转位，能获取较松解术后更好的髋外展能力和双髋对称平衡状态；能有效削弱髋内收力量而增大伸展力量，相对降低了髂腰肌手术需求；无张力下肌腱缝合的改良转位术，降低了肌腱附着点脱落的风险。

二、髋屈曲畸形

痉挛性脑瘫髋屈曲畸形（hip flexion deformity）是一难治性畸形，就其病理机制，可能原发于痉挛性髋屈-伸肌动力失衡，也可继发于踝、膝关节畸形，甚至可能起因于医源性髋伸肌过度延长（主要是腘绳肌）。就其不良转轨，主要体现在步行效率低下、骨盆前倾、腰椎前屈、继发性髋内旋，甚至导致髋关节半脱位或脱位。就其治疗原则，早先重在纠正屈曲畸形，近年来更强调兼顾屈髋力量保护下的屈曲畸形矫正，特别是具有步行能力病儿这一保护原则意义更为重大，而无步行能力病儿纠正髋屈曲则更具现实意义；如此，近年来骨盆缘或其上方的腰大肌腱松解或延长术更为临床推崇,不失为具有步行能力儿的有利选择,但它纠正屈曲的能力有限,需要临床应用时注意。而今,随着下肢同期多关节水平畸形矫治原则的盛行,需要特别注意,当联合有髋屈肌手术与腘绳肌延长时,频见诸如骨盆前倾增大等不良预后,特别是双侧腘绳肌延长。

(一)髋屈曲畸形病理生理机制与转轨

正常步行周期支撑相位,足最初触地时,因地面反作用力经足上传至髋关节前方,而在髋关节产生了外源性屈曲力矩,髋关节被动屈曲;加载反应期,髋伸-屈肌动力性平衡作用,防止了髋关节进一步过屈;支撑中期的单肢支撑时相,髋关节达到伸直位;支撑末期,躯体重心前移,地面反作用力上传至髋关节后方,产生外源性伸髋力矩,致使髋关节轻度过伸;摆动前期,迅速启动主动屈髋,阻止了进一步伸髋并主动前屈大腿,使下肢顺利进入摆动相位;摆动相位的摆动初期,髋关节仍然保持主动屈曲,以牵动下肢抬离地面,从而顺利完成足廓清与跨步。

近年来,随着痉挛性脑瘫步态分析研究的深入,提出了步行周期过度髋屈曲(excessive hip flexion)概念,Wren定义它为支撑末期髋屈曲>0°,并对482例痉挛性脑瘫(偏瘫115例、双瘫291例、四肢瘫76例)实验室步态分析调查,过度髋屈曲总体发生率达65%,其中偏瘫、双瘫、四肢瘫分别达48%、66%、78%;又依据是否存在先前下肢手术史(下肢整体而非局限于髋关节)分组发现,相应于偏瘫、双瘫、四肢瘫,无手术史组分别达44%、65%、86%,有手术史组则分别为58%、68%、70%。至今公认,随着脑瘫病情严重程度增加,步行周期过度髋屈曲发病率增高。

正常步行周期髋关节整体屈-伸活动幅度,从支撑末期约5°的最大过伸位至摆动末期约40°的最大屈曲位,共约45°;痉挛性脑瘫步态分析常见步行周期髋屈-伸活动幅度减小,这主要起因于支撑相位的髋伸展能力丢失。导致髋伸展能力丢失的病因,目前有如下几种观点:① 髋屈肌痉挛与挛缩:髋屈肌包括髂腰肌(iliopsoas)、股直肌(rectus femoris)、缝匠肌(sartorius)、阔筋膜张肌(tensor fascia lata)、臀中肌(gluteus medius)前部,共5块肌肉。任何髋关节前方肌肉产生髋屈曲力矩的能力,有赖于肌肉本身的生理性横截面积和机械效率(即距离髋关节中心的屈曲力矩臂)。生物力学研究表明,缝匠肌、阔筋膜张肌和臀中肌前部虽系髋屈肌,但相比髂腰肌、股直肌,明显缺乏屈曲力矩的产生潜力;作为主要髋屈肌,髂腰肌与股直肌相比,髂腰肌具有更大的生理性横截面积及相对较小的力矩臂,而股直肌具有更大的力矩臂及较小的生理性横断面积。因而,近年来临床过度髋屈曲矫正,更关注这两块肌肉。② 复杂性下肢畸形:具有步行能力脑瘫儿,无论是原发性膝关节屈曲、踝关节马蹄,还是原发或医源性踝关节背屈畸形,所产生的下肢异常生物力学环境,即支撑相位的多数时相上传地面反作用力时常落于髋关节前方,若要保持有利的步行周期身体重心平衡状态,均可继发或加重髋屈曲,呈现临床跳跃或蹲伏步态模式。这种情况,又有称之为"杠杆臂机能不良"机制,而成为近年来流行的"下肢同期多关节水平矫治"策略的理论基础。③ 另有报道髋伸肌与腹肌软弱,也是痉挛性脑瘫步行周期过度髋屈曲的病因;该机制中,目前日见重视医源性腘绳肌过度延长,导致伸髋力量显著性不足以均衡屈髋力量,而继发或加重髋屈曲、骨盆前倾。

无论何种病因,随着病程的进展、年龄的增长将可进展至髋屈肌挛缩,甚至包括髋关节囊的更广泛性髋周软组织挛缩,具有步行能力儿多以前者为主,后者则更常见于无步行能力的严重痉挛性脑瘫儿。显然，痉挛性脑瘫步行周期过度髋屈曲，存在动力性（亦称痉挛性）与固定性（亦称挛缩性）髋屈曲之分。

步行周期过度髋屈曲的不良效应包括：① 步行效率低下：髋屈曲限制了支撑相位的髋伸展，不利于步行周期的躯体前移和单肢支撑时的下肢稳定性，进而不利于对侧摆动相位下肢的跨步功能；髋屈曲致使摆动前期髋关节已提前进入屈曲状态，髋屈肌完成前屈大腿、提升下肢的效能降低，若存在髋屈肌挛缩将进一步恶化；挛缩性髋屈曲并发的骨盆前倾，导致起于坐骨结节的腘绳肌被动牵伸紧张，继发支撑与摆动相位膝关节屈曲，从而摆动相位小腿前伸受阻。这些，综合导致显著性步行周期跨距减小、步行能力受限、下肢负重稳定性下降。② 骨盆、脊柱继发性病态：目前大量研究证实，髋屈曲挛缩常合并骨盆前倾和腰椎前屈。Harada更是报道，痉挛性双瘫存在随年龄增长的进行性腰椎前屈增大，其重要病理机制之一即是进行性髋屈曲挛缩，同时发现后续脊柱滑脱发病率高于正常群体近4倍，而成为该群体病人腰背痛的重要病因。③ 髋内旋与发育性股骨前倾角增大：Delp生物力学建模研究了髋屈曲0°、20°、45°、60°、90°位髋周肌旋转力矩臂的变化规律，0°位时臀小肌后1/3、臀中肌后3/4、臀大肌整体具有外旋力矩臂，臀中、小肌的其余部分则具有内旋力矩臂；随着髋屈曲度数的增大，三块臀肌内旋作用递增，而外旋力矩臂逐渐降低；至90°屈髋位，臀中、小肌整体和臀大肌前4/6完全转化为内旋肌。痉挛性脑瘫髋屈曲合并髋内旋，又可导致发育性股骨前倾角增大、髋关节半脱位或脱位。

（二）髋屈曲畸形临床检诊

检测、评估痉挛性脑瘫过度髋屈曲方法，主要有临床体检、放射学检诊、步态分析。

1．髋屈曲畸形临床体检

痉挛性脑瘫固定髋屈曲挛缩畸形，传统的临床体检评估方法是19世纪Hugh Owen Thomas详细描述的Thomas试验。Thomas试验，是在病儿仰卧位，充分屈曲对侧髋、膝关节以求放平腰椎并固定骨盆，而后测量受检侧大腿与检查床面所形成的角度，从而确定髋屈曲挛缩畸形程度。1977年Staheli改良Thomas试验，置病儿于俯卧位，存在挛缩性髋屈曲时，髋关节展现抬离检查床面表现，随后被动压迫臀部迫使髋关节伸展，直达开始出现骨盆被动后倾活动前所具有的髋关节屈曲角度，即为髋屈曲挛缩角度。股直肌挛缩试验见图10-5-4。

临床体检亦可通过患者步行观察，了解步行周期动态髋关节过度屈曲情况。但是，临床步态观察无法确定骨盆的倾斜状态，时常会因为骨盆前倾而掩盖步行周期的髋屈曲表征。因此，临床步态观察缺乏可靠性。

2．髋屈曲畸形放射学检诊

1971年Bleck描述了放射学骶-股角测量评估髋屈曲挛缩的方法。要求站立、双侧股骨影像重叠投照真性侧位X片，S1上缘线与股骨干轴线相交的腋下角即骶-股角，正常值幅度达45°～65°，＜45°则预示髋屈曲挛缩（图10-5-5）。Bleck复习了25例具有步行能力痉挛性脑瘫，存在Thomas试验＞15°的髋屈曲畸形，相应骶-股角均＜45°。另有研究发现，临床Thomas和Staheli试验与骶-股测量之间相关性较低；就临床实用性，临床检测不失为一便利而实用的选择，放射学测量并不能提供更多的额外信息。

3．髋屈曲畸形步态分析

步行周期下肢运动观测、动态EMG和测力台检测的实验室步态分析，能够动态评估过度髋屈曲与骨盆倾斜的程度与变化规律，能够动态了解下肢诸关节畸形、运动及其相互关

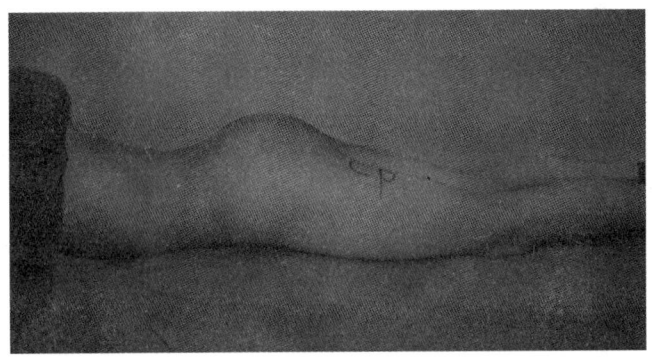

A 膝关节伸直，骨盆前侧贴近床面

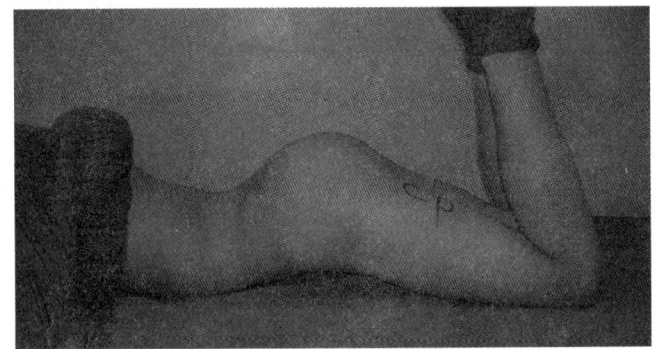

B 膝关节屈曲，股直肌受牵拉，骨盆抬离床面

图 10-5-4　脑瘫髋关节屈曲试验主要检测股直肌挛缩程度

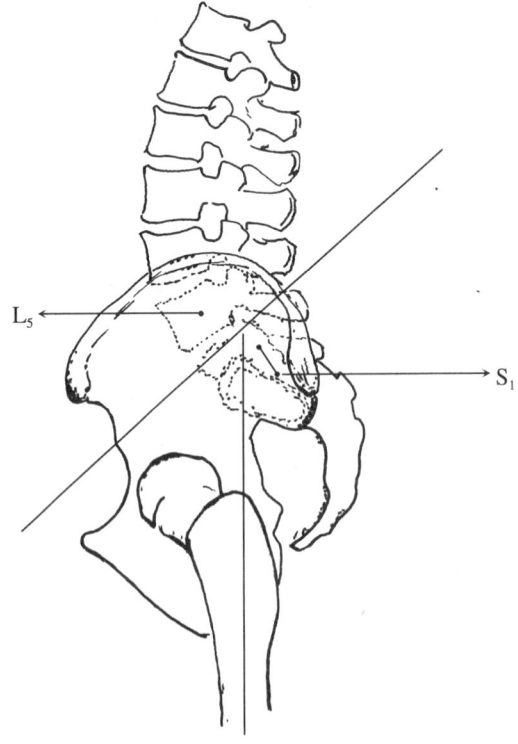

图 10-5-5　直立侧位 X 片骶 - 股角

联，能够了解肌肉-肌腱单元的工作状态，甚至可以分析髋周肌的力学特性，显然较临床体检与放射学评估存在明显优势，对分析髋屈曲病理生理机制、决策治疗方案、客观评价治疗效果，日见受到临床推崇。

需要特别指出的是，为避免实验室步态分析单变量解释的误差，近年来引入了两个步态分析资料的复合变量，即髋屈肌指数（hip flexor index，HFI）和正常指数（normalcy index，NI）。HFI 是最大骨盆倾斜（maximum pelvic tilt，MPT）、骨盆倾斜幅度（pelvic tilt range，PTR）、支撑相位最大髋伸展（maximum hip extension in stance，HEST）、支撑相位末髋屈曲能力（peak terminal stance hip flexion power，H3）4个单变量的复合，用于量化和客观评估髋屈肌功能；FHI =（0.15）MPT+（0.31）PTR+（0.11）HEST-（1.10）H3。NI 是对时间-距离参数（temporal-distance parameters）和骨盆、髋、膝、踝关节动态测量等16个步态分析单变量地复合，是一描述步态正常化的步态功能状态总体评估性综合指标。

（三）髋屈曲畸形矫形外科治疗的功效

至今，针对5块髋屈肌（见前），矫形外科髋屈曲畸形矫正术大致可分为联合髋屈肌、近端股直肌、髂腰肌三类术式。

1. 髋屈曲畸形联合髋屈肌手术

1971年Roosth报道了髋屈曲挛缩畸形矫正的联合术式，推荐对跨越双关节的股直肌两个头、缝匠肌、阔筋膜张肌以及单关节的臀中、小肌前部施行联合松解，并认为单纯髂腰肌松解是无效的。同时他也指出，为避免可能导致屈髋力量太过软弱，联合髋屈肌松解不应包括髂腰肌。他的手术原则是，术中应逐块观察肌肉松解后髋屈曲挛缩程度，而恰当选择连续肌肉松解范围。Roosth的一组联合术式病例术后结果表明：① 髋屈曲挛缩得到了显著性纠正，步态模式改善；② 未完全松解这些肌肉的病例，可能残留 ≤ 15°的髋屈曲；③ 术前步行周期并存膝屈曲畸形的19例中，16例无需额外手术纠正，术后过度膝屈曲得到解决；④ 术前并存髋内旋的23例，除1例外全部有所矫正。显然，Roosth报道的联合术式，纠正髋屈曲畸形的静态效果显著；但就术后步行能力评估，Sussman文献综述指出，当时的年代尚无计算机步态分析，不可能可靠而客观的评估步行周期下肢诸关节的动态活动，Roosth联合术式术后步行能力改善评估缺乏客观证据。近二十余年，几乎再未见联合术式的临床应用报道。

2. 髋屈曲畸形近端股直肌手术

Sutherland报道了原本为治疗僵直膝步态、以求增大摆动相位膝屈曲、而采用近端股直肌松解的12例脑瘫；同时，经实验室步态分析考查了对髋关节功能状态的影响，发现术后步行周期最大髋伸展、髋关节屈-伸活动幅度、步速并无显著性改变。而McMulkin近端股直肌松解（RF组）与无近端股直肌松解（非RF组）两组对照，研究了近端股直肌松解治疗痉挛性脑瘫髋屈曲挛缩和改善步行周期髋关节、骨盆反常运动的功效。两组虽存在髋关节之外的下肢多水平手术，但术前后非研究因素匹配，并且再无其它任何髋周肌手术。McMulkin发现，① 临床体检Thomas试验，RF与非RF组，平均术后被动髋伸展改善分别达3.2°（$P = 0.055$）、4.7°（$P = 0.03$），术后残留屈曲挛缩分别达11.1°± 1.25°（术前14.3°± 1.43°）、7.8°± 1.76°（术前12.5°± 0.78°）；② 术后RF组跨距、步频、步速均无显著性改善，而非RF组跨距、步速具有显著性改善；③ 两组术后步行周期最大骨盆前倾、平均骨盆前倾均有显著性增大，而两组术后步行周期骨盆前-后倾活动幅度、支撑相位最大髋伸展与屈曲、步行周期髋屈-伸活动幅度、支撑相位末髋屈曲力量H3均无显著性改变；④ 术后髋屈肌指数HFI，RF组和非RF组均无显著性改变；⑤ 术后步态正常化指数NI，两组均存在约150点的显著性增大。因此，McMulkin认为：① 近端股直肌松解并不能改善髋伸展功能，亦不能减轻骨盆前倾；② 步态正常化改善（NI值增大），更大程度上获益于综合性多关节水平手术处理；③ RF与非RF两组均存在的术后骨盆前倾增大，可能是同期腘绳肌延长所致，而且近端股直肌松解缺乏均衡或抵消腘绳肌延长不利效应的作用。

3. 髋屈曲畸形髂腰肌手术

近年来，痉挛性脑瘫髋屈曲畸形矫正，单纯髂腰肌手术更受临床关注。按照手术部位又可分为两大类，一类是髂腰肌腱手术，包括小转子髂腰肌腱松解和髂腰肌腱回缩术；另一类是保持髂肌完好而单独施行腰大肌腱手术，包括小转子至腹股沟区间腰大肌腱延长、骨盆缘腰大肌腱松解、骨盆缘上方的腰大肌腱松解（又称肌内腰大肌松解）。

目前，生物力学研究已明确，股直肌与髂腰肌是5块髋屈肌中，屈髋效应更为明显的两块肌肉。而髂腰肌在双下肢固定状态下，又是强大的躯干与骨盆前屈肌。因此，当今痉挛性脑瘫髋屈曲畸形矫形外科治疗，临床更关注髂腰肌。绝大多数学者确认，小转子水平髂腰肌腱松解，能够显著改善髋屈曲和骨盆前倾；然而，Feldkamp对照研究髂腰肌松解与非髂腰肌松解两组病例，两组均包括内收肌松解、内侧腘绳肌延长，并且其它非研究因素匹配，发现术后两组髋屈曲挛缩、髋关节矢状面活动没有显著性差别；因此，他认为某些典型畸形病例，髂腰肌的效应可能并不比先前所认为的重要。

而就髂腰肌松解术后更为一致的观点认为，它能产生明显的髋屈曲力量软弱（向心性收缩能力丢失），从而致使病人上楼梯困难或失能，甚至个别病例因屈髋障碍而致水平步行困难。Grossheim采用金属钉标记松解后髂腰肌腱两端，术中及术后X片对比显示，近端金属钉术后近侧退缩达2.5～7.5cm，其中1例金属钉退缩直达髋关节以上水平。为避免松解后近端髂腰肌腱过度退缩，Bleck设计了小转子近侧松解髂腰肌并重新附着于髋关节囊前上方的髂腰肌腱回缩术。Bleck的具有步行能力25例痉挛性脑瘫术后结果报道，临床Thomas试验表明，术后屈髋畸形平均减低20°（幅度0°～50°）；21例X片髋-股角检测，17例平均改善达15°，而4例髋-股角却减低（即髋屈曲增大）；23例步行模式改善，但3例确认髋屈曲力量减弱。

为保护髋屈曲功能，此后的数十年，逐步发展了腰大肌腱类术式。这类手术的基本点是保持髂肌完整性，仅对腰大肌腱施行延长或松解。Matsuo设计了经前路保持髂肌完整、于小转子至骨盆缘区间仅"Z"字延长腰大肌腱术式，并以小转子髂腰肌腱松解为对照研究证实，单纯腰大肌腱延长未见对照组所呈现的显著性髋屈曲肌软弱现象。但近年来，就髋屈曲力量保护，文献报道似乎更推崇骨盆缘腰大肌腱松解、骨盆缘上方腰大肌腱松解两术式。

Sutherland报道了17例（29髋）骨盆缘腰大肌腱松解术平均28个月（12～57个月）的随访结果，① 临床体检，被动髋伸展显著性改善平均12°，全部病例术后屈髋能力检诊，无肌力丢失；② 跨距显著性增大，步频显著性减低，而步速未见显著性改变；③ 支撑相位最大和最小髋屈曲，分别从术前平均56°、11°显著性降低至术后48°、4°；④ 虽然整个病例组术后支撑相位骨盆倾斜未见显著性改变，但多元回归分析证实，最大与最小骨盆倾斜随手术时年龄下降而呈现显著性改善；⑤ 14例同期接受了内收肌松解及远端股直肌转位，15例接受了同期腘绳肌延长。如此，Sutherland认为：① 骨盆缘腰大肌腱松解，能够可靠地改善髋伸展而纠正髋屈曲畸形，能够有效地保护屈髋肌力，是一安全且高效的术式；② 该术式能够最小化同期腘绳肌延长的骨盆前倾不利效应；③ 年幼脑瘫儿具有更大的生长发育可塑性潜力，而年长病儿更大的潜在下肢骨结构异常，因此该术式早期干预存在有利的一面；④ 常见于年长病儿、需要步行器或拐杖辅助步行的严重性脑瘫，其行进中躯体的平衡与稳定往往有赖于躯体前倾姿态，而这一强制性躯体前倾姿态，是导致骨盆缘腰大肌腱松解术后骨盆前倾与髋伸展几乎无改变的原因。

就所有的髂腰肌手术类型，骨盆缘上方腰大肌腱松解术，选择了髂肌和腰大肌混合前更近端的手术部位，而具有肌肉 - 肌腱单元最高的肌力弱化安全性和最低的延长松弛效应。Novacheck回顾复习了一组该术式病例，依据骨盆缘上方腰大肌腱松解（IMPL）、内和/或外侧腘绳肌延长（HL）、股骨反转截骨（FDO）手术组合方式划分为两组，IMPL组（21髋IMPL+HL+FDO、7髋IMPL+FDO）、非IMPL组（7髋HL+FDO组、36髋FDO）；该研究最大不足是并非随机对照研究，IMPL组术前存在髋屈曲畸形、而非IMPL组则并无明显髋屈曲。IMPL组术前临床体检髋屈曲挛缩平均10.0°，术后具有显著性降低至3.93°；步态分析支撑相位最大髋伸展能力考查，从术前平均屈曲3.56°具有显著性改善至术后平均屈曲0.86°，改善幅度2.7°。IMPL组髋屈肌肌力百分比测定从术前76%显著性降至术后69%，但步态分析H3术前后并无显著性改变。最终，Novacheck认为，IMPL手术对具有步行能力脑瘫儿，保护髋屈肌肌力、改善髋关节功能状态，是安全而有效的。

就IMPL与腘绳肌延长组合术式对术后骨盆倾斜的影响，DeLuca对内侧腘绳肌延长（n = 37）、双侧腘绳肌延长（n = 12）、内侧腘绳肌延长联合IMPL（n = 9）、双侧腘绳肌延长联合IMPL（n = 15）4组步态分析研究发现，只要施行了双侧腘绳肌延长，无论联合IMPL或术前步行周期骨盆位置正常与否，术后均有显著性骨盆前倾增大；单纯内侧腘绳肌延长，无论联合IMPL与否、术前骨盆位置如何，术后均未见显著性骨盆位置改变；由此，DeLuca认为，引起术后步行周期显著性骨盆姿态改变的因素是腘绳肌手术程度与术前骨盆姿态；并且骨盆倾斜增大并未达到病理性状态，只是居于正常幅度的上限。而Zwick痉挛性双瘫腘绳肌延长联合远端股直肌转位与另外附加IMPL与否的两组对照，IMPL组步速无改变、H3无丢失、支撑相位最大髋伸展无改变、最大骨盆前倾增大、被动髋伸展无改变，并且IMPL组存在膝反屈倾向；如此，Zwick认为，术前存在髋屈肌紧张情况下，依据临床腘窝角测量评估腘绳肌长度缺乏真实价值，以致于术后呈现腘绳肌延长过度，虽然施行了IMPL，但仍然存在髋伸展力量不足以对抗髋屈曲力量，而导致骨盆前倾增大。

（四）髋屈曲畸形矫形外科治疗决策

从上述众多的研究不难看出，以支撑相位晚期髋伸展降低伴随骨盆前倾增大为特征、并随年龄增长而恶化的痉挛性脑瘫髋屈曲挛缩畸形，至今尚且缺乏最为理想的治疗方法。目前的研究结论主要体现在下列几个方面：① 相对客观的术前髋屈曲畸形评估，对矫形外科治疗决策具有重要价值。这主要体现在，动力性或固定挛缩性髋屈曲畸形的确定、下肢诸关节畸形相关性评判，从而正确确立下肢多关节水平手术策略，以求达到高效矫正下肢残疾。就此，更多学者推崇临床实验步态分析评估。② 假如支撑相位髋屈曲增大，并非原发性髋关节挛缩性病损，而是继发于小腿三头肌和/或腘绳肌功能异常的踝、膝畸形——即"杠杆臂机能不良"性继发髋屈曲姿态，那么恰当的膝、踝水平手术，即有助于改善髋伸展功能。

③ 髋屈曲畸形矫形外科治疗，目前更为强调保护髋屈曲力量——即安全性、同时又强调可靠矫正屈曲畸形——即高效性，这对相矛盾的原则，可能在不同病例群体需要区别对待。具有步行能力脑瘫儿，强调安全性可能更有助于获得良好的术后步行能力；而严重无步行能力儿，强调高效性可能更有助于获得外在的形态改善。因此，有作者主张严重无步行能力脑瘫儿，髋屈曲畸形首选小转子髂腰肌腱松解。④ 对于髋关节屈曲类型与程度，Sussman 文献综述指出，步态分析呈现支撑相位晚期髋伸展减弱、骨盆前倾与腰椎前屈特征的动力性髋屈曲畸形，适合于各种类型的髂腰肌术式；而呈现 > 10°的固定挛缩屈曲畸形和顽固性骨盆前倾，单纯髂腰肌术式矫正效果是不确实的。他同时指出，骨盆缘及其上方的腰大肌腱松解，虽具更高的安全性，但可能矫正效果低；小转子髂腰肌腱松解可能更高效，但存在屈肌软弱风险；此外，固定挛缩屈曲畸形仅仅髂腰肌松解可能是不足的，因为另外的髋屈肌亦可能存在挛缩，但是至今尚未见其它髋屈肌松解联合髂腰肌手术的研究资料。⑤ 痉挛性脑瘫不乏膝关节与髋关节屈曲畸形并存的情况，时常需要腘绳肌与髋屈肌同期手术处理。目前的大量研究证实，这一对髋关节拮抗肌，同期手术后往往可导致难以预测的不利效应，如骨盆前倾、髋屈曲增大，特别是双侧腘绳肌延长，应该引起临床重视。

（五）髋屈曲畸形矫形外科术式

1．近端股直肌松解术

仰卧位，臀部略垫高。取髂股前入路下段切口（图 10-5-6A），锐性切开髂前上棘处大腿前筋膜，注意保护股外侧皮神经。自髂前上棘，找出缝匠肌与阔筋膜张肌间隙，钝性解剖分离该间隙，分别向内、外牵开缝匠肌、阔筋膜张肌。如若显露困难，可自髂前上棘横断缝匠肌起点。由此间隙进入深部后，于髂前下棘确定股直肌直头，沿股直肌直头略向远侧解剖分离找出股直肌总腱，横形切断股直肌总腱（图 10-5-6B）。松解术毕，常规检查切口并逐层关闭。

术后无需特殊处理。

2．近端股直肌延长术

近端股直肌延长手术，体位、切口、入路相同于近端股直肌松解术，区别仅在于股直肌腱的处理。于髂前下棘确定股直肌直头后，向远侧锐性或钝性解剖，直至充分显露股直肌直头与反折头及其交汇的"Y"形分叉和股直肌总腱（图 10-5-7A）；而后，纵向劈开股直肌总腱潜在的直头与反折头肌腱纤维；于髋臼上缘，锐性完整剥离股直肌反折头；于尽可能远的股直肌肌肉-肌腱交接部，离断股直肌直头，并完好保留股直肌髂前下棘附着点（图 10-5-7B）。将股直肌直头与反折头游离末端，丝线端-端吻合（图 10-5-7C）。该术式，一般能达到约 5cm 的股直肌腱延长效果（图 10-5-7C）。

2001 年 Guerado 报道了一种改良股直肌腱延长术。手术切口、入路雷同上述手术，显露股直总腱与直头和反折头（图 10-5-8A）。于髂前下棘下方约 3cm 处离断股直肌总腱（图 10-5-8B），再于髋臼上缘完整剥离反折头，切记注意髂前下棘直头附着点、直头与反折头汇合部完整性地保护（图10-5-8B、C）。随后，将游离之反折头，向下翻转，并与远侧股直总腱游离缘吻合（图10-5-8C）。一般可达到约7cm的延长效果。Guerado认为，改良延长术优点在于，不致引起前述"Z"延长部位肌腱菲薄的不良效应，并潜在二次再延长的可能性；适用于 Staheli 试验 > 30°髋屈曲畸形病例。

术后卧床休息 3 周。

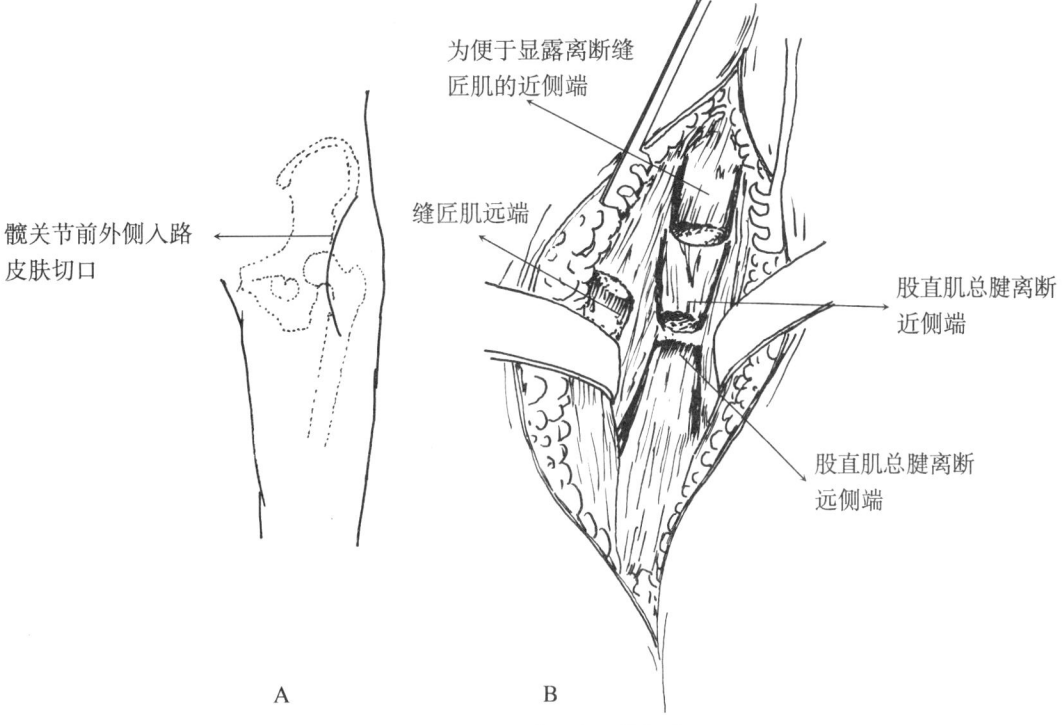

图 10-5-6 近端股直肌松解术

A 髂股入路皮肤切口　B 横断股直肌总腱

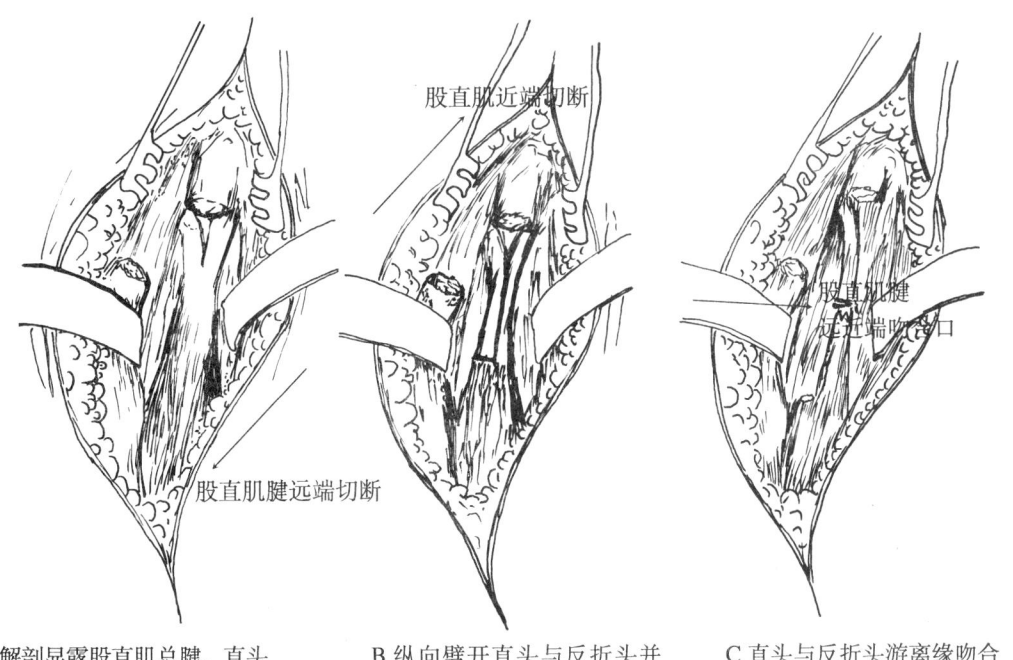

A 解剖显露股直肌总腱，直头与反折头
B 纵向劈开直头与反折头并"Z"形交错离断
C 直头与反折头游离缘吻合

图 10-5-7 近端股直肌延长术

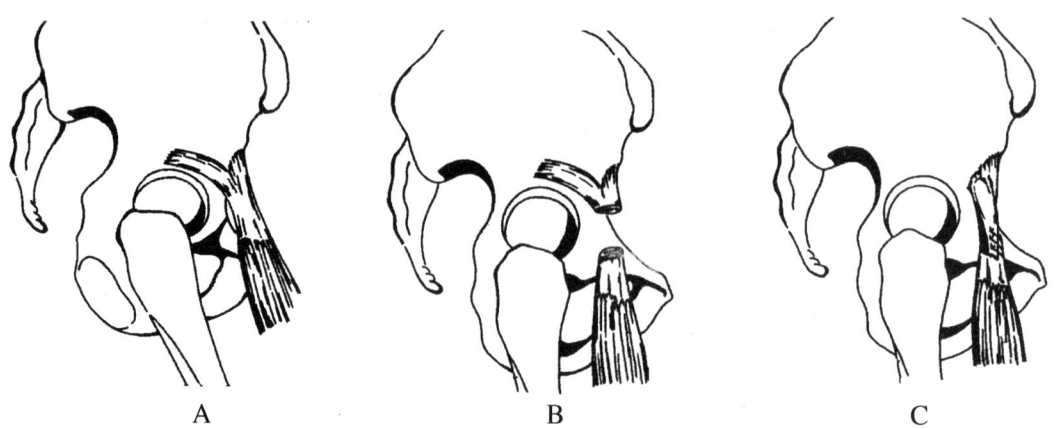

图 10-5-8 Guerado 改良近端股直肌延长术

A 充分显露股直肌总腱与直头和反折头；B 离断股直肌腱总腱，保留直头附着点及其与反折头交汇部；C 剥离髋臼上缘反折头，并后向下翻转吻合于股直肌总腱的游离末端

3．小转子髂腰肌腱松解术

小转子髂腰肌腱松解术，多于髋内收肌松解同时进行。病人仰卧、双髋外展并适当屈曲，取内收长肌腱皮肤突出标记缘内后方、起自耻骨联合施行纵向 3～4cm 切口，若需内收肌松解，先施行之。而后，自耻骨肌前间隙、耻骨肌与股三角之间钝性解剖，注意保护股神经血管及闭孔神经支，深部拉钩牵开显露。以直角钳，于小转子近侧，勾出髂腰肌腱，确认证实后并于此横断（图 10-5-9）。术闭切口逐层关闭。

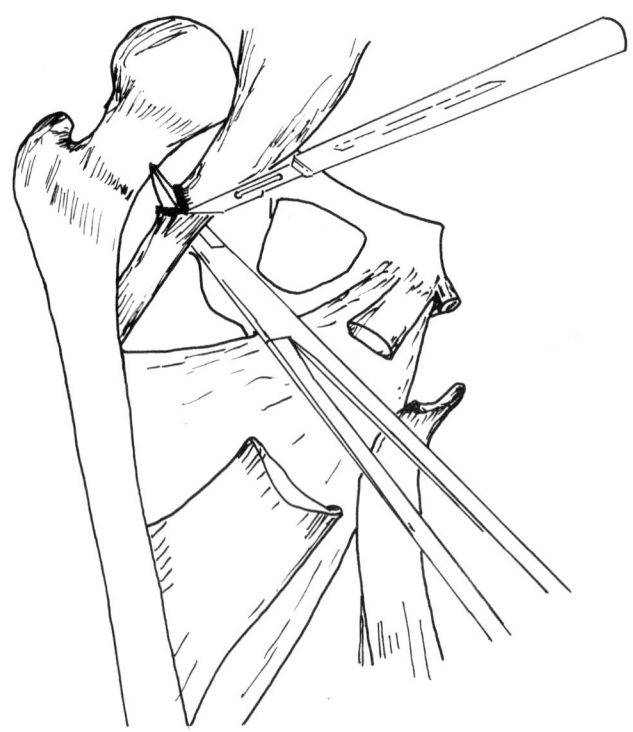

图 10-5-9 小转子髂腰肌腱松解术

单纯小转子髂腰肌腱松解术后，无需特殊处理。

4．髂腰肌腱回缩术

Bleck 髂腰肌腱回缩术，取髂-股前入路，切口起自髂前上棘远侧约1.5cm、斜向远内侧、长约10～15cm（图10-5-10A）。注意保护股外侧皮神经，切开深筋膜，找出缝匠肌，连同股外侧皮神经一并向外侧牵开。随即，切开髂肌筋膜，谨慎解剖确定股神经及髂肌内、外侧缘，并分离二者，将股神经内侧保护、牵开。宽阔的腰大肌腱位于髂肌与髋关节囊之间，仔细解剖确定二者。尽可能于远侧横断髂肌，并邻近小转子附着处切断腰大肌肌腱（图10-5-10B）。而后，将横断后、分别向远近端退缩的髂肌、腰大肌腱远、近端，分别缝合固定于邻近股骨颈基底部、髋关节前方关节囊的适当部位（图10-5-10C）。术闭，逐层关闭切口。Bleck认为，回缩术技术关键在于，控制、掌握横断肌肉-肌腱单元末端的回缩量，从而重建肌肉-肌腱单元长度、恰当弱化肌力。

术后卧床休息3周。

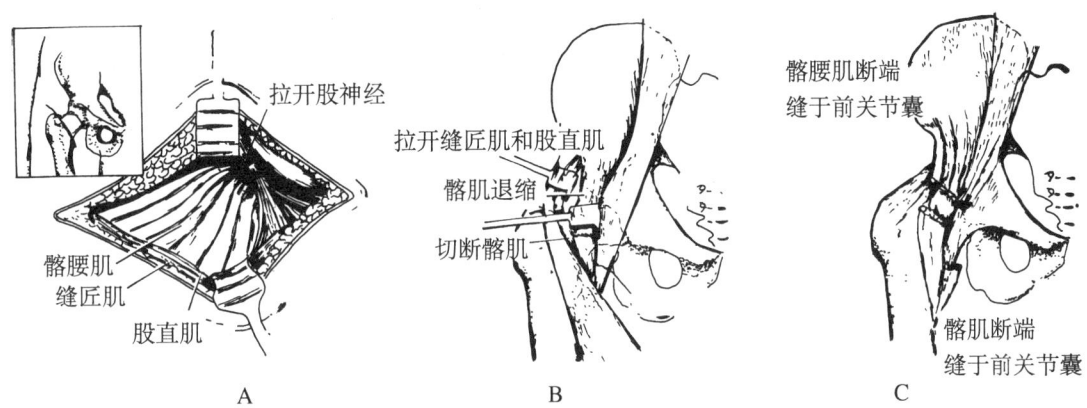

图 10-5-10 Bleck 髂腰肌腱回缩术

5．腰大肌腱延长术

Matsuo设计的腰大肌腱"Z"字延长，手术入路、解剖分离方法，基本雷同Bleck髂腰肌腱退缩术。只是术中，保持髂肌完整，仅对腰大肌腱施行小转子至骨盆缘区间地"Z"字形延长，见图10-5-11。Matsuo同时建议，手术应联合近端股直肌腱延长。

术后如同髂腰肌腱退缩术处理。

6．骨盆缘腰大肌腱松解术

病人仰卧位，消毒铺巾后触摸股动脉，并于皮肤表面定位标记股动脉。屈曲髋关节确定髋关节前方的屈曲皮肤折皱，平行于皮肤折皱、并略于其远侧，由内收肌内下缘至股动脉外侧，施行皮肤斜切口（图10-5-12A）。假如需要同期髋内收肌松解，腰大肌腱松解前可先行内收肌松解术。假如不进行内收肌松解，皮肤切口可缩短。皮肤切开后，皮肤拉钩牵开皮层，再次触摸股动脉，重新确定其位置（图10-5-12B）。腰大肌腱、股神经、股动脉、股静脉、腹股沟韧带关系见图10-5-12C。股动脉外侧、纵向、锐性切开髂肌筋膜，显露股神经（图10-5-12D）。该处时常可见多个股神经分支，尽量于近侧，以橡皮片保护牵引股神经，

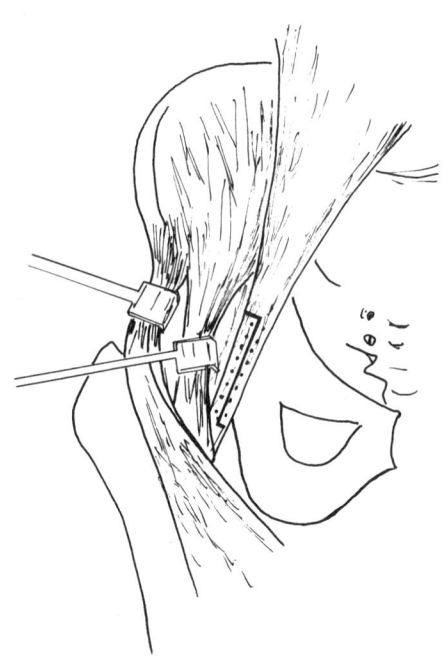

图 10-5-11 Matsuo 腰大肌腱延长术

恰当的神经牵引皮片置位应邻近腹股沟韧带。轻轻向内侧、毗邻股鞘方向牵开股神经（图10-5-12E）。以一小块湿润纱布垫覆盖股神经和股鞘，并以平滑拉钩隔离、保护性内牵神经血管束（图10-5-12F）。伤口深层定位髂腰肌，判明髂腰肌内侧缘，而后外侧翻转肌肉，显露毗邻的骨盆内侧壁，骨膜剥离器和Kidner钳夹小神经外科棉球，非常有益于完成这一操作。屈曲-外旋髋关节，可辅助放松肌肉并显露腰大肌腱。屈曲-外旋髋关节之前，可于髂腰肌混合部内下面发现腰大肌腱纤维（图10-5-12F）。以直角钳解剖游离腰大肌腱，并于骨盆缘水平切断，避免任何程度的髂肌纤维横断，随即腰大肌腱回缩至腹股沟韧带近侧。触摸确定腰大肌腱松解是在骨盆缘水平，而不是在腹股沟韧带与小转子区间内，是该手术的关键。

术后依据病人局部症状，及早开始功能训练。

7. 骨盆缘上方腰大肌腱松解术

骨盆缘上方腰大肌腱松解术，又有称其为肌内腰大肌腱松解术。顺腹股沟韧带上缘施行4cm皮肤斜切口，切口起自髂前上棘内侧缘，显露腹外斜肌腱膜（图10-5-13A）。平行腹股沟韧带，斜向头侧切开腹外斜肌腱膜约3cm。由内向外顺肌纤维钝性解剖腹内斜肌直至髂前上棘，判明股外侧皮神经，并依据神经的位置状态内或外牵开之。自外侧开始深部解剖，于髂骨内板骨膜外抵达髂肌。不显露股神经、血管束，髂肌肌体提供了良好的股神经、动脉保护。屈曲髋关节，以食指探查耻骨上支（即骨盆缘）及下方的腰肌腱。用直角拉钩向内侧牵开髂肌，并保护股神经血管束。直视下显露腰大肌腱（图10-5-13B、C）。围绕腰大肌腱直角钳游离并提出，电刺激最终确认该结构并非股神经后，横断腰大肌腱，而保持髂肌、腰大肌肌性部分完好。随后，髋伸展位触摸肌肉-肌腱单元，以确认肌肉-肌腱单元得以充分延长。

术后无需髋关节制动。术后第3天开始促进髋伸展物理治疗。

有较低程度的挛缩复发。

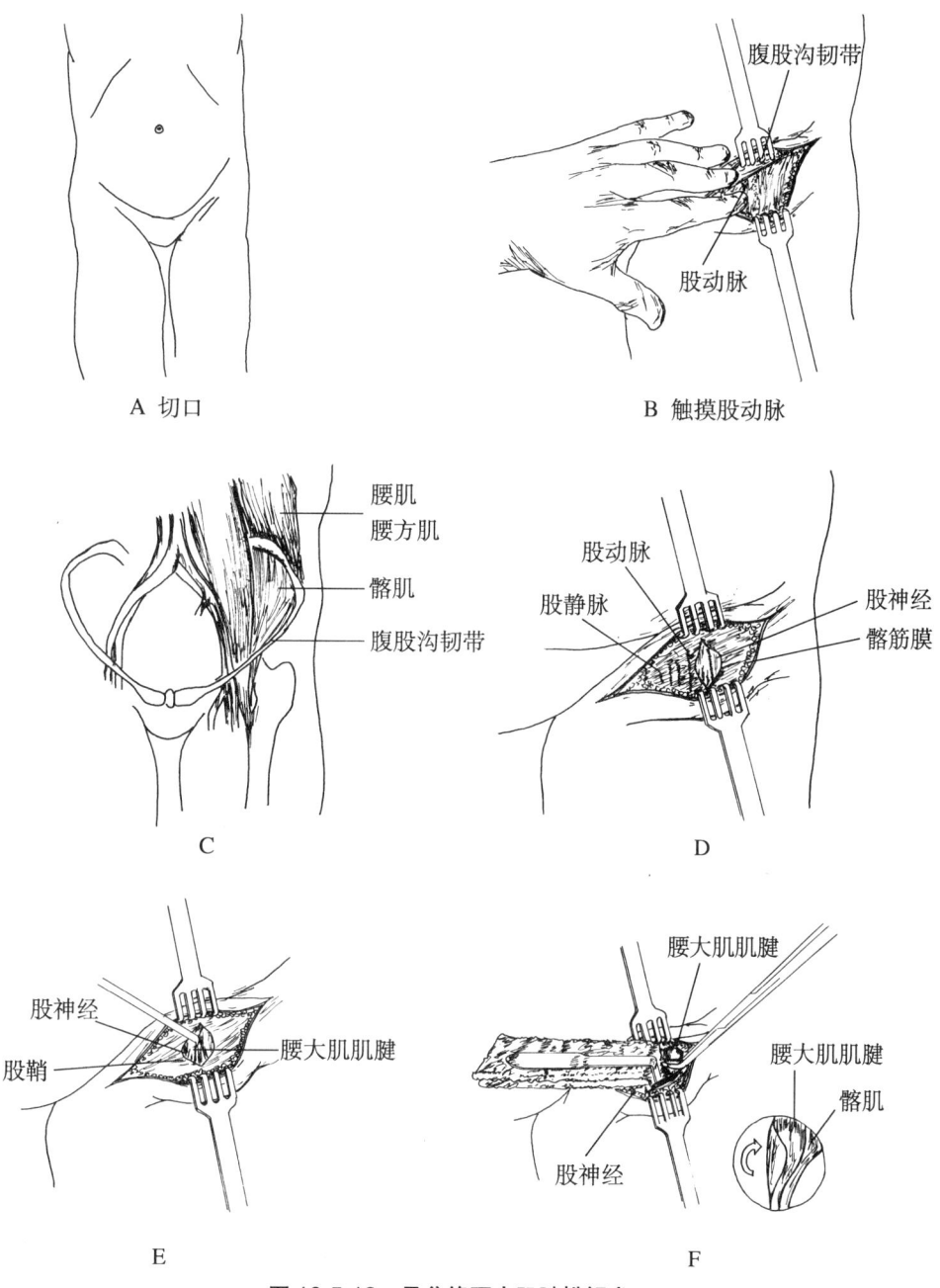

图 10-5-12 骨盆缘腰大肌腱松解术

三、髋内旋畸形

健康儿童正常步行周期，骨盆与髋关节横断面旋转运动是一完美的有机组合。步行周期身体同侧骨盆，足最初触地时呈内旋位，随后进行性外旋，至摆动前期达到最大外旋位；摆动中期启动内旋，并逐步达到下一步行周期足最初触地时相的起始内旋姿态。步行周期同侧髋关节，足最初触地时近乎中立位，加载反应期至单肢支撑时相进行性内旋；自摆动前期至摆动初期末，髋关节进行性外旋；后续的其余摆动相位，髋关节逐步内旋并逐渐恢复至下一

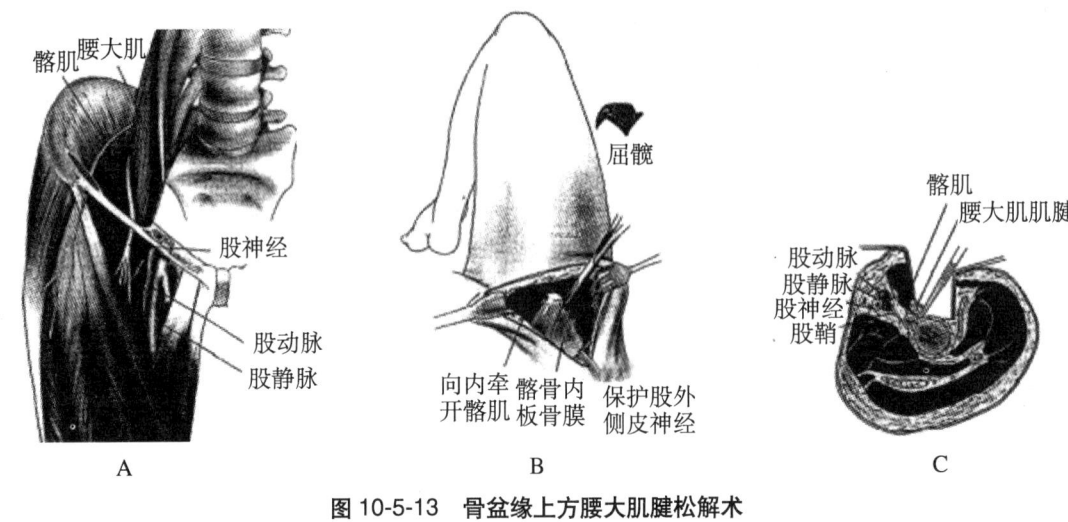

图 10-5-13 骨盆缘上方腰大肌腱松解术

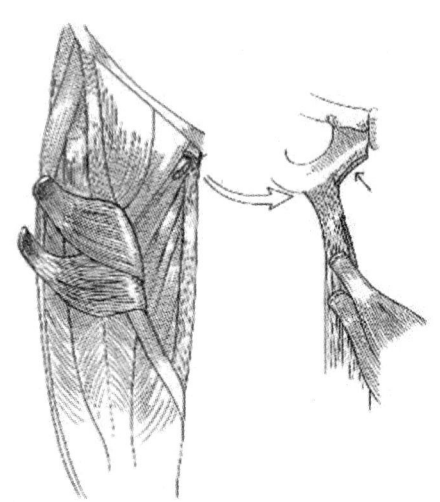

图 10-5-14 Beals 改良髋内收肌转位术

步行周期足最初触地时相的中立位。

痉挛性脑瘫常见站立位或步行周期髋关节内旋姿态，即所谓髋内旋畸形，致使步行周期膝部内收聚拢、足部呈现内收位足行进角（foot-progression angle，FPA，即步行行进路线与足长轴夹角），而时常引起步行中下肢相互磕绊、甚至绊倒，干扰着病儿步行能力；髋内旋畸形还可能继发髋关节半脱、脱位。这种髋内旋畸形步态，临床有称之为"内旋步态（internal rotation gait）"，但近年依据FPA多将其划归"内尖足步态（in-toeing）"。单就髋内旋畸形的病因，主要有髋周肌肉动力失衡、股骨前倾角增大。这里重点探讨前者，后者参见下肢长骨扭转畸形章节。

（一）髋内旋畸形动力失衡机制

早先认为，痉挛性脑瘫髋内旋畸形的动力性致畸肌肉包括：① 阔筋膜张肌（tensor fasciae latae）、臀大肌（gluteus maximus）、臀中肌（gluteus medius）前部纤维；② 内收短肌（adductor brevis）、内收长肌（adductor longus）、内收大肌（adductor magnus）、耻骨肌

(pectineus)等髋内收肌群；③半膜（semimembranosus）、半腱（semitendinosus）——内侧腘绳肌（medial hamstrings）和股薄肌（gracilis）；④髂腰肌（iliopsoas）；这些肌肉在脑瘫常见的髋屈曲姿态下，往往增大了其髋内旋力矩，而导致髋内旋畸形；它们的肌肉-肌腱单元手术临床研究文献，也确实证实存在髋内旋畸形改善功效。

髋关节周围肌肉产生髋内、外旋力矩的潜力，最重要决定因素是肌肉的髋内、外旋力矩臂；而痉挛性脑瘫髋周肌肉力矩臂改变影响因素，近年的研究确认，除先前认识的髋屈曲畸形程度外，尚包括股骨前倾角、髋内旋程度、膝关节屈曲程度和步行周期的下肢整体姿态（如蹲伏步态）等；就此复杂的痉挛性脑瘫髋关节生物力学环境，而今认为，髋周肌动力失衡机制可能远较先前的认识复杂。

Delp尸体建模，分别于髋关节屈曲0°、20°、45°、60°、90°位，测定臀肌、单纯髋外旋肌、髂腰肌的髋关节旋转力矩臂变化。发现，臀肌随着髋屈曲度数增大呈现髋内旋力矩臂转化趋势，①臀中肌，0°屈髋位仅前1/4具有7mm的内旋力矩臂、而后3个区域分别具有11、20、41mm的外旋力矩臂，屈髋10°位前方2个区域均呈现内旋肌作用，屈髋30°位前3个区域均转化为内旋肌，屈髋45°位整肌转化为内旋肌，屈髋90°位整肌4个区域分别达到58、55、39、22mm的内旋力矩臂；②臀小肌，0°屈髋位仅前1/3具有18mm内旋力矩臂、而后2/3分别具有10、30mm的外旋力矩臂，至90°屈髋位整肌3个区域分别达到35、42、26mm的内旋力矩臂；③臀大肌，0°屈髋位从前至后的6个区域具有20、26、28、29、15、18mm的外旋力矩臂，50°屈髋位时前两个区域转化为内旋肌，90°屈髋位6个区域依次分别具有46、33、13、1mm内旋力矩臂（前4区）和3、12mm外旋力矩臂（后2区）。单纯髋外旋肌中，闭孔外肌与股方肌随髋屈曲度数增大呈现外旋力矩臂递增趋势，分别由0°屈髋位的14、22mm增至90°屈髋位的26、27mm；而闭孔内肌与梨状肌则随髋屈曲度数增大外旋力矩臂递减，分别由0°屈髋位的30、29mm减至90°屈髋位的7、14mm。而作为主要的髋屈肌——髂腰肌，虽变化幅度轻微，却随髋屈曲度数增大潜在外旋力矩臂递增趋势，其0°屈髋位仅具有2mm的微弱内旋力矩臂，90°屈髋位也仅有4mm外旋力矩臂。如此Delp认为，上述6块髋周肌肉共18个区域中，15个区随髋屈曲度数增大存在内旋作用转化趋势；因而，随髋屈曲增大，髋周肌整体内旋力矩产生潜能增大，而外旋力矩产生潜能却减弱，促成了伴随髋屈曲的痉挛性脑瘫明显性髋内旋畸形，在此机制中臀中、小肌效应更为明显。同时，Delp还对早先髂腰肌直接作为痉挛性脑瘫髋内旋畸形内旋致畸动力肌的观点，提出了不同看法；认为痉挛或挛缩性髂腰肌并非直接的动力致畸肌，而是通过所导致的髋屈曲畸形，继而继发其它原本发挥髋外旋效应肌肉或其部分区域转化成髋内旋效应肌，间接地发挥着髋内旋致畸作用。

先前痉挛性脑瘫髋内旋畸形步行周期EMG研究发现，内侧腘绳肌或内收肌存在持续活性状态，因而推断它们所产生的髋内旋力矩，是致畸的根源之一。后来基于正常成人模型的髋周肌肉旋转力矩臂研究发现，躯体直立的站立姿态，内侧腘绳肌、内收短肌、内收长肌具有虽小（≤1cm）但呈髋内旋的力矩臂，从而为上述观点提供了支持。但近年Arnold提出，痉挛性脑瘫髋内旋畸形不乏合并股骨前倾角增大、步行周期髋、膝屈曲，干扰着髋周肌肉的旋转力矩臂。Arnold针对痉挛性脑瘫计算机建模生物力学试验研究发现，①正常股骨前倾角、躯体直立站立姿态时，内侧腘绳肌（半腱、半膜）、内收短肌、内收长肌、耻骨肌、内收大肌坐骨附着区具有较小的髋内旋力矩臂（＜1cm），股薄肌、内收大肌近部（相对股骨止点而言）具有轻微髋外旋力矩臂，内收大肌中、远部髋旋转力矩臂可忽略不计；② 髋内旋超过20°或屈膝超过30°时，半腱、半膜肌由内旋力矩臂转化为外旋；③ 随着髋内旋与膝屈曲度数递增，股薄肌外旋力矩臂递增，而内收大肌坐骨附着区原有的内旋力矩臂递减至近乎不计；④ 随着髋内旋增大，止于股骨干近段的全部髋内收肌虽呈现内旋力矩臂转化或递增趋势，但如若递增股骨前倾角，内收短肌、耻骨肌、内收大肌中部反由内旋力矩臂转变为外旋力矩臂；⑤ 随着股骨前倾角增大，内收长肌内旋力矩臂递减，内收大肌近部外旋力矩臂递增。Arnold同时采用上述计算机模型，对21例（23肢）痉挛性脑瘫，进行了步行周期髋周肌旋转力矩臂临床分析：① 全部病例呈现蹲伏、髋内旋步态，除1例8岁病儿具有20°正常幅度内的股骨前倾角，其余7～27岁病例具有30°～60°股骨前倾角；② 整个步行周期，半腱、半膜、股薄肌具有＜1mm的髋内旋力矩臂甚或外旋力矩臂；③ 除1例20°股骨前倾角病儿内收短肌呈现步行周期＞5mm的髋内旋力矩臂外，其余病例整个步行周期内收短肌和内收大肌近、中、远部均呈现髋外旋力矩臂；④ 整个步行周期，内收长肌无1例存在＞5mm的髋内旋力矩臂；⑤ 整个步行周期，大多数病例耻骨肌与内收大肌坐骨附着部，虽存在髋内旋力矩臂，但无1例超过8mm；⑥ 步行周期考查臀中、小肌髋旋转力矩臂时，则发现一致于Delp结果，具有显著增大的内旋力矩臂。如此，Arnold认为痉挛性脑瘫，髋、膝屈曲和股骨前倾、髋内旋等复杂性、多样化临床组合形式下的髋关节生物力学环境，内侧腘绳肌与内收肌不可能产生具有实际意义的主动髋内旋力矩，也就不可能成为重要的主动髋内旋动力致畸肌；而臀中、小肌潜在着更显著性主动髋内旋效应。

虽然，近年的研究确认，痉挛性脑瘫臀中、小肌主动髋内旋致畸效应更显著，而内侧腘绳肌与内收肌可能并非重要的主动髋内旋致畸肌，髂腰肌更是缺乏主动内旋力矩产生潜力；但是，一致认为髋、膝屈曲能够显著性改变髋周肌的旋转力矩臂转化，而临床又公认髂腰肌、内侧腘绳肌分别系髋、膝屈曲的主要致畸肌，因此这两组肌至少是髋内旋畸形的间接致畸肌。

（二）髋内旋畸形临床检诊

痉挛性脑瘫髋内旋畸形，迄今为止的众多临床研究业已证实，其病因远较髋周肌动力失衡机制复杂；除股骨前倾角增大和髋、膝屈曲间接病因而外，下肢髋关节的远隔畸形，如足-踝内或外翻、胫骨扭转等，所致的步行周期下肢杠杆臂机能不良，也是其病因之一。如若术前未能正确认识下肢复合性畸形，而仅局限于髋关节，不免将影响手术效果，甚至导致失败（参见图10-5-15）。因此，髋内旋畸形术前检诊，应在下肢综合检诊、评估的基础上，认真评估髋周肌动力失衡。

髋周肌动力失衡临床检诊，主要包括臀中、小肌、髋屈肌、髋内收肌、腘绳肌痉挛与挛缩和股骨前倾角评估，后三者参见相应章节。

1．臀中、小肌临床检诊

臀中、小肌牵张反射试验，嘱病人俯卧检诊床、屈膝90°，检诊医生手握病人患肢踝部，快速推拉患肢致大腿最大外旋位（即髋外旋）并迅速放松；如若臀中、小肌牵张反射亢进，放松后患肢将迅速回弹至原有内旋位，即阳性试验（图10-5-16A）；如若并无显著性臀中、小肌痉挛，放松后患肢将无明显的回弹现象或保持外旋位，即阴性试验（图10-5-16B）。这一临床检诊过程中，尚可采用Ashworth评级，评定臀中、小肌肌痉挛程度。Steel在该检诊试验始末，采用同步EMG检测分析，阳性临床结果较阴性结果确实存在臀中、小肌强电

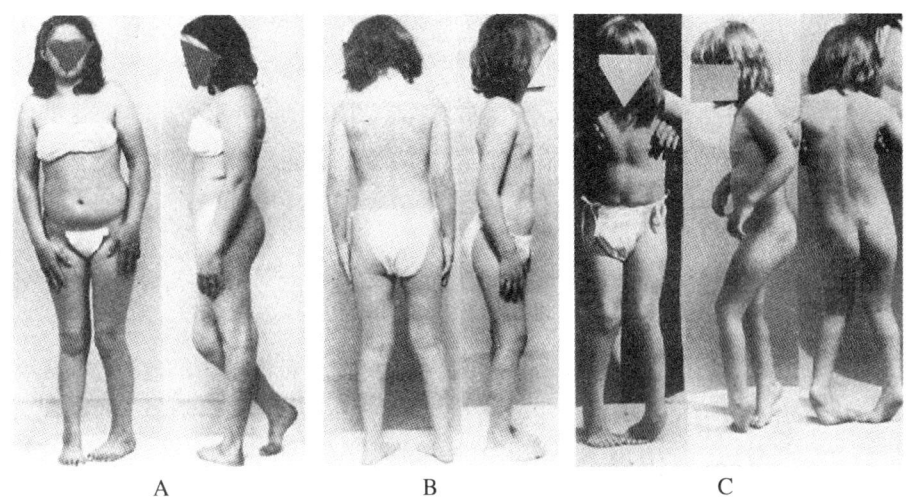

图 10-5-15

A. 偏瘫型单纯髋内旋畸形 B. 双瘫型单纯髋内旋畸形 C. 双瘫型复杂髋内旋畸形，下肢复合性畸形，明显可见髋关节毗邻膝关节屈曲畸形，并可见远隔关节畸形——马蹄内翻足畸形，下肢力线不正，往往存在下肢步行周期杠杆臂机能不良

生理活性表现，因而认为该临床检诊结果确实可靠，是考虑臀中、小肌转位术的重要指征。

2．髋屈肌临床检诊

髋屈肌牵张反射试验，嘱病人俯卧于检诊床，存在髋屈肌痉挛或挛缩病人，静态俯卧位髋关节腹侧面往往抬离检诊床面，而呈现髋屈曲姿态。随后，① 检诊医生迅速拍击病人臀部，即迅速压臀达到最大髋伸展位后又迅速放松，存在显著性髋屈肌痉挛，放松时往往可见臀部回弹现象（图10-5-16）；② 缓慢、柔和压臀，若不能达到充分髋伸展，则预示髋屈肌挛缩。这一试验缺乏临床特异性，它潜在反映着髂腰肌、阔筋膜张肌、股直肌、缝匠肌的综合性效应；因此，Steel建议，检诊中采用微电极置于上述肌肉中，依据电生理反应，以区别阳性试验结果中受检肌的主次效应。

3．实验室步态分析

随着髋内旋畸形临床研究地深入，而今普遍认为，包括下肢诸关节三维运动、肌肉动态EMG检测、地面反作用力测力台评估的实验室步态分析，明显优越于临床检诊，能够更好

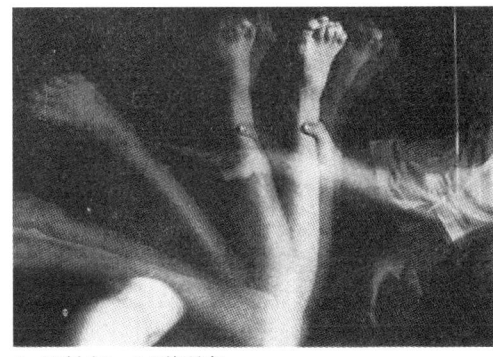
A 阳性征，回弹现象

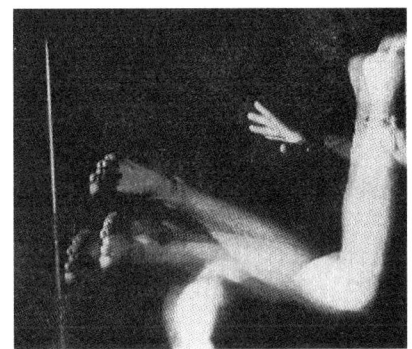
B 阴性征，无明显回弹现象

图 10-5-16

地揭示复杂性髋内旋畸形机制，更好地指导临床综合矫治方案。Arnold更是指出，如若引入了股骨前倾角变化、髋内旋-内收-屈曲、膝屈曲等形态学参数，建立较为特异的痉挛性脑瘫下肢计算机模型，能够更有助于分析髋周肌步行周期的生物力学特征、并分析它们之间的相互影响。同时，实验室步态分析，也是目前评估术后功能改善的最客观方法。

（三）髋内旋畸形矫形外科治疗

1. 髋内旋畸形综合矫治原则

临床所见的髋内旋畸形，可能并非仅简单起因于髋周肌动力失衡与股骨前倾角增大，而下肢复合性畸形所致的步行周期下肢杠杆臂机能不良，也是其病因之一。存在下肢髋关节毗邻或远隔关节畸形时，如图10-5-14C所示的双膝屈曲内收聚拢、前足内收位马蹄内翻足畸形，步行周期下肢力线不正、足掌负重着力点前内移，地面反作用力经足传导至髋关节之前，在髋关节水平潜在产生着地面反作用力外源性髋屈曲-内旋力矩，迫使、至少加重着髋屈曲-内旋畸形。更何况如前所述，髋、膝屈曲畸形，提供了促成髋周肌肉内旋力矩臂转化的髋关节生物力学环境，致使髋周肌肉内-外旋动力平衡发生隐匿性改变，成为髋内旋畸形的间接病因。因此，有学者提出，局限于纠正髋内旋畸形术式（如臀中、小肌止点前移）的临床应用，应以下肢其它畸形纠正为前提；而近年来，更为临床推崇的髋内旋畸形矫形外科治疗策略，是下肢同期多关节水平手术原则，即应一次手术同时纠正下肢诸关节畸形。

依据目前对髋内旋畸形机制的认识、下肢各种手术的原始目的，具有髋内旋畸形矫治效力的下肢手术，可划分为基础性、间接或有限直接矫治性、直接矫治性手术三类。

2. 基础性和间接或有限直接矫治性手术

基础性手术，如胫骨扭转畸形与马蹄内翻足矫正等下肢髋关节远隔畸形纠正术式，它们并非直接改善髋内-外旋动力平衡与畸形，但通过髋关节远隔畸形地纠正，改善了下肢力线，避免了步行周期地面反作用力外源性髋内旋不良效应，从而为髋关节打下了良好的下肢整体生物力学环境，因而具有髋内旋畸形矫正的基础价值。

间接或有限直接矫治性手术，如内侧腘绳肌、内收肌和髂腰肌手术，早先认为这比肌肉系痉挛性脑瘫髋内旋直接致畸动力肌；近年的髋周肌力矩臂研究，虽确认它们并非重要的致畸动力源，但某些肌肉或肌肉的某些区域尚在特定生物力学环境下具有有限的内旋作用；更何况，业已确认这些肌肉所致的膝屈曲、髋屈曲-内收畸形，直接影响着髋周肌内-外旋力矩臂地转化效应；因而，它们原本的手术目的——纠正膝、髋屈曲畸形，至少能够间接改善髋内旋。

2000年Steinwender报道了平均10.2岁、16例（29肢）双瘫型痉挛性脑瘫，下肢同期多关节水平软组织矫治术后，平均3.4年步态分析髋关节旋转功能改善随访研究。29肢共施行91例次手术，其中内侧腘绳肌延长29例次、远侧股直肌转位29例次、骨盆内腰肌腱切断18例次、肌内腰肌延长6例次、外侧腘绳肌延长5例次、足部肌腱延长/转位4例次。步行周期，术前相应于足最初触地、第一双支撑、单肢支撑、第二双支撑时相和摆动相位，均呈现髋内旋姿态，平均值分别达6.9°、7.8°、9.7°、13.6°、11.7°，即明显髋内旋畸形；术后髋内旋畸形显著性改善（$P<0.0001$），对应的各时相或相位均值分别为外旋8.6°、外旋6.2°、外旋2.8°、内旋2.0°、外旋1.1°，改善尤以第二双支撑时相最明显；术后步速无统计学显著性增大、步调显著性降低、跨距显著性增大；临床体检髋关节活动幅度，无

显著性改变。如此，Steinwender认为，下肢同期多关节水平矫治策略，能够有效改善髋关节旋转功能；并认为，他们的病例组中，内侧腘绳肌延长，可能潜在着更大的髋内旋畸形改善效力；同时指出，手术适应证应掌握在，具有至少10m独立步行能力痉挛性脑瘫、无下肢长骨（股骨与胫骨）扭转畸形、无挛缩的痉挛性髋内旋畸形。

3．直接矫治性手术

直接矫治性手术，包括臀中、小肌前移转位术和股骨反转截骨术，手术目的本身即直接矫正髋内旋畸形；就作者有限的文献阅历，前者因不乏髋外展力量丢失，临床又频见股骨前倾角增大，似乎近年以股骨反转截骨更为临床推崇。

(1) 臀中、小肌前移转位

1980年Steel首先报道了臀中、小肌转子止点前转位术式矫正痉挛性脑瘫髋内旋畸形，其手术设计思路是转换原本起髋内旋作用的臀中、小肌成为髋外旋肌。所报道的5~16岁26例42髋中，全部病例无骨性手术；仅4例5髋单纯施行臀中、小肌转位术，而其余病例因下肢其它关节畸形，需要跟腱延长、髋部股直肌腱松解、内收肌松解、腘绳肌等额外软组织手术。术后3~11年随访，① 26例中25例髋内旋步态显著性改善，以步行周期支撑相位FPA衡量，术前全部病例均存在超过20°的内收FAP，术后FPA角5例达0°、6例外展0°~10°、10例外展11°~20°、3例外展21°~30°、1例外展31°~40°；显然，该术式削弱髋内旋肌力而增强髋外旋力量，效果确实可靠；② 5~8岁手术组的10例（13髋）10年随访，发现股骨前倾角，由术前43°~64°全部存在超过20°降低，而达到骨骼发育成熟时的18°~36°；③ 5例（6髋）术后呈现髋外展无力的摇摆步态，站立位临床体检Trendelenburg征阳性，其中1例尚合并顽固性髋内旋，而划分为手术失败组；就失败原因，Steel认为主要是术后转位附着点固定不牢撕脱。后续有关臀中、小肌转位术临床研究文献，取得了一致于Steel的结果，公认改善髋内旋畸形、低龄手术病儿发育性股骨前倾角降低功效明显；而主要不良预后，也一致认为是摇摆步态与Trendelenburg征阳性的术后髋外展无力，其发生比例在14.3%~20%。

臀中、小肌转位手术适应证，主要有如下几点：① 具有步行能力痉挛性脑瘫髋内旋畸形，无挛缩性固定髋内旋迹象；② 臀中、小肌牵张反射试验阳性，而Trendelenburg征阴性；③ 步行周期的下肢内旋步态，确系痉挛性髋内旋所致，排除了过度股骨前倾和骨盆内旋病因；④ 过度股骨前倾——即股骨前倾角≥70°，时常因骨性结构畸形而制约髋外旋、影响手术效果，因此术前应有≥20°被动髋外旋；⑤ 臀中、小肌转位术后潜在着加强髋屈肌效应，因此最初的观点认为，术前应具有一定的髋伸展动力与能力（10°以内的髋后伸）；而今更多学者的临床实践认为，只要术中能够同期矫正的髋屈曲均适合该术式；同样，只要术中同期能够矫正的髋内收与膝屈曲畸形，亦非手术禁忌。总之，最佳臀中、小肌转位病例是单纯性髋内旋（图10-5-14A）。

臀中、小肌转位术：主要包括5个步骤。① 手术体位与切口：取术侧臀部抬高60°侧卧位，起自大转子上方5cm，以大转子尖为中心向前弧形绕至大转子前，随后继续弧形延伸至大转子下方5cm的股骨后缘，完成皮肤切口。锐性切开皮下组织层，沿臀大肌与阔筋膜张肌交接区纵向切开阔筋膜，并向下、沿股骨干延伸切开髂胫束直至大转子下5cm（图10-5-17A）。将术髋外展，放松阔筋膜张肌及髂胫束，以便于手术显露。② 臀中、小肌止点切取：将阔筋膜张肌-髂胫束联合切口前后缘，分别向大腿前后方牵开，充分显露臀中、小肌

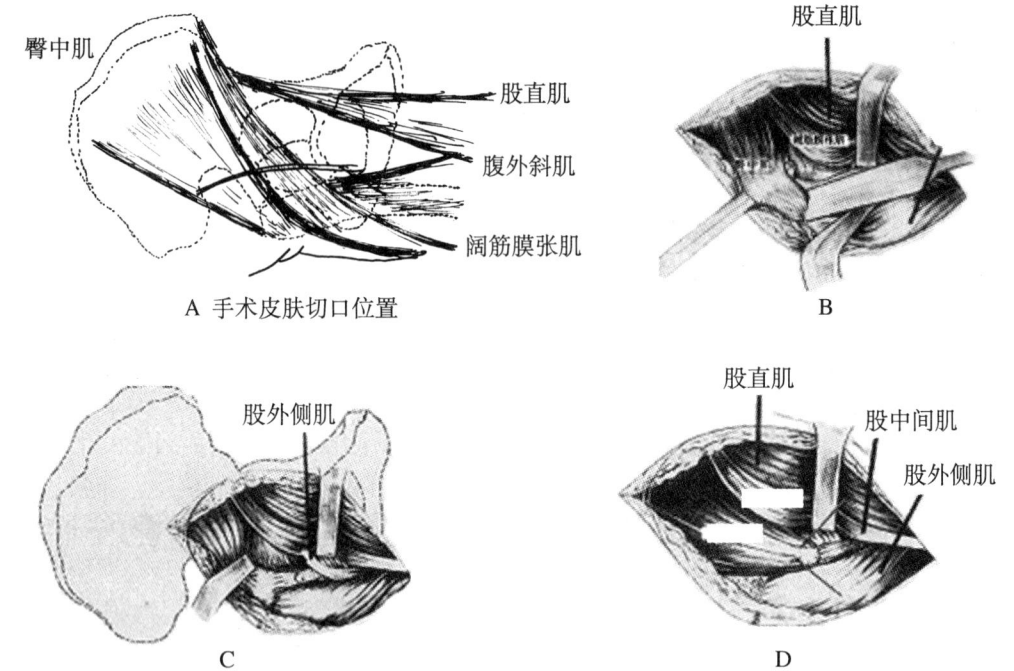

图 10-5-17 臀中、小肌转位术

大转子后上止点。自臀大肌与臀中肌间隙钝性解剖分离，以血管钳由后至前完整挑起整个臀中、小肌，并改用纱布条整体牵引臀中、小肌。而后采用骨刀，自大转子骨骺远侧、切取带有骨片的臀中、小肌联合腱止点（图10-5-17B），此步骤避免干扰大转子骨骺应引起足够重视。向近侧整体牵引臀中、小肌的切取止点，仔细自髋关节囊剥离臀中、小肌，直达能够确保二肌具有良好的肌肉-肌腱单元转位路径，但应注意保护二肌的神经-血管供应支及其肌外膜。③ 股骨前方转子间线外下方肌腱转位新止点准备：自股骨前面转子间线、髋关节囊附着处外下方，骨膜下剥离股外侧肌止点并向远外侧翻转之，以骨刀粗糙化该肌止点区骨皮质面，备作臀中、小肌转位新止点（图10-5-17C）。④ 臀中、小肌转位：术中旋转并外展髋关节确定最大髋外旋与外展度数，保持小于最大髋外旋与外展10°的髋关节状态，将臀中、小肌骨片-肌腱游离复合体拉紧置于转位新止点，依据术中具体情况恰当选用交叉针或骑缝钉、螺钉、钢丝固定，随后将股外侧肌游离缘缝合至臀中、小肌以覆盖新止点（图10-5-17D）。⑤ 确认手术满意后，逐层关闭切口。术后依据单、双侧手术，选择单、双侧髋人字石膏制动。6周后去石膏，开始保护性步行康复训练。确认臀中、小肌新止点愈合可靠，适时去除内固定。

（2）股骨反转截骨

股骨反转截骨矫治髋内旋畸形，详见下肢长骨扭转畸形章节。

四、下肢长骨扭转畸形

近年来，痉挛性脑瘫下肢长骨扭转畸形的病理生理机制、生物力学效应、毗邻关节影响、自然史有了较深入的了解，促进了临床治疗观念及理论的改进，收到了良好的临床效果。较一致性共识有：① 下肢长骨扭转畸形系痉挛性脑瘫"尖足步态"的病因之一，经临床体检、步态分析、临床特检的综合分析，是正确认识与治疗决策的基础；② 痉挛性脑瘫股骨前倾角增大，非但不会自然发育改善，反而呈现进行性增大趋势；胫骨内扭转存在部分性自然改善潜能，但胫骨外扭转将随生长发育进行性恶化；③ 下肢长骨扭转畸形的临床表现形式复杂，以股骨内扭转合并胫骨扭转的复合畸形对下肢机能影响最大，可严重危及膝、踝、足生物力学结构；④ 下肢长骨反转截骨，无论股骨与胫骨，均更倾向于远侧截骨；⑤ 截骨部位可靠内固定十分重要；⑥ 股骨内扭转与胫骨外扭转更应积极治疗；⑦ 存在踝关节矢状面活动受限时，胫骨反转截骨应慎重；⑧ 马蹄内翻足合并胫骨内扭转时，应慎用劈裂肌腱转位联合远侧胫腓骨外旋转截骨术；⑨ 应警惕严重类型脑瘫与复杂类型下肢长骨扭转畸形的反转截骨效果不佳的情况。

(一) 下肢长骨扭转畸形病理生理机制与转归

生长发育过程中，下肢长骨——股骨与胫骨围绕其自身长轴的扭曲即旋转（rotation），正常方位与幅度的旋转即倒转（version），而异常方位与幅度的旋转即扭转（torsion）。

1. 股骨内扭转畸形

正常股骨前倾角，生命周期的发育演化进程存在着较大的变化幅度。胚胎4个月前，不存在股骨前倾；随后，胎儿下肢在宫内机械模塑机制作用下前倾角逐渐增大，至出生时达到生命周期的最大程度，约30°～50°；出生后，由于髋外旋肌力大于内旋肌力，前倾角逐渐下降，16岁时约达16°；骨骼发育成熟时降至8°～15°，并在后续的生命阶段保持持续稳定。

大量的研究证实，痉挛性脑瘫儿，股骨前倾角非但顽固性保持新生儿期的较高水平，而且随年龄增长呈现逐渐增大趋势。就其机制，普遍认为主要是痉挛性髋周肌失衡所致，如过度活性状态的髂腰肌前上牵拉小转子、内旋肌收缩导致近端股骨扭转、内收肌痉挛致使大转子的生长刺激减弱；此外，过度活性状态的内侧腘绳肌，亦可能发挥着一定作用。也有观点认为，脑瘫儿步行能力发育迟滞，可能是股骨近端倒转重塑发育缺陷的生物力学外部环境因素。Pirpiris的一组平均12.3岁痉挛性脑瘫，平均股骨前倾角达47°；Morrell的步行能力分组报道，具有步行能力组平均达55°，无步行能力平均达57°。

至今，虽就股骨前倾角增大及其机制已有较一致的认识；但Pirpiris指出，痉挛性脑瘫股骨扭转畸形的具体定位与扭转范围乃至病因，尚欠确切地了解。因此，也就有了众多的临床股骨扭转畸形描述性同意语，如顽固性胎儿期结构（力线）（persistent fetal alignment）、股骨前倾角增大（increased femoral anteversion）和股骨内扭转（medial femoral torsion）。就此，Pirpiris认为，"股骨内扭转"可能是并非特指部位与病因、又能明确描述结构性异常的最佳临床术语。

2. 胫骨内、外扭转畸形

研究表明，生命周期亦存在着正常的胫骨发育性倒转重塑过程。胎儿生命早期胫骨处于较大的外旋状态，伴随宫内生长发育逐渐内旋倒转，至出生时新生儿期胫骨呈现内旋状态；出生后，随着步行能力发育，内旋状态的胫骨转而逐渐外旋倒转，直至骨骼发育成熟时平均胫骨倒转达15°。

临床观察发现，脑瘫儿这种胫骨发育性倒转能力明显紊乱。普遍认为，痉挛性肌力与肌张力失衡是导致异常胫骨扭转畸形的动力源。但不像股骨似乎临床单纯呈现内扭转畸形，胫骨内、外扭转畸形均可见，显然其病理生理机制更为复杂，缺乏较深刻的临床认识。胫骨扭转畸形,生长发育过程中近侧膝以上、远侧足踝的力线不正,特别是具有步行能力儿,这一异常生物力学环境,可能更显重要,即杠杆臂疾病(lever arm disease,亦有称杠杆臂机能不良),致使代偿或失代偿性胫骨扭转。

3. 下肢长骨扭转畸形转归

虽然,下肢骨盆、髋关节、股骨与胫骨、踝、足水平的横断面动力与静力性畸形,均可引起痉挛性脑瘫的尖足步态;但近年来下肢长骨扭转畸形的作用,日见受到重视。尖足步态又可依据足行进角(foot-progression angle,FPA),划分为内尖足步态(in-toeing)与外尖足步态(out-toeing)两类。FPA是指,病儿面对检查者行进时,足长轴与行进路线的夹角,一般足内收位FPA计作负值、外展位计正值,正常儿FPA达+10°(幅度-3~+20°)。Wren更具体定义内尖足步态为FPA>正常均值1个标准差的足内收位步态,外尖足步态即FPA>正常均值1个标准差的足外展位步态。Wren对痉挛性脑瘫异常步态流行病学调查发现,更受临床关注的内尖足步态发病率达64%,四肢瘫、双瘫、偏瘫各分别达70%、66%、54%;外尖足步态发病率相对较低(低于30%);并且发现,随着年龄增长和伴随早先手术史,内尖足步态的风险降低,而外尖足步态风险却有增高。导致这一流行病学特征的原因,Wren分析认为:① 随着痉挛性脑瘫年龄的增长,股骨和/或胫骨扭转的下肢错误力线改变,呈现随时间进展性进行性增大;② 早期的矫形外科干预,往往更关注足-踝水平的畸形矫正,甚至注意了股骨前倾纠正却往往忽略了代偿性胫骨外扭转,它们虽有利于纠正内尖足步态,却增大了外尖足步态的风险。

股骨内扭转畸形不良结局主要包括,① 撞击膝(knocking knee)与内尖足步态:正常步行周期,支撑相位足最初触地时相之后启动了髋内旋,支撑相位单肢支撑时达到了整个步行周期的最大髋内旋状态,随后直至摆动相位中期开始了下肢的整体外旋,当达到步行周期最大下肢外旋时亦即一个步行周期的结束。股骨内扭转畸形,髋内旋增大而外旋受限,导致了步行周期膝关节内聚性"撞击膝"和足内收位FPA的"内尖足步态",前者更常见于双侧股骨内扭转畸形。从而致使步行期间容易发生磕绊、摔倒,以及摆动相位足廓清困难。为达到顺畅步行,可能需要处于摆动相位的下肢回环绕行至处于支撑相位下肢的前方,这一病态步行,往往是病人及其双亲求医的关注点。② 步行周期骨盆的不对称性运动:Aminian发现偏瘫病人股骨内扭转畸形,步行周期往往伴有患侧骨盆前倾、旋前的不对称性骨盆运动表形,以求尽可能地代偿患侧内收位足FPA。这一步行周期骨盆不对称性运动,亦潜在干扰着偏瘫病人股骨反转截骨的术后效果。③ 足"翻转(rollover)"畸形:因股骨内扭转畸形产生的内尖足步态,步行期间持续性足内收位FPA,足外缘应力集中,随着时间推移往往可导致或加重发育性足"翻转(足外翻)"畸形。④ 髋外展肌力减弱:不少学者认为,增大的股骨前倾角,减小了髋外展力矩臂,从而继发性削弱了髋外展肌的髋外展能力。

胫骨内扭转畸形多合并马蹄内翻足畸形,更进一步加重了步行周期的内收位FPA,而产生内尖足步态;致使步行期间,双足磕绊和摔倒病态更为明显;并且,这两类畸形往往互为助长。胫骨外扭转畸形,可导致步行周期足外展位FPA,而呈现外尖足步态,从而加重足内侧载荷,可促进平足外翻畸形、拇趾外翻与拇囊炎发病。有研究表明,随着生长发育,胫骨内扭转畸形存在自然纠正的潜能,而外扭转畸形则可能进行性加重。

痉挛性脑瘫最为严重的下肢长骨扭转力线不正,是常见于大龄病儿的股骨内扭转合并胫骨外扭转畸形。有观点认为,这里的胫骨外扭转畸形,是为求得正常FPA的股骨内扭转畸形代偿性、继发性病变。故而，临床步行周期可见正常乃至略呈外展位的FPA。但是，这一综合性下肢力线不正，可导致膝关节冠状面异常的膝外翻力矩、乃至膝外翻畸形，可导致伸膝装置扭曲性髌-股关节失稳、疼痛、甚至远期骨关节炎。并且，这一复合性下肢长骨扭转畸形，非但不会自然改善，并将随着生长发育日益恶化，而引发下肢力线不正性连锁性"杠杆臂疾病"，危及伸膝-踝跖屈耦联以及足-踝等关节功能。

（二）下肢长骨扭转畸形临床检诊

痉挛性脑瘫下肢长骨扭转畸形，检诊方法包括临床体检、步态分析、临床特检，目的在于畸形分类、定位、定量。

1．下肢长骨扭转畸形临床体检

（1）下肢长骨扭转畸形临床定位与分类

临床病儿步态观察，重在了解静态与步行期间动态的FPA和髌骨方位（即指向），从而判断痉挛性脑瘫下肢长骨畸形的类型与定位（表10-5-1），以指导治疗计划及进一步检诊方案。

表10-5-1 临床步态观察不同类型下肢长骨扭转畸形表现

畸形类型	FPA	髌骨方位
股骨内扭转	内收	向内
胫骨内扭转	内收	中立
股骨外扭转	外展	向外
胫骨外扭转	外展	中立
股骨内扭转并胫骨外扭转	中立	向内

（2）下肢长骨扭转畸形临床定量测量

股骨扭转畸形临床测量：病儿取俯卧位屈膝90°，取小腿垂直于检测床面为中立位，保持双侧骨盆水平接触床面下充分内外旋髋关节，而后分别测量髋内、外旋位时小腿与中立位时小腿的夹角，来确定髋内外旋度数。正常儿髋内、外旋度数近似均等，并且总体内－外旋活动幅度约90°（亦即内、外旋各达45°）。内旋超过70°即应考虑股骨前倾角增大，通常内旋70°～80°并外旋10°～20°预示轻度前倾增大、内旋80°～90°并外旋0°～10°预示中度前倾角增大、髋内旋超过90°并0°外旋预示重度前倾角增大（图10-5-18）。

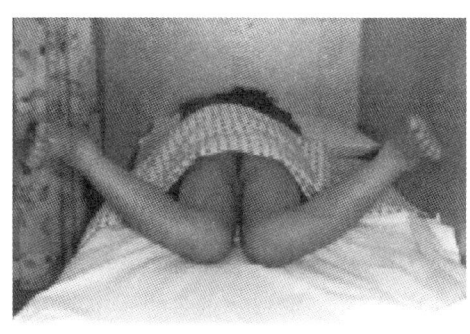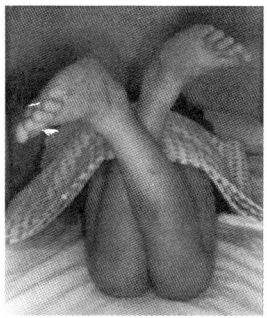

图10-5-18 股骨扭转畸形临床测量图示

该图示病儿，股骨内扭转畸形，髋内旋达70°（左图）、外旋约20°（右图）

胫骨扭转畸形临床测量：病儿俯卧位，屈膝90°、小腿垂直于检查床面、保持足和踝中立位，测量大腿-足角（thigh-foot angle）——即大腿长轴与足长轴夹角，胫骨内扭转时呈负值（成角向内）、胫骨外扭转时呈正值（成角向外）（图10-5-19）；正常儿，婴儿期大腿-足角可呈现负值，随年龄增长、生长发育呈现进行性外向倒转（正值），至儿童期平均大腿-足角+10°（幅度-5°～+30°）。痉挛性脑瘫常见足部畸形，而干扰大腿-足角测量，因此有主张测量踝间轴-大腿角（transmalleolar axis-thigh angle 或 transmalleolar angle），即贯通足内、外踝的中心轴与大腿长轴间夹角。这一方法，亦适用于胫骨反转截骨术中即时测评。

改良股骨前倾测量法：又称转子突出角度测试法（trochanteric prominence angle test, TPAT），也有称Ruwe法，即病人俯卧位，旋转大腿并触摸大转子直至抵达最突出状态，而后以中立位作为参照对比，以下肢旋转度数间接评估股骨前倾角。TPAT法受到临床推崇的原因是，它能应用于股骨反转截骨术中，即时性复核股骨前倾量，从而指导手术。就TPAT的精确度尚存争议，有报道明显优越于术前X片测量；但亦有报道，较精度相对较高的CT测量，其精度误差＞5°占77%，其中45%＞10°。

2. 下肢长骨扭转畸形实验室步态分析

无论是术前认识与治疗计划还是术后效果评定，近年来众多学者推崇实验室步态分析用于下肢长骨扭转畸形的评估。步态分析量化动态步行残疾的程度及定位、综合评估下肢功能状态、精确提供步行周期下肢诸平面的运动参数，是临床体检等其它方法所不可比拟的。例如，Aminian偏瘫病人步态分析发现，股骨扭转畸形同侧存在着步行周期代偿性骨盆旋转运动，这是临床体检步态观察所难发现的；另外，虽有研究证实髋关节的被动活动幅度检诊与步态分析异常存在相关性，但Aktas发现放射学所测的股骨前倾度数或体检的活动幅度，并不能可靠预测三维步态分析确认的步态异常程度。

3. 下肢长骨扭转畸形临床特检

股骨前倾角测量临床特检方法，主要有传统的X片测量和三维CT测量、B超测量。传统的放射学Ryder-crane前倾角测定方法，需经复杂的双平面X片和几何学推算，相对确定真性前倾角度数；随着临床应用研究的深入，现已明确痉挛性脑瘫常见的骨盆倾斜与旋转、颈干角增大、X片投照时难以控制的体位，明显干扰着估算精度。CT测量，是经股骨头、颈两个扫描平面确定股骨颈轴，经股骨髁扫描面确定髁间轴，而后测算两轴夹角（图10-5-20）；颈干角增大、髋屈曲-内收-内旋畸形，同样亦可干扰CT的测量精度。超声法，是以髋关节囊前远侧附着点、相对平坦的转子间区为参照基准，经超声检诊股骨颈测评前倾角；有观点认为，超声法快捷、精确、经济、无辐射；但亦有观点认为，其精度明显低于CT测量。

胫骨扭转度测量，目前一致认为X线片并不十分有助于量化评估胫骨扭转畸形；CT扫描，虽然能用于测评胫骨扭转，但通常的临床评估对临床诊治即已充分；也有超声检诊测量胫骨扭转量的报道，但其精度明显不如CT测量。

(三) 下肢长骨扭转畸形矫形外科治疗

目前的研究表明，痉挛性脑瘫下肢横断面旋转畸形病因多样。单就下肢长骨的扭转病因，矫形器具与设备的保守治疗可能是无效的。有矫正兔胫骨内扭转的动物模型研究发现，矫形器具的外旋作用力，虽引起了骨骺生长区细胞的分布改变，但并未见皮质骨的重塑现

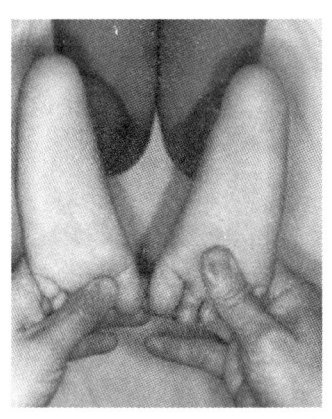

图 10-5-19 胫骨扭转临床测量法图示，该病人可见负的大腿-足角

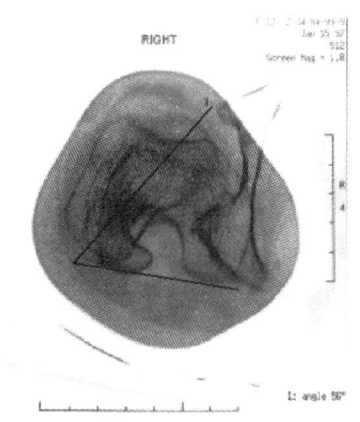

图 10-5-20 股骨前倾角 CT 测量法图示

象；反而发现，外旋夹板对静态足外形的改变（即FPA改变），是通过踝关节的扭曲来实现，如此反而潜在踝关节功能损伤的可能。

非手术治疗的本质是仔细的动态观察与评估，最大可能地发挥病因矫正后下肢长骨扭转畸形的自然改善潜能。痉挛性脑瘫下肢长骨——股骨与胫骨扭转畸形的临床表现形式多样，可单独出现亦可组合表现，矫形外科手术指征主要有：① 出现磕绊、摔倒等步行功能缺陷；② 明显的尖足、下肢环绕运动等病态反常步态；③ 影响下肢生物力学结构的不良临床表征，特别是更常见于膝、足步行周期的异常表征及疼痛。

近年的研究业已确认，下肢临床体检的异常活动幅度及临床特检确定骨扭转度数，与步态分析观察到的反常步态运动参数，并不完全一致；并且，由临床体检及临床特检确定的术中反转截骨量，不少病例实际并未取得预期的术后步行周期关节活动功能与幅度改善。因此，有观点主张，术中截骨量应依据步态分析的动态量化反常量、静态临床体检的被动活动幅度、临床特检确定的骨扭转畸形表现量，综合确定；并且，亦应考虑额外存在的下肢运动异常、病人的期望值、病情程度及年龄。

1. 股骨内扭转畸形矫形外科治疗

(1) 股骨内扭转畸形手术适应证

痉挛性脑瘫股骨内扭转畸形，实施矫形外科股骨反转截骨（femoral derotational osteotomy，FDO）术。目前一致认为，年龄过小将存在高复发风险，但具体的年龄界限尚无统一认识。Ounpuu 报道的一组平均手术年龄 8 ± 3 岁（幅度 5 ~ 15 岁），术后 5 年步态分析随访研究无复发病例，因此他不支持过去曾提出的应推迟该手术至 12 岁的观点。而 Sussman 发现痉挛性双瘫儿10岁前施行FDO手术，存在显著数量的复发病例，故而认为FDO延迟至10岁可能更合理；他同时也指出，显著性股骨内扭转畸形，若严重影响病儿的步态，而年龄小于 6 岁，也可选择股骨远侧 FDO 矫正，但需告诫病儿双亲，可能至少年中期因畸形复发而需重复手术矫正。

就FDO临床检诊参数的手术适应证，有观点认为应包括髋内旋＞60°合并外旋＜25°、股骨前倾角＞40°~45°、步态分析动态髋内旋＞正常均数的一个标准差。但不少学者认为，FDO手术适应证，更应重视病儿的临床步行功能状态，也即是由于股骨扭转畸形所带来的尖足步态、下肢环绕运动等病态表现和下肢力线不正性髋、膝、足踝不利效应；而具体的临床检诊参数,则应作为正确确立FDO截骨矫正量的评估指标。

(2) 股骨内扭转畸形手术策略

痉挛性脑瘫股骨内扭转畸形FDO的技术关键在于,截骨部位的决策、术中正确截骨的复核、可靠而坚强的内固定及合理的术后处理。

1) FDO截骨部位

FDO既可施行于近端转子区亦可施行于远端股骨髁上,这是FDO首先需要面对的问题,就其利弊主要体现在如下几个方面:① 软组织干扰:有观点认为,近端FDO往往需要广泛地肌肉软组织解剖分离,潜在着髋外展与伸肌功能干扰;倘若再合并术后活动延迟,甚至可能增大髋伸展能力丢失和骨盆前倾的风险。相反,也有不少学者认为,股骨前倾角增大使髋外展肌收缩力臂缩短,肌肉拉力角度改变,导致髋外展肌机能不全,而近端实施FDO后增大了外展肌杠杆臂,从而可改善髋外展肌功能。Aminian更是发现,近端FDO有益消除偏瘫病人关联于髋外展肌软弱的Trendelenburg步态,有利于纠正偏瘫病人单侧股骨内扭转畸形的代偿性骨盆不对称性运动。而远端FDO,有观点认为,潜在着手术干扰髌-股关节机能、股四头肌机械力学结构、术后瘢痕挛缩等不利影响;Pirpiris却认为这是早先手术入路选择及不可靠性内固定所致,指出近年来远端FDO采用后外侧、股四头肌深面入路,以及坚强AO钢板内固定后有利于早期负重活动,既确保了正确的股骨矫正力线、又最小化了股四头肌伸膝装置干扰,单就股骨内扭转畸形矫正效果而言优越于近端FDO。② 辅助畸形处理:痉挛性脑瘫下肢畸形往往表现出复杂的复合表形,公认手术计划需要综合考虑。近端FDO常可合并股骨内翻、短缩截骨以处理髋关节半脱位,亦可合并髋周软组织手术处理髋屈曲畸形;而远端FDO常可合并纠正膝关节屈曲畸形的软组织手术。③ 手术并发症:可在止血带下操作的远端FDO,显然能够较近端FDO减少术中失血量;但远端FDO无论手术操作过程及内固定中,均应切记避免远端骨骺损伤和进入髌上囊;而近端FDO术后,往往会因大转子区突出的内固定钢板,引发炎性反应与疼痛。这些均应引起矫形外科医生的重视。

总之,较一致的观点认为,存在髋关节半脱位等需要处理的髋周畸形时应考虑近端FDO,否则尽可能选择远端FDO。

2) FDO术中复核

目前普遍认为,近端FDO应采用俯卧位外侧入路,而远端FDO可采用仰卧位外侧肌间隔入路。虽然俯卧位更有利于术中髋关节旋转幅度和股骨前倾角(TPAT检测)复核,但无论何种术式均应在截骨后、临时内固定下进行这两者的复核。Murray主张髋内外旋比例应掌握在1:2即30°:60°,Pirpiris则主张仅保留20°髋内旋并纠正股骨前倾角达0°~10°,Ounpuu认为前倾角纠正至10°~15°、髋外旋>50°、髋内旋<30°最佳。总之,矫正后髋外旋应超过髋内旋,而且双髋手术时应确保两髋均等一致的矫正,否则将带来医源病态步态。

Ounpuu指出FDO术中复核的另一重要性,在于避免矫枉过正引起股骨后倾。另外,存在固定屈膝畸形病例,远端FDO能够合并一定程度的伸展截骨和软组织手术矫正,此时术中复核亦应重视避免过伸截骨、内外翻位、髌-股关节轨迹不正。

3) FDO内固定与术后处理

FDO矫正股骨内扭转畸形、纠正病理步态的最终目的是改善步行能力,这就需要尽早开始术后功能锻炼，而本质上在于可靠的内固定及尽可能缩减术后制动时间。有关近端FDO采用AO-90°角钢板或动力髋固定、远端FDO采用交叉针及术后石膏制动处理的对照研究发现，近端FDO截骨愈合良好、内固定可靠、可早期功能锻炼、具有良好的术后功能，而远端FDO时常可见延迟活动、膝关节僵硬、矫正不足、外翻畸形与顽固性尖足步态。因此，近年来远端FDO亦多主张采用AO技术施行可靠的内固定。Pirpiris远近端FDO同用AO钢板可靠内固定对照发现，在纠正尖足步态及股骨内扭转畸形两者效果雷同，并且远端FDO较近端FDO手术历时短、失血少、术后更有利于早期负重、康复更快。

目前一致认为，假如获得了可靠的AO技术内固定，无论远近端FDO均无需石膏制动，术后即可开始非负重肢体功能康复治疗，1~8周期间适时开始器械辅助步行。Pirpiris报道AO技术无需石膏制动的远、近端FDO，术后平均辅助器械步行时间分别达 4.5 ± 16、7.6 ± 1.5 周，独立步行时间平均在 6.9 ± 1.3、10.7 ± 1.7 周。但远端FDO若采用交叉针内固定，Ounpuu报道术后应髋人字石膏制动6周，随后改行管型短腿石膏4~6周。

(3) 股骨内扭转畸形手术效果

认识FDO术后效果，应注意文献报道的临床体检静态被动髋关节活动与步态分析动态参数的区别，后者对评估术后病人步行效能更具意义。抛开其它影响因素及病因，单就远近端FDO对股骨内扭转与内尖足步态矫正，均可获得类似的满意效果；通常步态分析髋旋转和FPA矫正量，约达术中反转截骨量的半数，因为FDO实际产生了截骨近侧股骨内旋和截骨远侧下肢外旋的复合效应。Pirpiris术前及术后1年动态步态分析报道，近端FDO纠正髋旋转，从术前平均内旋 $17° \pm 11°$ 至术后外旋 $3° \pm 9.5°$，FPA从术前内收 $10.0° \pm 17.3°$ 至术后外展 $13.0° \pm 11.8°$；远端FDO纠正髋旋转，从术前平均内旋 $9° \pm 14°$ 至术后外旋 $4° \pm 12.4°$，FPA从术前内收 $7.0° \pm 19.4°$ 至术后外展 $10.0° \pm 12.2°$。Ounpuu报道的20例（27肢）远、近端FDO术前、术后1年、术后5年动态步态分析，平均最大髋内旋从 $77° \pm 9°$ 减至 $53° \pm 8°$ 并保持在 $58° \pm 11°$、平均最大髋外旋从 $21° \pm 11°$ 增至 $35° \pm 15°$ 并保持在 $32° \pm 13°$、平均股骨前倾角从 $63° \pm 9°$ 减至 $26° \pm 15°$ 并保持在 $31° \pm 13°$、平均支撑相位髋旋转从 $20° \pm 8°$ 减至 $2° \pm 10°$ 并保持在 $4° \pm 5°$、平均FPA从内收位 $5° \pm 17°$ 改变至外展 $11° \pm 17°$ 并保持外展 $12° \pm 5°$，显然术后5年保持了远、近端FDO尖足步态与髋关节活动幅度的矫正效果。但Aminian的9例偏瘫病例，近端FDO术后平均13个月的步态分析结果变化差异较大，6例步行周期动态髋旋转矫正量小于反转截骨幅度（平均32°，幅度30°~45°），其中5例缩水量超过了15°，最低者术后仅有6.4°的改善；1例术后动态髋关节旋转改变量近似反截骨量，另2例却超过了反转截骨量。Aminian认为FDO效果差别较大的原因，可能与同期施行的腘绳肌、内收肌、腰肌、股直肌、胫后肌、跟腱等肌肉-肌腱单元手术有关；另外，偏瘫病人单肢发病的骨盆步行周期不对称性代偿运动、髋关节旋转中心变化可能亦有影响。

如前所述，近端FDO即有观点认为将削弱髋外展肌功能、亦有观点认为可改善其功能。Schmidt则从另一方面论述了FDO的肌肉效应，他通过计算机解剖建模发现，无论截骨位置如何（转子间、转子下、髁上），腘绳肌长度减小仅1.8%（低于8mm），内收肌仅1.9%（低于4mm）；即使转子间截骨达60°，可能产生内收短肌增长6.3%（8mm）。并且，相比腘窝角（popliteal angle）从60°至30°变化的肌肉长度改变，FDO带来的肌肉长度改变效应则非常小，并无实际的临床意义。

就FDO术后并发症，早先报道即发现常见于远端交叉针内固定的FDO，包括术后活动延迟、膝关节僵硬、矫正不足、外翻畸形与顽固性尖足步态。这亦得到了近年研究的证实，Ounpuu的一组远端交叉针固定FDO并发症发生率达25%；但无论远、近端FDO，只要采用了可靠内固定的AO技术，却未见术后并发症报道。

Pirpiris报道，AO技术的远、近端FDO，通常术后3个月以内，均能达到良好的放射学确认的骨连接愈合。FDO术后，肢体功能状态康复至术前水平平均需要7个月；个别病例可达30个月，甚至潜在部分性功能丢失，病人、双亲和临床医生应该了解这一特性。骨外固定技术矫正股骨内扭转畸形，手术创伤小，畸形矫正方便，必要时在外固定的控制下加有限度的内固定（图10-5-21）。

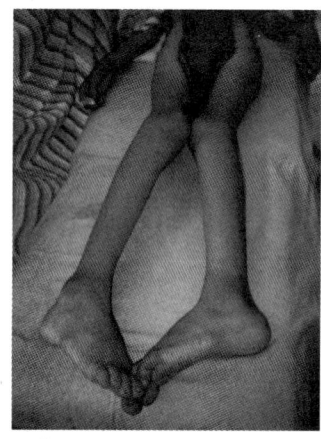

A 术前双股骨明显内旋畸形

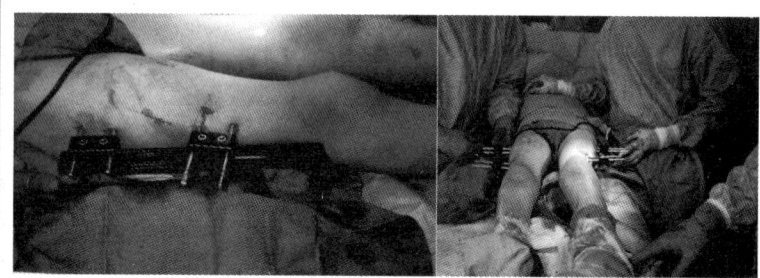

B 先将截骨上、下两段的螺纹钉按角度要求穿好，股骨截骨后远端外旋固定，即可满意地矫正股骨内扭转畸形

图10-5-21 应用外固定技术矫正脑瘫股骨内扭转畸形

2．胫骨扭转畸形矫形外科治疗

痉挛性脑瘫胫骨扭转畸形并非少见，杠杆臂机能不良、骨横断面错误力线的生物力学特性地更好理解，业已促进了临床更为积极的处理。保守治疗包括楔形矫形鞋、夜间夹板和白昼矫正支带，但临床实践并未显示出高效性，因而多需矫形外科手术干预。恰当的术后康复，迅速早期活动、功能与步行能力康复非常有益于术后效果。

（1）胫骨扭转畸形矫形外科手术适应证

重建骨力线的胫骨反转截骨术，Stefko认为适合于软组织矫形术后，仍然存在顽固性胫骨扭转畸形、并妨碍具有步行能力病人的步态效能病例。Aiona则认为无论内、外扭转畸形，表现出步态功能缺陷均应考虑胫骨反转截骨，并更倾向积极纠正外扭转畸形，因其潜在膝部异常扭矩效应。Karol更指出，大龄双瘫病人经常可见胫骨外扭转，因踝关节轴扭转引起步行期间踝跖屈离地（push-off）能力遗失，减弱了病人的步行效能，应施行胫腓骨远端截骨术；但必须谨慎对待矢状面踝关节活动明显受限者，因术后将面临步行期间需要更大的踝关节活动幅度。

（2）胫骨扭转畸形矫形外科手术策略

正确的胫骨扭转畸形矫正，有赖术前步态分析与临床体检，以确定畸形部位、判断骨扭转程度、确立预期纠正量；更有强调截骨术中，踝间轴-大腿角地再复核。

胫骨扭转畸形反转截骨的技术关键点，主要有下列四个方面：① 截骨部位：文献报道，近侧干骺端反转截骨，腓总神经瘫达5%～22%、筋膜间隙综合征等重大并发症达13%；远侧骨骺上方截骨，却未见此类并发症报道。因此，普遍认为胫骨反转截骨术，除非为获取共存的膝内、外翻畸形矫正可选择近侧，一般应首选胫骨远侧反转截骨。② 是否胫腓骨联合截骨：虽然单纯胫骨截骨亦能纠正胫骨扭转畸形，但临床需手术矫正的胫骨扭转多超过20°，大多学者更倾向于胫腓骨联合截骨。③ 内固定：文献报道，未行内固定病例扭转纠正丢失率达19%，内/外翻或后成角畸形愈合≤16%，而内固定组（斯氏针、骑缝钉、克氏针、钢板）畸形愈合与纠正丢失率非常低；Liggio、Stefko和Dodgin更是报道，交叉克氏针固定后均未见纠正丢失和畸形愈合情况；此外，Stefko的1例钢板固定，术后发生骨不连，而需去除内固定、髂骨移植及动力加压钢板固定处理。目前，一致认为内固定十分必要，多数学者推荐交叉克氏针固定，但也有主张钢板内固定。④ 术后处理：Stefko交叉克氏针固定后主张屈膝、长腿、非负重石膏固定4周，4周后X线片确认力线正确、初期骨痂建立则去除克氏针，改行短腿石膏并辅助或不辅助负重4周。Aiona则主张可靠的钢板内固定后，石膏制动下负重。

(3) 胫骨扭转畸形矫形外科手术效果

Stefko报道了13例脑瘫儿胫骨远侧内、外反转截骨术后步态分析结果，平均胫骨扭转和FPA术后显著性改善，力矩资料证实接近正常，步速有改善但无统计意义；因此认为，脑瘫病人旋转截骨是安全、可靠的，是纠正下肢旋转畸形的高效性手术。胫骨扭转畸形反转截骨术后的高效性，亦得到了广泛的认同。但Karol对大龄双瘫病人群体，持谨慎态度，认为这类病人无论股骨与胫骨反转截骨纠正下肢错误力线，术后者难以获得真正的下肢功能性改善。Liggio报道了劈裂胫后肌腱转位与胫骨外旋反转截骨联合术式，治疗痉挛性双瘫后足内翻畸形并胫骨内扭转，发现双瘫病人这一联合术式导致了较高的矫枉过正趋势，高发平足外翻畸形。认为同期胫骨外旋截骨影响了跨越足-踝的肌肉作用力，而难以达到动力均衡手术的目的、削弱了达到足正常轴线的效能。因此，不推荐双瘫型脑瘫痉挛性马蹄内翻足合并胫骨内扭转畸形时，施行该联合术式。

胫骨反转截骨术后远期并发症，Dodgin的63例中迟发骨折、胫腓骨融合、远侧骨骺闭合各达1.6%（共4.8%）。

（陈哨军　秦泗河）

第六节　膝关节畸形

一、屈膝畸形

痉挛性脑瘫屈膝畸形（knee flexion deformity）病因复杂，长期以来腘绳肌痉挛与挛缩一直被认为是屈膝畸形的根本所在，而近十余年的临床研究，虽仍以此为主，但充分表明其机制相当复杂，存在着动力性、静力性、杠杆臂机能不良、医源性等多种病理生理机制。矫形外科治疗方法众多，大致可划分为非膝关节类手术、膝关节肌肉调整类手术、顽固性屈膝畸形矫正术、医源性屈膝步态补救处理。目前，较为一致的矫形外科治疗原则是力求准确的术前综合判断、更加符合实际的下肢整体手术计划、良好的术后康复。即便如此，大量研究表明，就多样化、复杂性病因的临床个体病例，仍然潜在特定手术后效果难以预测的临床难题。

（一）屈膝畸形病理生理机制

1．动力性机制

动力性机制即肌源性动力失调，亦即肌肉痉挛与挛缩或软弱。

（1）腘绳肌痉挛与挛缩机制

正常步行周期，摇动末期除股二头肌短头外的腘绳肌处于离心性收缩模式，以减速整个下肢的前屈（即屈髋）；随后支撑相位早期作为启动髋伸展转入向心性收缩模式，承担着辅助髋伸展，移动躯体重心向前承载于支撑相位肢体上。而多数痉挛性脑瘫贯穿整个支撑相位腘绳肌处于高活性状态（痉挛），导致了支撑相位持续性屈膝姿态、限制了最大屈髋，从而缩短了跨距。显然，腘绳肌挛缩更造成了步行周期膝关节的固定屈曲畸形。

（2）股四头肌软弱机制

正常步行中，无论是支撑相位膝关节的稳定，还是摆动相位的"门簧"效应，股四头肌特别是股直肌都存在重要作用。业已证实痉挛性脑瘫股四头肌与腘绳肌等长收缩力量均减弱，亦可见长度-张力关系改变，而膝关节接近伸展位时股四头肌软弱更为明显；更有研究证实，随着蹲伏步态的进展，膝关节伸肌结构被动牵伸拉长，可出现继发性股四头肌软弱。这显然降低了股四头肌对抗地面反作用力的被动屈膝，降低了对抗腘绳肌痉挛效应，成为脑瘫屈膝步态的动力性病因之一。

（3）髋屈肌机制

Delp和Hoffinger对腘绳肌和髂腰肌长度研究发现，共存过度髋屈曲的不少蹲伏步态病例，实际存在着正常长度及至过长的腘绳肌，却明显存在腰大肌长度短于正常；Schutte则发现，考虑股骨前倾时，由于小转子移位，即使腰大肌长度正常，其本身也处于紧张状态。另外，腘绳肌的坐骨结节起点位于髋关节旋转轴后数厘米，生物力学分析已确认骨盆前倾能够增大腘绳肌紧张度。由此，众多学者认为，腰大肌等髋屈肌痉挛与挛缩所致的骨盆前倾，是屈膝蹲伏步态的病因之一。而Deluca腰大肌腱切断临床实践，似乎并无显著性骨盆姿态改善。可见骨盆前倾成因及其发挥屈膝机制，有其复杂性一面。Gage另有观点认为，髋屈肌挛缩牵拉股骨近端屈曲，为使躯体重心居于支撑相位肢体之上，迫使膝关节要以同等量保持屈曲状态。

2．静力性机制

现已明确，随着蹲伏步态的延续，会引起膝关节后关节囊及韧带结构挛缩，甚至膝关节骨性结构改变，从而继发膝关节固定屈曲畸形。

3．杠杆臂机能不良机制

股骨反旋、胫骨外扭转畸形和距下关节不稳所致的足外翻、外旋、背屈畸形，造成了步行周期足过度外展位（即过度外展位足行进角），沿行进路线足跟至跖骨头间距缩短，从而减小了支撑相位地面反作用力的伸膝力矩，致使支撑相位膝关节稳定性下降，而产生屈膝步态（图10-6-1）。

4．医源性机制

早先曾认为跟腱过度延长是屈膝步态病因之一，而Gage认为"跟腱过度延长"的提法不当，小腿三头肌痉挛与挛缩性马蹄步态在痉挛性脑瘫非常常见，且不乏合并原发性髋、膝关节屈曲或潜在屈曲的动力失衡情况。正常步行周期，加载反应期与摆动前期地面反作用力

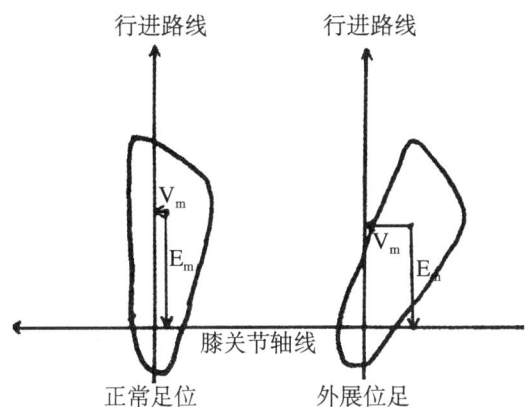

图 10-6-1 步行周期足行进角与地面反作用力膝关节力矩。纵轴为行进路线，横轴为膝关节轴线，V_m 外翻力矩臂、E_m 伸展力矩臂。左图正常行进足。右图外展位足

线经过膝后，支撑中期与末期落在膝前；而髋、膝屈曲时整个支撑相位地面反作用力线均处于膝后。如若忽略了合并原发性近侧关节屈曲与潜在屈曲，即使针对马蹄行适度的小腿三头肌腱延长，亦将致使地面反作用力线恶化性落于膝后，从而继发地面反作用力所产生的外源性屈膝力矩增大，加重蹲伏步态。因此，忽视了近侧关节状态，是这一医源性机制的根本（图10-6-2）。这一观点得到了后续众多学者的确认。Aiona更是将其归类于杠杆臂机能不良机制。

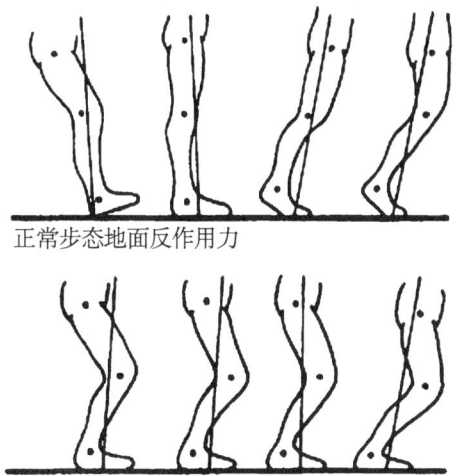

图 10-6-2 上图：正常步态支撑相位膝关节地面反作用力线，
下图：踝背屈步态支撑相位膝关节地面反作用力线

（二）屈膝畸形转轨

具有步行能力痉挛性脑瘫，屈膝畸形阻碍了摇动末期正常的伸膝功能，以致支撑相位早期（即加载反应期）膝关节已提前处于过度屈曲状态；若腘绳肌进一步挛缩，整个支撑相位将呈现伸膝功能丢失，而展现步行周期屈膝状"蹲伏步态"。屈膝步态，产生了支撑相位地面反作用力持续性外源性屈膝力矩，而需求股四头肌保持连续活性状态，以稳定膝关节，从而导致：① 为控制进一步屈膝，30°屈膝位即需要股四头肌产生大约相当于体重的力量；

特别是原本无需明显股四头肌作用的支撑中期，亦需显著活性状态，以防止膝关节崩溃性屈曲；由此，明显减弱了患者步行耐受性、步行效率，增大了步行能耗；② 屈膝姿态步行及持续股四头肌活性状态牵伸、拉长了伸膝结构，不但继发性削弱了伸膝结构机械效能，而且致使髌-股接触应力增大，继发青少年期髌骨软骨软化症性膝前痛，进而生命晚期可进展成退行性骨关节炎；③ 髌骨至胫骨附着点间髌腱张力增大，业已发现系青少年脑瘫 Osgood Schlatter 和 Sipdig-Larson-Johanson 病高发的病因。

（三）屈膝畸形与步态临床检诊

鉴于痉挛性脑瘫屈膝畸形复杂的病因与病理生理机制，正确的术前评估、个体化掌握病人屈膝步态机制，对正确决策矫形外科治疗方案、继而获取良好的预后十分重要。

1．屈膝畸形临床评估

近年来，虽然更多学者强调实验室步态分析更有益于个体化揭示病人的异常步态，但尚未根本动摇临床评估主导地位。相反，就是一些发达国家治疗中心的研究表明，它仍有现实而正确的临床治疗指导价值。临床评估重在了解：① 腘绳、股四头肌肌力；② 腘绳肌痉挛与挛缩；③ 膝关节固定挛缩；④ 骨盆倾斜；⑤ 髋、踝关节畸形；⑥ 股骨与胫骨扭转畸形；⑦ 距下关节失稳性足外翻、外旋畸形；这里我们重点探讨相关于膝关节的前3项内容，后4项参见相应章节。

（1）腘绳肌与股四头肌肌力评估

已有研究证实，痉挛性脑瘫股四头肌与腘绳肌等长收缩力量本身即有减弱，同时也发现它们相对正常长度-张力关系存在着改变，更有确认膝关节接近伸展时股四头肌力量减弱现象更明显。

传统的临床6级肌力测定法，往往存在着一定的关节活动幅度，即本质上存在着受检肌所跨关节的所有关节周肌肉（即包括其拮抗肌）等长与等张收缩的转换；而痉挛性脑瘫痉挛肌长度改变更容易诱发痉挛，继而干扰痉挛性脑瘫痉挛肌的肌力测定。而标准的肌力定义是非限时性肌肉单次等长收缩所能产生的最大力量。众多学者指出，保持肌肉长度恒定的等长肌力检测期间，几乎不引起肌肉牵张反射，因而可以忽略不计痉挛对肌力地影响。因此，控制肌肉长度，即控制受测肌所跨越关节的角度，能够可靠测定痉挛性脑瘫的肌力。

Damiano介绍了股四头肌与腘绳肌肌力测定方法，病人屈髋90°坐位，双小腿自由下垂于椅缘，而后分别在90°、30°恒定屈膝位，嘱病人"尽可能努力"等长收缩对抗外加阻力，重复两次，最大一次的对抗力即为受检肌肌力。90°、30°两个屈膝位测定意义在于，可间接反映两肌的不同肌长度、不同膝关节体位下的动态肌力变化趋势。如若腘绳肌明显挛缩影响30°屈膝位检测，可躯干后仰靠于椅背直至仰卧位检测，这也有助动态判断。

（2）腘绳肌痉挛与挛缩评估

临床腘绳肌痉挛与挛缩的评估方法，主要有直腿抬高试验、腘窝角测定、Tardieu试验等方法。这些方法所获得的腘绳肌挛缩结论，实际上包含着膝关节后关节囊、韧带结构挛缩的成分，即腘绳肌、后关节囊、韧带结构挛缩的综合结果。

1）直腿抬高试验：直腿抬高（straight leg raise）试验，是一最早应用于痉挛性脑瘫腘绳肌痉挛与挛缩评估的方法。病人仰卧于检查床，固定骨盆、对侧膝关节保持最大伸展位，开始检查受检肢体膝关节。① 受检肢体膝前施压达到最大伸膝位测定腘窝面距离床面高度，并与未施压（即休息位）时腘窝面距床面高度对比，计算两者的差值，这有助于评判膝关节固定挛缩屈曲程度；② 伸膝状态下抬高受检肢体，若伴随髋关节屈曲进程进行性膝关节伸展受限，提示腘绳肌紧张，亦有"腘绳肌肌肉-肌腱单元长度缩短"的提法。

2) 腘窝角测定：腘窝角（popliteal angle）测量目的在于，静态评估腘绳肌肌肉-肌腱单元的长度（musculotendon unit length，MUL）。

腘窝角测量是在病人仰卧于检测床上施行，受检肢体保持90°屈髋位，被动伸展膝关节至最大伸展位，而后测量股骨延伸线与胫骨间夹角（图10-6-3）。腘窝角测量有传统与改良两种方法，传统方法是在对侧髋关节中立位——即伸展位进行（图10-6-3A），而改良方法是在保持对侧髋关节屈曲90°位进行（图10-6-3B）。

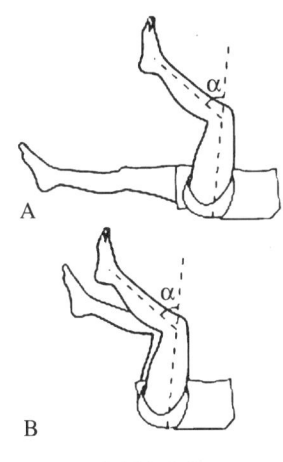

图 10-6-3

A：传统腘窝角测量（对侧髋中立位）；B：改良腘窝角测量（对侧髋屈曲）

目前有研究表明，不少蹲伏步态痉挛性脑瘫儿，实际步行周期却存在着正常、甚至超过正常的腘绳肌肌肉-肌腱单元长度。这一蹲伏步态，可能起因于骨盆前倾继发性腘绳肌紧张。因此，保持对侧髋屈曲的改良腘窝角测量，理论上排除了残余骨盆前倾的影响，而优越于传统测量方法。

正常腘窝角数值，存在着随年龄增长的演变进程。由于宫内生长发育空间所限，可导致膝关节囊和腘绳肌紧张，以致正常新生儿腘窝角幅度达20°～40°（平均27°）；1岁以内阶段，正常婴儿逐渐增加的活动灵活性，腘窝角逐步下降，11月龄时可降至0°；随后，伴随生长发育，儿童期和青春期腘窝角又有增大，此阶段传统方法腘窝角正常幅度0°～50°（平均26°）。

痉挛性脑瘫病儿，持续痉挛性腘绳肌抵抗膝关节伸展、步行起始年龄延迟，可能是后续若干年生长发育腘窝角增高的病因之一。Kuo 的2周～16岁传统腘窝角测量研究，超过6岁腘窝角＞55°，预示着显著性腘绳肌紧张。Thompson对5～13岁（平均8.2岁）传统与改良腘窝角测量对比，平均腘窝角分别为51.9°、40.4°，并指出痉挛性脑瘫改良腘窝角＞40°可能预示着腘绳肌短缩。

3) Tardieu试验（腘绳肌痉挛测评）：临床一般均常规进行Ashworth肌张力检测，评估下肢肌痉挛。1987年Tardieu专就腘绳肌痉挛评定介绍了Tardieu试验，它实际是腘窝角测量的一个附加内容。其方法是，在骨盆与髋关节固定位下，迅速伸膝至突然受阻位测定腘窝角,并对比缓慢伸膝达到的腘窝角,两角差值用于评估腘绳肌痉挛程度;随着差值的增大,预示痉挛程度增大。

2. 屈膝步态实验室步态分析

近年来,痉挛性脑瘫实验室步态分析用于矫形外科手术决策与效果评估,日益受到重视并收到了良好的结果。屈膝步态,这一评估主要包括下肢诸关节运动规律和步行周期肌肉-肌腱单元长度、肌肉动态 EMG 活性变化、地面反作用力膝关节屈-伸力矩分析。

(1) 步行周期下肢关节运动规律

屈膝步态实验室步态分析,对动态了解髋、膝、踝关节三维运动改变及分析它们间的相关性,有着重要价值,特别是矢状面运动变化更受临床关注。例如,无挛缩的腘绳肌痉挛性跳跃膝步态,矢状面支撑相位屈膝波增大,支撑中、末期曲线接近正常水平;整个步行周期矢状面髋关节运动曲线抬升,预示着髋关节保持着屈曲状;矢状面踝关节运动曲线,虽可见加载反应期轻微背屈,但因膝关节屈曲增大而常无足跟接触。腘绳肌挛缩的典型蹲伏膝步态,矢状面膝关节运动曲线,整个步行周期膝屈曲增大,摆动末期膝伸展显著减小;矢状面踝关节运动,支撑相位踝背屈增大,若小腿三头肌软弱支撑相位呈现进行性踝关节背屈,若小腿三头肌挛缩整个支撑相位呈现限制性相对恒定的踝关节背屈;矢状面髋关节运动,髂腰肌挛缩时将呈现整个支撑相位髋屈曲增大。

(2) 步行周期肌肉-肌腱长度评估

近年来,实验室步态分析另一重要应用在于动态评估步行周期腘绳肌、髂腰肌长度。

这一方法是基于仿真骨骼肌计算机建模,将步态分析资料输入计算机,经计算机软件估算步行周期下肢骨骼肌动态长度。它最大的优点是能个体化评估痉挛性脑瘫步行周期肌肉-肌腱单元的长度,而揭示异常步态的成因,指导矫形手术决策。

Delp基于正常成人骨骼结构建模,动态测算步行周期腘绳肌长度,因并存髋关节屈曲,虽有过度膝关节屈曲的不少蹲伏步态脑瘫病例,实际上存在正常长度或过长的腘绳肌;相反,全部蹲伏步态病例的髂腰肌长度却短于正常。因此,Delp 认为,异常腘窝角并非腘绳肌短缩(即挛缩)的可靠指标,而髋关节屈曲挛缩可能是更常见的屈膝蹲伏步态病因。

Schutte指出,痉挛性脑瘫显著性高发股骨前倾角增大,显然基于正常成人骨结构建模,不可能正确反映该群体病儿的骨骼肌系统。因此,Schutte 考虑了增大的股骨前倾角建模,动态测算痉挛性脑瘫蹲伏步态步行周期肌肉-肌腱长度。发现,腘绳肌长度对股骨前倾角增大不敏感,结果相类似于Delp,而髂腰肌长度对股骨前倾角增大敏感。因此,Delp基于正常成人骨骼结构建模方法所测算的短缩髂腰肌,实际上部分病例可能长度正常、甚至略长。Schutte更进一步指出,即使髂腰肌长度正常或过长,但由于股骨前倾角增大、步行周期小转子相对移位,髂腰肌依然处于紧张状态,致使骨盆前倾,从而继发起于坐骨结节原本长度正常的腘绳肌紧张、继发屈膝。

显然,实验室步态分析动态评估肌肉-肌腱长度,对认识痉挛性脑瘫蹲伏步态与治疗决策,有着一定的指导意义。

(3) 步行周期肌肉动态 EMG 评估

实验室步态分析中下肢肌肉动态EMG描述,特别是步行周期相位变化规律的揭示,非常有助于理解痉挛性脑瘫屈膝步态的机制,对矫形外科治疗决策具有显著的指导意义,临床已广泛接受其作为腘绳肌手术指标之一。

但它也存在一定的局限性，Thompson 指出动态 EMG 的主要问题在于，不能阐明肌肉为什么处于过度活性状态、更不能提供肌肉长度的信息。反映在作为屈膝步态主要病因的腘绳肌，过度活性状态即可能预示着存在显著性痉挛，也可能是髋关节屈曲挛缩（即骨盆前倾后）的继发性代偿效应。

(4) 步行周期地面反作用力膝关节屈-伸力矩评估

实验室步态分析测力台检测，非常有助于了解步行周期地面反作用力的膝关节动态力矩改变，特别有助于分析杠杆臂机能不良性屈膝步态机制。如股骨、胫骨扭转畸形和距下关节失稳性足外翻所致的足行进角增大（步行周期足外展位），可明显检测到增大的地面反作用力膝关节外翻力矩及缩小的伸膝力矩，而成为屈膝步态的外在病因。从而，预示着腘绳肌等软组织手术前，十分必要先行纠正这些畸形。

（四）屈膝畸形矫形外科治疗方法

痉挛性脑瘫屈膝步态矫形外科治疗，概括起来可分为间接矫正屈膝步态的非膝关节类手术、直接纠正屈膝步态的膝关节类手术、医源性屈膝步态的补救治疗三大类。膝关节类手术，又可分为膝关节肌肉调整术和针对关节囊、韧带挛缩、骨结构异常的顽固性屈膝畸形矫正术。

1. 非膝关节类手术

这类手术包括髋屈曲（即骨盆前倾）纠正、杠杆臂机能不良矫正，它们本身并非直接纠正膝关节屈曲，其实际意义在于改善步行周期膝关节运行的生物力学环境，因此有必要将其作为痉挛性脑瘫屈膝步态纠正的前提与基础手术对待。

痉挛或挛缩性髋屈肌松解与延长类手术，改善或纠正屈膝步态的原理，目前有两种观点：① 通过步行周期髋屈曲、骨盆前倾改善，从而去除腘绳肌被动性牵伸紧张的因素；② 去除了为确保躯体重心落于支撑相位肢体上、因髋屈曲而被迫需要保持同等量屈膝姿态的根源——髋屈曲畸形。

下肢杠杆臂机能不良的典型代表有股骨与胫骨扭转畸形、距下关节失稳性足外翻，它们所致的步行周期足行进角增大（特别是外展位），致使支撑相位地面反作用力膝关节伸展力矩减小；此类手术原理，即是改善这一不利的膝关节生物力学下肢环境，从而为屈膝步态临床矫正打下良好基础。

这类手术原本为纠正其原发畸形，这里即不更多赘述，参见相应章节。

2. 膝关节肌肉调整术

目前公认，痉挛性脑瘫屈膝畸形内在的肌源性因素包括腘绳肌和小腿三头肌痉挛或挛缩、股四头肌软弱。以腘绳肌因素更受临床关注，其手术方法与效果研究最为成熟；股四头肌手术，主要是通过髌腱结构重塑改善伸膝力量；小腿三头肌手术，近年来引入了步行周期踝-膝关节运动耦合的概念，认识到就其手术存在着屈膝步态双刃剑作用。

(1) 腘绳肌手术

迄今为止，腘绳肌手术仍占据膝关节肌肉调整类手术的主导地位，依据手术技术，又可细分为腘绳肌完全股骨髁转位、完全延长、转位与延长复合三类术式，近年来的临床研究以完全延长类手术更为临床推崇。

1) 腘绳肌手术原理与原则：实验室步态分析研究确认，痉挛性脑瘫屈膝步态的根本特征是，支撑相位膝关节主要缺陷表现在屈曲姿态所致的膝失稳，摆动相位的摆动末期继发性伸膝不足导致足廓清、跨步能力障碍。如此，腘绳肌松解、转位、延长手术的基本原理是，削弱膝关节屈曲力量，继而充分发挥伸肌潜力。但是，近年来的大量研究表明，早先单纯追求充分纠正屈膝畸形的原则，往往致使术后显著性屈膝能力丢失，不乏僵直膝、反屈膝并发症，特别是松解、转位、包括外侧腘绳肌的过度延长类手术，从而导致术后虽纠正了畸形却显著降低了病人的步行效能；因此，目前更强调即纠正屈膝畸形、又要最大限度保护屈膝能力的手术原则。

2）腘绳肌手术适应证：目前就众多学者的观点总结，腘绳肌手术适应证主要包括三方面：① 步行周期整个支撑相位膝关节展现超过20°～30°的持续性屈曲姿态；② 临床腘窝角测定值＞40°～45°；③ 动态EMG记录到腘绳肌持续或过度活性状态和／或出现时相提前。需要指出的是，所谓腘绳肌手术通常包括内侧的股薄肌。Metaxiotis则认为，只要步行周期支撑相位明显呈现低于正常的伸膝不足，即是腘绳肌手术指征；并细化手术适应证为：临床腘窝角测定在30°～40°间，可施行半腱肌转位；腘窝角＞40°时，应附加半膜肌延长；而严重蹲伏步态、术中半膜肌延长术后，仍然不能纠正腘窝角的病例，需联合股二头肌延长。Evans则指出，远侧腘绳肌至股骨髁转位术式，仅适合于骨骼发育成熟、并合并股四头肌无力的严重性屈曲畸形。而全部腘绳肌至股骨髁转位术，近年的观点一致认为应避免，因其往往继发膝反屈畸形，更何况近年普遍公认腘绳肌术后屈膝力量丢失将导致僵直膝步态。

3）腘绳肌完全转位术：早年痉挛性脑瘫蹲伏步态，临床主要聚焦于腘绳肌痉挛或挛缩所致屈膝畸形；由此，1952年Eggers描述了一种当时广为接受的方法，即全部腘绳肌由其原本的远端止点松解后、重新转位附着于股骨髁。这一方法能够充分矫正屈膝畸形、并可保留腘绳肌的伸髋作用；然而，完全去其除了屈膝功能。大量的远期随访研究发现，显著性高发膝反屈并发症；因此，当今整体腘绳肌转位术已基本为临床放弃。

Eggers术：病人取俯卧位，术肢气囊止血带下，于腘窝面纵向施行"S"形皮肤切口（图10-6-4A），依次切开皮肤、皮下组织、腘筋膜层，拉钩分别向内外侧牵开皮瓣。于切口外侧，找出腓总神经（图10-6-4B）、充分显露后以橡皮条将其保护牵开，随即解剖游离股二头肌腱直至腓骨小头附着点，自腓小骨头止点近侧缘完整离断股二头肌腱；于切口内侧，找出半腱、半膜、股薄肌腱并解剖显露之，于各腱止点近侧、足够转位之用的适度部位离断。随后，分别于股骨髁后内、外侧沟与内、外侧肌间隔交汇处，自骨膜下做一钮孔状骨膜隧道，而后将半腱、半膜、股薄肌和股二头肌腱远侧游离缘，保持适度牵拉紧张度分别穿过内、外钮孔骨隧道，丝线可靠缝合固定（图10-6-4C），亦可将转位后肌腱返折回、编织缝合以增强牢固性。检查手术满意后，逐层关闭切口。术后伸膝位长腿石膏制动3周。

4）腘绳肌完全延长术：文献总结，内侧腘绳肌中的半腱肌和股薄肌，即可"Z"字延长、亦可"肌内延长"，而半膜肌多采取肌内延长；外侧腘绳肌（即股二头肌），多数学者主张除更为严重的屈膝挛缩外应尽量避免延长，需要延长时临床更为推崇肌内延长。肌肉-肌腱单元肌内延长法，是在肌肉与肌腱交接区仅单纯切断腱性部分而完整保留肌纤维部分，随后被动牵伸肌肉-肌腱单元，从而达到延长目的；如此，该技术的本质，亦既是肌肉-肌腱单元腱性部分松解；肌内延长，公认的最大有利之处，在于能有效保存腘绳肌术后的屈膝功能。Dhawlikar报道了采用股薄肌和半腱肌腱"Z"字延长、半膜肌肌内延长、但不对股二头肌施行任何处理的手术方案，矫治屈曲畸形痉挛性脑瘫126例；全部病例屈膝畸形得到显著改

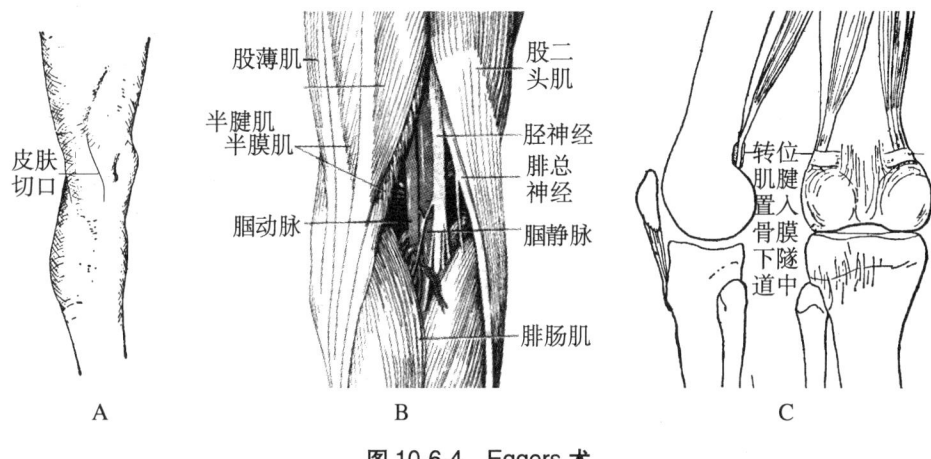

图 10-6-4　Eggers 术

善；术前具有步行能力儿，术后步行能力进一步改善；术前无步行能力的62例中，24例术后获得了户内步行能力；术后1年时，临床直腿抬高、腘窝角测定保持显著性改善；术后3～14年随访，仅10例（7.9%）发生膝反屈；并且发现，随着随访时间推移，潜在腘绳肌紧张性进行性增大趋势，而这一增大趋势更常见于术前即展现更高腘绳肌紧张性的病例，临床呈现屈膝步态复发表现，最终青春期复发而需再次手术矫正屈膝步态的病例达22例（17.5%）。因此，腘绳肌延长的个体化手术方案，更有赖术前准确地综合评估。

至今，大量的实验室步态分析研究一致认为，腘绳肌延长术后，支撑相位屈膝畸形改善、继而支撑相位伸膝机能增大，效果确实可靠且显著；虽然如此，但因摆动相位屈膝峰亦有下降，整个步行周期膝关节活动幅度增大时常轻微；通常，步行期间跨距与步速，会有并无统计学显著性增大；而步行周期骨盆前倾，将可能显著增大，但这一增大通常处于正常幅度的上限，并无显著临床不利效应。摆动相位屈膝峰下降，则可能存在两种原因。① 更为普遍的观点认为，主要是腘绳肌延长术后屈膝动力减弱和/或股直肌痉挛显现所致；② 也有少数学者认为，蹲伏步态的典型体征——双下肢支撑相位屈膝姿态，为完成摆动相位足廓清功能、达到摆动相位下肢提离地面而需要摆动相位下肢更进一步屈膝,腘绳肌延长术后支撑相位下肢伸膝的充分改善，也就降低了摆动相位下肢的屈膝需求，呈现在步态分析中即表现为摆动相位屈膝峰下降。步行周期骨盆前倾增大，则普遍认为是腘绳延长后，削弱了髋伸展力量所致，特别包括股二头肌的腘绳肌延长术后。

腘绳肌完全延长手术技术：病人俯卧位，术肢气囊止血带下，起自腘窝横纹上缘施行近侧延伸的6～10cm后正中纵向皮肤切口（图10-6-5A）。切开皮下组织和腘筋膜层，注意保护切口近端的股后皮神经，分别向内、外侧拉勾牵开切口皮瓣，依据解剖毗邻关系确定腘绳肌与股薄肌诸肌腱位置（图10-6-5B）。于切口外侧找出腓总神经并保护之，自股二头肌腱表面纵向切开其腱鞘，腱鞘上下、内外四角分别丝线缝合外展牵开，充分显露股二头肌肌肉-肌腱交接区，并于该区间相隔约3cm双平面、横形完全离断股二头肌腱性部分、而完整保留肌纤维部分（图10-6-5C）。半腱、半膜和股薄肌，依据术前或术中实际情况确定的延长方法，进行预处理；若选择肌内延长，预处理雷同股二头肌（图10-6-5D、E）；如选择"Z"字延长，参见图10-6-5E左上插图。全部肌腱延长预处理完成后，屈髋、伸膝以被动牵伸腘绳肌与股薄肌，从而致使离断的腱性部分在肌纤维内滑移；达到恰当的延长长度后，缝合切开的诸肌腱腱鞘以及"Z"字延长的肌腱。松止血带,彻底止血;保持腘筋膜敞开不缝合,仅缝合皮下组织与皮肤层。术后伸膝位长腿石膏制动3～4周,并15次/日直腿抬高训练;随后6个月内采用夜间保护性伸膝位长腿夹板制动,此期间的白天步行康复训练中,应佩带后控制性足-踝矫正器具,直至确认腘绳肌力量足以维持支撑相位膝关节稳定后停止使用。

5)腘绳肌转位与延长复合术:又有两类:①保护伸髋能力的腘绳肌转位与延长组合术式:1999年Chung提出了半腱肌与股薄肌转位至股骨内侧髁后外方的收肌结节、而其余腘绳肌延长的手术设计,目的在于,确实纠正屈膝畸形以预防复发、更好的保存腘绳肌伸髋功能以预防术后并发骨盆前倾。Aiona屈膝畸形矫形外科文献综述后推断,Chung术式预防术后屈膝畸形复发的原理是,半腱与股薄肌转位后,彻底避免了二肌重新恢复其复原有附着点

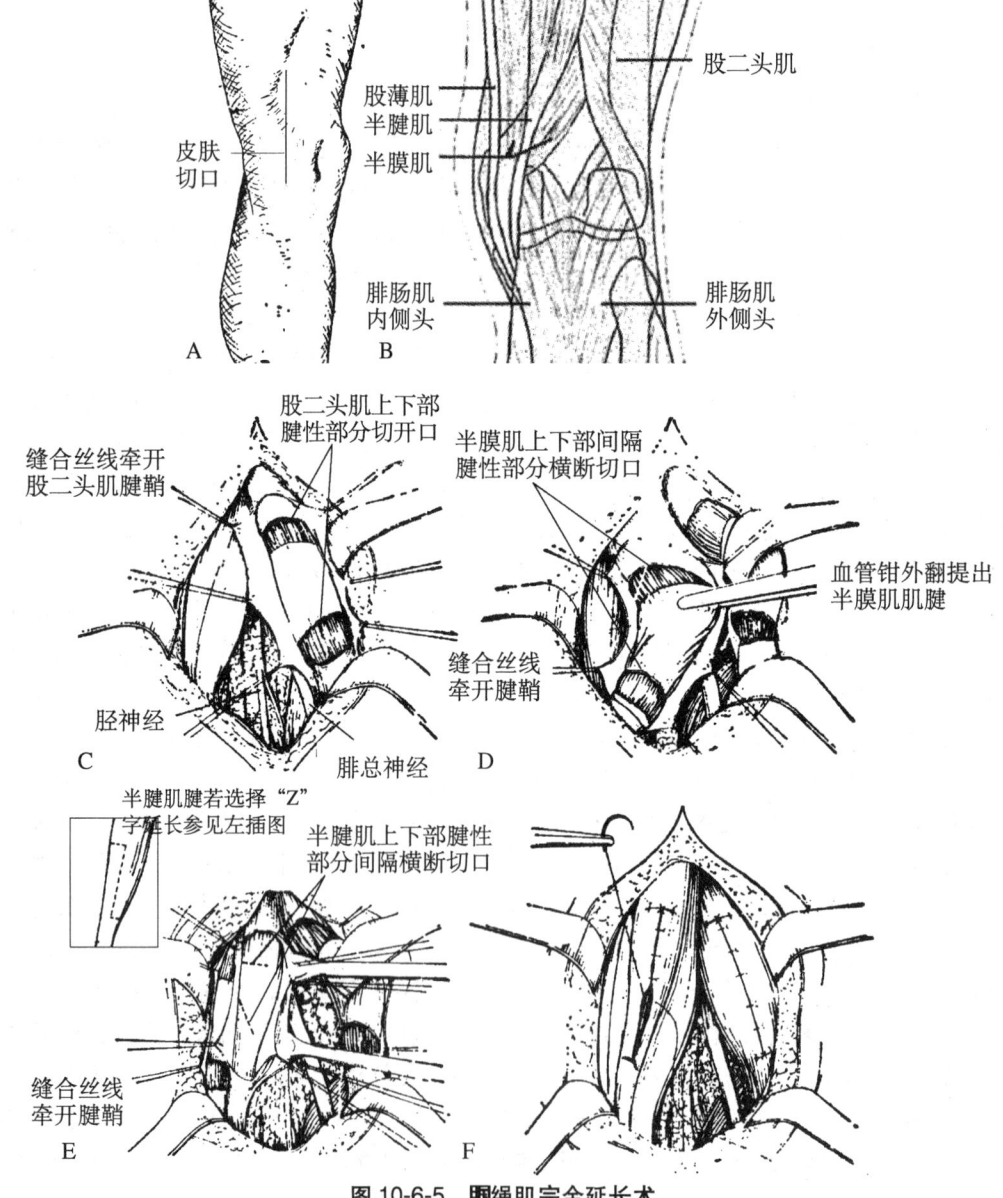

图10-6-5 腘绳肌完全延长术

的可能，有效削弱了腘绳肌的整体屈膝效能，从而避免了腘绳肌术后进行性紧张性递增的潜能。但是，该术式至今只有 Chung 的非正式杂志文献报道，缺乏正式临床研究文献证据。
② 潜在发挥髋外旋效应的腘绳肌转位与延长组合术式：此类术式的雏形是 Baker 术，即离断半腱肌远侧止点，而后自大腿后内侧、经由皮下隧道、向下绕行股骨外侧髁上部、最终抵达髌骨上极与髌腱内缘编织缝合，用于治疗髋内旋畸形。如此复杂的转位路径，术后半腱肌髋外旋效应却并不理想，1969年Sutherland改良将半膜、半腱、股薄肌——三个内侧屈膝肌松解后整体转位至外侧肌间隔，以求纠正屈膝畸形并兼备髋外旋效应。后续又有学者进一步改良，仅半腱肌转位转换成髋外旋肌、而其余腘绳肌施行延长。但后来的临床研究发现，所谓内侧屈膝肌外侧转位后转化为髋外旋肌的效应并无理想效果，因而作者有限的文献阅历几乎再未见此类术式的近年文献报道。

Chung腘绳肌转位与延长组合术：该术式，本质上是完全转位与完全延长两种术式的选择性组合，具体技术操作、术后处理参见前述内容。

Sutherland内侧屈膝肌松解、转位术：病人仰卧位，术肢气囊止血带下，起自股二头肌肉-肌腱交接区皮肤投影点之上向内下弧至腘窝横纹、而后沿腘窝横纹向内、将要抵达半腱肌前转而向外下弧，施行长约 10 余 cm 皮肤切口（图 10-6-6A）。解剖显露半膜、半腱、股薄肌腱，预留足够的转位用肌腱长度前提下，于股骨内侧髁远侧、尽量接近止点处横形离断全部三个肌腱（图10-6-6B）；将肌腱游离缘向近侧翻转、解剖游离，以确保三腱转位后的直线路径；解剖游离途中，贴近肌腹结扎三肌影响转位的血管供应支，但应尽可能保留肌外膜完整。以保证肌腱转位路径呈直线为前提，确定恰当的跨越股动、静脉部位，而后轻柔、仔细地将股动、静脉与胫神经、腓总神经剥离开来，提供转位肌腱横越通路（图10-6-6C）。向内牵开保护腓总神经，向外牵开股二头肌，于股骨外侧髁上缘、自骨膜浅面、向外翻转剥离股外侧肌，显露外侧肌间隔；于此处外侧肌间隔骨膜基底部，做一备用转位肌腱缝合附着的钮孔。随后，将半膜、半腱、股薄肌三腱游离末端，穿行转位隧道至外侧后，无张力下编织于外侧肌间隔转位肌腱备用钮孔，并以丝线可靠缝合固定（图10-6-6D）。检查手术满意后，逐层关闭切口。术后处理雷同腘绳肌完全延长术式。

6）近端腘绳肌松解术：虽有学者设计了近端腘绳肌松解矫治屈膝畸形，但因涉及术后髋伸肌力量显著性丢失、骨盆前倾与腰椎前屈显著性增大难题，未能得到临床推广应用。Sharps 回顾复习了 32 例 64 膝近端腘绳肌松解，发现术后直腿抬高改善、屈膝畸形降低、

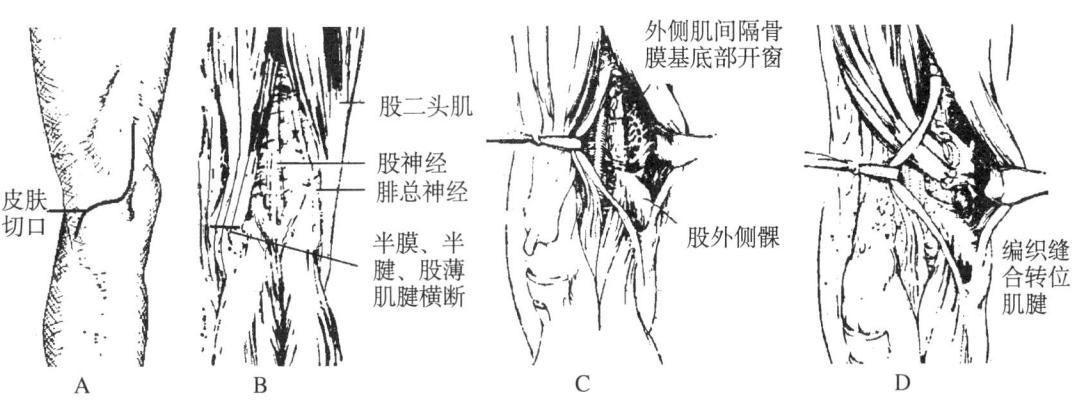

图 10-6-6 Sutherland 术

4膝出现轻度膝反屈、平均腰椎前屈达53°；同时发现，为降低髋屈曲和腰椎前屈，而伴同施行的股直肌松解，并未起到任何效果。

(2) 股四头肌肌力重建

股四头肌动力重建，主要是通过髌腱皱缩或胫骨结节下移，以增大伸膝结构张力，从而改善股四头肌力量。此类手术适应证包括，髌腱明显过长而呈现高位髌骨、股四头肌明显无力而不能充分伸膝、膝关节被动活动幅度正常的病例。近年来，就股四头肌无力机制，虽认为存在原发可能，但更多的可能是屈膝蹲伏步态未能得到及时早期治疗，从而继发膝关节伸膝结构被动牵伸拉长、继发股四头肌软弱。随着近年屈膝畸形临床早期干预原则的广泛接受与应用，大多病例屈膝畸形能够得到早期矫正，亦就减少此类手术需求，现今业已少见临床文献报道。此外，目前公认腘绳肌延长术后的股直肌痉挛显现，是僵直膝步态病因；如此，具有步行能力痉挛性脑瘫，泛化股四头肌肌力重建类手术适应证，是否有益仍需商榷。近期Beals（2001年）的髌腱皱缩临床应用报道，也只是用于缺乏步行能力、双下肢严重固定屈膝畸形病例，并且仅作为腘绳肌延长术部分病例的辅助处理。

(3) 小腿三头肌延长术

作为跨越踝、膝双关节的小腿三头肌，主要作用是踝关节跖屈同时尚具一定的屈膝作用。它的手术对痉挛性脑瘫屈膝步态具有双刃剑作用，即可能改善屈膝步态，也可能加重。

Metaxiotis基于双关节肌转换为单关节肌机制，推荐近侧腓肠内、外侧头转移至胫骨髁后，以求改善足-踝马蹄畸形同时，又去除了一屈膝动力，从而改善屈膝畸形。Baddar经马蹄畸形痉挛性双瘫儿与正常儿童的对比研究发现，这些病儿明显存在整个步行周期小腿三头肌长度较正常儿短，从而产生步行周期的踝-膝关节运动耦合，即支撑相位踝关节背屈伴生膝关节屈曲、踝关节跖屈伴生膝关节伸展；因而，推荐腓肠-比目鱼肌肌内延长，以解除踝-膝关节运动耦合。Baddar小腿三头肌术后步态分析研究证实，术后步行周期踝关节背屈显著改善，同时步行周期足最初触地时相显著性增大了膝伸展趋势，而支撑中期膝伸展未有恶化。

小腿三头肌术后恶化屈膝步态现象，至今也有众多研究确认。其机制有二：①手术致使小腿三头肌软弱、步行周期过度踝背屈，从而导致支撑相位地面反作用力产生外源性屈膝力矩，即继发下肢杠杆臂机能不良，②术前未能充分认识腘绳肌挛缩，术时仅聚集于马蹄处理，无论跟腱延长还是小腿三头肌肌内延长，解除了踝-膝运动耦合，有效改善了马蹄畸形，却突显小腿三头肌近侧止点的屈膝效应，从而恶化了蹲伏步态。就此，术前综合评估、综合治疗尤为重要。Baddar指出，若单纯施行腓肠-比目鱼肌单元手术，应选择术前能够达到充分被动伸膝、而伸膝位踝关节被动背屈受阻的病例，即无腘绳肌挛缩；手术方法，应选择腓肠-比目鱼肌肌内延长而非跟腱延长，因后者已有证据表明影响着肌力产生。Metaxiotis则指出，术中确认Silfverskiold试验阳性，方可施行腓肠肌双关节肌转换为单关节肌术式。

此类手术技术参见相关章节。

(4) 膝关节肌肉调整术后处理

近年来，膝关节肌肉调整术后处理原则一致推荐，应最小化制动时间、尽可能避免伸膝位长腿石膏固定，这非但有利于早期活动与功能康复，更有益于避免日益受到重视的坐骨神经瘫并发症。

文献总结，术后膝关节制动处理：①联合远侧股直肌转位与否的腘绳肌延长术后，可不采用石膏制动，代之以可去除式膝关节支具或可塑性塑料膝关节制动夹板；② 联合小腿三头肌手术的腘绳肌延长术后，应附加足够长时间的短腿步行石膏制动；③ 联合远侧股直肌转位、小腿三头肌等手术的腘绳肌延长或转位，因手术范围广泛、涉及膝关节周众多肌群，则有必要采用伸膝位长腿石膏制动。

术后物理康复治疗，Gage总结了一套有益的方案：① 术后卧床休息24～36小时，随后开始伸膝位制动的轮椅活动；② 术后第三天，开始膝关节制动下的站立平台直立训练，并尽可能开始康复训练中去除膝关节制动的膝关节被动活动训练；③ 术后第四或五天，开始膝关节制动、双侧固定扶手支撑下的水平步行训练；④ 术后三周，以短腿地面反作用力矫形器具（floor-reaction orthoses，FROs）取代制动石膏，FROs有刚性踝-足矫形器具（ankle-foot orthoses，AFOs，图10-6-7）和铰链式AFOs两类，应选择刚性AFOs，它有一覆盖胫骨近侧的前壳，从而阻止了支撑中期潜在的胫骨前移，迫使支撑中期地面反作用力落于膝前，而不致产生外源性屈膝力矩、却能因前壳作用保持外源性伸膝力矩；而超过膝关节的膝-踝-足矫形器具（Knee-ankle-foot orthoses），因有碍摆动相位屈膝与足廓清，应尽量避免使用；⑤ 术后第四周，通常肌肉-肌腱单元手术创伤已愈合，随后的物理康复治疗重在肌肉强化和步行能力训练，从而建立具有足够膝伸-屈能力、关节活动幅度的独立步行能力；此期间，固定脚踏自行车和游水训练，不失为理想方法之一；⑥ 术后主动步行期间，因关节周软组织手术与下肢生物力学环境因素，时常潜在着屈膝趋势，通常需要佩戴刚性AFOs矫形器具3～6个月；若有超过6个月佩戴AFOs需求时，应更换铰链式AFOs，因为此后痉挛性脑瘫儿继续佩戴刚性AFOs，将潜在正常骨骼发育前提下的继发性小腿三头肌短缩；⑦ 假如支撑相位腘绳肌已具有足以保持下肢稳定的肌力、摆动前期具有恰当的足位置姿态，即可停止使用AFOs矫形器具。

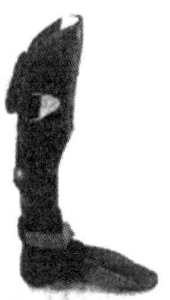

图10-6-7　踝-足矫形器具（ankle foot orthoses，AFOs）

虽然术后三个月能够达到完全性组织愈合与肌力恢复，但就病儿个体，基于术后新的关节周诸肌群肌肉-肌腱单元长度、建立适应性步行模式，需要神经-肌肉系统复杂的恢复适应过程，而这一过程往往可能至少需要1年。因此，有观点认为，术后1年后进行步态分析，对评估手术效果、确定额外手术需求，可能更具价值。

3. 顽固性屈膝畸形矫正术

痉挛性脑瘫固定屈膝畸形，目前一致认为，主要系腘绳肌与后关节囊挛缩所致，少数病例亦可能因继发性股骨下端畸形所致。就此，可相应采取后关节囊切开、股骨髁上截骨、股骨下端骨骺阻滞等手术处理。

(1) 后关节囊切开：其手术适应证：① 无明显的股骨下端畸形；② 腘绳肌各类手术后联合近侧腓肠肌内外侧头至胫骨髁后转位尚不能纠正的屈膝畸形，术中确认存在后关节囊挛缩。该手术临床仅作为腘绳肌与腓肠肌矫正固定屈膝畸形的辅助处理，偶尔需联合后交叉韧带松解。其术后主要危险是膝关节失稳，术中并发症有腘窝血管、神经损伤。

(2) 股骨髁上截骨：又有称之为股骨远端伸展截骨，该手术适应证：① 骨骼发育成熟，一般不主张用于患儿；② 存在股骨下端前突畸形的屈膝畸形；③ 超过10°～20°的顽固性屈膝畸形，即潜在无法软组织矫正的屈膝畸形；④ 腘窝神经、血管紧张，软组织手术潜在术后牵伸损伤的较大角度屈膝畸形。该手术为达到恢复股骨－胫骨力线、避免神经血管牵伸损伤的目的，时常需要短缩截骨，因而存在术后术肢短缩现象，如此近年有观点认为更适合于需要同时手术的双下肢瘫型痉挛性脑瘫。该手术术后并发症主要包括：① 继发股四头肌软弱无力；② 截骨术中伸膝结构干扰、术后需要较长时期的可靠制动，往往导致术后继发伸膝装置粘连、术后负重康复训练延期至骨愈合后，从而影响术后下肢功能；③ 截骨一般选择股骨下端前突畸形明显部位，但截骨以远的股骨髁也时常存在变形，截骨后往往导致股骨-胫骨间已适应性骨关节结构改变，而继发膝关节股骨-胫骨形态结构匹配不良；④ 术后尚可能继发病理性骨折和畸形复发。

股骨髁上截骨术：病人仰卧位，术肢气囊止血带下，起自髌骨外上缘、沿髌腱与股直肌外缘斜向外上、施行长约10cm皮肤切口（图10-6-8A）。切开皮下组织、深筋膜层，切口皮瓣分别向内、外牵开。随后的股骨干骺端前方显露有两种方法，一是，自股外侧肌外侧面钝性解剖分离，将股外侧肌向前内翻转牵开显露股骨干骺端前方，此显露方法显露效果时常困难；二是，沿髌腱-股直肌与股外侧肌间隙纵向劈开直达骨膜，并将髌腱-股直肌、股外侧肌分别向内、外牵开，这一方法能够理想地显露股骨干骺端前方，但存在过分干扰伸膝装置而引起术后粘连的缺陷。而后于前正中偏外纵向切开骨膜，并剥离股骨干骺端前、外、内侧骨膜；以两把骨撬或骨膜剥离器，分别置于股骨干骺端内、外侧骨膜与骨皮质间，并向内、外侧牵拉骨撬或骨膜剥离器柄，从而充分显露股骨干骺端。如若病人骨骺尚未闭合，自前正中、最小范围仔细向远侧骨膜下剥离判定股骨干骺端前骨骺位置，注意勿进入髌上囊，于骨骺线近侧缘正中确定股骨髁上"V"形截骨的顶点（图10-6-8B）；如若病人骨骺已闭合，自前正中食指探查前方髁间窝边缘，距离髁间窝边缘远侧1～1.5cm恰当选定"V"形截骨顶点（图10-6-8C）。"V"形截骨顶点确定非常重要，它是截骨的基准，截骨偏离干骺端而更接近骨干时，时常导致术后截骨远侧向前翻转并发症；而截骨过于接近干骺端远侧，时常导致截骨效果不佳及髌上囊损伤。基于确定的截骨顶点、于股骨干骺端前方骨皮质、骨刀刻划90°左右的"V"形截骨线，并依据术前确定截骨角度、于前述"V"截骨线近侧确定第二个"V"形截骨线，沿两个"V"截骨线、向干骺端后方聚拢楔形截骨，尽可能保持后方骨皮质延续不截断，去除楔形骨块，伸展术肢、术者拇指辅助压迫以聚拢两"V"截骨线（图10-6-8B、C、D）。检查手术效果满意后，骨膜、肌外膜和/或髌腱、深筋膜、皮下组织、皮肤逐层缝合，必要时放置引流管。术后伸膝位长腿石膏制动8周；而不少病例因腘窝神经血管束紧张，可能需要术后连续性膝前石膏楔形截除逐步达到伸膝位。

3) 股骨远端骨骺阻滞：近年Kramer采用骑缝钉施行股骨远端骨骺阻滞，矫正痉挛性脑瘫儿固定屈膝畸形，收到了良好效果。其原理是，骑跨股骨远端前方骨骺线骑缝钉固定，从而阻滞骨骺前方的生长，致使股骨远端骨骺前后生长发育不均衡，逐渐发育性纠正固定屈膝

(图10-6-9)。该手术适应证包括，骨龄≥12个月、具有骨生长发育潜力的病儿，蹲伏步态、10°～25°屈膝、时常伴有膝前痛、物理与支具治疗难以控制性固定屈膝畸形。禁忌证包括，骨发育成熟、太大度数的固定屈膝畸形。因骑缝钉固定是一可逆性手术，术时年龄并非适应与禁忌的关键性指标，而不同病例个体骨生长发育潜力则更显重要。手术计划的关键在于：① 术前正确确定是否合并外展位足行进角，以决定双或单侧骑缝钉固定（图10-6-9A、

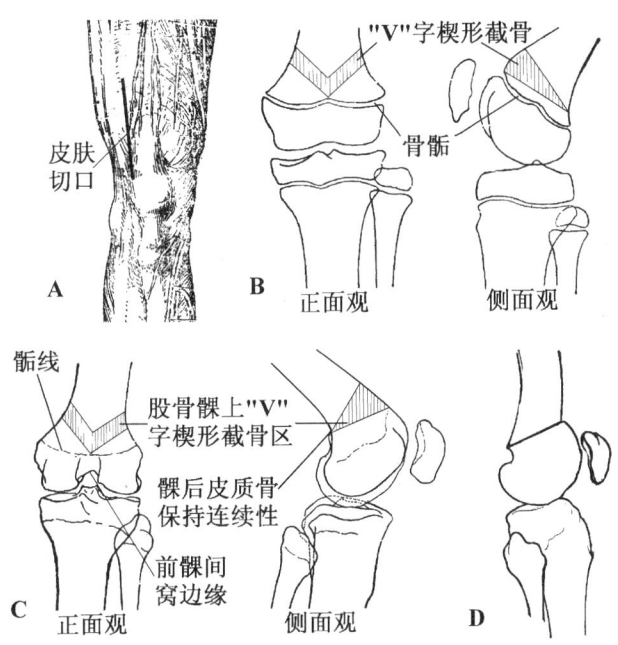

图 10-6-8 股骨髁上截骨术

A 皮肤切口；B 病儿截骨部位；C 成人截骨部位；D 伸展膝关节合拢截骨部位

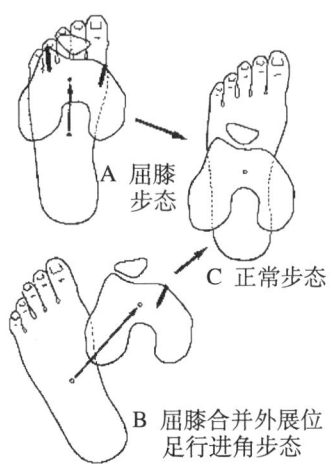

图 10-6-9 骑缝钉股骨远端骨骺阻滞原理图示

A 膝关节屈曲畸形，地面反作用力经膝后。双侧前骑缝钉置于髌-股沟内、外侧。随着股骨远端前后骨骺不均衡生长，地面反作用力前移。B 膝关节屈曲合并外展位足行进角，地面反作用力落于膝外后方。股骨远端骨骺线前内单枚骑缝钉固定。C 最终，股骨远端骨骺发育性纠正屈膝畸形，达到直立位膝关节中心落于足中心，随即去除骑缝钉

B）；②术中正确确定骨骺线，避免骑缝钉置位不当。该手术的优点在于：①手术切口创伤小，病人可不住院；②可联合腘绳肌等软组织手术；③可依据随访观察屈膝纠正效果，随时去除之；④术后无需制动，短时内即可负重步行（Kramer报道术后即刻），有利于下肢功能恢复；⑤保留了股骨髁上截骨的补救选择。

股骨远端骨骺阻滞术：病儿仰卧于可透视手术台，X线透视定位股骨干骺端骨骺，以骨骺为中心并垂直骨骺、沿髌骨内外侧各行长约3cm纵向皮肤切口，沿皮肤切口纵向切开髌骨内、外侧支持带及其下方滑膜，显露股骨干骺端（图10-6-10A）；X线透视下，用一枚细克氏针引导指示、进一步确定骨骺线，随即选择合适的骑缝钉，临时骑跨骨骺刺入骺线远、近侧骨皮质；前－后、侧位透视确认骑缝钉位置良好后，略微内收聚拢状完全锤入骑缝钉，尽量没入骨中（图10-6-10B）。虽然，骑缝钉位于关节囊内，正确的髌骨内、外侧位置与没入骨中，通常不会发生髌骨接触摩擦（图10-6-10B）；根据前述手术原理，亦可选择单侧骑缝钉固定。检查满意后，逐层关闭切口。术后只要病儿能够耐受，即刻即可步行，无需任何制动；依据畸形纠正情况，适时取出。

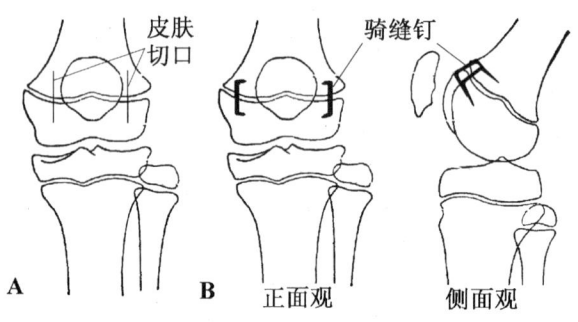

图10-6-10 **股骨远端骨骺阻滞术**
A 皮肤切口；B 骑缝钉置入部位

4．医源性屈膝步态处理

如前所述，小腿三头肌手术对痉挛性脑瘫屈膝步态存在双刃剑作用。而起因于小腿三头肌手术不当的步行周期医源性屈膝步态，目前主要认为，是由于术前未能整体正确评估下肢诸关节、肌肉功能状态，而仅关注于踝-足马蹄畸形矫治所致。因此，医源性屈膝步态重在预防，应强化术前下肢整体评估和下肢复合畸形整体矫正意识，切忌仅局限于关注畸形。目前，大量研究表明，一旦出现术后继发于小腿三头肌软弱（更常见于跟腱延长术）的踝背屈畸形、继而导致步行周期下肢杠杆臂机能不良性屈膝步态，试图手术恢复重建关节周力量平衡，往往是徒劳的；而佩戴控制步行周期地面反作用力外源性屈膝力矩的AFOs矫形器具，可能是仅有的有效方法。但使用AFOs的前提，又必须预先矫正髋、膝关节存在的屈曲挛缩；而且，多数病例往往伴随小腿三头肌无力合并距下关节不稳性严重足外翻和胫骨外扭转畸形，亦需预先矫正；否则，病儿无法耐受AFOs等矫形器具的使用。

（五）屈膝畸形矫正术并发症

1．屈膝畸形矫正术肌源性并发症

依据所跨越关节的数量，肌肉可划分为单、双关节肌。双关节肌以离心性、向心性、等张诸种收缩方式，履行着所跨越关节、步行周期不同时相、下肢诸关节间复杂性协同联合活动；发挥着"弹性弓效应"，以完成步行周期下肢诸关节间的能量传递与减震作用；从而，最小化步行周期的总体能量消耗。如此，双关节肌较单关节肌需要更高水平的选择性运动控制能力；而痉挛性脑瘫依据中枢性损伤程度，往往存在不同程度的个体化肌肉运动控制能力障碍。

痉挛性脑瘫屈膝步态肌肉-肌腱单元手术可划分两类，① 不改变双关节肌特性的术式，如肌内延长、"Z"字延长；② 改变双关节肌成为单关节肌的术式，如腘绳肌至股骨髁转位。前者，仅改变肌肉-肌腱单元的形态结构（主要是长度），可产生术后肌力下降、甚至软弱；而后者，改变了肌肉-肌腱作用区间，完全去除膝关节的作用，将明显削弱整体屈膝力量；屈膝力量过度削弱，特别是后者，可继发膝反屈、僵直膝、骨盆前倾或腰椎前凸等不良预后。

(1) 腘绳肌术后软弱与继发性股四头肌软弱

临床不断有报道，腘绳肌延长术后，腘绳肌本身与继发性股四头肌软弱现象。Reimers 和 Damiano 的研究表明，无论腘绳肌与股四头肌，术后肌力下降随时间推移呈逐渐恢复趋势。Reimers 报道腘绳肌延长术后继发股四头肌力显著减弱，术后7个月恢复至术前，术后13个月却增大了22%。Damiano 研究发现了类似的现象，等长收缩肌力测定：腘绳肌肌力术前77.5牛顿，术后3～6个月下降，术后9个月升至70.9牛顿；90°屈膝位股四头肌肌力测定，术前130.0牛顿，术后3～6个月下降，术后9个月升至126.6牛顿；30°屈膝位股四头肌肌力测定，术前77.6牛顿，术后3个月后开始上升，术后9个月时升至87.2牛顿（较术前 $P < 0.05$）；股四头肌与腘绳肌肌力比率，术前1.89，术后9个月2.01。似乎腘绳肌术后股四头肌肌力改善明显于腘绳肌，步行功能改善似乎相关于股四头肌力改善。Damiano 还发现，半腱肌延长2cm后最大等长收缩力量没有实质上的减弱，而半膜肌与股二头肌同等延长量却分别存在50%和40%的力量减弱。

(2) 腘绳肌术后僵直膝

Thometz 报道腘绳肌延长术后，步行周期摆动相位足离地时相，平均屈膝从48°降低至38°；Nicholson 报道摆动相位平均膝屈曲丢失6°；Yngve 依据术前病人的步行能力，划分为独立无辅助户外步行的独立组、需要辅助户外步行的依赖组、辅助下仅能户内步行的户内组，发现腘绳肌延长后独立组未见明显摆相位屈膝丢失、依赖组平均丢失7°、户内组丢失达11°；Damron 报道腘绳肌延长，俯卧位被动屈膝自术前131°降至术后117°，但这一减小并非时常严重到影响步行功能，117例中仅3例需要进一步的股直肌转位治疗僵直膝。

概括近年来的临床研究可见，某些病人腘绳肌延长术后虽改善了支撑相位的伸膝功能，但步行周期总体膝关节活动幅度却未增加，其原因在于术后摆动相位的膝屈曲减小。摆动相位屈膝减弱，导致了该相位的足廓清困难，致使病人需利用"环行运动"等步态模式来提升摆动相位肢体，从而增加了步行能量消耗。这一步态被称为"僵直膝步态"。僵直膝步态的病因，目前公认是术后股四头肌中所仅有的双关节肌——股直肌呈现高活性状态，导致了腘绳肌延长术后摆动相位屈膝受限。

(3) 腘绳肌术后膝反屈

痉挛性脑瘫步行周期超过正常值的伸膝状态与过伸称之为膝反屈（genu recurvatum）。文献报道腘绳肌手术后膝反屈发病率达6.25%～40%。膝反屈病理生理机制目前有三种观点：① 腘绳肌肌力丢失，如 Eggers 氏远端腘绳肌完全转位至股骨髁、腘绳肌延长术后屈膝力量软弱；② 踝关节跖屈-膝关节伸展耦合夸大，这一机制主要见腘绳肌延长术后，因去除了腘绳肌挛缩的屈膝因素，导致踝-膝活动耦合异常显现；③ 严重性膝关节后关节囊、韧带等软组织结构失稳。

膝反屈危险因素：① Aiona文献总结指出，腘绳肌完全转位至股骨髁明显较腘绳肌延长高发；② Gage指出，术中直腿抬超过70°，延长术后膝反屈风险增大；③ 更多学者指出，双侧腘绳肌延长较单纯内侧腘绳肌延长，虽能明显改善支撑相位伸膝，但更高发膝反屈，因而主张尽量避免股二头肌延长。

(4) 腘绳肌术后骨盆前倾与腰椎前凸

腘绳肌具有屈膝与伸髋双重功能，不恰当手术计划与腘绳肌手术技术操作，术后伸髋力量丢失可导致原有屈髋畸形加重，并可继发术后过度骨盆前倾与腰椎前曲增大。文献报道，腘绳肌延长术后上述并发症综合发病率达16%~17%。腘绳肌手术后骨盆倾斜的危险因素包括：① 近侧腘绳肌松解；② 术前腘绳肌痉挛与挛缩合并屈髋挛缩，而未引起重视；③ 双侧腘绳肌延长；④ 术前骨盆倾斜程度，DeLuca发现仅有术前骨盆倾斜＜16°的病人，术后会出现更进一步前倾；Van der Linden亦发现，术前整个步行周期平均骨盆倾斜度与术后骨盆倾斜强相关（R1 = 0.78，R2 = 0.60），术前骨盆前倾＜16°术后会更加前倾，而多数术前骨盆前倾＞16°病儿术后却呈现朝向正常转变的前倾减弱趋势。

2. 屈膝畸形矫正术神经源性并发症

(1) 坐骨神经损伤

痉挛性脑瘫屈膝畸形矫形外科治疗的最终目的，通过手术及术后康复达到步行周期足够的伸膝功能，而这一过程中不乏坐骨神经损伤的报道。

目前，就坐骨神经损伤机制有两种观点。① 术中急性牵拉伤，Katz的一组术前平均腘窝角70°（60°~80°）病例，腘绳肌延长术中仰卧、屈髋90°位下，分别于90°、60°、30°屈膝位（腘窝角）刺激腓总神经记录胫前肌诱发EMG，振幅梯次下降达10%、35%（左腿）和32%（右腿）、89%（左腿）和83%（右腿），预示着坐骨神经在逐渐增大的急性牵张作用下，运动传导功能依次递减；② 术后伸膝位制动慢性持续牵伸性损伤，膝关节固定于伸直位时，除了因伸膝而牵伸跨越腘窝区的坐骨神经，还可发生坐位时因屈髋而致使坐骨神经承受额外的张力。

脑性瘫痪本身的复杂病情及病人差的沟通能力，最初所经历的神经麻痹（临床麻木感）期，往往不为临床识别；随后的严重感觉机能不全性恢复期，常常制约着病人下肢功能的康复治疗。麻痹期，有赖神经牵伸的程度，可能持续几天乃至几个月，应引起临床重视，及时发现。

这一并发症预防，重在术前预测、术中监测、术后尽可能避免伸膝位石膏制动。Aspden报道了一种依据术前膝关节屈曲度数预测术中屈膝畸形畸形矫正完全与风险度数的数学测算公式。Katz则推荐采用术中动态EMG监测坐骨神经牵伸阈的方法，即屈膝畸形矫正术中，持续刺激腓总神经，记录胫前肌诱发EMG振幅变化，从而预测坐骨神经牵伸损伤阈；如若胫前肌EMG振幅下降在98%以内，则为继续增大屈膝纠正角度的完全阈；他的一组病例临床实践证实，术前80°以内的屈膝畸形纠正至30°，是完全的。术后处理，更多学者推荐尽可能采用可去除式伸膝位夹板及早期膝关节功能训练。

(2) 高血压

Shah报道了45例痉挛性脑瘫屈膝挛缩施行软组织松解术，术前膝关节平均44°屈曲，术后平均纠正了33°；术前均无高血压病史及危险因素，而术后24小时内发生高血压19例

(42%)，术后持续性、非症状性高血压6例（13%），后者中双侧手术5例、单侧手术1例；术后高血压与非高血压组间，平均屈膝畸形纠正度数无显著性差别。

Shah复习了其它疾病儿科矫形术后高血压文献，分析认为术后24小时急性高血压与持续性高血压机制不同。急性高血压可起源于麻醉后高血压、疼痛刺激、术后镇痛和其它药物原因。而持续性高血压，可能起因于坐骨神经牵拉刺激或肾缺血。在痉挛性脑瘫屈膝矫正术后，更可能起因于坐骨神经牵拉刺激，它引发了导致周围血管收缩的交感神经传出功能紊乱，从而继发高血压。Shah还认为，双侧屈膝挛缩松解高血压风险增大，这可能是神经血管牵伸量成比例增加所致。

Shah同时指出，一般术后非症状性高血压无需特殊处理；而出现高血压脑病、头痛等症状性高血压，则需要抗高血压药物及松解石膏处理。

二、僵直膝

痉挛性脑瘫步行周期摆动相位膝关节屈曲不足，同时整个步行周期膝关节活动幅度减小，从而制约了摆动相位足廓清、减小了步行跨距，影响着步行效率与能量消耗，临床呈现膝关节僵硬步态，被称为"僵直膝（stiff knee）步态"。近年来，痉挛性脑瘫僵直膝步态日见受到矫形外科重视，就其病理生理机制、矫形外科治疗已有较为深入的研究。

（一）僵直膝步态病理生理机制与转轨

正常步行周期，跨越髋、膝双关节的股直肌功能，有别于股四头肌其余部分。加载反应期整体股四头肌收缩，以防止地面反作用力所致的屈膝作用、避免崩溃性屈膝；支撑中期，股四头肌整体呈现静默状态；摆动前期，为平衡地面反作用力外源性屈膝力矩，股四头肌中以股直肌为主的收缩效应产生了内源伸膝力矩；摆动初期，股直肌与腘绳肌协同配合，发挥着"门簧"效应，防止着髋、膝关节过屈；摆动中期，处于静默状态；摆动末期，股直肌会同股四头肌其余部分，发挥着伸膝作用。目前，临床动态EMG研究证实，不少痉挛性脑瘫步行周期共存腘绳肌与股直肌过度活性状态，而股直肌痉挛或挛缩又是屈膝畸形蹲伏步态中髋屈曲的常见病因。如此，矫正屈膝畸形的腘绳肌术后，因腘绳肌力量削弱而不乏凸现步行周期股直肌过度活性状态；从而，虽明显纠正了屈膝畸形、改善了步行周期伸膝能力，但却因股直肌过度活性状态而明显导致摆动相位屈膝受限，有时尚可见支撑相位超过正常的充分伸膝状态。也有认为，腘绳肌术后腘绳肌本身的软弱，亦是步行周期屈膝能力丢失的加重原因。因此，临床又多认为僵直膝步态是屈膝步态腘绳肌手术后的并发症。摆动相位屈膝能力丢失，即可见于腘绳肌术后即刻，亦可呈现术后若干年间步行周期进行性膝屈曲减弱。

目前一致认为，严重僵直膝步态的不良后果包括，① 因摆动相位足廓清困难，而时常需摆动相位下肢环行运动（髋外展以使下肢整体外划圈绕至支撑相位下肢的前方）、支撑相位下肢撑杆跳运动（踝关节跖屈和/或髋外展以提升躯体重心）、摆动相位骨盆上倾并外旋，最终达到摆动相位足能提离地面之目的；② 严重屈膝受限，亦即膝关节僵直，往往制约了病人上楼梯、跨栏、系鞋带、由站立至坐位转换等日常生活行为，并可导致易摔倒步态。

（二）僵直膝步态术前评估

以股直肌痉挛为病因、步行周期膝关节活动幅度与摆动相位屈膝峰下降为特征的痉挛性脑瘫僵直膝步态，术前临床体检与实验室步态分析，目的在于了解股直肌活性状态、膝关节活动能力，从而正确认识这一病理步态、预测治疗效果、制定合理治疗计划、评估治疗结果。

1. 僵直膝步态临床体检

随着动态实验室步态分析研究的深入，逐渐认识到临床体检的静态局限性，但并未根本动摇临床体检的基础与实用性地位，且仍有学者认为正确的临床体检足以做出正确治疗决策。僵直膝步态临床体检重在了解股直肌痉挛、肌力和膝关节活动幅度（rang of motion, ROM）。

(1) 股直肌痉挛评估

长期以来，Ashworth 肌张力测定是一实用的临床量化肌痉挛方法，而就痉挛性脑瘫僵直膝病因——股直肌痉挛，临床特异性 Duncan-Ely 试验更为实用。试验中，病人俯卧于检查床，髋、膝伸展休息位下迅速被动屈膝，假如存在股直肌痉挛，可产生 <90° 屈膝位突发性屈膝受阻并伴发髋关节屈曲与骨盆抬离检查床面现象，即阳性试验；反之阴性。

近年来，随着动态股直肌 EMG 活性研究的深入，对 Duncan-Ely 试验的实际价值，亦有质疑报道。Perry 发现多数痉挛性脑瘫，可同时引出股直肌与髂腰肌过度 EMG 活性状态，因此认为 Duncan-Ely 试验并非股直肌痉挛或挛缩的特异性指标；Chambers 临床研究发现，Duncan-Ely 试验对判别步行周期股直肌异常 EMG 活性并无预测价值（$P > 0.05$）。相反，Marks 采用实验室步态分析动态膝关节活动 ROM 和 EMG 参数检测 Duncan-Ely 试验，确认该试验敏感性达 56%～59%、特异性 64%～85%、阳性预测值 91～98%、阴性预测值 4%～19%，表明该试验对步行周期股直肌功能紊乱具有较好的预测价值。

Kay 报道了 56 例 94 肢痉挛性脑瘫僵直膝股直肌转位术，术前 85% 肢 Duncan-Ely 试验阳性，术后 42.5% 保持阳性（A 组）、57.5% 转为阴性（B 组）；两组，术后摆动相位屈膝峰改善并保持支撑相位伸膝功能，从而呈现显著性步行周期动态膝关节 ROM 增大，同时摆动相位膝屈曲峰时相亦显著改善；即使术后保持阳性的 A 组，术后股直肌痉挛（改良 Ashworth 评分）及 Duncan-Ely 试验时髋屈曲度数亦明显下降。然而，术前 Duncan-Ely 试验阴性的 15% 肢中，术后 7% 肢转为阳性、93% 肢保持阴性（C 组），术后动态矢状面膝关节 ROM 无统计学意义增大（其中 54% 增大、46% 减小），但无摆动相位屈膝峰时相改善；C 组还可见，支撑相位伸膝功能丢失，其中膝关节活动 ROM 增大组达 43%、减小组达 83%。显然，术前 Duncan-Ely 试验阳性较阴性病例术后效果更好，而阴性病例潜在步行能力恶化情况。他同时还报道，对应于 Duncan-Ely 试验步行周期股直肌 EMG 活性表现，A、B、C 三组术前、后整个步行周期持续 EMG 活性分别达 58%、63%、85% 和 77%、60%、64%，单纯摆动相位分别达 42%、35%、15% 和 10%、7%、18%，单纯支撑相位分别达 0%、2%、0% 和 13%、29%、18%；无论术前、后，只有 B 组 5% 呈现术后无活性；仅术前 C 组整个步行周期 EMG 活性比例显著高于 A 和 B 组，且 C 组术前少见单纯摆动相位持续性 EMG 活性，其余组间无统计差别。

总之，目前普遍认为，并不否认 Duncan-Ely 试验可能并非股直肌痉挛的特异性指标及无过度 EMG 活性状态预测价值的研究报道，但它依然是重要的评估股直肌痉挛临床方法与手术指标。

(2) 膝关节周肌力评估

痉挛性脑瘫，Wiley 发现股四头肌和腘绳肌均较健康对照组减弱，而 Damiano 更是发现膝关节接近伸展位股四头肌肌力减弱更为明显。上述 Kay 报道的术前 Duncan-Ely 试验阴性的股直肌转位手术 C 组病例，术后可见 54% 肢膝关节活动 ROM 增大、46% 减小，并分别对应存在术前股四头肌力较高、减弱，而相应呈现术后43%、83%肢支撑相位伸膝功能丢失。另有报道，即使Duncan-Ely试验阳性，僵直膝步态股直肌术后同样存在因股四头肌力减弱的伸膝功能丢失，并可随时间推移加重。显然，术前正确评估股四头肌肌力十分重要。股四头肌肌力评估方法，参见屈膝畸形章节。

(3) 膝关节活动ROM临床评估

痉挛性脑瘫僵直膝步态，普遍认为临床体检可见膝关节ROM减小，而这一减小临床尚缺乏统一的界定标准。Ounpuu报道小于正常幅度的80%，具有临床意义。而Chambers认为，减小到摆动相位出现足廓清困难，以致临床呈现"摆动相位下肢环行运动及支撑相位下肢撑杆跳运动"时，方具临床意义。

2. 僵直膝步态实验室步态分析

近年来，实验室步态分析的动态膝关节活动、股直肌活性状态EMG评估，更有助于认识僵直膝步态病理生理机制，以致众多矫形外科中心推荐作为术前决策的必备。其目的重在了解步行周期膝关节的活动形式、股直肌动态EMG改变，而测力台评估一般认为无助于主要存在摆动相位异常的僵直膝步态。

(1) 僵直膝膝关节活动参数评估

僵直膝步态实验室步行周期膝关节活动分析，主要展现膝关节ROM、摆动相位屈膝峰值下降，以及摆动相位屈膝峰时相延迟。但就这些参数改变，具有界定价值的标准，尚缺乏一致意见。多数学者认为，整体步行周期膝关节ROM小于正常的80%、摆动相位屈膝峰值<45°或较正常降低≥15°、摆动相位屈膝峰时相延迟至步行周期的72%之后，具有临床价值。

(2) 僵直膝股直肌动态EMG评估

前面我们已经认识了正常步行周期动态股直肌活性特性。Perry发现痉挛性脑瘫步行周期存在4种股直肌活性模式，58%仅摆动相位呈现活性状态、20%整个步行周期持续而强烈活性状态、11%强烈的摆动相位活性状态并支撑相位低活性水平、11%单纯支撑相位活性状态。作为痉挛性脑瘫僵直膝步态，公认摆动相位股直肌过度活性状态制约了该相位的屈膝功能，是僵直膝步态的重要诊断指标。如此，步行周期动态股直肌EMG活性评估，亦就成为僵直膝步态手术决策的重要指标之一。普遍认为，确诊存在摆动相位过度股直肌EMG活性状态的僵直膝，施行股直肌手术效果会更好；甚至有学者以此作为首要手术适应证。Miller报道了25例痉挛性脑瘫僵直膝步态股直肌转位术前、后动态EMG对照研究，依据术前股直肌EMG活性划分为三组——仅见显著性摇摆相位（I组）、整个步行周期持续性（II组）和步行周期正常股直肌EMG活性（即摇摆相位后75%期间最小程度EMG活性状态）（III组），术后平均1.5年随访，摆动相位平均屈膝峰值I组从44°增至70°（平均增大26°）、II组从51°增至69°（平均增大18°）、III组从54°增至66°（平均增大12°），I、III组间存在显著性差别。因此，Miller认为术前步行周期股直肌EMG模式，对股直肌手术决策、预测手术效果是有益的。Chambers报道了70例临床确诊僵直膝步态，发现94%的病例存在摆动相位过度股直肌EMG活性状态，其中67%合并动态股外侧肌过度EMG活性；而股直肌转位术后效果，摆动相位屈膝峰值改善，不会受到是否存在股外侧肌EMG异常地影响。

然而，Saw股直肌转位治疗僵直膝的远期随访指出，电生理EMG活性模式并不能量化特定肌组的肌力、缺乏术后远期膝关节活动ROM改变预测价值。因此，电生理指标可能是较好的手术适应证指标，但并不一定是良好的远期手术效果预测指标。

(三）僵直膝矫正术目的及原理

基于目前公认股直肌过度活性状态系僵直膝步态的病因，矫形外科手术目的在于减弱或去除股直肌的伸膝作用，以改善摆动相位的屈膝功能，提高足廓清能力，改善步态。手术方法主要有近端股直肌松解、远端股直松解或转位三种。就手术部位而言，前者自髂前上棘松解股直肌，显然并非直接去除股直肌的伸膝作用，而是以改善髋关节屈曲为主要目的，兼顾减弱股直肌伸膝机能，以求改善僵直膝步态；相比而言，后两者自远端股四头肌腱游离切除股直肌肌腱，更能达到去除其伸膝作用之目的；而转位术，因其效果优于前两者，更为临床所推崇。

（四）僵直膝矫正术必要性

近年来，痉挛性脑瘫膝关节屈-伸功能同期联合重塑——腘绳肌延长联合股直肌转位的研究文献不少，其理论基础，即是临床多见步行周期腘绳肌合并股直肌过度活性状态，从而腘绳肌延长术后多继发僵直膝步态；如此，同期联合术式的目的在于，重在改善支撑相位屈畸形的腘绳肌延长术联合远端股直肌转位，以求同时改善摆动相位屈膝功能；从而，有效预防僵直膝步态发生。

但是，近年更多学者认为，屈膝畸形腘绳肌手术后，仅在康复过程运动分析时，确认明显存在摆动相位屈膝减弱、足廓清受限，方有必要施行手术矫正。即应严格掌握手术适应证，而并不应该一味追求预防策略，若如此则有可能带来一些不利效果。Aiona报道屈膝畸形腘绳肌手术后，仅有<20%的病例需要手术处理僵直膝步态；Damron报道，腘绳肌延长后约70%的病例存在一定程度的摆动相位屈膝能力丢失，但仅13%需要后续股直肌手术。另外，Saw报道的24例股直肌转位平均5.6年随访中，5例9肢最终发生严重的支撑相位屈膝畸形蹲伏步态，其中4例股直肌转位之前或同期即有腘绳肌延长术，但仍需后续的腘绳肌延长处理。就股直肌转位术后支撑相位屈膝蹲伏步态成因，Saw分析认为：① 痉挛性脑瘫步态发展自然史本身即倾向于蹲伏步态，若合并下肢骨扭转、平足外翻畸形或下肢多组肌异常，可继发膝关节伸肌机制异常，而更易出现蹲伏步态；② 股直肌占股四头肌总量的12%，股直肌手术可能弱化了支撑相位股四头肌肌力，而引起进展性蹲伏步态；③ 进行性的腘绳肌紧张亦可能引起进展性蹲伏步态。更何况现已有研究表明，痉挛性脑瘫本身虽存在股四头肌痉挛却同时有肌力减弱情况。

（五）僵直膝手术前提

目前的临床研究表明，要达到良好的痉挛性脑瘫僵直膝步态矫正效果，股直肌手术前必须具备良好的先决条件。① 影响支撑相位伸膝功能的腘绳肌痉挛或挛缩，确实得以纠正，以防止股直肌手术后恶化了伸膝结构而继发屈膝；② 股直肌术前支撑相位需具有充足而稳定的正常足掌着地根基，如足内、外翻或马蹄等畸形必须预先矫正，这样才能防止支撑相位地面反作用力在膝关节产生异常力矩，以避免下肢杠杆臂机能不良所带来的术后不利影响；③ 痉挛性脑瘫时常存在下肢长骨——股骨与胫骨的扭转畸形，这些畸形一方面致使膝关节轴线与股直肌力线不正，潜在异常的伸膝结构工作状态；另一方面，下肢骨扭转畸形致使足行进角异常（外展或内收），造成支撑相位地面反作用力产生异常性膝关节力矩，而影响股直肌手术效果，应预先矫正。

（六）僵直膝手术适应证

目前痉挛性脑瘫僵直膝步态矫正术主要是针对具有步行能力的病儿，以改善步态，其适应证主要包括：① 临床体检Duncan-Ely试验阳性；② 摆动相位屈膝峰值减小，Miller标准是摆动相位膝屈曲峰＜50°，Gage标准是屈膝减小≥15°；③ 步行周期总体膝关节ROM降低，目前临床广为接受Ounpuu的ROM＜正常的80%标准；④ 虽然僵直膝步态整个步行周期存在几种股直肌活性模式，较为普遍的观点认为，只要呈现摆动相位股直肌EMG过度活性状态即为手术适应证；而就摆动相位具体的股直肌活性时相，Aiona认为只要摆动相位中期存在过度活性状态即系手术适应证，Miller更具体指出摆动相位中3/5期呈现股直肌EMG活性状态，Gage则更严格要求必需摆动相位存在持续活性状态；⑤ 摆动相位屈膝峰时相延迟，Miller标准是屈曲峰出现时相晚至摆动相位的30%之后；⑥ Miller和Metaxiotis的手术适应证，尚包括出现足拖曳、鞋磨损等病理步态或不良表现。在这6条适应证中，以前4项更为普遍认同，即主要指征。

Gage另指出，部分无步行能力痉挛性脑瘫儿，亦可能需要简单的股直肌松解术。这些病人，自轮椅、床、马桶转移的日常生活能力，常常需要足够的膝伸展功能，而可能需要腘绳肌延长术，若联合远端股直肌松解，将有助于预防因伴随股四头肌痉挛的后续僵硬性伸膝状态。

（七）僵直膝矫形外科术式

1．僵直膝步态矫形外科术式演变

早在1955年Duncan即提出近端股直肌松解，将有助于改善痉挛性脑瘫的屈膝功能。1987年基于痉挛肢体股直肌EMG活性的更好理解，Perry建议施行远端股直肌松解或转位，以改善摆动相位屈膝能力。时至今日，先后共出现了近端股直肌松解、远端股直肌松解或转位三种方法，用于矫正痉挛性脑瘫僵直膝步态。Sutherland对比近端股直肌松解与远端股直肌转位，近端松解组仅有平均9.1°的摆动相位屈膝改善，而远端转位组却平均增大了16°。当今，无论僵直膝的病理生理机制、手术合理性、临床效果，广泛认为远端股直肌手术明显优于近端松解，因而近年已少见近端股直肌松解治疗僵直膝步态的报道。

Ounpuu僵直膝步态，未行股直肌手术与远端股直肌转位或松解三组术后1年的对照研究发现，当术前膝关节ROM＞正常的80%时，无论转位还是松解组均无显著性膝关节ROM改变；而术前膝关节ROM＜正常的80%时，股直肌转位后摆动相位膝关节屈曲得以保持，而松解组和未行股直肌手术空白对照组却显示10°、6°的屈膝减小。Chambers僵直膝步态，远端股直肌松解与转位术后1年以上的随访对照发现，转位组效果显著性优于松解组，摆动相位屈膝峰值（PKF）松解组减低了2.8°、而转位组增大7.9°。

Delp指出股直肌转位较松解治疗僵直膝可能更高效的理由有三：① 因转位转化股直肌成为屈膝肌，而可能增大了摆动相位屈膝力量；② 可能更好地保护了股直肌的屈髋能力，从而能够引起步行周期的屈膝耦合运动；③ 阻止了康复过程股直肌重新附着于股四头肌腱。Aiona文献综述指出，简单的远端股直肌松解术后1年，摆动相位屈膝能力丢失，主要是滑动松解的股直肌又重新愈合于股四头肌腱、瘢痕收缩，致使术后初期摆动相位屈膝的改善丢失，而重新回到了术前状态。时至今日，广泛认为远端股直肌转位是痉挛性脑瘫僵直膝步态矫正的最佳手术方案。

2．僵直膝股直肌矫正术方法

随着痉挛性脑瘫僵直膝步态病理生理机制、临床实践研究的不断深入，目前已少见近端股直肌松解用于僵直膝步态矫正。而今更受推崇的远端股直肌转位，本质上是在远端股直肌松解基础上，增加松解后股直肌肌腱转位步骤。下面我们兼顾远端股直肌松解，重点探讨远端股直肌转位。

(1) 远端股直肌手术原理

最初的远端股直肌转位矫正僵直膝步态设计思想是，通过自股四头肌腱松解股直肌肌腱，以求去除步行周期股直肌的病态伸膝作用；随即将松解后的股直肌肌腱膝后转位，以求转换其原有的伸膝肌作用而成为屈膝肌。

但是，静态MRI研究证实，转位后的股直肌与周围其余部分的股四头肌，存在明显的瘢痕组织粘连；并且转位后的肌肉-肌腱路径并非一直线行程，往往于其转折部位存在显著性成角；Asakawa的一组病例，7/10肢转位股直肌转折处存在＞35°的锐利成角。显然，这种瘢痕组织粘连、转位后肌肉-肌腱路径骤然成角的几何形态学改变，对预期的转换股直肌成为屈膝肌是不利的。Riewald对一组远端股直肌转位至半腱肌或髂胫束病例，肌内电刺激转位后股直肌，实际却发生了伸膝作用，而并未见预期的膝关节屈曲力矩产生。更有动态膝关节屈-伸、三维MRI影像研究发现，转位后股直肌伸膝运动远超过了屈膝运动。因此，目前一致认为，远端股直肌转位，并非真正意义上能够达到转换股直肌成为膝关节屈肌的意图。

而临床研究确实发现，远端股直肌转位较松解效果理想。就其机制，目前有两种观点：① 远端股直肌转位至新的肌腱附着点，彻底避免了康复过程中股直肌肌腱瘢痕回缩至原本的股四头肌腱位置，避免了重新复原成为股四头肌伸膝的有效成分，从而有效减弱了股直肌的伸膝作用，因此较远端松解更有效；② 远端股直肌转位，并非将股直肌远端游离闲置而是为其重新找一新附着点，确保了股直肌肌肉-肌腱单元发挥收缩效力的解剖学基础，从而有效保护了其屈髋作用，这在摆动相位有利于膝关节的耦联屈曲运动（即屈髋提升下肢继而联带性屈膝），实质是改善了屈膝环境。

(2) 远端股直肌手术技术

远端股直肌转位术，主要分为远端股直肌松解与转位两步。

1) 远端股直肌松解

良好游离远侧股直肌肌肉-肌腱单元是这一步骤的关键，主要技术关键点有以下几点：① 切口一般以肌肉-肌腱交接区为中心选择适当长度，多数学者主张应起自髌骨上缘直至大腿中1/3上部施行纵向正中皮肤切口，如此方能可靠显露股直肌肌肉-肌腱单元（图10-6-11A）。② 髌骨上缘近侧4～5cm，所存在的股内、外侧肌与股直肌间脂肪垫，非常有助于确定股直肌界线，可以此作为游离股直肌起始点。③ 股四头肌腱中的股直肌腱性部分缺乏明显界限，一般为潜在性宽而扁平腱性部分；可锐性切割分离，但应注意保护股四头肌腱其余部分，特别是深面的股中间肌肌腱，更应避免进入髌上囊，以免过度损伤股四头肌腱；随后，自髌骨上缘横形离断股直肌腱（图10-6-11B）。④ 近侧股直肌肌性部分解剖游离，可逐步近侧翻转、钝性辅助锐性游离，特别应注意与股中间肌的游离；游离至少应抵达大腿中段，这将有助于减轻转位后肌肉-肌腱路径成角（图10-6-11B）。⑤ 游离股直肌肌肉-肌腱单元后，应闭合缝合股内、外侧肌肌肉-肌腱，以消灭股四头肌肌肉-肌腱缺损（图10-6-11C）。

2) 远端股直肌转位

远端股直转位点选择，至今报道众多。不少学者选择缝匠肌，采取股直肌远端包裹缝匠肌、背回后自身缝合固定，手术操作简便、无需额外皮肤切口（图10-6-12A）。但Gage认为，柔软、肉质的缝匠肌腹不利于缝合固定转位的股直肌肌腱；Aiona则指出，缝匠肌肌腹转位点，可能缺乏转位后预期的手术目的。此外，虽然下肢股骨或胫骨扭转畸形不利于股直肌转位术，而需预先纠正；但Gage指出，下肢10°内的非骨性——即动力性旋转，可通过选择不同的股直肌内、外转位点得以纠正，如具有内旋效应的外侧髂胫束和具有外旋效应的内侧半腱肌腱；而缝匠肌转位点，则缺乏这种旋转效应。选用半腱肌腱时，自腘窝后内侧纵向施行一皮肤小切口，找出半腱肌肌腱并尽可能近侧横断之，而后于此切口经皮下脂肪层隧道或深筋膜下内侧肌间隔窗隧道、抽出股直肌肌腱远侧游离端，将半腱肌肌腱与股直肌肌腱编织缝合（图10-6-12B）；选用髂胫束时，于膝关节外上纵向皮肤小切口，皮下隧道抽出股直肌肌腱，而后自髂胫束最厚部前缘做一钮孔，将股直肌肌腱游离端穿绕钮孔自身缝合、并与钮孔部髂胫束缝合固定，需强调的是髂胫束转位点应选在膝关节轴后。另有少数学者主张，转位点应选择股薄肌腱，以避免过度弱化腘绳肌屈膝力量，手术操作过程基本雷同半腱肌。

Delp理论计算远端股直肌转位至半腱肌，效果更佳；而Chambers对此持有异议，就术后临床效果对比，Chambers发现转位至半腱肌腱与股薄肌腱并无显著性差别。

远端股直肌转位术后瘢痕粘连、肌肉-肌腱路径成角，影响着转位股直肌的滑动，已为临床共识。虽然，目前就此尚无良好解决方法，但临床多选择尽量近侧游离股直肌肌性部分、松解近侧深筋膜层、于皮下脂肪层预备肌腱转位隧道，以求达到更好的转位效果。但Asakawa指出，如此过度广泛的手术操作亦是瘢痕化原因，特别是转位股直肌路径与深筋膜松解边缘成角接触区，应引起临床重视。

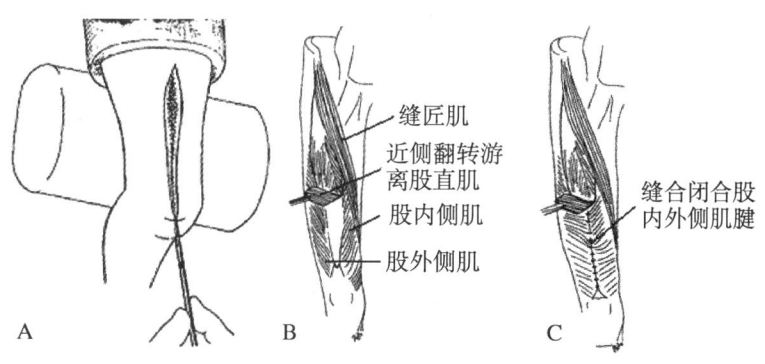

图10-6-11 远端股直肌松解
A 皮肤切口，B 股直肌肌肉-肌腱单元游离，C 缝合闭合股内、外肌肌肉-肌腱单元

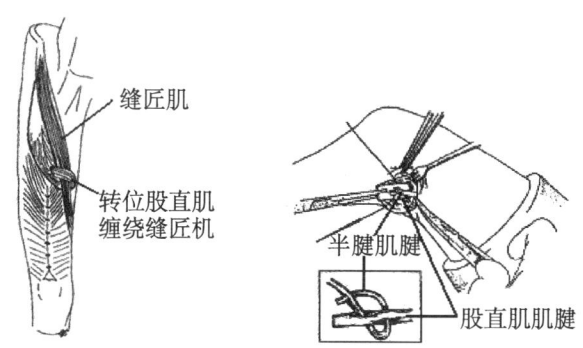

图10-6-12 远端股直肌转位

3）远端股直肌术后处理

目前公认，远端股直肌转位术后应本着尽可能不制动或少制动、早期功能锻炼的总原则。一般单纯股直肌转位或者合并腘绳肌延长的单一膝关节软组织手术，多不必石膏制动，并可在术后第二天即开始理疗师指导下的膝关节活动；而Chambers认为还是应该石膏制动两周，以待切口愈合后开始功能训练。对合并同期髋、膝、踝多关节水平手术、甚至存在骨性手术的病例，应该综合评估、适时制动。Metaxiotis股直肌转位合并下肢多关节软组织手术病例，采取石膏制动4周；后续6个月仅夜间支具保护，并积极白天下肢功能锻炼。

三、膝反屈畸形

通常认为，痉挛性脑瘫步行周期支撑相位膝伸展超过0°即为膝反屈（genu recurvatum），更常见于支撑相位中、末期；也有观点认为，支撑相位超过正常水平的伸膝状态——即膝关节充分伸展状态，亦应归为膝反屈步态。

（一）膝反屈病理生理机制与转轨

文献报道，痉挛性脑瘫膝反屈步态发病率达6.25%~40%。流行病学研究表明，各型痉挛性脑瘫膝反膝发病率类似并无显著性差别，并随年龄增长呈降低趋势；就其病理生理机制，主要存在医源性、动力性、下肢杠杆臂机能不良三类。

医源性膝反屈又分两类：① 屈膝畸形腘绳肌手术矫枉过正，其风险依次为腘绳肌完全转位至股骨髁的Eggers术、双侧腘绳肌延长、单侧腘绳肌延长，致使屈膝力量消弱，支撑相位膝关节伸-屈动力失衡。② 众所周知跨越膝、踝双关节的腓肠肌，主要发挥着踝关节跖屈功能，同时尚具有辅助屈膝效应；而近端腓肠肌股骨髁附着点松解或转位至胫骨髁后，去除了屈膝作用，潜在着膝反屈风险。

动力性膝反屈亦即原发性膝反屈，即显著性股四头肌痉挛或股四头肌痉挛大于腘绳肌痉挛，导致动力性支撑相位膝关节伸-屈失衡，致使膝反屈步态。

杆杠臂机能不良性膝反屈，由于小腿三头肌挛缩产生的马蹄畸形，步行周期前足掌着地取代了正常支撑相位足跟-全足掌-前足着地的交替过程，致使支撑相位地面反作用力产生外源性膝关节伸展力矩，导致膝反屈步态。这一机制，亦有学者从小腿三头肌"踝跖屈-膝过伸耦合"的内源性机制解释，这一耦合活动形式参见屈膝畸形章节。

目前研究表明，持续存在的膝反屈步态，将产生某些不良结果，如继发膝关节后韧带与关节囊牵伸松弛，而加重膝反屈乃至膝关节失稳；尚可出现步行效率降低、胫骨髁发育性畸形、晚期骨关节炎。

（二）膝反屈临床检诊

痉挛性脑瘫膝反屈步态，可能并非某一单一机制的效果，如屈膝畸形腘绳肌矫枉过正术后并存杆杠臂机能不良。而单纯杆杠臂机能不良机制，更常见于痉挛性偏瘫儿膝反屈。此外，小腿三头肌手术，就医源性膝反屈相对杠杆臂机能不良性膝反屈，显然具有双刃剑效应。如此，无论预防与手术矫正，关键在于术前正确评估，以利正确选择治疗方案。

1. 临床体检

临床体检重在：① 通过腘窝角测评、Tardieu试验、Duncan-Ely试验、Silfverskiold试验、Ashworth评分，正确掌握腘绳肌、股四头肌、小腿三头肌（注意区分腓肠与比目）等肌的痉挛与挛缩，这些试验参见相关章节；通过Damiano所介绍的痉挛性脑瘫等长肌力测定法，正确评估诸肌肌力，具体检测方法参见屈膝畸形章节。② 体征可见直腿抬高试验的膝关节过伸，并时常可见踝阵挛、踝关节马蹄畸形，少数大龄病儿亦可见膝关节前-后、内-外翻失稳。③ 确定膝反屈是否继发于踝关节马蹄畸形，关键在于观察步行周期是否存在踝跖屈-膝过伸耦合运动形式。

2. 实验室步态分析评估

实验室步态分析：① 矢状面膝关节运动资料可见，加载反应期屈膝波骤降，支撑相位中、末期膝关节进行性充分伸展或过伸；若起因于马蹄畸形，矢状面踝关节运动资料可见，足最初触地时相踝关节跖屈及支撑相位前期阶段踝关节背屈丢失、支撑相位中末期踝跖屈增大；显然步态分析的运动资料，更有助于发现踝-膝运动耦合现象。② 步行周期动态下肢诸肌活性状态的 EMG 检测，有助于分析病因与机制。③ 步行周期测力台检测，存在马蹄畸形时，垂直力曲线图支撑相位中期波谷丢失，足压力中心测量呈现马蹄步态模式。

（三）膝反屈矫形外科治疗

1. 医源性膝反屈矫形外科治疗

腘绳肌矫枉过正、腓肠肌股骨髁附着点胫骨髁后转位的膝反屈，本质上属继发性畸形或并发症，再次软组织手术重建已被削弱的屈膝力量十分困难，往往徒劳。因此，医源性膝反屈重在预防。就痉挛性脑瘫屈膝畸形矫正术，目前多主张采用部分性腘绳肌延长，尽量避免股二头肌腱延长，如此可充分保护腘绳肌功能；而Eggers术式，有逐渐放弃的趋势。就痉挛性脑瘫马蹄步态矫正术，目前更推崇Baumann小腿三头肌肌内延长术，其并发症及后续难题相对少见。

2. 动力性膝反屈矫形外科治疗

此类膝反屈应属原发性畸形。临床确认股直肌紧张（痉挛与挛缩）系膝反屈病因时，有观点主张施行Sage术，分离近端股直肌直头与斜头，保留直头的髂前下棘附着点，松解髋臼缘斜头，而后直头末端与斜头远端吻合，以求延长股直肌肌腱，缓解股直肌紧张状态。这一术式原本是为纠正髋屈曲畸形，而股直肌、股四头肌另有众多术式，就其效果尚有待进一步临床研究。股直肌的各类术式，参见髋屈曲与僵直膝畸形章节。

3. 杆杠臂机能不良膝反屈矫形外科治疗

明确的踝关节挛缩性马蹄畸形所致的支撑相位膝反屈，可采用小腿三头肌延长得以缓解或矫正，切勿施行近端腓肠肌松解或转位。目前，本着既要避免小腿三头肌手术不当所致的医源性膝反屈、又要有效缓解杠杆臂机能不良性膝反屈的原则，临床更推崇 Baumann 小腿三头肌肌内延长术，该术式在达到上述两目的基础上，更具完全性与有效性，并且即使马蹄矫正欠佳，仍有其它小腿三头手术施行的机会，即有补救潜力。

另外，罕见的骨骼畸形膝反屈，尚有胫骨上端和/或股骨下端反向截骨矫正文献报道。

4. 膝反屈物理康复治疗

目前一致认为，膝反屈是痉挛性脑瘫众多膝关节畸形中的难治性畸形，矫形外科手术纠正困难，特别是医源性膝反屈。普遍认为，物理康复治疗，如"抗反屈踝-足矫正器具（anti-recurvatum ankle-foot orthosis）"、加垫矫形鞋、铰链式矫形器具等，对痉挛性脑瘫膝反屈，具有一定实用性价值，不失为矫形外科手术处理困难的补救措施。Sojka更明确指出，存在支撑相位前期阶段股四头肌低活性状态（主要是股直肌与股外侧肌）脑瘫儿，踝-足矫形器具（AFOs），迫使病儿步行周期足最初触地时相踝关节轻微背屈位，能有效防治支撑相位前期的膝过伸；而支撑相位晚期阶段呈现膝反屈脑瘫儿，可能需要辅助轻度屈膝的过膝矫形器具，如此能有效抵消起因于支撑相位晚期膝反屈的躯体向前动量效应。

四、膝关节冠状面与横断面畸形

步行周期膝关节存在着三维运动，痉挛性脑瘫膝关节矢状面屈膝、僵直膝、膝反屈畸形，一直是矫形外科关注的重点。而冠状面与横断面膝关节畸形与运动异常，临床较为少见，且多为下肢其它畸形的继发表现。

痉挛性脑瘫膝关节冠状面畸形——即膝关节内、外翻，多系股骨扭转畸形、髋关节内外旋和/或内收畸形、距下关节外翻失稳，致使步行周期躯体机械轴落于生理轴内外侧，从而继发膝内、外翻畸形，罕见原发性畸形。因此，痉挛性脑瘫膝关节内、外翻，应首先矫正确认的原发性畸形，通常无需膝关节局部手术处理。但也有少数病例，存在髂胫束挛缩所致的膝外翻；髂胫束紧张性检测，可采用病人健侧卧位，屈膝状态下髋关节由屈曲位转至伸展位、而后再内收，若髂胫束挛缩紧张则伸髋位内收受限，并可在大腿下1/3外侧触及皮下紧张的髂胫束带，即阳性结果。阳性病例，可切断髂胫束以改善膝外翻。

痉挛性脑瘫膝关节横断面运动异常即步行周期异常的内外旋运动，多系股骨或胫骨扭转畸形的继发性表现，一般并非原发性膝关节病理改变所致。其处理也重在原发性畸形矫正。

参考文献

1. Wren TA, Rethlefsen S, Kay RM. Prevalence of specific gait abnormalities in children with cerebral palsy: influence of cerebral palsy subtype, age, and previous surgery. J Pediatr Orthop, 2005, 25（1）: 79-83.
2. Aiona MD, Sussman MD. Treatment of spastic diplegia in patients with cerebral palsy: Part II. J Pediatr Orthop B, 2004, 13（3）: S13-38.
3. Karol LA. Surgical Management of the Lower Extremity in Ambulatory Children With Cerebral Palsy. J Am Acad Orthop Surg, 2004, 12: 196-203.
4. Kay RM, Rethlefsen SA, Kelly JP, et al. Predictive value of the Duncan-Ely test in distal rectus femoris transfer. J Pediatr Orthop, 2004, 24（1）: 59-62.
5. Asakawa DS, Blemker SS, Rab GT, et al. Three-dimensional muscle-tendon geometry after rectus femoris tendon transfer. J Bone Joint Surg （Am）, 2004, 86（2）: 348-354.
6. Metaxiotis D, Wolf S, Doederlein L. Conversion of biarticular to monoarticular muscles as a component of multilevel surgery in spastic diplegia. J Bone Joint Surg （Br）, 2004, 86（1）: 102-109.
7. Katz K, Attias J, Weigl D, et al. Monitoring of the sciatic nerve during hamstring lengthening by evoked EMG. J Bone Joint Surg （Br）, 2004, 86（7）: 1059-1061.

（陈哨军）

第七节 脑瘫后遗足踝部畸形

脑瘫发生痉挛性麻痹可引起足部一种或数种如下畸形：①马蹄足畸形；②足外翻；③足内翻；④仰趾足；⑤拇外翻、拇囊炎；⑥爪形趾。这些足的畸形可以单独发生，但更多的是与髋、膝关节的畸形同时存在。

（一）马蹄足畸形

痉挛性脑瘫所致的马蹄足畸形最为常见，根据患者的年龄、畸形的程度、畸形性质及其伴发畸形以及临床表现等，作者进行以下分类：

跟腱痉挛性马蹄足：跟腱并无挛缩，临床表现为，患儿紧张或行走时出现马蹄（也称尖足畸形），静止站立时足跟可落地。一般见于幼儿或儿童，根据小腿三头肌受累的部位，又分腓肠肌痉挛；比目鱼肌痉挛或以上两条肌肉同时痉挛。若单纯腓肠肌痉挛，伸膝时马蹄出现或明显加重，屈膝时马蹄减轻或消失。

跟腱挛缩性马蹄足：小腿三头肌在痉挛的基础上发生挛缩，在患者静止的状态下马蹄畸形也不能消失。多见于少年或成年患者。

马蹄复合足畸形 在马蹄足畸形的基础上并发马蹄内翻、外翻或马蹄高弓足畸形。

屈膝畸形并发马蹄足（图10-7-1）马蹄足发生的主要原因乃因屈膝畸形所致，因屈膝畸形发生后，患肢站立时为增加膝关节的稳定性，必须取马蹄位，腓肠肌强力收缩，久之导致跟腱挛缩。但马蹄足也可并发屈膝畸形，手术前应仔细检查，正确分析两个畸形之间的因果关系。

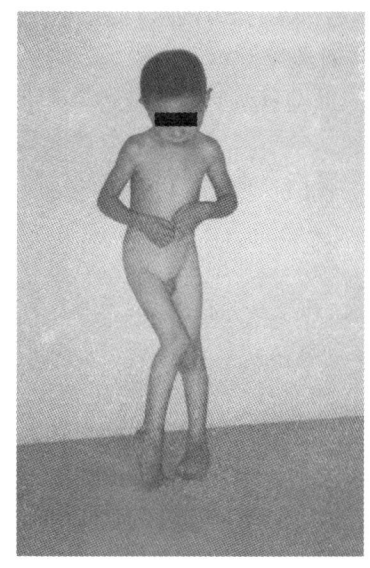 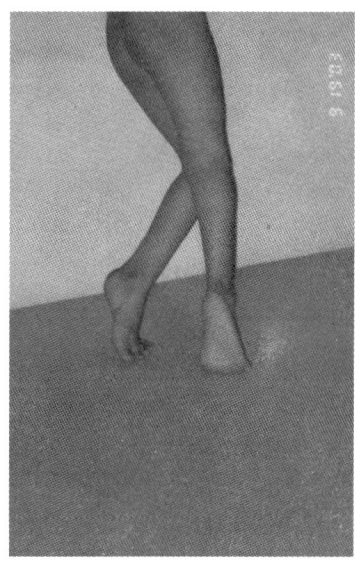 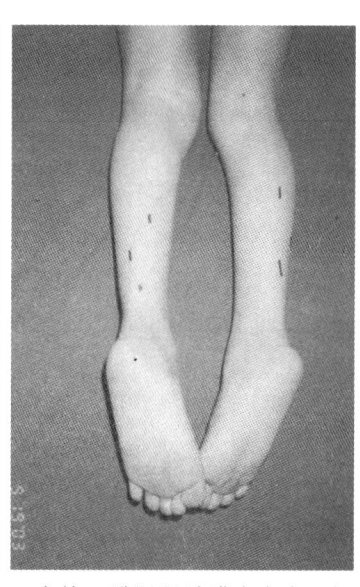

A 男5岁，早产致双下肢痉挛型瘫痪　　B 双下肢重度马蹄足畸形伴股内收畸形　　C 实施双腓肠肌腱膜多点皮下切断，进尖刀的部位

图10-7-1 腓肠肌腱膜皮下切断术治疗脑性瘫痪尖足畸形

（二）足内翻或外翻畸形概述

在脑瘫中，不论是前足或后足内翻或外翻畸形，大部分伴有马蹄畸形。神经因素及生物力学因素均可引发这些畸形。踝部以上肢体的位置直接或间接影响足的位置，例如有髋内旋、内收及屈膝的双肢瘫病人，胫骨可向外侧扭转，从而导致足外翻畸形。如果小腿三头肌痉挛，则出现马蹄外翻畸形，即足跟抬高、足外展或在中跗关节外翻。偏瘫病人通常有股内旋，但在步态的站立相时，膝关节通常呈伸直位，引起足内旋而呈内翻位。

畸形的早期是动态的，可以用体疗方法或矫形器得到控制。但如果未予矫正，这种动态畸形会继发肌肉、肌腱、韧带与关节囊的挛缩，在生长期的儿童将导致骨的畸形改变。

动力性畸形，治疗的方法是通过延长或转移肌肉、肌腱复合体而使肌肉达到平衡。合并软组织挛缩者，同时需要实施松解。骨骼畸形则需要通过截骨或关节固定术矫正，但也必须兼顾痉挛肌肉力量的平衡，否则术后足的畸形容易复发。足内翻畸形对于行走及站立功能影响很大，较容易手术矫正；外翻畸形手术矫正较困难，但对于足的功能影响相对较小。因此，矫形手术多用于矫正足内翻畸形，内翻足手术的成功率也较足外翻畸形高。

（三）足外翻畸形

脑瘫病人中，足外翻畸形的发生率高于足内翻畸形，仅次于马蹄足畸形。临床多表现马蹄、平足、前足外展与后足外翻的组合表形。其主要的发生机制：跨越跟距关节痉挛或挛缩的腓骨肌和软弱的胫骨后肌，是动力性后足外翻形成的主要原因。足外翻畸形手术矫正的效果较足内翻畸形也差。

根据临床表现将痉挛性足外翻畸形分为：

1．单纯足外翻畸形：跟腱无挛缩，部分患者甚至表现为跟腱松弛。

2．马蹄外翻足畸形：在跟腱挛缩的基础上伴有足外翻畸形。由于此类足外翻畸形患者的前足明显背屈、外展，患者站立时双膝关节几乎皆取一定的屈曲位，并无马蹄足的表现，但将膝关节伸直，前足被动恢复到正常位置时，就可发现跟腱有明显挛缩畸形。

Aiona MD，Sussman MD.指出，在足外翻畸形中原发致畸因素最多见于小腿三头肌与腓骨肌的挛缩。挛缩的三头肌像弓弦一样作用于跟骨，踝关节正常的背屈活动受碍，使背屈发生于中跗关节，作为背屈活动的一部分，跟骨发生外翻，从而使载距突从其位于距骨头之下的正常支持点移开，前足在中跗关节外展，距骨较正常位置更靠内且垂直，足部站立位侧位X线片显示距骨实际上呈垂直方向并以距骨头为支点。

另外患肢合并股内收、内旋畸形，站立或行走时胫骨扭转，必然增加前足外展、后足外翻的扭曲力，从而促使足外翻畸形的发生。因此，术前判定有无合并股内收、内旋畸形，有无跟腱挛缩，对外科治疗足外翻畸形手术方法的选择有重要指导意义。

（四）足内翻畸形

痉挛性足内翻畸形往往伴有马蹄畸形，必须确定内翻不是由于股骨或胫骨向内侧扭转所引起。Root曾观察到内翻足的患儿足趾着地时，由于胫后肌的过度活动，内翻畸形加重。动态步态研究表明，胫后肌腱在摆动相是活动的，且其活动可能为持续性，在任何情况下，在单纯内翻或马蹄足病例中，胫后肌腱通常是致畸的重要因素。其他内翻肌异常、外翻肌肌力减弱，不论是确实的还是相对的，均可加重畸形。小腿三头肌痉挛或挛缩均明显加重内翻足功能障碍。

（五）仰趾足畸形

原发性仰趾足畸形很少见，其主要原因为胫骨前肌过度痉挛所致。但临床上更多见于因跟腱实施过度延长后，减少了对抗伸踝肌痉挛的力量而发生仰趾畸形。将明显减弱踝关节与膝关节的稳定，严重的影响站立行走功能。

（六）痉挛性拇外翻畸形

其发生原因为拇长伸肌与拇内收肌的痉挛所致，痉挛性拇外翻畸形更多见于足外翻，也可以认为是严重足外翻畸形的合并症。但很少并发第二足趾的垂状畸形与第二跖骨头下的疼痛性胼胝。

一、脑瘫后遗足畸形的外科治疗原则

脑性瘫痪的外科治疗主要适应于痉挛型和部分混合型，治疗分手术治疗与保守治疗两种手段，但实际上多数情况下应该共同采用。

保守治疗主要适应于学龄前儿童，若掌握恰当，且其家属学会正确应用，配合解痉挛药物，亦可以有效矫正足的马蹄或内、外翻畸形，并可以预防足的畸形发展，常用的方法有：手法按摩，持续被动牵伸痉挛或挛缩的肌肉。石膏矫形、指导下训练、配戴可调式足踝矫形托或矫形器等。一旦畸形矫正，患儿晚间应常规戴矫形器，应防止畸形复发。

（一）手术适应证与手术年龄

脑瘫足踝畸形的手术指征是相对的，严重的马蹄畸形或足内翻畸形都应手术矫正，外翻足若影响功能也应手术矫正。但一般说来，患者必须是痉挛型，应具有站立、行走的条件，智力与精神基本正常，术前应进行步态分析，有助于治疗方法的选择。

手术的年龄：取决于足踝畸形的程度和类型，一般认为应＞6岁，但明显的内翻足畸形应早期手术矫正。外翻足或马蹄足可先试用保守治疗，如支具能够维持畸形矫正就不采用手术，而且同一肢体的其他畸形，即使在手术矫正后仍需要继续应用支具时，也应暂缓手术。

（二）脑瘫手术的主要类别

肌腱手术：肌腱延长或切断术、筋膜切断，肌腱移位术。

骨性手术，如合并足内翻或外翻骨性畸形时实施跗骨截骨术、关节融合术，成角畸形或旋转畸形时实施胫骨、股骨截骨术。

神经手术：周围神经运动分支切断、交感神经切除。尤其是近年开展的选择性脊神经后根切断术（selective posterior rhizotomy，SPR），其解除痉挛的基本机制是：选择性切断脊神经后根，阻断肌梭兴奋传入，阻断脊髓反射的γ-环路，从而限制下行抑制受损所致的肌牵张反射过强的易化趋势。若手术指征掌握恰当，脊神经节段与脊神经后根选择的方法与切断的比例正确，能够综合性减低肢体整体的痉挛水平，从而矫正或改善痉挛性马蹄足畸形，改善步态。由于手术部位在腰部脊椎神经，此章不做详细叙述，手术方法请参考有关专科书籍。

脑外科手术：脑内胚胎组织移植、脑立体定向手术。

（三）矫形手术的基本策略

脑性瘫痪的肢体畸形，是由于受损部分脑的错误指令引起肌肉的不协调僵硬后，逐渐发生关节的变形，手术治疗并不能完全消除导致肢体畸形的中枢性原因，但由于近年矫形外科技术的发展，已经可以采用简单的手术方法，有效地矫正下肢的畸形。手术治疗的基本原则是：①通过周围神经支的选择性切除，解除部分肌肉的痉挛；②松解挛缩的筋膜；③切断或延长挛缩的肌腱；④平衡肌肉的痉挛；⑤矫正骨性改变的畸形；⑥改善患者的生活功能或站立行走功能；脑性瘫痪的矫形手术，应尽可能采用最简单的手术方法矫正畸形。

手术治疗的顺序是，在条件允许的情况下先实施SPR手术解除肢体痉挛，进行康复训练半年后，而后根据肢体畸形残存的情况，合理安排实施矫形手术。也有的学者建议SPR手术与矫形手术同期实施，如此有利于术后进行功能训练。

手术可能有助于：①矫正畸形或预防畸形的发生，无论是静止性、动力性或两者同时存在者；②平衡肌肉力量；③稳定不能控制的关节，改善行走站立功能。术后应进行综合康复。

多级外科（multilevel surgery）策略。由于脑瘫一个或两个肢体从髋、膝、踝、足可以同时发生多个畸形，一个关节的畸形可能是下肢其它关节畸形的发生原因或结果。若按传统外科观念，一次手术矫正1～2个畸形，多个关节部位的畸形需分次手术矫正，如此治疗理念，已手术矫正的畸形很易复发。在矫形手术的策略上，作者多采用联合性手术，即一个或两个下肢的多关节畸形一期手术矫正（10-7-2），恢复双下肢的持重力线，为站立行走创造良好的基础（图10-7-3）。或一次手术即可以满意的矫正复杂的复合畸形，如严重的马蹄内翻足（图10-7-4），国外称其为多级外科策略。

手术与康复训练：康复训练是术后疗效的重要保证。手术前即应给患者家属讲清楚，三分手术，七分训练。矫形器的应用 是脑瘫外科治疗的重要环节，尤其在生长、发育中的儿童，足、踝畸形手术矫正后，晚间睡觉时应常规配戴矫形器，以防止畸形复发。

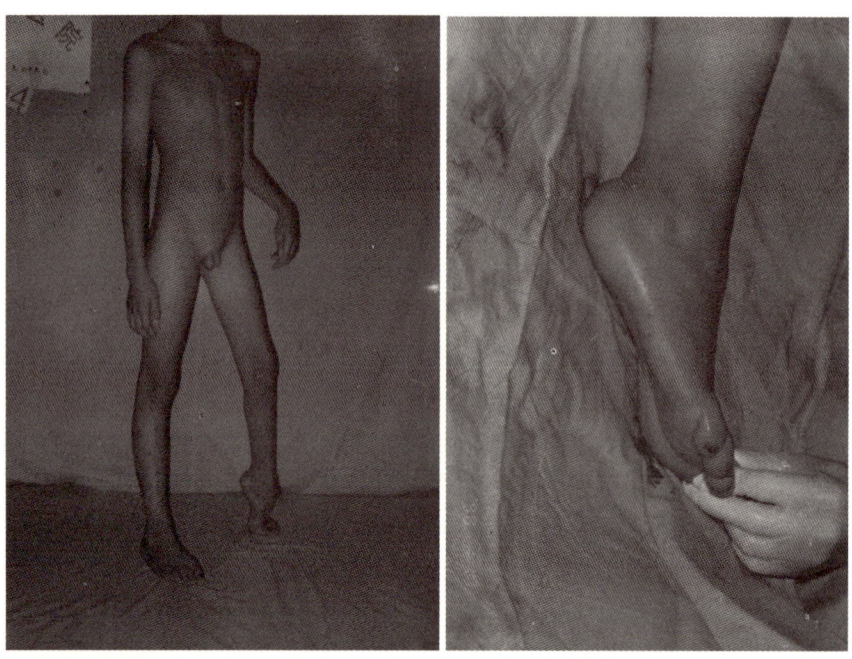

A 10岁，左偏瘫痉挛型合并左重度马蹄足入轻度股内收畸形　　B 麻醉后痉挛消除，但马蹄足畸形无明显改善，说明软组织重度挛缩

图 10-7-2　脑瘫马蹄足畸形的临床表现

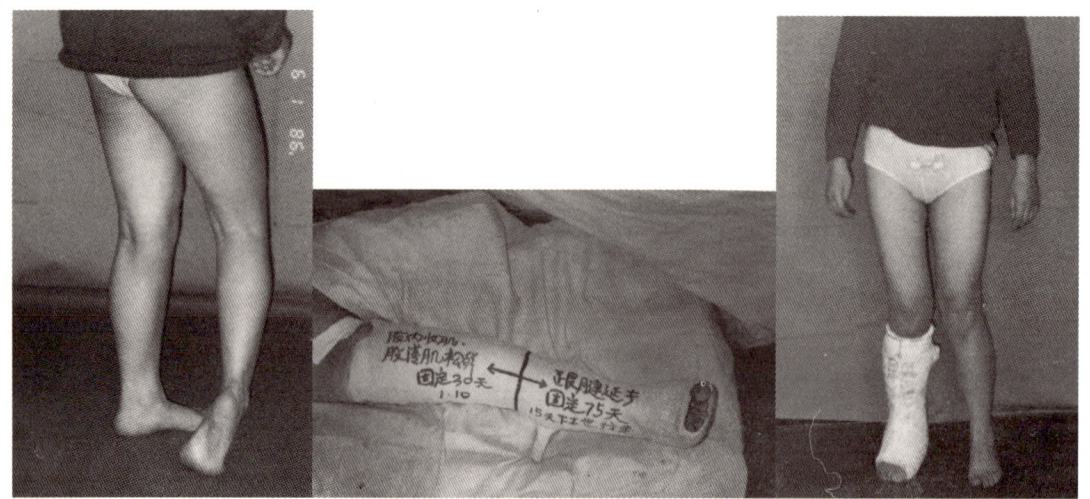

图 10-7-3　脑瘫马蹄足畸形多合并同侧股内收畸形，应同期手术矫正，术后长腿石膏应分阶段拆除

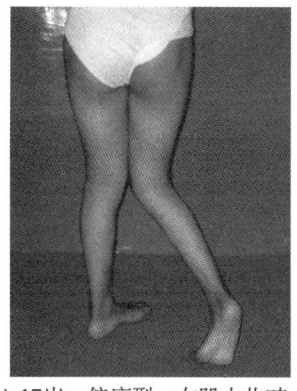
A 17岁，偏瘫型，右股内收畸形合并严重马蹄内翻足

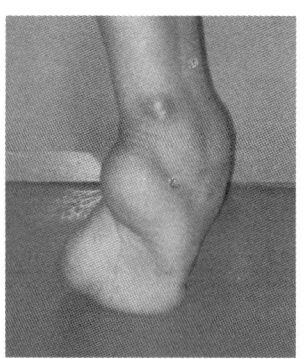
B 术前行走时右足着地、着力部位

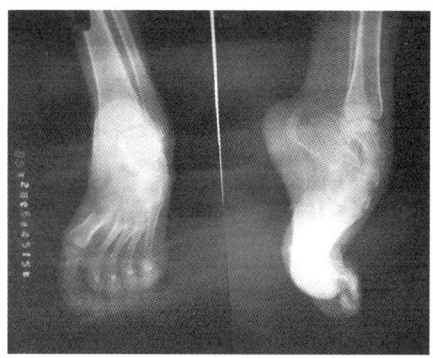
C X线检查，显示有明显骨性畸形改变

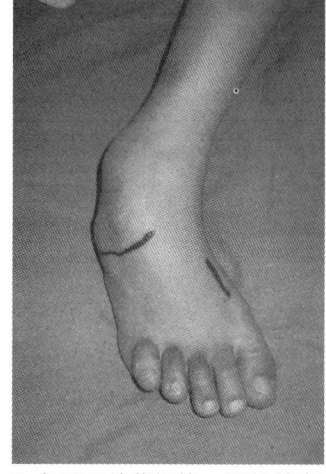
D 右足三关节加第一跖骨基底截骨的手术切口

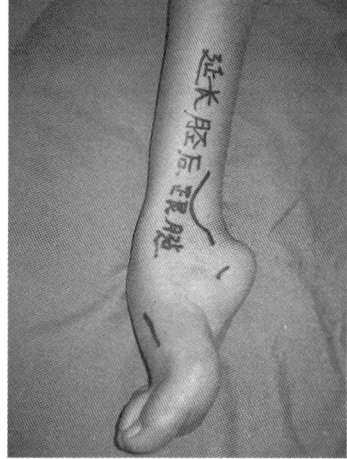
E 跖腱膜松解，胫后肌跟腱延长之手术切口

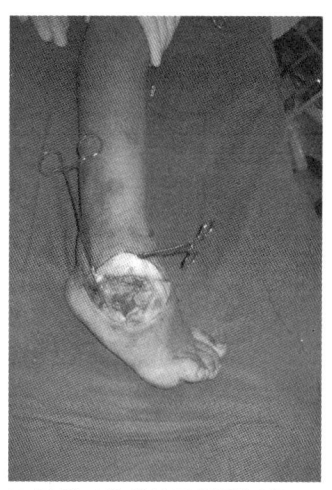
F 显露三关节给予楔形切骨

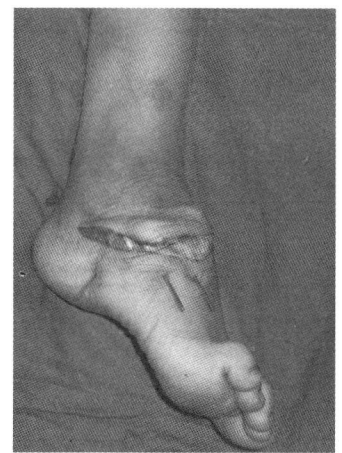
G 足内翻畸形矫正后，以三枚钢针固定3个截骨面

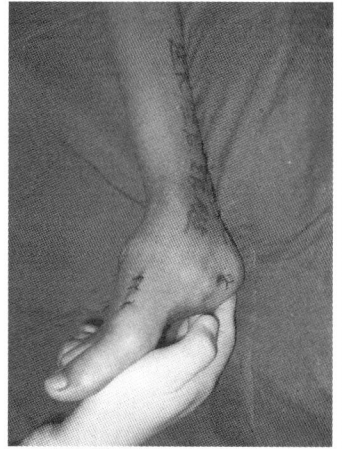
H 跟腱、胫后肌延长、跖腱膜松解、第一跖骨基底及三关节截骨5个手术完成后，足的病理改变性畸形全部解决

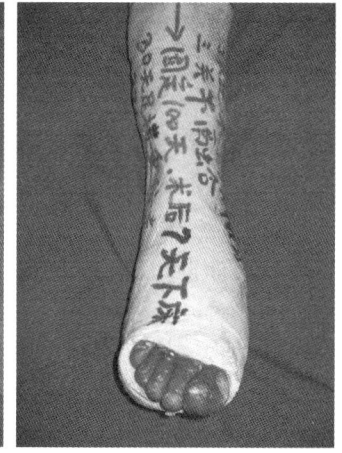
I 术后长腿管型石膏固定，这样患者能够早期下床持重行走

图10-7-4 软组织松解加三关节融合术矫正脑瘫后遗严重马蹄内翻足畸形

二、脑瘫不同足畸形的手术矫正方法

(一)马蹄足畸形的手术矫正

足下垂畸形保守治疗失败或畸形严重保守治疗无效时需要手术治疗。由于生长停止前挛缩容易复发，所以术后，在患儿整个生长期应该持续监测跟腱可能出现的再挛缩。

1. 跟腱开放延长术 White 观察发现，跟腱在起点和止点间绕其纵轴旋转90°，基于这一观察结果，1942年他介绍了一种跟腱延长方法，从后方观看，肌腱纤维从内侧旋向外侧。

手术方法（White）：做后内侧切口，自跟腱在跟骨的止点处显露跟腱并向近端延长10cm。邻近跟骨的止点处切断跟腱外侧的2/3，对足部适当加力使踝关节背屈，然后在跟腱近端切断肌腱的内侧2/3。用力使足背屈以延长跟腱（跟腱本身因纤维滑移而延长）。一般情况下不需缝合肌腱，在怀疑其连续中断时可予以缝合。本手术的优点是在小腿远端跟腱与皮肤之间缺乏皮下脂肪的部位，使跟腱下部的后面保持平整、光滑。缝合腱鞘和皮肤，长腿石膏固定于膝关节伸直位，踝关节背屈中立位。

术后处理：术后第三天允许带长腿石膏负重（图10-7-4），膝关节完全伸直位固定3周，更换小腿石膏，继续固定3周。拆除石膏后晚间应用踝足矫形支具，踝关节为背屈中立位（直角），直到骨骼纵向生长完成。

2. 半开放跟腱三边式切开滑移延长术

此手术采用小切口，瘢痕少，并发症少。从美学角度而言此手术更可取。如果马蹄畸形复发，在皮肤、皮下或肌腱本身无广泛的瘢痕组织。

手术方法：患者取俯卧位，小腿准备从膝上方到足趾，膝关节全伸直，踝关节背屈以使皮下跟腱紧张。在跟骨止点平面与肌腱移行处下方，做两个纵向切口，每个切口长1cm，切开皮肤及皮下组织显露肌腱，在跟腱止点上方切断肌腱内侧半，同样方法显露并切开跟腱近端浅外侧半，背伸踝关节，在以上两个切口中间再切断部分连接的肌腱纤维。

背屈踝关节，依靠肌腱切断部分自身的滑动即可达到所需长度（图10-7-5），可吸收缝线皮下缝合伤口。因为皮肤切口是垂直的，所以当背屈踝关节时皮肤产生的张力不会使切口裂开。无菌包扎，长腿石膏固定。

术后处理：

同跟腱开放延长术。

既往做过跟腱延长术后马蹄畸形复发的病例，因为跟腱纤维的正常旋转结构不复存在，对复发的跟腱挛缩不易行肌腱滑移切断延长术。

3. 腓肠肌起点松解术

对于痉挛性马蹄足畸形，如果主要原因只是腓肠肌痉挛，且下肢同时合并屈膝畸形可选择该术式。

手术方法：硬膜外麻醉或全麻，病人取俯卧位，在腘窝做平行于皮肤皱褶的横行切口。起于股二头肌腱外侧1cm，止于半腱肌腱内侧1cm。切开皮肤、皮下、深筋膜，显露腓肠肌的两个起点。如果需要切断神经，确认胫神经，游离其支配腓肠肌两头的运动支。通常有1到2支从胫神经分出斜向下方到腓肠肌的内侧头或外侧头，小心夹持这些分支以进一步确定，然后切除一段神经支，使其两头失去一半或一半以上的神经支配。腘静脉正好位于胫神经的深面，注意避免损伤此静脉。

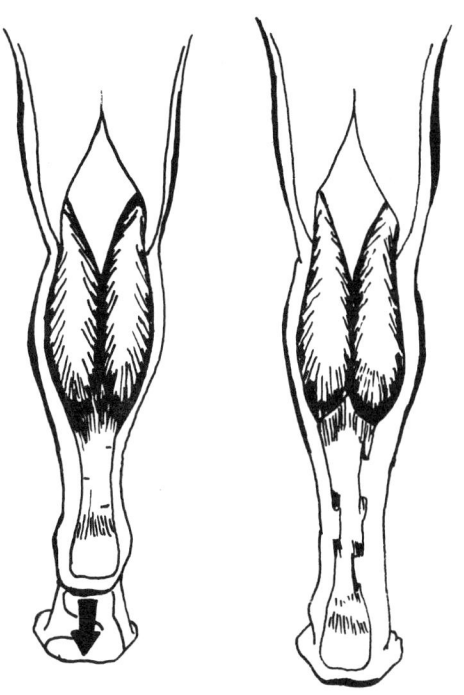

图 10-7-5 三边式切开跟腱延长术示意图

用弯钳将腓肠肌的两个头挑起,在附着点附近横行切断,将其从股骨髁的后方游离。此时要注意保护在外侧头附近的腓神经,然后用纱布钝性分离两侧头,游离至膝关节远端。常规闭合伤口。

术后处理:应用长腿石膏将踝关节固定于背屈10°位,膝关节完全伸直位,跟骨顶点部开窗以防压疮,6周后拆除石膏开始康复锻炼。

4．腓肠肌肌腱皮下切断术

适应于腓肠肌肌腱挛缩,而比目鱼肌无挛缩的患者。临床表现:伸膝位马蹄足畸形出现,屈膝位马蹄足畸形消失或明显减轻。

俯卧或仰卧位,助手维持膝关节伸直,踝关节背屈,将腓肠肌腱膜拉紧,在腓肠肌的腱-肌交界处,在肌腱内、外侧的不同高度,用尖刀刺破皮肤,先切断腓肠肌腱膜的内侧束,再于不同的平面切断外侧束,使踝关节能背伸10°位,无须缝合切口,长腿管型石膏膝关节0°位、踝关节背伸10°位固定6周。术后2周患足即可负重行走。

5．选择性胫神经分支切除术

手术方法:麻醉不宜过深以免牵张反射消失,在腘窝远端沿皮肤皱褶做一长6cm的横行切口,横切口较纵切口为好,不易形成瘢痕增长及肥大。切开深筋膜显露胫神经,胫神经在血管的浅面。不要破坏神经的第一个分支,其为纯感觉神经。其他的两个分支,一支从胫神经内侧分出,另一支从外侧分出,分别向腓肠肌的内侧头及外侧头走行,这两个神经分支容易发现和辨认,发出后于腓肠肌两头靠近起点处进入肌肉,至内侧头的神经分支在进入肌肉之前又分成三个小支,至外侧头的分支进入肌肉前分为两个小支。紧靠这两个分支的远端,胫神经背面又分出一个单支,此神经又分为两个小支分别到达比目鱼肌的两头(图10-7-6)。

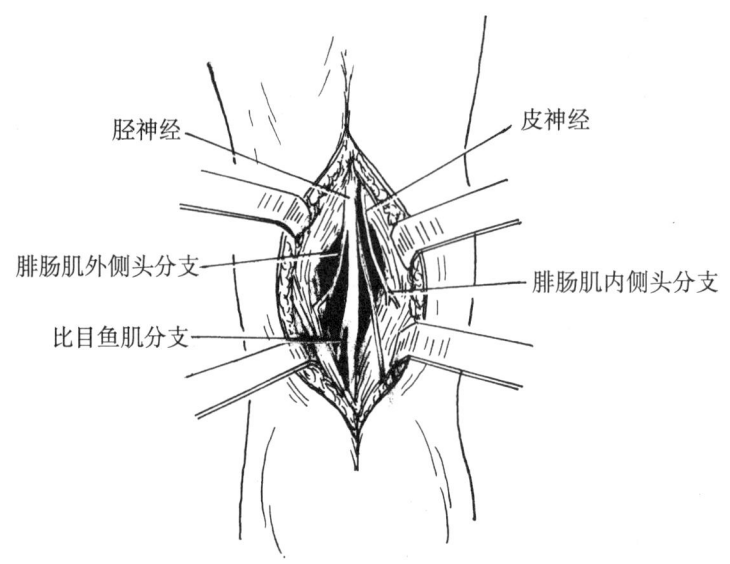

图 10-7-6 胫神经及其分支

用电流或用无齿镊轻轻刺激或压迫神经，刺激时助手轻度背屈足部。这样即可确定引起阵挛和痉挛的主要分支，然后决定哪一个分支需要切断。从根部切断各分支，用止血钳将神经缠绕并分别从肌肉中撕拉出来。

如术前决定只切除至腓肠肌的神经支，则无需确认支配其他肌肉的神经支。但有时趾长屈肌及拇长屈肌痉挛引起的功能障碍，胫神经到这些肌肉的分支应该被找出并切断之。

术后处理：如果只行神经切断术，加压包扎即可，手术后及时开始恢复足背屈的锻炼，伤口愈合后即可走路。

（二）足内翻畸形的软组织手术矫正

足内翻畸形对于行走及站立功能影响很大，而且畸形的进展较快，保守治疗难以奏效。因此，存在轻度足内翻畸形，也应手术矫正。手术类别分软组织手术、骨性手术或两种手术同期实施。没有发生骨性畸形改变者，先用软组织手术矫正。

1．胫后肌腱延长术

胫后肌腱延长术可以采用"Z"成形术、台阶式切断手术或采用在肌腱交界处滑动延长术。最常用的手术方法是在内踝后纵行切口，显露胫骨后肌腱，将前足用力背伸、外翻位，拉紧胫骨后肌腱，将胫后肌腱做"Z"形延长，手术中即可明显见到足内翻畸形获得矫正。由于内翻足大部分合并马蹄足畸形，因此用这一个切口，可以同时实施跟腱延长术。

2．胫后肌腱转位前置术

临床证明此手术对矫正痉挛性足内翻畸形疗效确切。因为它能使胫后肌腱协助背屈，并且去除了动力性足内翻肌和足跖屈肌力。作者应用此手术治疗70多例脑瘫患者，90%以上的病例获得优良效果。但必须与其它矫形手术合用。合并足的骨性畸形者，必须在矫正骨性畸形的基础上合用胫骨后肌前外置，肌腱的止点应固定在第三腓骨肌止点的部位，若肌腱不够长，可用腓骨短肌腱的远段续接。

3．胫前肌腱劈开外转位术

适应于胫前肌活动或张力过度引起的足内翻畸形。我们应用此手术方法较多，发现对临床上胫前肌腱功能活跃、在步态摆动相有内翻的病例是适宜的。如果马蹄足同时存在，跟腱延长和胫后肌腱延长是必要的。我们认为，温和的腓肠肌退缩手术可以使踝关节获得平衡，从而使胫前肌成为单纯的踝关节背屈肌。

手术方法：患者仰卧位，止血带止血，若合并跟腱挛缩应实施跟腱延长术在足背内侧缘于第一楔状骨表面做纵行切口，找出胫前腱和其止点，将其劈开一半，然后在踝的前外侧方做第二个纵行切口，找出胫前肌腱，从第一切口内将胫骨前肌的一半引到第二个切口内。然后将肌腱外侧半自其远端断开，标记好，从第二个切口处抽出，再在骰骨的背侧做第三个纵行切口，将胫前肌外侧半肌腱通过皮下引向第三个切口。

在儿童患者，由于骰骨太小不能打孔穿过肌腱条固定之，将劈开的胫前肌腱缝合于第五跖骨处的腓骨短肌止点处效果优良，现在作者常规应用此方法代替骰骨钻孔固定技术。在肌腱固定之前要检查后足以确定跟腱有没有过度紧张。如果跟腱过度紧张将会使移植的肌腱产生过高的张力。在此情况下，应在劈开的胫前肌腱缝合于腓骨短肌腱之前，通过另外一个后内侧切口行适度的腓肠肌腱膜切断退缩手术，使后足及踝建立平衡。

术后处理：长腿石膏固定，2周后可带石膏负重。6周去石膏，应用可负重支具，晚间用支具固定，六个月后视情况去除支具。

4．若拇长屈肌或趾长屈肌腱明显痉挛可将其肌腱延长。Ono等人建议用拇长屈肌腱和趾总屈肌腱足背转移来治疗痉挛性马蹄内翻足。

（三）足的骨性手术矫正足内翻

在实施骨性手术之前或同时，首先要判断引起足内翻畸形的软组织因素，尤其是胫骨后肌的挛缩，先应实施软组织松解或肌腱移位术，足内翻畸形能大部矫正。然后根据足内翻畸形的残留程度与骨性改变的类型，选择采用跟骨截骨术、跟距关节融合术、跗中关节截骨（两关节）融合术，三关节融合术（详细操作方法见第9章）。

脑瘫所致的足内翻畸形皆合并软组织挛缩或肌力的不平衡，术前对骨性足内翻畸形程度的判定，与麻醉后肌肉松弛或软组织松解后残留的骨性畸形改变，会有大的差别，因此在实施骨性手术之前，即决定足关节融合的类别与截骨的范围，应该以手术中软组织松解后，再进行手法测量判定骨性畸形的程度，然后再决定截骨的范围与数量。以防止关节融合与截骨的范围扩大。足部关节融合术的年龄原则上应＞12岁。

（四）足外翻畸形的手术矫正

足外翻畸形较内翻畸形更常见，而且更不易矫正。幸运的是与内翻畸形相比，外翻畸形常不需要矫正，因为足内侧缘的皮肤比外侧者受到更好的保护，不易受到其深面骨的损害，皮肤破损和疼痛性胼胝形成较内翻畸形少见。手术矫正的基本原则是：防止软组织发生固定性挛缩，矫正距下关节外翻及继发性跟骨外翻，增大舟状骨对距骨头的覆盖以矫正前足外展，提升足底内纵弓以矫正继发性平足。术前应拍摄站立位足踝X线检查，以观察距-跟角，距骨下倾角、足弓等变化。

1．腓骨肌腱延长　手术方法　在贴近外踝后上方做长3cm的纵切口，进入腓骨短肌肌腱交界处的腱鞘，于肌纤维附着于肌腱的最低点近侧1cm处横断腓骨短肌腱，保留肌肉部分。若腓骨长肌肌腱明显紧张，应同期实施"Z"形延长术，常规关闭切口。

术后处理：短腿行走石膏固定，使足处于轻度内翻位，1周后带石膏负重行走，约6周后去石膏。

2．距下关节外融合术治疗马蹄外翻足畸形　自1952年Grice首次报告以来，关于距下关节外融合术治疗脑瘫病人外翻足畸形的文章很多。Keats和Kouter报告一组63例Grice手术治疗扁平外翻畸形足的病例。为了矫正距骨的下垂和跟骨的外移，在骨移植固定之前他们推荐切开距舟关节囊，用一骨钩使距骨头恢复其位于载距突之上的正常位置，用一枚克氏针固定，并且应用自体髂骨或同种库骨移植。在53足的同种库骨移植中没有出现并发症，在2～8岁之间的儿童，61足手术效果满意。10岁以上的患者可直接切除跟距关节软骨面，用髂骨植骨。合并跟腱与腓骨肌腱挛缩者，矫正跟骨外翻畸形的第一步是，通过跟腱外侧一个弧形切口，延长挛缩的小腿三头肌与腓骨肌腱，矫正了软组织挛缩后再实施骨性手术。

3．跟骨内翻截骨术　适应于后足外翻畸形（手术操作方法见9章）。

4．三关节融合术　严重的足外翻畸形若进入成年，整个三关节皆发生结构性改变，多合并关节的退行性改变，可实施三关节融合术矫正。由于足长期处于外翻位，足背外侧皮肤的张力很大，若单用足背的横弧形切口，既影响切口皮肤的闭合，也很难较好地切除距舟关节面，故宜采用足背内、外侧双切口，以减少足背外侧切口的皮肤张力。骨性足外翻畸形矫正后，三关节截骨面用三枚克氏针固定，石膏固定至少要3个月以上。

（五）痉挛性拇外翻畸形矫正

痉挛性拇外翻畸形，除了拇长伸肌与拇内收肌的痉挛原因外，通常继发于马蹄外翻足、跟骨外翻或胫骨向外扭转。当足旋前时，拇趾被动外展，形成拇外翻。拇长伸肌的肌腱半脱位到第一、二跖骨之间，在此位置成为拇趾的一个主动的内收肌。当足外翻时，源于腓骨肌腱鞘的拇内收肌起点移向外侧远端，因此更加重了对拇趾畸形的影响。

应该在治疗拇囊肿之前矫正马蹄外翻足、跟骨外翻或胫骨向外扭转。如果后足畸形允许持续存在，特别是在没做跖趾关节融合术的情况下，进行任何的拇趾的软组织治疗后，拇外翻几乎必然复发。

Root描述了足部平衡之后矫正拇外翻的一种软组织手术。在跖趾关节处，先松解拇内收肌，再松解外侧关节囊。游离内移拇长伸肌腱，使之走行于第一跖趾关节间的皮下隧道，但这一手术方法后，若患足外翻畸形未矫正，拇外翻畸形易复发。若发生骨性畸形改变，应做截骨矫正拇外翻畸形。

参考文献

1. Wren TA, Rethlefsen S, Kay RM. Prevalence of specific gait abnormalities in children with cerebral palsy: influence of cerebral palsy subtype, age, and previous surgery. J Pediatr Orthop, 2005, 25（1）: 79-83.
2. Terjesen T, Lie GD, Hyldmo AA, et al. Adductor tenotomy in spastic cerebral palsy. A long-term follow-up study of 78 patients. Acta Orthop Scand, 2005, 76（1）: 128-137.
3. Sussman MD, Aiona MD. Treatment of spastic diplegia in patients with cerebral palsy. J Pediatr Orthop B, 2004, 13（2）: S1-12.
4. Aiona MD, Sussman MD. Treatment of spastic diplegia in patients with cerebral palsy: Part II. J Pedlatr Orthop (B), 2004, 13: S13-S38.
5. Karol LA. Surgical management of the lower extremity in ambulatory children with cerebral palsy. J Am Acad Orthop Surg, 2004, 12（3）: 196-203.

6. Arnold AS, Delp SL. Rotational moment arms of the medial hamstrings and adductors vary with femoral geometry and limb position: implications for the treatment of internally rotated gait. J Biomech, 2001, 34（4）: 437-447.
7. Wu CT, Huang SC, Chang CH. Surgical treatment of subluxation and dislocation of the hips in cerebral palsy patients. J Formos Med Assoc, 2001, 100（4）: 250-256.
8. Steinwender G, Saraph V, Zwick EB, et al. Assessment of hip rotation after gait improvement surgery in cerebral palsy. Acta Orthop Belg, 2000, 66（3）: 259-264.
9. 秦泗河，郑学建，王振军．矫形手术治疗脑性瘫痪下肢畸形（附685例报告）．中国矫形外科杂志，1994，4：196-198.
10. 秦泗河．脑性瘫痪下肢畸形的手术治疗．见：秦泗河主编．下肢畸形外科．北京：人民卫生出版社，1998. 441-463.
11. 毛宾尧．痉挛性瘫痪的手术治疗．见：朱通伯，戴克戎主编．骨科手术学．第二版．北京：人民卫生出版社，1998. 1738-1742.
12. 卢世壁，王继芳编译．坎贝尔骨科手术学．第9版．济南：山东科学技术出版社，2001.
13. Aiona MD, Sussman MD.Treatment of spastic diplegia in patients with cerebral palsy:Part II. J Pedlatr Orthop（B）,2004,13: S13-S38.
14. Pstrick JH, Roberts AP, Cole GF. Therapeutic choices in the locomotor management of the child with cerebral palsy more luck than judgement? Arch Dis Chlid, 2002, 85: 275-279.
15. Palisano RJ, Rosenbaum PL, Walter SD, et al.Development and reliability of a system to classify gross motor function in children with cerebral palsy. Dev Med Child Neurol,1997,39:214-223.
16. Borton DC, Walker K, Pirpiris M, et al. Isolated calf lengthening in cerebral palsy. J Bone Jiont Surg [Br],2001, 83-B: 364-370.

（秦泗河　陈哨军）

第八节　组合性手术矫正脑瘫下肢复合畸形

下肢痉挛型脑瘫若在儿童前期未能实施有效治疗，发展到青少年或成年期往往继发髋、膝、踝、足关节挛缩或（和）骨性畸形改变，在一条下肢上不同关节部位畸形的发生发展又往往互为影响和因果。传统的单关节分期手术矫正的原则，需要多次手术，术后畸形容易复发，又过分强调术后患者和家属的功能锻炼，而实际上，若下肢痉挛和畸形不能获得满意矫正，各种锻炼也不会获得良好效果。

组合性手术类同于国外提出的多级外科策略，但组合性手术，是从脑性瘫痪下肢畸形随年龄的增长，发生、发展与演变过程的规律分析，不同部位的畸形互相影响、互为因果等特点着手，更注重整体观点、统筹安排、优化组合的外科决策，和矫形手术先后程序的合理安排，从而，显著提高了矫形的效果。

作者自1995年～2005年12月，根据小儿麻痹后遗症外科治疗新体系的基本理念，即一期手术同期矫正髋、膝、踝关节的畸形。不同性质的手术，如软组织松解术、肌腱延长术、周围神经肌支切断术、骨性手术皆同期实施。从而一期手术能矫正多关节的不同性质的畸形，达到一侧或两侧下肢持重力线的恢复，为早期进行站立和行走的功能训练创造了条件。这一矫形外科治疗理念，使青少年和成年脑性瘫痪下肢痉挛性畸形的矫形外科治疗效果，获得很大提高。目前已经手术治疗400多例患者，尚未发现有不能克服的缺点或并发症。

一、手术适应证

单下肢或双下肢同时有髋、膝、踝、足关节痉挛性和挛缩性畸形，预计手术后能够达到独立或改善行走者。年龄不限制，本组最大的1例病人年龄已经58岁。但麻醉后若固定性屈膝畸形>40°者，屈膝畸形不能一次手术矫正，以免导致腓总神经麻痹。

二、手术策略

麻醉：首选硬膜外或腰麻。举最常见的下肢复合畸形：股内收、内旋、屈膝、马蹄内翻或外翻。其手术步骤是：先通过内收肌松解和闭孔神经浅支切断，矫正髋内收、内旋畸形，，然后矫正膝关节的屈曲畸形。最后矫正足部的畸形，若实施管状骨的截骨手术应放在最后实施。

三、不同类别下肢畸形的手术组合与手术步骤

（一）儿童马蹄足伴屈膝、股内收畸形。①先皮下松解腓肠肌腱膜，矫正马蹄足畸形；②膝关节伸直，髋关节外展、外旋位，绷紧股薄肌腱，用尖刀在皮下切断，能减轻其股内收、内旋畸形。③松解股内收肌腱，挛缩轻者可采用皮下切断内收长肌和内收大肌的起点，重者需切开松解或同时加做闭孔神经浅支切断。④手术结束后用双下肢长腿石膏固定（图10-8-1），术后一周患者即可带石膏下床负重行走。⑤若股内收畸形严重者，术后双下肢石膏之间必须用横木支撑外展位3周（图10-8-2）。拆除横木后带石膏锻炼行走。

（二）双下肢屈膝畸形严重者：手术程序是先俯卧位，延长挛缩的腘绳肌，解除屈膝畸形。再翻身仰卧位，松解股内收肌，使双髋关节外展位，上长腿石膏固定（图10-8-3）。

（三）青少年严重屈膝畸形合并髌骨高位者：此种类型单纯延长腘绳肌后，因股四头肌之力仍不能传达到胫骨结节，术后屈膝畸形很容易复发，作者创新地应用Ilizarov技术，在牵伸矫正屈膝畸形的同时，同时牵拉髌骨下移后，再紧缩髌韧带，获得良好的矫正效果（图10-8-4）。

四、术后固定

实施骨性手术者：用内固定或骨外固定器，其中跨关节骨外固定器能够有效地固定截骨断端和关节的矫形位置，对位置未达到要求者，术后尚能调整改变固定角度。单纯实施软组织手术者，应用下肢长腿管型石膏，软组织手术后5天即可下地负重锻炼行走（图10-8-5）。因此，矫形外科医生对脑性瘫痪下肢长腿管型石膏的固定技术，对下肢畸形的矫正与功能恢复效果是非常重要的环节。

五、组合性手术矫正脑瘫下肢多关节畸形的优缺点

根据脑性瘫痪下肢不同的复合畸形，将不同的矫形手术或周围神经支的手术方法进行优化组合，并安排好合理的手术程序，一期手术能达到恢复一侧或两侧下肢的持重力线，并部分减轻下肢痉挛，为站立、行走的功能恢复创造了基本条件。这也是患者或其家属所期望的外科治疗目标（图10-8-6）。

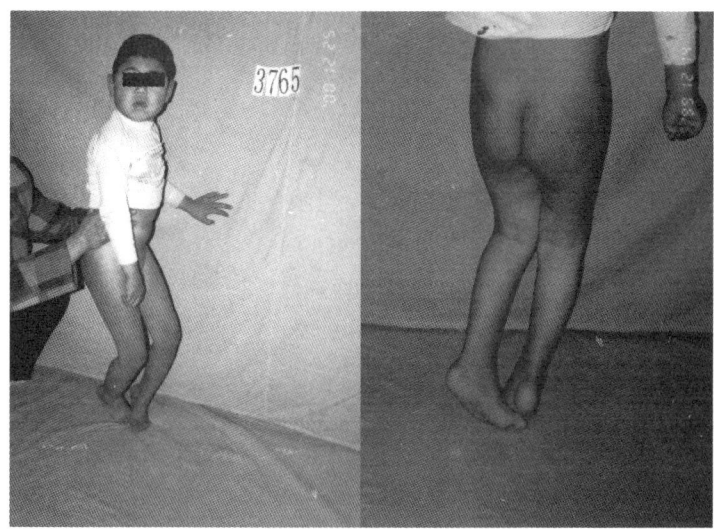
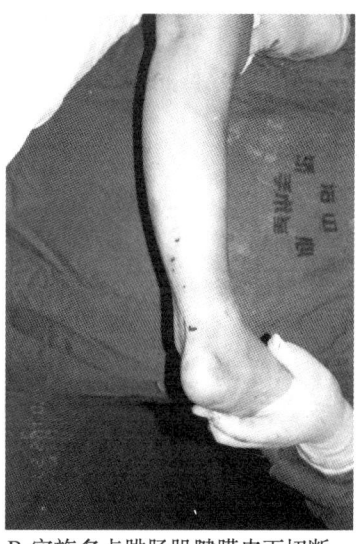

A 7岁，术前重度剪刀腿畸形　　　　　　　　　　　　　　　B 实施多点腓肠肌腱膜皮下切断

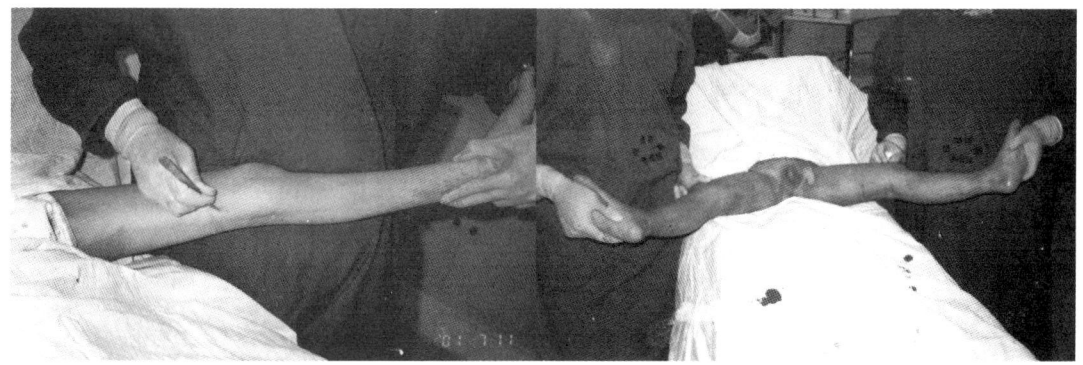

C 用尖刀实施股薄肌腱、股内收肌腱皮下切断

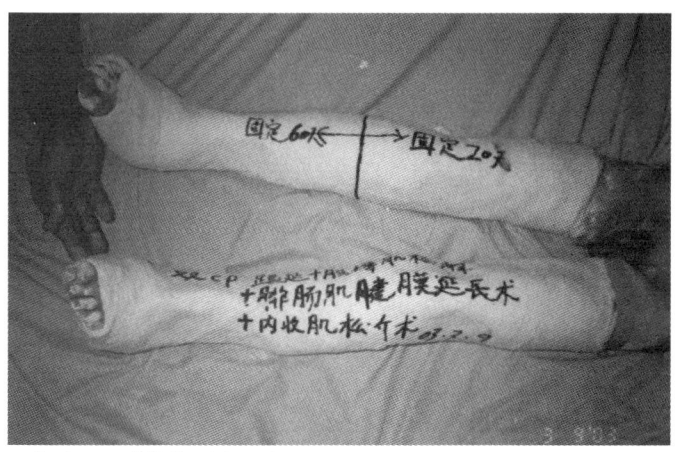

D 术后双下肢长腿石膏固定

图 10-8-1　组合性手术矫正脑瘫剪刀腿畸形

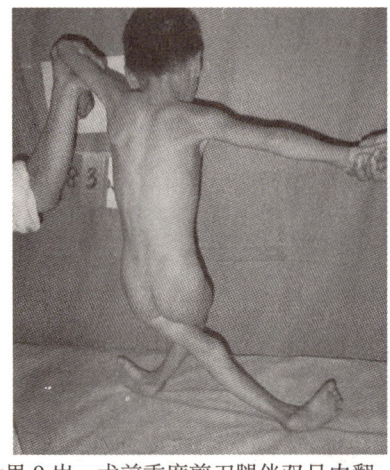 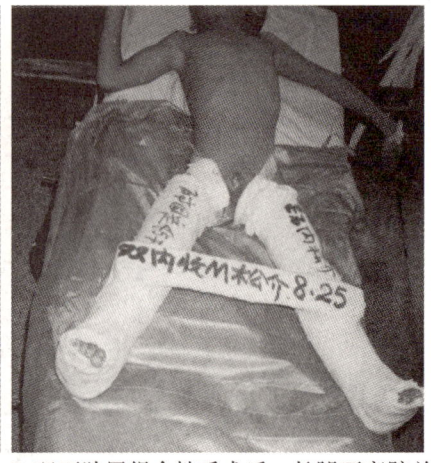

A 男 9 岁，术前重度剪刀腿伴双足内翻　　B 双下肢用组合性手术后，长腿石膏髋关节外展位固定

图 10-8-2　重度双股内收畸形矫正后双下肢外展位固定

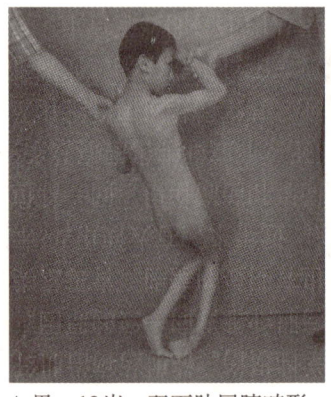 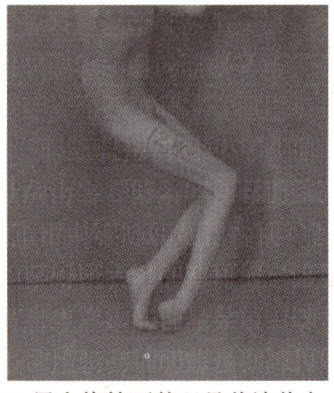 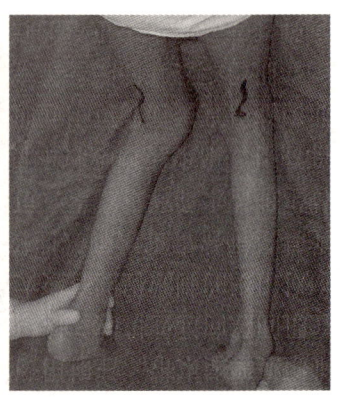

A 男，12岁，双下肢屈膝畸形，伴髋、足关节畸形　　B 用人搀扶下其双足着地着力部位　　C 实施硬膜外麻醉后，痉挛性畸形基本消除，剩余的双下肢畸形主要是软组织挛缩所致，双腘绳肌延长之手术切口

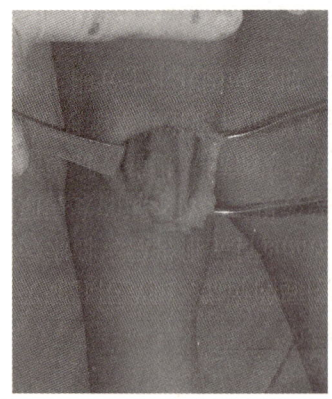 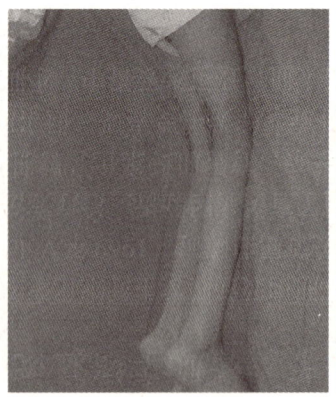 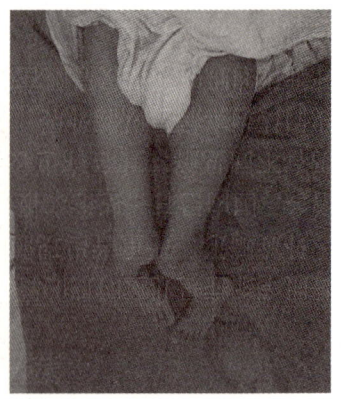

D 显露半腱、半膜、股二头肌腱给予"Z"形延长，股薄肌腱切断　　E 双侧腘绳肌延长结束　　F 该患者由俯卧改成仰卧位，再松解其双侧股内收肌腱

图 10-8-3　组合性手术矫正脑性瘫痪重度双下肢畸形

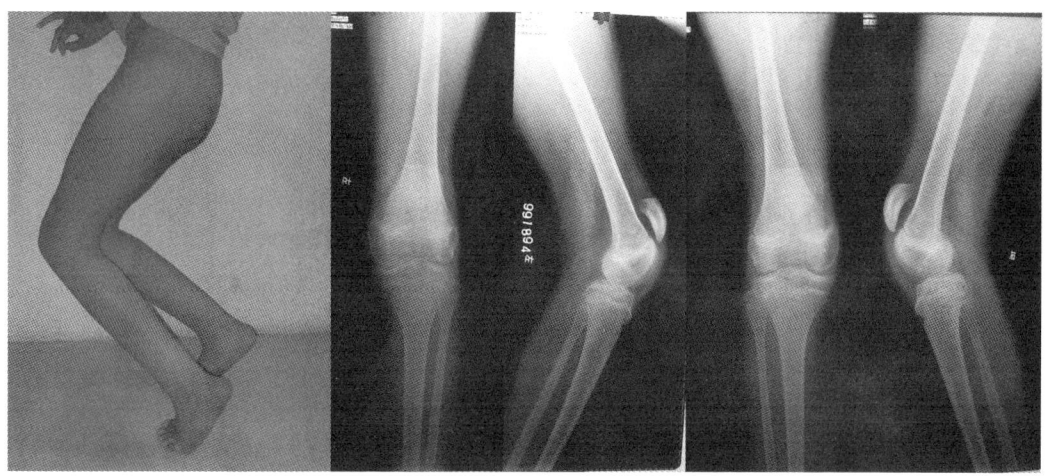

A 脑性瘫痪，13岁，术前双屈膝畸形50°，髌骨高位，双足下垂

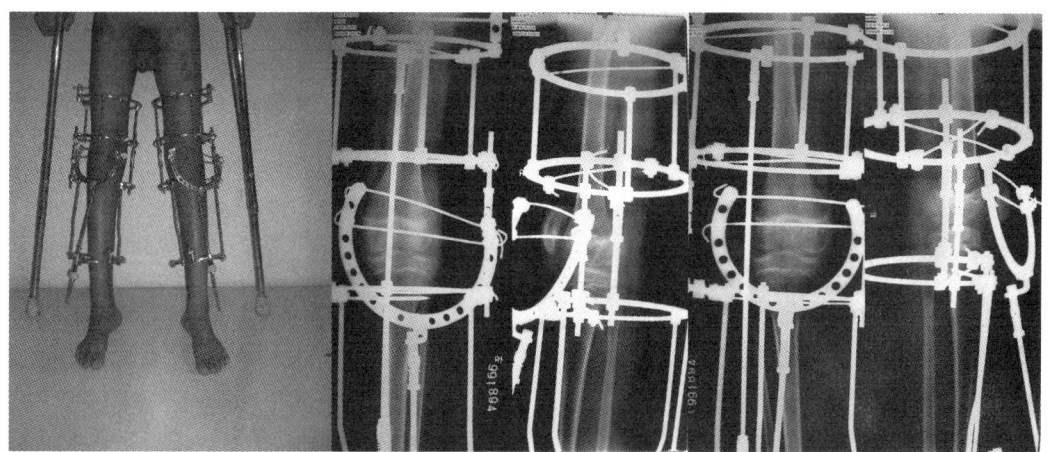

B 双膝关节安装改良Ilizarov牵伸器，在牵伸矫正屈膝畸形的过程中，髌骨上横穿二根钢针，逐渐牵拉下移，髌骨下移达到要求后，再手术紧缩髌韧带

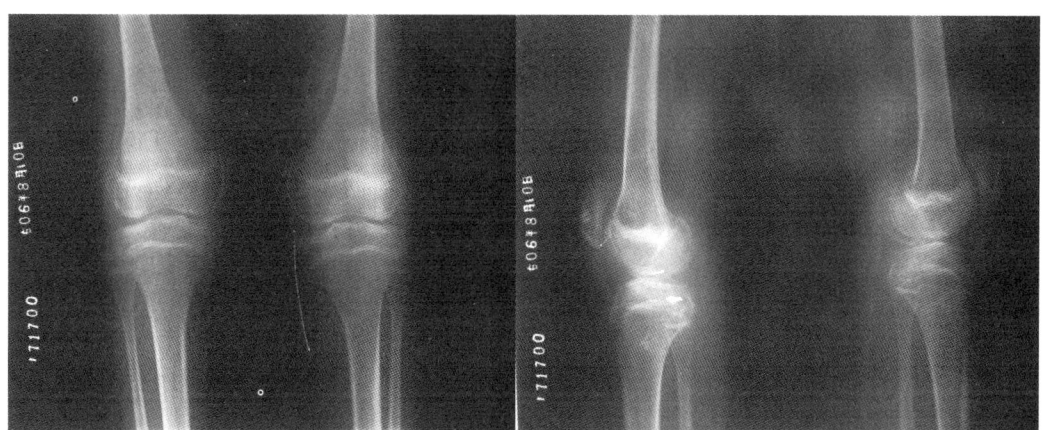

C 该患者术后4个月X线检查，双侧屈膝畸形矫正，髌骨下移2.3cm

图10-8-4　膝关节屈曲挛缩与髌骨高位同期牵伸矫正术

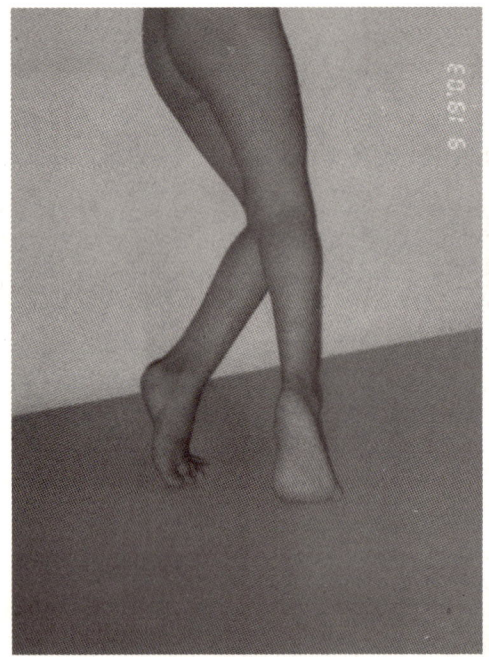

A 男，5岁，脑瘫双下肢尖足畸形

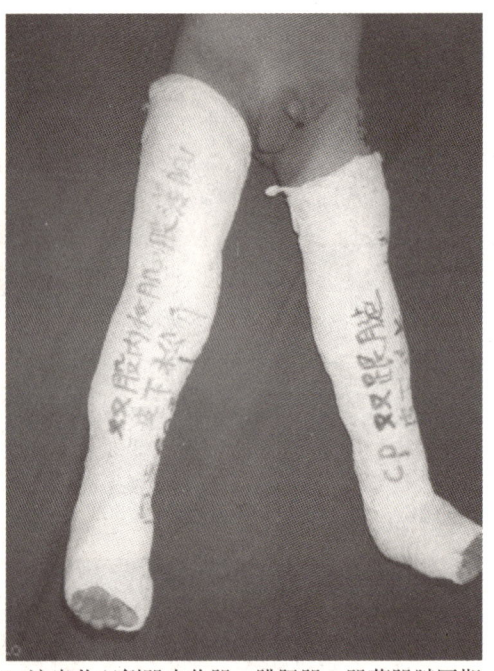

B 该患儿双侧股内收肌、腓肠肌、股薄肌腱同期手术松解，以长腿管型石膏固定

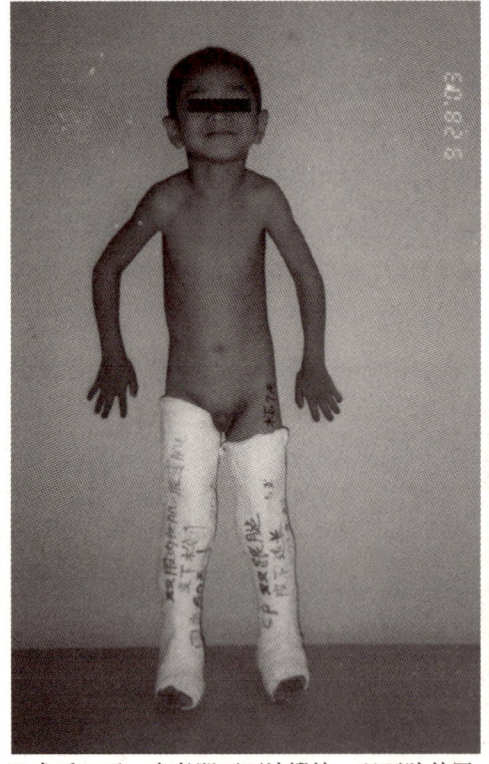

C 术后7天，患者即可下地锻炼，双下肢外展位行走

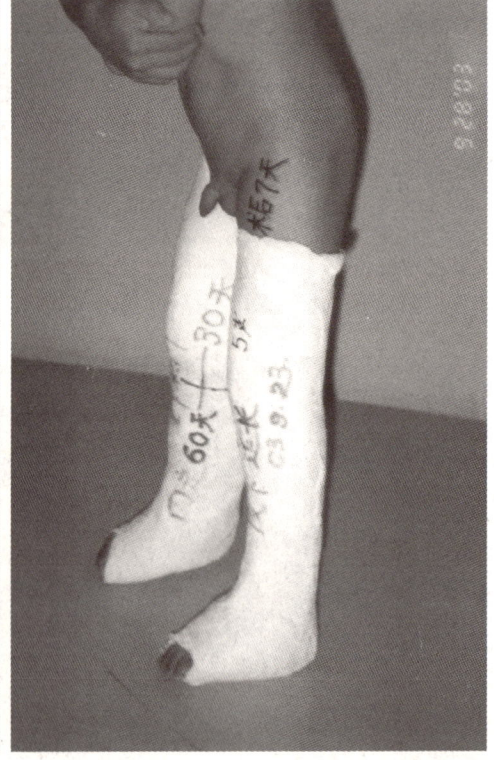

D 侧面观行走状态，管型石膏的整体固定效果好于下肢长腿支具

图 10-8-5　矫形手术下肢管型石膏固定有利于早期下床锻炼行走

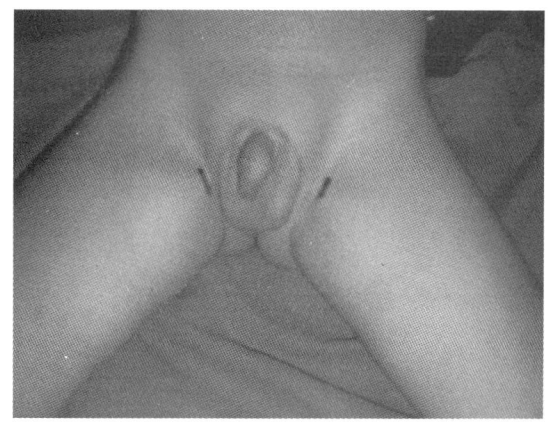
A 双股内收肌松解加闭孔神经缩窄术手术切口

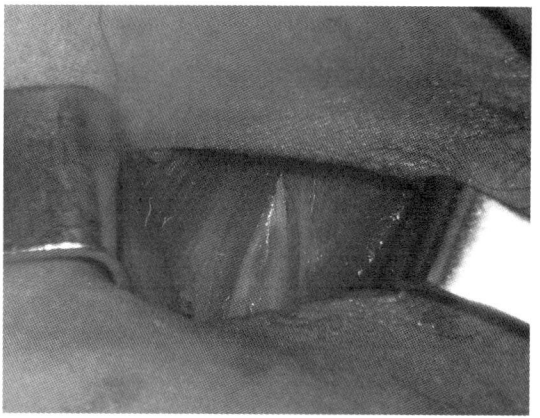
B 股内收长肌腱已切断，显露闭孔神经前、后支，给予部分切断缩窄术

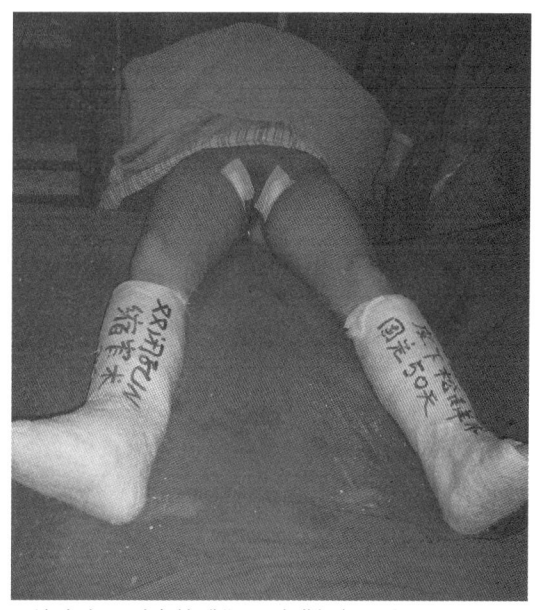
C 该患者同时实施腓肠肌腱膜松解，上双小腿石膏固定

图 10-8-6　肌腱松解与闭孔神经缩窄术矫正下肢复合畸形

缺点：只要手术医师具备组合性手术的技术能力，目前尚未发现有不能克服的缺点，当然，但手术的创伤比单关节部位的手术要大。

六、实施组合性手术的注意事项

1. 术前为患者的检查和肢体畸形、残疾程度的评估必须全面正确，制定的手术方案必须恰当无误。

2. 由于同期需要进行几个甚至十几个不同类别的手术，因此，主持此项手术的医师，必须有良好的矫形骨科理论基础，丰富的矫形外科临床经验和娴熟的手术技巧。

3. 对脑性瘫痪的病理、生理以及痉挛性肢体畸形的发生机理具有较长时间的临床研究过程，已经形成整体的辨证思维的观念。

4．医生已掌握了良好的上管型石膏的经验和技巧。

5．根据不同的手术类别，术后为患者制定出具体的康复训练程序，患者即应按照医生的要求配合必要的功能训练。

组合性矫形手术，为青少年脑性瘫痪下肢多关节畸形的外科治疗，提出了一条科学、有效、实用的外科治疗理念，若手术适应证选择正确，技术操作得当，皆会达到优良的矫形效果，也大大简化了患者后续的康复训练过程。但不具备实施组合性矫形手术技术能力的外科医师不可勉强为之。

（秦泗河　郑学建）

第十一章 臀肌挛缩症与周围神经性麻痹足

第一节 臀肌挛缩症概论

臀肌挛缩症是儿童时期的臀部肌肉及筋膜发生纤维化挛缩引起的病症,继发引起髋关节外展、外旋畸形,严重者出现髋关节屈曲障碍。1969年Volderrama首先报告后,临床病例逐渐增多,国内已有一些论文报道了有关病因分析、治疗方法及效果。因对本病的发病原因目前仍有不同见解,其名称也较繁杂,有臀肌纤维化、臀肌筋膜挛缩症、儿童臀肌挛缩症等。我们认为本病虽以髋外展、外旋挛缩为主要表现,但实质是臀肌纤维化并挛缩所引起。臀部纤维化的肌肉不仅仅局限在臀大肌,还可涉及臀中、小肌,加之病因并不十分明了故该病称臀肌挛缩症较合适。

(一)病因与发症机制

1. 臀肌挛缩症与臀部接受反复多次的肌肉注射有密切关系 该病均发生在儿童,绝大多数患儿有多次反复的臀部肌肉注射史,所注射药物为抗生素。据文献报道注射针头的机械损伤可引起局部的出血、充血水肿和机化,发生肌纤维炎和继发纤维结缔组织增生,最后形成纤维瘢痕挛缩束带。注射用药物可刺激臀部的肌纤维引起化学性损伤。注射药物沿肌纤维方向在肌间隙向远处扩散。这也是临床患者臀肌的挛缩束带总与肌纤维方向一致的原因。注射药物对组织的刺激程度有较大差别,所造成的化学损伤强度也有明显的差别。青霉素类药物,尤其是钾盐青霉素刺激性较强,但苯甲醇的刺激作用更强。近年来,有人使用2%苯甲醇代替生理盐水稀释青霉素,可减轻肌注时的疼痛。苯甲醇有局麻和防腐作用,同一部位多次局部注射,出现药物吸收不良,肌肉小范围局限性变性、坏死、形成纤维化瘢痕及条索。另外肌肉注射直接损伤可引起肌纤维出血、水肿、变性甚至坏死,其结局是肌肉纤维化及瘢痕挛缩。肌组织及其筋膜纤维样变,失去弹性和伸缩功能,形成挛缩纤维化条索,使臀部触之硬韧弹性差,并失去正常的膨隆外观,表现为尖臀。这些条索从内上斜向外下行走,导致髋关节外展、外旋畸形,内收、内旋运动能力受限,引起相应临床症状。多数人认为,注射药物的化学性损伤是臀肌挛缩症的主要病因。

2. 遗传及特发因素 大约有近10%的患者没有反复多次的臀部肌肉注射史,还有一些病例从未接受过臀肌注射。但他们有该病家族的高发病史,这使人们认为这些患者的发病与遗传有一定关系。还有少数患儿即无臀肌注射史,也无家族发病史,称为特发性。

3. 易感因素 臀肌挛缩都发生在儿童,儿童是该病的易感人群。但接受长期反复肌注的儿童只有一部分患病,说明儿童对本病的易感性存在较大差异。瘢痕体质者接受臀肌注射后更易发病。

(二)临床表现

我院诊治的80余例患者最大年龄是18岁,14岁以上4例,但据患儿及家长回忆,患者均在14岁以前患病。俞辉国等报道了303例中,最大年龄14岁。故我们认为该病发生在儿童，男性多于女性，患者多为双侧发病。

姿势和步态：患者站立位，双下肢并拢时显得费力，严重者双足脚尖触不到一起，行走时呈外八字脚。用力抬高足趾以代偿髋屈曲受限。迈步向前时，膝关节指向前外侧，患儿无法将膝关节提向正前方，表现出绕圈步态，跑步时尤为明显。严重的患儿自己穿裤子或袜子时特别困难，需坐在枕头或被子上才能自己穿裤子或袜子。

臀部检查：患者臀部外侧凹陷，失去正常臀部的膨隆圆滑之形态，髂嵴后部及大粗隆处显得较为凸出，臀部凹陷以外上1/4最为严重，此处可触及皮下较硬的纤维条索硬片，质韧无压疼，失去了臀部肌肉的正常弹性。被动下将髋内收、内旋时，臀外侧的纤维索条更加坚韧、明显。

髋关节运动范围检查共有：

（1）并膝下蹲实验：患儿直立，两腿并拢，然后下蹲，正常儿童可顺利做出此动作。该病患者在下蹲时，两膝必须分开才能蹲下，若两膝不分开则无法蹲下。较轻患儿蹲下后双膝又能并拢。较重患儿蹲下后双膝仍不能并拢。呈蛙式腿（frog leg）下蹲，极严重患儿屈髋受限，甚至双髋关节过伸，会阴部前凸（图11-1-1），下蹲后双下肢呈"一"字改变，类似青蛙（图11-1-2）。

（2）二郎腿试验：正常人可轻松跷起二郎腿。患儿屈膝、屈髋坐位，无法将患肢股部放到对侧股部上方，此时称二郎腿试验阳性（图11-1-3）。

（3）屈髋试验：受检者仰卧做屈髋、屈膝动作，正常人下肢可沿下肢矢状轴完成动作。患者在屈膝、屈髋时，髋关节必须外展，膝关节向外划一圆弧才能完成该动作。屈髋时大粗

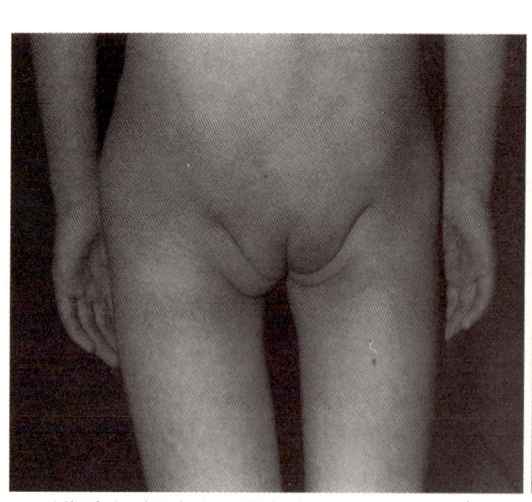

A 后位站立时臀部的形状似会阴

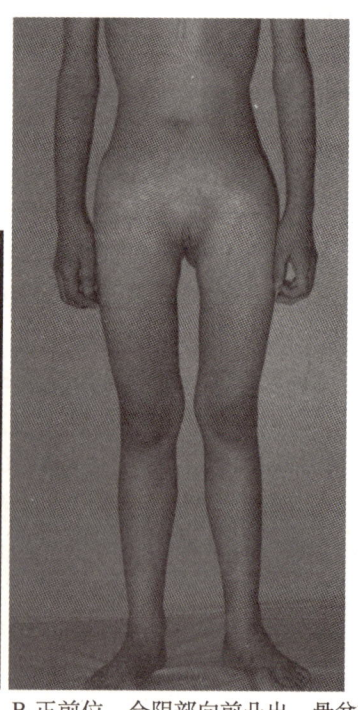

B 正前位，会阴部向前凸出，骨盆前倾，股骨头凸出在髋关节前方

图11-1-1　患者12岁，双侧臀肌严重挛缩，臀肌的轮廓已消失，双臀部纤维瘢痕性高度挛缩，中立位屈髋功能完全丧失

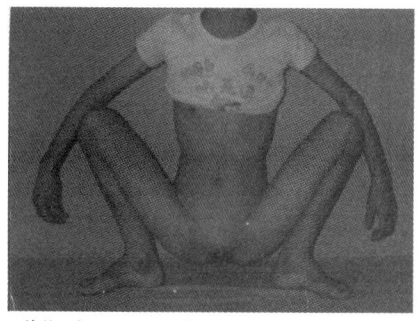 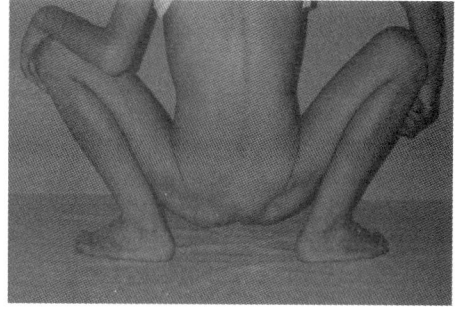

A 蹲位时呈"一"字线且髋关节过度后伸　　B 蹲位时后面观，双侧臀肌处明显凹陷

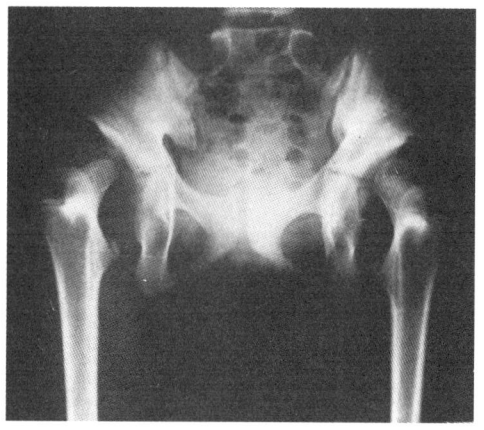

C X片示双侧髋关节已发生半脱位

图 11-1-2　患者12岁，双侧臀肌严重挛缩，下蹲时呈"一"字状

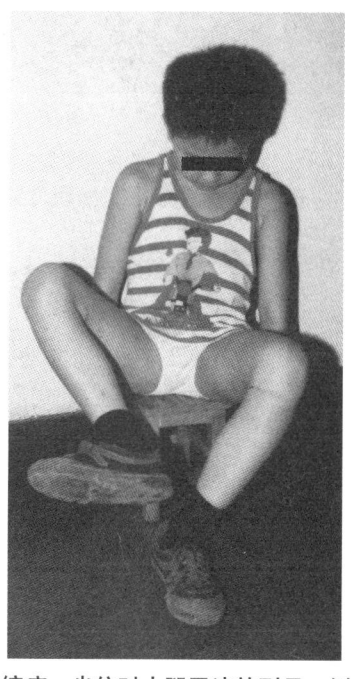

图 11-1-3　双侧轻度臀肌挛缩症，坐位时大腿无法放到另一侧大腿上，不会跷"二郎腿"

隆后上方常有弹动感，在屈膝、屈髋90°时，髋关节被迫外展，无法内收，此时髋外展畸形表现最明显。患儿下蹲后表现为尖臀畸形，臀的两侧扁平，甚至凹陷，内侧是膨隆的尖顶（图 11-1-4）。

（4）一侧臀肌挛缩或双侧臀肌挛缩程度和挛缩性质不同时，可表现为双下肢不等长（图 11-1-5）。部分患者甚至继发骨盆倾斜、脊柱侧凸（图 11-1-6），容易造成误诊。

其他检查：X线片检查一般无异常，但少数病例骨盆及髋关节有继发性改变。X线片可见髋臼指数增加；颈干角和前倾角增大；臀肌挛缩严重者继发髋关节半脱位。血清及常规化验均无异常。

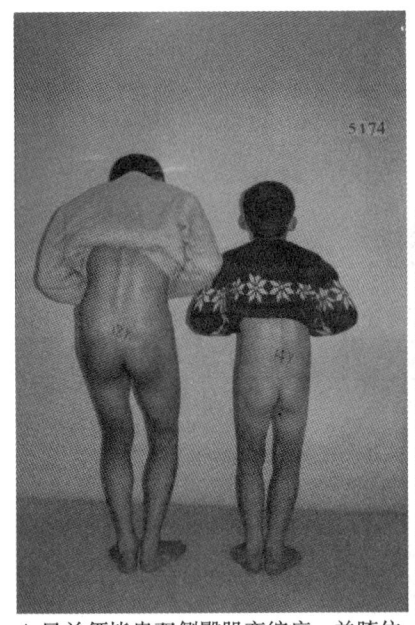
A 兄弟俩皆患双侧臀肌挛缩症，并膝位弯腰、屈髋受限

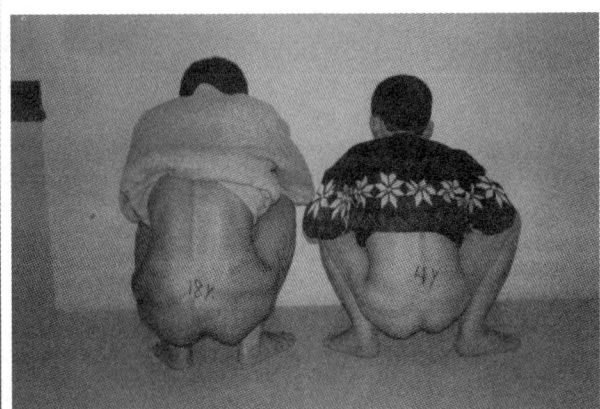
B 下蹲位表现为尖臀畸形

图 11-1-4　臀肌挛缩症并膝屈髋障碍与尖臀畸形

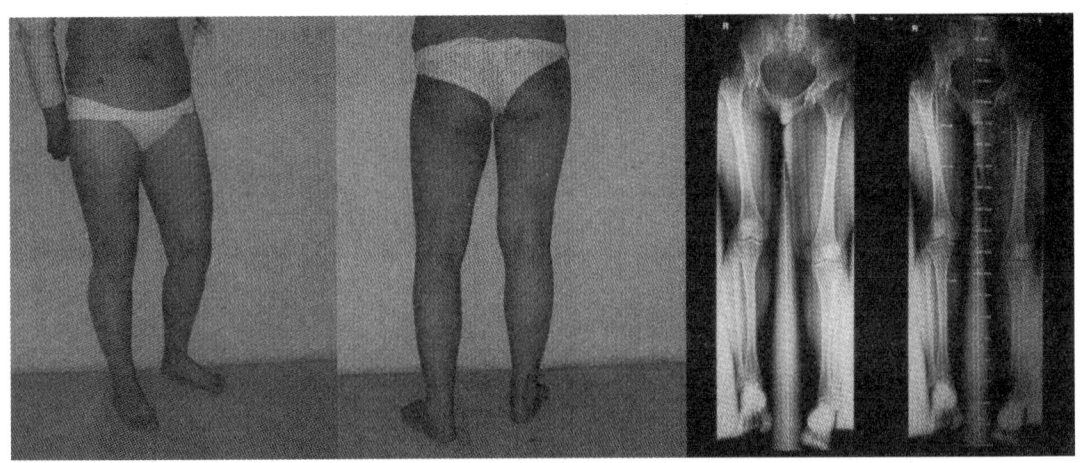

图 11-1-5　左侧臀肌挛缩继发双下肢不等长

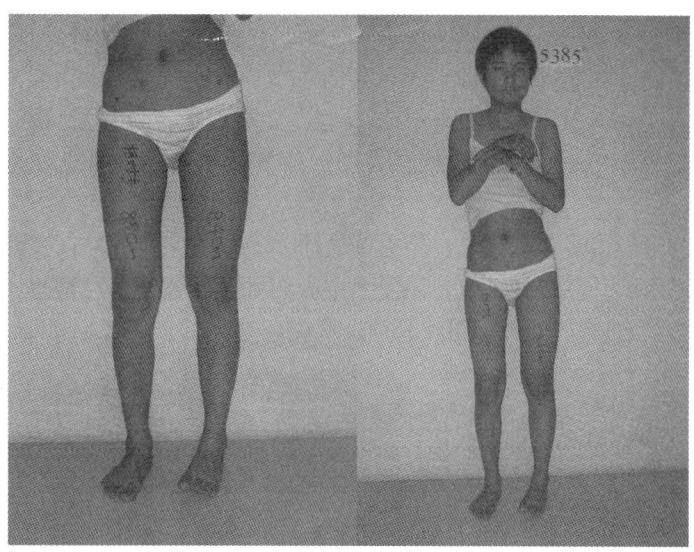

A 女16岁，以双下肢不等长入院检查

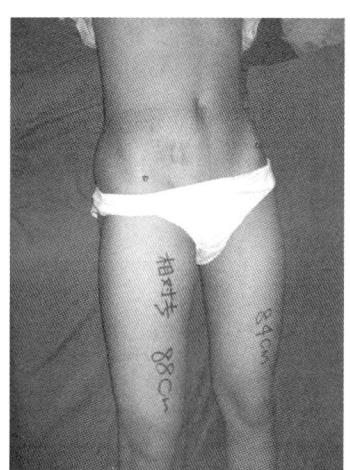

B 双下肢相对长度右88cm，左84cm，但真性长度相等

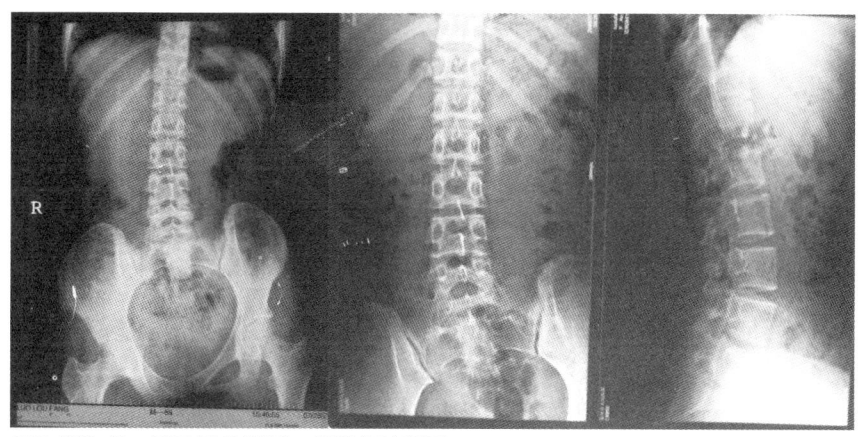

C X线检查，显示骨盆倾斜，脊柱轻度侧凸

图 11-1-6　臀肌挛缩症继发骨盆倾斜，下肢相对长度改变，脊柱侧凸畸形

（三）治疗方法

手术指征及预后：本病一旦确诊，如无其他手术禁忌证就有手术指征，而且手术越早越好。早期手术可以避免继发于本病的一些并发症，如滑囊炎、膝外翻、姿势性外八字脚等。手术时年龄越小效果越好；相反，大龄患者16～18岁，术后症状明显改进，但继发畸形难以消失。

手术方法：因患者多是年幼儿童，不能配合手术，须行全身麻醉；年龄较大患者给持续硬膜外麻醉。单侧手术时多取侧卧位，以便术中做屈膝、屈膝、内收试验。小儿双侧患者取仰卧位，双侧同时消毒铺巾，哪一侧手术时，哪侧翻向上方，一侧手术结束后，变换体位，不必重新消毒铺巾。

手术切口：我们多采用经臀凹陷最严重处止于大粗隆上端的斜切口。该切口3～5cm（图11-1-7），显露清楚，尤其对纤维化挛缩条索较长患者，可向上或下做广泛彻底的松解，皮肤及皮下切口与深入纤维带切除切口相垂直，术后便于伤口愈合，粘连轻，但遇到纤维化挛缩条索广泛宽阔者，该切口向两侧显露则不理想。沿大转子上方的横向弧形切口，可充分显露纤维化挛缩带，便于操作。S形切口创伤大，也不美观；挛缩比较轻，手术熟练者采用大转子后3mm长的纵行切口小切口即可完成彻底松解。严重的畸形手术松解时需要显露髋关节囊和坐骨神经，可采用倒"S"形或弧形切口（图11-1-8），要显露清楚，逐层松解，手术松解结束后进行屈髋、内收实验时，尤其注意坐骨神经的张力，以免发生牵拉性麻痹。俞国辉等报道手术303例，3例疗效不满意及1例坐骨神经伤者均属早期采用的小切口病例。

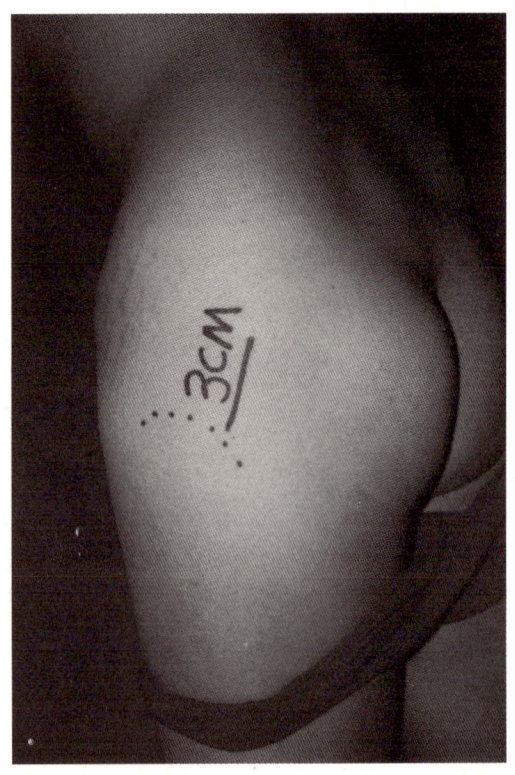

图11-1-7 轻度或中度臀肌筋膜挛缩松解的手术切口，在股骨大转子外上缘

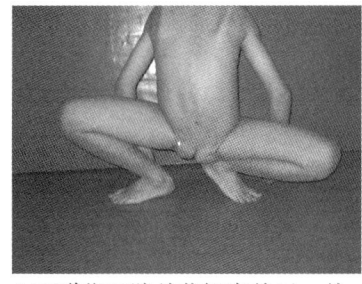
A 下蹲位双髋关节极度外展、外旋、后伸位

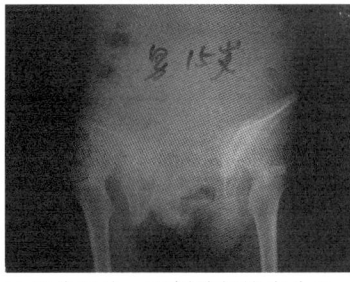
B 骨盆平片，双侧髋部皆发生骨性畸形改变

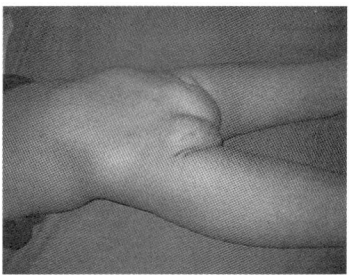
C 俯卧位，其圆形的臀肌轮廓消失

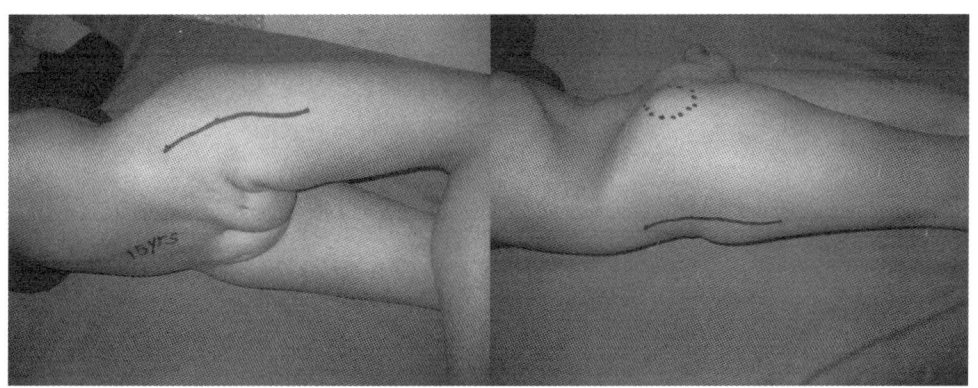
D 手术松解切口，前侧标出的为前脱位的股骨头

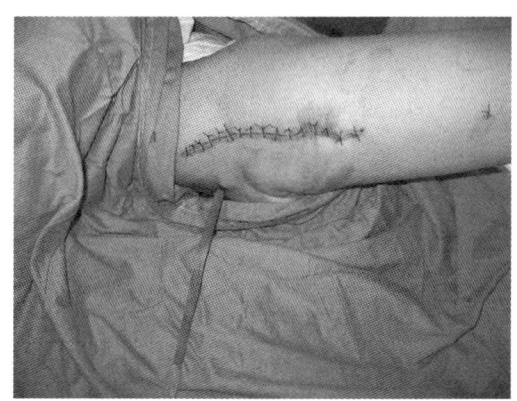
E 手术松解结束，切口内放置引流管

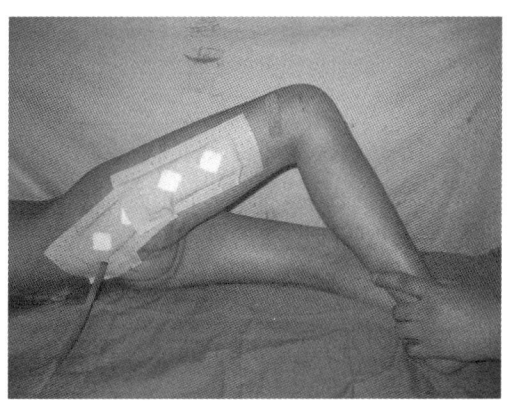
F 手术结束后测试，髋关节已恢复部分内旋、屈髋功能

图 11-1-8　重度臀肌挛缩，临床病理改变及手术切口松解

手术应将所有纤维化挛缩的束带切断松解，才能保证疗效。挛缩带位于臀大肌的后部，但多同时伴有臀中、小肌纤维化，少数病例可伴有阔筋膜张肌、梨状肌和节囊的挛缩。术中将髋屈曲内收可以清楚地触到和看到挛缩的纤维化条索，将其切断是手术的主要目的。但不必过多地剥离和彻底切除挛缩的纤维化条索，以减少不必要的出血。术中如发现阔筋膜张肌或髂胫束也紧张挛缩时，可将其横形切开，一般不必做Z形延长。但若挛缩纤维化的面积大而深，为了保留髋外展功能和髋关节的稳定性，必要时可行挛缩纤维带延长切开术，术中应注意勿损伤坐骨神经。挛缩纤维组织质韧、紧张、无弹性，外观苍白；坐骨神经质较软，

呈椭圆形,用手指轻压略压扁,拨动时稍有移动,周围有疏松结缔组织,表面有纵形小血管走行。

手术松解成功的标准是患髋在屈髋90°时,髋关节内收和内旋大于15°。畸形严重者因臀部皮肤张力大,也限制了髋关节的屈曲和内收、内旋。注意,髋关节伸直位时,内收、内旋角度不能说明问题。

术后处理:关闭伤口前必须彻底止血,常规放置负压引流管。关闭伤口后加压包扎。深处放置较小纱布块,外层盖棉垫,用绷带加压包扎。用绷带在患者膝部缠绑,两下肢固定于并膝位3天。术后第4天开始下床活动。如抓着床头并膝下蹲,脚内旋交叉行走,坐位交替跷二郎腿。术后2周患者多已能并脚蹲下。出院后还应操练上述动作1~2个月,注意训练行走的正确姿势。秦泗河手术治疗的病人中最大者年龄23岁,其中2例畸形严重者似先天性外展型臀肌挛缩。

(秦泗河)

第二节 臀肌挛缩症有关问题的探讨

一、臀肌挛缩症合并骨与关节畸形

重度臀肌挛缩症(severe gluteal contracture,SGC)继发骨与关节的畸形改变,国内杨根兴、冯宗权等曾报告臀肌挛缩症并发骨盆倾斜,秦泗河曾报告2例SGC合并髋关节脱位,其它尚未有文献报告。作者于1999~2002年10月又发现9例重度臀肌挛缩症继发不同类型的骨与关节畸形改变。

本组9例患者,男2例,女7例,平均年龄16.1岁,单侧1例,双侧8例(表11-2-1)。9例患者皆来自农村和小城镇。根据继发骨与关节畸形的不同类型,患者有明显的臀部形态和X线改变。本组病人皆施行臀肌筋膜松解术,术后所有患者步态和功能获明显改善,但无一例步态和功能恢复正常,说明SGC发展至青少年期,已经出现了软组织和骨关节的综合性病理改变。其中合并骨盆倾斜和脊柱圆背畸形者,臀肌松解术后获得较好矫正;继发髋关节骨性外旋、髋关节脱位者必须二期手术矫正。本组病人来自农村,家庭经济状况差,首期手术后目前尚无来我院二期施行骨关节手术者。

表11-2-1 9例重度臀肌挛缩症的一般情况分析

序号	性别	年龄(岁)	侧别	主要临床表现
1	女	11	右侧	臀肌、髂胫束挛缩,骨盆重度倾斜,脊柱代偿性侧凸
2	女	10	双侧	左侧髋外展肌挛缩重
3	女	21	双侧	双髋关节重度外旋畸形
4	女	18	双侧	双髂骨翼外翻,双髋关节外旋
5	男	12	双侧	脊柱圆形后凸
6	女	10	双侧	双侧髋关节半脱位
7	女	24	双侧	右侧重,脊柱右侧凸,骨盆倾斜
8	男	23	双侧	脊柱圆形后凸
9	女	16	双侧	双侧髋关节半脱位

注射性臀肌挛缩症，在经济发达的国家和地区，全民有较好的社会保障和规范的医疗技术操作管理，已很少发生。但近年国内报告的病例尤其是重度臀肌挛缩症逐渐增多，应引起社会的重视。有关本病的病因、发病机制、病理变化以及临床分型和手术治疗，经有关专家研究已经基本明了，臀部肌肉注射是导致本病发生的主要原因，反复注射，针头的机械损伤和化学药物的刺激引起局部的出血、水肿和肌纤维炎，最终形成臀肌的纤维化和瘢痕挛缩。注射药物的种类、剂量对组织的刺激程度和化学损伤程度有较大差别，其中钾盐青霉素用苯甲醇稀释虽可减轻肌注时的疼痛（苯甲醇有局麻和防腐作用），但对肌组织的刺激和化学性损伤更严重。四岁以前的幼儿，臀肌肌肉发育差，肌肉纤细，吸收功能及抗刺激能力差，反复多次的肌肉注射，无论是机械或是化学刺激，均可引起局部肌细胞的损伤或出血，低渗或高浓度的药物，导致局部体液环境的改变或药物的毒副作用，使肌细胞变性坏死，形成纤维化、瘢痕化，失去弹性。患儿在生长过程中，骨骼生长正常，而挛缩组织相对生长慢或不生长，髋关节外展、外旋畸形，随着年龄增长而不断加重，进而继发骨关节甚至腰椎畸形改变。

病程愈长，病情愈重，患者年龄愈大，继发的形态改变和骨关节畸形就愈重。本组患者平均年龄已达16.1岁，从而继发骨与关节畸形。因而臀肌挛缩症一旦发现就应早期手术彻底松解，即可防止骨关节畸形的发生。

臀肌挛缩的类型与不同畸形的形成有一定关系，单侧臀肌挛缩或双侧挛缩的程度不同，则继发骨盆倾斜、脊柱侧凸、假性长肢；双侧臀肌（尤其是臀大肌）重度挛缩，被动屈髋功能丧失，患者弯腰或企图下蹲时，必然以脊柱的屈曲代偿屈髋功能，久之胸、腰椎形成结构性圆背畸形。本组继发髋关节脱位的2例患者，皆合并髋关节较重的外旋畸形，可能是长期外旋位行走，股骨颈干角和前倾角相应改变和髋臼角增大，股骨头向上移位。但重度臀肌挛缩的患者只是其中部分并发髋关节脱位，其髋关节脱位的形成机制尚应进一步探讨。

重度臀肌挛缩症继发的骨与关节畸形，手术治疗的原则是：首先松解臀肌挛缩，髋关节挛缩僵直、外旋畸形严重者加做股骨大转子下短缩、内旋截骨术矫正，如此，术后既能够矫正严重的股骨外旋畸形，又能够缓解坐骨神经、臀部皮肤的张力，术后功能会明显改善（图11-2-1）。

本组1例合并脊柱侧凸，1例合并骨盆倾斜者曾在外院误诊（其中一例误治），说明对臀肌挛缩及其并发症一些骨科或小儿外科医生还缺乏认识。

二、2000例"臀肌挛缩症"的探讨与思考

经《中华骨科杂志》编辑部的推荐，应广东省南海市平洲医院的邀请，赴广东省南海市、中山市考察有关"臀肌挛缩症"的发病和治疗情况。这一因婴幼儿期实施臀部肌肉注射导致的医源性疾病，竟然使数以千计的少年儿童发生跛行，甚至后遗终生残疾，而且发生在经济发达和医疗卫生水平较高的珠江三角洲地区，令人反思。

（一）注射性臀肌挛缩症的症状与发病机制

臀肌（包括臀大肌、臀中肌、臀小肌、阔筋膜张肌）是人体维持骨盆和髋关节稳定，赖以直立、行走的主要动力肌，也是人体站立或俯卧位形成曲线美的主要解剖标志。因婴幼儿期臀肌的损伤或感染而发生筋膜或肌肉的挛缩。轻者，双髋关节不能内收，无法完成跷二郎腿，影响跑跳功能。重者，下蹲时双腿极度外展、外旋，似蛙形腿，俗称"蛙人"。极严重者，被动屈髋功能完全消失，甚至大小便也只能站立位，造成严重病废。臀肌挛缩后，如不

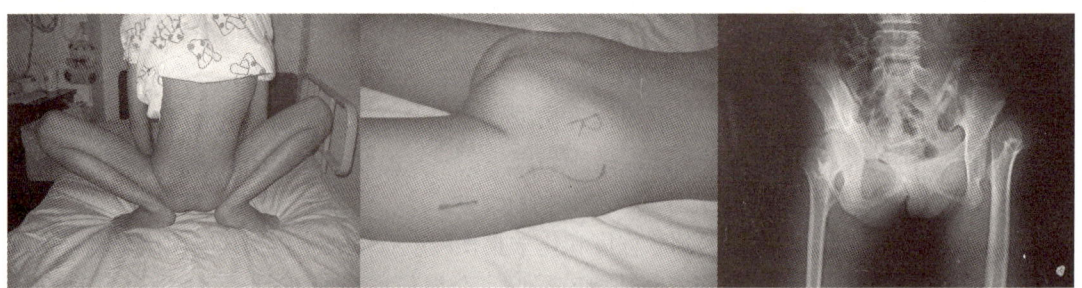

A 女，12岁，重度臀肌挛缩，继发双侧髋关节骨性畸形，术前只能如青蛙样下蹲

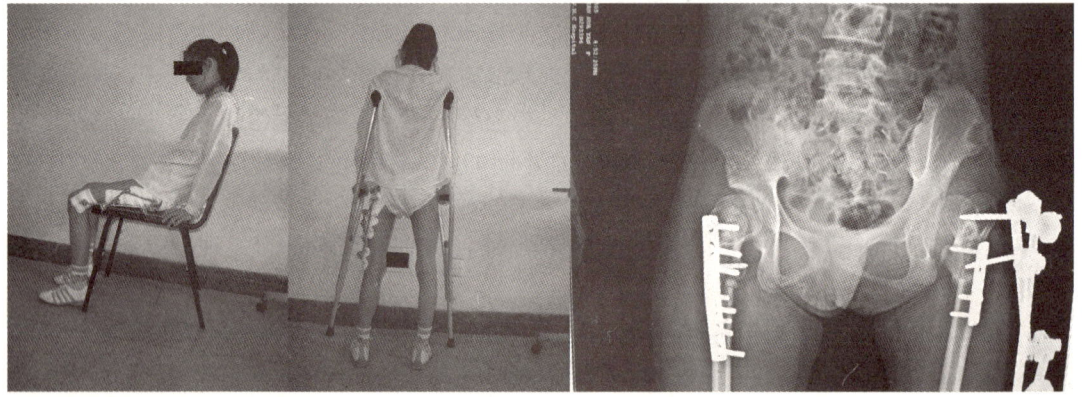

B 实施双侧臀肌松解、双股骨大转子下内旋、短缩截骨术。术后2周患者即可下床行走，并能坐椅

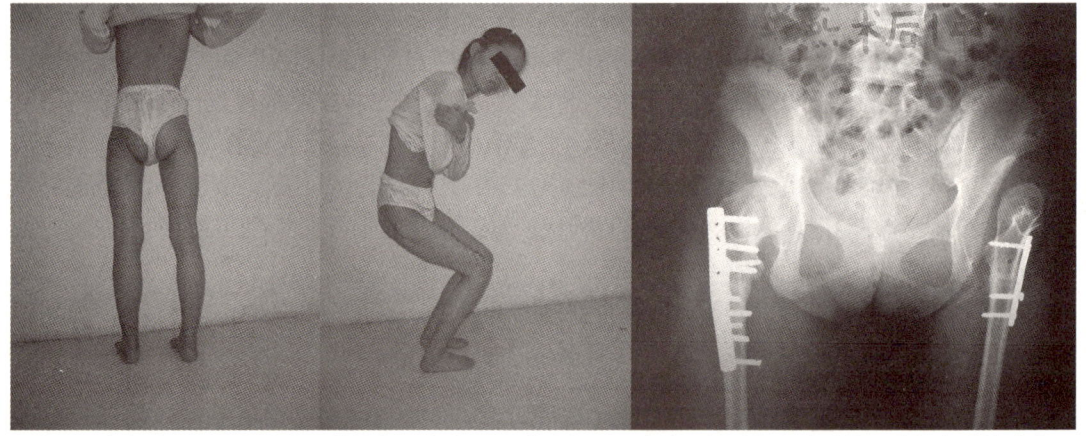

C 术后1年复查，圆形的臀部形状恢复，步态及下蹲功能明显改善，其脱位的髋关节已获得挛缩性稳定，不宜勉强再实施手术复位

图 11-2-1 臀肌挛缩合并骨关节畸形的矫正

在学龄前实施手术治疗，将会继发骨关节畸形，遗留终生残疾，应该引起全社会的关注。

1969年Volederrama首先报告该病，20世纪70年代台湾因婴幼儿臀部肌肉注射发生了近1000例病人。我国于20世纪70年代末首次报告了该病的发生，以后发病率逐渐增多，并对疾病名称进行了讨论。自20世纪80年代始秦泗河手术治疗100多例；西安贺西京报道80多例；俞辉国曾报道了303例；解放军301医院近年用腔镜手术治疗40余例。

从1994年~2002年8月，广东南海市平洲医院手术治疗臀肌挛缩症2000余例。病人主要来源于广东省的南海、中山、佛山等地区，最小年龄是4岁，平均年龄13.6岁，获良好治疗效果，在广东产生较大影响。据该院对佛山、清远、连州等地的中小学生调查，发病率5.6%～20%，其中一个400多人的学校，即有80个孩子发病（图11-2-2）。调查统计证实，患儿肌肉注射的年龄越小，臀部注射次数越多，臀肌挛缩发生的几率越高。以此推论，广东省还有相当多的臀肌挛缩症未被检查和治疗。全国发病率是多少？因此病导致青少年肢体残疾者又是多少？某些省、市的地区是否正在流行？尚无调查统计。

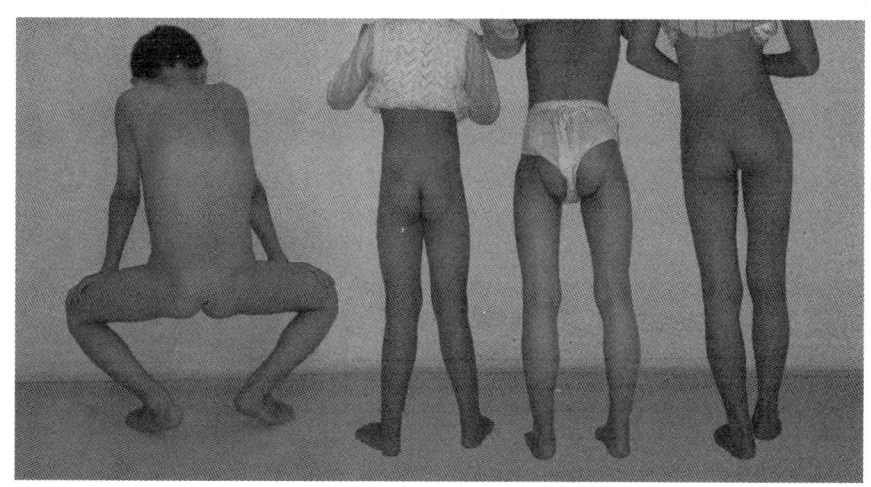

图11-2-2　同村4个儿童皆患注射性臀肌挛缩症

（二）臀肌挛缩症的病因

臀肌挛缩症是医源性疾病，在医学界已形成共识（极个别者为先天因素）。究竟是什么原因导致这么多少年儿童几乎在相同的年龄期发病？与肌肉注射的药物种类、剂量、浓度和注射方法有什么关系？为什么会有明显的地域性？为什么在医疗条件逐渐改善，社会文明程度逐渐提高的20世纪80年代后发病率突然增多？与医疗进入市场的关系是什么？能否预防？

有关本病的病因、发病机制、病理变化以及临床分型和手术治疗，经有关专家研究已经基本明了。臀部肌肉注射是导致本病发生的主要原因。反复注射后，针头对肌肉的机械损伤和化学药物的刺激引起局部的出血、水肿以至肌纤维炎，最终形成臀肌的纤维化和瘢痕挛缩。注射药物的种类、剂量对组织的刺激程度和化学损伤程度有较大差别。其中，钾盐青霉素用苯甲醇稀释虽可减轻肌注时的疼痛（苯甲醇有局麻和防腐作用），但对肌组织的刺激和化学性损伤较严重，这也是广东省南海、中山等地区该病高发的主要原因。四岁以前的幼儿，臀肌肌肉发育差，肌肉纤细，吸收功能及抗刺激能力差，反复多次的肌肉注射，无论是机械或是化学刺激，均可引起局部肌细胞的损伤或出血。低渗或高浓度的药物，导致局部体液环境的改变，或药物的毒副作用，使肌细胞变性坏死，形成纤维化、瘢痕化，失去弹性。患儿在生长过程中，骨骼生长正常，而挛缩组织相对生长慢或不生长，必然发生髋关节外展、外旋畸形，随着年龄增长而不断加重，进而继发骨关节甚至腰椎畸形改变。

患儿的年龄越小，肌注次数越多，用药的浓度或剂量不合理，臀部肌肉、筋膜的坏死就越多，臀肌挛缩也就越重。根据平洲医院的资料统计，好发年龄在4岁以前，当然也不能排除易感人群的因素。如广东连洲县一个家族12个孩子中有6个患病。

臀肌挛缩症的发生有明显的地域因素。特别落后的少数民族地区，婴幼儿患病，很少施行肌肉注射的治疗方法，则不会得此病。大、中城市有规范的医疗管理和操作规章，亦较少导致臀肌挛缩。因而本病的发生主要在以臀部肌注为主要用药途径的经济或文化不发达地区。如作者2001年9月在陕西华容县桃下镇一次普查了80多例病人，江苏一个山村同期发生20多例患者，皆是肌注青霉素钾盐所致。由于臀肌挛缩是在儿童生长发育过程中逐渐发生，毫无疼痛及其它不适症状，早期不被患儿和家属所注意，容易延误治疗。

广东省卫生厅于2000年7月行文要求停止用苯甲醇溶解青霉素进行肌肉注射，也可能是由于执行不利，或是反复多次肌肉注射其它药物所致，该地区新的病例仍有发生。至于不同地区之间发病率差别很大的原因，主要还是某些乡村医生行医用药不规范，对婴幼儿的感冒、发热、腹泻等疾病一律用臀部肌注的办法所致。缺乏必要的监管机制和法律手段，也是该医源性疾病未能控制的重要原因。可见，预防本病发生的主要措施是提高乡村医生的素质，规范其行医条件和医疗行为，建立专门的乡村医生管理的行政和法律制度。

（三）臀肌挛缩症的诊断与治疗

由于本病主要发生在农村经济、文化不发达地区，患儿较少去大医院骨科检查，且骨科教科书上也较少论述该病，至今还有许多医生对此病感到陌生甚至不认识，以至做一些不必要的昂贵检查如CT、MRI等，致使不少患者被误诊误治。在作者近两年手术治疗的30多例患者中，其中相当一部分发生过误诊甚至误治。若临床医生了解本病的病因、病理和临床表现特点，几乎不需要做任何辅助检查，仅根据检查其临床症状即能确诊。

检查：轻型患儿不能跷起二郎腿，仰卧；患肢中立位屈髋时有弹响；较重型患儿在并膝位无法下蹲，两膝分开后才能蹲下，且臀部两侧凹陷，呈尖臀畸形（图11-1-4），重者呈蛙式位腿下蹲。极严重患者屈髋功能完全丧失，生活功能严重影响。X线检查，患者骨盆、股骨颈干角和前倾角有骨性畸形改变，甚至继发髋关节脱位。

治疗：臀肌挛缩一旦发生就不会逆转，只会随年龄增长而逐渐加重，轻型者若早期发现，通过理疗有可能解除挛缩。若髋外展挛缩畸形已经发生，手术松解是唯一可供选择的治疗方法。年龄越小，手术创伤很小，且手术不需要特殊的设备和条件，手术效果越好，术后患儿步态和功能可完全恢复正常，还可避免继发本病所导致的一系列骨关节并发症。超过16周岁的严重类型，术后症状和功能亦可获得明显改善，但继发畸形和跛行难以完全消失。

手术方法已经比较成熟，轻度或中度的患者在股骨大转子上后方作3cm长皮肤小切口，剥离和显露挛缩组织在不同平面分层切断。手术的机制是切断挛缩的臀肌和筋膜与股骨之间的连接，从而恢复髋关节的屈曲、内收活动。术中即可测试髋关节被动运动恢复的情况。熟练的矫形外科医生一般几分钟或十几分钟即可完成一侧髋松解手术。由于本病绝大多数皆发生在双侧，故双下肢手术应同期进行。手术后应早期进行髋关节的内收和屈髋运动。锻炼时，类似模特的"一"字步行走。大龄严重的类型由于臀肌和皮肤广泛挛缩，甚至继发骨盆、髋关节的骨性改变，手术创伤大，术后外观和功能难以恢复正常。

臀肌挛缩症给少年儿童身心发育造成严重损害，因此，呼吁全社会都来关心重视这个医源性疾病，临床医生尤其是基层医院的医生要重视此病的早期诊断和早期治疗，为最终在我国彻底消灭注射性臀肌挛缩症提出切实可行的方案。

（秦泗河）

第三节 周围神经性麻痹足

31对脊神经从脊柱两侧离开各自的椎间孔分布到同侧躯干和肢体，因此，一条典型的混合性脊神经（周围神经干）由下述三种不同的神经纤维组成：①运动神经纤维，数个根丝由脊髓前外侧沟发出后形成一条运动根，由前角细胞发出的神经纤维经过这些根分布支配骨骼肌；②感觉神经纤维。感觉纤维起于疼痛、温度、触觉及牵拉感觉器，这些感觉神经纤维的细胞体位于后根的脊神经节内，其轴突经数条根丝进入脊髓的后外侧沟；③交感神经纤维，节后神经纤维沿灰交通支分布到颈、下腰或骶尾部。在肢体如同感觉神经纤维一样，呈节段性的支配汗腺、血管和竖毛肌。

每一根混合性周围神经纤维（或称轴索）都是由一个脊神经节细胞（感觉），一个前角细胞（运动）和一个节后交感神经细胞的直接延伸，神经纤维可以有髓鞘，也可无髓鞘，感觉及运动神经内均包括比例为4∶1的无髓和有髓纤维。因此，任何一根周围神经干的完全性损伤，并不仅是肌肉运动的麻痹，还同时包含感觉与植物性神经纤维同时受损。儿童的下肢周围神经损伤多见于注射性坐骨神经损伤或下肢重度损伤所致。本节不讨论下肢神经干损伤后的早期修复治疗，仅阐述神经损伤后晚期麻痹性足的功能重建。由于周围神经损伤性麻痹足，其病理改变、临床表现与外科治疗原则，同脊髓灰质炎后遗症所导致的麻痹足基本相同，有关足的功能重建方法，在本章第一节已经进行了较详细的描述，故本节只简单论述临床表现与治疗原则。

一、腓总神经损伤性麻痹足

腓总神经为坐骨神经的分支，由L4，L5，S1和S2的神经纤维组成。它比胫神经损伤更多见，在坐骨神经不全损伤时，腓总神经也最易受累。腓总神经可因膝关节周围外伤引起，包括腓侧副韧带断裂、腓骨小头的骨折和脱位、石膏压迫甚至在交腿时的压迫。骨折后腓浅神经的骨性卡压或在运动时由深筋膜缺损的边缘卡压造成神经损伤也有报告。解除压迫因素通常可以缓解疼痛症状。

在腘窝上角分叉后，腓总神经比胫神经细小。腓总神经走向腘窝的外侧，绕过腓骨小头的后侧，再绕过腓骨颈，然后分成腓浅神经和腓深神经。腓总神经本身相对较短，仅有两个感觉支，没有运动支。一支感觉支是腓肠外侧皮神经，支配膝关节外侧和小腿后方近端1/3的皮肤。另一支感觉支是腓交通支，与胫侧交通支合成腓肠神经，支配小腿后外侧和外踝、足外侧及第4，5趾的皮肤。如前所述，在腓骨颈或其稍下方腓总神经分成腓浅神经和腓深神经两支。其中腓浅神经支配腓骨长肌与腓骨短肌，管理足的外翻运动，腓深神经支配所有踝、足的背伸运动肌肉：胫骨前肌、拇长伸肌、趾长伸肌、第三腓骨肌、趾短伸肌。

（一）单纯腓浅神经麻痹

临床表现：腓骨长短肌麻痹，足外翻功能障碍，腓骨小头后下方腓骨长肌的起点部位塌陷，神经麻痹时间久者，足发生内翻畸形改变。

手术策略：足的骨性内翻畸形未发生改变之前，可实施胫骨前肌外置术，将胫骨前肌止点固定在腓骨短肌的止点处，若患足已经发生骨性畸形改变，在肌腱移位的同时加做足的截骨性手术矫正。

(二) 单纯腓深神经麻痹

临床表现：由于所有伸踝、伸拇、伸趾的肌肉瘫痪，临床表现为中立位足、趾下垂，患者行走时为防止足趾触地，而抬高大腿，称跨阈步态。

手术策略：将胫骨后肌移位（肌腱经胫、腓骨的骨间膜）至足背外侧，代替趾长伸肌、第三腓骨肌。腓骨长肌移位代替胫骨前肌、拇长伸肌。若合并跟腱挛缩者，必须同期实施跟腱延长。如此手术后能获得4级肌力的踝关节背伸效果，且能明显改变足下垂步态。

(三) 腓总神经麻痹

临床表现：踝足的所有背伸、外翻肌均麻痹，足丧失了背伸、外翻功能，同时合并小腿外侧面和足背皮肤感觉障碍。由于踝、足的内翻、跖屈肌肌力正常，故患者出现明显的麻痹性下垂、内翻足畸形，久之会发生足的骨性内翻畸形改变（图11-3-1）。

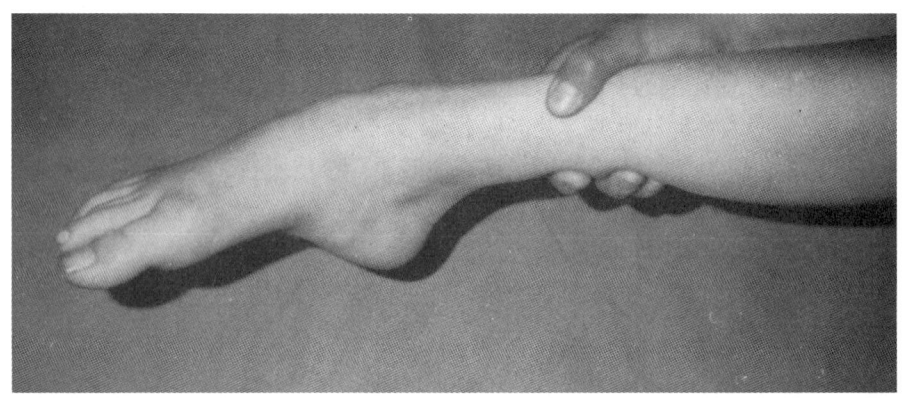

图11-3-1　腓总神经麻痹性足下垂临床表现，所有踝关节背伸、外翻肌群完全麻痹，但足的跖屈、内翻肌力正常

手术策略　未形成骨性畸形改变者，将胫骨后肌移位到足背的前外侧，代替踝足关节的背伸、外翻肌力。由于一条胫骨后肌不可能建立良好的踝、足关节背伸功能，故作者一般将趾长屈肌同时移位到踝前，代替拇长伸肌，如此术后，尚能较好地控制拇指的下垂，成年患者若伴有足的明显不稳定者，在肌腱移位的同时加做跟距关节融合术，但石膏固定的时间应服从于骨性手术。

已形成明显骨性马蹄内翻足畸形改变者，其手术策略与矫形手术程序是：先在跟腱内侧一个弧形切口，在这一个切口内，显露并实施跟腱延长、游离胫骨后肌和趾长屈肌备用。跖筋膜采用小切口松解，再实施跟骨或跗骨截骨性手术矫正足的骨性畸形（尽可能不做三关节融合），然后将游离的胫骨后、趾长屈肌肌腱经骨间膜，引到足背前外侧，与拇长伸肌、趾长伸肌、第三腓骨肌、腓骨短肌腱远段肌腱编织缝合固定。手术结束后用外固定器加石膏托固定。如此手术策略，松解了挛缩的软组织，矫正了足的骨性内翻畸形，减弱了足跖屈内翻的肌力，重建了踝关节与拇指、足趾的背伸功能，又控制了足、趾的下垂（图11-3-2）。

二、胫神经麻痹性足

胫神经由L4、L5、S1和S2神经根的神经纤维组成，在坐骨神经的两个分支中更大更重要。它起于大腿远1/3，恰在腘窝的近端、腓总神经离开坐骨神经处。它经过腘窝中央继续行向远端，在进入比目鱼肌腱弓前，发出分支支配跖切肌、比目鱼肌、腘肌以及腓肠肌的

第十一章 臀肌挛缩症与周围神经性麻痹足

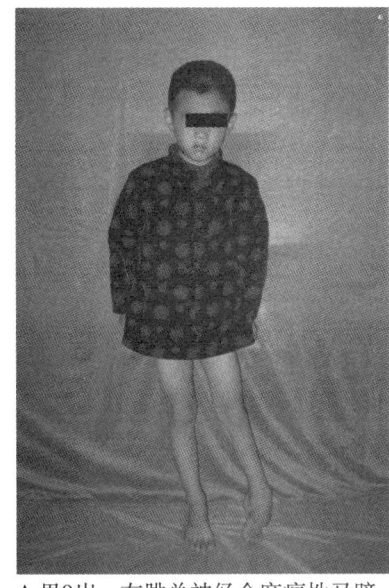

A 男9岁，左腓总神经全麻痹性马蹄内翻足

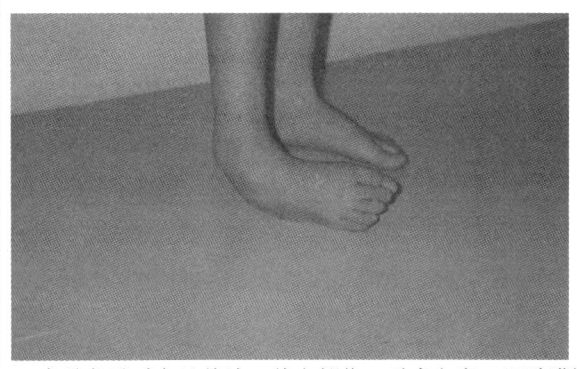

B 术前负重时左足着地、着力部位。手术方案：跖腱膜松解、跟腱延长、跟骨外翻截骨，胫后肌、趾长屈肌前外置术

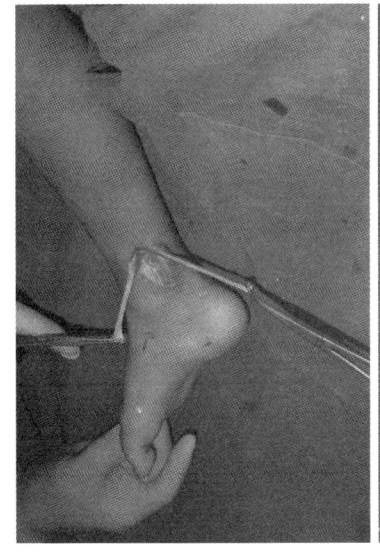

C 跖筋膜皮下切断游离胫后肌，趾长屈肌腱延长跟腱

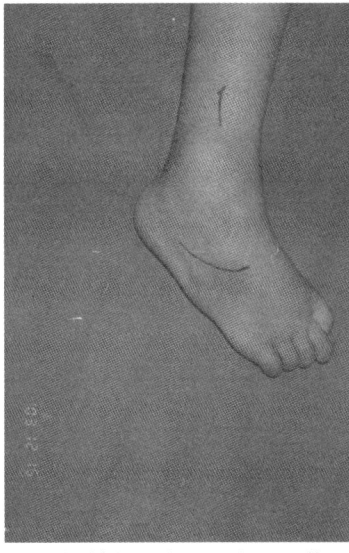

D 足背外侧弧形切口，行跟骨截骨矫正骨性足内翻畸形

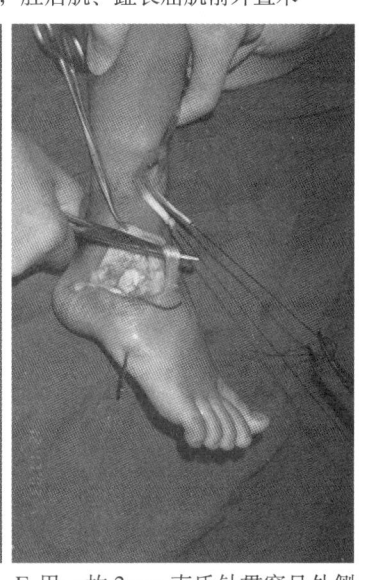

E 用一枚2mm克氏针贯穿足外侧与胫骨，控制足于中立位，将移位的胫后、趾长屈肌与伸趾肌腱在适当张力下缝合固定

图11-3-2 跟骨截骨加胫后肌、趾长屈肌移位代足背伸肌术

两个头。在腘窝内还发出胫神经交通支，与腓神经交通支形成腓肠神经。在比目鱼肌深面，胫神经沿胫后肌表面直向远端。发出运动支支配胫后肌、拇长屈肌和趾长屈肌。在小腿远端发出足跟内侧支支配足跟内侧面的皮肤。然后，胫神经于内踝后下方穿过分裂韧带的深面，分成足底内侧神经和足底外侧神经，支配足内在肌和足底皮肤，类似正中神经和尺神经在手部的支配。

临床表现

胫神经的损伤会产生严重的功能障碍，踝、足关节的跖屈、内翻肌力完全丧失，因胫神经同时支配足的大多数内在肌肉，故 5 个足趾也不能屈曲。足的背伸、外翻肌力和功能正常，故足将出现仰趾外翻性畸形改变。足底出现大片感觉缺失区。许多此类损伤还伴有灼性神经痛。胫神经完全损伤对足功能的影响与正中神经及尺神经联合损伤对手部功能的影响相当。在踝关节的内侧面，胫神经可能在踝管内、分裂韧带下、内踝以远的距骨内侧面之间受到压迫性损伤。

手术策略 胫神经损伤后，由于跟腱瘫痪，可将腓骨长、短肌移位代替跟腱，术后应配戴一段时间矫形鞋行走。因足底出现感觉丧失，为保留足的弹性，踝足关节不宜融合。

三、坐骨神经麻痹性足

临床表现 坐骨神经高位性损伤（腘绳肌分支之上），其肌肉麻痹包括腘绳肌、腓总神经、胫神经支配的肌肉均麻痹，低位损伤，腘绳肌不受累，因而膝关节屈曲功能正常。但踝、足、足趾的肌肉完全瘫痪，腓总神经、胫神经所支配的深、浅感觉区域也丧失。踝、足关节呈连枷状态，伴有严重的植物性神经营养障碍。患足经常发生因意外损伤或烫伤，皮肤出现难以愈合的溃疡。

手术治疗策略 因踝足的运动与感觉完全丧失，踝足呈连枷状态，外科治疗的原则是部分稳定踝、足关节，使足能较稳定地站立地面，手术可采用踝关节融合术、肌腱固定术，但术后必须长期配戴矫形鞋站立行走，因为同时伴有植物性神经营养障碍，皮肤切口和骨的愈合能力差，手术指征的选择，手术操作与术后处理更应该慎重。

（秦泗河）

参考文献

1. 杨根兴．臀肌挛缩伴骨盆倾斜症 10 例报告．中国矫形外科杂志，1995，2(1):24.
2. 冯宗权，曾湘穗，林庆光等．臀肌挛缩症并骨盆倾斜的病因分析及观察．中华骨科杂志，2000，20(11):649-651.
3. 史占军，夏霆，杨玲利等．臀肌挛缩对小儿身体发育的影响．中华小儿外科杂志，1996，17(4):235-236.
4. 秦泗河．重型臀肌挛缩症 2 例报告．中华骨科杂志，1998，9:571-572.
5. 沈品泉，汪启筹．臀肌挛缩诊治进展．中国矫形外科杂志，1999，6:229
6. 秦泗河主编．下肢畸形外科．北京：人民卫生出版社，1998．433.
7. 秦泗河．改良胫后肌前移加跟距关节融合术，治疗腓总神经麻痹性足下垂畸形．美国中华骨科杂志，1999，3：244.

第十二章 骨外固定技术在小儿骨科中的应用

第一节 骨外固定技术概论

骨外固定方法始于一个半世纪前，1840年由法国外科医生Malgaigne首先用于治疗胫骨骨折。但原始的骨外固定器很不完善，加上技术原因，难以取得满意疗效。1894年美国外科医生Parkhill，制造生产了三种规格的骨外固定器，并应用于临床。比利时著名骨科医生Lambotte设计了新式骨外固定器，包括固定针、能调节的钢针固定夹和金属连接杆，用于四肢长管状骨的治疗，取得良好效果。20世纪50年代，由于交通、工矿生产以及战争中发生高能量所致严重骨伤病人的治疗需要，骨外固定重新受到一些学者的重视。

截骨术是矫正某些骨与关节畸形的主要治疗手段。截骨矫正术的目的是恢复肢体的正常力线，截骨术后如何维持骨断端的优良位置直至愈合，是治疗中的关键环节，是疗效的保证。传统的固定方法主要是石膏固定，但对某些近关节或多段截骨术的固定往往很不理想，骨畸形愈合和骨不连的发生率较高。有的学者报告在63例中，只有50例获得骨性愈合。近年内固定的应用疗效有所提高，但并发症仍经常发生。骨外固定器用于关节畸形矫治，首先由Charnlry（1948）根据Kry介绍的原理，用他研制的骨外固定器，对膝关节融合术进行加压固定的临床应用，结果成功率达98.8%，并大大缩短融合时间。其后Stewart、Moore和Smillie等骨科专家在临床应用中获得同样的优良效果。特别是原苏联骨科专家Ilizarov广泛地开展了骨外固定的临床应用和研究工作，使很多严重的骨与关节畸形患者恢复了肢体功能，使骨外固定技术有了跨时代的飞跃。越来越多骨科临床工作者对该技术深入研究和广泛应用，骨外固定技术日新月异，使器械的设计及应用技术日臻完善。其技术及生物学基础同人工关节、关节镜和矫正脊柱侧弯的哈林顿技术，共同被誉为矫形外科发展史上的四大里程碑。

一、骨外固定是矫形外科医生必须掌握的技术

随着骨外固定技术的不断发展和器械的完善，应用骨外固定器对截骨端进行固定和调控，已成为现代骨科领域的一项新技术，引起国内外很多骨科专家的兴趣。近些年来，经过很多专家的刻苦研究，我国的骨外固定技术在某些方面已处于国际领先水平。秦泗河等应用组合式骨外固定器和Ilizarov技术矫治四肢骨弯曲畸形，膝关节内、外翻畸形和严重膝关节屈曲挛缩畸形，以及治疗先天性胫骨假关节、骨缺损等也获得满意的疗效。夏和桃应用排列组合原理研制成组合式外固定，使以往一些认为无法治疗、感染性骨与皮肤缺损、骨缺损并肢体短缩和严重的骨与关节畸形等疑难病例的肢体得以保留，并恢复了功能。

矫治骨与关节畸形的基本技术原理是根据骨再生和生物力学原理，应用截骨术矫正畸形，采用各种固定的措施维持其位置直至骨愈合。骨外固定技术除能提供灵活、牢稳的固定

外，尚可进行牵伸及有效的调控，又不影响关节运动。骨外固定的缓慢牵伸技术可以进行骨或肢体延长，可在矫治畸形的同时进行肢体延长，还可用于关节屈曲挛缩的治疗。由此可见，骨外固定能为骨与关节畸形的矫正提供多种力学环境，国内、外矫形外科已广泛应用。用于下肢畸形矫正的外固定器必须要有良好的灵活性和可调性。组合式固定器，它可根据不同的手术部位，不同的年龄和矫形要求，排列组合成相应的构型，是矫形外科比较理想的骨外固定器。临床医生也可根据自己对某类外固定器的应用习惯和矫形手术方法，决定应用何种外固定器，达到固定截骨端和矫形的目的。

二、骨外固定治疗骨与关节畸形的适应证

1．截骨矫正畸形的加压固定 如膝关节内、外翻畸形，股骨、胫骨弯曲畸形，髋内翻，胫骨假关节，骨不连的加压固定等。

2．截骨延长与加压固定 伴有肢体短缩的骨缺损、胫骨假关节、骨不连、髋内翻等。

3．逐步牵伸技术进行矫治膝关节屈曲挛缩、足内翻等关节畸形。

三、骨外固定的力学作用方式

骨外固定器是通过穿插在骨内的钢针对骨进行施力，以提供优良的力学环境，施力的方式有以下几种：

1．加压固定 即骨折块之间的加压，根据作用力的方向，又分为轴向加压和侧方加压固定。

对骨断端施以轴向挤压，使骨折紧密接触，既能增加骨折的稳定性，又利于骨折愈合。加压固定适用于稳定骨折、骨不连和关节切除加压融合术。

侧方加压：根据骨折的成角及侧移趋势在适当部位穿针，应用杠杆原理进行侧方加压，以矫正线位偏差，也可对大的骨块行侧方加压。

2．中和位固定 在固定时不施加压力和牵伸力，以保持骨的长度及骨断端对位对线与稳定为目的。

3．牵伸术 有静力牵伸和缓慢牵伸两种。

静力牵伸：指在静力牵伸状态下维持有骨缺损的肢体长度和伤肢位置，或进行关节端粉碎骨折牵伸的复位固定，如膝、踝和桡骨远端不稳定骨折以及髋臼骨折等。

缓慢牵伸：指给予间断的动力牵伸，使骨或肢体逐步延长，达到延长骨及肢体或矫正骨与关节畸形的目的。

4．牵伸与加压联合应用 即在一长骨同时进行截骨延长与骨折的加压固定（骨端延长），如治疗伴有肢体短缩的胫骨假关节时，可对假关节端行加压固定，而在胫骨近端进行截骨延长术。

5．三维空间矫形 在矫形器上安装不同的铰链关节，通过旋转不同方向的螺纹杆，缓慢矫正骨与关节的复合畸形。

（秦泗河）

第二节 Ilizarov 技术概述与评价

一、Ilizarov 理论与技术的发现背景与传播

第二次世界大战后，前苏联遗留下很多并发慢性骨髓炎、骨不连、骨缺损而不能治愈的伤员。Ilizarov在自行车轮稳定性结构的启示下，于1951年发明了细钢针穿骨、张力下固定的环形外固定器。在一次实施膝关节加压融合术时，患者误将外固定加压器朝相反的方向旋转牵伸，复查时Ilizarov意外地发现逐渐拉开的截骨间隙出现了骨形成的X线影像改变。于是他通过进行犬腿折断后牵伸实验和人体创伤骨折断端外固定下的推拉成骨研究证实，给予骨折断端和骨干骺端一个持续、稳定与缓慢的牵拉应力，能刺激骨组织的再生。

Ilizarov技术治疗创伤骨折与骨科疾病，很少需要昂贵的高科技设备与手术器材，极少用内置物（目前部分肢体延长加用了髓内钉技术），大部分类型的骨折与骨科疾病治疗不需要皮肤切口、组织显露的操作过程，属于手术简单、效果优良、医疗费（成本）低廉的微创骨科实用技术。作者曾两次赴俄罗斯远东Ilizarov技术治疗中心考察学习，结合在矫形骨科临床应用研究10余年、治疗800余例病人的经验和体会，对该技术的历史、影响及最新研究进展等问题，进行概述与评述。

1963年，Ilizarov在前苏联骨科学术会议上首次报告了15例用他发明的器械和技术治疗骨不连和肢体短缩畸形，引起骨科专家的重视。1965年和1971年，前苏联政府分别在库尔干和列宁格勒市建立了创伤矫形外科研究所，对Ilizarov发现的牵拉成骨现象进行了深入的基础与临床应用研究，最终形成了"张力-应力法则"：给活体组织持续、稳定的缓慢牵伸，可刺激或激活某些组织细胞的再生和活跃生长，其生长方式类似胚胎组织，均为相同的细胞分裂，即控制牵拉的张应力，骨与软组织可再生，这简称牵拉成骨技术或牵拉组织再生技术。

1980年11月，意大利探险家Carlo Mauri去西伯利亚探险时发生感染性胫骨假关节，被Ilizarov治愈，从而此技术引起意大利骨科医生的注意。1981年6月，Ilizarov应邀去意大利Bellogio的AO协会，第一次在西方国家作学术报告。1986年，Ilizarov的技术由意大利传到美国，在北美成立"Ilizarov技术研究与应用推学会"，很快此技术传遍全世界。

二、多用途环型外固定器

Ilizarov创造出100多种外固定器附件，能够组装成600多种构型，能满足绝大多数骨科疾病治疗的需要。器械安装在肢体上能多平面调整活动，可以同时在一个平面上进行牵引而在另一个平面上进行压缩。从而能同时矫正一个肢体上存在的多种畸形。伊氏用1.5～1.8mm细钢针穿骨，在张力下多平面、多方向固定在外固定器的钢环上，能明显减少穿针的创伤和术后的针道感染。治疗期间患肢负重可发挥周期性轴向微动（axial micro-motion）效应，有利于骨愈合。

三、肢体延长术、骨转移与肢体畸形矫正

（一）肢体延长术

Ilizarov对肢体延长的贡献不仅是研制了环形外固定器与标准的操作技术，更重要的是

牵张再生概念的提出使人们对肢体延长的生物学过程有了新的理解，不仅能延长和增粗管状骨，而且能延长扁骨和不规则骨。

1．保留骨髓内血管的皮质骨截骨术

Ilizarov在动物实验中发现，骨髓对骨的形成有重要作用，由此发明了保存骨膜及髓管的皮质骨截骨延长术。但近年的临床证实该技术对良好的成骨并不重要。目前交锁髓内钉技术已经较普遍用于肢体延长术，由于其维持了良好的延长区域的轴线，有利于骨痂的形成。

2．牵拉成骨的影响因素

①截骨端固定的稳定性；②截骨方法；③截骨位置；④患者年龄等身体的某些潜在因素；⑤牵拉速度；⑥牵拉频率。

动物实验与临床观察证实，任何有血管供给的骨面，不管是外骨膜、内骨膜、骨皮质或骨小梁，当它们逐渐被牵拉，都能促使骨再生，但骨膜对骨再生的作用最大，这可能是骨膜支配血管的重要反应，因而破坏骨膜的骨分离方法将影响骨的再生。

3．骨愈合指数

又被称为"外固定治疗指数"，即每延长1cm所需时间。De bastiani 等报告，股骨愈合指数1.2个月，胫骨1.4个月。Paley 报告儿童骨愈合指数0.97个月，成人1.7个月。干骺端部位截骨愈合速度比骨干愈合快；股骨比胫骨快，胫骨在两个部位延长时比一个部位延长愈合快。

4．肢体延长术的主要临床进展

①矫形策略由过去主要靠医生的临床经验和直观诊疗理念，进入数字化、标准化及生物学的量化时代；②临床上掌握了合理的穿针布局与固定刚度标准；③研制了小腿与跟腱同步弹性延长器；④交锁髓内钉、骨髓腔内置入细钢针与体外延长器的结合能维持骨延长区域的轴线，有利于骨延长区域的骨形成。⑤跨关节铰链的改良；⑥术后正确的康复训练与现代矫形器的合理应用。

（二）骨转位（bone transport）

也译成"骨搬移、骨输送、骨端延长等"，是 Ilizarov 创造的最独特的治疗方法。

1．骨不连

骨不连分肥大型或萎缩型、感染型非感染型两类。Ilizarov技术核心的治疗是固定稳定下的牵引。但现代临床结果表明，配合切开复位，开通骨髓腔，形成新鲜骨断端，有利于骨牵引过程中有利于消除骨感染、微血管和骨小梁的再生。

2．骨缺损

Ilizarov 采用骨端截骨延长 - 骨转移的方法治疗骨缺损，骨端移动在软组织袖内进行，速度1mm/d，逐渐将正常骨转位至缺损区，在修复骨缺损的同时尚能恢复肢体的长度与结构。手术操作的基本原则是：稳定的固定，在骨缺损的上下残端低能量截骨后安装外固定器，术后逐渐牵引，借膜内骨化成骨，其骨块移动后骨形成的过程与骨延长术相同。

转移骨段必须有足够血供，促使牵拉的骨端与接受骨压缩愈合，环形固定架可以用斜拉针或横形张力针（或半针），可作任何方向的骨段转位。如果治疗大段的骨缺损应采用斜拉针，可减少对皮肤的切割瘢痕。

转移骨段必须有足够血供，促使牵拉的骨端与接受骨压缩愈合，环形固定架可以用斜拉针或横形张力针（或半针），可作任何方向的骨段转位。如果治疗大段的骨缺损应采用斜拉针，可减少对皮肤的切割瘢痕。

3．骨转移技术的优点

骨转移与骨移植、抗生素串珠、带血管游离骨移植治疗骨段缺损的结果进行比较，其骨愈合速度、治疗时间、手术创伤、并发症发生率均优于传统骨科治疗组。而且骨转位技术能成功治愈既往实施显微外科手术——肌骨瓣移植术治疗失败的感染性骨缺损。

Gierny 等将 Ilizarov 骨转位和骨移植治疗骨缺损的疗效进行比较，骨转位的并发症发生率为33%，（7/21例），骨移植为（61%，14/23例）。骨转位的骨愈合时间为17个月，骨移植为22个月。治疗费用骨转位低于骨移植。

Paley等治疗18例胫骨缺损，平均年龄37岁（20～55岁），缺损8.9cm（2～18cm），伴下肢不等长3～6cm，其中感染病例7例，牵拉平均13.9个月(4.7～22.6个月)，随诊2.1年，16例效果优良，1例差，（由于交感神经症状而行截肢）。Paley等用骨转位方法治疗先天性胫骨假关节16例，治疗平均5.6个月（3～12个月），所有患者的畸形均得到矫正，随访4年时胫骨假关节处愈合率93.75%（15/16例），且肢体的长度同时获得恢复。1例未愈合，二期实施切除骨端和植骨加压。

骨转位治疗骨缺损若出现以下情况时应配合必要的手术治疗：①对接不良或骨移动牵引受阻，需手术恢复；②延迟愈合，可行骨移植；③皮肤内陷可行皮下松解；④新生骨矿化缓慢，可加用促进骨愈合的一些措施，如体外冲击波等。

（三）肢体畸形矫正

Ilizarov器械具有三维调整功能，增加能够旋转的铰链关节可拉开关节间隙，任意改变牵伸的方向，从而开拓了复杂肢体畸形微创牵拉矫正的时代。

1．软组织畸形。四肢畸形可分为软组织型、骨关节型和混合型。Ilizarov治疗各种软组织挛缩畸形一般不须开刀，闭合穿针安装牵伸器后，通过缓慢牵拉即可矫正。

2．骨性畸形。术前须摄下肢全长负重位X线片，准确测量骨干轴线与畸形角度，下肢持重力线与骨干轴线之间的关系，以选择器械构型、决定截骨方法与术后牵拉矫正的程序。

3．混合型畸形。骨性与软组织畸形同时存在，治疗可分期或同期进行。如上肢的骨缺损、短缩、手枪弯畸形、先天性并指等，下肢的屈膝挛缩、复合膝关节畸形、类风湿性关节炎所致关节畸形、先天性胫骨或腓骨缺如等，应用 Ilizarov 技术一般都会获得满意的矫正效果。

4．严重足畸形。Ilizarov技术矫正该畸形可分截骨和非截骨法。非截骨法：牵引关节和软组织，消除挛缩，恢复足的正常解剖位置，重塑足的生物学弹性，多适应于8岁以下患儿。8岁以上患儿适用截骨法，截骨分为：踝上、前足、后足、前后足联合截骨。秦泗河等治疗的13个成人重度马蹄内翻足畸形，皆获满意疗效。

四、治疗创伤骨折

Ilizarov认为，骨折的治疗必须解决机械和生物的两个方面的问题，前者包括骨折的复位和固定，这个方面各个学派借助近代科学手段和仪器已成功解决。后者必须创造骨组织和固定骨折之间的生物协同性，除药物因素外，只有从通过外部固定的器械才能在某种程度上解决生物学方面的问题。

Ilizarov技术治疗四肢各种骨折，几乎不需要开刀，术中牵拉下穿针安装可调式环型外固定器，术后通过器械的三维调整完成各种骨折的复位。根据前苏联1989年对90余万例用Ilizarov方法治疗骨折的结果统计，骨愈合时间比内固定方法缩短33.4%～88%，基本避免了用内固定手术方法所发生的感染、骨折成角、骨不连等并发症，且避免了皮肤切口瘢痕。早期运动是Ilizarov疗法的组成部分，治疗区必须配备功能训练厅，对不同骨折类型和部位制定了特定的动作和锻炼体操，一般下肢骨折术后由理疗师指导进行规定的训练。

五、矮身材增高术

增高术是肢体延长技术发展到成熟阶段对社会需求的应答。库尔干在1990年之前即实施了增高手术500多例。Peretti等对104例软骨发育不全性侏儒患者行胫骨及股骨延长术（各延长17cm），术后患者身高平均增加33cm。但出现很多并发症。

Paley提出实施双下肢增高术必须符合达·芬奇提出的人体黄金分割法，即正常成年人站立时位，从脐到足底的长度占身高的62%。他分次、分段延长患者的双股骨、双肱骨和双胫骨，总计可增高约30cm。

目前，因增高术尚缺乏长期系统的随访统计和循证医学方法的证明，且正常人增高还涉及到医学伦理与技术准入等方面的问题，故不宜提倡。

六、Ilizarov技术的并发症与缺点

目有尚未发现Ilizarov明显的缺点。发生严重并发症的主要原因是医生没有全面理解Ilizarov技术的原理，没有很好地掌握该技术的应用规范和术后管理程序。

针道感染主要见于软组织丰厚处和皮肤与针道之间易于滑动的部位。为机械性或快速钢针旋转热力损伤所致，少数并发蜂窝组织炎，局限性脓肿。对针孔局部进行处理，感染一般会很快消失，少数需更换针道。

骨性并发症有过早愈合，延迟愈合，骨不连，轴性偏离与牵拉应力不均性骨折。另外，对骨愈合的强度判断有误，拆外固定器后出现弯曲或骨折。

关节并发症主要是关节僵硬。大幅度肢体延长时可发生肌肉挛缩，甚至发生关节软骨损伤、纤维变性。股骨延长易出现膝关节僵硬。胫骨延长易发生足踝部的畸形。穿针或截骨操作失误可能造成神经及血管直接损伤，牵拉速度过快可引起神经暂时性麻痹，极少数患者发生反射性交感神经萎缩、高血压、筋膜间室综合征等。

西方医生用Ilizarov方法实施肢体延长术，术后并发症发生率高于Ilizarov的报告。Wagner报告为占45%（26/58），De Batiani等报告为14%（14/100），Ilizarov报告为5%（12/237）。这说明只有依靠外科医生经验的积累与术后专门的管理措施，才能真正降低并发症的发生率。

我们应用Ilizarov技术治疗2000多例肢体畸形与下肢延长的结果证明，由于器械、手术方法、治疗流程等一系列的改进，针道感染、截骨断端成角、周围神经卡压、关节僵硬或继发畸形等并发症已显著减少或基本得到有效控制。

七、Ilizarov技术的学习曲线

Ilizarov技术包含了机械力学、生物学、康复医学与骨科学的理论，其临床治疗又是一

个手术与非手术交融的过程。对复杂肢体畸形的矫正，治疗器的安装操作比较复杂，术后的管理必须到位。因此，从事此项工作的骨科医生须经过正规的培训与相当数量病例的临床实践，才能学会在不同情况下规范应用该技术。俄罗斯规定，骨科医生必须到库尔干Ilizarov中心正规培训4～5个月（其中一个月专门学习器械），考试合格后发给Ilizarov技术准用证，才能将Ilizarov器械配送给相应医院骨科应用。

八、基础研究方面应当深入探索的问题

1. 尚没有清楚了解牵拉过程中组织生长、改建和修复的生物学机制与调控过程，牵拉力对全身产生的影响及应力刺激局部细胞分裂的原因。
2. 尚未研制出合适的工具测试Ilizarov技术的器械构型与个体的适宜刚度。
3. 缺乏统一的国际疗效评估标准。
4. 在下肢大幅度延长过程中，尚无法确定患肢需要多大的负荷行走力量才产生对骨愈合有利的生理要求。
5. 对骨愈合的质量与骨功能之间的关系尚缺乏有效的检测方法。
6. 对肌肉、韧带、神经干等软组织的再生机制及过程缺乏清楚的了解。如成年人的小腿肌肉在延长超过10cm后，为什么仍能恢复与手术前基本相同的肌力与弹性。另外，对肌肉再生机制及在何部位再生还没有公认的结论。

九、正在开展的新手术方法

1. 关节分离：安装带铰链关节的外固定牵伸器，牵拉下关节适当分离后持续运动关节，能恢复一些纤维性僵直的大关节功能，如髋、膝、踝、肘关节的挛缩僵硬，能改善骨性关节炎的临床症状，延缓人工关节置换时间。
2. 在椎体钉的基础上安装脊柱牵伸器，牵伸矫正严重的脊柱畸形。
3. 口内植微型牵伸器矫正下颌骨畸形、牙齿排列紊乱等。
4. 延长残肢使之易于安装假肢。牵拉矫正手部的各种先天性、创伤性手的畸形与手指残缺。
5. 骨与软组织横向牵引重建微血管循环可治疗四肢缺血性疾病，也可用于产生带有完整大量血管的软组织，以便随后进行带血管骨与软组织移植。颅骨牵拉用于治疗脑中风后遗症。
6. 恶性骨肿瘤切除后的肢体缺损重建手术。
7. Baumgart等已经开发电动全髓内钉骨干延长术，Cole设计了髓内骨骼机械动力延长器（ISKD），且获得临床应用的成功，从而避免应用外固定器的穿针牵伸。

美国Dror Paley在Ilizarov的基础上，建立了以关节走行方向和下肢骨干的机械轴、解剖轴为基础的肢体畸形分析的CORA方法，使肢体畸形的矫正真正进入了能够精确分析、量化的时代。

十、未来展望

Ilizarov关于骨与其它软组织牵拉下再生的基础研究，已引导人们对骨与软组织的形成生物学有了更多了解。现代临床研究的焦点集中在牵拉下加速骨形成，促进肌肉生长，避免

经皮固定。还有一些学者正在研究以不同速度牵引力量下再生交叉韧带，再生血管网治疗缺血性疾病和罕见骨科疑难杂症，日本学者在兔子的动物模型中，将股骨髁做关节内截骨后安装外固定器牵伸，发现软骨牵伸分离区出现再生软骨，为牵拉性软骨再生提供了动物实验依据。

张力-应力法则治疗法因增加了"时间"这个可调节的变量，被认为是一种哲学概念的四维相矫治方法，恰好符合了生命是四维相本质的学说（三维结构加人体生命的时间性）。因为任何疾病的转轨与治疗过程都是生命的组成部分，最佳的治疗方法应当顺应生命的基本规律。由此产生一个问题，张应力原理这个手术构想与非手术构想掺杂的产物，究竟是一个手术方法原理还是一个医学哲学原理，就是说我们是否需要以及如何将有关时间的观念引入外科治疗的各个领域。

从医学整体的发展趋势来看，现代骨外固定技术的提高与普及，医学家自身的孤军奋战时代已经结束，骨科医生应该明确地认识到临床上的创新与发展，将来自于非医学专业人士的合作与帮助，其中吸收生物力学、工程师、康复医学、心理学、美学、组织工程等工作者加入到这个队伍，是未来的发展方向。由于计算机的发展，能够用图像分析系统结合模拟技术来处理患者解剖与畸形病理的个体差异，甚至能将活动状态下肌肉、肌腱、韧带和关节的力量变化通过图像显示，数字模拟技术或虚拟人体可能将为矫形外科的发展插上翅膀。

总之，Ilizarov技术已形成一个完整的微创骨科治疗体系，其治疗的理念是以仿生为基础，并深入到组织发生过程的实质，从而允许医生在人体外操纵骨与软组织的愈合与重建过程。凡是传统骨科技术难以处理或不能处理的一些骨科手术后遗症，疑难、少见骨科杂症等，都有可能采用Ilizarov技术获得满意疗效。Ilizarov的发明、发现与在临床上的科学成就呈现了科学与人文的完美结合，这提示现代骨科医生应注意科学与人文的交融。

科学发展的历史表明，技术往往超前于基础研究成为理论突破的先导，Ilizarov技术临床应用的范围逐渐扩大到外科多个专业，但基础研究的范围与深度远落后于临床应用。关于应力对人体生理的整体影响研究还有很大的发展空间，有可能出现新的理论突破。

Ilizarov于1992年去世，他创造的治疗严重肌肉骨骼疾病的贡献永存不朽。

（秦泗河）

参考文献

1. Ilizarov, GA. The tension-stress effect on the genesis and growth of tissues .Part I.The influence of stability of fixation and soft-tissue preservation. Clin Orthop, 1989, 238:249-281.
2. Ilizarov, GA. The tension-stress effect on the genesis and growth of tissues .Part II .The influence of the rate and frequency of distraction. Clin Orthop, 1989, 239:263-285.
3. 李刚，秦泗河．牵拉成骨技术的基础研究进展与带给骨科的启示．中华外科杂志，2005, 8:540-543.
4. Debastiani G, Aldegheri R. Renzi-Brivio L,et al. Limb lengthening by callus distraction(callotasis). J Pediatr Orthop, 1987,7:129-134.
5. Dror Paley. Principles of deformity correction. Berlin, Heidelberg, New York: Springr-Verlag, 2002, 1-209.
6. 秦泗河，夏和桃，彭爱民等．胫骨与跟腱同步弹性延长器的设计与临床应用．中华外科杂志，2004，7: 1157～1160.
7. Paley D, Herzenberg JE, Paremain G, et al. Femoral lengthening over an intramedullary nail. Matched-case comparison with Ilizarov Femoral lengthening. J Bone Joint surg(Am), 1997,79:1464-1480.

8. 夏和桃,彭爱民,罗先正. 带锁髓内针与骨延长器在小腿延长中的联合应用. 中华外科杂志, 2005, 43: 495-498.
9. Cierny G, Zorn KE. Segmental tibial defects. Comparing conventional and Ilizarov methodologies. Clin Orthop, 1994, 301:118-123.
10. Paley D, Catagni MA, Argnani F, et al. Ilizarov treatment of tibial nonunions with bone loss. Clin Orthop, 1989, 241:146-165.
11. Paley D, Catagni MA, Argnani F, et al. Treatment of congenital pseudoarthrosis of the tibia using the Ilizarov technique. Clin Orthop, 1992, 280:81-93.
12. 秦泗河,孙磊. 技术在矫形外科的应用进展. 中国矫形外科杂志, 2002, 3:295~298.
13. Damsin JP, Ghanem I. Treatment of severe flexion deformity of the knee in children and adolescents using the Ilizarov technique. J Bone Joint Surg [Br],1995,7:140-144.
14. 秦泗河,夏和桃,郑学建等. 新型Ilizarov膝关节牵伸器的研制和临床应用. 中国矫形外科杂志, 2004, 11:805-808.
15. 秦泗河. Ilizarov张应力法则矫正类风湿性关节炎重度屈膝畸形一例. 中国矫形外科杂志, 2003, 10:715.
16. 秦泗河,李承鑫,吴洪飞. 先天性胫骨缺如伴重度膝关节畸形的外科治疗. 中国矫形外科杂志, 2005, 19:1485~1487.
17. 秦泗河,孙磊,郑学建. 微创牵拉技术治疗缺血性肌挛缩后遗足踝畸形. 中华外科杂志, 2006, 8:547-550.
18. 秦泗河,陈建文,郑学建等. Ilizarov张力-应力法则结合三关节有限截骨术矫正成年人重度马蹄内翻足. 中华骨科杂志, 2004, 6:338~341.
19. Peretti G, Memeo A, Paronzini A, et al. Staged lengthening in the prevention of dwarfism in achondroplastic children: a preliminary report.J Pediat Orthop, 1995,Part B,4:58-64.
20. Wagner H.Operative lengthening of the femur. Clin Orthop, 1978, 136:125-142.
21. 曲龙,王爱林,汤福刚. 胫骨横向搬移血管再生术治疗血栓闭塞性脉管炎. 中华医学杂志, 2001, 10:622-624.
22. Baumgart R, Zeiler C, Kettler M, et al. Fully implantable intramedullary distraction nail in shortening deformity and bone defects: spectrum of indications. Orthopade, 1999, 28:1058-1065.
23. Cole JD, Justin D, Kasparis T, et al. The intramedullary skeletal kinetic distractor (ISKD): first clinical results of a new intramedullary nail for lengthening of femur and tibia. Injury, 2001, 32(suppl D):129-139.

第三节 Ilizarov环型外固定器的基本构型与穿针截骨原则

Ilizarov的环形外固定器有150多种附件,根据病情的需要可以似万花筒样组装成600多种构型,可以完成四肢绝大部分创伤骨折的治疗、畸形的矫正与残缺的修复,由于其理论内容在有关章节已经进行了较详细的叙述,本节主要以图解的方式简单介绍器械的基本部件、主要的构型与连接方式、铰链关节的应用,基本的穿针固定原则。

一、器械的基本部件与主要的几种连接方式

见图12-3-1～7。

二、铰链关节与矫形附件的应用

在外固定器上安装铰链关节和矫形附件,是Ilizarov发明的矫正复杂畸形的最奇特的器械装置。尤其是铰链关节的发明与优化组合性应用,不仅能够矫正过去难以矫正的复杂畸

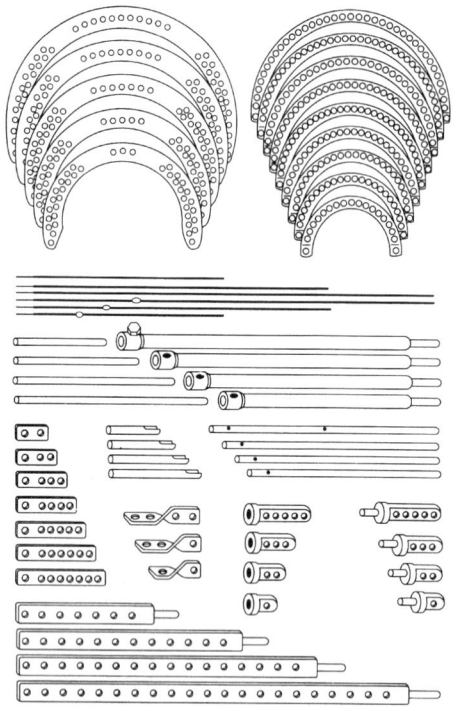

图 12-3-1 Ilizarov 治疗器的基本部件

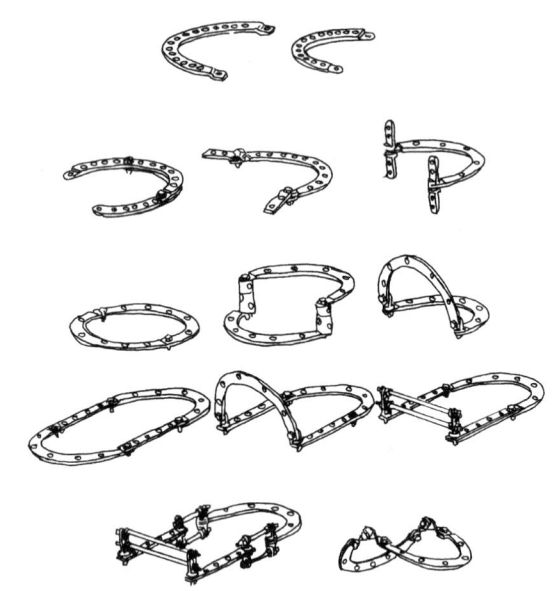

图 12-3-2 Ilizarov 不同形状的钢环及其连接构型方式

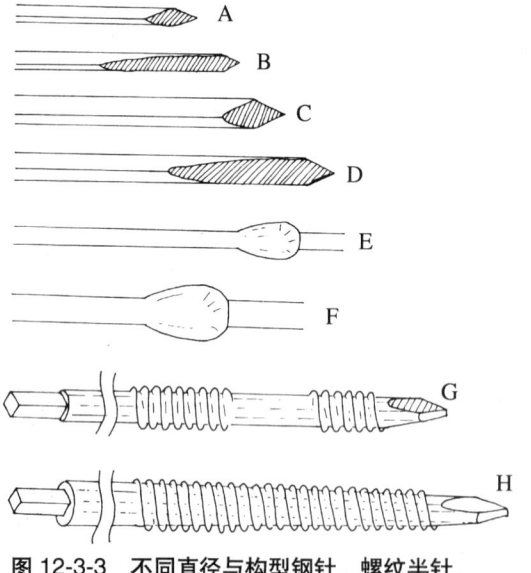

图 12-3-3 不同直径与构型钢针、螺纹半针，E、F 为串珠钢针

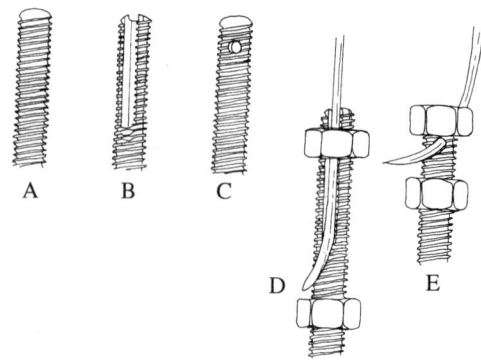

图 12-3-4 按钢针长轴牵伸，钢针与螺纹杆的连接方式

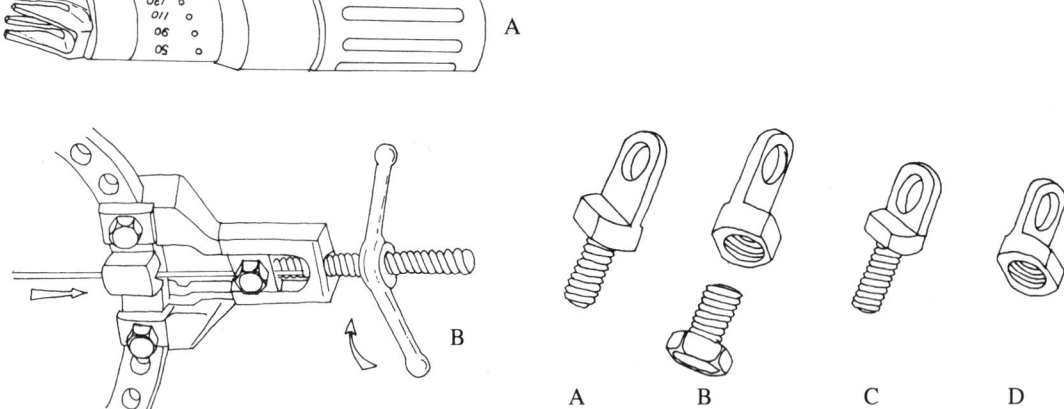

图 12-3-5　使钢针张力增加的拉张器
A 在拉张器的前部标有牵拉力（kg）的数字
B 不带测力装置，凭手的感觉确定钢针拉张力的简易拉张器

图 12-3-6　为改变矫形方向、穿针间距，在钢环上可连接的不同附件（俗称耳杂）

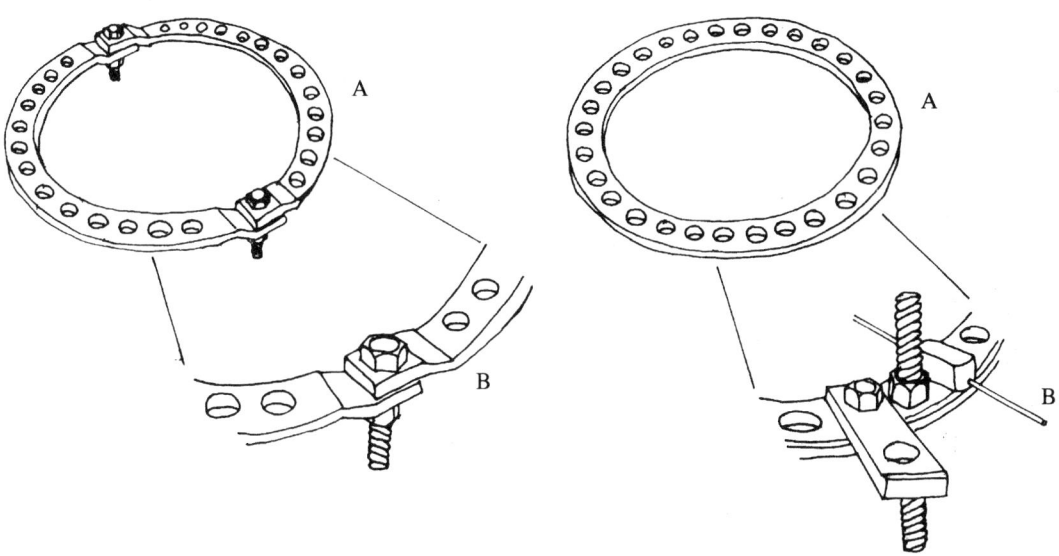

图 12-3-7　钢环的构型与矫形附件的连接方式
左图：2 个半环可构成 1 个钢环
右图：在全钢环的基础上加附件的方法

形，而且能够通过关节牵伸恢复僵直或退变的关节功能。有关外固定器矫形附件、铰链关节的结构、力学原理、安装固定方法等，在 Ilizarov 专著中有详细论述，本节用简单的图解方法介绍（图 12-3-8 ～ 14）

三、穿针固定与截骨术原则

选择钢针的周径、针尖类型、穿针部位、穿针角度、穿针方法、电钻旋转的速度与钢针摩擦生热的关系，穿针部位是否为安全区，能否避免贯穿肌肉或肌腱？能否避免热灼伤？钢

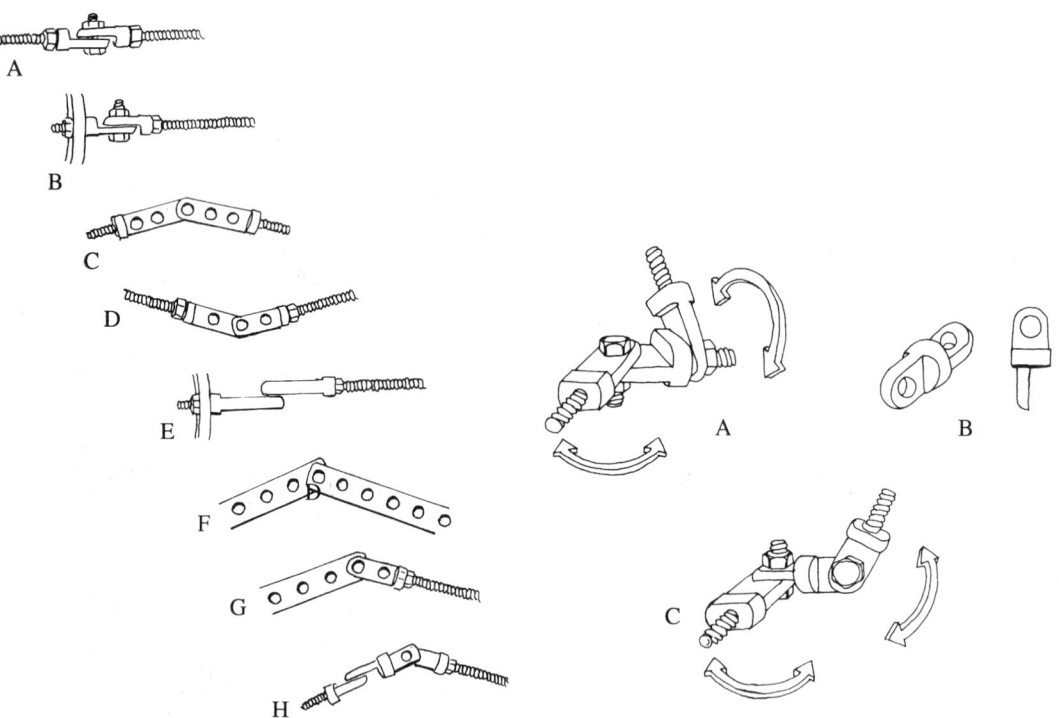

图 12-3-8 铰链关节的不同构型与连接方式

图 12-3-9 不同矫形附件组合可形成三维运动，满足复杂畸形的矫正

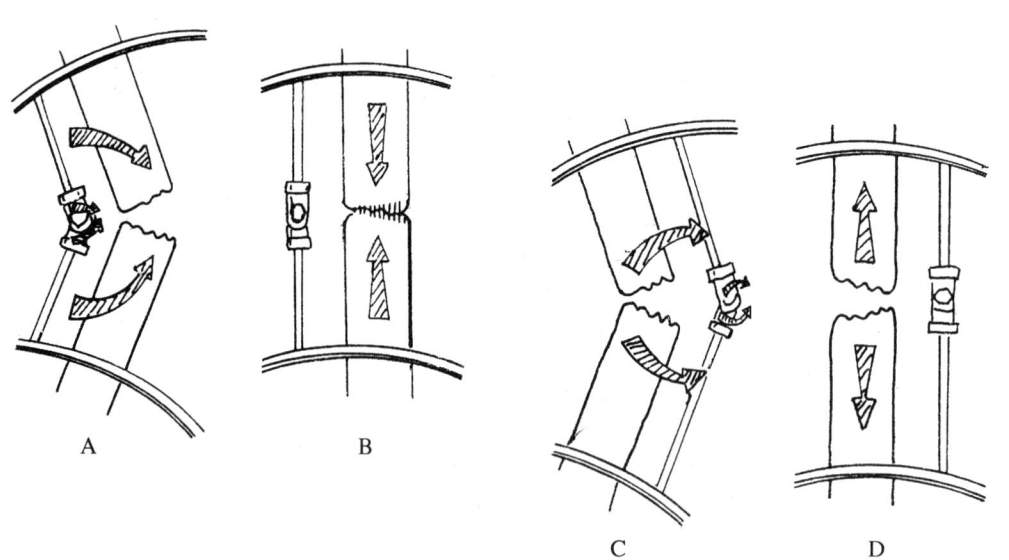

图 12-3-10 骨折成角畸形的铰链安装与矫形方法

A-B 安装在凹侧
C-D 安装在凸侧

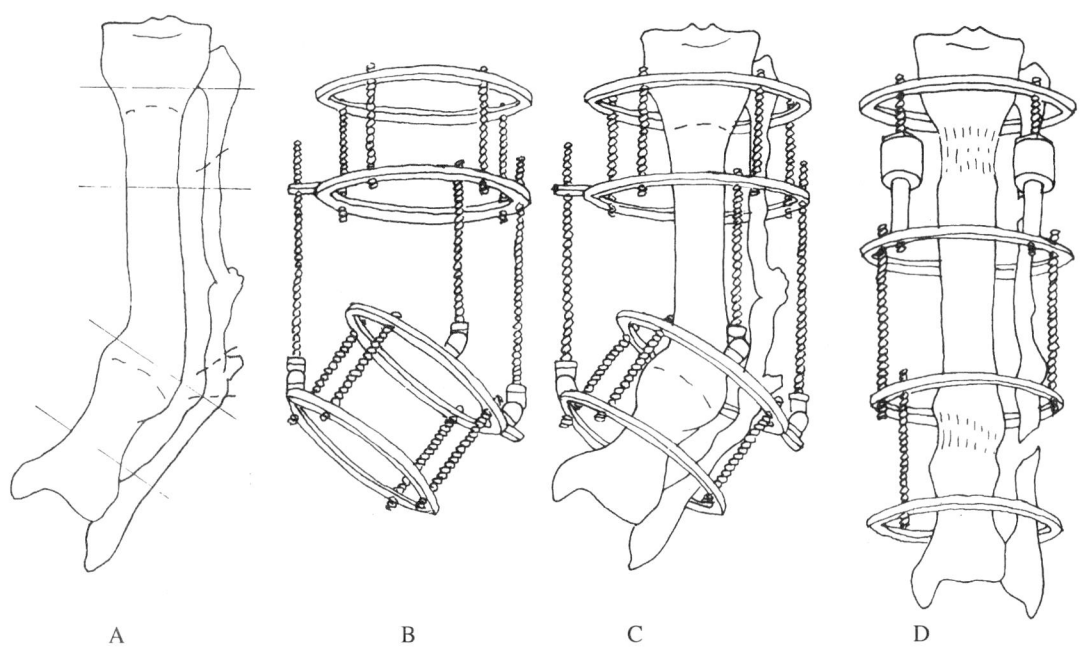

图 12-3-11 胫骨成角与短缩畸形的器械构型、铰链位置与截骨矫形方法

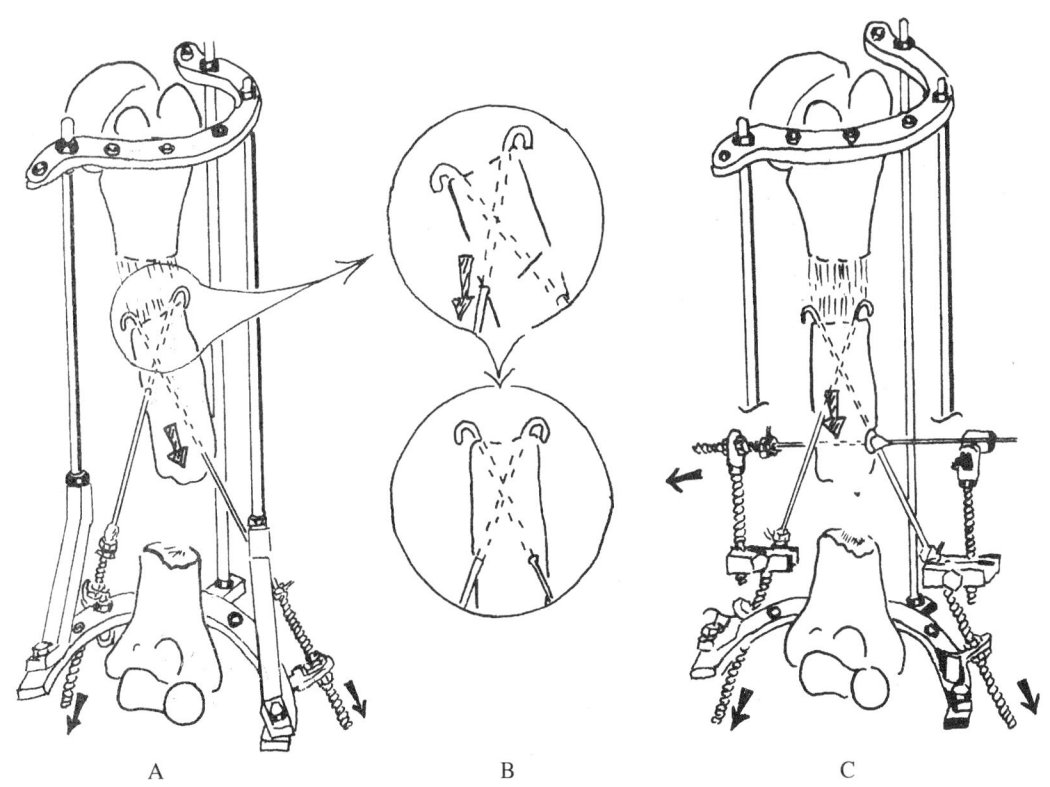

图 12-3-12 骨段延长修复骨缺损、穿针固定及截骨牵拉方法

A-B 骨段斜行牵拉
C 骨段平衡牵拉移位

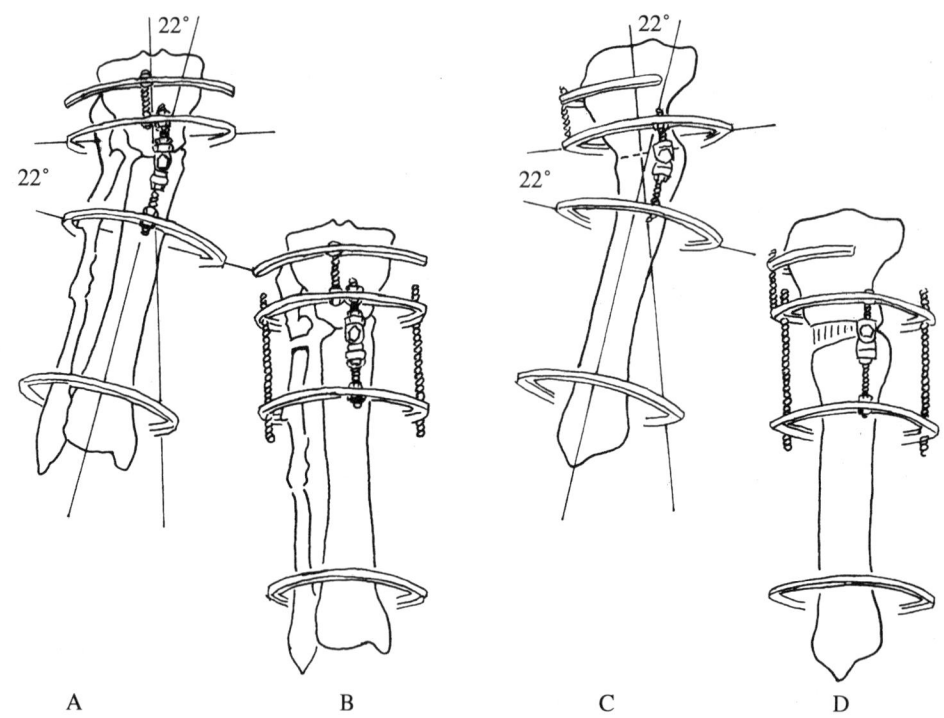

图 12-3-13 骨不连、成角畸形愈合、器械构型、铰链位置与矫形方法

A-B 骨不连与成角畸形　C-D 成角畸形愈合

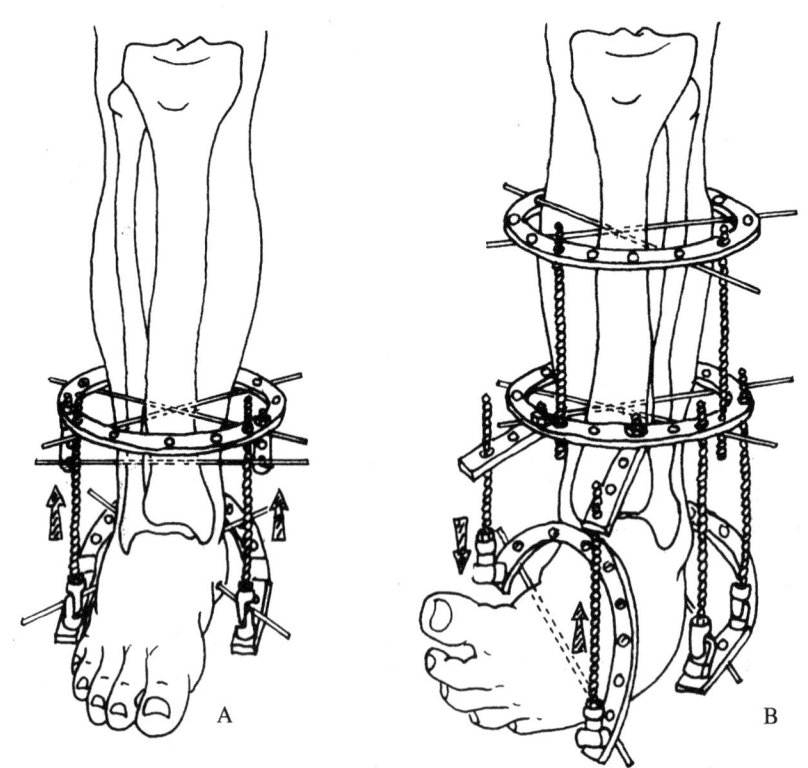

图 12-3-14 矫正内翻足或马蹄内翻足畸形穿针固定方法

A 矫正后足内翻　B 矫正全足内翻

针布局与固定强度如何掌握？这些都是Ilizarov技术临床应用是否巧妙的关键，也只能在理论的指导下循序渐进，逐渐熟练、把握（图12-3-15～25）。目前骨干畸形的矫正由环形外固定器趋向于半环形或单边符合型的方向发展（图12-3-26），成角畸形严重者宜行畸形凸侧截骨，矫正畸形后短缩的肢体再实施骨延长术（图12-3-27）。

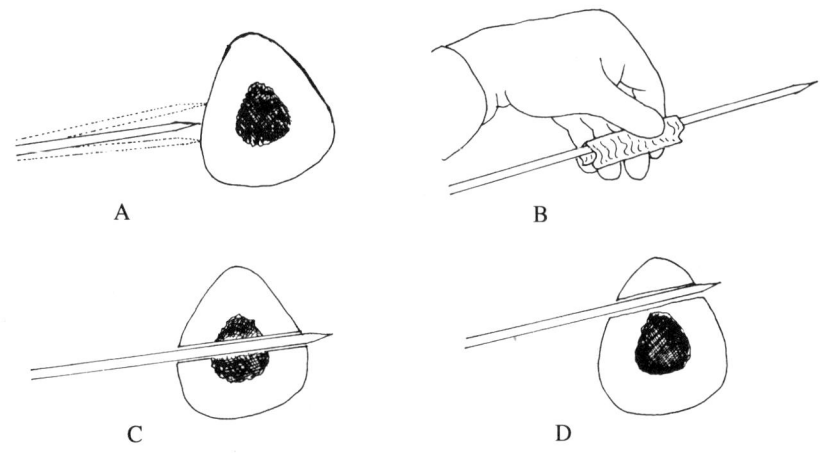

图 12-3-15　钢针穿过骨干的基本手术步骤
A 用钢针尖上下滑动确定为骨干的中央
B 钢针钻骨时应以酒精纱布持辅，并低速钻入，可降低钢针的热度
C-D 钢针应从骨干中央穿过，不应完全经过骨皮质

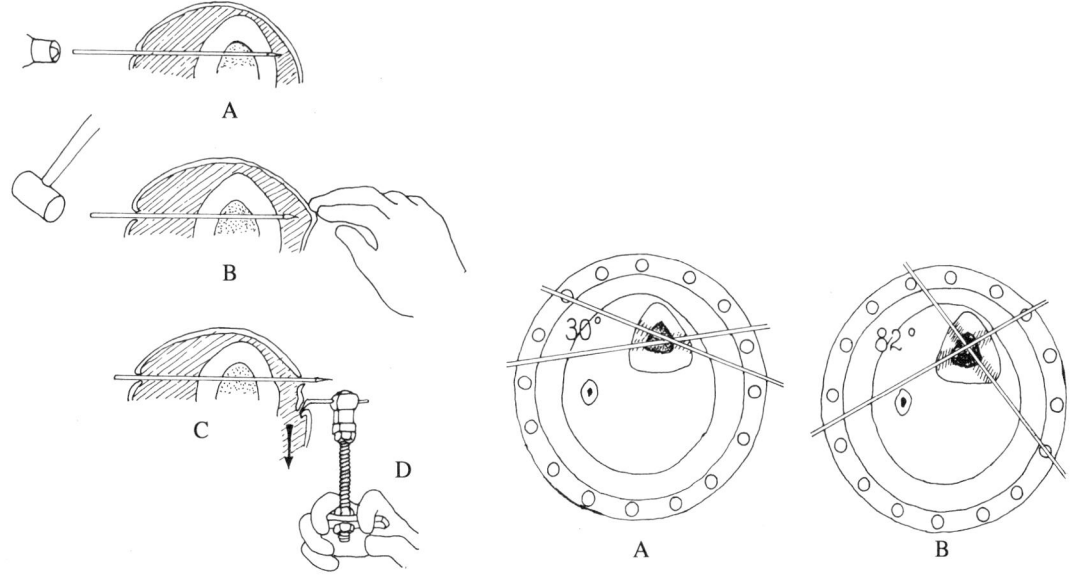

图 12-3-16　钢针穿过肢体对侧皮肤的手术程序
A 钢针穿过对侧骨皮质去掉电钻
B 用锤击入对侧皮下
C-D 用器械压对侧皮肤，将钢针周围的肌腱、血管推到一边，针尖即可穿过对侧皮肤

图 12-3-17　小腿下段的穿针角度不小于30°，不大于82°

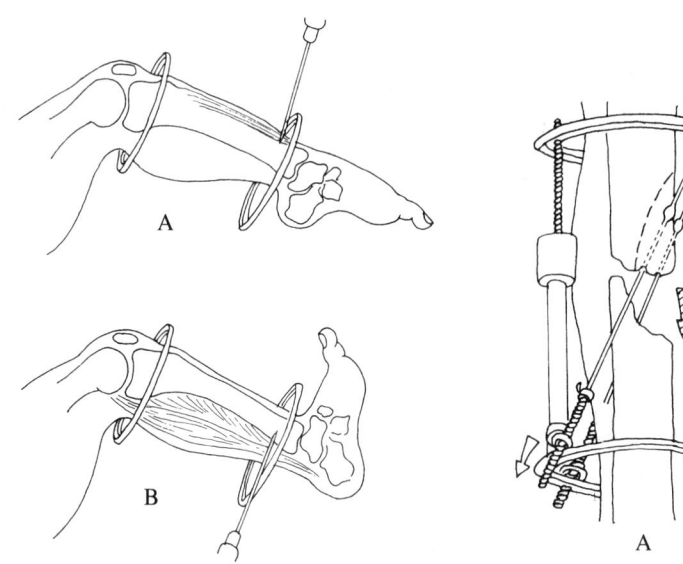

图 12-3-18 胫骨下段穿针时踝关节应采取的位置

A 前侧进针踝关节应跖屈，避免贯穿胫前肌腱
B 内后侧穿针踝关节应背屈，如此穿针后不影响踝关节背伸运动

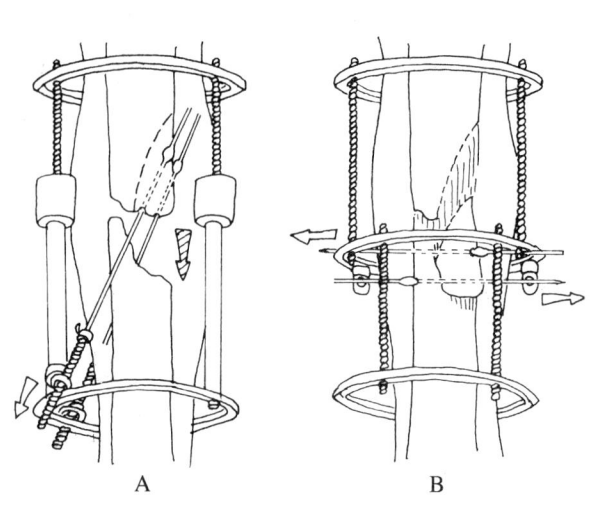

图 12-3-19 不规则骨缺损 Ilizarov 技术修复

A 截骨与穿橄榄针牵拉方向
B 骨缺损修复后，再将转位的骨块给予加压牵引以促进骨愈合

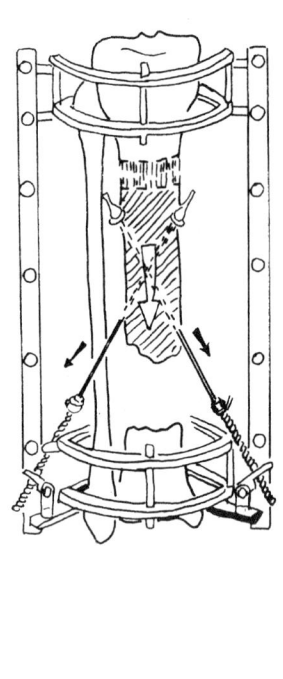

A

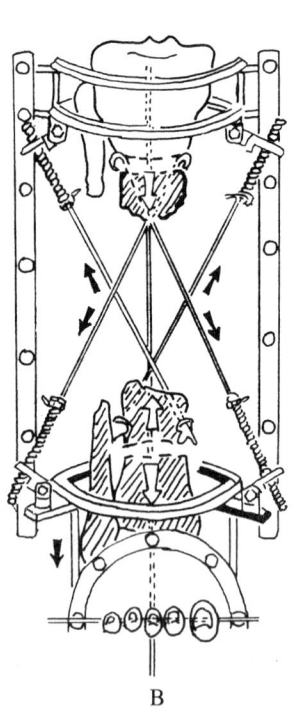

B

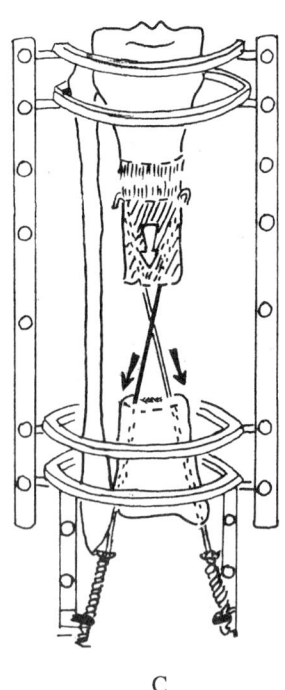

C

图 12-3-20 骨转位技术（骨端延长）修复胫骨缺损的 3 种手术方法

A 截骨段用橄榄针牵伸　　　　B 骨缺损上、下残端双截骨牵伸修复方法
C 牵拉钢针通过截骨残段髓腔牵引

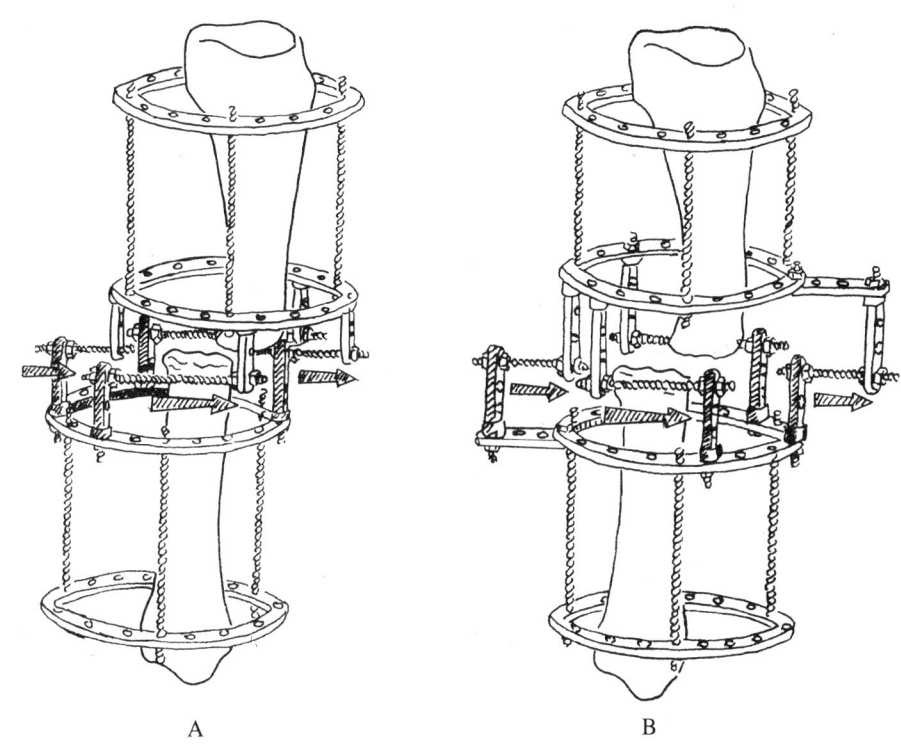

图 12-3-21 横向推力矫正骨断端移位

A-B 两种器械的构型有差异，但皆能形成相同的牵拉力及方向

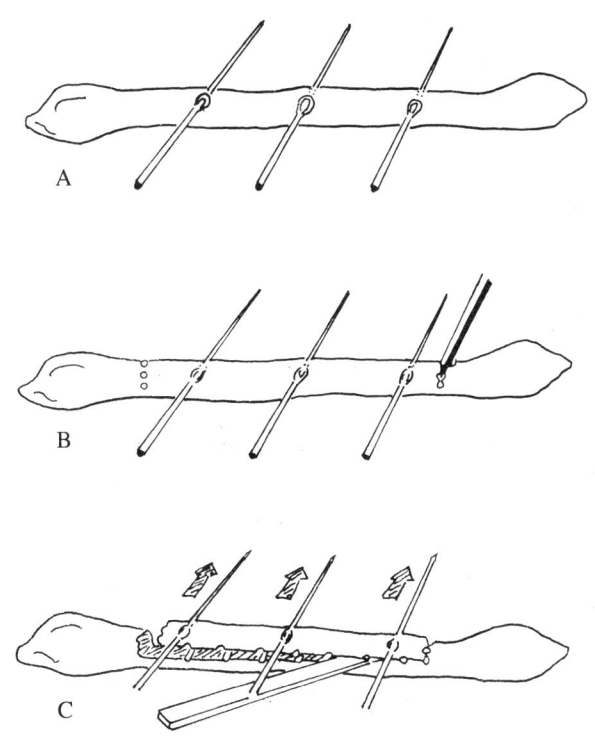

图 12-3-22 骨干横向牵拉增宽术的穿针与截骨步骤

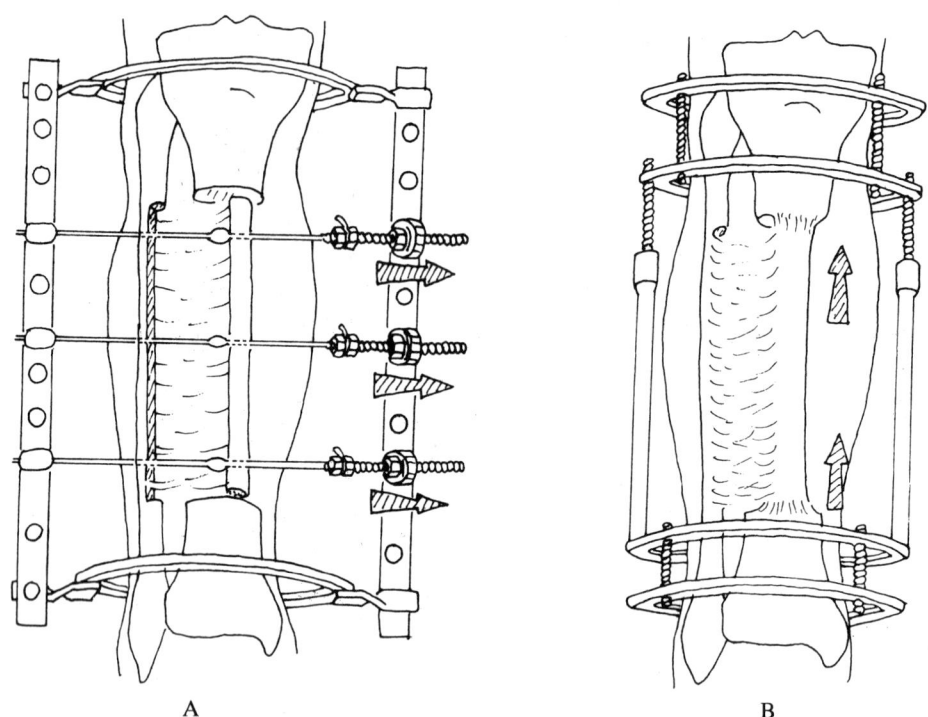

图 12-3-23 将腓骨纵形劈开横向牵伸修复胫骨大段缺损
A 根据胫骨缺损的长度纵形劈开腓骨,安装串珠针后,将劈开的腓骨缓慢横向牵伸
B 横向牵伸完成后期适当纵向加压,能促进新生骨痂的重建

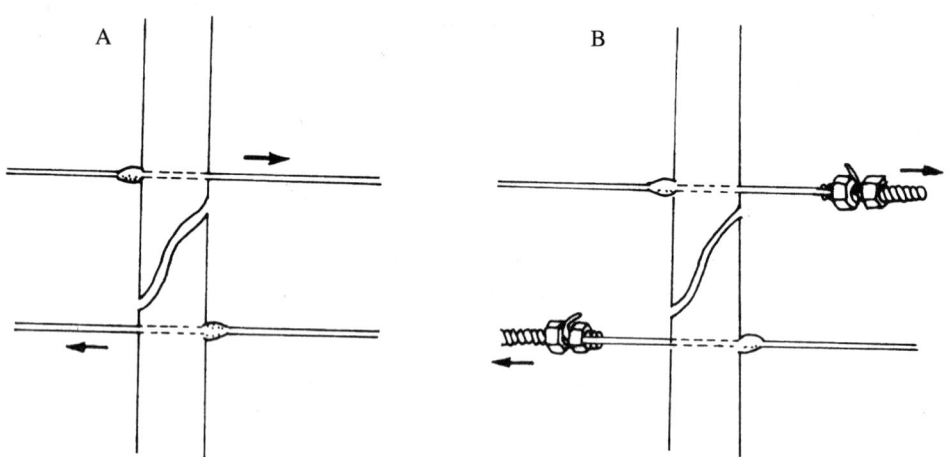

图 12-3-24 斜行骨折或骨不连,用串珠钢针双向拉压固定的方法

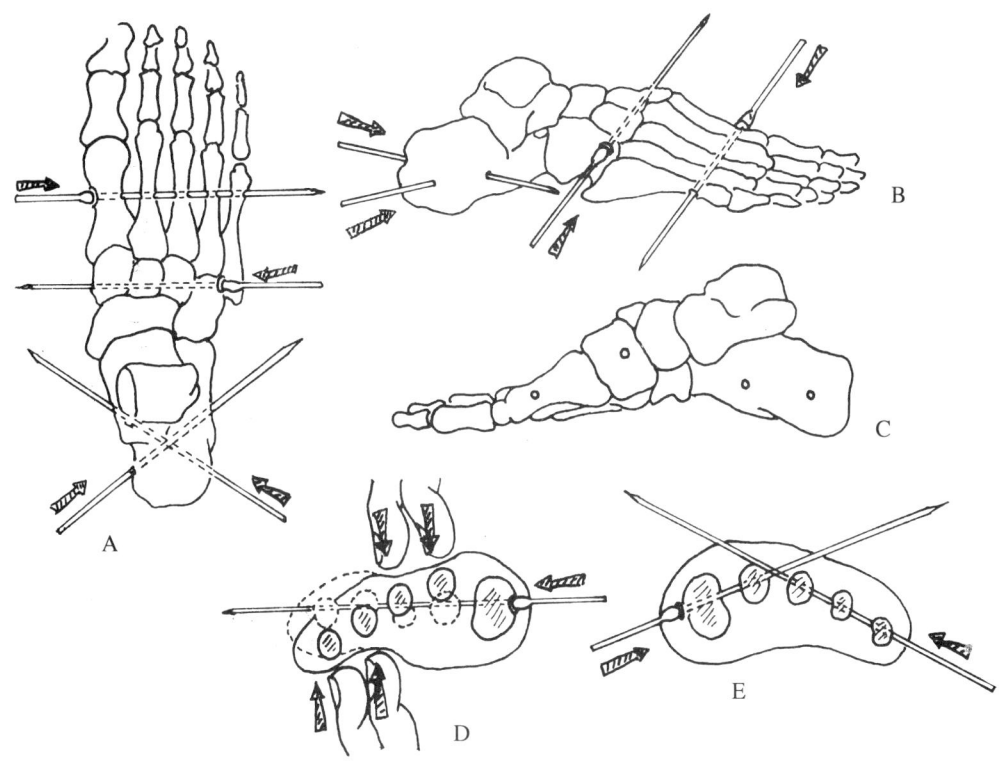

图 12-3-25 足部常用的穿针固定方法

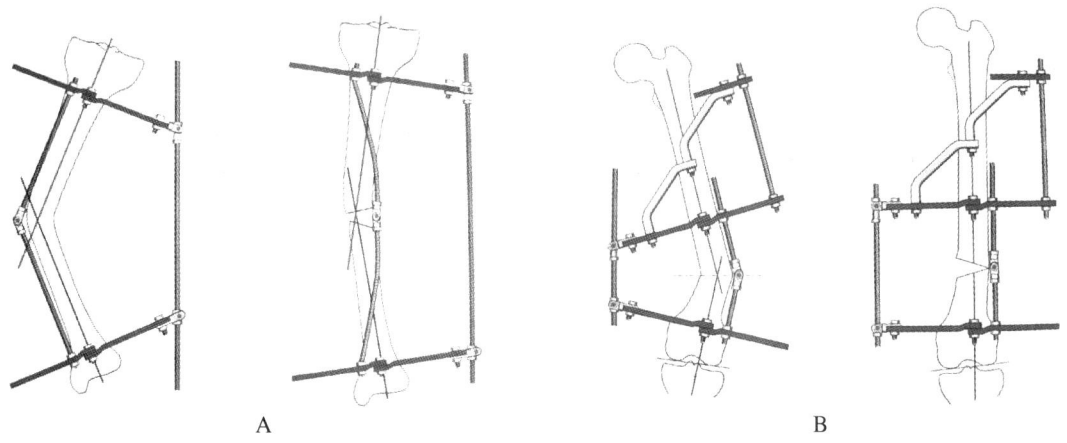

图 12-3-26 单边复合式外固定器矫正骨干成角畸形的方法
A 胫骨矫形
B 股骨下段矫形

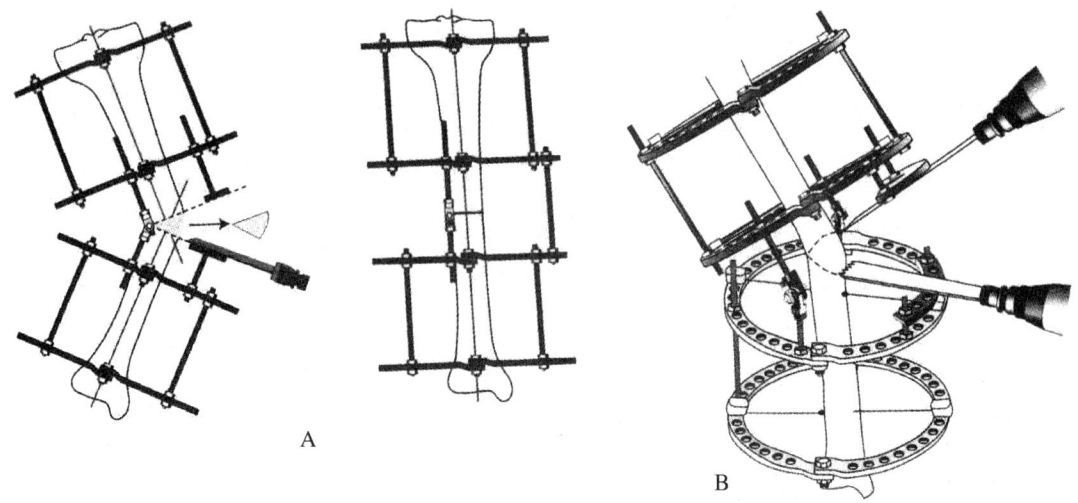

图 12-3-27 楔形截骨术矫正骨干成角畸形

A 复合式外固定器
B 环形外固定器

第四节 Ilizarov技术矫正膝关节畸形

膝关节畸形分为屈膝畸形、膝内翻、膝外翻畸形、膝反屈畸形与膝关节复合畸形（膝关节同时存在两种以上畸形，如屈膝合并内翻畸形；屈膝伴小腿旋转畸形等）。导致膝关节畸形的原因有先天性、代谢性疾病，后天性各种疾病，外伤或退行性关节变等原因。形成畸形的机制分软组织挛缩型；骨与关节畸形改变型与混合型。

骨外固定技术矫正膝关节畸形的基本策略有两种，一是应用传统的矫形手术理念与方法，将挛缩的软组织一次性手术松解，或膝关节骨性畸形一次性手术截骨矫正，手术结束后安装外固定器维持矫形外科需要位，术后外固定器不再调整或很少调整。其外固定器的作用是固定截骨端或维持矫形外科需要位，如矫正膝内翻或膝外翻畸形，手术中可以通过一次性截骨矫正膝内翻或膝外翻畸形，然后安装外固定器，固定截骨断端。这种矫正膝关节畸形的方法，仅适应于轻度的膝关节软组织挛缩或骨性畸形改变，对重度的膝关节畸形，应用一次手术矫正，必然增加截骨的数量，甚至需要短缩截骨。也容易发生神经麻痹等并发症。因此，严重膝关节畸形或膝关节复合畸形，目前最佳的治疗方法是采用Ilizarov膝关节牵伸技术逐渐矫正。

第二是应用Ilizarov生物学理论与微创牵伸技术矫正膝关节各种畸形。若患者仅是膝关节软组织挛缩屈曲畸形，可不用切开皮肤，直接安装外固定牵伸器，术后逐渐牵拉即可矫正屈膝畸形。骨性的膝关节畸形应先实施有限截骨手术后，再安装外固定牵伸器，术后按规定的方向速度逐渐牵拉，矫正骨性畸形。

一、手术适应证与手术需要的基本条件

（一）手术适应证

各种原因导致的各种类型的膝关节畸形，尤其是重度膝关节畸形，只要患者具有矫形

的要求或矫形手术的条件，都可以应用Ilizarov牵伸技术，年龄宜大于5岁，患者智力正常，能配合治疗或术后功能训练者。

(二) 开展此项治疗技术应具备的基本工具

1. 能够调节转速的骨钻，可将克氏针直接穿过骨干。

2. 紧针器，具130～150kg牵拉力，将克氏针拉紧绷直。通过牵拉钢针可纠正骨折端各种变位。负重时钢针不弯，具170kg承重力。

3. 直扳子与角扳子，松紧螺丝用，调节外固定器用。

4. 不同宽度的截骨刀，用于骨干截骨。

5. 重骨锤 切骨用。

二、膝关节牵伸器的构型及手术操作

(一) 膝关节牵伸器的构型

主要包括股骨外固定器及胫骨外固定器（多由两个环组成），中间由两个关节铰链连接，后方或侧后方有一至两个能旋转推拉的带弹簧牵伸杆等。通过多枚贯穿的克氏针或橄榄针（钢针直径1.5～2.5mm）及半针固定于股骨中下段、胫骨中上段，儿童或屈膝畸形较轻的患者，膝后仅安装一个弹性牵伸杆即可达到矫形的目的（图12-4-1）。成年人或屈膝挛缩重者应安装两个牵伸杆，为了防止膝关节软骨面的挤压，屈膝畸形牵伸到后期，膝前也应该安装铰链关节同步控制（图12-4-2）。

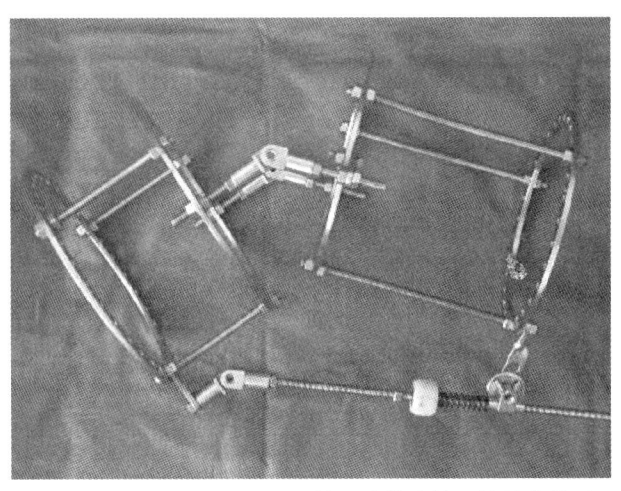

图12-4-1 我院研制与应用的膝关节牵伸器的基本构型

(二) 手术操作及牵伸器的安装

仰卧位，连续硬膜外或腰麻加硬膜外麻醉。当合并较明显屈髋畸形时，应先予以松解、纠正屈髋畸形。对合并有较明显髂胫束及股二头肌挛缩时，也应手术松解，以使屈膝畸形得到部分纠正，同时也能部分减少牵伸器的牵拉应力。

根据患者大腿、膝关节及小腿的最大周径和胫骨、股骨的长度，预先组装个体化的牵伸器。将牵伸器的环套入肢体上，两侧的铰链中心对位膝关节大约的旋转中心。由于膝关节的运动是旋转与滑动的组合，事实上膝关节没有一个确切固定的旋转中心，仅为瞬间旋转中心。确定膝关节的旋转中心大约位于股骨干后皮质与髁间窝的交切点。在X光监视下，穿

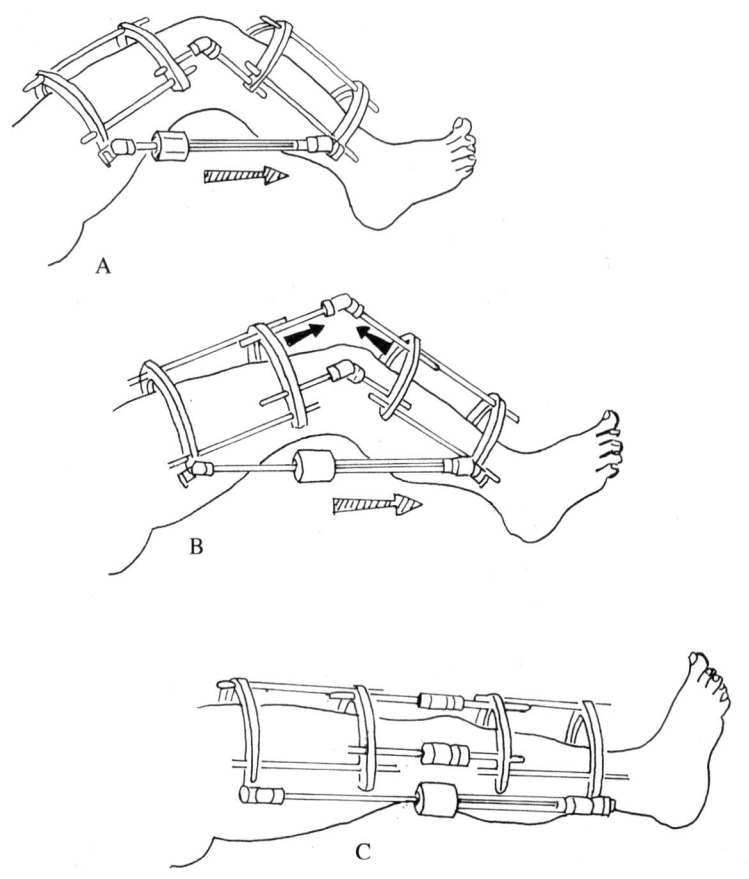

图 12-4-2 膝关节屈曲挛缩畸形的器械构型、铰链位置与矫形方法示意图

一枚 1.5～2.0mm 克氏针通过牵伸器两侧的铰链中心与膝关节的旋转中心；架子的钢环应与股骨、胫骨干相垂直，使肢体位于环的中心，以尽可能使股骨、胫骨干及膝关节与外固定器受力相一致（图 12-4-3）。

固定针可以选用 3.5～5.0mm 的半针或螺纹针和 2.0～3.0mm 的克氏针，穿针时应避开血管、神经解剖区，尽量避免在肌肉内穿过。在膝关节的股骨下段及胫骨上段，由于血管、神经及肌肉位于后方，可以各交叉穿两枚全针，而在股骨的近端环及胫骨的远端环处可横穿一枚全针，然后再用半针通过钢环或/和附加的连接杆固定于股骨的外侧和胫骨的内侧。根据屈膝挛缩的程度、时间和患者的年龄、原发病及肌力选择固定针的多少及粗细，确认固定可靠。

（三）术后牵伸方法及处理

术后 5～7 天待局部疼痛及肿胀反应明显减轻后，通过旋转双侧关节铰链远端的螺母，先使关节间隙牵开 5～10mm，以避免在矫正期间发生关节软骨的挤压及滑膜的嵌顿。当确认膝关节无明显挤压时，即开始旋转膝关节后方牵伸杆上的螺栓，牵张膝后软组织使屈曲畸形得到矫正。但当屈曲角度较大，通常在大于 60°时，开始牵伸前将膝关节间隙完全牵开有一定困难，可以一边矫正屈曲畸形，一边牵伸关节间隙。

尖头锐利克氏针 2～3.5mm，克氏钳　咬断钢针用。

电工钳或钢针折弯器，弯曲钢针用。

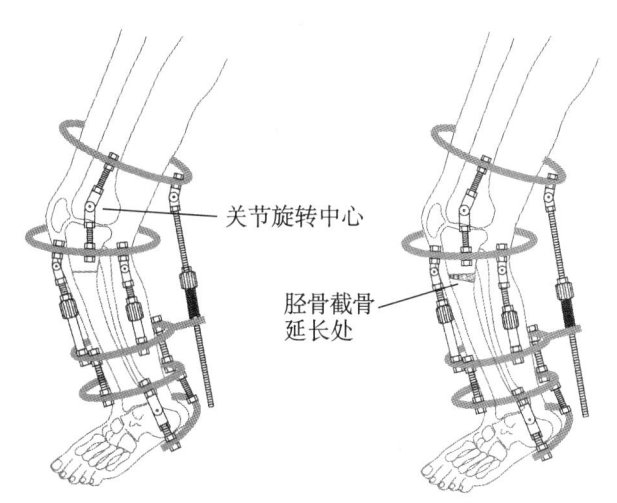
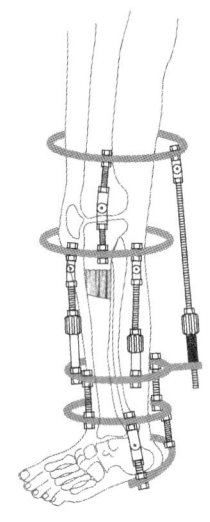

A 屈膝挛缩，胫骨上段前弓伴下肢短缩畸形　　B 实施屈膝挛缩牵伸+胫骨结节下截骨矫形、延长术　　C 屈膝畸形与胫骨前弓畸形矫正，下肢同期获得延长

图 12-4-3　Ilizarov 技术矫正膝关节复合畸形示意图

其他　手术尖刀、止血钳等

根据下肢畸形的情况和对治疗的要求，提前备好 Ilizarov 治疗器及其相应的附件。

Ilizarov 治疗器所需要的基本主件与附件，目前已经开发了近100种附件。目前发展的趋势是将环行外固定器与组合式管道外固定器，结合在一起应用。减少在肌肉丰厚的部位贯穿全针，而改用半针。其穿针安装外固定器的方法、原则与注意事项，基本等同于一般外固定器的安装，在肢体骨干上做贯穿全针时尤其注意避开重要血管、神经走行区域。

三、Ilizarov 技术矫正膝关节重度复合畸形

膝关节复合畸形（膝关节存在两种以上畸形，如膝关节屈曲合并内翻、外翻或下肢短缩等），主要原因是先天性胫骨或腓骨缺如；幼年时膝关节骨骺损伤、感染致膝关节及其下肢发育畸形等，最终导致膝关节屈曲畸形伴内翻、外翻、小腿外旋或合并下肢短缩等，其手术治疗是矫形外科的难题。传统骨科手术一般要分期手术矫正，难以获得满意效果，且很容易干扰膝关节的功能，畸形严重者多主张采用截肢安装假肢的治疗策略。牵拉成骨技术矫正膝关节重度复合畸形，能够用微创的矫形外科技术，同期矫正重度膝关节屈曲、内翻、外翻、小腿旋转和下肢短缩畸形，且能恢复关节面的平衡。其畸形矫正符合生物学原理，获得了用传统骨科技术难以达到的疗效，具有良好的开发应用前景。

秦泗河自1996年5月～2003年2月采用牵拉组织再生技术（distraction histogenesis，DH），治疗14例重度膝关节复合畸形，获满意的治疗效果。

14 膝关节复合畸形的治疗过程与结果

（一）临床资料

14 例中，男 5 例，女 9 例；左侧：8 例，右侧 6 例。

年龄：11 岁～34 岁，平均年龄 21 岁。畸形类型：屈膝合并外翻或外旋 6 例；屈膝、内翻 2 例；内翻、伴小腿内旋 2 例，膝反屈、伴内翻 1 例，所有病例皆伴有下肢不同的短缩

畸形，其中 3 例合并关节面倾斜。

病种

脊髓灰质炎后遗症	2 例
先天性翼蹼膝关节	1 例
膝关节骨骺感染或损伤性早闭	4 例
先天性或感染性胫骨缺如	3 例
股骨下段或胫骨上段复合畸形	1 例
先天性胫骨或腓骨缺如	2 例
胫骨上端慢性骨髓炎后遗畸形	1 例

（二）术前准备

1. 摄膝关节最大伸直位和最大屈曲位 X 线正侧位片，以测量膝关节畸形的程度和性质。立位双下肢全长正位（包括髋、膝、踝关节）X 片，能准确测量出冠状位下肢的持重力线，膝关节畸形的性质及其下肢短缩的程度和部位。

2. 外固定牵伸矫形器的设计和构型

根据膝关节畸形的类型、程度和治疗的目标，参考 Ilizarov 膝关节矫正器的基本要求，外固定牵拉矫正器的设计有两种构型：同期完成膝关节复合畸形的矫正，如矫正膝关节屈曲伴内翻畸形、膝关节屈曲伴外翻或小腿外旋畸形，设计和组装跨膝关节的具有三维矫形功能的牵伸矫形器。即在每个牵伸螺纹杆与钢环结合部安装关节，每个关节具有一定运动范围的开合功能，从而能满足矫正膝关节的屈曲、过伸或内、外翻畸形。如果在矫正膝关节复合畸形的同时作股骨下端或胫骨上端截骨延长术，可在以上牵伸矫形器构型的基础上，加上具有下肢延长功能的螺纹伸缩杆，可满足既能够矫正膝关节复合畸形，又能够同期可靠的完成下肢延长（图 12-4-4）。

（三）手术操作

麻醉　硬膜外阻滞或腰麻，儿童可应用全身麻醉

体位　仰卧位

操作步骤　要根据病人的个体情况而定。凡存在髂胫束挛缩者，实施小切口松解挛缩的髂胫束，本组 1 例脊髓灰质炎后遗症，为软组织挛缩型膝关节屈曲伴小腿外旋畸形，未做截骨性手术，仅穿针安装带关节铰链的膝关节牵伸矫正器，术后逐渐牵伸，最终矫正了屈膝畸形和部分矫正小腿外旋畸形。

1 例 17 岁患者，因幼年时膝关节骨骺损伤，发生屈膝畸形的同时合并股骨下端重度外翻，下肢短缩 14cm，同期实施股骨髁上与胫骨结节下截骨，在矫正屈膝、外翻畸形的同时，实施下肢延长术。故矫形延长器的设计构型必须满足在矫正软组织挛缩性屈膝畸形的同时，兼能够稳定地矫正骨性的膝关节畸形与下肢短缩。

12 例实施了股骨髁上或胫骨结节部单一平面的截骨后，再安装矫形器或矫形延长器。在膝关节安装固定矫形器方法的基本要求是，将膝关节牵伸至最大伸直位，铰链的关节对准膝关节屈伸的旋转中心，并用一枚钢针临时将矫形器与股骨内外髁固定，用 2.5mm 的钢针在股骨和胫骨上各交叉穿 2 组钢针，然后根据截骨的位置与矫形的要求在钢环上补加附件和固定钢针。外固定器安装后的要求必须达到，在矫正骨性畸形与患肢适当持重的过程中，截骨断端允许有轴向的微动，不允许产生影响成骨过程的扭转应力或剪力。

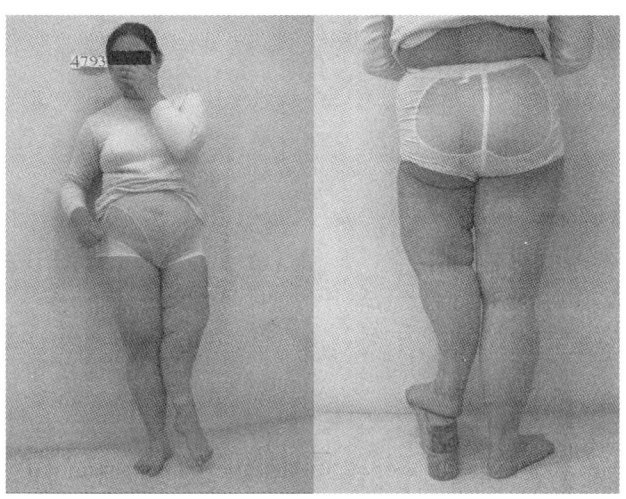

A 女15岁，幼年时左下肢骨髓炎致重度复合畸形伴左下肢短缩14cm，站立时膝关节呈反屈、外旋畸形

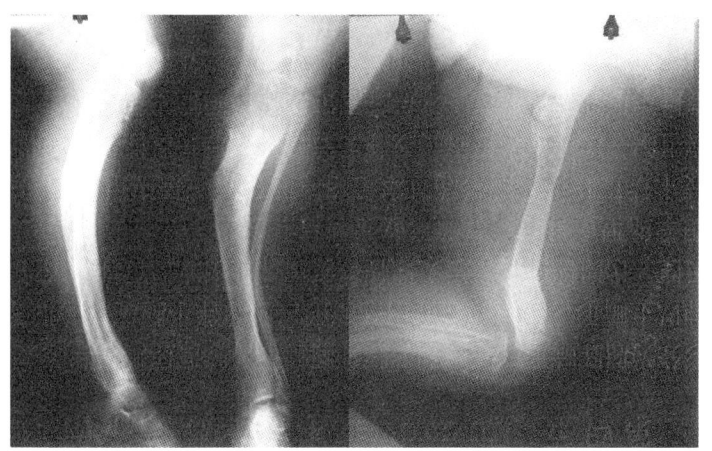

B 术前左胫骨弧形反屈，股骨下段后弓内翻畸形

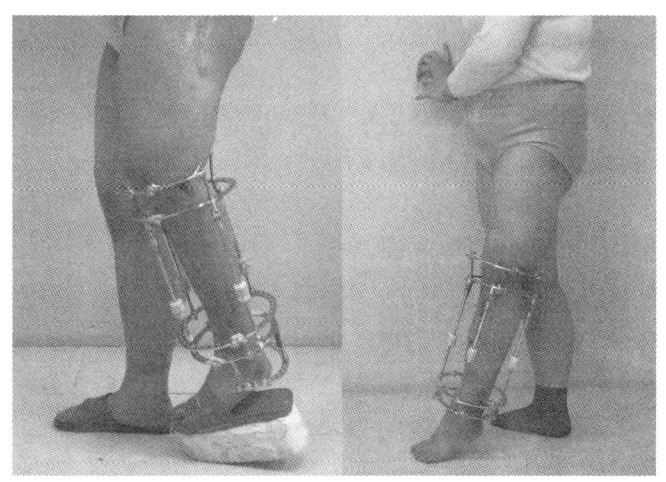

C 在胫骨中上段截骨，在矫正胫骨反屈畸形的同时，实施小腿延长术

图 12-4-4　Ilizarov 技术矫正胫骨上段复合畸形

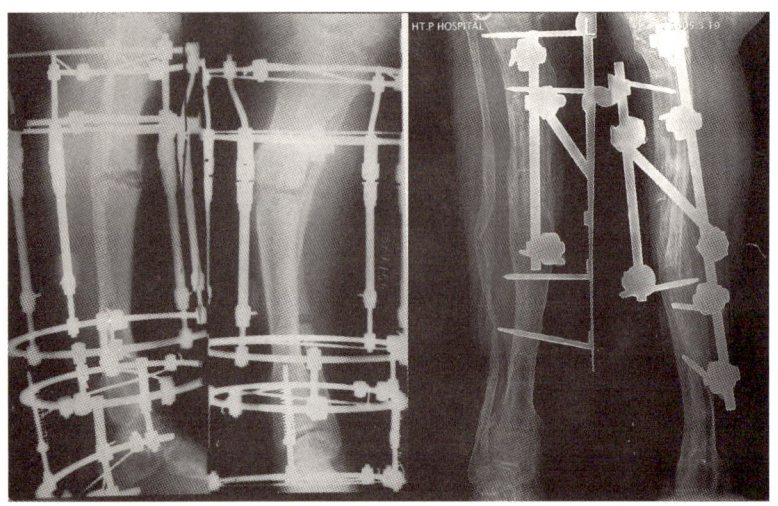

D 牵拉初期与牵拉13cm,骨痂愈合良好后更换组合式外固定器

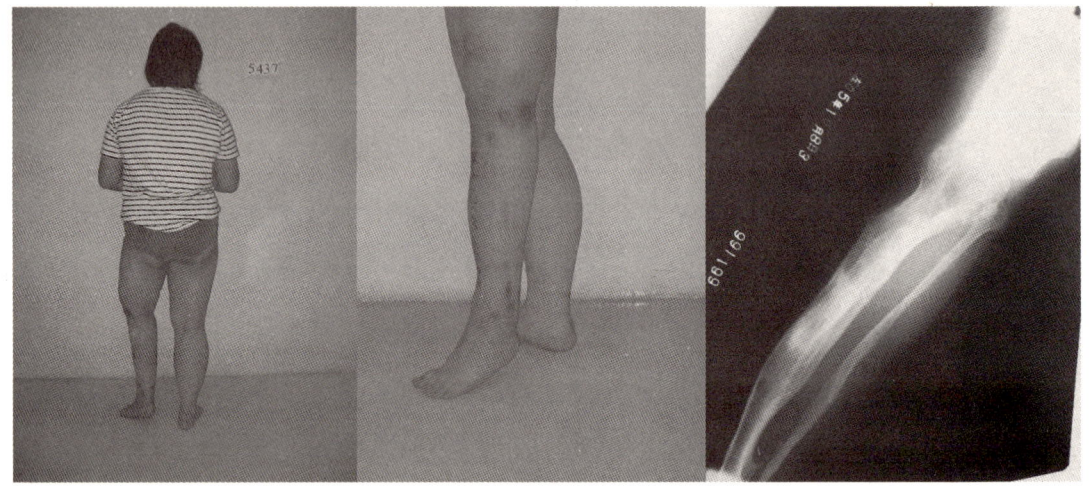

E 胫骨矫形与延长13cm的区域,骨愈合良好,拆除外固定器,小腿复合畸形矫正

图12-4-4(续)　Ilizarov技术矫正胫骨上段复合畸形

(四)术后处理

术后动态管理是本组病人治疗成功的重要环节,合并膝内翻、外翻、短缩、旋转或胫骨缺损等畸形者,术后10天根据畸形的类型和矫形的要求旋转不同的螺纹杆,通过矫形器空间构型的改变,达到膝关节复合畸形的逐渐矫正。

1. 膝关节畸形合并下肢短缩,术后旋转弹性牵伸杆,2~4mm/日,先矫正膝关节屈曲复合畸形(包括软组织牵伸和骨性牵伸矫正同步进行),再实施下肢延长术。

2. 牵伸速度和延长频率:观察末梢的感觉、血运以及患者自身的感觉,需根据每个具体病人的反应而定,原则是骨性牵伸每日<1mm,软组织牵伸根据患者的年龄和畸形的程度每日0.5~2mm,早期牵伸速度快些,后期减慢,逐渐达到矫形外科需要位。牵伸的速度根据患肢神经、血管的反应随时调整,但截骨间隙的牵伸速度< 1mm/d。

3. 实行动态管理,根据需要随时调整或更换牵伸器附件,同时指导患者进行正确的功能锻炼和康复治疗。

4. 针道感染问题：定期酒精擦拭，若发现有明显针道感染者，必要时更换固定针。本组术后带架时间最长390d，未发生严重针道感染者。

5. 拆除牵伸器的时间 单纯软组织牵伸者，停止牵伸后3周拆除牵伸器，配戴膝关节支具行走。骨性手术者须待骨的牵拉区域通过X线检查达到骨愈合标准，然后让患肢全负重锻炼行走1个月左右，使骨的愈合质量接近正常后再拆除外固定器。本组病例术后拆除牵伸器的时间最少80d，最多390d（1例先天性腓骨缺如伴重度膝关节复合畸形），平均154d。

6. 装配矫形支具 由于膝关节复合畸形是在几年或十几年的漫长岁月逐渐形成的，患肢长期不参与负重行走，皆存在不同程度的骨质疏松，膝关节畸形矫正完成后，为了预防膝关节畸形的复发和骨折，患者早期站立行走时，应装配带关节的膝关节支具行走半年，膝关节稳定以后再徒手行走。部分膝关节结构不稳定的患者，站立行走需长期配戴支具。

（五）膝关节复合畸形矫正结果

作者治疗的14个下肢，治疗计划全部完成，拆除牵伸器后随访时间6个月~5年，13个膝关节畸形皆获满意矫正或基本矫正，1例合并膝关节后外侧烧伤瘢痕挛缩，畸形获得大部矫正，2例拆除牵伸器后屈膝畸形出现部分反弹，其中1例配膝关节矫形器矫正（图12-4-5），另1例再次安装牵伸器矫正。

并发症：本组未发生神经、血管损伤和严重针道感染的并发症，拆除牵伸器后出现膝关节不同程度僵直，其中5例畸形严重的成年患者并发较重的僵直，配合CPM机锻炼6个月后仅获得膝关节屈曲15°~40°的活动功能。

牵拉成骨技术矫正膝关节复合畸形的机制

通过作者对Ilizarov技术矫正膝关节复合畸形的临床应用，显示了牵拉成骨技术在组织修复和重建方面具有广阔的应用前景，能够有效地治疗和修复与组织缺损有关的外科疑难杂症，矫正重度、复合的膝关节畸形，在避免截肢的情况下，最大限度地改善下肢的功能。

矫正膝关节复合畸形的优、缺点：

（一）优点

1. 微创治疗，病人痛苦小，治疗过程患肢能参与持重活动，单纯屈膝畸形的矫正属于无血手术。

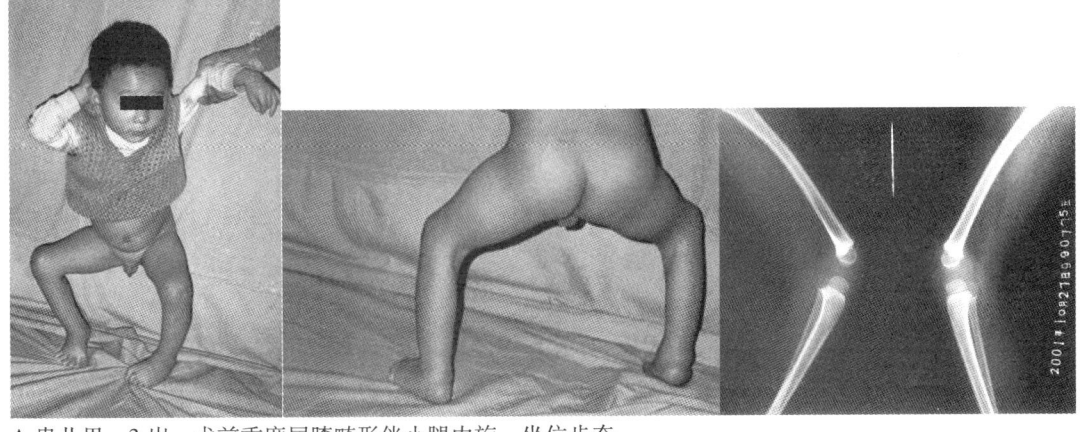

A 患儿男，3岁，术前重度屈膝畸形伴小腿内旋，坐位步态

图12-4-5 Ilizarov技术矫正先天性多发性关节挛缩症双下肢畸形

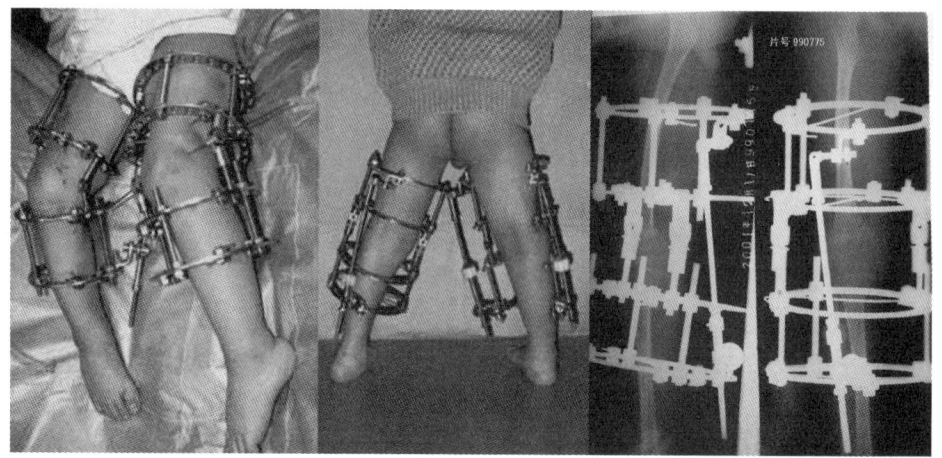

B 安装双膝关节牵伸器,术后牵伸41天双膝关节伸直

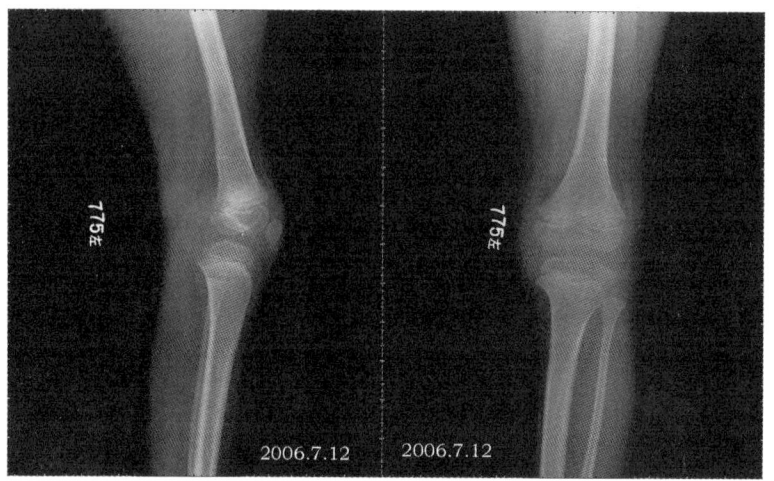

C 该患儿术后5年半来院复查,屈膝畸形复发15°,关节功能良好,患者家属十分满意

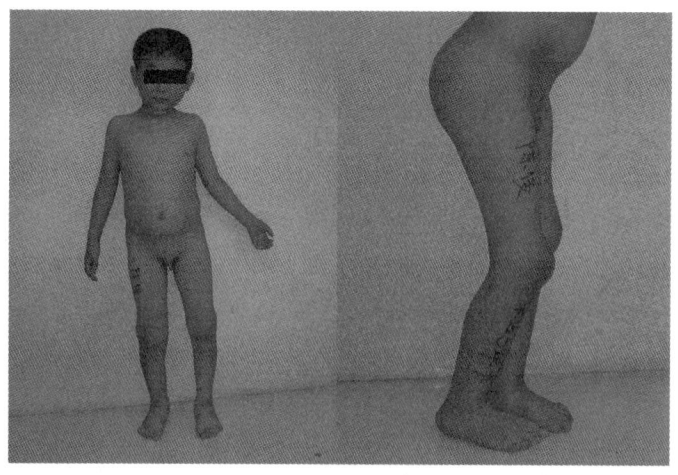

D 恢复了满意的直立行走功能,轻度复发的屈膝畸形,可在适当年龄二次安装牵伸器矫正

图12-4-5(续) Ilizarov技术矫正先天性多发性关节挛缩症双下肢畸形

2. 术后缓慢牵伸下组织再生，不会发生切口感染，皮肤坏死，血管、神经麻痹等并发症，符合生物学治疗原理。

3. 患者及家属学会调节关节器后可以回家自行牵伸，住院时间较短。

4. 重度膝关节复合畸形也能有效矫正，在矫正屈膝畸形的过程中，旋转之力通过牵伸器的膝关节铰链吸收，不会产生对膝关节软骨面的挤压，且能控制或矫正膝关节脱位，有利于治疗结束后关节功能的恢复。

5. 若牵伸器设计和应用合理，术后管理正确，膝关节复合性骨性畸形，如屈膝畸形伴下肢短缩等可同期矫正，且对畸形矫正的角度、方向医生可以控制。

6. 能够有效的治疗传统骨科技术难以治疗或不能治疗的严重膝关节复合畸形，但时间是治疗过程中的重要因素。

7. 手术时间短，创伤小，术中出血少；符合微创外科要求。

8. 治疗经费少，不影响病人早期下床活动。

（二）本技术的缺点

1. 器械的构型及安装具有个体化特点，且外固定器构型及安装比较复杂，术后早期需要专人进行动态管理和调整，必须经过专业培训的医生才能较好地掌握整个治疗程序。

2. 成年人严重的膝关节复合畸形，若需同期解决伴有的下肢短缩，需要长达6个月甚至1年以上的牵拉治疗周期，给患者生活和身心带来很大考验。患者治疗期间需要充足的心理准备和正确的功能锻炼，方能达到预期的治疗效果。否则长达一年以上的带架时间，容易使某些患者产生心理障碍。

3. 成年患者由于长期膝关节重度畸形，非负重的关节面，多不同程度地发生退行性改变，加之在治疗期间膝关节长期制动，膝关节畸形矫正后多并发不同程度的膝关节僵直，本组病例证明，术前膝关节畸形越重，年龄越大，配戴膝关节外固定矫形器的时间越长，并发膝关节僵直的程度越严重。拆除外固定矫形器后通过CPM训练和综合物理治疗后，术前畸形严重的患者，膝关节活动度也仅能获得部分改善。

四、Ilizarov 技术治疗重度膝关节屈曲挛缩畸形

膝关节屈曲挛缩畸形（flexion contractures of the knee，FCK）临床上并不少见，多种疾病可以引起膝关节的屈曲挛缩畸形。主要包括类风湿性关节炎、脊髓灰质炎后遗症、脑性瘫痪、先天性多发性关节挛缩症，先天性多种下肢畸形、膝关节化脓性关节炎、膝关节及其周围的外伤或烧伤等。

临床主要表现为膝关节的屈曲挛缩畸形，关节活动范围减少或僵直，站立时肢体承重力线落于关节中心线的后方。轻度的＜30°双膝关节屈曲挛缩畸形或仅为单膝屈曲畸形可以引起明显步态异常；双膝屈曲挛缩畸形重者，即屈曲畸形大于30°时，须在扶助下行走；当屈曲畸形＞40°时，病人难以直立，通常需要坐轮椅或蹲移。治疗方式很多，非手术治疗主要有动态夹板、石膏、矫形器，牵引及辅以物理疗法，仅适用于轻度的无骨性改变的病例。手术治疗包括软组织松解、截骨术、膝关节置换以及几种手术方式的联合等。这些方法往往疗效欠佳且有许多并发症。秦泗河等从2000年5月～2005年4月，根据Ilizarov张力-应力法则及技术及外固定器械的构型，设计、改良研制了一种新型膝关节外固定牵伸器，用于治疗重度的膝关节屈曲挛缩畸形，已治疗49例，取得了满意的疗效。

49例膝关节屈曲挛缩畸形临床资料

本组49例（52个膝），其中男33例，女16例；年龄3.5岁～42岁，平均19.2岁。病种：脊髓灰质炎后遗症27例，脊髓栓系综合征5例，先天性多发性关节挛缩症6例，先天性下肢畸形3例。类风湿性关节炎1例，小腿血管瘤肌挛缩3例（图12-4-6），化脓性膝关节炎后遗症1例，肢体延长并发症1例，不明原因2例。其中双膝关节挛缩3例（均为先天性多发性关节挛缩症），7例既往做过屈膝松解或骨牵引术，术后畸形复发。

- 35例合并有较明显的屈髋畸形，28例合并马蹄足畸形，3例合并有明显的小腿短缩畸形，2例合并股骨短缩。膝关节除屈曲畸形外，还多合并膝内、外翻、关节脱位、股骨下端及胫骨上端的发育畸形。股四头肌肌力多无力或明显减退，下肢肌肉萎缩，根据不同的病因，还可合并其他如肌肉无力及神经麻痹等症状。病肢均变细，骨质疏松，肢体多循环不良发冷。

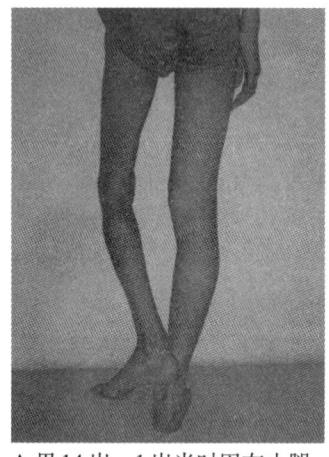 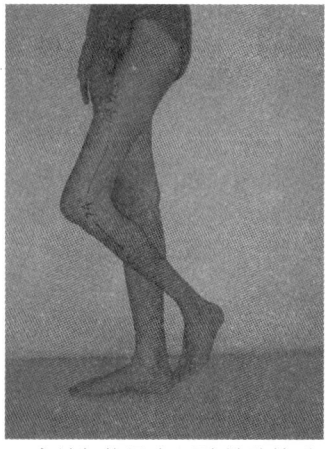 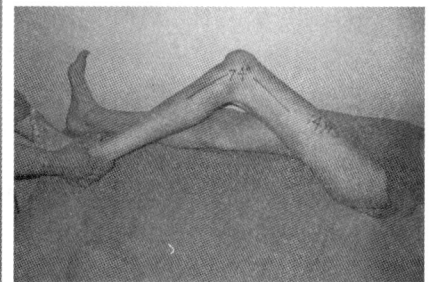

A 男14岁，1岁半时因左小腿血管瘤在某院实施血管瘤切除术，并发膝关节屈曲挛缩畸形

B 术前仅能用右下肢单肢持重行走

C 被动牵伸位，屈膝畸形74°，合并小腿外旋畸形

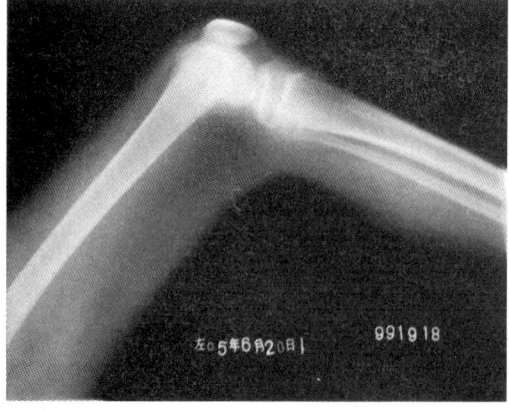 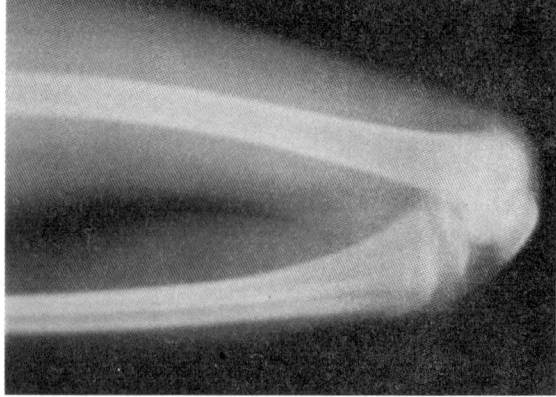

D 术前膝关节最大伸直侧位X线检查，胫骨平台仅与股骨后髁接触，腓肠肌内有较多钙化阴影

E 术前屈膝功能正常

图12-4-6　左小腿血管瘤所致屈膝畸形的牵拉矫正

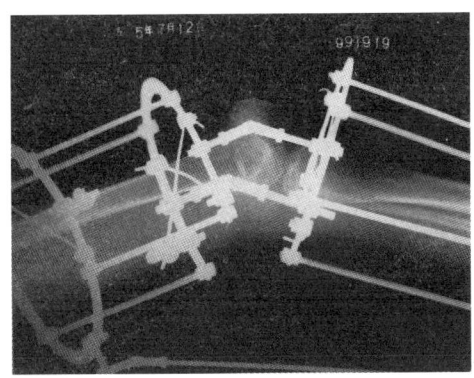 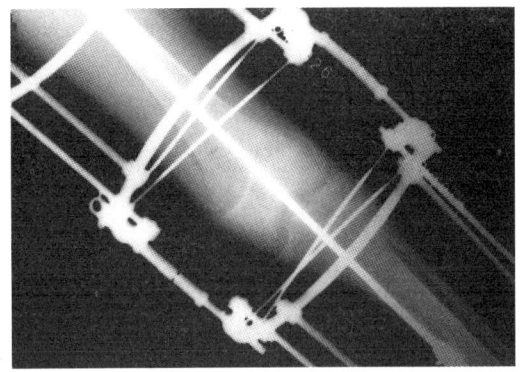

F 膝关节牵伸器的构型及安装固定方法，该患者术后已牵伸28d，屈膝畸形已矫正至35°，并维持良好的关节位置

G 在膝关节逐渐牵拉伸直过程中，旋转关节内外铰链的螺纹杆，开大膝关节间隙，以防止关节软骨挤压

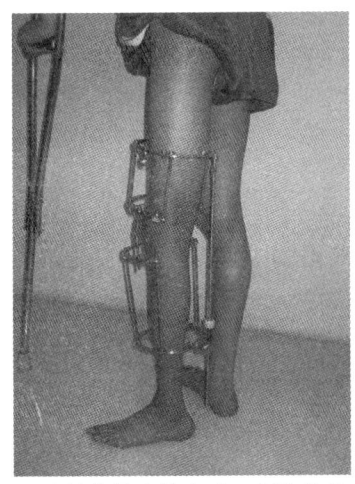 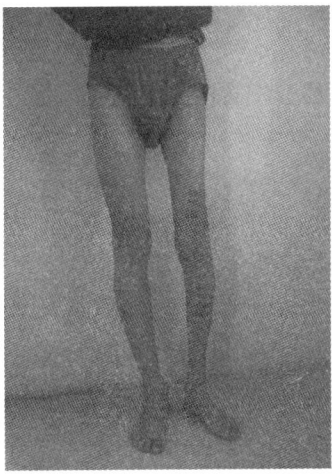 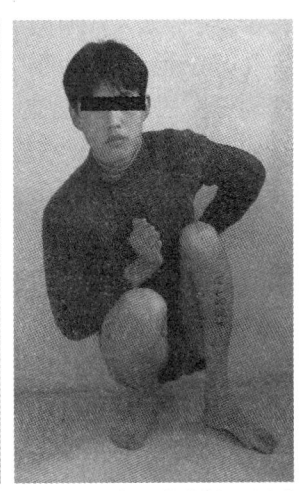

H 膝关节基本伸直后，患肢带牵伸器可持重行走

I 术后8个月随访，屈膝畸形完全矫正，其术前存在的腓肠肌压痛也明显减轻，患者可徒手行走

J 通过6个月的锻炼，屈膝功能已基本恢复正常，小腿外旋畸形仍存在

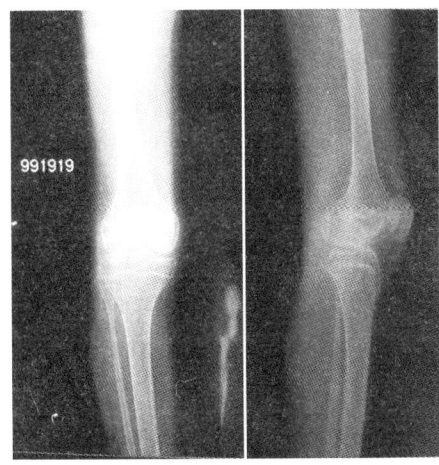 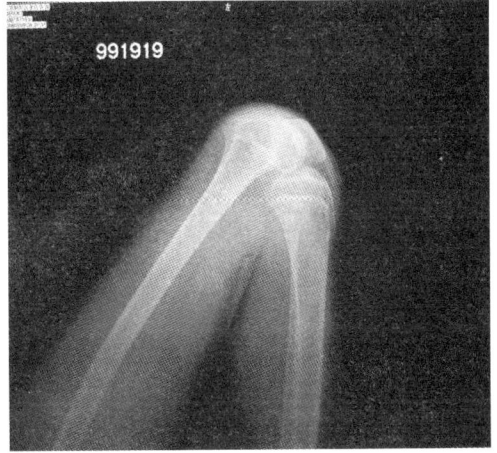

K 术后8个月X线检查，屈膝畸形完全矫正，关节位置正常

L 最大屈膝位X线片

图 12-4-6　左小腿血管瘤所致屈膝畸形的牵拉矫正

- 49例（52个膝），屈膝畸形左侧21例，右侧25例，双侧3例；术前屈曲畸形角度30°～142°，平均。术前膝关节活动度（Total Arc of Motion，TAM）10°～70°，平均。术前下肢功能状态：跛行4例，一手压股行走13例，扶单拐行走16例，扶双拐行走13例，蹲移及坐轮椅3例。

牵伸速度与防止关节软骨挤压

一般为关节水平1mm/d（牵伸杆伸长3～4mm/d），通常以旋转牵伸杆上的螺母3～4圈确定，每天分为3～6次为宜。牵伸过程中应根据患者的耐受程度及下肢的反应及时调整牵伸速度。当牵伸过程中患肢出现明显疼痛时，要考虑为牵伸速度过快致血管、神经过度牵张引起，应减缓牵伸速度，对反应较大者可以停止牵伸2～3天或退回几圈，待反应减轻后再行牵伸。从本组资料分析，先天性原因所致的关节屈曲挛缩，其牵伸速度应＜1mm/d，年龄偏大的患者牵伸速度应适当减缓。为防止关节软骨挤压，应拍膝关节X光片以确定关节间隙是否狭窄，若是关节间隙狭窄时，应旋转关节铰链上下的螺纹杆螺母，适当开大膝关节间隙，从而避免在牵伸过程中发生关节软骨面的挤压性损伤。在牵伸治疗过程中，可带架下床扶拐，患肢适当负重行走锻炼。

（四）牵伸治疗过程中并发症的预防及处理

1. 膝关节脱位

由于膝关节的运动包括股骨髁在胫骨平台上的滚动与滑动两种形式，而牵伸器上的关节铰链在一定程度上限制了股骨髁的滑动，当膝关节被牵伸到一定范围时，若关节铰链与膝关节的实时旋转中心不适应时，可能会发生关节的轻度脱位。因此，安装牵伸器时关节铰链尽可能与膝关节的屈伸运动轴对应，术后要根据膝关节伸直的程度，定期实施膝关节的X线检查，及时调整牵伸器上的铰链位置，使之与膝关节的实时旋转中心相适应。

2. 并发股骨骨折的处理

本组1例在牵伸治疗过程中并发股骨髁上骨折，1例并发股骨近端钉道处发生骨折，皆给予及时在骨折的上下端行穿钢针固定骨折断端后，继续实施膝关节牵伸治疗，最终骨折愈合，屈膝畸形获满意矫正，未影响整体治疗效果。分析原因：此2例患者皆是成年人，术前屈膝畸形＞50°，长期用健侧下肢负重行走，患肢骨质疏松，在较快的持续牵拉下，于股骨的应力集中部位发生骨折。因此对合并骨质疏松的严重屈膝畸形，应合理配布穿针点，减少应力集中，术后减缓牵伸速度。

3. 其它并发症的处理　如发生针道感染、周围神经牵拉并发症等的处理，同膝关节复合畸形的牵伸矫正。

（五）屈膝畸形牵伸矫正的程度

若患者不合并膝关节的骨性畸形改变，牵伸结束时成年患者，膝关节应伸展到0°位，少年、儿童患者，应使屈膝畸形稍过度矫正，即膝关节过伸4°～10°。合并股骨下端的前弓畸形时，屈膝畸形最终应矫正到保留股骨下段的前弓角，残留的骨性屈膝畸形，应通过二期股骨髁上截骨术才能完全矫正。

（六）拆除牵伸器的最佳时间　膝关节牵伸达到矫形要求，将牵伸杆的旋转螺母锁定，鼓励患者带牵伸器患肢负重行走3周，待膝后的所有的软组织已经基本恢复其弹性时再拆除牵伸器，然后配戴下肢伸直位支具行走3～6个月，如此可以预防或减少屈膝畸形的反弹。并应定期取下支具锻炼膝关节的屈曲运动，直到膝关节功能恢复满意为止。

屈膝合并小腿及足部畸形的同步治疗

本组2例实施了同期矫正屈膝畸形和胫骨延长,使用该方法时要注意先进行胫骨的截骨、安装小腿延长架,再借助铰链将胫骨上端延长架上的钢环与股骨上的固定环相连。在牵伸过程中两者都会作用于膝部及小腿的神经、血管和肌肉,因此牵伸及延长速度要放慢。本组12例对足部的畸形同时行切开手术矫治,再用石膏或支架固定,也可以通过足踝部牵伸器缓慢矫治。但是同期实施屈膝及小腿、足部畸形的牵拉矫治,增加了手术的复杂性,术后不利于功能训练。手术适应证要严格掌握,对严重的多关节畸形最好分次矫正为宜(图12-4-7)。

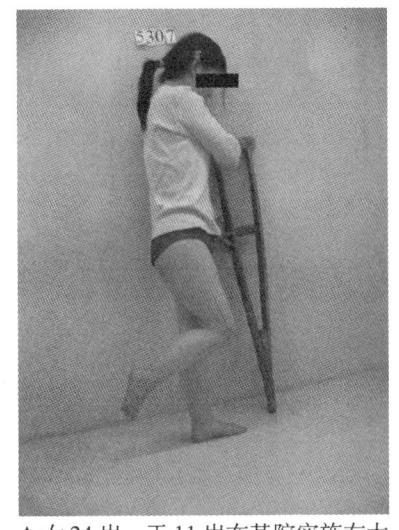
A 女24岁,于11岁在某院实施右大腿脂肪瘤切除,术后并发重度屈膝挛缩畸形87°,站立时右下肢不落地。腘后形成广泛的瘢痕挛缩

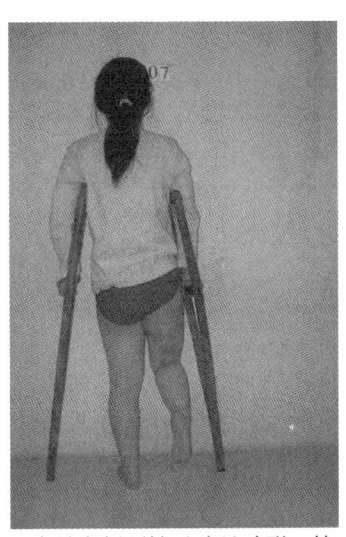
B 合并右僵硬性马蹄足畸形,扶双拐只能以左下肢持重行走

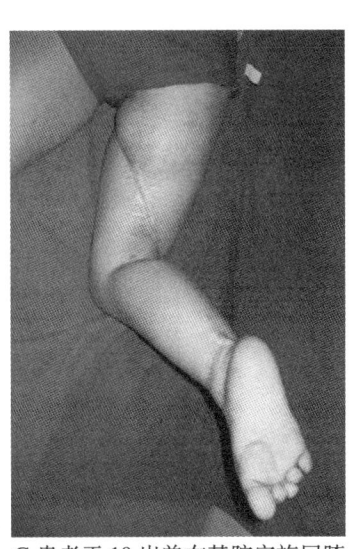
C 患者于19岁曾在某院实施屈膝松解与跟腱延长术,但屈膝与马蹄足畸形未能矫正

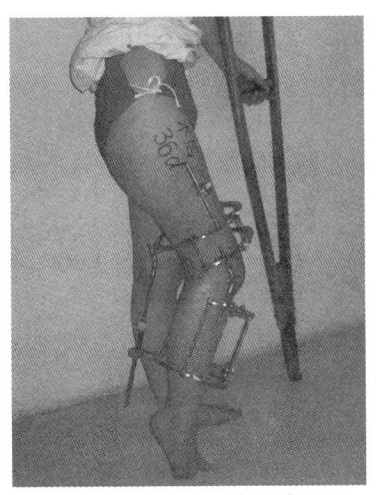
D 仅穿针安装膝关节牵伸器,术后牵伸36天,屈膝畸形由术前的87°减少至47°

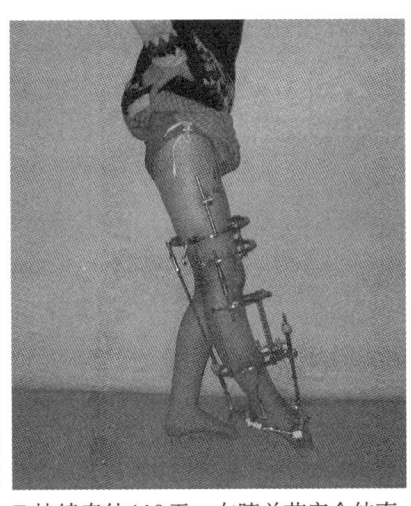
E 持续牵伸110天,右膝关节完全伸直,因患者合并60°的僵硬性马蹄足畸形,在小腿固定钢环上安装踝关节牵伸器,逐渐牵拉矫正足下垂畸形

图12-4-7　Ilizarov技术矫正大腿脂肪瘤切除术后屈膝挛缩

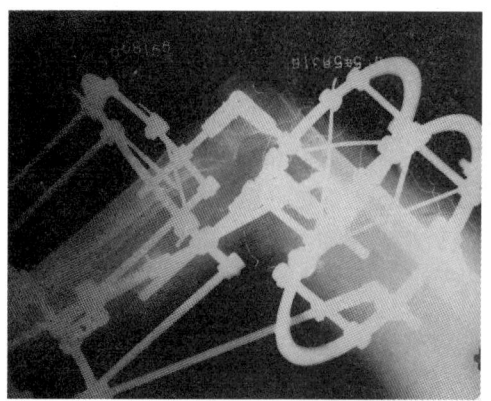

F 术后牵伸2周X线检查，观察牵伸器的安装固定方法及胫骨平台有无前后多位

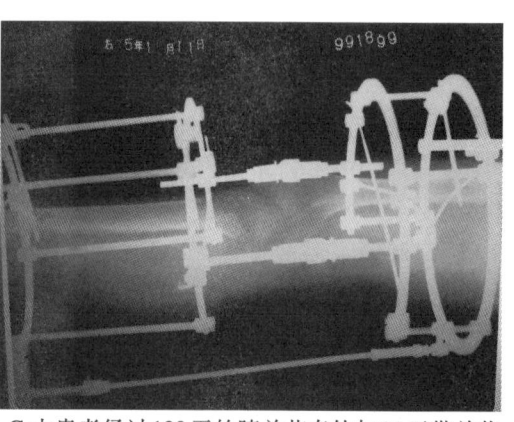

G 本患者经过123天的膝关节牵伸与30天带关节铰链被动活动膝关节，屈膝畸形完全矫正，未并发膝关节前后移位等问题

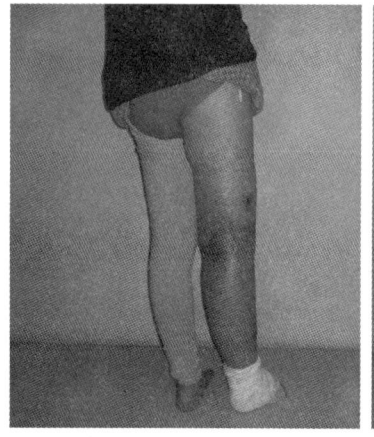

H 拆除膝关节及踝足关节牵伸器，右下肢持重力线完全恢复

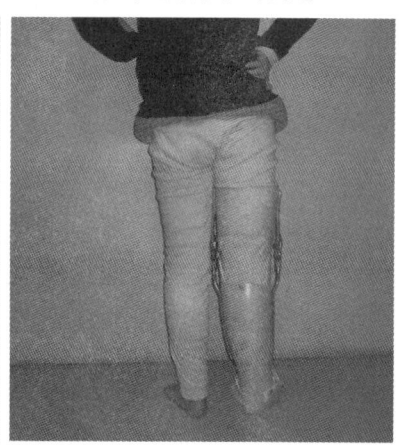

I 为防止屈膝畸形复发，装配长腿支具行走，半年后再去掉支具

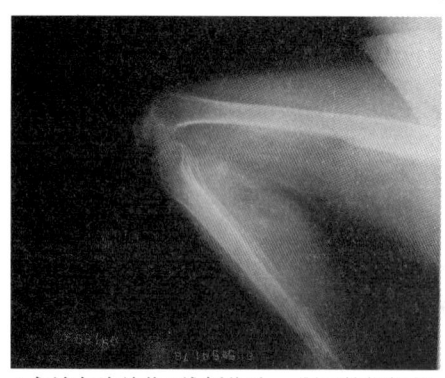

J 术前右膝关节X线侧位片，腘后软组织伴有钙化阴影

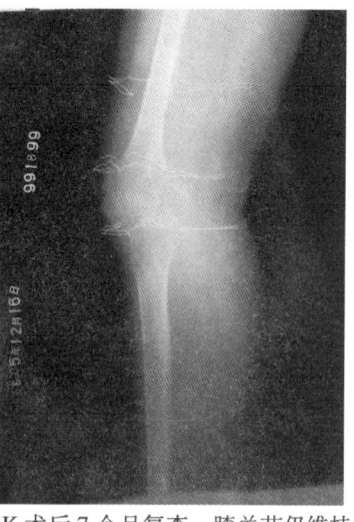

K 术后7个月复查，膝关节仍维持良好的伸膝状态，因并发膝关节僵硬，嘱患者用CPM机进行训练

图12-4-7（续） Ilizarov技术矫正大腿脂肪瘤切除术后屈膝挛缩

49例屈膝挛缩畸形治疗结果

本组病例牵伸时间最短为14天，最长为14个月，大多数＜2个月。仅一例先天性膝关节翼蹼畸形患者牵伸时间为14个月，该患者术前屈曲畸形为135°，在牵伸期间反复更换牵伸器的附件，但最终取得了满意的疗效。其他牵伸时间大于2个月者5例，其中先天性畸形者3例，大龄儿麻患者2例，3例在牵伸的同时还进行了短肢畸形的纠正。23例屈膝畸形得到完全矫治，膝关节伸直达到0°；基本被矫正的24例（残留的屈膝畸形＜15°）；2例矫正不满意。所有患者矫治结束时，多数膝关节活动度有不同程度的丢失，平均为35°。

38例（40个关节）有完整的随访记录，随访时间3个月～3年，平均6.8个月。其中有10例（12个关节）在随访时屈膝畸形有少许复发，达到15～30°。大多数患者通过矫治结束后的关节功能锻炼，其关节活动度均较矫治结束时明显改善，平均16例的关节活动度能够接近于正常，屈曲100°～135°，伸-10°～15°；9例的膝关节活动度较术前减少，其中3例近乎僵直；13例与术前相接近。多数患者感觉患肢较术前有力，步态较术前明显改善的25例，其中3例由术前的蹲行能够直立行走。11例感觉行走时膝关节疼痛不适，其中2例较明显。38例治疗结果评价见下表：

表1 膝关节功能评价标准

各项评分	行走功能	关节疼痛	屈膝畸形程度	关节活动范围
0分	严重疼痛	＞60°	0～20°	坐轮椅或爬行
1分	中等度疼痛	45°～60°	20°～40°	扶助行器或双拐
2分	轻度疼痛	30°～45°	40°～70°	扶单拐行走
3分	行走较长距离时疼痛	15°～30°	70°～100°	压股行走或明显跛行
4分	无疼痛	＜15°	＞100°	轻度跛行

注：≤4分 很差；≤8分 差；≤12分 可；＜16分 较好；16分 良好。

五、Ilizarov 技术矫治膝关节屈曲挛缩畸形的有关问题

（一）传统矫形手术方法无法克服的缺点

传统的手术方法治疗重度膝关节屈曲挛缩畸形取得了很多的成功经验，但仍存在许多无法解决的问题，例如：皮肤坏死、膝关节软骨的挤压、关节脱位、神经麻痹、腘动脉损伤、股骨骨折、截骨处不愈合及畸形愈合、较高的畸形再发生率、关节僵硬、下肢长度的不一致等。同时传统的手术方法创伤较大，出血多。并且由于腘窝处皮肤挛缩，肌腱的短缩及神经血管束的弓弦样紧张是逐渐形成的，很难通过一次手术达到满意的矫正效果。

（二）Ilizarov 技术矫正屈膝畸形的肯定优点

Ilizarov技术实际上是在保守治疗方法基础上的改进，在逐步完成复杂的膝部畸形矫正的同时，还可以同步纠正足部畸形并进行下肢的延长。治疗期间能进行下肢功能锻炼，手术时可以辅以简单的软组织松解，尤其是髂胫束松解。因手术操作仅是穿细克氏针安装牵伸器，是一个微创甚至是无血的治疗方法（图12-4-8）。

因此，Ilizarov 技术矫治重度膝关节屈曲挛缩畸形比传统的矫形手术有许多肯定的优点：①它是一个微创外科程序，对患者的损伤很小；②容易被掌握；③治疗期间不限制患者的活动；④如果能正确执行穿针及外固定系统的牵伸技术，医源性风险很小；⑤适用于任何

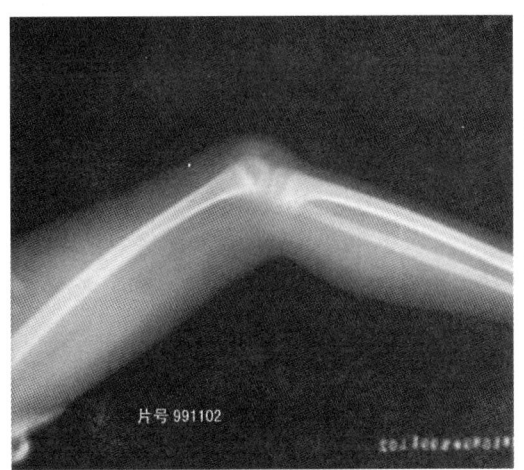 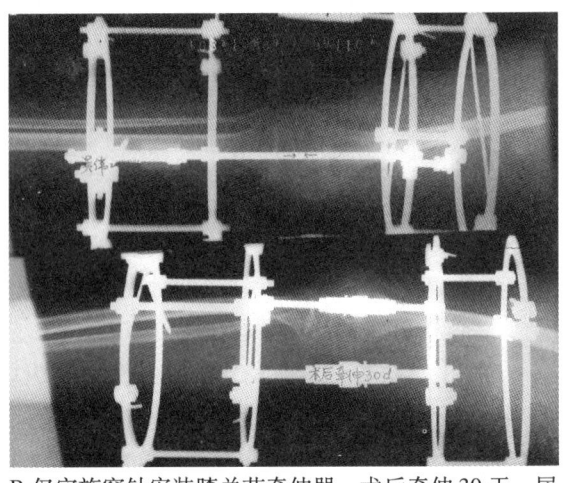

A 男8岁，先天性多发性关节挛缩症，术前左膝关节最大伸直位X线侧位，屈膝畸形55°。

B 仅实施穿针安装膝关节牵伸器，术后牵伸30天，屈膝畸形基本矫正。

图12-4-8 微创牵拉技术矫正膝关节屈曲挛缩。

原因的屈膝挛缩，既往手术治疗失败的患者，仍可应用此方法；⑥同时能矫正其它下肢复杂畸形；⑦在牵伸矫正屈膝畸形的过程中，能够拉开膝关节间隙，从而防止膝关节软骨面的挤压。

（三）动态治疗过程应注意的问题

Ilizarov技术治疗屈膝畸形是一个动态的过程，同时还应遵循个体化的原则。因此，在治疗过程中需要注意以下几个方面：

1．应根据不同的患者及病情选择不同的治疗方案，设计、组装个体化的牵伸器及不同的安装固定方法。

2．在牵伸的不同阶段，根据膝关节的畸形情况、关节的对位关系、以及患者的耐受状态，实时调整牵伸器铰链的位置及牵伸速度，以使牵伸器与膝关节始终保持一个良好的匹配状态，在保证最快牵伸的同时保持患肢有一个良好的耐受，减少并发症的发生。要想取得最佳的治疗效果，这是非常重要的，整个牵伸过程一定要在有经验的医务人员监控下完成。

3．对患肢合并软组织性膝内、外翻畸形和膝关节脱位，可以通过外固定治疗器的安装、调整，在牵伸过程中给予适度纠正。对合并的其他畸形如：胫骨的短缩和/或旋转、足部畸形，可以根据具体情况决定是否同步矫正。一般当屈膝挛缩较轻、患者能够很好配合时，可以考虑对合并的小腿及足部畸形给予一期矫正，否则还是应该予以分期矫正。但如同时合并屈髋畸形者，其对屈膝畸形的矫治有一定的影响，故应同期手术矫治。

4．对合并股骨下端及胫骨上端的骨性畸形，应予牵伸结束后，在外固定牵伸器的控制下二期手术实施截骨矫形术。因为同期截骨会影响外固定器的安装及膝部畸形的矫治，也可以于牵伸结束锻炼半年后，再实施股骨髁上截骨矫正骨性畸形。

5．青少年软组织挛缩型的屈膝畸形，牵伸治疗应达到膝关节轻度过伸位，保留牵伸器固定2~4周，以预防畸形的反弹。

6．整个治疗过程可能需要较长的时间并存在一定的痛苦，术前必须给患者及家属讲明以取得他们的配合，否则会导致治疗的失败。本组有一例因不能忍受持续牵伸带来的痛苦，中途拆除了牵伸器。

（四）Ilizarov技术治疗屈膝畸形会发生的并发症

①针道感染；②穿针对神经、血管的损伤；③牵伸过程中的神经麻痹；④下肢骨筋膜室综合征；⑤膝关节脱位；⑥膝关节周围的骨折；⑦下肢深静脉血栓；⑧断针及牵伸过程中可能需要多次调整外固定器；⑨屈膝畸形复发；⑩膝关节活动范围的丢失等。本组涉及的并发症也有十余种，但只要能给予及时妥善的处理，这些并发症多不会引起严重的后果。能够正确掌握牵伸器的安装固定方法和术后管理程序，并发症多数是可以避免的。

（五）牵伸治疗结束后的处理

膝关节牵伸治疗的结束并不代表整个治疗程序的结束，为了防止畸形的反弹，拆除支架后仍应继续石膏或配矫形器维持膝关节伸直位固定2～4周，然后要及时配合理疗活动膝关节，必要时应用CPM机，尽快恢复关节功能。为了预防畸形的复发，还应让患者长期佩戴下肢支具（膝关节矫形器）。整个治疗期间，肢体的负重锻炼很重要，要鼓励患者多下床让患肢负重，以预防下肢骨质脱钙疏松。

（六）牵伸过程中的膝关节功能训练

Herzenberg主张每天将牵伸螺母松开2～3次，个体化被动活动膝关节。但根据Ilizarov张力-应力法则，组织在持续的张力下才能再生，本组病例牵伸过程中我们给予每天活动膝关节。屈膝挛缩畸形矫治结束后，患肢合并的其他畸形也应尽快考虑矫正，一旦条件允许即可实施，否则会影响局部治疗的长期疗效。当合并有对侧屈膝畸形或其他的肢体畸形可能会影响本次治疗结果时，也要考虑给予矫治。只有将患者的下肢畸形作为一个整体考虑，统筹安排，才能保证最佳的治疗效果。

Ilizarov技术治疗膝关节屈曲挛缩畸形，是一个简单有效符合生物学的矫治方法，若正确使用外固定牵伸技术，矫治膝关节屈曲挛缩畸形疗效可靠，并发症少，是一种微创、安全、有效的治疗方法。

但如何在矫正屈膝挛缩畸形的同时避免关节活动度的丢失？如何将骨性畸形与软组织畸形同期恰当的牵拉矫正？如何克服拆除外固定器后远期发生屈膝畸形的部分复发？仍是我们需要进一步研究解决的问题。还应深入探讨、了解膝关节后被大幅度拉长的肌肉是如何再生的、是在何部位被伸长的等问题。

（秦泗河　陈建文　郑学建）

第五节　足踝部畸形的Ilizarov技术矫正

足踝关节是人体畸形发生率最多、临床表现最复杂的部位，无论是关节挛缩或骨与关节畸形，一旦形成固定性畸形，手术矫正几乎是唯一的治疗手段。传统的矫形手术总的分为两类，即软组织松解类手术与骨与关节截骨类手术，治疗的原则是，无论术前足的畸形程度如何严重，企图手术中将足的畸形一次矫正，然后用石膏、支具或外固定器固定于矫形位。若患足畸形严重者由于受到皮肤、血管、神经张力的限制，必然通过大量截骨将足的长度和高度缩短来满足畸形的矫正。这种治疗理念，其手术的并发症较多，对畸形严重者，不可能获得良好的治疗效果。以Ilizarov张力-应力法则及其微创牵拉技术为代表的骨外固定技术，用简单、微创、安全、有效的手术方法，使足踝外科严重畸形与疾病加入"牵拉之力"与时间观念，从而使足踝外科严重畸形与疾病的外科治疗呈现了极大的改观，凡是用传统骨科矫形手术难以治疗或不能治疗的足踝关节畸形、创伤或疾病，都有可能应用Ilizarov微创牵拉技术获得有效的治疗效果。

一、足踝畸形Ilizarov技术矫正的基本条件和原则

Ilizarov治疗器由100多种基本部件组成，能够像万花筒一样，组装成800多种不同构型的外固定治疗器（亦称拉压-牵伸外固定器）。因此，开展好此项工作，必须要有配套的研制、生产相应外固定器械与配件的工厂，并有工程师参与器械的研究、力学等性能的测定与临床的调试。术前治疗器的安装和构形必须符合基本的生物力学原则，遵循四点矫形或同心圆牵伸矫形的力学原理矫正成角畸形。其手术成功的关键，是术前需根据患者畸形的特点和性质，进行设计组装具有明显个体化能满足术后矫形需要的牵伸器。术后严格按照生物组织缓慢牵拉下代谢发生适应性改变的要求，逐渐旋转拉压相应的牵伸杆，使被矫正的组织产生适当轴向的张力和压力，刺激组织的伸展与再生，并能按照医生的矫形要求对骨关节的形态进行新的调整塑造。

由于足部和Ilizarov外固定器同样具有三维相结构，故可应用此装置对足部进行固定并矫正其畸形。利用连接于外框架上的交叉不锈钢针，可对骨的运动进行精确控制，达到骨连结的目的。外固定架呈环形，光滑的钢针固定于钢环圈，通过特制的拉伸装置使钢针处于张应力下，从而使骨与肢体的一个节段保持稳定（图12-5-1）。但由于Ilizarov外固定器结构复杂，美国研制了单臂三维矫正外固定器，矫正各种足的畸形，能接近Ilizarov外固定器的效果（图12-5-2）。采用Ilizarov外固定器矫正足部畸形有两种方式：合并骨性畸形且患者年龄>10岁者，施行距骨周围"U"形截骨或"V"形截骨术，为方便完成"U"截骨的效果俄

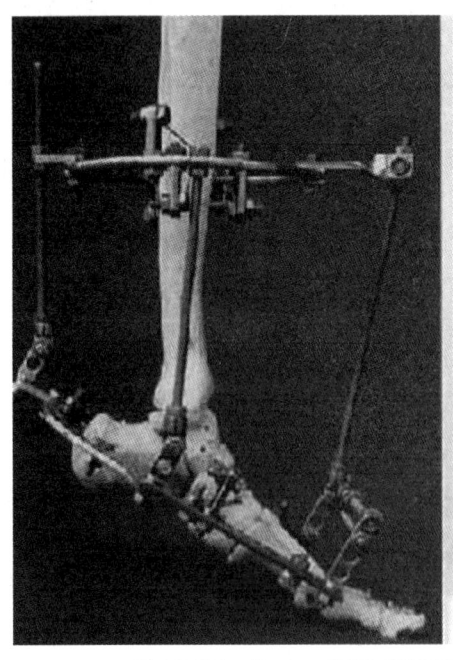 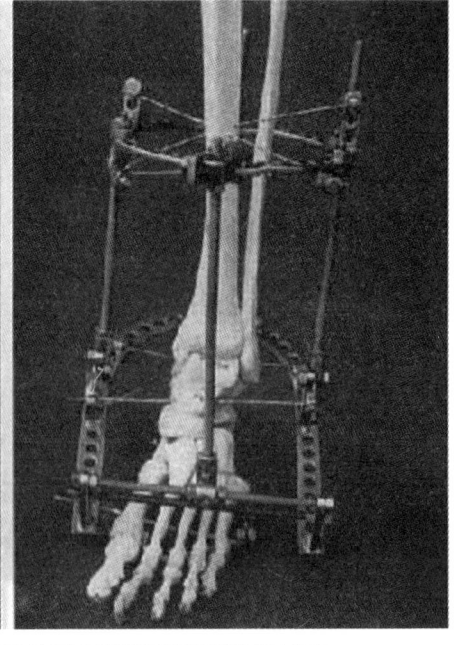

图12-5-1　Ilizarov矫正足踝畸形的基本器械构型及穿固定方法

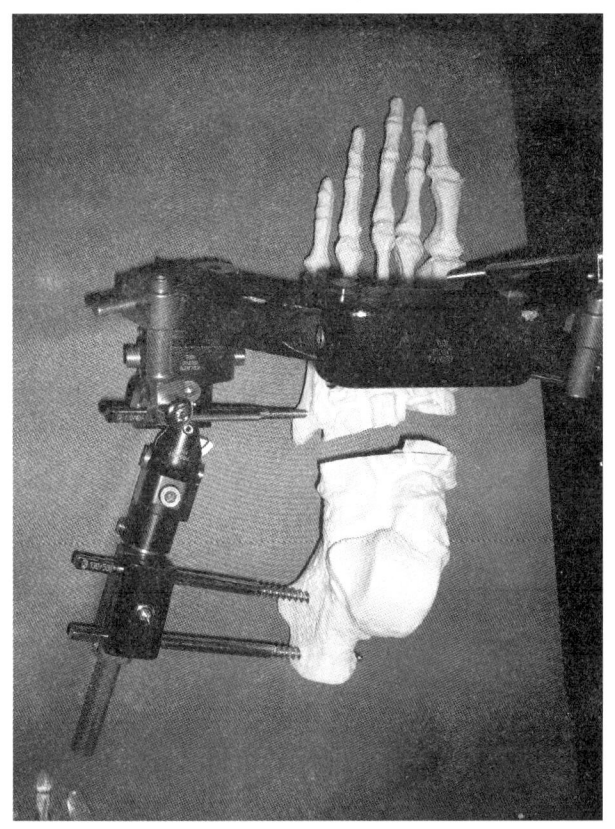

图 12-5-2　用足踝畸形矫正的单臂三维矫正外固定器，在万向关节部位安装一个能够前后左右移动的齿轮，能够达到类 Ilizarov 器械的矫正效果，器械安装明显简化，由美国费城 P. S Davidson 医生研制，EBI 公司销售

罗斯还专门设计了U形截骨刀，形成了规范的截骨步骤（图12-5-3）。＜10岁的患者一般不行截骨术，直接安装踝足关节牵伸器，术后缓慢牵拉即可矫正。

矫正足踝关节畸形手术治疗的基本策略是：①单纯关节的软组织挛缩畸形，手术操作是在不切口或微切口的程序下完成治疗器的安装，术后根据不同的骨科疾病和肢体畸形特点调整治疗器的牵伸方向和速度，从而使畸形逐渐矫正。②既有软组织挛缩又有骨关节畸形改变的足、踝关节畸形，术中先做适度的软组织松解和截骨后再安装具有三维转动方向的牵伸器，将软组织挛缩和骨关节畸形同步矫正。③严重仰趾足畸形或马蹄足畸形，可先用牵伸矫正软组织挛缩，二期再做截骨手术矫正足的骨性畸形。

二、重度马蹄内翻足畸形的牵伸矫正

严重的马蹄内翻足畸形，传统手术治疗的患儿中有约25%（13%～50%）效果不佳。对僵硬性、复发性和延误处理的马蹄内翻足的治疗，常用的手术方法是一次矫正，由此出现以下结果：手术中皮肤、神经血管受到强力牵拉，限制了患足矫正的程度；手术需要充分显露加重了原有的血液循环障碍。成年人重度马蹄内翻足畸形，传统的矫形手术方法是只能做足的三关节或四关节切骨融合，通过大量切除足的跗骨组织达到矫正畸形的目的，术后足变的短小、关节完全骨性僵直、血液和淋巴循环差，功能不满意。

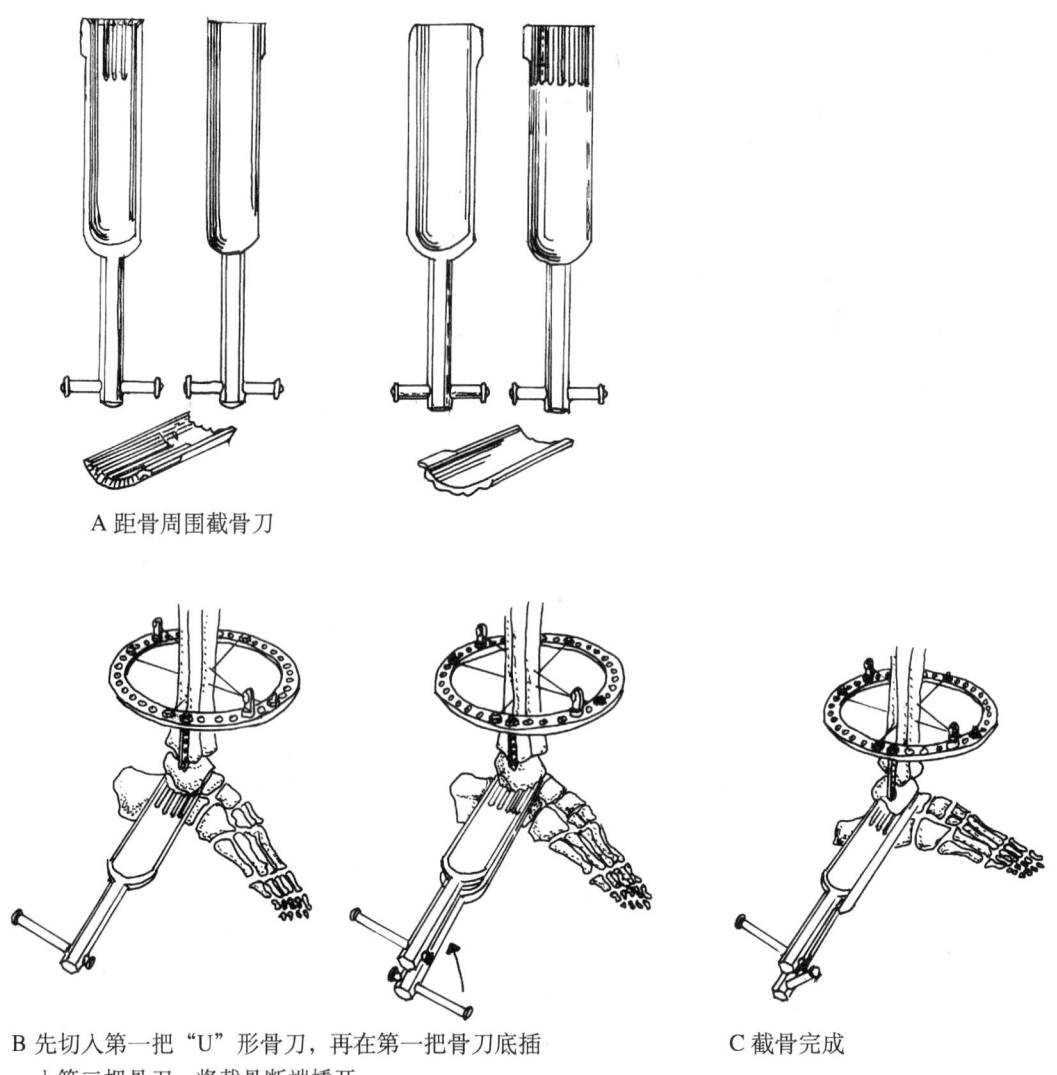

A 距骨周围截骨刀

B 先切入第一把"U"形骨刀,再在第一把骨刀底插入第二把骨刀,将截骨断端撬开

C 截骨完成

图 12-5-3 距骨截骨刀及距骨"U"形截骨术

应用 Ilizarov 牵拉方法治疗重度马蹄内翻足,仅需在足的跗骨做一"U"或"V"形截骨,不切除骨质;重度成年病人为了减少术后牵伸治疗的周期,应做三关节有限截骨术加 Ilizarov 牵伸术矫正,术中较多的矫正马蹄内翻足畸形后,再穿上几组细钢针,安装上三维矫正的 Ilizarov 牵伸器,术后通过调整外固定器不同的牵伸方向,逐渐达到矫正足的内收、内翻和下垂畸形(图 12-5-4)。

(一)手术操作与器械安装

①先有限地松解挛缩的跖腱膜,若跟腱、胫骨后肌腱明显挛缩,也可适度延长;②根据患者的年龄和足内翻畸形的程度,在患足跗骨做"V"形或"U"形截骨,术中即可部分矫正骨性的马蹄内翻足畸形;③先将截骨断端用1枚2mm的钢针固定;④在此基础上将Ilizarov装置固定于胫骨近端;⑤该装置在远侧以一半固定足后部,另一半环固定足前部,钢针固定跟骨及诸跖骨;⑥在足内侧和外侧,用单螺纹杆将前足和后足半环连接至可旋转的铰链。

574

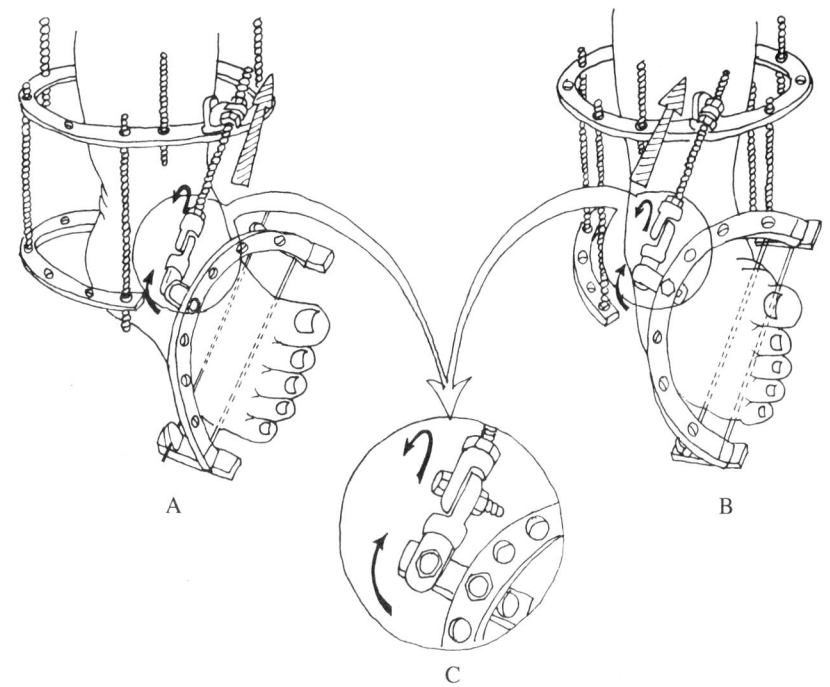

图 12-5-4 马蹄内翻足畸形矫正,器械构型铰链关节位置,牵拉力方向与畸形逐渐矫正之间的关系

这样可以在多个平面缓慢拉伸前足,改变其与后足的相对位置关系,外固定器安装完毕后,术中调整螺纹牵伸杆部分矫正马蹄内翻畸形足。手术切口、钢针与皮肤界面之间用酒精纱布覆盖。

(二)术后处理

安装外固定器术后7天,开始通过器械的调节矫正马蹄内翻足畸形。通过旋转后内侧和后外侧螺纹杆,矫正后足的跖屈内翻畸形。前足环通过前外侧的一根螺纹杆连接至胫骨近端环,旋转螺纹杆牵拉前足向上以矫正其跖屈和足内翻畸形。在缓缓矫正足畸形的过程中应定期进行 X 线检查,必要时调整牵伸器的牵拉方向,以防止踝关节发生前、后移位。

不同螺纹杆旋转的速度、方向、频率应根据个体的要求,其内翻足畸形矫正的速度主要根据患足皮肤、血管、神经的张力与反应而定。畸形矫正达到要求后,牵伸器继续保留3周,然后拆除牵伸器,更换石膏或装配足踝矫形器行走。

(三)Ilizarov 方法治疗马蹄内翻足的效果评价

Huerta 报告 12 例,年龄 19～42 岁,皆获得畸形满意矫正,保留了足的长度,功能恢复较好的结果。但矫治马蹄内翻足的外固定器安装复杂,治疗周期长,整个治疗过程需延续半年以上。

Bradish CF,Noor S 应用 Ilizarov 方法治疗 12 例儿童 17 侧复发性马蹄足,采用 Ilizarov 方法逐渐牵伸的治疗结果,术后平均3年评估,13足达到畸形矫正,结果优良,5足可,在去除固定器后2周行胫前肌腱劈开外转移,效果优。

邓京城、潘少川采用伊氏外固定器结合手术治疗先天性马蹄内翻足4例,神经麻痹性马蹄足2例,马蹄足术后复发2例,外伤后马蹄足1例。年龄4～13岁。经1～4年随访,足外形、足负重力线达到或接近正常足,Kite 角改变＞50%,无严重并发症。

秦泗河应用 Ilizarov 方法治疗 16 例重度马蹄内翻足和既往手术治疗失败的马蹄内翻足，其中 3 例在足踝部合并瘢痕挛缩，皆达到了满意的治疗效果，未出现一例皮瓣不可恢复的坏死、血管、神经损伤和骨不愈合的并发症。

（四）微创牵拉技术矫正足畸形的机制

20 世纪 90 年代后欧美学者在 Ilizarov 生物学理论的基础上又进行了深入的基础研究，建立了牵拉成骨技术（distraction osteogenesis），进一步证明了"应用持续的在生理限度内的牵张 - 应力刺激，能够刺激机体产生血管生成因子促进血管的形成，导致胚胎发育过程的某些方面在成人组织中再现，激活和保持骨组织与其它组织细胞的再生潜能"。这一技术实现了人体依靠组织自我修复和自我再生的能力，可以修复和重建肢体组织的缺损，而这种再生潜力通过生物力的刺激可以被激活。

由于足踝部与牵拉器同样具有三维结构，利用连接于外固定框架上的交叉穿骨细钢针，通过前后左右不同方向的推拉装置进行调整，能够按三维方向的运动要求延长或扭转各部件的间距，使踝足前、后、内、外侧的软组织产生张力而发生组织伸展、再生，从而缓慢、持续地矫正足的内翻、内收和下垂足，或外翻、仰趾足畸形。在矫正足畸形的过程中患者并无明显痛苦，不影响生长中足的发育，有延长足的效应。临床观察证明，严重畸形足的骨骼在有限截骨后安装外固定矫形器，术后在持续、缓慢、稳定的牵拉张力作用下，足的跗骨也能朝着正常的结构要求重新塑造形变，一般术后三个月即由术前严重的以足背触地行走的马蹄内翻足畸形，恢复正常或接近正常的形态和行走功能。

本法操作简便，治疗期间可随时下地负重、走路、进行功能锻炼。此法更适应于大年龄儿童或其它手术方法治疗失败的患者。

三、Ilizarov 技术矫正重度或僵硬型马蹄足畸形

（一）传统手术矫正重度或僵硬型马蹄足畸形的缺点

1. 创伤大，后侧血管、神经及皮肤张力高，并发症多。

2. 手术中过分用力背伸踝关节或术后石膏在踝关节应力背伸位固定，易致距骨前侧关节面损伤甚至塌陷，后期易并发踝关节退行性关节炎。

3. 大幅度跟腱"Z"形切断延长后，跟腱延长端的血液循环破坏，跟腱将形成纤维瘢痕愈合。较长的跟腱皮肤切口术后遗留线条状瘢痕，皮肤与跟腱粘连，若后期马蹄畸形复发，线状瘢痕的存在给复发挛缩的跟腱再施行手术矫正造成了困难。

4. 僵硬型马蹄畸形由于关节的广泛挛缩，应用传统的跟腱延长、软组织松解手术亦很难以使踝关节发生较大范围的松动，且术后加重了血液循环的障碍。故矫正效果很差，只能通过大量切除跗骨使足缩短而部分矫正畸形。

（二）Ilizarov 张力 - 应力法则矫正僵硬型马蹄足畸形的优点

用 Ilizarov 理论和技术逐渐矫正重度或僵硬型马蹄畸形：①不需或仅需很小的手术切口，不合并骨性畸形的治疗属于无血手术；②畸形逐渐矫正，符合生物学原理和微创外科要求；③矫形效果好，术后不留切口瘢痕，跟腱不粘连；④马蹄足畸形矫正的幅度由医生控制，跟腱的肌力不减弱或丧失很少；⑤不用上石膏固定，避免了跟腱切口愈合不良、感染或瘢痕愈合等传统矫形手术易出现的多种并发症。

【适应证】青少年或成年人严重马蹄足，既往施行跟腱延长后复发的马蹄畸形，儿童僵

硬型马蹄足，外伤或烧伤瘢痕挛缩性马蹄足畸形。

【术前准备】根据患足畸形的特点，组装好相应规格的踝足牵伸器。

【操作步骤】用尖刀先将跟腱在不同平面的内外侧部分切断，背伸踝关节，使跟腱断面部分拉开，如果马蹄畸形较轻，可直接安装牵伸器，不需切开跟腱。有跖腱膜挛缩者，用尖刀在皮下闭合切断。

根据患足的长度和足下垂畸形的角度，先测试备好的Ilizarov牵伸器是否合适。若不太合适在术中应调整到合适为度。

先在胫骨下段和跟骨各穿2根2mm的克氏针，确定踝足关节与牵伸器的空间位置，将跟骨的钢针上安装带有弹簧的跟骨推拉器。将前足尽量背伸，在五个跖骨上穿针，用牵伸杆将胫骨下段的钢环与跖骨上的钢针连接，再调整踝足关节的位置，锁紧钢针固定夹。酒精纱布包裹钢针与皮肤的界面。

【术后处理】逐渐调整推拉带有弹簧的踝关节前后的牵伸杆，跟腱和其他挛缩的软组织被牵伸拉张，安装在踝关节两侧的关节铰链发生微动，踝关节软骨面在避免了大的压力下缓慢背伸，马蹄足畸形即会在微创牵拉下逐渐达到满意的矫正。在牵伸矫正期间，患足可以部分负重行走。垂足畸形即逐渐矫正。

踝关节牵拉背伸达到需要的角度后，负重锻炼行走2周后再拆除牵伸器，更换小腿管型石膏或小腿矫形器维持踝关节0位°行走6～8周。

作者治疗2例合并踝关节皮肤瘢痕挛缩的僵硬性马蹄畸形，应用Ilizarov技术同样获得良好矫正，但必须减慢牵伸速度，这说明成熟的瘢痕组织内的胶原纤维在张应力作用下也能获得伸展，瘢痕组织内的细胞可能亦发生了再生现象（图12-5-5）。

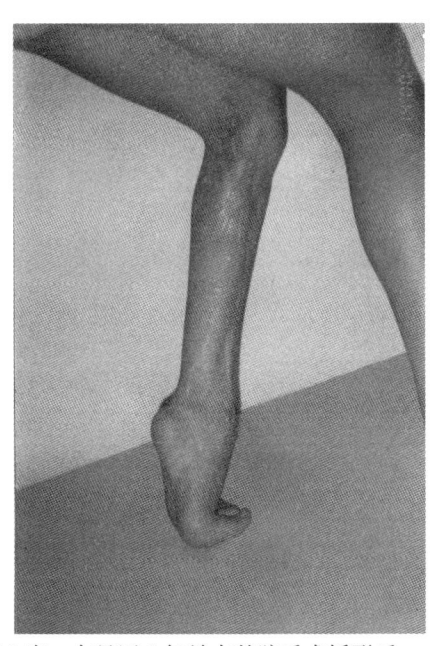 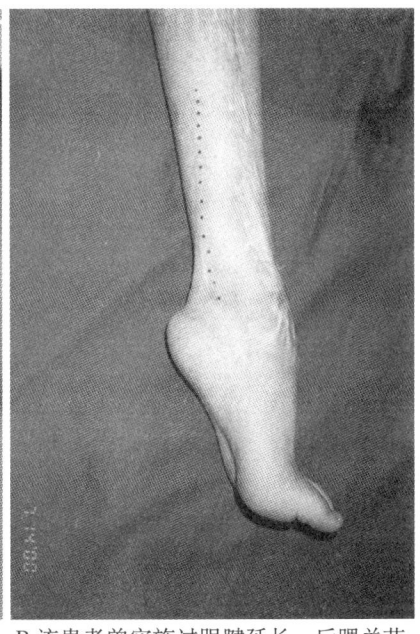

A 男11岁，左足因5年前在某院手术矫形后，石膏过紧，发生小腿筋膜室综合征，左小腿有广泛的瘢痕挛缩，重度的马蹄足畸形

B 该患者曾实施过跟腱延长、后踝关节囊松解术，但未达到马蹄畸形的矫形效果

图12-5-5 Ilizarov技术治疗瘢痕僵硬性马蹄足

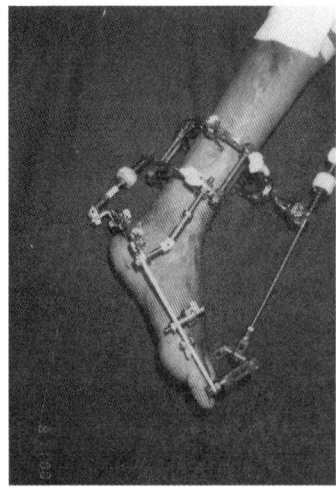
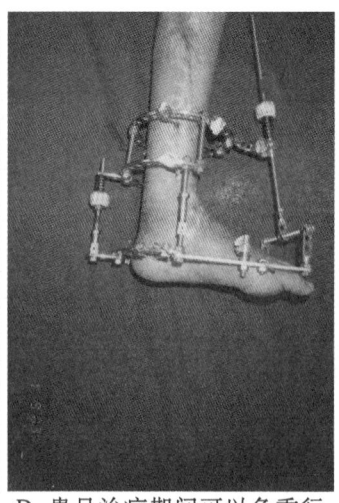
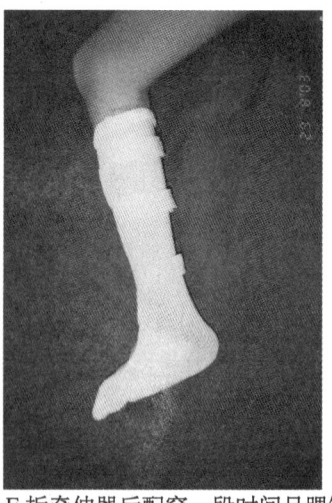

C 实施跖腱膜皮下松解,将瘢痕粘连的跟腱于其中部在皮下横断,安装踝足关节牵伸器,术后逐渐牵伸矫正下垂足畸形

D 患足治疗期间可以负重行走,牵伸41天后马蹄足畸形完全矫正

E 拆牵伸器后配穿一段时间足踝矫形器锻炼行走,以防止下垂足畸形复发。应用Ilizarov技术治疗僵硬性马蹄足畸形,符合生物学原理,能够获得传统骨科手术无法达到的治疗效果

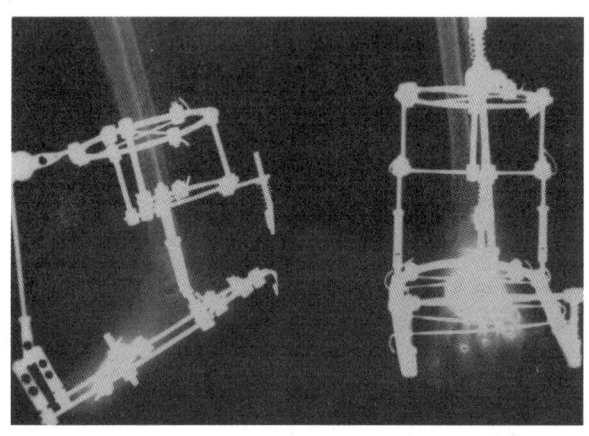

F 牵拉矫正马蹄足畸形期间,应定期实施X线检查,防止踝关节发生前后移

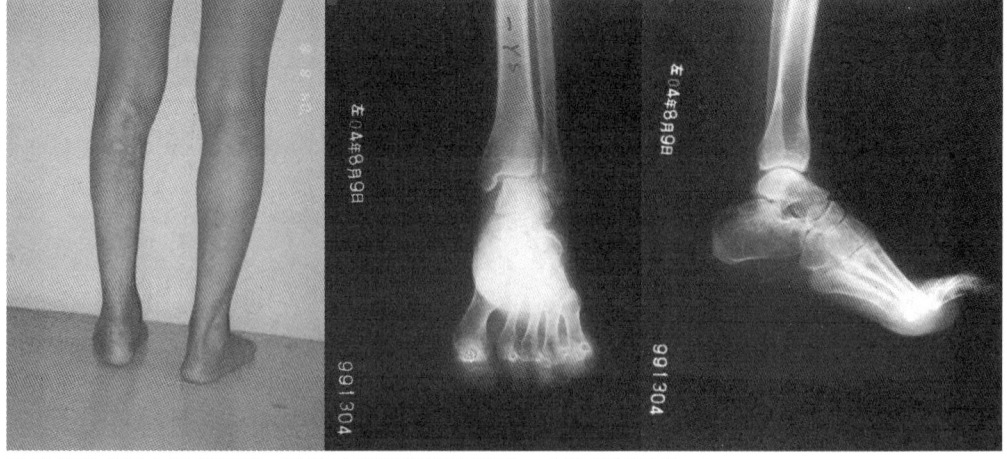

G 该患者术后1年半复查,马蹄足畸形获满意矫正,功能恢复正常

图 12-5-5(续) Ilizarov 技术治疗瘢痕僵硬性马蹄足

四、Ilizarov 张力 - 应力法则矫正重度高弓足畸形

Ilizarov 张力 - 应力法则矫正重度高弓足畸形，是高弓足畸形外科矫正的重大进展。高弓足者皆伴有脚的短缩，传统的跗骨切骨矫正术矫正高弓足畸形，并不能增加甚至短缩足的长度，且手术创伤大，术后丧失了跗中两关节的功能。应用Ilizarov技术牵伸矫正高弓足畸形手术创伤小，矫正畸形符合生理，增加足的长度，不减弱肌力，若骨性畸形改变不明显者，更好地保留了踝足关节的功能。

（一）基本的手术方法与畸形矫正机制

牵伸器的构型和手术中的安装雷同于矫正马蹄内翻足，其构型应满足于前后纵向牵拉和上抬跟骨的作用力。合并第一跖骨头下垂者术中应先松解挛缩的跖腱膜。

凡无明显骨性高弓畸形者，仅安装外固定牵伸器通过手术后牵拉即可矫正，穿针主要在跟骨和跖骨，然后在跟骨与跖骨之间连接螺纹牵伸杆，术后旋转足底的螺纹牵伸杆，足的内纵弓会逐渐缩小。连接跟骨的螺纹牵伸杆缓缓旋转时，能牵拉跟骨向后、向上移位，垂直的跟骨高弓畸形角度即逐渐变大，直至畸形完全矫正为止（图 12-5-6）。

（二）马蹄高弓或跗骨关节型高弓畸形的矫正

高弓畸形合并跟腱挛缩者，先松解挛缩的跖腱膜与实施跟腱延长后，再做足的两关节有限楔形截骨手术，截骨的部位示高弓足畸形的类型而定，可以在跗中关节，也可以在楔骨，但为了保留跗骨间关节，可在楔骨和跟骨上截骨后牵伸（图12-5-7），如此术后能明显增加足的长度。成年人重度的马蹄高弓畸形，手术中能部分矫正高弓足畸形。然后再穿针安装固定牵伸器，术后逐渐矫正高弓足畸形。

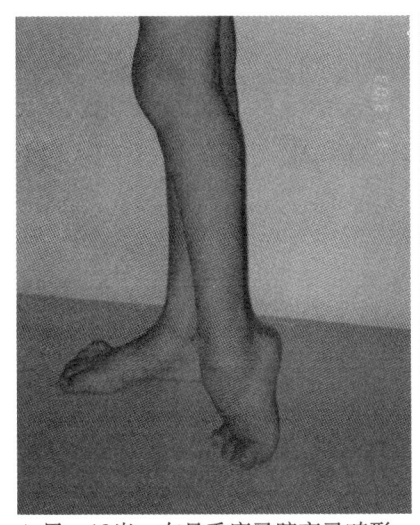
A 男，12岁，左足重度马蹄高弓畸形，术前仅用跖骨头负重行走，左足的长度较右足短 2.6cm

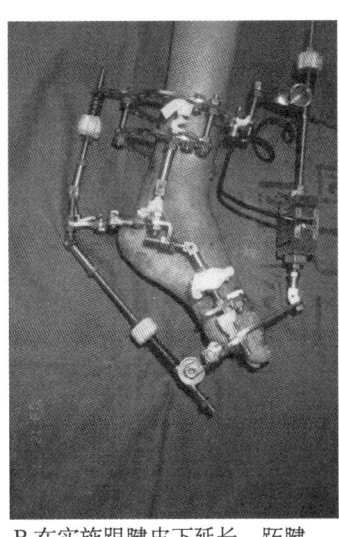
B 在实施跟腱皮下延长、跖腱膜松解的基础上，安装 Ilizarov 踝足关节牵伸器，并测定牵伸力度

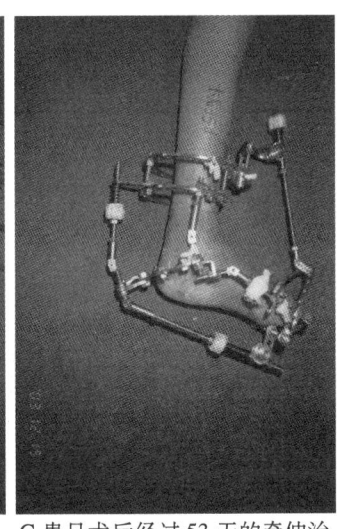
C 患足术后经过 53 天的牵伸治疗，马蹄高弓畸形获满意矫正

图 12-5-6　Ilizarov 技术矫正马蹄高弓足畸形

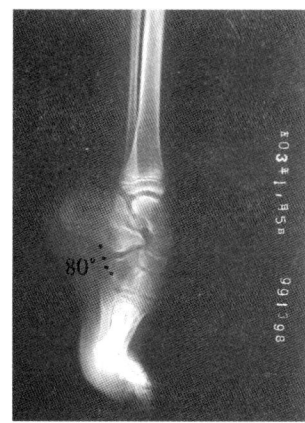 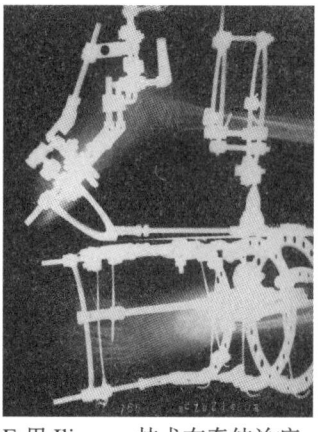 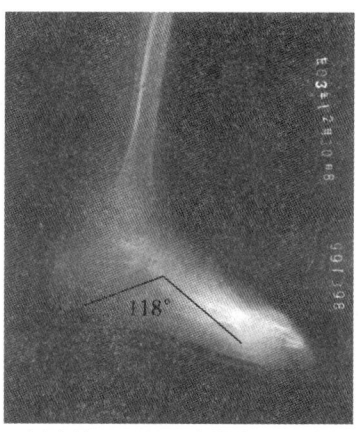

D 术前患足X线侧位，足内纵弓80°　　E 用Ilizaorv技术在牵伸治疗过程中　　F 拆牵伸器后的X线检查，马蹄高弓畸形完全矫正，足的长度增加1.2cm

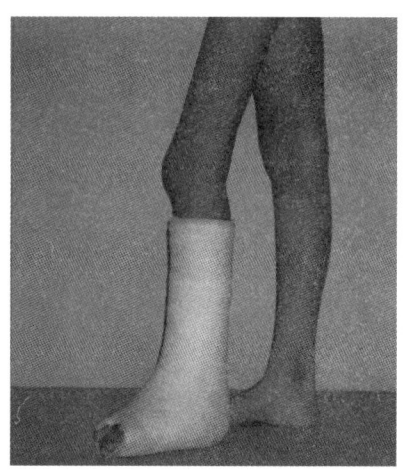

G 患足上高分子聚脂石膏负重行走30天，如此可有效地保护已经发生改变的踝足关节，让患足逐渐适应全足负重行走的应力改变

图 12-5-6　Ilizarov技术矫正马蹄高弓足畸形

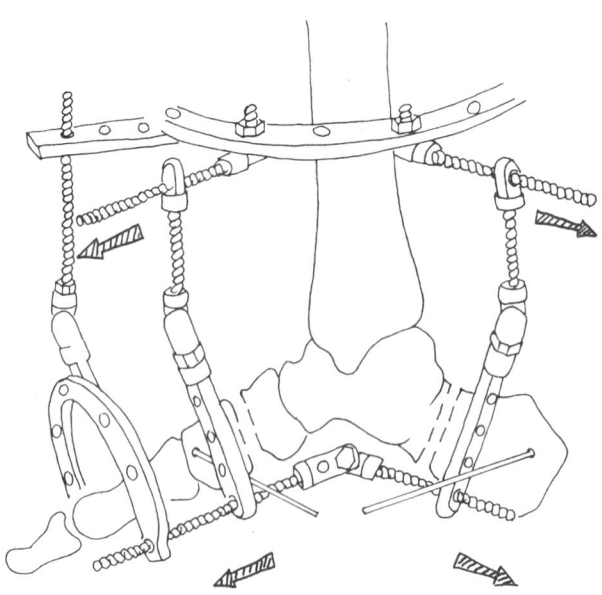

图 12-5-7　矫正高弓足与短足畸形的截骨部位器械构型、铰链位置与术后牵拉力的方向

跟行高弓足畸形在跟骨做斜行截骨，再安装脚的两侧带牵伸杆的牵伸器，术后逐渐调整前后牵拉，每天牵伸的速度控制在 0.3mm 左右，前后足徐徐伸开，跟行、高弓畸形亦渐渐矫正，足的长度也在增加（图 12-5-8）。

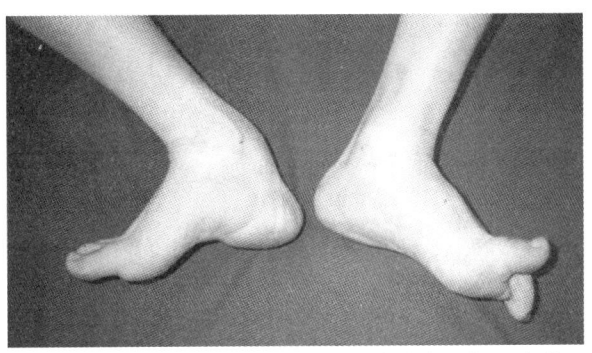

A 男 24 岁，小儿麻痹后遗症跟腱瘫痪伴右跟行足畸形

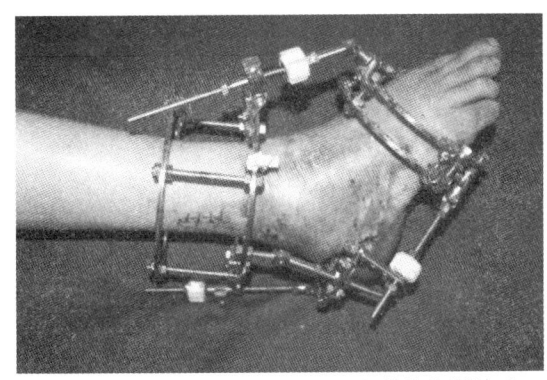

B 实施跟骨截骨，腓骨长肌加胫后肌移位代跟腱后，同期安装 Ilizarov 牵伸器

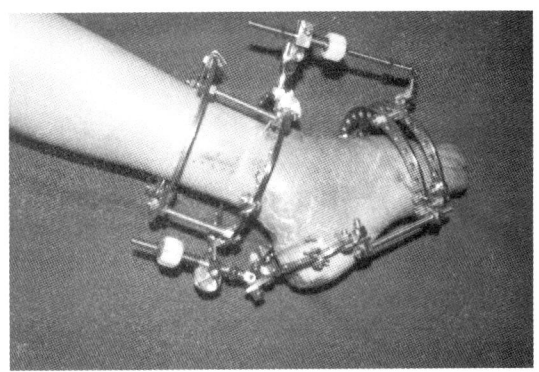

C 外固定牵拉的方向是前足跖屈跟骨后上移位，矫正跟行高弓足畸形

图 12-5-8　跟行足畸形的 Ilizarov 技术矫正术。

高弓畸形在逐渐矫正的过程中，患者应早期下床戴牵伸器足参与负重行走，有利于骨的愈合和功能恢复。畸形完全矫正且截骨处骨愈合后，再拆除牵伸器，换行走石膏或配穿矫形器徒手行走 6 周。

（三）高弓足畸形矫正的注意事项

1．部分高弓足畸形合并足内翻畸形，一般称其为马蹄内翻高弓足，此种类型在软组织松解的基础上可实施有限三关节融合术，为减少切骨的数量，实施三关节有限截骨，残留的足畸形，再安装 Ilizarov 外固定矫形器术后缓慢牵伸矫正。

2．高弓足多合并爪形足畸形，高弓足畸形矫正后，爪形足畸形多能改善。

3．重度复合性马蹄高弓畸形，多同时合并跟腱挛缩、跖腱膜挛缩、第一跖骨头下垂和跗骨关节凹弓畸形，应同期实施挛缩的跖腱膜松解、跟腱延长、第一跖骨基底截骨，与两关节截骨手术相结合的组合性手术矫正。

4．合并小腿短缩者在矫正马蹄、高弓足畸形的同时做胫骨延长术（图 12-5-9）。

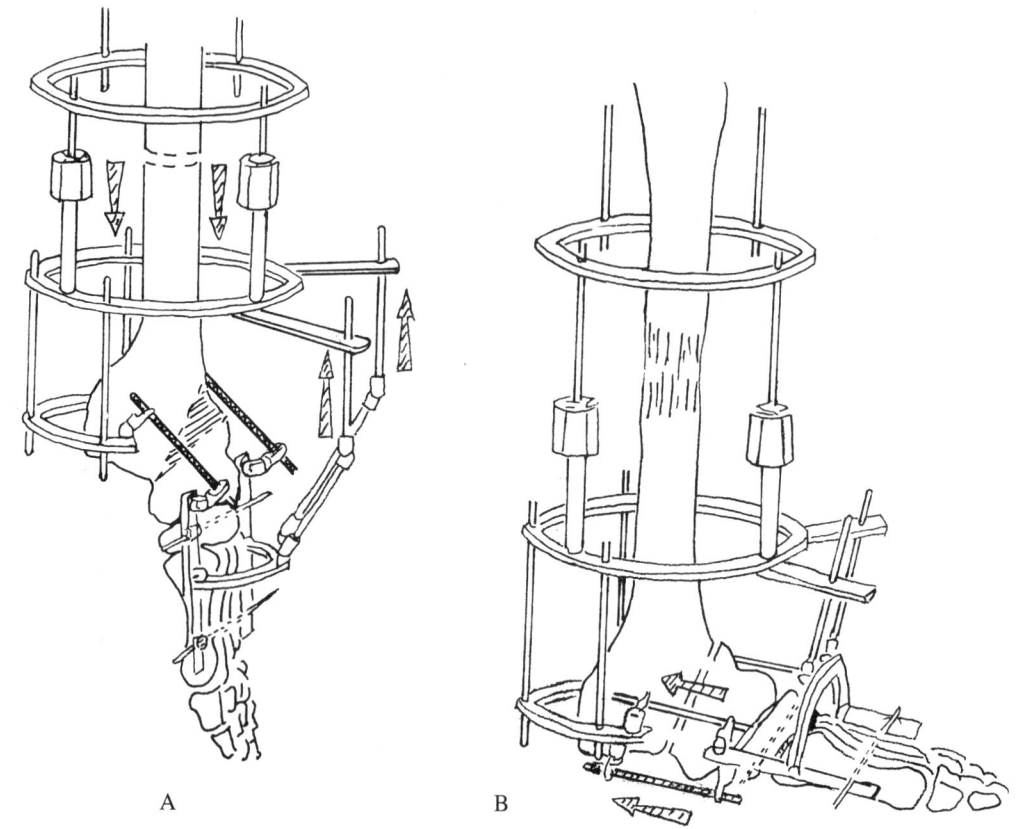

图 12-5-9　马蹄高弓足畸形伴小腿短缩的矫正
A 器械构型、截骨矫形部位与牵拉力方向
B 牵拉治疗结束，马蹄高弓与小腿短缩畸形同步矫正

五、小腿缺血性肌挛缩后遗踝足畸形的牵拉矫正

小腿缺血性肌挛缩后遗踝足关节畸形，是小腿骨-筋膜间室综合征早期处理不当导致的结果，在临床上并不少见。四肢骨折、血管损伤、软组织严重挫伤或医源性原因，如应用夹板、石膏固定不当等，皆可引起四肢骨-筋膜室内的软组织缺血、缺氧，水肿-压力升高，形成骨-筋膜间室综合征（osteofascial compartment syndrome，OCS），若在发病早期未能及时处理或处理不当，导致小腿肌肉缺血坏死，神经功能障碍，晚期发生缺血性肌挛缩而形成踝足关节的固定性畸形和功能障碍。畸形足的早期为软组织挛缩性，后期由于不正常的负重应力，将逐渐发展成合并骨性改变的复合畸形。

由于小腿的肌肉、血管、神经组织被紧紧包裹在骨和筋膜形成的四个间室内，又是严重损伤的好发部位，骨-筋膜间室综合征的发生率高，形成不同程度缺血性肌挛缩者并不少见。临床上可以单独一个间室发生，但是更多的是彼此影响，既往有关文献主要是论述形成骨-筋膜间室综合征的诊断和外科治疗，以及上肢缺血性肌挛缩的后期功能重建，有关缺血性肌挛缩晚期后遗踝足关节畸形的矫形外科治疗，是矫形外科治疗的难题，文献报告极少，应用 Ilizarov 微创牵拉技术治疗缺血性肌挛缩晚期后遗踝足关节畸形，尚未见有文献报告，秦泗河 2002 年 4 月～2004 年 3 月治疗 8 例，获得满意的治疗效果（图 12-5-10）。

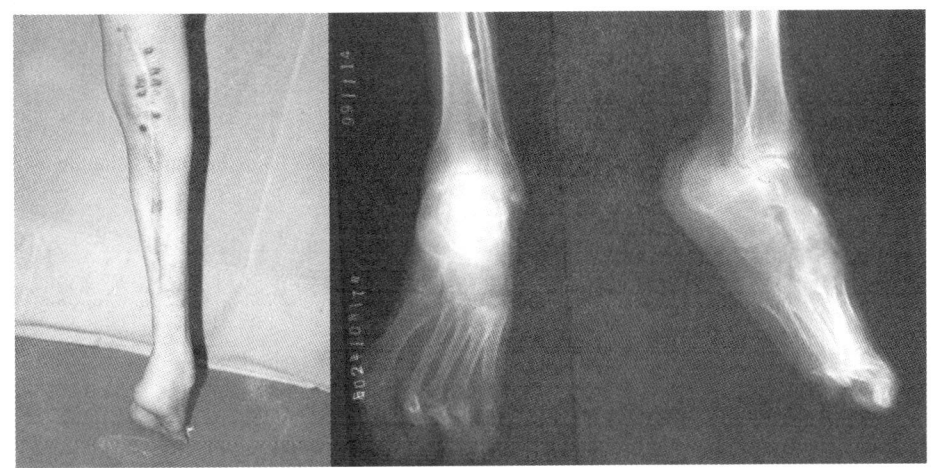

A 右小腿肌肉广泛坏死，右足僵硬性马蹄内翻足

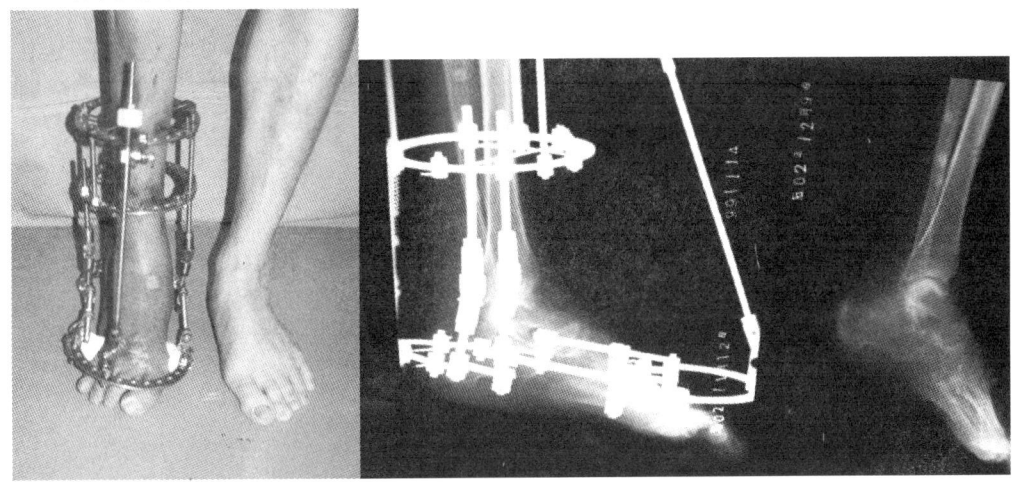

B 安装踝足关节牵伸器，术后逐渐牵拉矫正

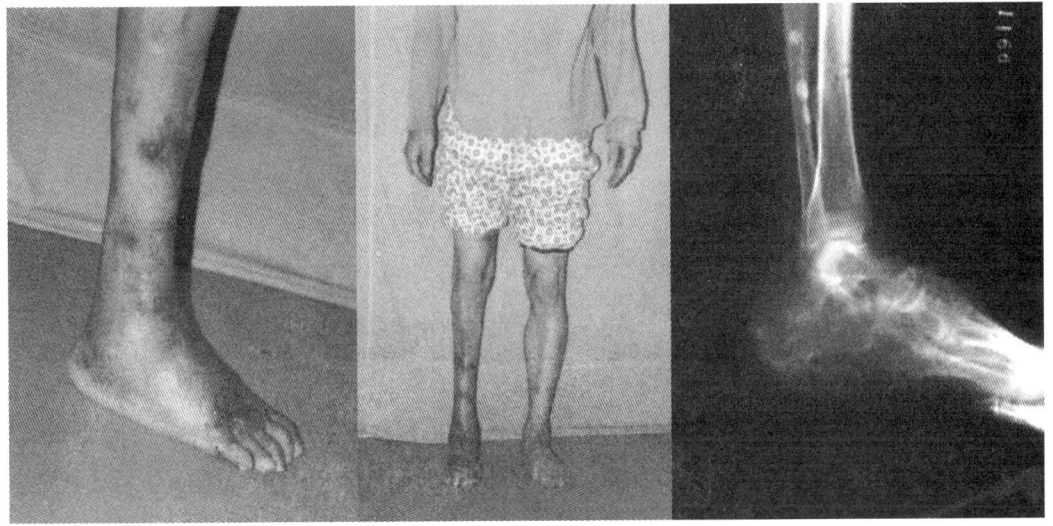

C 经过53天牵伸，右马蹄内翻足畸形完全矫正，患足的血液循环也改善

图12-5-10　Ilizarov技术治疗缺血性肌挛缩。

六、Ilizarov 技术矫正不同踝足关节畸形的器械研制

Ilizarov 张力-应力法则在足踝外科的矫形应用，作者已进行多个方面的临床研究，对严重、复杂足畸形的矫正与功能重建，获得显著的甚至是突破性的临床研究和治疗结果。但由于足踝部畸形繁杂多样，病因各异，畸形的程度、类型与患者的年龄不同，对不同足踝畸形矫正的器械构型、安装方法和穿针布局，国内尚缺乏系统研究报告。作者自1994～2002年遵循 Ilizarov 的技术原理，曾经采用多种外固定矫形器，矫正各种足踝畸形200多例，获得了较丰富的临床经验，也遇到了一些因器械构型不合理，器械的规格不标准、穿针布局不恰当等原因，使某些类型足畸形的治疗过程不顺利，效果不满意。

2002年始，根据临床上所存在的问题，将足的畸形总体上分成马蹄足、高弓足、跟行足（仰趾足）、和前足内收畸形4个类别（其它足畸形的分类另文专门讨论）。根据矫正畸形的基本要求，结合临床实际病人，进行研究、探索与应用实践，逐渐改良与完善，最终完成矫正以上4类足踝畸形的较标准的器械构型，并经过105例患者的临床应用，证实了这4种外固定矫形器械的优良性能。

①外固定矫形器根据小腿组细和足的长短，钢环的周径分大、中、小3个型号；②器械安装固定简便、实用；③在足踝部的安装穿针点，钢针布局、穿针安装程序以及术后处理已基本标准化、规范化；④在小腿下段和阻踝部确定的几个穿针部位不会损伤大的血管、神经和肌腱；⑤器械的价格便宜。

（一）外固定矫形器安装的基本穿针方法

遵照 Ilizarov 的技术原则和操作步骤，在胫骨中上段穿半针，下段距外踝上 8～10cm 穿全针，完成胫骨上两个钢环的固定，以次成为矫正足各种畸形的支撑应力点。然后在前足的距骨和后足的跟骨穿2mm全针或橄榄针。在踝关节两侧矢状位的伸屈旋转轴的中心，连接铰链关节，这就是矫正足踝关节多种畸形的基本的构型基础，然后根据不同的畸形类型和矫形需要，连接关节或加减矫形附件。单纯矫正前足内翻或外翻畸形者，应在距骨头颈部穿针以固定距骨。以下用图解的形式介绍4种器械的构型。

（二）单纯矫正马蹄足畸形的器械构型及安装固定方法（图12-5-11）

此器械构型尤其适应于僵硬性马蹄足，既往实施跟腱延长后畸形又复发的马蹄足，在外固定矫形器安装时，可先将瘢痕粘连的跟腱在不同的平面用尖刀做皮下切开，可减少术后初期在牵拉跟腱时跟骨下移的阻力。

（三）矫正前足内收畸形的器械构型及安装方法（图12-5-12）

矫形策略与手术注意事项：①合并跖腱膜挛缩者，可用尖刀在跖腱膜跟部给予皮下松解；②第一跖骨有明显骨性下垂畸形者，加做第一跖骨基地截骨；③成年人前足内收畸形多合并不同程度的内翻内旋，在安装外固定矫形器之前可先实施跗骨截骨；④合并跟腱挛缩者应同期牵拉矫正；⑤合并跟骨骨性内翻畸形者，在矫正前足内收畸形的同时，应加做跟骨截骨矫正。如此才能同期恢复前、后足的骨性结构，也可明显减少外固定牵拉矫正的时间。矫正外翻足畸形也可用这一构型。

（四）矫正马蹄高弓足畸形的器械构型及安装固定方法（图12-5-13）

矫形策略与手术注意事项：①跖腱膜挛缩者用尖刀做皮下松解；②牵拉矫正的顺序是先下推跟骨和提拉前足矫正下垂足畸形，使胫距关节恢复中立位。然后再旋转足底的螺纹弹性

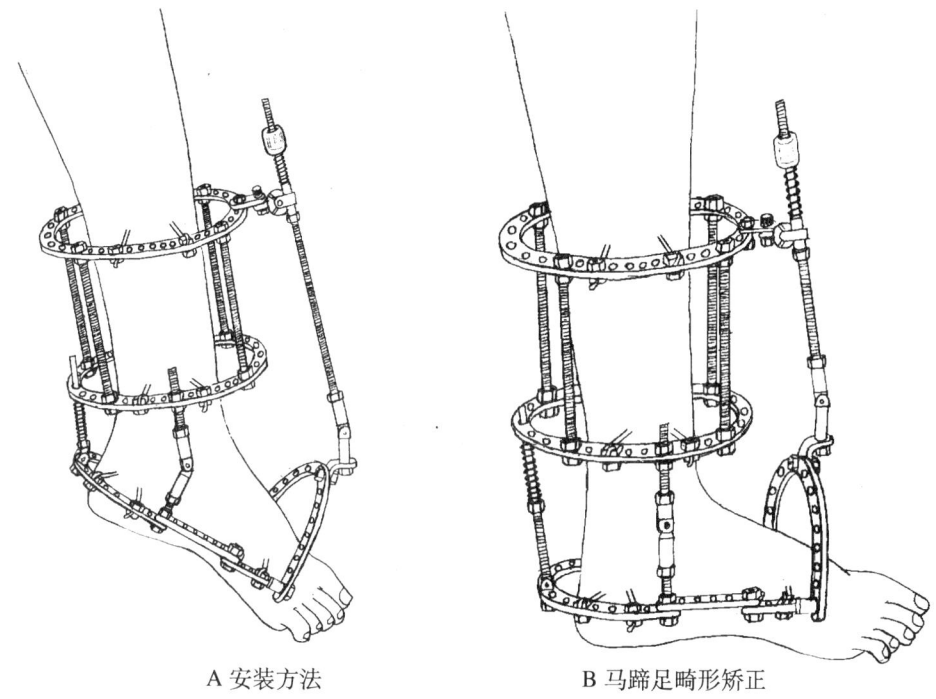

A 安装方法　　　　　　　　B 马蹄足畸形矫正

图 12-5-11　矫正马蹄足畸形的器械构型

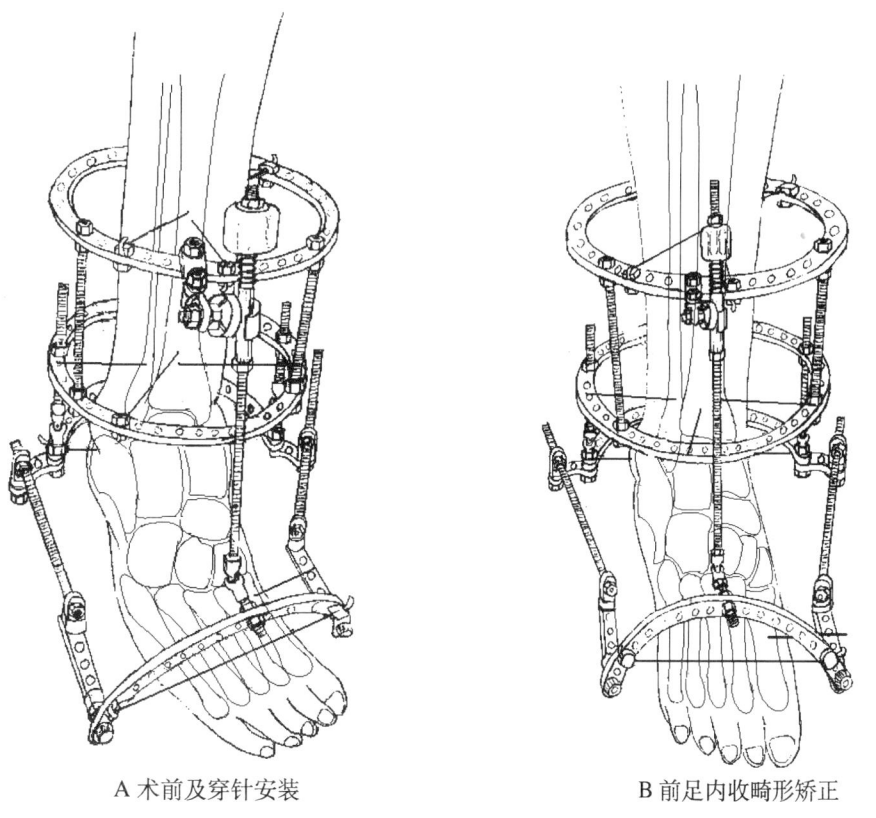

A 术前及穿针安装　　　　　B 前足内收畸形矫正

图 12-5-12　矫正前足内收或外翻足畸形的器械构型及矫形结果

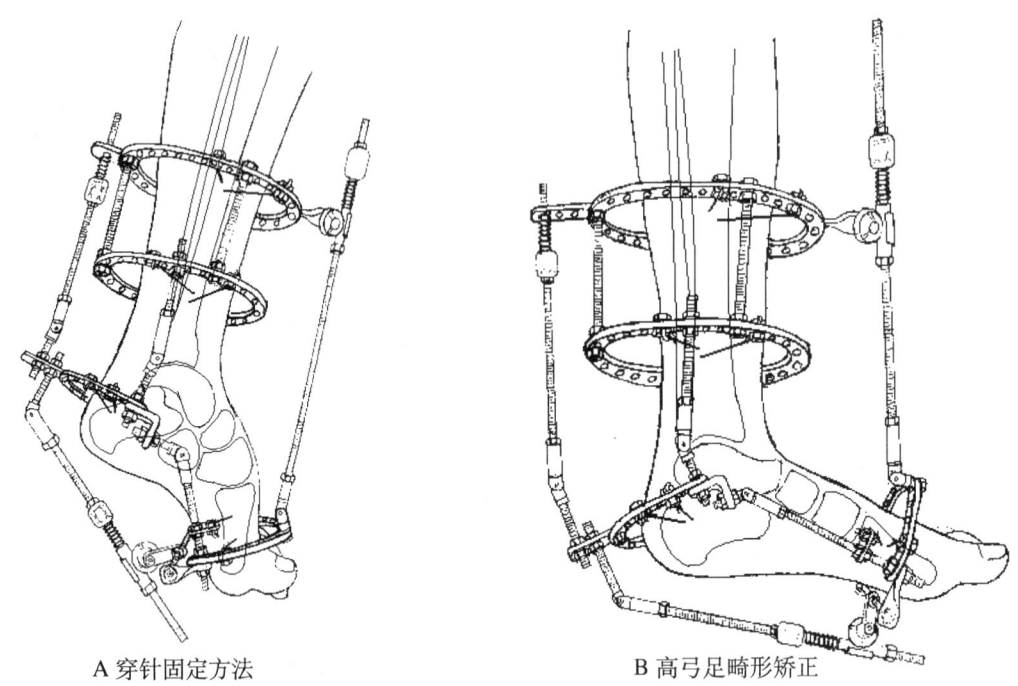

A 穿针固定方法　　　　　　　　　B 高弓足畸形矫正

图 12-5-13　矫正马蹄高弓足畸形的器械构型及矫形结果

牵拉杆，缓缓矫正足高弓畸形；③高弓足畸形矫正后，足的长度必然增加，应注意测量比较对侧足的长度；④在张力-应力作用下所有跗骨、跗、跖关节间隙会改变，跗骨的形态也可能发生不同程度的改变，这是Ilizarov技术牵拉矫正结果的正常反应，故足畸形矫正后外固定牵伸器应继续维持30天左右再拆除。矫形期间应鼓励患者用足底适当负重行走（足底可用泡沫塑料填充）。

（五）矫正跟行凹弓足畸形的器械构型及安装固定方法（图12-5-14）

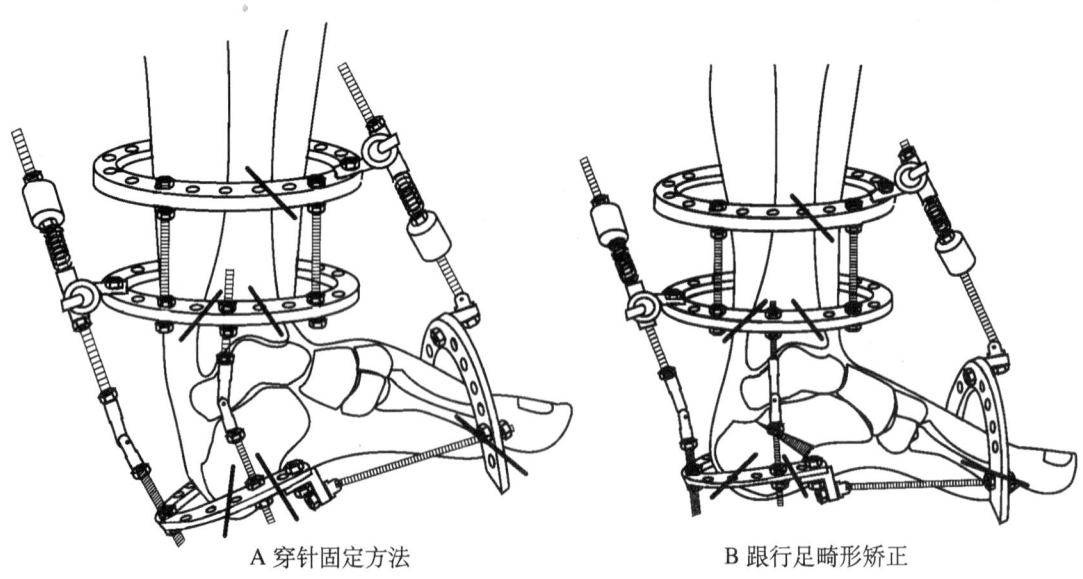

A 穿针固定方法　　　　　　　　　B 跟行足畸形矫正

图 12-5-14　矫正跟行足畸形的器械构型及结果

矫形策略及手术注意事项：①跟骨已经发生垂直改变的青少年患者，在安装器械前将跟骨截骨，挛缩的跖腱膜可利用这个切口同时松解；②跟骨骨性畸形改变轻者可仅实施跖腱膜切断，不做跟骨截骨；③畸形矫正的顺序是：先推拉前足和后足的弹簧牵拉杆，矫正踝前软组织挛缩和跟行足畸形，再旋转推拉两侧足纵弓的弹牵伸杆，使跟骨远截骨断端逐渐后上移位，骨性的跟行、凹弓畸形即可逐渐矫正。在矫形过程中注意定期X线检查跟骨矫正的位置，使之最终达到正常为止；④此类患者多合并跟腱的肌力丧失，拆除外固定器后再实施肌移位重建小腿三头肌的功能。

七、Ilizarov技术在足外科临床的创新性应用

（一）治疗先天性腓骨缺如所继发的足踝畸形。已治疗3例，女1例，男1例。年龄8、9、12岁各1例。术前均存在严重的足外翻畸形和踝关节外脱位，且足外翻畸形随年龄增长还会继续发展。手术后皆达到满意的矫正效果，且保留了踝关节的功能（见第5章第五节，图5-4-3）。但从长远的效果分析，此类患者应加做外踝结构重建术。

手术步骤是：①少年患者术中先破坏内踝骨骺板，以减少术后足外翻畸形复发的几率；②外踝上纵切口，显露并切除与腓骨残端相连的坚硬的纤维束带；③实施踝上截骨术中即可部分矫正胫骨下段外翻、前弓畸形，截骨断端可临时用克氏针固定；④穿针固定预先组装好的足踝矫形器；⑤术后器械牵拉矫形时，胫骨下段畸形与足外翻畸形可同时牵伸矫正，最终应使足矫正至轻度内翻；⑥拆牵伸器后应配穿一段时间矫形鞋，防止足畸形复发。

（二）矫正严重挛缩性僵硬性仰趾足畸形及僵硬性马蹄足。已手术13例，年龄13～36岁。皆是既往传统矫形手术失败的病例和外伤性缺血性肌挛缩所致，全部获得满意的矫形效果（图12-5-15）。

（三）治疗类风湿性关节炎所致的重度足外翻畸形2例，全为女性，年龄44岁和31岁各1例。均是足外翻畸形，跗骨间关节术前均已自行融合。此类患者由于长期服用激素，导致皮肤变薄、弹性差，若应用传统的矫形手术风险大，畸形难以矫正。实施有限的截骨手术后，再加用Ilizarov技术，可以无风险的使严重的足外翻畸形获得满意矫正。

结论：以Ilizarov为代表的现代骨外固定技术，近年通过新的研究与临床应用进展，使足踝畸形的矫正发生了重大变化，主要体现在：①拓宽了手术指征，严重、复杂的足踝部畸形也可以有效矫正；②在足踝组织牵拉再生的过程中伴随着微循环的重建，还兼能改善患足的血液循环，故可以用这一技术治疗缺血性足病；③既往需要实施三关节融合术才能矫正的足畸形，用Ilizarov技术可避免三关节融合或减少关节固定的数量；④踝关节纤维僵直和关节退行性变者，通过带关节铰链的牵拉使踝关节处于适度分离状态下运动，可改善踝关节功能，避免或延缓踝关节融合与关节置换；⑤在矫正足畸形之后，能保留或增加足的长度；⑥属于微创手术，避免了传统矫形手术矫正严重足畸形易发生的切口皮瓣坏死，切口感染和血管、神经损伤的并发症；⑦提高了足、趾畸形矫正与修复的美学效果。

（秦泗河　郑学建　焦绍锋　吴鸿飞）

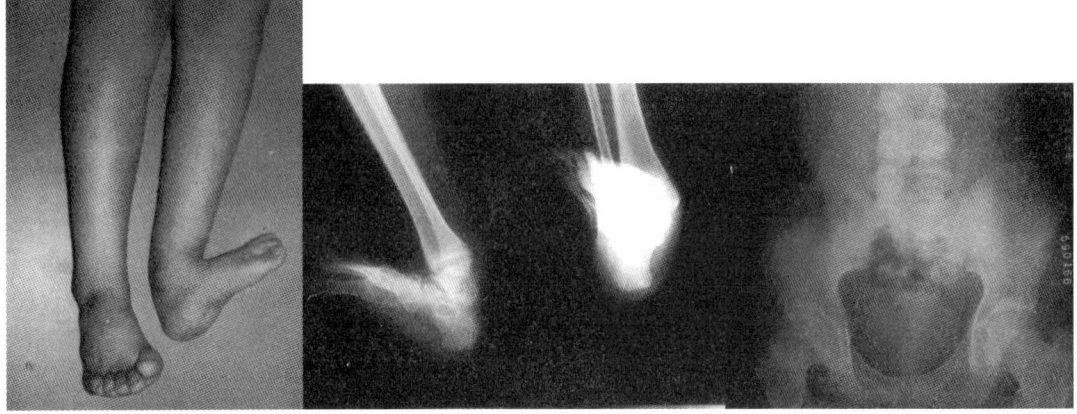

A 13岁，因腰骶椎裂后遗左足严重僵硬性仰趾足畸形

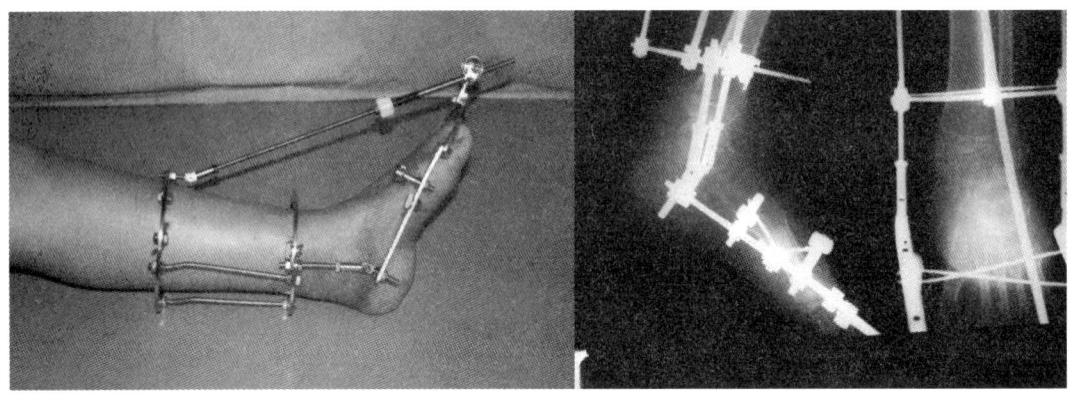

B 胫前肌腱实施皮下松解，安装足踝牵伸器，术后逐渐牵伸

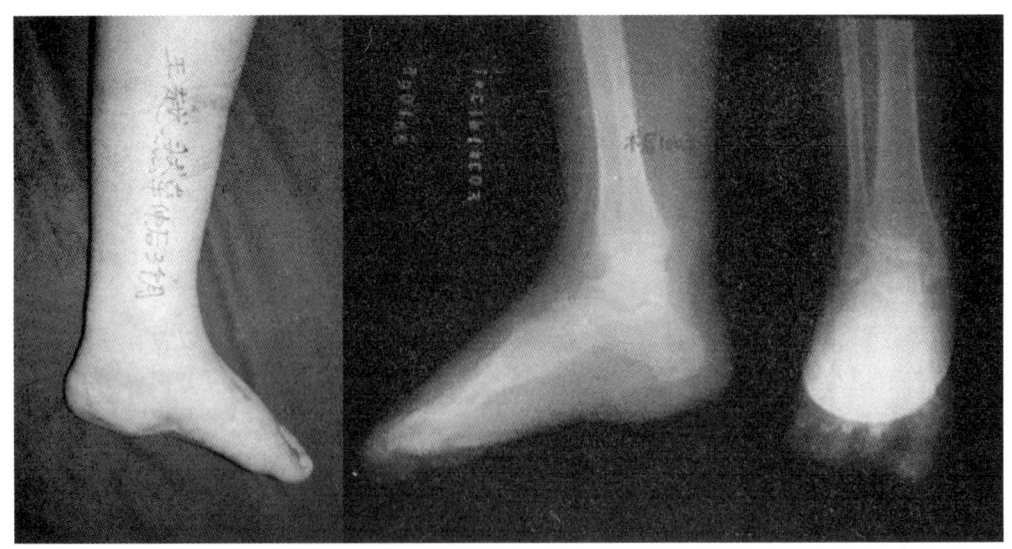

C 术后3个月，仰趾足畸形完全矫正

图12-5-15　Ilizarov技术矫正僵硬性仰趾足

第六节　组合式外固定器

骨折或截骨断端的愈合的早期需要一个稳定的力学环境，中后期骨折断端需要得到一定的应力刺激这样的生物力学环境才能有利于骨折愈合，应力遮挡不利于骨折愈合，这是目前公认的。

使用外固定器，穿在骨骼上的钢针和连接钢针的外部结构——连接杆（或棒）使骨骼和外固定器成为一个整体，恢复了骨骼的解剖完整性和力学连续性。我们可以把这个整体看成一个刚体（在外力作用下体积和形状都不会变形的物体）。早期使这个刚体整体刚度（构件在外力作用下抵抗变形的能力）不变，在后期改变整体刚度，使骨折端得到应力刺激，这是外固定器（不是所有外固定器）的优势。

目前，外固定发展的学术趋势是多主张使用单根钢针独立、可随意选择穿针位置的组合结构的外固定器，如 AO、Hoffman、夏和桃等，Ortherfix 的骨盆架及最新的关节端环—棒联合构形也应用了组合式结构，其原因是因为组合结构穿针随意，可适应不同骨折情况穿针的需要；穿针正确布局后，力学作用合理。在同等钢针数量的情况下固定稳定，同等情况下钢针受力小，可降低直径减少并发症；钢针直径降低加上正确的穿针方法，可在有效地控制移位达到稳定的前提下减少垂直应力的遮挡。所以，掌握正确的穿针方法、钢针布局、钢针与固定器的连接方式等，是应用组合式外固定器必须注意的问题。

组合结构的外固定器，多数能以不同方式通过体外结构调节固定刚度，以达到理想的固定刚度。医生需要进行合理的穿针和连接，以达到早期的稳定。

组合式外固定器因有灵巧的万向接头和钢针固定夹为多维构型的组合提供了必要条件。因此，临床实践中可以根据不同部位，不同截骨矫形的类型，选用适宜种类（半针或全针）和直径的钢针，方便地组成各种构型。具有固定、牵伸、加压功能，既能满足治疗骨折的早期牢稳固定，又能实施中后期的弹性固定。组合式外固定器包括固定、矫形和延长三个系列，矫形和延长系列结合了 Ilizarov 全环，把组合式和全环式外固定器的优点集为一身；固定系列不仅用于四肢骨折的治疗，也是进行矫治骨与关节畸形很理想的骨外固定器。本节只介绍组合式外固定器固定系列。

一、基本构件

组合式外固定器的部件除矫形垫由尼龙制成外，其余部件可分别采用铝合金、不锈钢或碳纤维制作。大部分零件既可互换组合，又有相对的独立性。组合式外固定器的主要构件有：

（一）钢针固定夹：钢针固定夹是用来将钢针固定在各种连接杆上的部件。每个钢针固定夹的压垫上有两个钢针的"U"形槽可固定两种不同直径的钢针。常用规格的钢针固定夹可夹持 2.5～4mm 的钢针。钢针固定夹在连接杆上可沿连杆的长轴随意移动和围绕长轴转动，结合矫形垫的使用，提供了随意选择穿针位置及穿针平面条件（图 12-6-1A、B）。

（二）连接杆：连接杆是用来连接钢针组成整体构型的部件。按照结构和作用分为作单纯固定用的普通连接杆和含有内螺纹的牵伸加压连接杆。后者与螺杆或正反扣螺栓结合使用，也可组合成多段牵伸加压连接杆（图 12-6-2）。

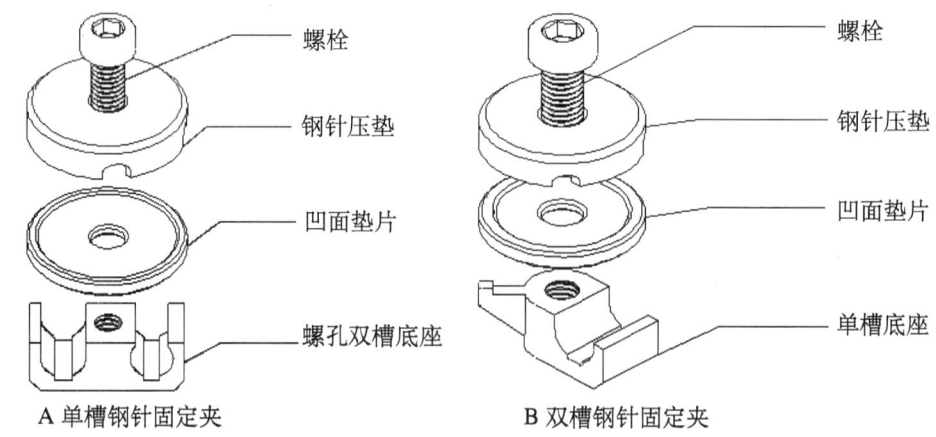

图 12-6-1

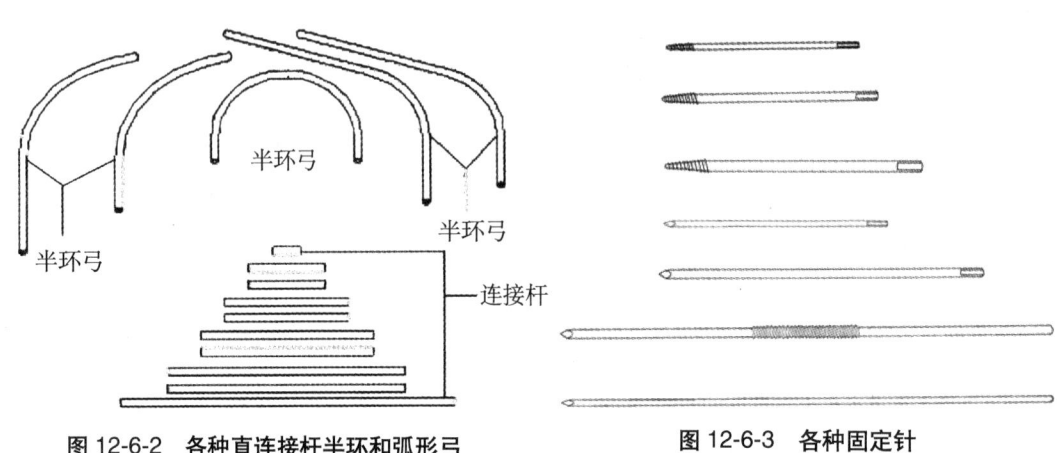

图 12-6-2 各种直连接杆半环和弧形弓

图 12-6-3 各种固定针

（三）钢针：钢针是用来穿越骨骼，是连接骨骼与外固定器的重要构件。钢针有全针（无螺纹或有螺纹，组合式外固定器一般主张使用无螺纹全针）和半针（锥型螺纹半针或无螺纹半针）两类。无螺纹全针与临床使用骨圆针相同。半针有直径2.5、3.5、4mm数种规格。锥形螺纹半针的特殊设计既保证了强度避免折断，又能防止松动以减少感染（图12-6-3）。

（四）矫形垫：有2～5mm不同厚度的，主要是配合钢针固定夹固定偏离穿针平面的钢针，以及再调整时的钢针固定（图12-6-4）。

（五）万向接头：用于各种角度相交的连接杆、弧形弓或半环弓之间的固定（图12-6-5）。

（六）半环弓：有大、中、小三种规格，弓上可安置钢针固定夹固定全针或半针，也可与各种连接杆连接，用于组成半环式或关节端构型。

（七）弧形弓：股骨弧形弓和胫骨弧形弓。

（八）工具：有角扳手、钢针套锥、套管、加长钻头和扩孔钻头。

二、构型选择

（一）术前应该根据不同的截骨部位选择合适的外固定构型

选择构型的原则必须达到截骨端初期固定必须坚强，钢针尽可能在安全区穿过。

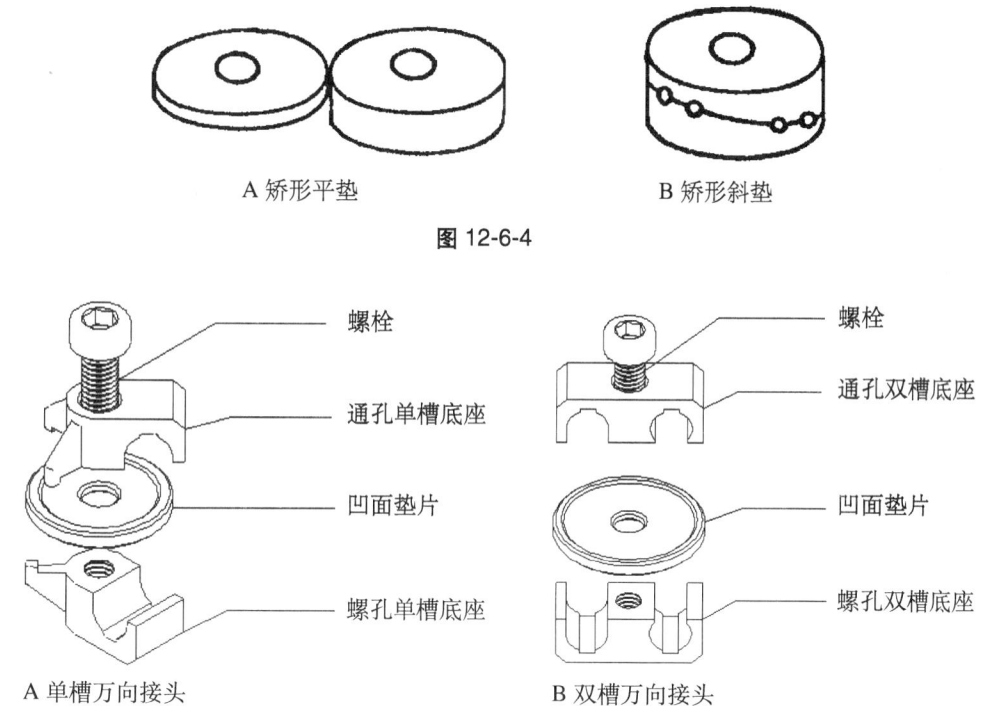

A 矫形平垫 B 矫形斜垫

图 12-6-4

A 单槽万向接头 B 双槽万向接头

图 12-6-5

长骨的骨干中段截骨可以选择单边构型（图 12-6-6），在小腿可以选择半环构型（图 12-6-7）。小腿半环构型比单边构型稳定性好，但是使用全针需要穿越双侧软组织。在儿童由于肌肉不够强大，使用单边构型既能达到足够的稳定。组合式外固定器的单边构型，由于钢针位置的随意性，同一骨段上的钢针可以有较远的距离，当受到外力作用时两针能够产生较大的阻力矩。由于阻力矩较大，每根钢针承受的来自侧方的外力时，钢针产生的应力比较小，所以，使用的钢针直径可以较小。直径小的钢针在承受垂直外力时，由于作用在钢针的外力垂直于钢针长轴，所以应力相对于侧方外力能够产生略大的应变力，在负重的情况下，在截骨端产生活动，可以防止固定后期的应力遮挡。如果单侧不够稳定又不便使用半环构型，可在另一个平面加穿 2~4 枚半针组成另外一个单侧构型，将两个单侧的连接杆连接成为"H"形或方框构型（图12-6-8），可以使稳定性增加。如果截骨端靠近骨骺线不足4cm，在小腿和股骨远端使用关节端构型（图12-6-9）；在股骨近端或上肢由于解剖因素限制仍然选择单边构型。年龄较小的儿童靠近骨骺线截骨，靠近骨骺的骨段不足以穿针固定时，可跨关节在关节的另外一侧穿针，将截骨处和关节一起固定，这种构型称为跨关节构型。对骨端发育成型的年龄较长儿童，这种情况可在骨端穿针。一个长骨的两处截骨，在中间截骨段加穿 1~2 枚半针固定，如果比较稳定，且骨段较短也可不加穿钢针。

短小骨骼的截骨（这种情况多见于足部），在儿童的年龄较大可以穿针使用外固定的情况下，一般使用跨关节固定。否则只能使用石膏固定。

软组织松解矫形手术后为了使矫形手术效果固定可靠，可采用外固定器固定。下肢多处截骨后为了防止跟骨压迫，小腿后可加钢环，如此能将下肢悬空，也有利于血液和淋巴循环。

选择构型还要考虑手术后病人体位，方便病人休息。

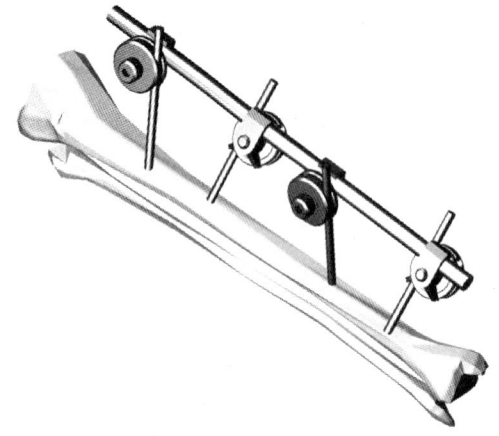

图 12-6-6 单侧构型图

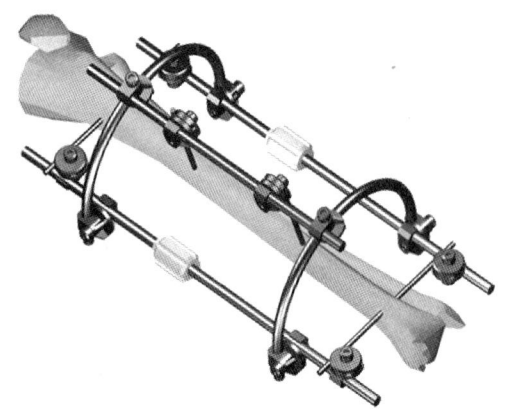

图 12-6-7 半环构型

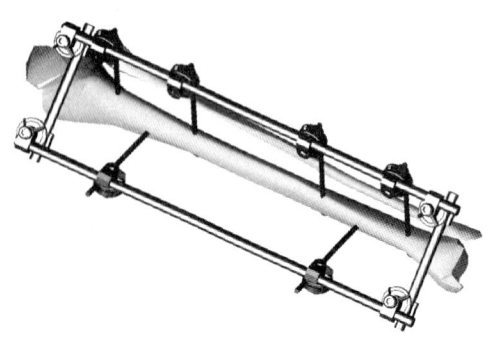

图 12-6-8 方框构型

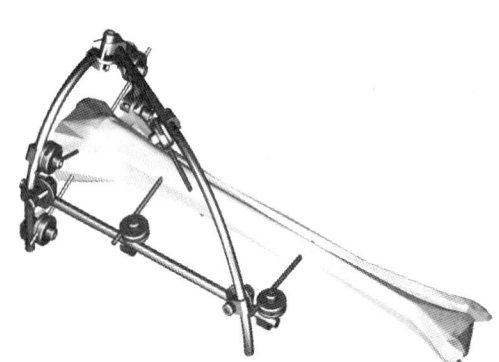

图 12-6-9 胫骨关节端

(二) 有限内固定结合骨外固定技术

对截骨端或骨折部已经采用了内固定方法，如螺丝钉、交叉骨圆针、小的钢板固定等，因其没有达到坚强内固定，可加用简单的外固定器构型，如此能达到截骨端的稳定，当骨断端基本愈合，骨的主要承重功能恢复后，拆除外固定器。骨折愈合与塑造的后期阶段，保留有限强度的内固定钢板，最终使骨愈合达到完善的程度。此种内、外固定结合的方法，由于明显减少了大范围内固定操作与伤口显露的范围，从而降低了手术的创伤。对某些骨折部位的固定也发挥了内、外固定各自的优势，而外固定器提供了早期阶段的固定强度。

(三) 有限骨外固定技术结合石膏外固定

在矫形外科临床会经常遇到一些麻痹性肢体畸形，需要实施骨性矫形手术的患者，既需要外固定技术，但又不能因穿针过多而增加肢体的创伤，更不适合跨关节固定。如股骨髁上截骨或胫骨结节部截骨术，因截骨近段靠近膝关节，截骨断端可采用有限外固定技术加石膏外固定，对足踝部的一些骨性矫形手术由于外固定器不能控制足趾的下垂，也可配合采用超足趾的石膏托固定。

采用有限骨外固定技术结合石膏外固定的方法，减少了外固定器的重量与过多穿针的创伤，结合石膏具有良好塑型的优点，能够有效地控制肢体所需要的矫形位置，且能对非手术的关节部位用石膏给予合理制动，部分矫正关节的挛缩畸形。下肢手术的患者，术后1周即可下床患肢适度负重行走，一般不担心截骨断端有移位或成角的可能，术后4～6周截骨端基本愈合后，即可拆除外固定，在石膏或支具的固定下进行功能锻炼。有限骨外固定技术结合石膏外固定，将两者的优势结合在一起，取长补短，尤其适应于多关节畸形的矫正、骨发育不良、肌肉麻痹的患肢。

采用外固定器结合石膏固定，应加强外固定器针孔的护理，经常察看预防针孔感染。

正确选择适应证，认真做好术前准备；根据截骨局部的力学状况、年龄、骨的力学强度选择更合理的结构，为截骨端提供理想的生物力学环境，实施均匀的弹性固定。术中严格技术操作，术后必须进行认真的管理，必要时进行有效调控是确保治疗成功的全部因素。

三、组合式骨外固定手术的基本操作技术

组合式外固定器的具体操作顺序是截骨、矫正畸形、穿针与固定的交替式操作过程。在某些特殊情况下也可先穿针定位后再截骨矫正畸形，调整后进行整体固定。术中不要完全依赖骨外固定器进行畸形矫正。具体操作步骤如下：

（一）截骨与矫正畸形　按治疗要求确定位置和截骨方法。接近关节部位截骨时，应先将近关节部位的钢针穿好后再截骨。截骨时保留骨膜的连续性能够提高固定后的稳定性，同时保证愈合速度。截骨后在没有穿针（或增加穿针）的情况下初步检查，在畸形矫正达到要求后，再继续行穿针和固定。

（二）穿针　穿针是骨外固定的主要操作技术，穿针技术的好坏，不仅影响骨折固定的牢稳性，而且关系到合并症发生率的高低。因此穿针时应注意以下问题。

（三）穿针时的体位：穿针时要选择在功能位或手术后经常放置的体位。这样可以减少术后钢针与软组织之间的界面张力，减少钢针与皮肤切割产生的组织坏死所造成的瘢痕、渗出以及继发的针孔感染。尽量采用截骨后穿针也是防止钢针与软组织之间的界面张力。

（四）穿针的部位：穿针要考虑构型的需要，要考虑钢针的应力分布和固定后的稳定性，更要考虑解剖因素，钢针尽可能少或不穿越肌肉，或者选在肌间隙穿针；避免刺伤主要血管与神经。同等情况下要选择穿越软组织较少的部位。对局部有感染的情况，穿针应距离感染灶区外2～3cm。

（五）钢针种类的选择：半针的选择与构型有关。在单侧构型全部选择半针，在半环构型即要选择全针同时也需要使用半针。也可以说：在骨干选择半针，在骨端松质骨，在解剖允许、手术后体位便于病人休息的情况下选择全针，最后根据钢针分布选择不同构型固定。

（六）正确选择钢针直径：根据骨骼直径、体重、固定时间、截骨端的稳定性、是否结合其它方式的固定选择钢针的直径。骨骼直径大、体重高、固定时间短、截骨端不稳定、没有结合其它方式固定时相对选择直径较大。

（七）正确选择穿针距离和角度：钢针之间的距离不少于6cm。多平面穿针时，一骨折段上钢针之间的距离也尽可能大些。钢针与骨折线或关节面（骨骺没有发育成型为骨骺线）的距离不少于1cm。交叉穿针的角度：全针为25°～90°、半针与全针为60°～90°。

（八）穿针的方法：首先在选择穿针的部位用尖刀作0.5～1cm的皮肤切口；穿半针和粗直径全针时，钢针的进、出口用尖刀穿半针时用止血钳将肌肉分离后放置套管后再钻孔。

钻孔或直接穿针时不要用高速动力钻。穿入螺纹半针时，先用比钢针直径细 1~1.5mm 的钻头，在骨径中央钻透两侧骨皮质，再用与钢针直径相同的扩孔钻头将进针侧骨孔扩大，然后拧入螺纹半针，是半针的螺纹露出对侧骨皮质2个螺纹。无螺纹半针与全针可直接钻入。钻入全针时可在钻透对侧皮质后换用骨锤击打钢针至穿出对侧软组织。

（九）安装与固定 多数情况下截骨后的矫形、穿针、固定是交替进行的，当穿完预定钢针后固定亦随之完成。一般首先穿入远离截骨线的钢针，然后矫正畸形至基本满意位置进行初步连接固定，然后穿入距离截骨线较近位置的钢针，进一步矫正畸形达到满意后整体连接固定。截骨位置满意而有的钢针偏离连接杆时，可用矫形垫协助固定；在单根连接杆上钢针成角或稍行偏离穿针平面、加用平垫即可。在双杆上钢针成角度偏离时需用斜形垫协助固定。固定要按要求根据不同情况施力；对稳定骨折实施加压固定。但加压的力量不宜过大，否则会发生成角畸形。固定结束后应活动关节检查钢针处皮肤张力，有功能位存在张力时应切开减张并缝合对应处扩大的针孔。

四、进行整体固定时尚须注意的问题

（一）检验固定的牢稳性：方法是手法活动关节、纵向牵拉或侧向推挤截骨端。牢稳的固定在截骨端应无活动或仅有微量弹性活动。稳定性不足时可酌情采取增加钢针数量、增加钢针直径、减小连接杆与皮肤间距离、改变构型、结合简单内固定等方法增加总体刚度。总体刚度仍然不能达到稳定时，应使用延缓手术后负重时间、减少负重量等措施确保截骨愈合。

（二）骨外固定器至皮肤的距离：一般为 2~3cm。

（三）骨外固定器与功能锻炼：安放外固定器后应不影响关节功能锻炼，下肢要便于负重行走，上肢要便于日常活动和生活自理。所有部位的固定要便于休息。

（四）钢针尾端的处理：露出钢针固定夹1cm左右即可，过长的针尾应剪除。针尾用塑料帽套封或胶布包缠，以免刺伤皮肤或划破被服。

五、骨外固定的术后处理

（一）一般处理：术后使伤肢抬高，注意观察伤肢血运和肿胀情况；因体位或肢体肿胀造成骨外固定器部件压迫皮肤时应及时处理。有松动的螺丝应及时拧紧。

（二）防治感染：就骨外固定本身而言，不必使用抗生素来预防针孔感染。但手术切口本身仍须酌情选用抗生素。对开放性骨折即使清创彻底，仍须应用抗生素5~7天，感染性疾病更要适当延长抗生素的应用时间。

（三）针孔护理：骨外固定后更多工作是要经常对针孔进行护理。针孔护理不当，将发生针孔感染。

1．一般术后第3天更换敷料一次，针孔有渗出时需每天更换敷料。
2．10天左右针孔皮肤即有纤维性包裹，不要将其除掉，若针道周围红肿者应擦拭清洁。
3．针孔处皮肤有张力时应及时在张力侧切开减张。
4．在调整骨外固定器或改变构型时均要注意无菌操作。
5．在保持皮肤清洁、干燥的同时，对针孔周围皮肤和钢针进行常规消毒。
6．针孔护理时要避免交叉感染。

（四）功能锻炼：及时正确的功能锻炼，不仅利于关节功能恢复，也利于血运重建和应力刺激，促进骨折愈合进程。一般在术后7天内即可在床上进行肌肉收缩及关节活动。上肢进行手部的捏、握及腕肘关节的自主运动，1周后开始旋转功能锻炼；下肢于1周或创面愈合后扶双拐部分负重离床活动，3周后逐步开始完全负重行走。功能锻炼的时机和方式因人而异，主要视局部和全身情况而定。在锻炼过程中如针孔出现红、肿、痛等炎症表现时应停止活动，抬高患肢卧床休息。

六、并发症的防治与处理

骨外固定的应用，也可带来某些并发症，主要是针道感染、断针、骨折迟缓愈合、关节僵直和可能损伤神经或血管问题。但如严格执行穿针技术，注意术后护理，掌握骨外固定条件下的骨愈合的生物学与生物力学规律，以及适时配合其他治疗，可使并发症降至最低限度。

与钢针有关的并发症最多，其中包括针的松动、针道感染、钢针折断与穿针部位骨折。

（一）钢针松动和针道感染　钢针松动与针孔感染互为因果。针道感染的主要原因是钢针松动，针-骨界面和针-皮肤界面不稳，针道周围组织受体活动所产生的周期性应力刺激而产生炎症反应，其次是钢针尖锐度不够，快速穿针时，对皮肤出口处发生灼伤造成高热，术后针道反应处理不当乃造成感染。单平面骨外固定和骨断端间存在间隙，针-骨界面所受的周期性动态应远大于多平面骨外固定和骨断端间加压外固定，前者钢针松动和针道感染发生率明显高于后者。另外，钻孔时使用钻头与钢针不配套也容易造成钢针松动。钻头过大直接导致骨孔大于钢针直径；钻头直径过小，导致钢针与骨骼截面张力过大，导致骨骼坏死，而造成针孔扩大。最合适的钻头直径是钻头直径小于钢针直径1mm。

针道出现感染的征象，是针孔分泌物增多，针孔皮肤发红，局部疼痛或肿胀。此时应停止练习关节活动，抬高患肢休息，全身或局部应用抗生素，及时清除分泌物和保持针孔部皮肤清洁与干燥。如针孔部皮肤有张力，则应立即切开减张，感染严重者在针孔部位切开引流。钢针已松动而需继续固定时，宜拔除钢针，另选一适合部位穿针固定，但后者应距原针道位置至少3cm。单平面半针或全针外固定，针易在组织内滑动，也影响固定的牢固性，易并发感染。骨断端间加压固定和最外侧钢针向内成20°角穿放。

（二）断针　也较常见，组合式非环式外固定器的全针目前没有断针的报道；螺纹半针一般主要发生于钢针的螺纹尖部，多为违反原则地重复使用有关。断针与受力不均，钢针长期性应力反复作用造成的疲劳损伤有关。一旦发现断针必须更换钢针，否则影响整体构型的稳定性。

（三）针孔骨折　针孔骨折一般见于钢针过粗，导致骨骼局部强度下降有关。当局部应力异常增加的时候，针孔部位成为应力集中点，而造成骨折。在同一水平面多处钻孔，也是导致针孔平面骨折的一个原因。临床上要求选择钢针直径要小于骨骼直径的1/20；选择进针点要准确，争取一次成功。钢针位置不佳，当钢针远离连接杆时，可加用矫形垫固定。

组合式外固定不但可以用于骨折或截骨断段的固定，通过术后的合理调整，还可用于膝关节残余畸形的矫正（图12-6-10）。应用简单的构型能用于足踝畸形矫形手术的固定（图12-6-11），也可矫正手术后残余的马蹄或前足内收畸形（图12-6-12）。

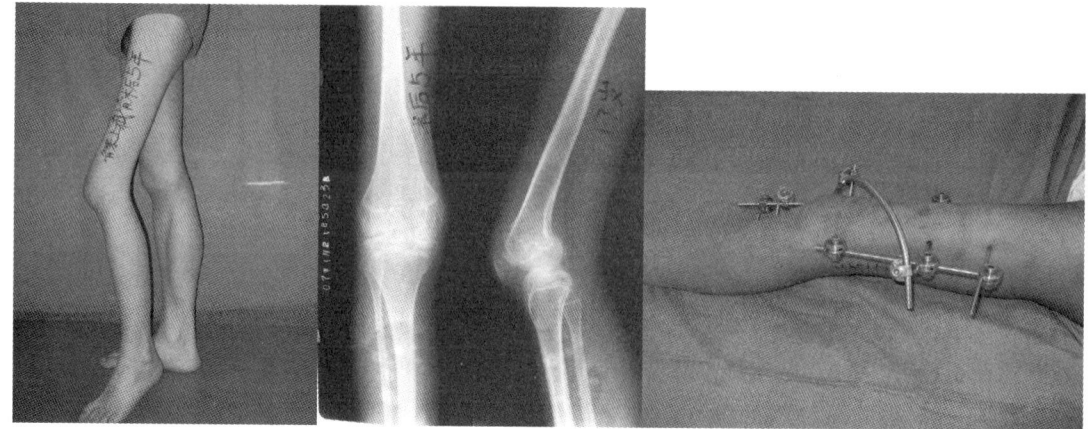

图 12-6-10　股骨下段前弓畸形，股骨髁上截骨术后用组合式外固定器固定

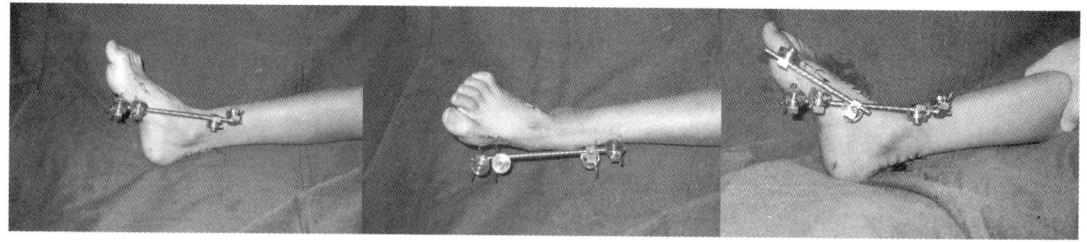

图 12-6-11　用单边型固定器固定踝关节的几种构型

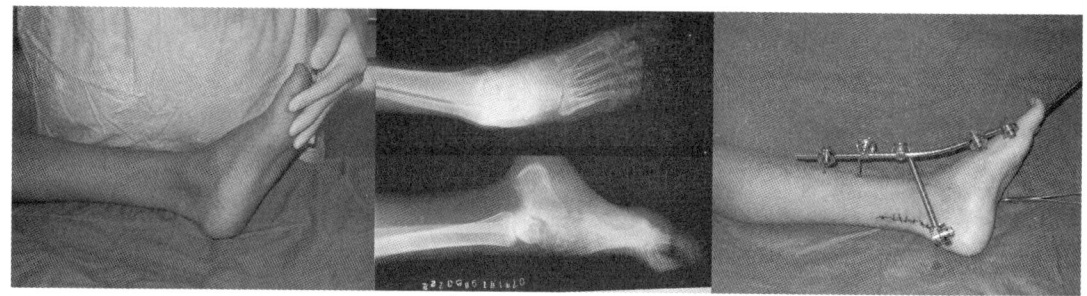

图 12-6-12　跟腱延长术后用外固定器控制足下垂和足内翻畸形

七、微型外固定器在小儿矫形中的应用

微型外固定器的基本部件、构型功能与组合式外固定器基本相同，惟其将制作生产时钢针固定夹、固定杆相应比例缩小，使固定夹可以固定 1.5mm～2.5mm 钢针，从而可以穿细的钢针，减轻了固定器的重量、刚度，适合于幼童矫形手术后的固定（图12-6-13）。主要用于小儿先天性骨与关节畸形，如先天性马蹄内翻足，先天性垂直距骨实施松解术后的固定。既往实施矫形手术后主要用石膏外固定。由于小儿腿的周径与足的大小比较，无明显差别。且小儿的皮肤细嫩，皮下组织丰厚，石膏固定的质量、效果往往难以维持，这是小儿下肢矫形手术治疗效果不佳甚至失败的重要原因。

微型外固定器在小儿矫形手术中的应用，克服了用石膏固定带来的矫形效果的不确定性，也避免了石膏固定可能发生的切口裂开、皮肤压迫性溃疡等并发症。合并胫骨畸形者（如胫骨内翻、小腿旋转等）可以将小腿的畸形与足的畸形同期手术矫正，从而使矫形手术

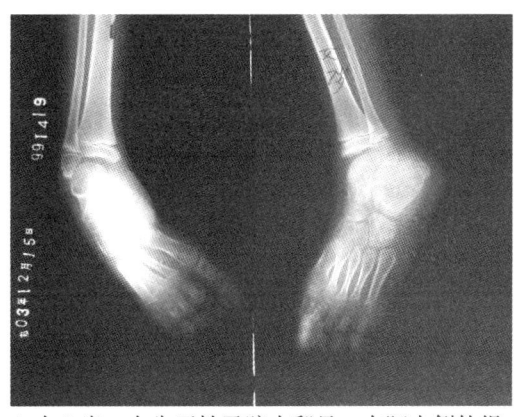 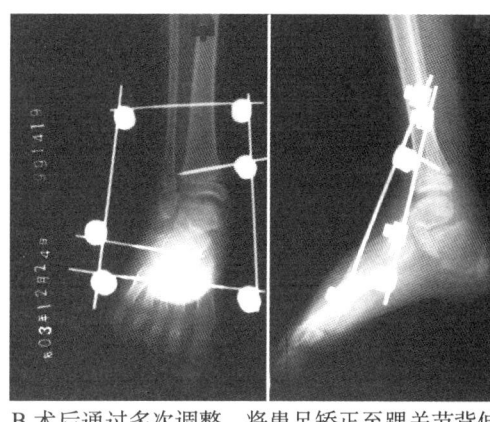

A 女7岁，右先天性马蹄内翻足，在跖内侧软组织松解的基础上安装外固定器

B 术后通过多次调整，将患足矫正至踝关节背伸0°位，足轻度外翻位

图12-6-13　微型外固定器矫正小儿马蹄内翻畸形

的效果明显提高。作者自1998年应用北京骨外固定研究所研制生产的微型外固定器治疗小儿的下肢畸形32例，其中幼儿1～3岁11例，学龄前期3～6岁14例，学龄期7～9岁者7例，全部是足的畸形与小腿的旋转畸形，术后基本上皆达到矫形的目的。无1例出现严重的手术并发症。但由于小儿的骨质疏松，术后自觉配合能力差，钢针松动，针道轻度感染的发生率较成年人高。因此对穿针的角度、布局及外固定器的构型以及术后的处理，较之成年人要仔细。为了方便术后调整，可加工成可旋转调节的内螺纹杆，如此钢针固定夹可适当变大，但仍能固定2mm的钢针（图12-6-14）。

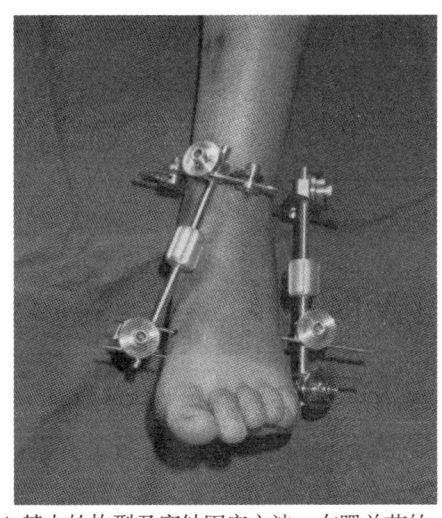 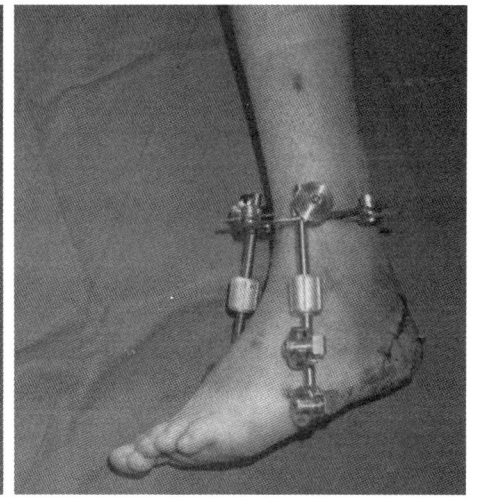

A 基本的构型及穿针固定方法，在踝关节的内外侧安装可旋转伸缩的螺纹延长杆

B 侧面，该患者因合并有跟骨内翻畸形，加做了跟骨外翻截骨术

图12-6-14　可调式微型外固定器，适应于矫形手术后残留轻度足内翻或外翻畸形的矫正

小儿足畸形手术后固定的穿针要求：在前足跖骨、后足的跟骨与胫骨的中下段各穿1～2组钢针，其中前足与跟骨的钢针应选用串珠样钢针，如此可以防止钢针滑动，且方便侧向牵拉矫形。术者手术中将足控制在适当的矫形位，用固定杆、固定环将足的钢针与胫骨连在

一起，术中或术后根据皮肤的张力、畸形矫正的情况打开钢针固定夹，逐渐适度调整足的位置变化，如果足内翻畸形较重，可分次调整直到使足的矫形达到满意为止（图12-6-15）。停止矫形后4～6周拆除外固定器，更换矫形器行走3～6个月。如此能确保矫形的效果，减少足畸形的复发。

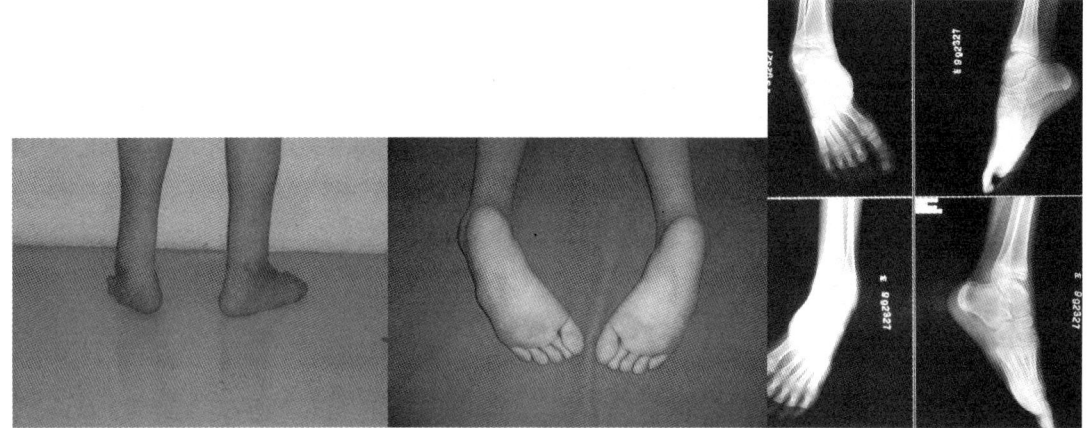

A 13岁 先天性双马蹄内翻足，左足内翻畸形重，6岁时曾实施过矫形手术

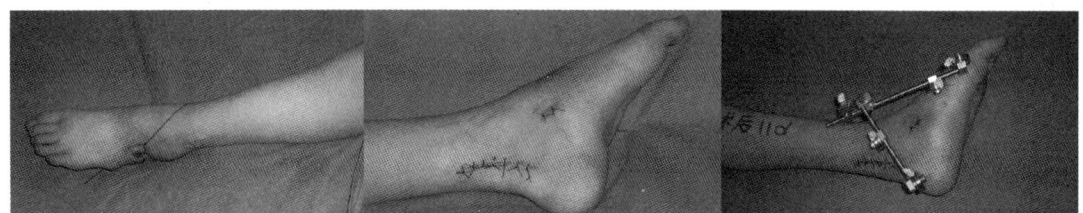

B 实施双跟距关节截骨，胫后肌前外置、左踝上外翻截骨术，术后双足以微型组合式外固定器固定

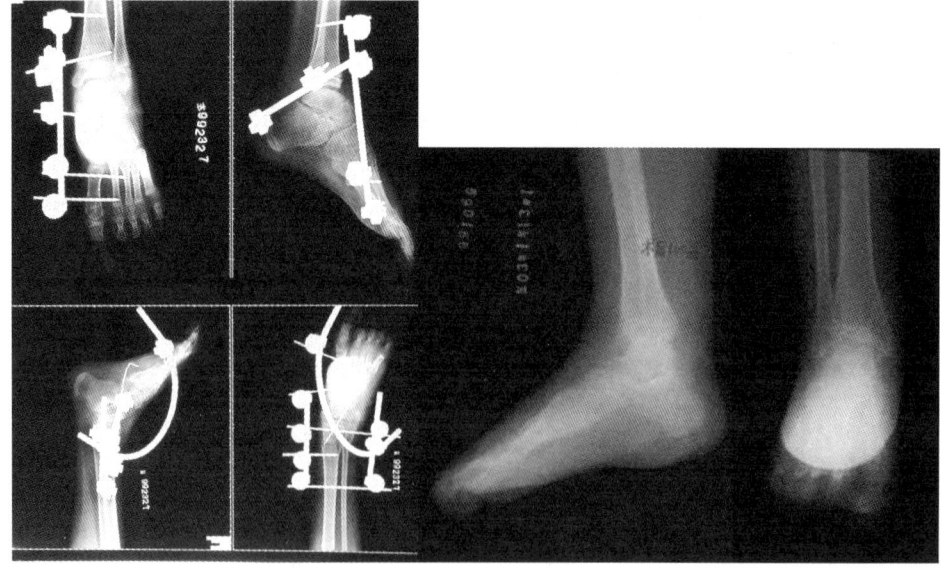

C 术后早期与术后4个月X线检查，双马蹄畸形完全矫正

图12-6-15 组合式外固定器用于双马蹄内翻足畸形

微型外固定器可以拓展至小儿四肢骨折的固定，膝关节畸形矫正，上肢矫形等。在成年人可应用于手的骨折、矫形或足外科跖骨的骨折固定。

（秦泗河　夏和桃　彭爱民　石文元）

参考文献

1. Wallaner H,Hansson G,Tjernstron B.Correction of persistent clubfoot deformities with the Ilizarov external fixator. Experience in 10 previously operated feet followed for 2-5years.Acta Orthop Scand, 1996, 67(3):283-7.
2. 楼跃，夏榕圻，唐凯等．应用Ilizarov技术治疗儿童僵硬型马蹄内翻足．中华小儿外科杂志，2002，23（1）：72-73.
3. Bradish CF, Noor, -S. The Ilizarov method in the management of relapsed club feet.J. Bone Joint Surg Br, 2000, 82(3):387-91.
4. 秦泗河．微创-微创外科与微创技术探索．中国矫形外科杂志，2005，13（12、13）：805-806；885-886.
5. Paley D,Heraenberg JE,Paremain G. Femoral lengthening over an intramedullary nail. A matched-case comparison with Ilizarov Femoral lengthening. J Bone Joint Surg Am,1997,79:1464-1480.
6. 李起鸿，曾宪政，区伯平等．半环槽式外固定器的研制与临床应用．中华骨科杂志，1984，4:332-334.
7. 李起鸿，区伯平，周仲安等．骨骺干骺端截骨延长术．中华外科杂志，1986，2:109-113.
8. 李起鸿，周仲安，马树枝等．肢体延长长度的观察与临床研究．解放军医学杂志，1987，6:404-406.
9. 秦泗河，夏和桃，陈建文等．改良Ilizarov膝关节牵伸器的设计与临床应用．中国矫形外科杂志，2004，11：805～808
10. 秦泗河主编．下肢畸形外科．北京：人民卫生出版社，1998．246-272
11. 朱通伯，戴克戎主编．骨科手术学．第二版．北京：人民卫生出版社，1998．1517-1519
12. 秦泗河，王明新，吴鸿飞．成年人膝内翻的分型和手术方式选择．中国矫形外科杂志，1999，10：766-768
13. 秦泗河，王明新，王振军．重度膝外翻的外科治疗．中国矫形外科杂志，2000，4：320-322
14. 秦泗河．张力-应力法则治疗类风湿性关节炎重度屈曲畸形1例．中国矫形外科杂志，2003，10：715.
15. 陈建文，秦泗河．膝关节屈曲挛缩外科治疗的进展．中国矫形外科杂，2004，17：1339-1341.
16. 秦泗河，夏和桃，郑学建等．新型Ilizarov膝关节牵伸器的研制和临床应用．中国矫形外科杂志，2004，11:805-808.
17. 秦泗河，陈建文，郑学建等．膝关节牵伸技术治疗先天性多发性关节挛缩症屈膝畸形．中华外科杂志，2004，42(16):993-996.
18. Ferreira RC, Costo MT, Frizzo GG. Correction of neglected clubfoot using the Ilizarov external fixator. Foot Ankle Int, 2006, 27(4):266
19. Elomrani NF, Kasis AG, Tis JE. Outcome after foot and ankle deformity correction using circular external fixation. Foot ankle Int, 2005,26(12):1027
20. 秦泗河，孙磊，郑学建．微创牵拉技术治疗缺血性肌挛缩后遗重度足踝畸形．中华外科杂志，2006，8：547-550.
21. Menz HB, lord SR. Gait instability in older people with hallux valgus. Foot Ankle Int, 2005,26(6):483.
22. Pinney SJ, SS. Curent concept review: acquired adult flatfoot deformity. Foot Ankle Int, 2006,27(1):66.
23. Sammarco VJ, Magur EG, Sammarco GJ. Arthrodesis of the subtalar and talonavicular joints for correction of symptomatic hindfoot malalignment. Foot Ankle Int, 2006, 27(9):661.
24. Liu TH, Ng s, Chan KB. Endoscopic distal soft tissue procedure in hallux valgus surgery. Arthroscopy, 2005,21(11)1403.
25. Trevino S, Gibbs M, Panchbhavi V. Evaluation of results of a minimally constrained total ankle arthroplasty. Foot

Ankle Int, 2006,27(6):418.
26. San Giovanni TP, Keblish DJ, Thomas WH. Eight-year results of a minimally constrained totle ankle arthroplasty. Foot Ankle Int, 2006,27(6):418.
27. Kopp FJ, Patel MM, Deland JT. Total ankle arthroplasty with the Agility Prosthesis: clinical and radiographic evaluation. Foot Ankle Int, 2006,27(2):97.
28. Ferreira RC, Costo MT, Frizzo GG. Correction of neglected clubfoot using the Ilizarov external fixator. Foot Ankle Int, 2006,27(4):266.
29. Elomrani NF, Kasis AG, Tis JE. Outcome after foot and ankle deformity correction using circular external fixation. Foot Ankle Int, 2005, 26(12):1027.
30. 秦泗河. Ilizarov 技术概述. 中华骨科杂志, 2006, 9:642-645.
31. Roos E,Engstrom M, Soderberg B. Foot orthoses for the treatment of plantar fascitis. Foot Ankle Int, 2006, 27(8)606.
32. Alvarez RG, Marini A, Schmitt C. Stage Ⅰ and Ⅱ posterior tibil tendon dysfunction treated by a structured nonoperative management protocol: an orthosis and exercise program. Foot Ankle Int, 2006, 27(1):2.

第十三章 肢体延长与重建

第一节 概论

肢体延长基础研究与临床应用近10余年来，取得了巨大进展，已经成为现代矫形外科与修复重建领域技术进展的代表性标志，也带动了基础研究和相关专业的发展。由于夏和桃、秦泗河在肢体延长技术与临床应用方面取得了一些突破性进展，引起了国际矫形外科学术界的关注曾应邀赴美国和俄罗斯做专题报告。本章主要论述基础研究、临床应用技术研究、器械研制、术后管理等方面的进展，为了减少篇幅，对各种肢体延长技术的细节操作技术和手术后的细节管理程序，不做详细描述。对儿童的下肢不等长，特邀首都医科大学北京儿童医院的潘少川教授编写。

一、肢体延长与重建的定义

肢体延长的定义分狭义和广义，狭义：在骨外固定器或内固定器的牵拉应力作用下，使骨断端间隙的长度或宽度增加，最终使肢体的长度达到矫形的要求，又不影响被延长肢体的运动功能。广义定义：在牵拉应力作用下骨骼、肌肉、血管、神经等软组织发生固定性的长度或宽度增加。

重建定义：应用肢体延长技术的原理和方法，使某一肢体或局部组织的形态、结构与功能，按治疗目标的要求发生了新的再生、重塑与改建。

二、肢体延长技术理念的转变

自1904年Codivilla第一次报告了骨牵引延长术以后，肢体延长技术一直遵循着弹性延展理论，从而限制了肢体延长的比例与长度，出现的并发症也很高。Ilizarov张力-应力法则的提出、延长器械的创新、临床技术的规范应用与在世界的传播，自20世纪90年代后，世界肢体延长与重建技术终于进入了以Ilizarov技术为代表的生物学时代。

Ilizarov提出的牵拉骨再生（distraction osteogenesis，DO）的生物学理论促进了基础研究、生物力学和临床研究的进展。动物实验研究证明：DO技术能诱发胚胎发育过程某些方面在成人组织中的再现，不但能够增加新生骨组织内的血管生成，亦可激发全身骨骼系统内血管生成因子及其受体的表达，在促进骨生长的同时，也能促进血管、神经组织的再生。肢体延长过程能够引起对骨再生有利的全身性反应，如发现干细胞在全身范围内的调动，促进机体释放大量的生长因子、炎性介质、激素以及干细胞来促进组织的修复与骨愈合（图13-1-1）。

DO技术在基础研究和临床应用中有了新的延伸，在张力-应力条件下皮肤、肌肉、神经、血管等软组织的适应性再生与重建已被实验和临床证实。骨外固定技术已由过去治疗复杂骨折，拓展到骨不连、骨感染、骨缺损、先天性胫骨假关节、关节挛缩症、严重骨与关节畸形等骨科疑难病的治疗。从骨延长术、复杂性肢体不等长，拓展到侏儒症、成骨不全的增高与矫形。在实施大幅度肢体延长与严重骨与关节畸形牵拉矫正时，能同期刺激骨与相关软

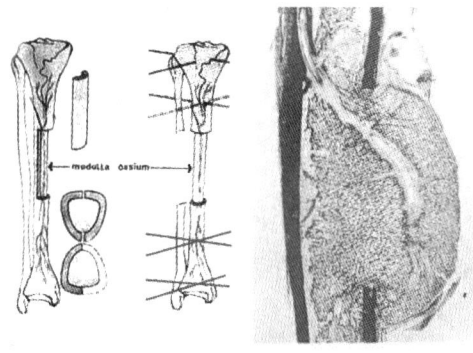

A 将狗的胫骨截骨断端骨膜剥掉，在保留骨髓的条件下牵伸延长

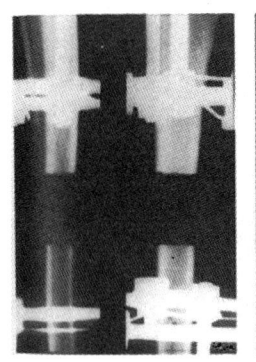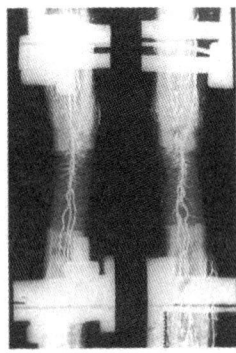

B 在纵向延长过程中，发现髓内血管明显再生

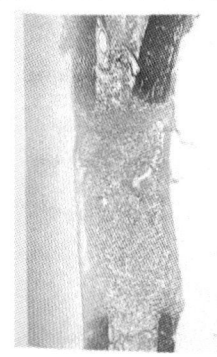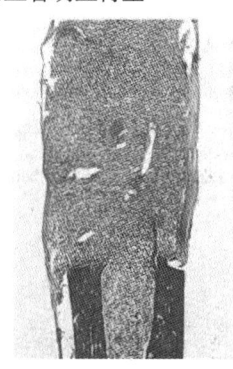

C 骨延长区域切片检查有丰富的骨痂形成，证明了骨髓内血管对成骨的作用，这是 Ilizarov 保留骨髓内血管、提倡皮质骨截骨延长术的主要实验根据

图 13-1-1　保留骨髓内血管的管状骨截骨牵伸动物试验结果

组织的同步再生与重建，真正实现了利用自身组织的再生修复骨与软组织的缺损。因此，应用牵拉组织再生（distraction histogenesis DH）的概念，更符合该技术的疗效机制。这一技术概念在骨科领域和相关专业（如下肢缺血性疾病），有非常广阔的临床应用前景（图13-1-2）。

三、古老民族追求美的肢体延长习俗

在缅甸、非洲等一些古老的民族，为了"美"的追求，至今仍存留有对某一局部组织，从小进行逐渐牵拉增长的习俗，如耳垂穿重的金属环牵拉可以达到胸前的长度（图13-1-3）在颈部逐渐套金属环迫使颈部逐渐拉长，最终其长度甚至可以达到正常人的两倍（图13-1-4）。

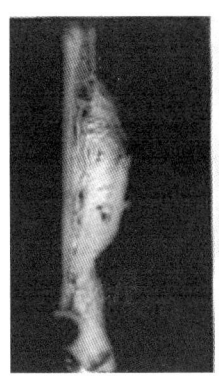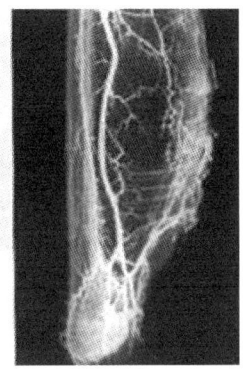

A 胫骨劈开部分实施横向牵引,可见血管网沿着牵伸方向再生

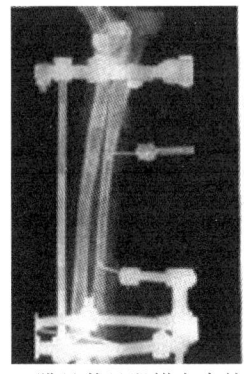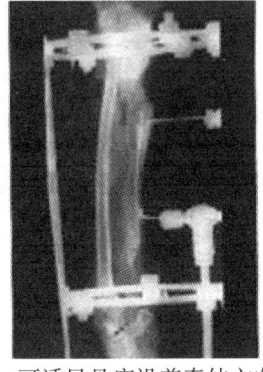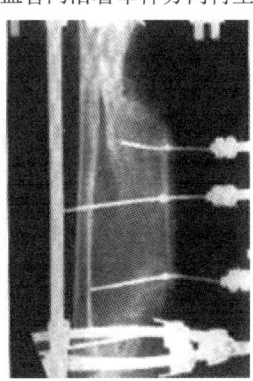

B 腓骨截骨段横向牵伸,可诱导骨痂沿着牵伸方向形成

图 13-1-2

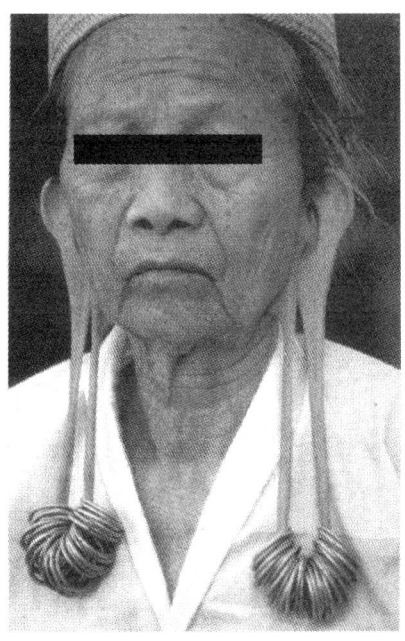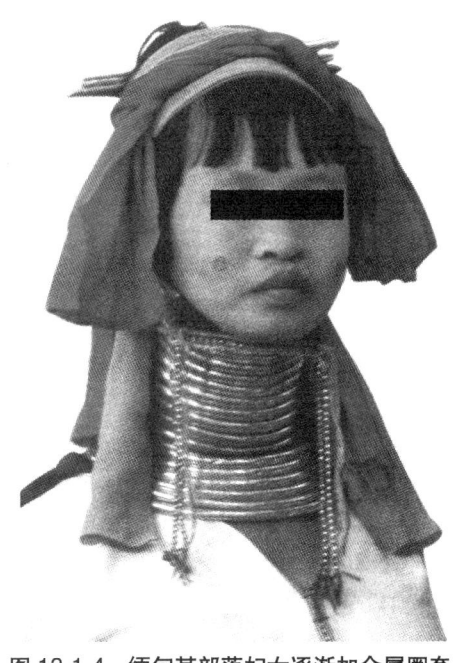

图 13-1-3 东南亚加里曼丹岛上的迪雅克族妇女以大耳垂肩为美。看这位迪雅克族妇女的耳垂被金饰拉长到令人惊异的程度

图 13-1-4 缅甸某部落妇女逐渐加金属圈套颈部,最终使颈部可达到常人的两倍长度

下嘴唇用圆木圈逐渐撑拉，嘴唇的长度最终可以达到和自己的脸面一样长（图13-1-5）。某些土著部落应用最原始的技术，对某一软组织施加张应力，达到延长与重建的结果，给现代医学和仿生学以新的启示。这一现象为"骨科自然重建理念"提供了朴素而有价值的证据。

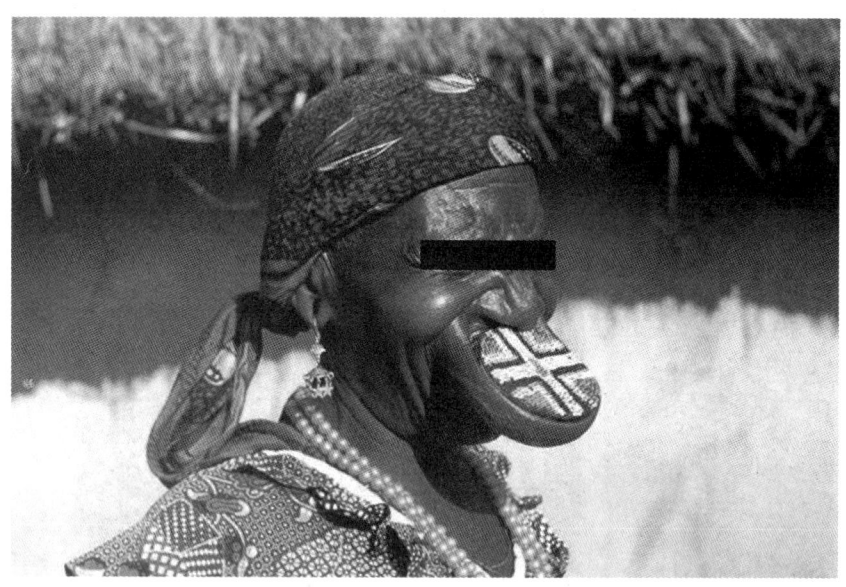

图 13-1-5　下嘴唇用圆木圈逐渐撑拉，能扩张至如脸面大的程度

四、Ilizarov 技术与骨科自然重建理念

Ilizarov技术治疗疾病，增加了时间这个可调节的变量，被认为是一种哲学概念的四维相本质学说（三维结构加生命的时间性）。总的指导思想可概括为：原位组织再生的"自然重建"理念。

（一）科学技术的发展对自然（包括人体）出现过度干扰

1．近50年来，科学的飞速发展，已经达到上天入地、无所不及的程度，的确使人类的灵性、精神追求、"生理享受"达到了登峰造极的地步，由此也出现了征服自然、改造自然的欲望越来越强。与此同时，在强大的市场推动下，以高科技手段征服或战胜疾病的思维模式在膨胀着，医学出现蔑视生命和情感，忽视自然规律，对人体过度开发、对器官、组织过度替代的问题，这是在世界范围内出现医学发展方向与医学目的相违、而受到大众质疑的主要原因。

2．现代科学的研究推算，作为固体的地球已存在了46亿年，地球上的生命出现可追溯到38亿年前，直立行走的人类约在600万年前出现，有图画、文字记载的人类历史不过万年。而现代科学、技术的迅猛发展也仅仅是几百年的时间，这是迄今为止的地球-生物界的演化过程。从化学序-物理序-生物序-到演化成人类的社会序，这个过程是自然创序的过程，是宇宙（自然）生命力的表现。而人体是这个地球上在自然创序过程中，诞生的结构最复杂、调节最完美、对环境的适应性最强，对疾病和创伤自然修复能力最完善的物种之一，从而跃升为地球生物界的霸主。

3．现代科学和哲学对生命的起源、人类这个物种的由来、为何存在，精神现象的发生，以及人类未来的演化方向等所知并不多。高新技术对人类未来历史演化的整体影响到底如何，并没有做出科学的结论。因此，重新启用东方文化的综合思维模式，了解和顺应自然的生命观、人体观和医疗理念，将自然文化、人文文化和科学文化整合为一，自觉地升华医学界的科学思想、科学方法和科学精神，会使我们在困顿的技术圈内，喧嚣的社会关系、市场经济和复杂的生命现象面前，有所醒悟，有所自知。从而能在医学技术和病人面前：坚守正道，追求善、美，比较好的确定自己的位置，决定做什么，应该怎样做？

五、自然重建理念在于调动组织自然修复的潜力和医生的潜能

人的生长潜力、免疫能力和平衡法则是天地间恩赐的奥妙，生物界"自然选择"的神奇，现代科学也仅仅是只知其然，不知其所以然。例如在物理学领域涌现出用现有知识、理论体系不能解释的实验现象和观测事例，包括暗物质、暗能量等，酿成物理学上空的"一团乌云"。既然生命是由基本粒子组成的，在人体内也应该存在现代医学不了解的这种暗物质、暗能量。

人的生长潜力和平衡调节能力随着年龄增长而下降，最终走向衰老和死亡，这是不可抗拒的自然规律。但Ilizarov技术能够在某一段时间内，通过牵拉对组织施加的张应力重新启动组织细胞的这种生长潜力，使局部组织和全身的活性增加，从而达到组织残缺的修复与功能重建。如正常成年人横纹肌细胞不再分裂，肌肉缓慢牵拉后发现星状细胞增殖，又分化成成肌细胞，从而形成新的肌肉细胞。

Ilizarov技术治疗骨科疾病，较少需要高、精、尖的设备和昂贵的器材，也不需要大的皮肤切口和人体内的复杂技术操作，而骨科医生的智慧、临床经验、思维方法——即医生潜能的调动，在治疗复杂骨科疾病中仍占有相当的地位。在高科技不断介入骨科学的今天，还那么看重骨科医生的经验、智慧和潜能的发挥，这是否意味着这项技术没有踏上标准化科学发展的快车？但自然哲学的发展轨迹告诉我们，欧洲的文艺复兴成就了现代的文明社会格局与科学技术体系，医患双方的互动，才能使观念的更新与自我认知的提升获得不断发展，疗效是检验医疗方法和医生技术的唯一金标准。自然重建理念不追求技术价值的攀升，科技成果的炫耀，而是提升现代医学和谐发展的价值理性、决策理性。能允许骨科医生在人体外操纵骨与软组织的愈合过程，发挥医务工作者智慧与理智思维的意境，从而充分调动医生创新性思维的潜能，并有（在遵守法律和基本规则的前提下）为了病人的健康实现这一潜能的权利。在临床工作中获得对生命自然修复力的敬畏、医患不断交流的乐趣。

六、自然重建理念符合以中国文化为代表的"天人合一"哲学观

以Ilizarov技术为代表的基本医疗模式是：医生通过安装在体内或体外可调节的器械，刺激某一部位的组织生长修复肢体的残缺或治愈创伤，而调节的部位、方向、力量、频率等，根据个体的需要，有一个不断观察与调整的时空变化。病人也能观察到自己的伤病或既定的医疗目标正在逐渐修复和实现，容易做到与医生的理解和互动交流，自然重建理念使医生、患者均能产生内心的愉悦和对治愈疾病期望值的增高，而患者良性的身心反应更有利于调动组织再生和免疫功能的潜力。

既然人类是"自然选择"的产物，以提供人体健康保健为目的的现代医学模式就应当遵循"自然重建"的基本规律。从人体生命的形成与发育过程分析：从精子、卵子结合到婴儿

出生；从学会行走的幼童到发育为成年人，就是一个自然重建的过程。面对医学科技发展与大众健康需求的矛盾，回顾与前瞻医学的过去史与未来发展方向，才会正确理解科学的进展与自然平衡的关系。"大道至简"，"自然是最好的老师"，可能是人类社会永远普遍适用的哲理。

根据作者用Ilizarov技术成功治疗800余例骨科疑难杂症的事实以及国外大宗病例的报告，Ilizarov技术能够用普通的医疗设备，较低的医疗成本，治愈了很多用高、顶、尖技术难以治疗或不能治疗的一些疑难骨科疾病，挽救了一个个濒临截肢的严重创伤与肢体残缺。由此说明，真正主宰人类和个体命运的不仅仅是科学技术和物质财富，而是"天地之初"的自然观和"灵性中的道德精神"。

七、自然重建理念减少了对人体"替代重建"的开发速度

自20世纪下半叶骨科学的发展方向之一是替代化，即用人工的或异体、异种的关节、骨骼、肌腱和其它合成材料修补组织的缺损或替代骨与关节的功能，这种替代重建的理念随着高科技的进展和强大的市场推动，手术适应证越来越宽，置入人体的各种品种、替代材料层出不穷。由于现代科技还不能制造出具有生命力、能够真正参与人体新陈代谢的生物材料，替代重建理念必然使医疗成本迅速增长，且人工产品的规格、质量，医院、医生也无法控制，术后出现的严重并发症也越来越多。如人工关节置换后需要翻修的比例逐渐增高，用钢板固定治疗骨折，取出钢板又必须实施二次手术。而自然重建理念修复肢体的残缺，重建肢体的功能，仅仅实施有限的手术操作，甚至是无血的手术就能达到医疗效果的要求，从而显著减少替代重建的手术适应证和手术创伤，大大降低医疗成本和手术并发症。

八、自然重建理念又将分解的骨科专业统一起来

在西方世界科技征服疾病的思维模式下，人体被分解，临床分科越来越细，甚至一个器官就是一个专科。目前在中华医学会骨科学分会内，按照解剖部位和应用技术类别分成9个专业（还不包括手外科），有些专业甚至再细化分解，如在脊柱外科内分出颈椎外科，下肢细分为髋、膝、足外科等，每个专业都有自己的研究方向、治疗策略、专用设备工具和技术手段。然而，生命的存在形式是统一的整体，人体的运动是整体的统一行动，一个看似简单的站立和行走，也需要全身骨与关节的参与、神经、血液循环与数百条肌肉共同协调运动才能完成。

目前，没有一个骨科亚专业的技术理念和器械，能够治疗运动系统所有创伤和绝大部分疾病。然而Ilizarov生物学理论与技术手段几乎可以将所有骨科专业综合在一起，即用这一理念和技术原则，大部分运动系统的创伤、畸形、疾病和功能障碍都能够治疗或在治疗中发挥某种重要作用（包括骨肿瘤切除后的残肢重建）。如作者2006年去访问了俄罗斯库尔干有800张病床的Ilizarov创伤-矫形科学重建中心，除了有140多人的基础研究室、外固定器研制生产部门，临床共分骨创伤、骨与关节的感染、矫形、上肢、下肢延长、足踝等8个专业，所有骨科疾病皆应用以Ilizarov技术为主的方法治疗。

作者提倡"骨科自然重建理念"并不排斥高新技术的研究应用，也不否定"替代重建"理念与技术（如各种器官移植与人工关节置换）对现代医学发展的巨大推动，而是如何根据不同的病情，正确把握替代重建与自然重建之间的关系，作出科学的临床决策，使医疗方法

尽可能顺应生命过程的基本规律（任何创伤和疾病的发生与转归也是一种生命现象）。从病人的最高利益和具体的病情出发，探索与选择——简单、微创、有效的医疗技术为病人服务永远是医学工作者的宗旨。也只有如此，创新自然流出，功到自然有成。

（秦泗河）

第二节 儿童下肢不等长

肢体不等长（anisomelia）是矫形外科常见的问题。不等长指单一或多个骨短缩或生长过度，其病因很多，矫正前应预先明确，分析其病理生理和临床后果。施行等长术前要预测成熟后是否等长。

一、病因学

脊髓灰质炎过去是最常见的原因。近年来，感染、外伤以及先天性或发育异常所致者日益多见。综合其病因如下：

1. 生长停滞

(1) 先天性异常：股骨近端发育不良、先天性短股骨、先天性髋关节脱位、腓骨半肢、先天性半侧萎缩、马蹄内翻足。

(2) 骨发育性疾患和肿瘤：纤维异样增殖、内生软骨瘤病、遗传性多发骨疣、骨骺点状发育不良、单肢骨骺发育不良、神经纤维瘤病。

(3) 骨关节感染：骨髓炎、关节结核、化脓性关节炎。

(4) 创伤：骺板过早融合、骨折对位不良、重叠、严重灼伤。

(5) 神经肌肉病致不对称性麻痹：脊髓灰质炎、脑瘫、脊髓脊膜膨出、脑或脊髓的肿瘤或脓肿、周围神经损伤。

(6) 其他：股骨头骺滑脱、股骨头骺缺血性坏死、长期不负重支具制动、放疗或骺阻滞术后。

2. 刺激生长

(1) 先天性异常：先天性半侧肥大、局限性肥大或并发血管畸形。

(2) 发育性或肿瘤致骨骼和软组织畸形：神经纤维瘤病、血管瘤病、动静脉瘘。

(3) 骨关节感染和炎症：骨髓炎、类风湿性关节炎、血友病关节积血。

(4) 创伤：外伤骨折或手术、外伤性动脉瘤或动静脉瘘、骨膜剥离、骨合并术、骨移植成活过程。

下肢轻微不等长常见，原因不清，没有临床意义，可借骨盆倾斜代偿，并发功能性脊柱侧弯。

二、肢体生长的病理生理学

长管状骨分中部和两端区。中部包括骨干和上、下干骺端。端区包括骨骺和骺板。骨骺有两大类，压力骨骺和拉力骨骺。压力骨骺参与关节的形成，是长管状骨的纵向生长部位。拉力骨骺远离关节，为肌肉附着，只承受拉力，不参与长骨的纵向生长。四肢长骨的两端均有骨骺和骺板，短管状骨（指骨、掌骨和跖骨）只一端有。

矫正肢体不等长之前,要根据既往生长状况预测未来生长。

1．生长率:婴儿时期最快,其后的十年渐慢,青春期再次加快,并持续1~2年,在随后的4年左右降至零。青春期前的数年间下肢生长较躯干快,青春期后躯干生长又较下肢快。长骨生长停止后两年内脊柱仍继续生长。生后最初十年,男孩和女孩的生长率相似。青春期女孩生长高峰的开始和结束均较男孩早两年。女孩14岁完成下肢生长,男孩则在16岁。正常情况下从4岁起到发育成熟,股骨平均每年增长2cm,胫骨平均每年增长1.6cm。下肢生长的65%围绕膝关节(股骨下端骺板占35%,胫骨上端骺板占30%)。股骨近端负责下肢总生长的15%,胫骨远端为20%。

2．相对长度:父母身材及孪生兄弟姐妹的高矮可做参考。

3．相对成熟:相对成熟是借骨龄测定的。Greulich和Pyle用不同年龄小儿的手和腕部X线片作成统一标准,再用病儿的X线片与之对照测出骨龄。骨龄对预测未来生长较年龄可靠。骨骼成熟的另一标志是第二性征,但个体差异很大。

4．健侧肢体的生长:骺阻滞术只是暂时限制长肢的生长,等待短侧肢体的增长。若因骺板提早融合导致不等长,长肢骺阻滞并不能矫正短缩问题,只能控制进一步不等长。

三、临床检查

1．已知厚度木板测量法。

(1)病儿直立,双足跖面平稳落地,真性或固定性下肢不等长会出现骨盆倾斜。

(2)逐渐垫高短肢,使骨盆水平,读出垫高木板的厚度。

2．软尺测量法。

(1)体位摆正,双下肢伸直,结构性不等长时脐至内踝和髂前上棘至内踝距离均不等长。

(2)有固定性骨盆倾斜而无真性下肢不等长的,脐至双侧内踝距离不相等,即骨盆低落的一侧长度增加,而髂前上棘至内踝间距双侧相同。

注意头、颈、躯干和骨盆的平衡。脊柱突向短肢一侧,垫高短肢后能否调直脊柱。脊柱侧弯不能代偿的病人不宜行等长术。观察步态有无异常,病儿自己能否调整,不垫高鞋底能否正常走、跑。

(3)双下肢站立位全长X线片,可准确测量双下肢的长度之差和下肢的机械轴线。

四、肢体生长的预测

(一) Moseley 直线图法 下肢生长用横坐标移动来表示,绘出下肢长度的骨龄作为生长百分位的核准因素(图13-2-1)。

Moseley 直线图中提供:

1．正常下肢生长线。

2．各有女孩和男孩的骨龄区斜线和骨龄成熟线。

3．胫骨上端、股骨下端和二者联合的骺固定的参考斜度线。

手术效果预测:

4．测定过去的生长——在正常下肢生长线上标出三次下肢长度,再分别在该点画垂直线,达到男或女孩的骨龄区。

5．在垂直线上,相应的 cm 处标出短侧长度,将短侧下肢三点作一连线。

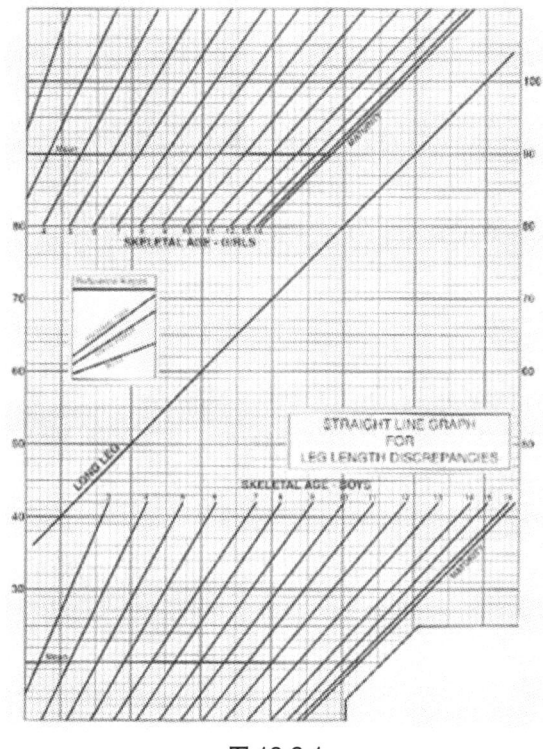

图 13-2-1

6．在骨龄区生长点垂线与骨龄斜线相交点取三点平均水平画水平线，与骨龄成熟线相交。

7．从上述相交点向下画垂线得出正常侧和短肢成熟后的长度。

8．二者之差代表生长结束后不等长的 cm 数。

手术时间的选择：

9．根据短缩的部位和程度决定对股骨、胫骨还是二者联合进行骺固定术。从短肢成熟点按参考斜坡画线到正常下肢生长线，代表正常下肢应行骺固定术时的长度（即手术时间）。

10．肢体延长术不影响骺板的生长，手术时间依临床决定。

（二）Paley 乘数法预测法

用数据库资料，将发育成熟的股骨及胫骨的长度除以各个年龄段的股骨及胫骨的平均长度，得数称为乘数。利用乘数，得出一些公式来预测发育成熟时的下肢不等长及剩余生长量。

先天性肢体不等长按照与生长成比例的速度增加，将目前的不等长乘以与目前年龄及性别相应的乘数，便可算出发育成熟时的肢体不等长。对于进行性的发育性肢体不等长，是将目前的不等长加上生长抑制量与剩余生长量的乘积。施行骺阻滞术的时机也可采用该法计算。

临床应用表明该法的预测与 Moseley 方法的预测具有很好的相关性，且更为准确。

该法的优点是简单，不需画图表，仅需 1～2 次测量结果，不受种族差异的影响，同时适用于股骨、胫骨及整个下肢。

具体计算公式：

一、先天性下肢不等长

$\Delta m = \Delta \times M$

Δ：目前不等长；Δm：发育成熟时的不等长（需延长量）；M：乘数（查表得出）

举例：8岁男孩患先天性短股骨，目前不等长为6.9cm。查乘数表得男孩8岁时股骨的乘数为1.46，因此发育成熟时不等长为 $\Delta m = \Delta \times M = 6.9 \times 1.46 = 10.07$ cm。

二、发育性下肢不等长

$\Delta m = \Delta + (I \times G)$

I：生长抑制量； G：剩余生长量

$I = 1 - (S - S') / (L - L')$；$G = L(M - 1)$

S：目前短肢的长度； L：目前长肢的长度

S'：6～12个月前拍片测得短肢的长度

L'：6～12个月前拍片测得长肢的长度

举例：8岁女孩，3年前外伤导致左股骨远端生长抑制。目前短缩2.7cm，左、右股骨长分别为（S）25.3cm及（L）28cm，而一年前分别为（S'）24.4cm及（L'）26cm。女孩8岁时股骨的乘数为1.33。

右股骨的剩余生长量 $G = L(M - 1) = 28(1.33 - 1) = 9.2$ cm

过去一年右股骨的生长量 $(L - L') = 28 - 26 = 2$ cm

过去一年左股骨的生长量 $(S - S') = 25.3 - 24.4 = 0.9$ cm

生长抑制量 $I = 1 - (S - S') / (L - L') = 1 - 0.9 / 2 = 0.55$

发育成熟时不等长 $\Delta m = \Delta + (I \times G) = 2.7 + (0.55 \times 9.2) = 7.8$ cm

三、发育成熟时的肢体长度

$Lm = L \times M$　　Lm：发育成熟时的长度

四、确定骺阻滞术时机

$L\varepsilon = Lm - G\varepsilon$ 和 $M\varepsilon = Lm / L\varepsilon$

ε：为希望骺阻滞术后能产生的生长抑制量；

$G\varepsilon$：为股骨或胫骨在接受骺阻滞术的年龄时本应具有的剩余生长量（股骨 $G\varepsilon = \varepsilon / 0.71$；胫骨 $G\varepsilon = \varepsilon / 0.57$）

$L\varepsilon$：为施行骺阻滞术时，要求被阻滞的下肢骨应具备的理想长度

$M\varepsilon$：为与施行骺阻滞术时的年龄相应的乘数

根据计算得出的 $M\varepsilon$ 的值于乘数表中查找，确定哪个年龄对应于该乘数值，此年龄即为须施行骺阻滞术的年龄。

举例：7岁女孩，预测发育成熟时股骨不等长为5cm，目前股骨长度为28cm，目前年龄的乘数为1.43。通过骺阻滞术所希望获得的矫正为 $\varepsilon = 5$ cm。

与施行骺阻滞术的年龄相应的乘数为：

$M\varepsilon = Lm / L\varepsilon = Lm / (Lm - G\varepsilon) = (28 \times 1.43) / (28 \times 1.43 - 5 / 0.71) = 1.21$

对于女孩股骨，10岁时的乘数为1.19，9岁6个月时的乘数为1.22，因此，适宜施行骺阻滞术的年龄应在9岁6个月与10岁之间并接近前者，为9岁8个月（表5-6-1）。

五、治疗

下肢不等长矫正方法有：①长肢骺固定术；②长肢骺阻滞术；③长肢短缩术；④短肢延长术。轻微不等长可垫高鞋跟。特别严重并伴严重畸形者可考虑截肢并装配假肢。

（一）骺固定术　提早融合长肢的骨骺，待短肢继续生长以减少二者的差距。对生长的小儿来说，骺固定术简单易行而且安全。应仔细预测生长并选择手术时机。骺固定术后约5%~10%的病例有估算错误。

（二）骺阻滞术　跨越骺板嵌入U形锔钉抑制骨的生长。不等长矫正后即取出锔钉，恢复生长能力。需X线定位，勿损伤骨膜和骺血管，以免永久性骺阻滞。取钉时不要切开骨膜，也不要干扰骺板。

表13-2-1　0~18岁Paley百分位组下肢骨乘数

年龄（岁）	股骨 男 均值	平均	股骨 女 均值	平均	胫骨 男 均值	平均	胫骨 女 均值	平均
0	5.09	5.13	4.64	4.63	5.04	5.04	4.76	4.63
1	3.26	3.27	2.94	2.94	3.21	3.21	2.99	2.99
2	2.60	2.61	2.39	2.39	2.56	2.56	2.39	2.39
3	2.24	2.25	2.05	2.05	2.22	2.22	2.06	2.06
4	2.00	2.00	1.82	1.82	2.00	2.00	1.84	1.84
5	1.82	1.83	1.66	1.66	1.82	1.82	1.67	1.67
6	1.68	1.69	1.53	1.53	1.69	1.68	1.54	1.54
7	1.56	1.57	1.42	1.42	1.57	1.57	1.43	1.43
8	1.46	1.47	1.33	1.33	1.47	1.47	1.34	1.34
9	1.37	1.38	1.26	1.26	1.38	1.38	1.26	1.26
10	1.30	1.31	1.19	1.19	1.31	1.31	1.18	1.19
11	1.24	1.24	1.12	1.13	1.24	1.24	1.12	1.12
12	1.18	1.18	1.07	1.07	1.17	1.18	1.06	1.06
13	1.12	1.13	1.03	1.03	1.11	1.12	1.02	1.03
14	1.07	1.08	1.00	1.00	1.06	1.06	1.00	1.00
15	1.03	1.04	1.00	1.00	1.03	1.03	1.00	1.00
16	1.01	1.02	1.00	1.00	1.01	1.01	1.00	1.00
17	1.00	1.01			1.00	1.00		
18	1.00	1.00			1.00	1.00		

（三）长肢短缩术　骨骼成熟后可通过切除一段股骨或胫骨使下肢等长。不宜用于生长期的小儿。保持膝关节水平对外观很重要，胫骨短造成的下肢不等长宜缩短对侧胫骨。切除胫骨3cm以上会导致小腿肌群长期松弛无力，而切除股骨5~7cm不会引起大腿肌力变弱。因小腿肌力明显减弱以及胫骨的血管解剖特点，胫骨短缩后常有延迟愈合和不连接。短缩小腿还需同时切断胫骨和腓骨。因此应慎重选择胫骨短缩术。

（四）肢体延长术

【适应证】传统上讲，下肢相差2~2.5cm应行等长术。目前认为，合理的指征是不等长相差在5%以上，同时病儿已用足下垂步态代偿，步态分析异常，走路时能量消耗增大。

临床经验是：下肢相差 3cm 以上，年龄大于 6～7 岁，身材中等者为最佳适应证。轻度者主张用骺固定术（骨龄成熟者可短缩长肢）。为侏儒延长肢体应着重解决功能障碍，如上肢过短影响洗澡、挂衣服、接电话、打字、上厕所后清洁会阴，或存在其他畸形需要矫正。要注意心理反应，估计能否按计划分期完成延长。

【必要条件】①延长骨的上、下关节要稳定；②神经肌肉功能正常；③肢体血运好；④无皮肤和软组织异常；⑤骨结构正常；⑥病人精神状态稳定；⑦病儿术后能够合作。

【禁忌证】①关节不稳定；②肢体麻痹；③骨结构不良；④精神状态不稳定；⑤缺乏主观愿望，术后不能合作；⑥ 6 岁以下行肢体延长宜慎重。

【方法】经骺板牵开延长可导致关节僵直及骺板早闭，目前多不采用。经骨延长的技术有：

1．外固定器分类：

（1）粗钢针（Shanz 螺钉）单臂系统：如 Wagner 延长器和 Orthofix 轴向加压牵开器。

（2）细钢针贯穿系统：钢针具张力连以环形外固定器，如 Ilizarov 系统。

Wagner 于 1978 年首创骨干截骨，截骨两段以四枚粗 Shanz 钉和单臂架桥式固定器固定。粗钉从外侧钻入骨的双侧皮质，而不贯穿对侧软组织。术中延长 0.5～1.0cm，随后每日延长 1mm，达到计划长度后，在延长间隙内植入松质骨并以钢板固定。待骨实变并有骨皮质形成后，取出钢板并换成有韧性的半管状钢板。待骨皮质坚强，髓腔重新贯通后再取出半管形钢板，拐杖支持下患肢部分负重（见 5-6-2）。

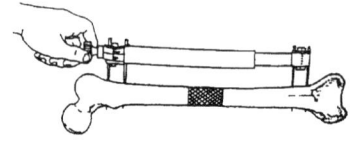

图 13-2-2

2．De Bastiani 技术：De Bastiani 首先采用软骨痂牵开法。切开骨皮质，待软骨痂形成后借 Orthofix 缓慢延长。达到计划延长量后继续固定直至软骨痂实变才开始负重。待 X 线片可见新骨皮质后再取下外固定器。骨皮质切开的部位最好在骨干的近端（股骨在髂腰肌止点稍下，胫骨在髌腱止点稍下，肱骨在稍低于三角肌止点处）。外固定器的位置：股骨和肱骨在外侧面；胫骨在前内侧。

3．Wasserstein 技术：截骨术后立即以每日 1～2mm 的速度牵开。达到计划延长量后，切开骨膜管，将预备的植骨块嵌入间隙中。最后，以髓内针固定并用外固定器加压，使植骨块稳定。植骨块放在血管丰富而有高度成骨能力的骨膜管内，通常经两个月即能连接，届时可去除外固定器。

Wagner 认为延长肢体前要先矫正肢体的其他畸形，肌肉功能和骨结构应接近正常。Ilizarov 则认为矫正肢体畸形可与肢体延长同时进行。通常不应为了延长肢体而牺牲肢体的功能。

后天性肢体不等长者软组织的长度相对正常，延长肢体后软组织可恢复其原来的长度。先天性腓骨发育不良或缺如伴短胫骨或短股骨者，不仅骨短而且筋膜、肌间隔、骨间膜、肌肉和血管均明显短缩。Wagner 认为须预先松解软组织，6～12 个月后再行骨延长术。Ilizarov 主张可将骨及软组织一同延长，无需广泛松解。

4．Ilizarov 肢体延长术

（1）Ilizarov 对肢体延长术的基础研究

理论根据 Ilizarov 根据大量实验室研究发现任何组织在张力应力的影响下均表现极高

的生成能力（genesis），细胞代谢旺盛。但要消除扭曲、旋转、剪力等应力，单纯施加张力应力始能实现。

1) 张力-应力对组织的形成和生长的作用

再生区的中部有一生长带。类纤维母细胞存在于生长带的中部，长条形并延张力-应力的方向排列，四周有同向排列成束的胶原纤维。超微结构观察发现其胞浆中内质网和细胞核核仁均增殖。胶原纤维上，骨母细胞产生骨样组织，逐渐成为新的骨小梁，并远离中部的生长带，新骨生长在两端趋向成熟。牵开区受单一张力-应力影响，表现成骨活跃，短时间内跨过软骨阶段直接骨化。电镜下骨母细胞的线粒体的数量和体积均增加，出现大而多的嵴且排列紧密，胞浆内质网出现空腔，其中充满核糖体。表明代谢和蛋白合成活跃。

生长区纤维母细胞合成的碱性磷酸酶参与胶原基质的形成及其矿质化。延长中生长区的丙酮酸增多，为生物合成提供能量。

牵开21天后，产生新的毛细血管，沿张力-应力的纵轴走行，其生长速度超过牵开的速度，血管内皮出现纵向和环形皱褶。新生毛细血管借许多交通支与牵开区四周软组织内的血管吻合，不论纵牵或横牵均出现这种形成血管的能力。

牵开后第14天，横纹肌线粒体肥大，嵴增多，表面积扩大。肌动蛋白和肌凝蛋白合成活跃，核仁小体肥大并出现核膜内陷。肌肉生长不仅是已有的肌纤维内肌原纤维的形成，而且有新的肌肉形成。

牵开的第1周末，出现活跃的血管壁平滑肌细胞。拉长的平滑肌细胞形态学表现为：①生物活性增加，平滑肌细胞数目增多，彼此紧连；②动脉壁内形成新的弹力结构；③平滑肌细胞纵向排列。类似表现还见于筋膜的结缔组织、肌腱、真皮、肌内膜、外膜、动脉外膜、神经外膜和神经干的神经束膜等。

拉长部分的肢体也要受神经支配。延长7天，拉长的轴索由Schwann细胞的胞浆突起包围，最后完全包裹轴索并彼此相连。牵开第21天，Schwann细胞拉长，螺旋状围绕轴索并形成鞘膜。

牵开第21天，皮肤基底细胞内可见很多丝状分裂，增殖达10层以上（正常只3~5层），可分为生长层、颗粒层、鳞状层和角质层。此外，毛囊、皮脂腺和汗腺数目增多，皮脂腺肥大，毛发直径较粗。

横向牵开区的骨小梁也与牵开方向平行。临床上可应用本原理增加骨的横径，解决美观及功能问题。这种矫形可与肢体延长同时进行，也可分期手术。

牵开区血管再生能力强，可用于治疗闭塞性脉管炎引起的局部缺血。定位后在缺血平面纵劈胫骨，横向牵开。临床效果证明周围血运改善，缺血症状减轻。

受张力-应力影响，皮肤及其附件生长活跃，可以此治疗皮肤大面积缺损、瘢痕、营养性溃疡而无需植皮。如逐渐拉长指间皮肤可治疗先天性并指而不需再植皮。

2) 牵开速度和频率的影响

对延长过程中影响骨形成的质量和数量因素进行的研究表明，牵开的速度和频率对骨形成都重要。0.125mm，q6h，0.5mm/d法延长，成骨速度超过延长速度而导致提早连接。这种现象更多见于闭合骨折组。相反，2mm/d（0.5mm，q6h）不仅成骨作用迟缓，而且对延长区四周的软组织也是有害的。1mm/d（0.25mm q6h）的效果最好。对已知的延长速度，频率高则效果好,自动撑开器最好。筋膜的牵开也证明如此。正常筋膜在休息的状态下其胶原纤维束呈波浪状。1mm/d,分60次延长时,筋膜的纤维母细胞增殖,超微结构观察有胶原生成,且仍保持原有的波浪状。自动撑开器延长时,多种组织的细胞增殖、代谢和生物合成等细胞内活性的变化都呈现胎儿组织形成的特点。

(2) 手术适应证:干骺端和骨干的骨折以及髋骨折;一期修复广泛骨、神经、血管和软组织的缺损而无需移植术;骨加厚(横向延长);先天性或外伤性假关节;肢体发育停滞;顽固性或复发性畸形足;关节挛缩畸形;配合截骨术矫正关节畸形强直并调整关节面的角度;关节融合;延长肢体的同时行关节融合;骨囊肿的侧壁加厚(横向延长),以消除骨囊肿及类似病变;刺激感染骨的愈合,治疗化脓性骨不连;逐渐加厚侧壁而消除骨髓炎的空洞;延长截肢后的残端;治疗下颌骨发育不良;解决因血管栓塞导致的病变而不用血管移植;矫正软骨发育不全等类型的侏儒。

(3) Ilizarov 外固定器简介:由四个基本配件组成。

1) 不同直径的环形配件(80,100,110,120,130,140mm)(图13-2-3),可分为半环和整环。半环组装方便,有18~28孔,每孔直径8mm,孔与孔之间的距离为4mm。整环不用螺栓连接故重量较轻,且平均较半环组装后多6孔,为插入螺纹杠和固定栓提供更多的余地。

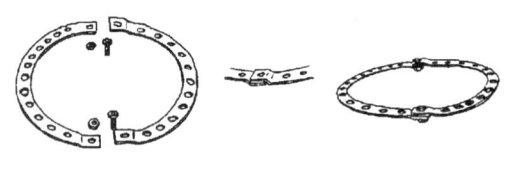

图 13-2-3

另外,还有为延长肱骨使用的近端的Omega环和远端的5/8周径环,以利肘部屈伸(见图5-6-4)。

2) 克氏针:按体重和肌肉力量选择0.8~1.2mm克氏针。避开神经、血管钻入,每个环形配件的平面可钻入2~3根。钢针尽量接近90°交叉最为稳定,否则过针的骨局部承受外力过于集中,而且钢针易在骨内滑动。

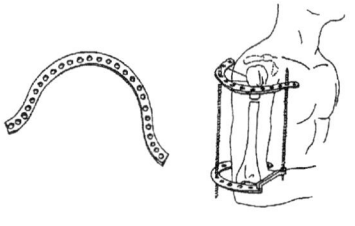

图 13-2-4

3) 固定螺栓:分中央孔洞和偏口型两类(见图5-6-5),以保持钢针笔直。克氏针穿过中央孔洞或偏口沟槽中,然后将螺栓的螺纹部插入环形配件的对应部位的孔中,再以螺母拧紧在环形配件上,拧紧前要用钢针拉紧器将钢针以90~110kg力量拉紧。

4) 螺纹杠:通常为6mm粗,螺距为1mm,即螺母在螺纹杠上转动一圈,可前进1mm。

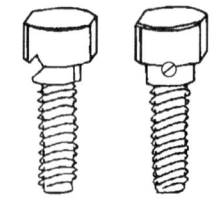

图 13-2-5

此外,还有一些其他配件备用,如增高柱、2~8孔的条形长板、活动轴、弓形板以及斜行连接杠等。增高柱多用于连接在环形配件以上或以下固定钢针,或增加另一排钢针之用。条形长固定板可加强组装后骨外固定器的整体稳定性。活动轴多在矫正成角时用,有单向和"万向"两种,注意安装部位应与成角平面一致。弓形板常借斜行连接杠与其下方的环形配件连接,在弓形板上利用钢针夹子与钻入股骨上端的粗钢针相连接,达到不贯穿肢体预防损伤神经、血管的目的。

(4) Ilizarov 肢体延长操作技术

Ilizarov 外固定器加用一些配件即可组装成各种部位所需要的矫形工具,发挥纵向延长、加压、去成角、去旋转和横向移位等各种功能，可借助推拉双重功能来矫正严重足部和踝关节畸形。

技巧要点：

1) 钻入克氏针时，两根之间尽可能保持接近直角交叉以求稳定。进针和出针的位置和方向应与环形配件平行一致，（见图5-6-6，图5-6-7）提前注意钢针走行方向的环形配件上有无合适的用孔。此外，钻入对侧骨皮质后宜改为锤出而不再用钻，以免扭卷损伤神经血管，造成严重损伤。

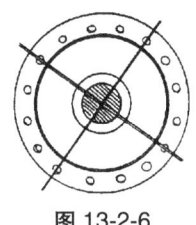 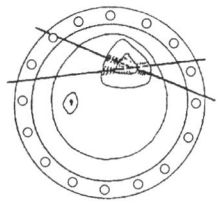 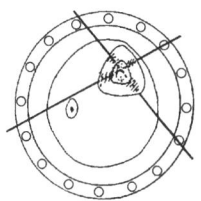

图13-2-6　　　　　　　　　　图13-2-7

2) 欲横向移动截骨断端时可平行贯穿两枚橄榄针。

3) 骨皮质切开取代截骨术，一般在干骺端和骨干的移行部，以免损伤骨的主要营养血管。采用小切口，调换骨刀的方向逐渐切断骨皮质并保持髓腔完整。后面的骨皮质切断有困难时，偶可增加另一小切口。相反方向扭转上、下环形配件以确定是否已全部切开（见图5-6-8）。

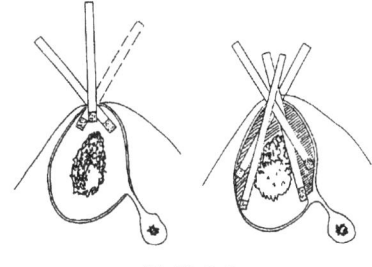

图13-2-8

在干骺端也可用传统截骨术，但需预先考虑邻近关节环形配件的位置，钢针是否有穿入关节的可能性。

4) 环形配件的选择：术前将组装的环形配件套在患肢上，肢体周围与环之间要有两指宽间距。口径过小，术后软组织肿胀会引起压迫性坏死，过大会影响外固定器的稳定性。

5) 去除骨外固定器的标准：延长进度是每日延长1mm（速度），即螺母在螺纹杠转动一圈，分4次（频率），每次延长0.25mm。如延长100mm则需100天。外固定器的全部固定时间，即延长的软骨痂实化（consolidation）的时间平均为自开始延长之日起，每延长1cm需固定1个月，称为平均延长指数（average lengthening index）。它与骨皮质切开的技巧、部位、骨的质量、年龄等因素有关。拆除外固定器的条件：① 固定时间大体符合平均延长指数；② X线片上延长段实化的同时，已出现新的骨皮质；③ 将螺纹杠固定环形配件上、下的螺母松开0.5cm，病人继续负重而无异常感觉。提前拆除有发生再骨折的可能。若需提前拆除，宜麻醉下进行，并立即用石膏固定。

(5) Ilizarov肢体延长术的临床应用

1) 临床资料

我们依不同年龄的病儿，对Ilizarov外固定器进行了改进，观察是否能完成多项矫形目的，1989～2002年间总计治疗154例，资料如下。延长96例：股骨22例，胫骨60例，肱骨10例，尺骨3例，桡骨1例。骨缺损8例：胫骨6例，股骨2例。假关节20例：胫骨18例（先天性14例，骨髓炎2例），股骨2例（骨髓炎）。先天性肱骨头内翻10例。髋内翻4例。顽固性畸形足5例。侏儒6例。膝关节屈曲挛缩5例。随访3~10年（平均6.5年），结果：肢体延长 3～16cm（平均 8.7cm），假关节愈合 17/20（85%），骨缺损连接 6/6，颈干角恢复正常（肱骨上端 9/10；股骨颈 4/4），膝关节屈曲消失 5/5。

问题和并发症：针道表浅感染 12 例；原螺丝杠短，需延长过程更换 2 例；假关节再骨折 4 例（26.66%）；膝关节半脱位 2 例；踝关节脱位 1 例；足下垂 7 例（12.5%）；延长段成角 2 例；延长段过细 1 例。

2）问题和并发症

问题是指在延长过程中所遇到的困难，常是可以想到又不易避免的，多不影响治疗的最终效果，只要做适当改变，即可解决。例如，螺钉或钢针滑动、皮肤受压等可用延长皮肤切口而缓解。并发症多是没有预料的，但采取措施有些是能够预防的，例如伤口感染。轻的不妨碍疗效，较重的会产生后遗症并无法达到治疗目的。延迟愈合属轻的并发症，要预先向病人交代有再植骨的可能。

肢体延长术一般无大风险，但在延长的过程中，时常发生问题和并发症。术前要向病人交代。并发症的病因、预防和处理依出现时间顺序介绍如下：

术中　钻针过程中损伤神经和血管损伤。骨皮质切开术：①干扰骨内、外膜的血运；②截骨部位发生斜形或粉碎性骨折；③牵拉腓总神经。

术后早期　①间隙综合征；②皮肤坏死；③切口感染。

牵开延长期　螺钉或针道问题：①软组织坏死、感染；②骨髓炎、肌肉挛缩、肌肉无力。神经损害：①筋膜条压迫腓总神经；②腓骨近端骺分离致腘窝外侧神经损害；③股神经或坐骨神经损害（罕见，延长速度低于 2mm/d 不易发生）。血管问题：①高血压；②晚期钢针腐蚀血管；③深层静脉栓塞；④Sudek 骨萎缩；⑤肢体软组织水肿和肥大性肿胀。关节半脱位和脱位。关节僵硬。轴性偏离：胫骨外翻和前弯（见于延长远端干骺端或骨干中段），胫骨内翻和前弯（见于延长近端干骺或骨干中段）；肱骨内翻和屈曲（见于近端干骺延长），肱骨屈曲（见于骨干中段或远端干骺延长）；前臂桡尺骨屈曲。骨实变延迟。应力骨折和延长段弯曲。精神状态异常。

3）并发症的预防

钢针或螺钉伤及血管或神经：在小腿、前臂的操作过程中尤为可能。应熟悉局部横断面解剖学。Ilizarov 手术，最好先将钢针刺入直达骨面，然后钻透两层骨皮质，再改用槌子将针逐渐深入，直至从对侧软组织穿出。此法仍会发生血管、神经损伤。术中唤醒试验能及时发现血管、神经损伤。还可将针尾连接电极监测体感诱发电位判断神经功能。怀疑有损伤应立即更换进针部位。

骨皮质切开的问题：骨钻或骨刀只进入骨皮质，尽量少干扰骨内膜和骨髓的血运，避免造成斜形骨折或粉碎骨折。骨锯的速度过快而产热，可将表面骨细胞灼伤故不宜使用。截骨后向外转动远端环形配件检查截骨是否完整，避免向内转动远端环形配件以防牵拉腓总神经。

术后早期的问题：骨皮质切开或穿钢针、螺钉时损伤血管可导致间隙综合征。缝合前应仔细止血。胫骨截骨术后应纵向切开筋膜，但 Ilizarov 手术行骨皮质切开的切口只有 1cm 长，切开筋膜困难。可留置引流管。术后早期宜监测血管、神经功能。怀疑出现间隙综合征，要测间隙内压并减压。

胫骨和尺骨延长，因骨皮质切开部位就在皮下，可能发生皮肤坏死和伤口感染。

4）结论
- 严格按 Ilizarov 的理论和技术进行矫治，对各年龄组小儿是安全、有效的；
- Ilizarov方法损伤极小，是治疗许多矫形外科难题的新方法之一。术中安全性高，但术后宜密切观察有无问题和并发症，并及早解决。

（潘少川　李承鑫）

参考文献

1. Paley D, Bhave A, Herzenberg J, et al. Multiplier Method for Predicting Limb-Length Discrepancy. J Bone and Joint Surg, 2000, 82-A (10):1432-1446.
2. Ramaker RR. The psychological and social functioning of 14 children and 12 adolescents after Ilizarov leg lengthening. Acta Orthop Scand, 2000, 71,55.
3. De Bastiani G. Limb lengthening by callus distraction (callotasis). J Pediatr Orthop, 1987, 7,129.
4. Moseley CF. A straight-line graph for leg-length discrepancies. J Bone Joint Surgery, 1977, 59,174.
5. Paley D. Problems obstacles and complications of limb lengthening by the Ilizarov technique. Clin Orthop, 1990, 250,81.

第三节　下肢延长手术指征与手术策略

下肢不等长在脊髓灰质炎后遗症、骨骺损伤性早闭、神经损伤、脊椎裂继发下肢畸形中十分多见。秦泗河等共实施下肢均衡手术1621例次，占同期实施31562例次矫形手术的 5.14%。因一侧下肢短缩＞3cm 以上，容易并发骨盆倾斜、腰椎代偿性侧凸和健侧髋关节CE角变小，成年后甚至继发脊柱、髋关节早期退行性变和健侧髋关节半脱位（图 13-3-1）。

一、手术指征与基本条件

（一）肌力：患肢肌力良好者不等长大于 2cm 以上，患肢肌肉瘫痪严重者大于 3cm 以上，才考虑实施骨干延长术。

（二）短缩幅度：髂骨截骨延长术的手术指征应适当放宽，若合并髋臼发育不良，患肢短缩少于 2cm 也可以实施髂骨延长术。

（三）年龄：骨干截骨延长术宜 10 岁以后，骨盆截骨延长术宜 16 岁以后。

（四）技术条件：肢体延长是一特殊的矫形技术，医生必须具备一定的临床经验、生物学基础、相应的延长器械以及完善的术后管理措施。

（五）手术前应摄双下肢全长X线正、侧位片，若单摄股骨或胫骨应包括上下两个关节（图 13-3-2）。如此，能准确测量出双下肢短缩的程度及其有无畸形等。

（六）若因骨骺早闭导致的下肢短缩，根据骨骺早闭的部位、时间、患者年龄，预测出发育成熟后下肢可能短缩的程度（图 13-3-3）。

（七）无影响下肢延长术的其它禁忌证，患者心理素质良好。

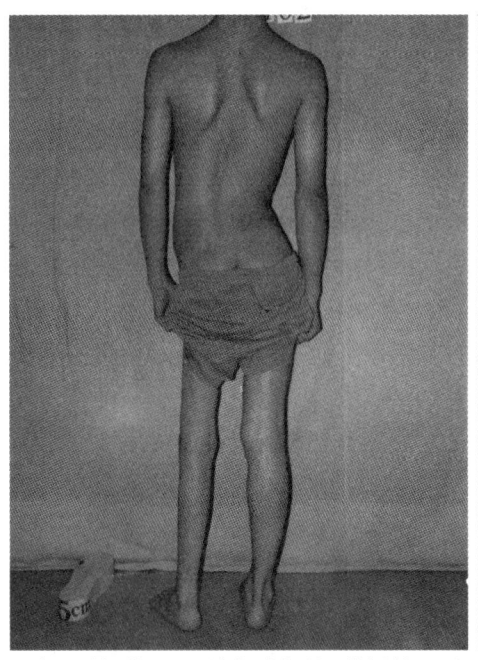
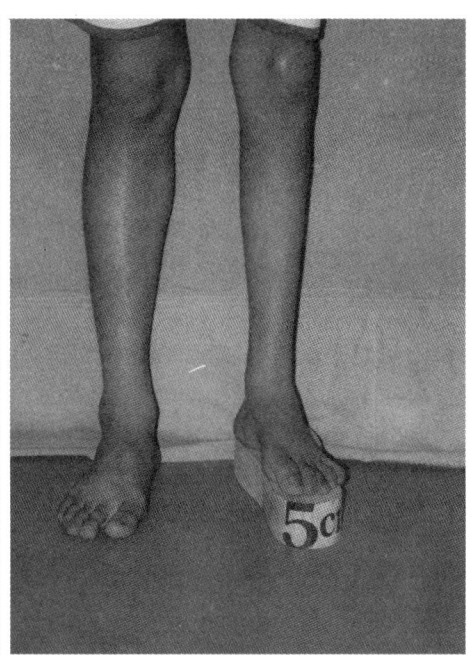

A 左下肢短缩5cm，站立时出现骨盆倾斜、腰椎代偿性侧凸　　B 左足底垫高 5cm 双下肢均衡

图 13-3-1　小腿与跟腱同步动态延长术后随访效果

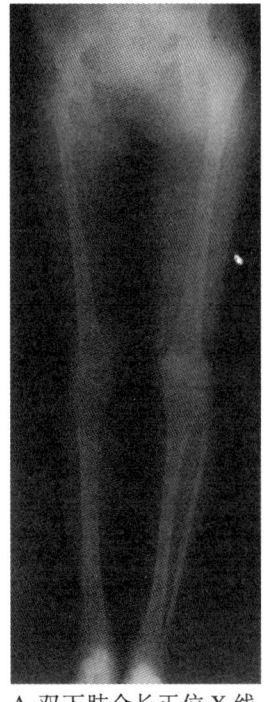
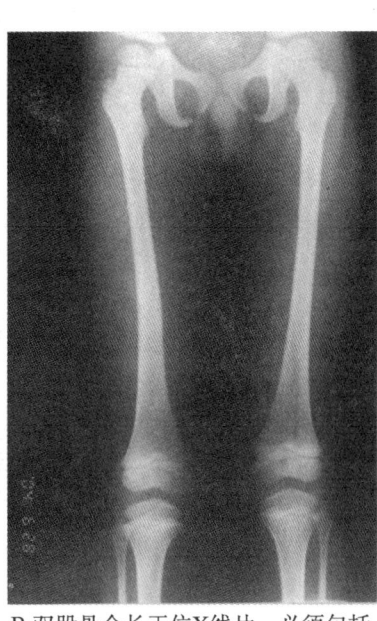
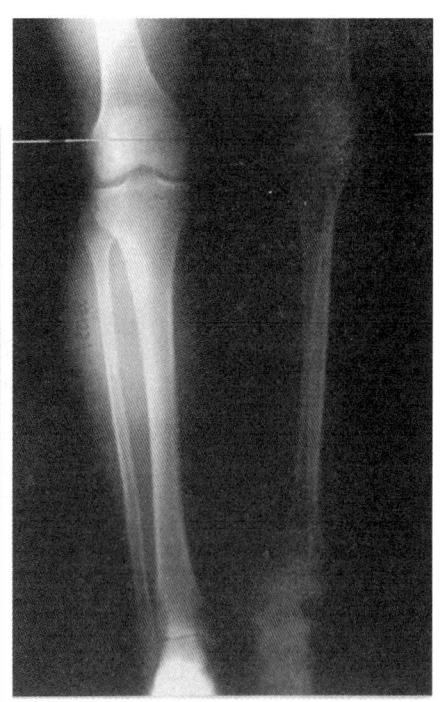

A 双下肢全长正位 X 线片，一张 X 线片包括髋、膝、踝三个关节　　B 双股骨全长正位X线片，必须包括髋、膝关节　　C 双小腿全长正位X线片需包括膝、踝关节

图 13-3-2　双下肢立位 X 线检查投照方法，如此能准确测定下肢不等长和双下肢冠状位的持重力线

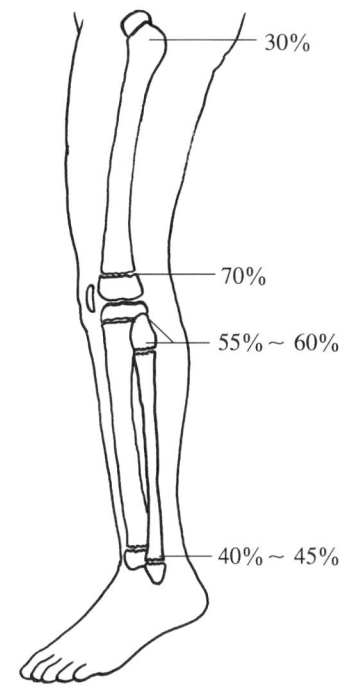

图 13-3-3 下肢长骨两端骨骺生长占各骨长度百分比

二、健肢股骨干缩短术

单纯为了平衡肢体而缩短健肢，由于降低了患者的身高，被缩短的大腿肌力下降，近年已很少采用。但如果成年患者合并健侧髋关节外展、外翻挛缩，股骨上段髋外翻畸形，继发严重骨盆倾斜和对侧下肢短缩，应实施健侧股骨大转子下短缩内收、内旋截骨术（图13-3-4），如此一期手术多能达到平衡骨盆、等长下肢的良好效果。能明显缩短此类患者的整个治疗周期。但股骨切除的长度应限制在 3cm 以内，以免发生肌肉松弛无力的并发症。

三、麻痹性下肢不等长手术策略

因小儿麻痹后遗症等原因所导致的麻痹性下肢不等长，在国内仍占有主要地位，由于下肢肌肉不同程度瘫痪，血液循环较正常下肢差，多合并肢体的其它畸形和功能障碍，手术前如何确定下肢均衡的手术策略，是很值得研究的问题。

（一）麻痹性腰椎侧凸合并腰椎凹侧下肢短缩者，待腰椎侧凸畸形矫正之后再作下肢均衡术。否则增长的下肢会加重腰椎侧凸畸形的发展。若合并腰椎凸侧下肢短缩 因可加重腰椎侧凸的发展，可先实行下肢延长。

（二）骨盆倾斜合并下肢短缩，应首先分清导致骨盆倾斜的原因，若是盆部因素所致的骨盆倾斜，必须在矫正骨盆倾斜之后才考虑施行下肢延长术，因为施行骨盆倾斜矫正的手术即具有明显的下肢均衡的作用。

（三）肌肉瘫痪广泛者双下肢不宜完全等长，因患肢短缩2cm左右，患侧骨盆下倾的代偿增加髋关节的稳定，屈髋功能丧失后的患肢，合并轻度的下肢短缩，有利于在骨盆的旋转带动下迈步行走。

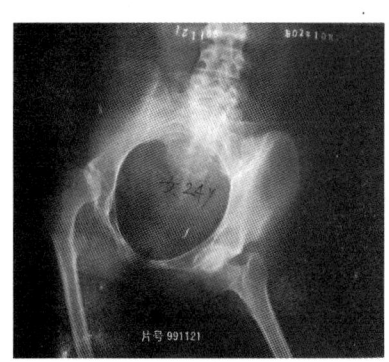
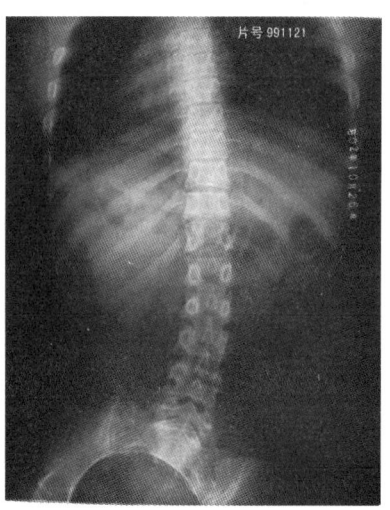

A 女24岁，右侧（健）髋外展挛缩
合并左髋关节麻痹性半脱位

B 立位腰椎侧凸向髋关节挛缩侧

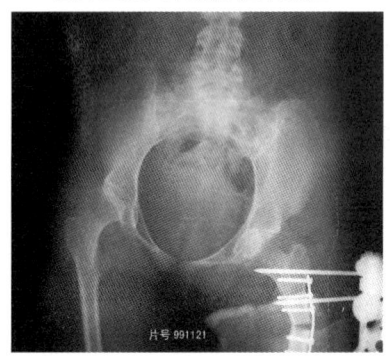
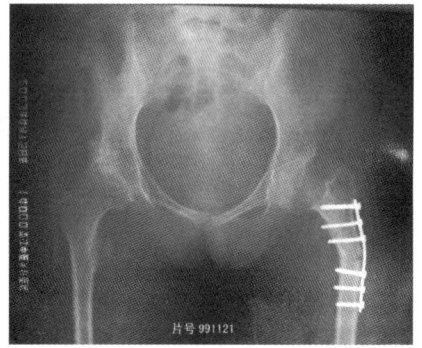

C 第一期手术实施右股骨大转子下内收、内旋截骨术加右髋外展肌起点松解

D 二期手术实施左髋臼顶造盖加左腹外斜肌移位代臀中肌，第二期手术后5个月X线检查骨盆倾斜和左髋关节半脱位矫正，该患者双下肢等长

图13-3-4　健侧股骨大转子下内收、短缩截骨术加患侧髋臼顶造盖术

（四）如患者合并明显的屈髋、屈膝畸形，患者不能持重行走，患肢多合并明显的骨质疏松，应先行髋、膝关节的矫形手术，将下肢持重力线恢复，患肢负重行走一年之后，骨质疏松和关节功能改善后再计划施行下肢延长术。

（五）下肢短缩伴髋臼发育不良宜采用髂骨、耻骨截骨延长。若患肢短缩6cm以上，因髂骨延长等长下肢的范围一般不会超过3cm，患者又有下肢等长的要求和条件，可以考虑一期施行髂骨延长和小腿上段截骨延长术。

（六）下肢短缩合并足畸形或（和）轻度膝关节畸形，又计划施行小腿延长术，若足的畸形较轻，如合并10°～40°的马蹄畸形。应用Ilizarov延长技术，小腿延长与足畸形的矫正可同期实施。若畸形较重，下肢延长且延长区骨愈合之后再施行足和膝关节畸形的矫正。

（七）如果患肢有施行下肢延长和肌肉移位重建功能的两个手术适应证，应先实施下肢延长术，二期再实施肌移位术。如果手术顺序颠倒，会干扰肌移位手术的效果。

（八）30岁以上的下肢不等长，由于其骨盆、腰椎皆发生了不同程度的结构性变化。为了评价双下肢等长后对步态和身体平衡的影响，短肢侧先试穿一段时间不同高度的补高鞋行走,让患者感受补高前后对步态和身体平衡的影响,再决定是否作下肢延长和患肢需要延长的适度。

(九)胫骨延长的截骨部位一般在结节下,此处血液循环丰富,骨愈合快。截骨方法青少年多采用横断法,可用线锯截骨或骨钻打孔后用骨刀截骨。近年来在截骨断端纵行贯穿1~2枚克氏针,如此,既有利于维持骨延长区域的轴线,也能够促进延长断端骨的愈合(图13-3-5)。

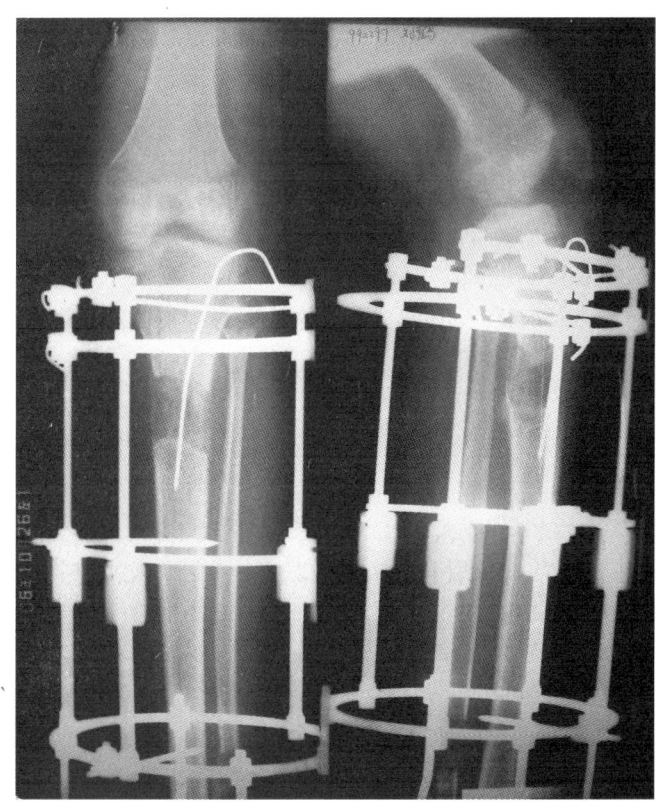

图 13-3-5　胫骨上段截骨延长术,在截骨端通过骨髓腔纵形贯穿 1-2 枚细钢针,有刺激骨愈合的作用

(十)若胫骨上端明显前弓畸形伴小腿短缩,应用Ilizraov器械和技术在截骨矫形的同时实施胫骨延长术,能一期达到等长肢体,矫正畸形的两个效果。

(十一)自20世纪80年代以后,在世界范围内肢体延长术已进入 Ilizarov 技术时代。由于张力-应力法则即牵引成骨理论的推广,延长器械、应用技术、术后管理的改进以及下肢延长过程中患肢可以负重行走,四肢的骨干延长已达到成熟的阶段,既往的一些下肢延长方法如骨干"Z"形切开延长;骨骺牵伸分离延长术,股骨一次延长术等已较少应用或放弃使用。

四、髂骨延长或髂骨、耻骨截骨延长

【适应证】年龄大于16岁,患肢短缩3cm以上,尤其适合臀肌瘫痪伴髋臼发育不良、髋关节半脱位或患侧骨盆上倾者。

【术前准备】备好8~10cm长的6孔普通钢板,根据术前髋关节的CE角改变,在钢板的中间预折15°～30°的角度并适当扭转。这样术中髂骨延长的过程中，在钢板角度的控制下，可了解髂骨远段向下、向外旋转度的大小和范围。术前插导尿管。

【麻醉和体位】硬膜外阻滞，仰卧，患侧臀部垫高向对侧倾斜30°。

【操作步骤】

1. 沿髂嵴中点向下做髋关节前侧切口，长10～12cm，剥离开髂骨内外板，自髂嵴推开阔筋膜张肌、缝匠肌、股直肌的起点，保护好股外侧皮神经，髂骨下部的显露至坐骨大切迹。

2. 先用电锯或锐利的骨刀切取3cm宽8cm长的长条形髂骨块备用，髂骨的切骨面以骨蜡涂封止血。如果同侧髂骨发育不良，可取对侧髂骨植骨。

3. 通过坐骨大切迹引过线锯，在髂前上棘下部锯断髂骨。

4. 于髂骨远截骨端的内板先用一枚螺丝钉固定钢板，助手牵引同侧下肢，髂骨截骨断端以骨盆撑开器缓缓撑开，远端髂骨即向下向外移动，直至达到合适的长度和角度，然后将放置在内板的钢板与髂骨近断端固定。

5. 将备用的髂骨剪成5cm和3cm两块梯形的骨块，将其镶嵌在髂骨延长的间隙中，去掉髂骨撑开器，螺丝钉固定植入的髂骨，如此已延长旋转的髂骨、植骨块与整个骨盆成为一体，十分稳定。

6. 常规缝合髂骨内外板、放负压引流管，缝合皮肤。术后用弹力绷带单"8"字加压包扎患侧骨盆。

7. 若患者为25岁以上的成年人，或合并髋关节半脱位应施行髂骨、耻骨双处截骨延长术，即在截断髂骨以前，先将同侧耻骨靠近耻骨联合处截断，如此在撑开髂骨的过程中远髂骨端向下、向外的移动、旋转加大，从而在延长下肢的同时增加了股骨头的覆盖面，截断的耻骨不需要内固定。其术中的内固定和术后的处理同髂骨延长术（图13-3-6）。

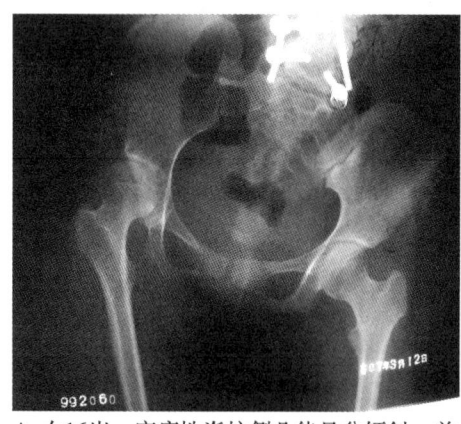 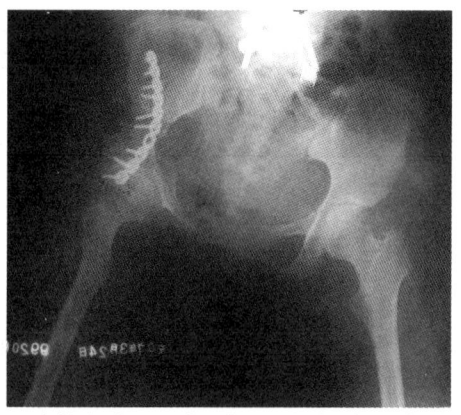

A 女16岁，麻痹性脊柱侧凸伴骨盆倾斜，曾实施脊柱侧凸矫正术，但仍有严重的骨盆倾斜伴右侧髋关节半脱位

B 实施右髂骨、耻骨截骨延长术（取左侧髂骨），术后骨盆倾斜大部矫正，股骨头获得满意覆盖

图13-3-6　左髂骨、耻骨截骨延长术

【术后处理】患侧骨盆发育差者用皮牵引3～4周。若髂骨发育良好，单纯髂骨延长者若内固定可靠，术后2～3周即可扶双拐下床以健肢为主负重行走，而后逐渐增加患肢负重的力量。髂骨、耻骨同时截骨延长者，患者下床锻炼行走的时间取决于患侧骨盆发育情况，

和钢板内固定是否可靠。

1．髂骨延长术的机制和应注意的问题

髂骨延长是Salter手术的一种改良方式，其不同点是不仅撑开截骨线的前部，同时也要撑开其后部，使呈外宽内窄的梯形间隙，并在延长的间隙内植入相应的梯形骨块。因而本手术成功的关键是在撑开截骨线时，一定要使下髂骨段向下向外旋转。

2．采用Sutherland DH 1977年报告的髂骨、耻骨两处截骨延长术，如此在撑开远髂骨端的移动过程中，仅靠坐骨支承受扭转之力，而臀肌麻痹的患者其坐骨支皆发育不良，韧带较松弛。髂骨远断端撑开扭转之力迫其发生蠕变或青枝骨折，在耻骨截断处形成远髂骨段的活动轴心，从而有利于髂骨远断端向外向下旋转，减少了双侧骶髂关节的移动，增加延长的距离和股骨头的覆盖面。

3．在髂骨延长的过程中，髋关节应维持轻度屈曲位，以避免股神经麻痹。术中撑开的速度不宜太快，延长的距离宜根据骨盆的大小，不宜超过4～5cm（髂骨延长外口距离），以免并发坐骨神经麻痹。

4．术中发现髂腰肌紧张者给予延长。

5．髂骨延长植入的不带血管的大块髂骨其上口长达4～5cm，术后上下截骨端坚强骨愈合的时间必然较长，X线上的骨愈合的改变一般需4～6个月的时间。作者强调用钢板固定，而不用克氏针固定，这样延长端、植入块与整个骨盆成为一体，患肢承重时整个骨盆受力，术后3个月延长部虽然未坚固愈合，患肢即可全负重行走。

6．髂骨延长的绝对延长长度尚无准确的测量方法，较常用的方法是南京邵宣医师提出的在骨盆X线平片上，测量双骶骨角连线（此标志在X线的检查几乎是固定的）至手术前后患侧股骨头中心垂直距离的改变。

五、股骨干延长术

适应于以股骨短缩为主的下肢不等长，年龄10岁以上，髋关节无半脱位。

手术策略　股骨延长分股骨上段或中下段逐渐延长，股骨髓内髓外（放置髓内钉）结合延长。延长器的选择有环行、半环行或Orthofix单臂延长器。选择的原则是少年儿童患者或成年人股骨延长＜4cm，可应用股骨中下段逐渐延长，成年人因大腿软组织丰厚，延长＞4cm宜选择股骨髓内钉结合髓外延长器延长术，如此可明显减少延长器的外固定时间，减少针道感染、膝关节僵硬的并发症。

【麻醉和体位】硬脊膜外阻滞或全身麻醉。病人仰卧，患侧髋关节和下肢稍向健侧倾斜。

【操作步骤】以股骨单臂延长器为例

（1）在股骨外髁上3cm和大转子下方于股外侧分别作1cm小切口。①插入套管和套针直达骨组织；②移除套针后，使套管口在骨外侧表面定位；③用直径3～4mm钻头通过套管作骨钻孔达对侧皮质骨表面，拧出钻头和拧入直径5mm螺纹固定针；④针端以穿出对侧骨表面3mm为宜，然后以同法在第1根针上方和第2根针下方3cm处分别穿入第3和第4根螺纹固定针；⑤用固定夹将针尾固定于延长固定杆。注意4根螺纹固定针在股外侧要互相平行。

（2）在股中上1/3外侧作直切口，长约3～5cm。切开阔筋膜，将股外侧肌牵向前方，显露股骨干。纵行切开骨膜和作环形剥离。在上下两组固定针的中部用骨钻打一排骨洞后，再用锐利的骨刀将股骨横形截断，分层缝合切口。

术后第 7～10 天开始延长。每日 1mm，第一个 1mm，每天分 4～6 次完成。从延长第 2cm 始每天平均 0.7mm，直至达到预期的延长数量。延长期间患者可下床扶助行器患肢适当负重行走。停止延长骨矿化期，锻炼量逐渐加大，以加速延长节段骨的愈合。

若股骨延长数＞5cm 者，应用 Ilizarov 环形股骨延长器和操作技术，在股骨下段截骨延长，延长过程中患者可以持重行走，由于是细钢针穿骨，弹性固定，其延长区域骨愈合时间一般较单臂延长器缩短（图 13-3-7）。

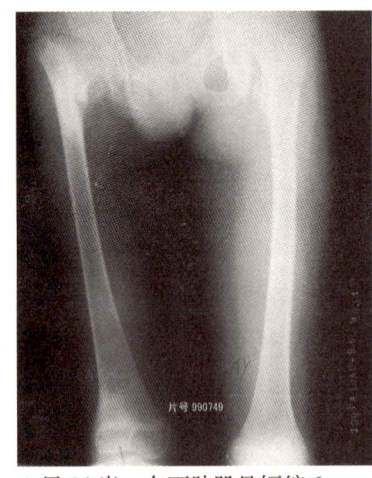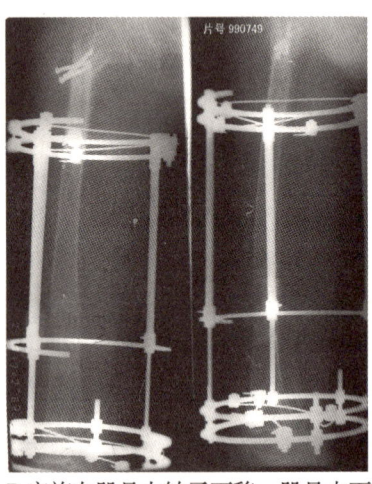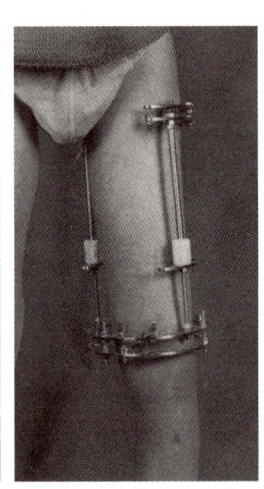

A 男 14 岁，左下肢股骨短缩 6cm，伴髋内翻，左股骨大转子高位　　B 实施左股骨大转子下移，股骨中下段延长术，已延长 6cm。术后 7 个月延长区域初步骨愈合　　C 股骨下段截骨延长术，延长器的构型及安装固定部位，股骨已延长 6cm

图 13-3-7　左股骨中下段截骨延长术，延长器安装方法及延长效果

六、股骨带锁髓内钉与体外延长器结合延长术

Raschke 等在 1992 年报道了一种带锁髓内钉与骨外固定器结合应用的"单轨系统"，并用其进行骨段滑移延长，修复骨缺损，这个系统包括一个不扩髓的带锁髓内钉和一个 AO 单侧延长器，术后延长过程中带锁髓内钉能保持解剖长度和对线，防止旋转和抗弯能力，辅助滑移骨端的对接和断端进行加压。此手术明显缩短骨外固定器的治疗时间。这一系统较之单纯体外固定滑移延长有许多优点。

美国 Dror Paley、中国夏和桃分别于 1996 年、1997 年将 Orthofix 不扩髓带锁髓内钉和改良 Ilizarov 骨外固定延长器结合，形成一套髓内体外相结合的肢体延长系统，后经不断改进，胫骨延长与改良 Ilizarov 延长器结合，股骨延长与单臂延长器或环形延长器结合，术后体外延长器达到所需延长的长度，延长断端骨质初步矿化后，即可插入远端锁钉，将体外延长器拆掉，靠带锁髓内钉的支撑完成延长段的成骨和塑造（图 13-3-8）。从而可减少 70% 左右骨外固定器的使用时间，简化了延长器的结构，增加了截骨段上下穿针跨度从而减少钢针对皮肤的切割。也减少了传统骨干延长易发生的延长端成角、针道感染、关节僵硬等并发症。这一系统的创造性应用，使大范围的骨干延长和侏儒症的双下肢增高术，发生了划时代的改变（图 13-3-9）。本法的缺点是手术创伤大、技术要求高，需要实施安装髓内钉和延长器；延长计划完成后髓内钉远端锁钉同时拆延长器；骨达到标准愈合后再次取髓内钉的三次手术，放置髓内钉和锁钉增加了骨感染的几率。为了减少穿全针对肌肉的贯穿和屈膝功能的

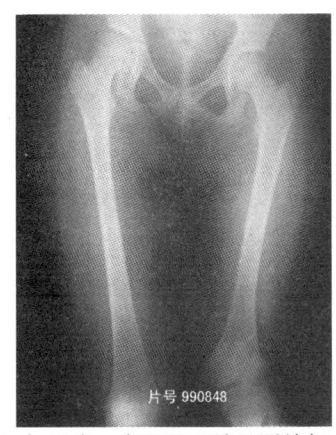 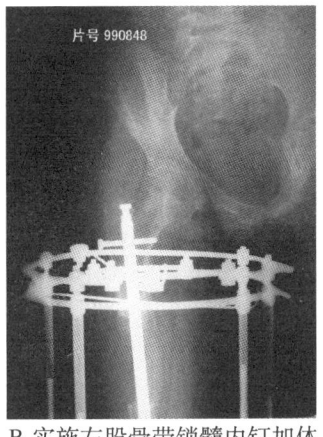 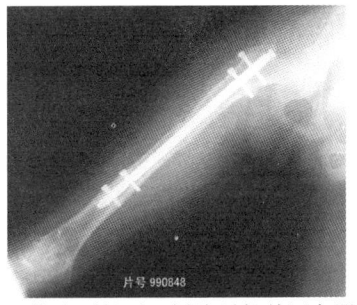

A 女10岁，左股骨下端骨骺幼年感染性破坏，致左股骨已短缩6cm

B 实施左股骨带锁髓内钉加体外延长器股骨上段截骨延长术。术后已延长7cm

C 停止延长后，拆除延长外固定器，髓内钉远端加锁固定术后11个月，延长区域骨已愈合

图 13-3-8　股骨带锁髓内钉与体外延长器结合延长术

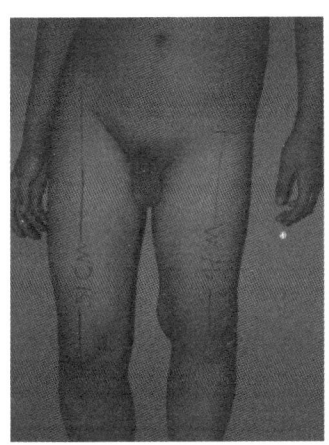 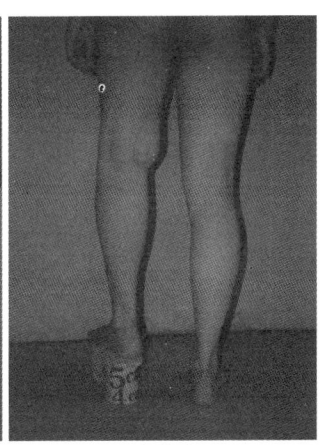

A 患者男，16岁，左股骨短缩10cm。

B 术前左足底垫高9cm，双下肢基本均衡

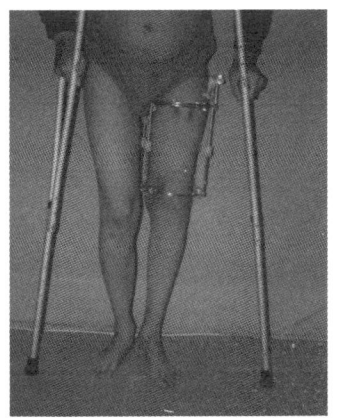 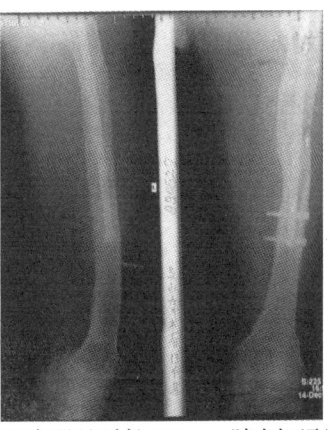

C 实施左股骨带锁髓内钉与体外延长器结合延长术，股骨已延长9.5cm，双下肢等长

D 左股骨延长9.5cm，髓内钉远端加锁，术后16个月X线检查，股骨上端延长区域已获得良好的骨愈合

图 13-3-9　股骨带锁髓内钉延长术

干扰，目前在世界范围，趋向于用单臂股骨延长器。

七、胫骨延长术

胫骨延长术适应于以小腿短缩为主的双下肢不等长。

目前在理论和临床上成熟的延长技术，是应用改良Ilizarov环行延长器及其标准的操作技术和术后管理程序。其基本的手术方法是在胫骨结节下截骨，腓骨在中下1/3截断，上半环式或环式延长器，术后8天开始延长。少年儿童平均1mm/d，成年人平均0.7mm/d，直至达到所需延长的数量，具体延长的速度尚需根据患肢对延长的反应情况而定。在下肢延长期间带延长器患肢负重行走。

1．小腿与跟腱同步动态延长术

延长器的基本构型：小腿动态同步延长器由延长器和动态跨关节系统组成，远近各两个钢环和延长杆组成，由夏和桃在Ilizarov环型器械的基础上改进。根据腿的粗细选择合适周径的钢环，根据腿的长短选择适合的延长杆，中间由4个延长杆连接，跨踝、足关节的动态跨关节系统由一个洞孔半环，两个动接头和一个弹性装置组成，动态跨关节系统通过螺纹连接杆与延长器组合。使用时分别于胫骨、腓骨截骨的两段和跟骨的相应位置穿针，即延长器与延长骨及关节构成一个几何不变体（图13-3-10）。

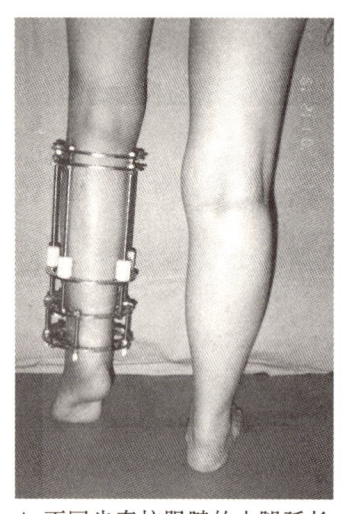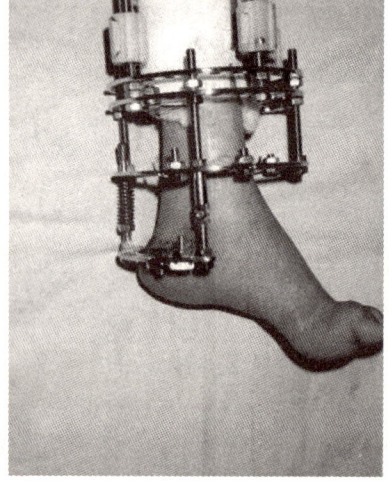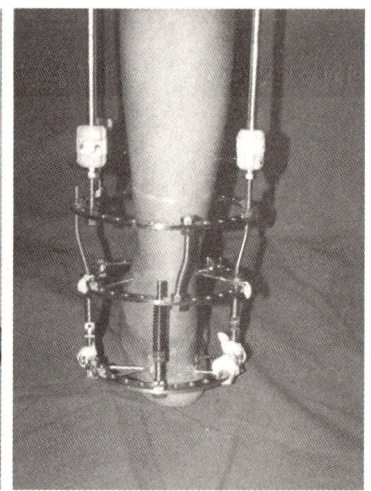

A 不同步牵拉跟腱的小腿延长术，并发马蹄足畸形　　B 侧面，穿针固定方法，跟骨交叉穿两根钢针　　C 小腿延长期间，患足可负重行走

图13-3-10　小腿与跟腱同步弹性延长器的构型与穿针固定方法

【术前准备】拍与健侧对照的双小腿全长X线片，准确计算下肢不等长的实际差距，判定胫骨延长前膝部尤其是胫骨上段有无畸形，预计要延长的数量和延长方法，然后备好相应的延长器及其安装器械。

【麻醉和体位】一般采用硬膜外或腰麻，仰卧，用软枕垫高小腿。

【操作步骤】

（1）微创截骨术：在胫骨结节下胫骨的前外和前内，作1.5cm长的纵切口直至骨膜下，用特制的胫骨截骨拉钩，显露胫骨，并保护骨膜，然后用线锯进行不完全的横断截骨，在截骨上下端穿针固定和延长器安装完成后，再将残留的胫骨完全截断，腓骨在中下1/3处截断。

(2) 安装延长器和跟骨牵伸器，先在胫骨截骨平面的近端和远端各交叉穿 3 根 2.5mm 钢针，将胫骨延长器固定后，再将残余的胫骨 1/3 以线锯截断。将踝关节背伸使其达到 0°位，跟骨上交叉穿二根 2mm 钢针，将钢针固定在跟骨牵伸器的半环上，再将跟骨牵伸杆与胫骨远端的钢环连接，如此整个胫腓骨截骨的上下端、踝关节、跟距关节固定在一个延长器上，在延长过程中小腿骨与软组织获得同步相同张力的牵伸。

术后处理

术后 7 天拍 X 线片观察截骨段后即开始延长，第一个 1cm，1mm/d，自第 2cm 后，根据患者的年龄和总的延长度 0.6～0.8mm/d，直至延长计划完成。术后 7 天扶双拐下床，整个延长期间患足可以负重行走。若出现有垂足的趋势，旋转牵拉跟腱的弹簧，即可增加跟腱牵拉的张力。如果患者跟骨发生内翻或外翻的改变，可将跟腱牵伸器调整到跟骨的内侧或外侧，从而兼能矫正跟骨的非骨性内翻或外翻。胫骨延长计划完成后嘱患者用患肢接近全荷负重行走三个星期，方可拆除跟腱牵伸器。

2. 胫骨带锁髓内钉结合体外延长器延长术

成年人胫骨延长 4cm 体外延长器需要在腿上携带半年以上，若延长 6cm，延长器往往需在腿上携带 10 个月以上的时间。针道感染的几率升高，患者生活很不方便。若大幅度延长，延长断端成角、骨迟延愈合等并发症发生率会增高，用带锁髓内钉技术结合体外延长术，将会避免以上并发症的发生，获得良好的效果（图 13-3-11）。

【适应证】小腿短缩 4cm 以上，年龄 16 岁以上。

【禁忌证】 患肢骨髓腔的形状不适宜安放髓内钉。

【术前准备】拍摄双小腿全长 X 线片

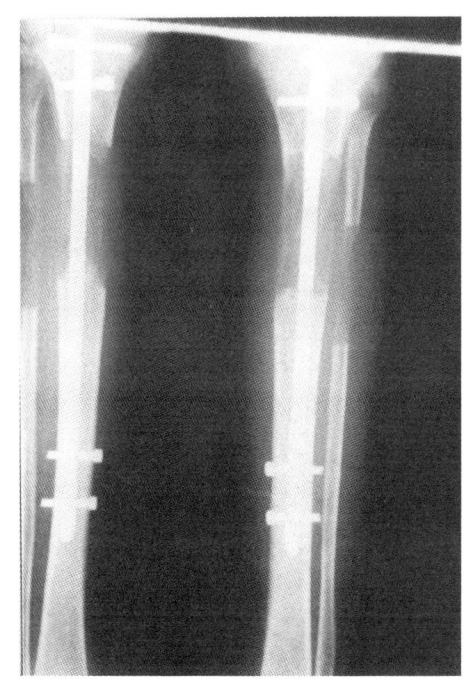
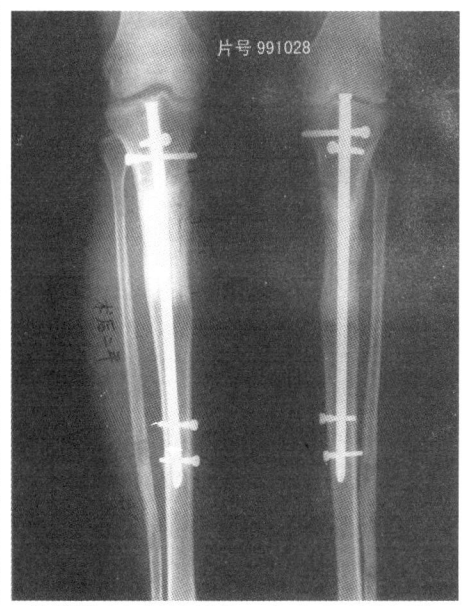

A 带锁髓内钉胫骨延长术，该患者为侏儒，双胫骨已延 9cm，髓内钉远端加锁延长器拆除

B 带锁髓内钉胫骨延长，术后 2 年延长区骨已愈合

图 13-3-11 带锁髓内钉胫骨延长术，拆除延长器后，依靠髓内钉支撑完成骨的矿化过程

【特殊器械】选择合适周径的髓内钉,胫骨延长器

【体位】仰卧

【操作步骤】在胫骨结节上横行切口,纵行劈开髌韧带,按胫骨髓内钉安装的操作步骤置入相应周径的胫骨髓内钉,近端锁钉孔用用两枚锁钉锁住,于小腿胫骨近端和远端各交叉穿入两枚2.5mm克氏针,其中各有一枚穿越腓骨。安装延长器,每枚钢针拉张后用钢针固定夹固定,于跟骨交叉穿入2枚2mm的克氏针,安装C形洞孔环后,用弹簧连接杆与延长器相连接,胫骨取结节下截骨,腓骨取中下1/3截骨,分别缝合切口,钢针周围用酒精纱布包扎。

【术后处理】术后管理及延长方法基本同股骨延长术,但延长期间患肢必须适量的负重行走。延长计划完成后3~4周,延长区域骨痂初步稳定后,将胫骨髓内钉远端的两个锁钉孔置入两枚3.5mm锁钉固定,即可拆除延长器,延长段在交锁髓内钉的支撑下,完成骨的矿化、塑造过程。患者在恢复期间可以部分负重行走。根据X线的改变,延长区骨的塑造达到或接近正常骨的标准后,再拆除锁钉和髓内钉。

八、股骨与胫骨同期延长术

适应证:股骨与胫骨均衡性短缩 > 4cm者。手术的方法同以上介绍的股骨、胫骨延长术,但截骨平面和安装外固定延长器,不要影响膝关节的活动,术后两个截骨端同期延长,可减少近一半的带外固定器治疗周期(图13-3-12)。

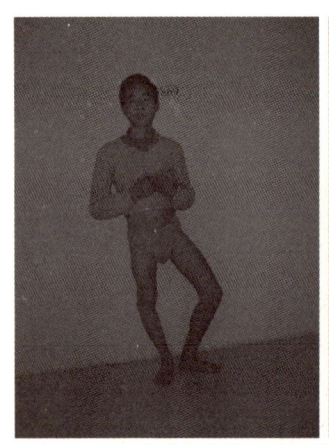
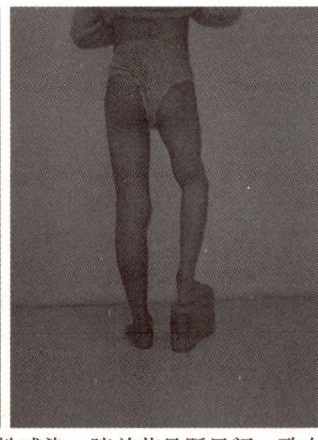
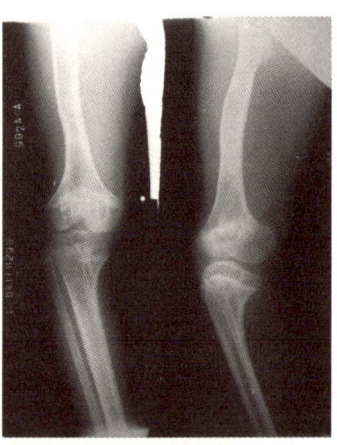

A 男13岁,因幼年右股骨化脓性感染,膝关节骨骺早闭,致右下肢短缩16cm,其中股骨短缩12cm

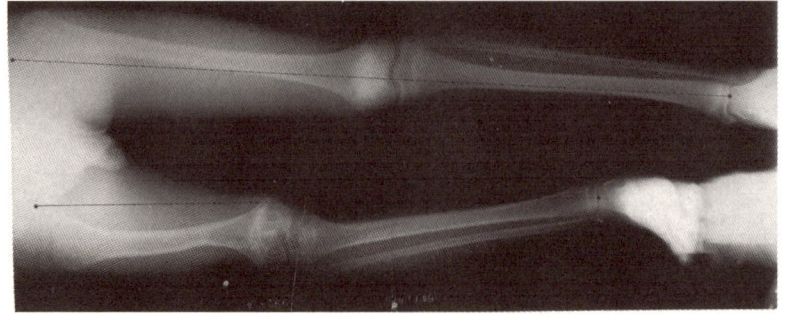

B 双下肢立位全长正位X线检查,胫骨上段有内翻畸形

图13-3-12 股骨、胫骨同期延长术矫正右下肢重度短缩畸形

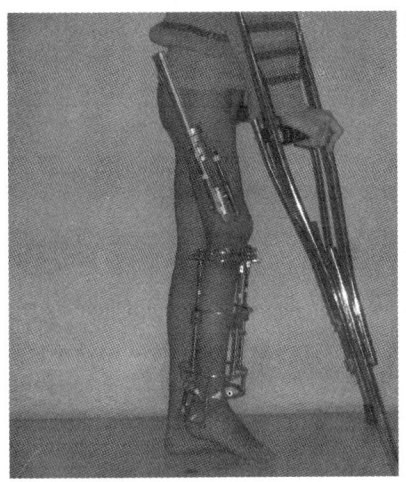
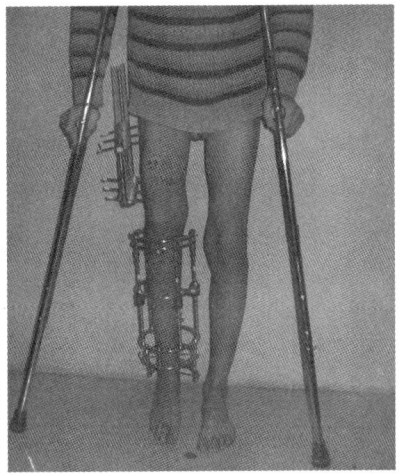

C 实施股骨中下段（用单臂延长器），胫骨结节下双截骨延长术，术后延长期间鼓励患肢适度持重行走

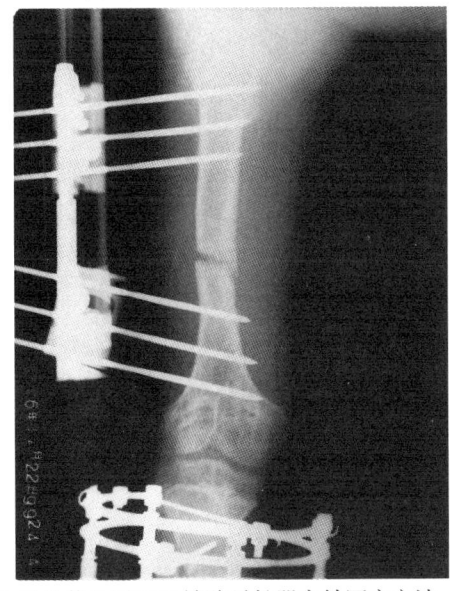
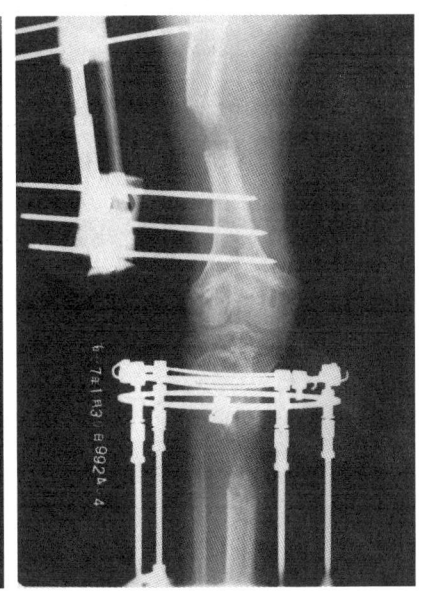

D 股骨截骨平面及单臂延长器穿针固定方法　　E 股骨延长 5cm 后，将股骨远端适度内移，以恢复下肢的持重力线

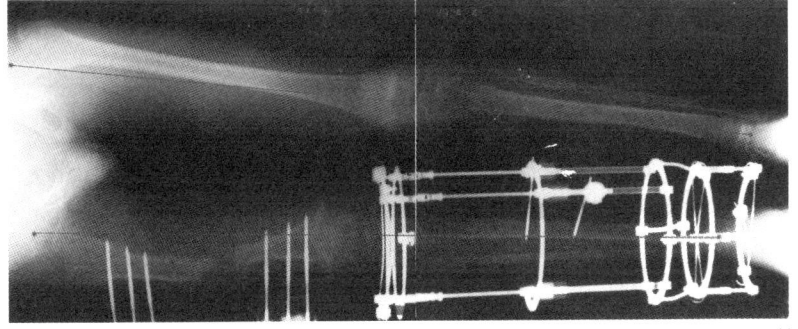

F 右股骨延长 4.5cm，胫骨延长 5.5cm 后摄双下肢全长立位 X 线片，通过调整股骨延长端的角度恢复右下肢冠状面机械轴线，剩余 5cm 短缩用单一股骨延长术矫正

图 13-3-12　股骨、胫骨同期延长术矫正右下肢重度短缩畸形

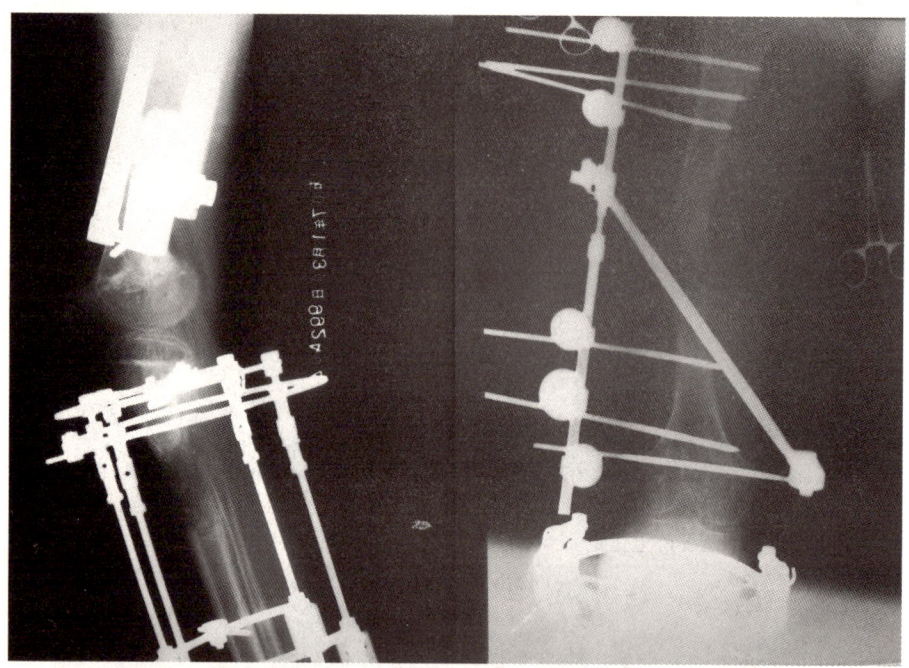

G 延长计划基本完成,股骨、胫骨延长区域的X线检查

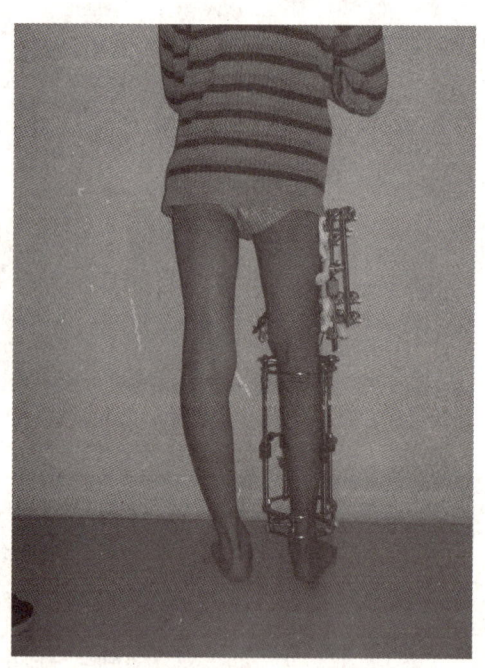

H 延长计划基本完成,双下肢等长

图13-3-12（续） 股骨、胫骨同期延长术矫正右下肢重度短缩畸形

九、股骨或胫骨"Z"形或斜形截骨延长术

主要适应于成年、下肢血液循环不良、延长数量<4cm，又没有条件实施髓内钉技术者。手术操作的基本方法是根据骨延长的数量，显露与"Z"形切断延长区域的骨干，"Z"形切骨的长度应＞骨延长实际长度2cm。其它骨外固定器的安装方法与胫骨横断延长术相同（图13-3-13）。

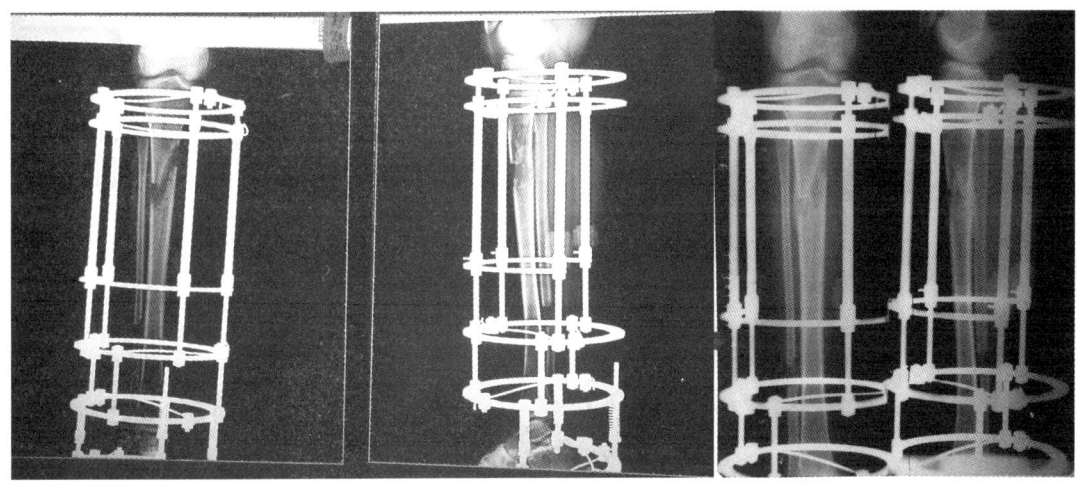

A 腓骨在下1/3处横断，胫骨在中上段斜行截骨，术后骨延长结束时，延长区域仍有骨皮质重叠

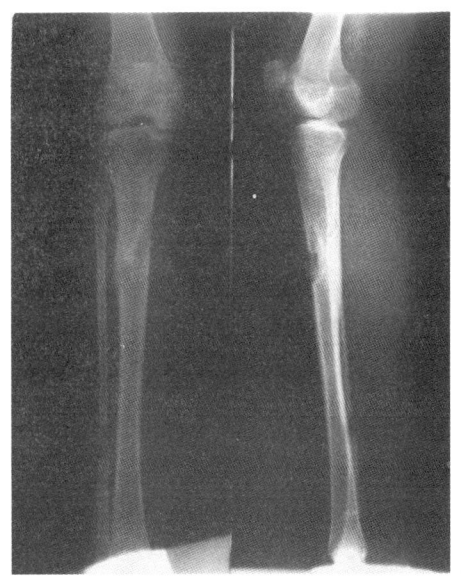

B 拆除延长器，骨愈合良好

图13-3-13 胫骨斜行截骨延长术能缩短骨愈合时间

十、胫骨延长结束后残留扭转畸形的处理

胫骨短缩合并较严重的外旋或内旋畸形，若实施截骨延长的同时矫正旋转畸形，术后容易发生腓总神经麻痹和血液循环障碍，最安全的方法是在胫骨延长结束后，在截骨端的远段

环上安装能矫正旋转畸形的3个铰链关节,通过延长3个与铰链关节相连的螺纹杆,小腿扭转畸形即可缓慢矫正(图13-3-14)。这样的旋转畸形矫正过程既不影响骨的愈合过程,又不会发生腓总神经牵拉性损伤。

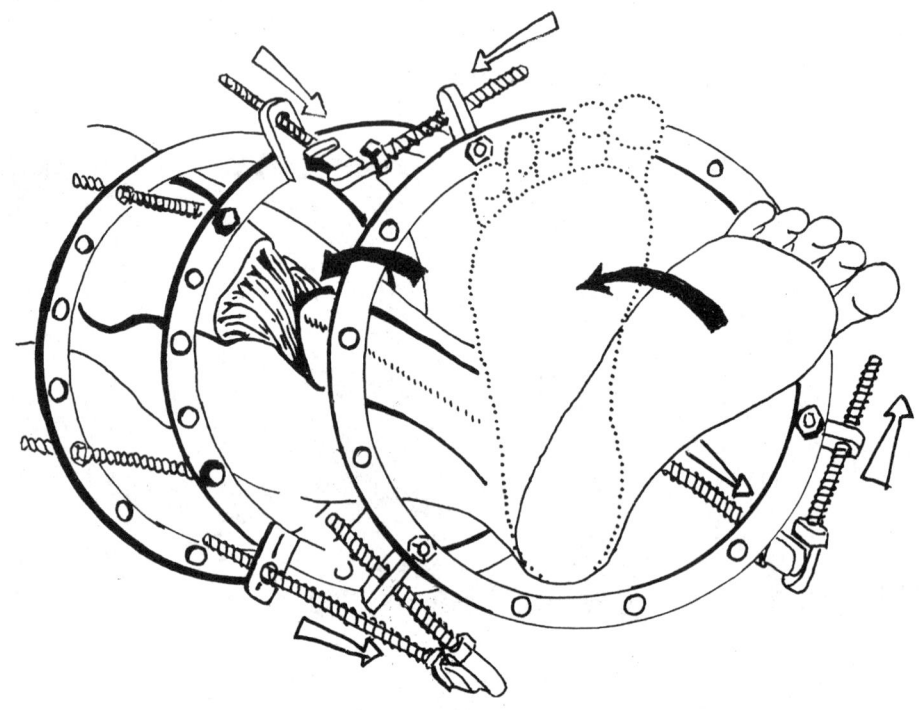

图 13-3-14　Ilizarov 技术逐渐矫正小腿旋转畸形

胫骨延长结束后,遗留的小腿外旋畸形,在远端钢环上安装几个能同心圆旋转的铰链关节,旋转畸形即可缓慢矫正,从而避免一次性矫正旋转畸形造成的神经、血管牵拉伤。

十一、跖骨延长术矫正足趾不等长

足趾短缩主要的原因是跖骨发育不正常,除了影响美观,由于5个跖骨头的负重区域发生应力性改变,易发生跖骨头疼痛性胼胝。Ilizarov首先研制了环形跖骨延长器及其规范的跖骨延长技术(图13-3-15)。但由于此器械结构较复杂,作者对延长器的构型和结构进行了新的设计,手术操作简化,2004～2006年6月手术3例共5个足趾,均达到满意的矫正效果。

1．临床资料

本足3例,全为女性,年龄19岁～25岁,第1跖骨短缩3个,第4跖骨短缩2个,其中双侧第1跖骨短缩1例,第1和第4跖骨均短缩1例,共5个跖骨。术前跖骨X线测量:短缩1.3～1.6cm,平均1.45cm。

2．跖骨延长器的器械构型及安装固定方法(图13-3-16C)。

3．手术方法与术后处理

在跗骨部穿1根全针和跖骨近端垂直穿一根半针,跖骨远端穿2根半针,安装上延长器,若患者跖骨延长＞1.5cm,易发生拇长屈肌的挛缩,应在足趾的远节趾骨穿针,跖骨延长时同时牵拉足趾,可防止趾伸屈肌腱挛缩性的爪形改变。

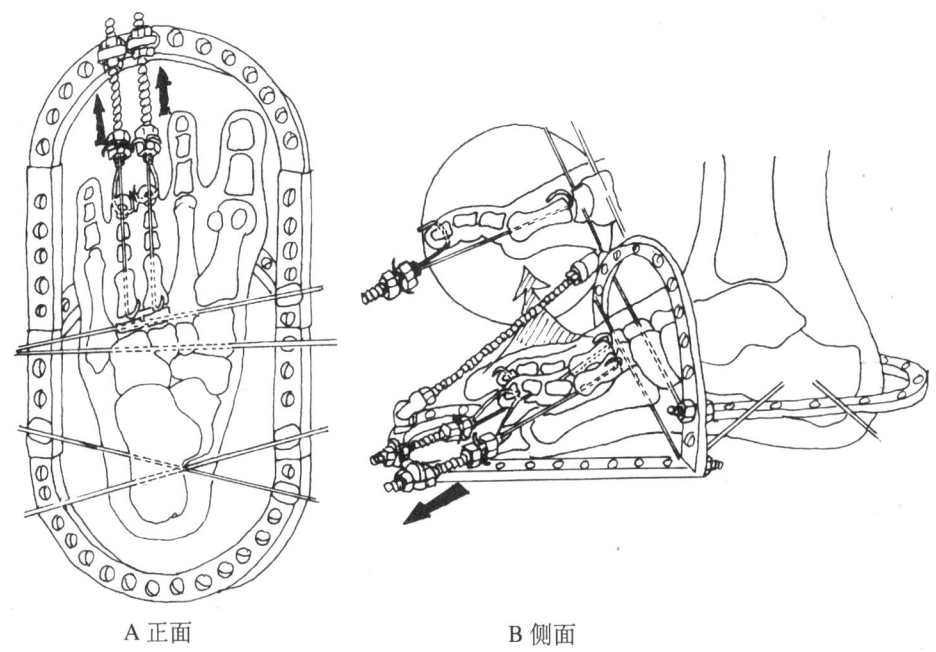

A 正面　　　　　　　　　B 侧面

图 13-3-15　足跖骨近端截骨延长术矫正足趾不等长的 Ilizarov 技术方法

术后处理

术后 7 天开始延长，0.2～0.3mm/d，并定期摄 X 线片，以确定延长端有无成角畸形，一直达到延长数量的要求。在跖骨延长过程中，患者可用足跟持重行走。停止延长后，外固定器必须佩带到延长区域骨的愈合达到功能要求标准才能拆除。

4．结果

术后随访最短 3 个月，其中 1 例双第一跖骨截骨延长术者术后随访 2 年半（图 13-3-16），5 个跖骨全部达到延长矫形的目标，平均延长 1.44cm。其中 4 个跖骨延长区域骨愈合良好，停止延长后骨愈合指数 48d/cm，外形与功能恢复完全正常。最后 1 例实施双跖骨同期延长的病人，其延长区域骨愈合尚未达到标准，外固定器尚未拆除，但左足 5 个足趾已经等长，外形恢复满意（图 13-3-17）。本组未产生任何并发症，患者很满意。

讨论

足趾短缩或发育不良在临床上并不少见，多见于第 1 和第 4 跖骨，发病原因不十分明确。但本组两个双侧第一跖骨短缩的患者，皆有家族史，说明与遗传有关。第 4 跖骨短缩多伴有足趾的发育不良，主要影响外观，一般不会产生明显的功能障碍。但本组 3 例患者都是女性，术前有明显的心理影响，求治心十分迫切。第一跖骨短缩使行走过程中前足的负重应力更多的转移到第 2 跖骨头，易继发第 2 跖骨头的疼痛性胼胝。在既往的矫形外科教科书中和国内文献缺少跖骨延长的报道，从而未引起国内矫形外科医生的重视。国外文献报告使用 Orthofix 单臂延长器和环状延长器皆取得预期延长效果。

作者遵循 Ilizarov 技术的基本原则，自行设计的跖骨延长器械构型，安装与术后调节方便，固定可靠，在延长过程中可用后足全荷重行走，延长结束骨痂适度形成后，可将外固定器构型简化，前足适当参与负重行走，在跖骨延长与骨愈合的过程中，对生活不会产生大的影响。

（秦泗河　郑学建　王振军）

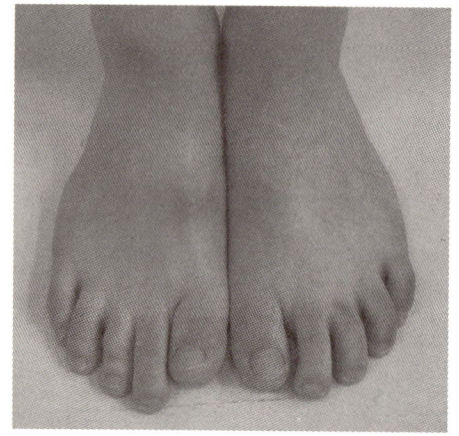

A 女25岁，双第一跖骨先天性短缩

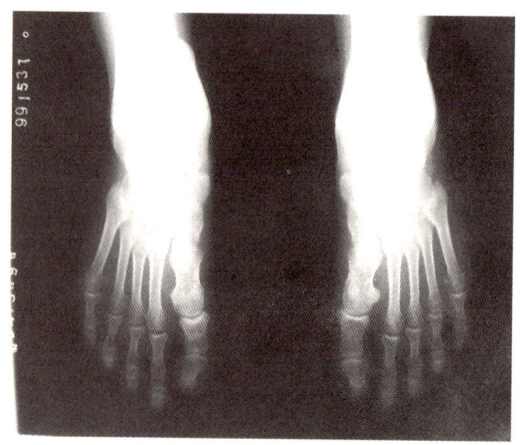

B 术前X线测量，第1跖骨短缩1.5cm

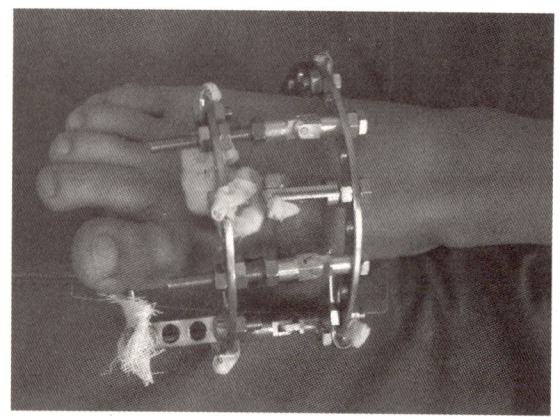

C 实施第一跖骨截骨延长术，自行设计安装了跖骨短缩延长术的外固定延长器

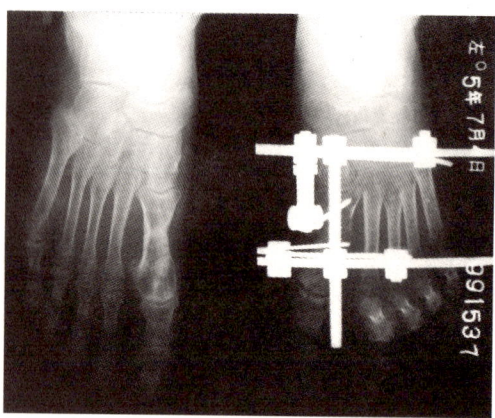

D 右跖骨已完成延长，左跖骨正在延长过程中，每天延长0.4mm

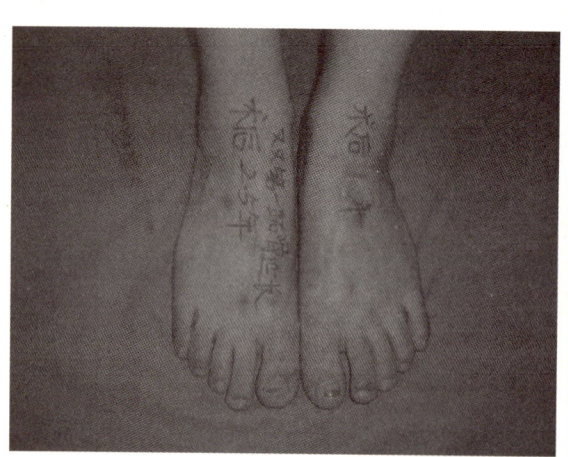

E 右足术后2.5年，左足术后1年复查，双跖骨短缩完全矫正，前足外形和功能恢复正常

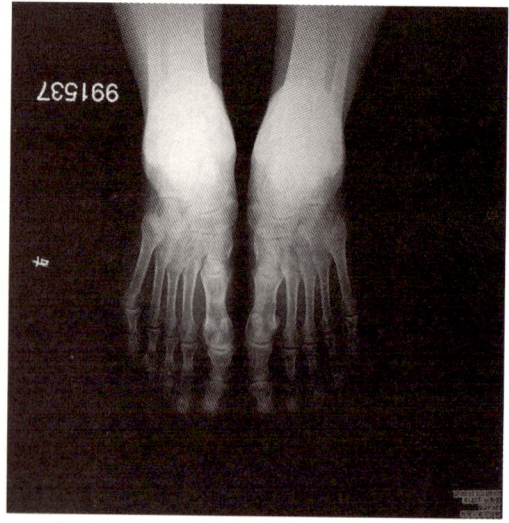

F X线检查，双跖骨的解剖轴线正常，骨的愈合塑造良好

图13-3-16 双第一跖骨延长术矫正足趾不等长

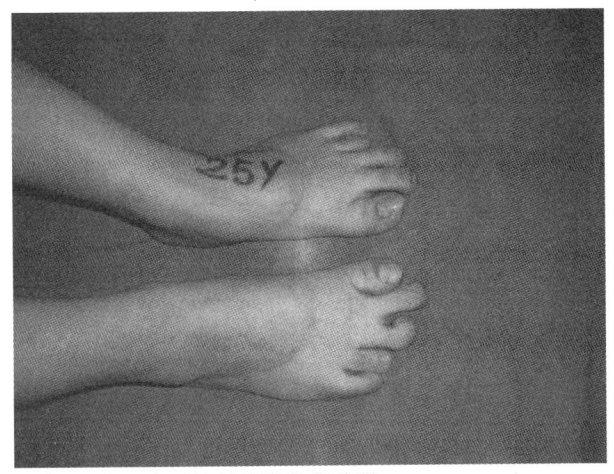

A 女25岁，先天性双足趾发育畸形

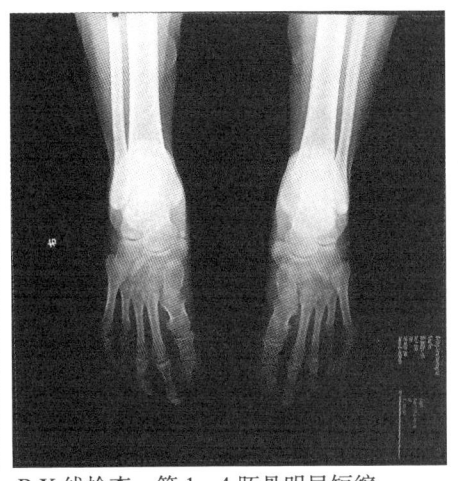

B X线检查，第1、4跖骨明显短缩

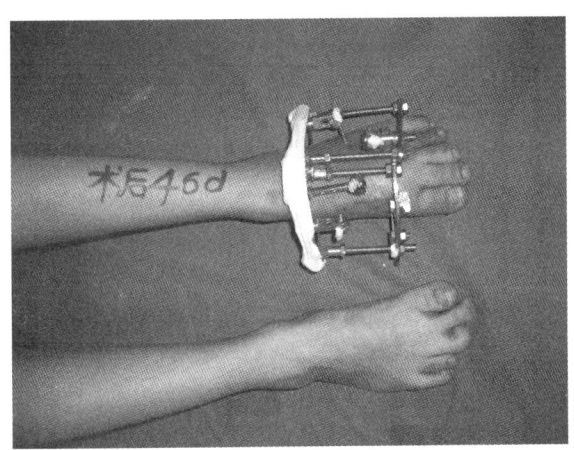

C 同期实施左足第1、4跖骨截骨延长术

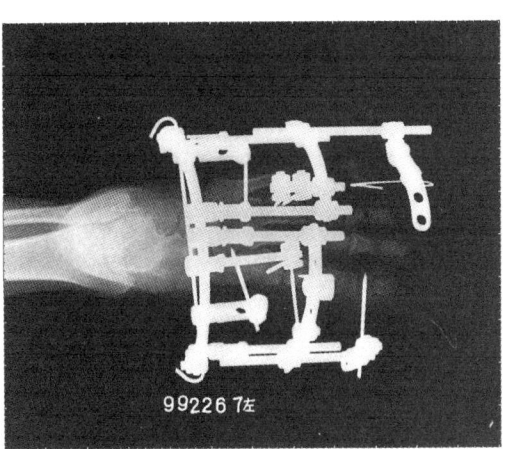

D 双跖骨延长术器械构型及穿针固定方法

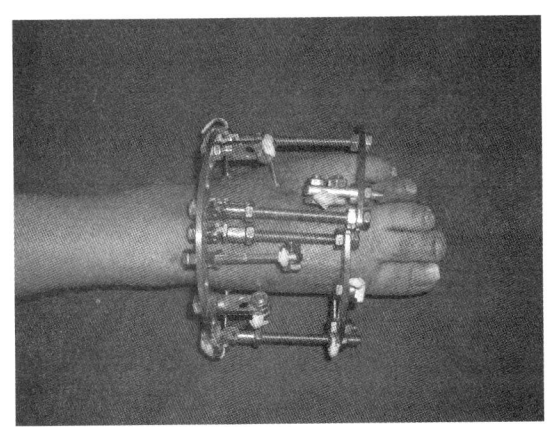

E 术后延长52天，第1、4足趾已经达到长度要求，左足外形恢复正常

F 外固定器维持至跖骨延长端骨愈合方能拆除

图13-3-17　左足第1、4跖骨同期延长术

参考文献

1. Kucukkaya M, Kabukcuoglu Y, Tezer M, et al. Correcting and lengthening of metatarsal deformity with circular fixator by distraction osteotomy: a case of longitudinal epiphyseal bracket. Foot & Ankle International, 2002, 23: 427-432.
2. Choi IH, Chung MS, Baek GH, et al. Metatarsal lengthening in congenital brachymetatarsia: one-stage lengthening versus lengthening by callotasis. J Pediatric Orthop, 1999, 19:660-664.

第四节　计算机辅助下 Taylor 环型空间外固定矫形延长器

外固定器的发展方向是：坚固、通用、可调、精确、智能，在由美国 J.Charles Taylor, M.D. 研制的矫正肢体畸形的计算机辅助下，多维空间外固定延长矫形器（Correction of General Deformity with the Taylor Spatial Frame Fixator）满足了以上要求，通用于创伤骨折、肢体畸形矫正与肢体延长术，已经在欧洲、北美等国家得到广泛应用。惟其价格较昂贵，需要专人管理，在国内尚未推广。

一、Talor 环形空间架的基本结构

1994 年在美国田纳西州孟菲斯市 J Charles Taylor 医生首先将 Stewart 平台和 Chasles 理论应用于矫形外科，将 Ilizarov 外固定系统改进，在两个环之间连接 6 个斜行镜筒样支架，其连接点用万向接头，可以自由旋转，以便能任意完成空间变化（图 13-4-1）。与 Ilizarov 外固定矫形器比较，Taylor 支架在不增加附件的情况下能基本满足任何类别的畸形矫正，从而大大简化了骨科医生组装外固定矫形器的过程和技术（图 13-4-2）。Taylor 支架根据骨折、畸形的类型和矫形的部位以及患者肢体的长短、粗细等，可以提前或在手术过程中组装成多个不同的构型（图 13-4-3）。

二、矫正肢体畸形的基本原理和操作方法

总的来说是基于 Stewart-Gough 平台的基本概念，在八面体的每一个面被设计成平台，与之对应的被设计成基础面，连接基础面到平台的六支柱其长度、空间可变化（图 13-4-4），借助于机器人技术和平行机械学．通过调节六个支柱的长度，来调节固定环相对于可移动环的位置而改变支架的空间构型，达到骨折断端复位和矫形的目标（图 13-4-5）。

术前把肢体畸形测量的各个角度参数输入计算机，通过计算机输出的指令数字来调节 6 根斜拉杆的长度而矫正畸形。一些复杂的肢体畸形，手术前可在计算机上进行模拟矫正，预先将支架调整到与畸形类别相应的构型，然后，根据计算机输出的调节要求，模拟调整 6 根伸缩杆，支架恢复正常形态后，肢体畸形也获得满意矫正。

三、适应证

骨折、尤其是小腿和上肢骨折，骨不连、骨缺损（图 13-4-6），先天性和后天性各种肢体畸形的矫正与肢体延长（图 13-4-7），关节融合和关节牵伸分离等。

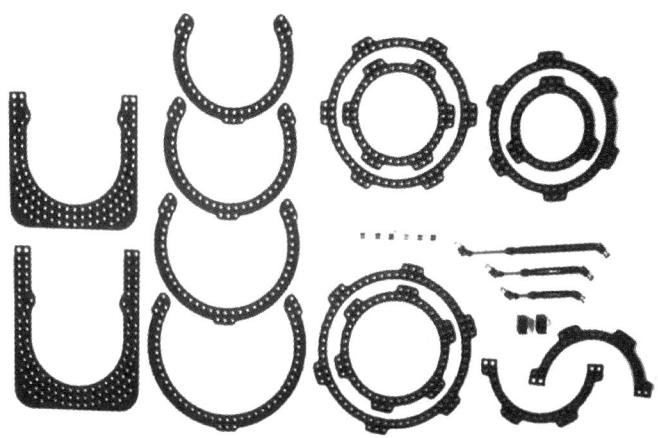

A 不同构型的环状附件

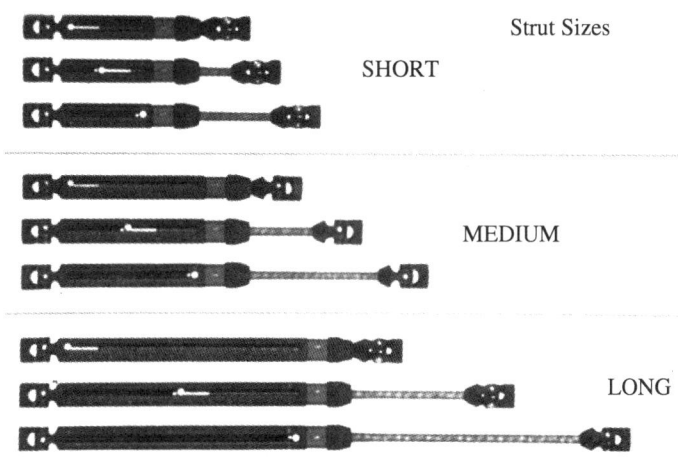

B 不同长短的伸缩杆，伸缩杆两头连接万向关节

图 13-4-1

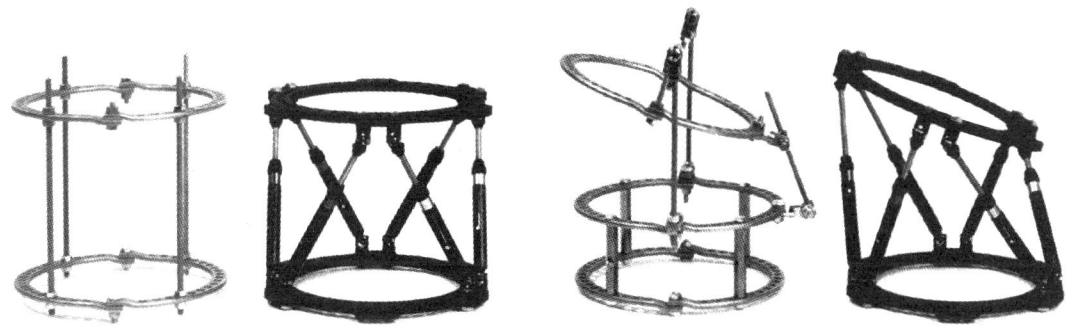

A 平面型　　　　　　　　　　　　　B 斜面型显示了 Taylor 支架空间变化的优势

图 13-4-2　Taylor 支架与 Ilizarov 矫形器的比较

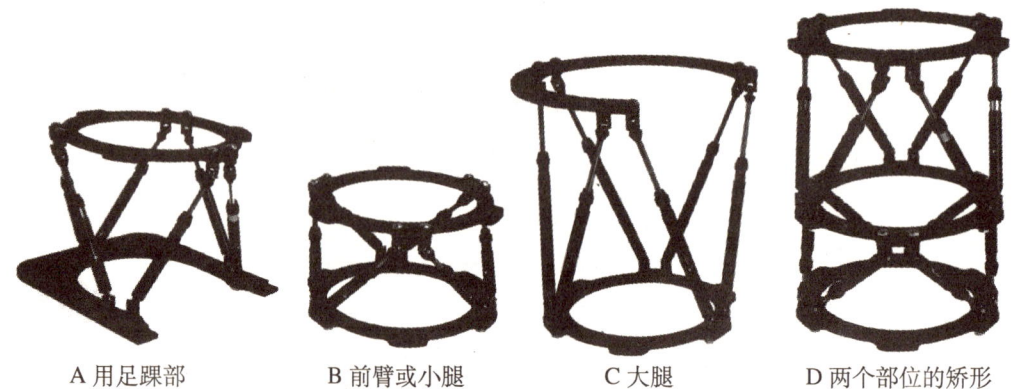

A 用足踝部　　　　B 前臂或小腿　　　　C 大腿　　　　D 两个部位的矫形

图 13-4-3　不同构型的 Taylor 支架

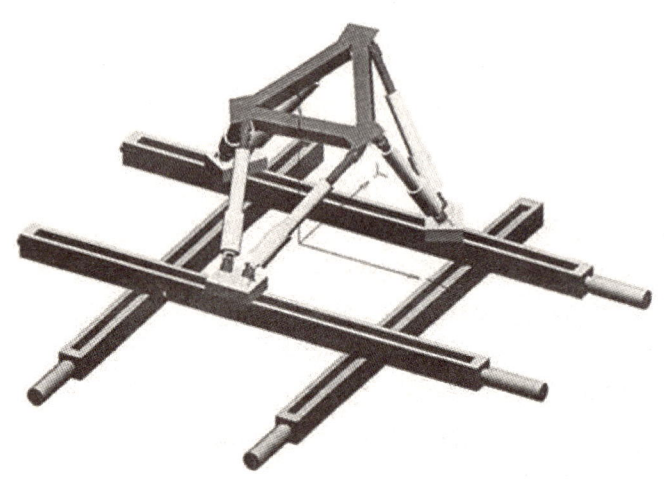

图 13-4-4　这是雷诺的"驾驶模拟器"工程原理

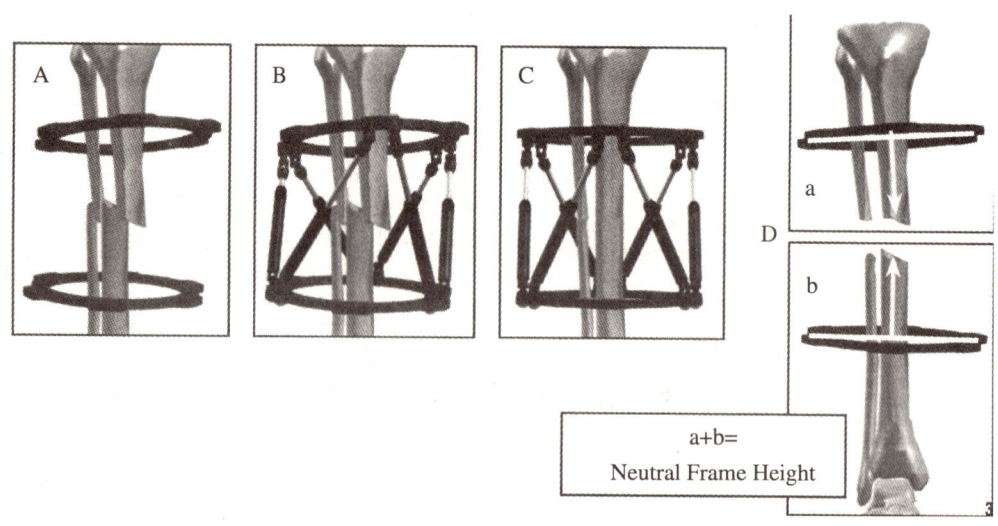

a+b=
Neutral Frame Height

图 13-4-5　器械安装与矫正骨断端短缩、位移的方法

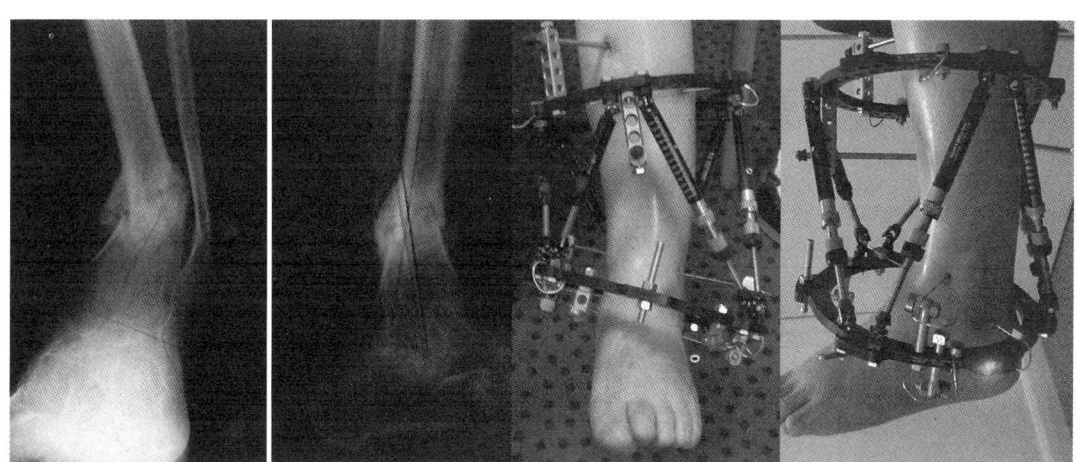

A 胫骨下段内翻成角畸形伴骨不连,安装 Taylor 支架矫正

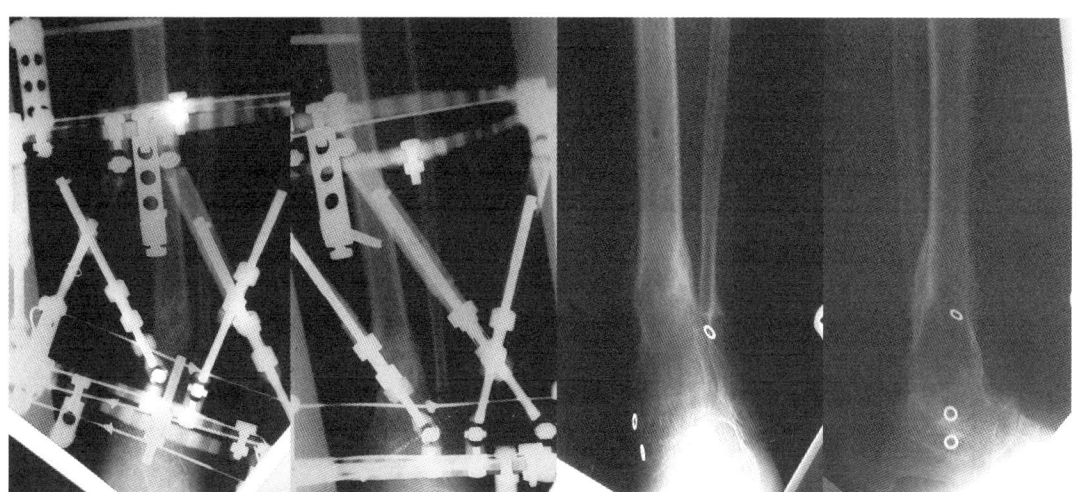

B 胫骨下段内翻成角畸形矫正,骨断端愈合

图 13-4-6　Taylor 支架治疗胫骨下段骨不连伴成角畸形

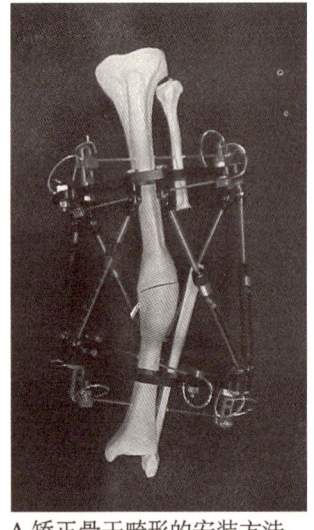 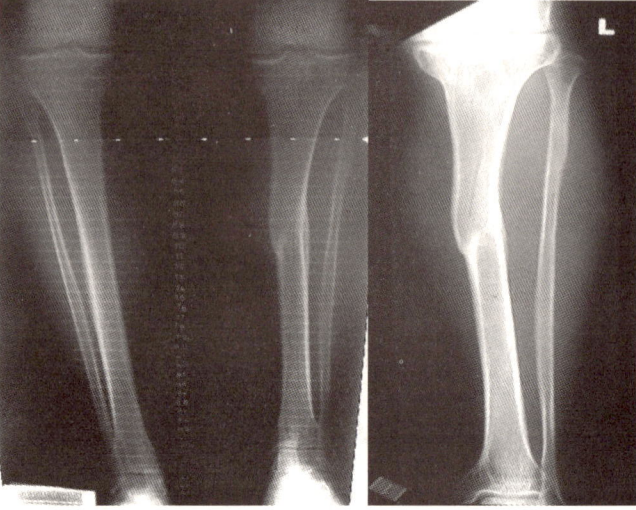

A 矫正骨干畸形的安装方法　　B 左胫骨中段外翻与后弓成角畸形

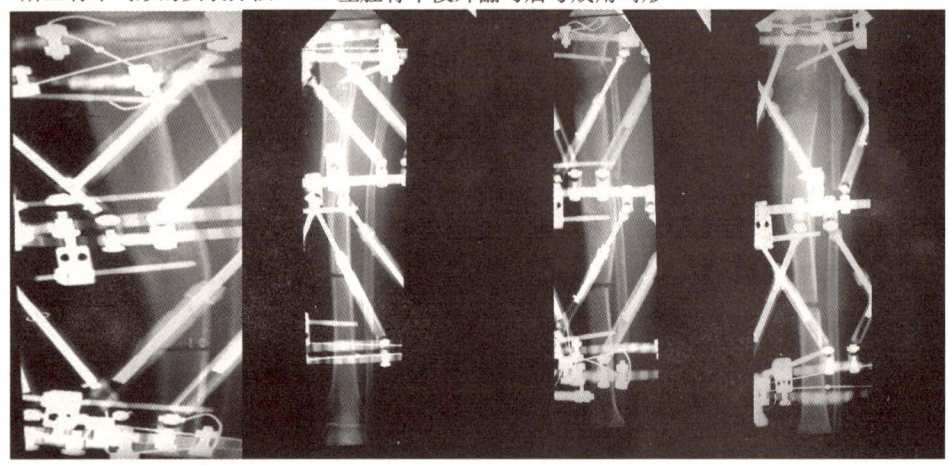

C 腓骨中段截骨，胫骨上、下两段截骨安装Taylor支架，先矫正畸形后再实施胫骨近截骨端延长术

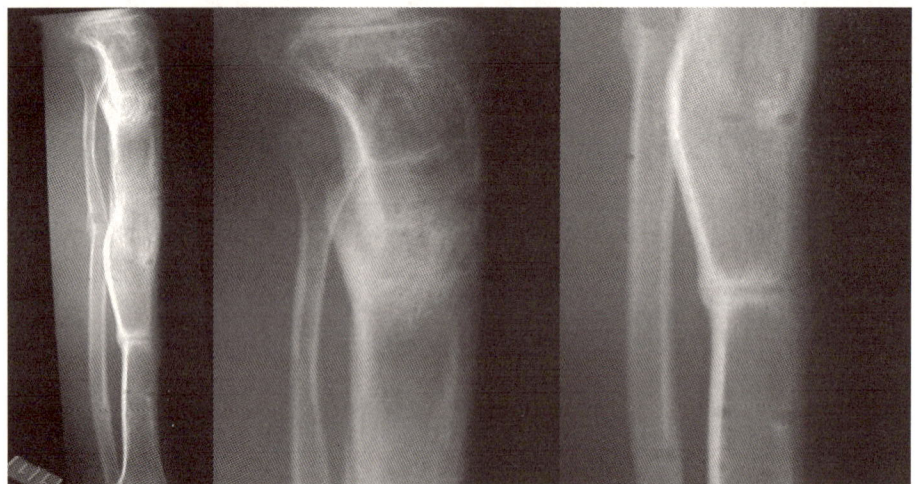

D 治疗结束，左小腿成角与短缩畸形完全矫正

图 13-4-7　用 Taylor 支架矫正胫骨短缩与复合畸形的方法

（秦泗河　蔡　刚）

第五节 肢体延长的基础进展及临床有关问题

Codivilla是公认的肢体延长首创者，自他1904年报告股骨延长术至今已有100多年历史，在Ilizarov理论与技术未出现以前，肢体延长基本上遵循着组织弹性延展的生物学理念。20世纪60年代，Ilizarov提出的张力-应力法则、环型外固定器与临床应用技术，使肢体延长术发生了划时代的飞跃，被誉为矫形外科的第四个里程碑。此技术传入到西方国家之后，很多学者应用高科技手术和信息技术，又进行了系列研究、技术创新，进一步证明了生物组织缓慢牵拉下能够刺激多种组织的再生潜能和组织重建，在临床上形成了规范的微创技术原则和自然重建理念，目前肢体延长理念已成为处理骨科临床一些棘手问题的有效措施，并影响着相关领域的技术发展和应用。作者近年曾多次赴欧洲、俄罗斯、美国考察与交流，对肢体延长术的器械、技术、骨愈合规律、术后管理程序、疗效评价标准等进行了系列研究，并获得国际学术界的认可，现结合有关文献对临床医生关心的有关问题进行论述，与同道讨论。

一、肢体延长基础研究进展

1. 组织再生的生物学机制：肢体延长的生物学机理长时期内人们的认识是骨痂延长术（callotasis）。直至20世纪60年代，Ilizarov研究、描述了骨断端在牵拉状态下的生物学特征：发现骨间隙骨胶原纤维的连接和新骨的骨小梁融合，新骨围绕骨胶原纤维形成，基质直接转变成骨基质的持续修复过程。在人类胫骨的延长中，清晰地观察到网状骨和束状骨的出现，并最终变成骨细胞的类似胎儿生长发育的过程。最近研究在肢体延长的早期阶段发现细胞核内与肿瘤有关的基因(Oncogene) c-fos 和 c-jun，因为这些基因与胚胎的骨发育有直接关系，进一步验证了Ilizarov的理论，也就是牵拉成骨导致胚胎发育过程的某些方面在成人组织中的再现，牵拉性骨再生（distraction osteogenesis，DO）的生物学理论，为肢体延长奠定了科学的生物学基础，从而使肢体延长术的生物学原理发生质的转变。DO概念在临床上的应用，显著提高了骨生长质量，大幅度减少了骨不连并发症的发生。肢体延长不是简单的骨长度的增加，而软组织、关节以及全身性相互影响的因素，从而成为人们研究的新课题。国内外很多学者发现了和DO有关的物质，如细胞因子、重组同源生长因子（rxGH）、转化生长因子-[beta]1（TGF-[beta]1）、成纤维细胞生长因子（FGF）、胰岛素样生长因子-1（IGF-1）、重组人骨形成蛋白（rhBMP）、基质金属蛋白酶-3（MMP-3）和炎性介质，以及前列腺素E_2（PGE_2）、硫酸钙、化学物质和干细胞等，以不同方式促进、增加新生骨量及骨强度，协同调节细胞外基质的降解影响牵拉成骨的改建过程。

李刚、秦泗河认为，细胞接受生物力学的刺激后，许多调控骨生长的基因有高表达或低表达。Sato发现截骨后，延长期均有BMP-4 mRNAs、BMP-2和BMP-4 mRNAs的表达，BMP-2和BMP-4在分牵拉成骨中具有非常重要的作用。其中，骨形成蛋白（bone morphogenetic protein，BMP）BMP-2和BMP-4，在胚胎形成和骨折恢复方面起着重要作用。Farhadieh等研究了BMP-2、BMP-4及其相应的受体后信号系统（related postreceptor signaling System，Smads）在下颌牵拉成骨中的作用，出现BMP-2、BMP-4及其相应的受体后信号系统反应。Song等应用硫酸钙局部注射入成骨间隙内,有效地缩短了矿化期时间。Li Gang等研究牵张成骨中细胞凋亡的作用取得了重大进展。他采用TUNEL标记技术对凋亡细胞进行了有效标记。实验牵拉成骨分为,中央未矿化纤维组织区,两侧矿化前沿、新骨形成区和未接触区。结果发现在牵拉成骨的中央区和矿化前沿区的凋亡细胞呈高水平表达,而新骨改建主要发生在新骨形成区。还观察到在牵张成骨过程中成骨细胞进行的凋亡,可以启动破骨细胞进行迅速向骨小梁方向改建形成编织骨的过程。Steinbrech认为,在牵拉成骨过程,TGF-β1激活间质细胞,促进包括Ⅰ型胶原在内的细胞外基质蛋白的产生,直至最终的骨化,而TGF-β1是关键的调节因子。Okazaki研究证实:FGF-2能促进骨形成和新骨矿化,以及促进机体释放大量的生长因子和炎性介质、激素、干细胞等来促进愈合。基质金属蛋白酶-3(matrix metalloproteinase-3,MMP-3)和胰岛素样生长因子(insulin-like growth factor,IGF)在牵张成骨的新骨形成中也起着重要的调控作用。牵拉成骨也刺激机体产生血管生成因子,如VEGF和FGF-b(碱性纤维生长因子)在新生骨中有高的表达。应力刺激可产生血管生成因子,VEGF和FGF-b(碱性纤维生长因子)在牵拉成骨过程中有高表达,VEGF和受体在肌肉系统也出现高的表达。在新生的骨组织中增强局部VEGF和它受体的表达,同时VEGF和受体的表达在远处的肌肉系统也出现高的表达。Alberto、Kun Huang以及国内学者的研究证明,神经、血管、肌肉组织对缓慢牵拉与骨细胞的机制一样,有同样的适应性和再生潜能。正常成年人原本不再分裂、再生的横纹肌细胞,在缓慢牵拉过程也出现星状细胞增殖,继而分化成为成肌干细胞,最终形成新的肌肉组织。还有研究表明,化学方面的复杂生理过程与相互影响的因素。如在缓慢的神经牵拉延长过程中,神经髓壳细胞也可以分泌髓核蛋白,说明缓慢牵拉也能促进神经组织的再生。由此可见,现代肢体延长的是组织学、生物化学,以及全身性因素相互影响的结果,其内涵在DO概念的基础上有了新的延伸,已经是肢体复合组织在缓慢牵拉下的再生与重建过程,即牵拉性组织再生(distraction histogenesis,DH)概念。

2.新生骨的质量评价:大幅度肢体延长的治疗过程往往很长。新骨延长愈合的时间通常用愈合指数表达,即延长1cm至新骨完全矿化去除延长器所需的时间。愈合指数与年龄、病理特点、截骨位置和延长的总长度有密切的关系,一般在45/d~90/d不等。影像检查是评价新生骨的质量重要临床手段。但普通X线片并不能评估新生骨的数量和新骨质量,因为要有40%的骨密度增加才可以在X线片上显示出来,而且X线片的一些变化与机械力学的变化指标并没有正相关性。因此又有一些X线检查的相辅技术,如生物力学技术测量骨的强度和刚度;定量CT测量骨密度和皮质骨的连接程度;激光多普勒或血管造影评估局部的血流变化和血管疏密程度等。超声波被认为是一种比较理想的方法,但需要专职的影像学专家帮助骨科医师评估。实际上,骨延长拆除外固定器的时间,尚不能设定统一的客观指标,仍需由有经验的医师根据综合情况评价决定。作者通常是根据X线表现、延长指数、延长长度和负重等综合情况进行评估,并应用逐步减低延长器刚度,逐步增加功能锻炼强度的方法来判断、评估新骨的力学强度,确定拆除延长器与否。

3.促进新生骨矿化:长期的外固定治疗过程会引发很多并发症,如针道感染、延迟骨钙化,不舒适感和行动不便等。为缩短外固定器的使用时间,很多学者提出了一些促进骨形成和钙化的技术。如有控制地负重锻炼能够促进新生骨的钙化，主要是通过刺激血管再生，而骨外膜部位的新生血管的增生对于机械力学刺激比内骨膜部位的血管更加敏感。脉冲电磁场刺激促进骨的钙化，有的在延长期即开始使用，认为电磁场刺激能够缩短延长潜伏期，即从术后1天开始延长，且不会影响新骨的质量。全身使用促进成骨的药物和激素也有较多的研究，如生长因子（growth hormone）、前列腺素 E（prostaglandin E）、抗骨吸收的药物如骨二磷（bisphosphonate）等研究报告。但目前临床使用的只有骨形成蛋白用于促进骨折愈合和脊柱的融合。

二、影响骨再生的因素

已证明肢体延长是所有肢体组织再生的过程，但目前与临床有直接关联的主要因素仍然是骨再生与重建的问题。肢体延长的骨再生过程，从截骨后即开始进行，直至新骨完全矿化，延长器拆除为止。所以，研究影响骨再生的因素仍然是临床上的首要问题。延长比例＞15%时就必须考虑到神经、血管、肌肉等软组织对牵拉速度的顺应性反应，此时的延长速度要更多地考虑软组织牵拉的顺应性，以避免软组织张力增加引起的不良反应。而延长比例＜15%时，神经、血管和肌肉一般是以位移、形变的方式来顺应肢体长度的变化。

1. 血供的影响：牵拉成骨数量和质量的决定性因素是血供，因此手术如何最大限度保护血供，成为肢体延长手术的重要技术原则，已为共识。Ilizarov研究了骨髓、骨膜和肌肉对牵拉成骨的影响：他分别对无髓内血供、去骨膜和去肌肉组织的骨延长实验研究，结果发现无髓内血供的新骨生长最差，去骨膜的很差，去肌肉组织的也差，三种血供全无则无新骨生长。结论是骨髓和骨膜是骨形成细胞的主要血供来源。因此，为了最大限度减少对血供的影响，也成为重要的技术原则之一，因此正确选择截骨位置、截骨方式和钢针布局显得极为重要。截骨的位置要选择皮肤、骨和周围组织血供较为丰富的位置。1983年Monticelli提出的干骺端截骨术仍是目前被广泛采用的方式，其次为骨干截骨术，因骨骺牵伸术并发症多已很少使用。有条件时尽可能选择干骺端，股骨中段肌肉发达、血供丰富也是合理的截骨位置。为了保护血供，很多学者提出了多种截骨方式，如Codivilla"Z"形截骨术，Bier"经皮横断截骨"术，Allan和Haboush的斜形截骨术和Ilizarov骨低能皮质骨截骨术等。实践证明，截骨方式并不是影响骨再生和最终疗效的唯一的决定性因素。手术操作中树立一种微创意识，横断截骨术，也获得满意的骨再生质量。如果操作粗暴，合理的截骨方式也会造成不良后果。所以，截骨时应强调手术技巧，采用小切口，少剥离骨膜，并仔细缝合骨膜。使用微创截骨工具，在小切口条件，用线锯截骨。线锯、钻孔、骨刀是目前多数学者使用的截骨工具，很少人使用电锯。另外，不合理的钢针布局对血运也会产生不良的影响，有时会损伤或压迫血管，有时会因牵拉过程血管的移位而产生继发性血管压迫影响血供。延长器的钢针布局一定要最大限度避开主要血管，在满足力学要求的前提下，直径越细越好，数量越少越好。但在股骨近端和肱骨近端，粗直径半针有较好的解剖位学适用性，与全针结合应用是一种很好的优势互补。

另一个值得讨论的问题是如何看待髓内针与血供的关系。Paley认为"扩髓后的新骨形成可被扩大髓腔后的血管再生作用代偿，扩髓时的骨碎屑具有新骨形成的诱导作用。作者认为：髓内针的使用对新骨生长造成影响是肯定的，但影响新骨生长的因素很多，除了髓内血供外，骨膜、截骨位置、延长速度、延长频率以及生物学、力学等因素对新骨的生长均有很大影响，而更多的因素是延长速度和力学方面的问题。

2. 延长速度的影响：基础研究和临床实践证明：延长指数及频率与骨生长有密切关系，经历了由快到慢的发展过程。最早延长指数高达2~3mm/d，结果发生了部分肢体坏死等严重并发症；1963年，Wagnerca采用1.5~3 mm/d，1~2次/d，但延长段需要植骨。1969年，Ilizarov等提出1 mm/d，分4次完成的延长方式后，使骨延长的数量和质量有了明显提高，现已为公认的技术原则而被广泛应用。但这一临床技术原则来源于欧洲人种，仍不能适应临床个体差异的变化，骨不连、迟延愈合的并发症仍时有发生。因为不同病理特点、不同年龄、体质差异等因素也是影响牵拉性骨再生的因素，当恒定的延长指数不能顺应个体差异的变化时，骨不连等并发症也就难以避免。因此，根据患者年龄、截骨位置、病理特点、新骨生长情况、不同延长阶段、牵拉反映、延长比例等情况，将延长速度个体化很有必要。个体化延长速度是指以0.5~1mm/d，平均0.7mm/d，分四次完成的延长指数。延长速度还应考虑截骨处血供和有无使用髓内针的因素，血运好未用髓内针的延长速度可以为1mm/d，使用髓内针不应大于0.7mm/d。8周后（X线片可见新骨生成）应根据新骨生长情况调整延长指数。新骨生长不良、延长幅度大的后期和有骨发育不良史的患者，延长速度要控制在0.5mm/d左右。另外，在延长的中期、后期还要根据骨生长的质量调整延长指数，而不能始终不变。可以说，延长指数（牵拉量/d）与频率（次数/d），决定骨再生的生物模式和延长质量，是影响肢体延长疗效和并发症的直接因素，也是人们用以调控的骨再生最有效的技术环节。

3. 力学生物学因素的影响：肢体延长的力学、生物学特征如同正常骨的力学生物学特征，特别是骨塑形（bone modeling）与骨重建（bone remodeling）过程会随肢体的负荷运动而变化，因机械的微裂痕和微损伤对骨重建的过程启动十分重要。表现为运动使骨量增加，限制运动则会使骨量减少。Skerry等发现，体内骨细胞的酶活动随骨承受的负荷而增加，增加的大、小与骨组织产生的应变成正比。研究还发现成骨细胞能表达RANKL，并参与破骨细胞的成熟与活动；破骨细胞的前体细胞能表达RANKL的受体RANK，通过细胞间的直接作用识别RANKL，并分化成破骨细胞。在Wolff定律基础上的研究还证明，骨骼朝着周期性的动态应力方向适应，应变分布的变化对维持骨量与骨的适应性方面具有重要影响。力学适应性（adaption）的概念，对指导肢体延长的骨再生与功能重建尤其重要。肢体延长的应力刺激来自生理性应力刺激和机械性应力刺激。生理应力刺激主要通过肢体的负荷行走、主动或被动的功能锻炼获得，机械应力刺激主要是通过调节延长器上应力刺激装置而获得。目前通过器械进行应力刺激还缺少实用性，主要是通过肢体负荷适度的功能锻炼和生活自理得以实现。但器械的刚度和生理应力刺激的效应有着紧密的关系，如果器械的固定刚度过大，运动时则会产生应力遮挡使应力刺激难以奏效；器械的刚度过小，运动时又会因为不稳而影响新骨生长，乃至骨痂骨折、骨不愈合等。所以，要求器械的刚度必须满足稳定性要求和骨适应性力学性能要求，而且要适应全过程的应力变化，并允许在不同阶段根据骨生长与重建的进程进行必要调整，使新骨在不同的阶段获得与其相适应的应力刺激，促进骨功能的优化重建。为此，作者提出了适应性固定刚度技术原则，即随着新骨愈合的强度逐步减少器械的固定刚度，使器械固定刚度与新骨力学强度呈相反的线性关系，直至新骨完全矿化，安全拆除骨延长器。避免骨延迟愈合、骨不连、畸形愈合和再骨折的发生。应用髓钉内外结合的肢体延长技术增加延长系统的稳定性，为延长期负荷和后期的功能康复创造有利条件，利于促进骨生长与功能重建，延长期虽然X线的骨量与传统方法比较低于后者；但拆除外固定延长器后的骨矿化速度和质量要优于后者。

三、肢体延长对关节软骨的影响

由于在很长的时期内人们忽略了骨延长时软骨反应的研究，又一次让人们感到新的困扰与担忧。Nakamura E，Mizuta H，Hiroshima等研究了肢体延长时关节荷载传导紊乱引起的关节内压力异常增高现象。认为胫骨延长率达10%~30%时，关节软骨就发生不同程度的退变征象，当延长率＞30%，可见关节软骨有"骨关节炎样"改变。并认为肌肉等软组织在延长时轴向挤压关节，关节不稳定、关节间隙狭窄、关节内压力增高是造成关节功能下降的直接原因。特别是延长率超过15%时，肢体延长时随着跨越关节的肌（腱）组织张力的持续增加，绝大多数要发生足下垂，继而出现延长骨或关节的畸形、关节脱位，严重者发生关节软骨损害或关节软骨退变等问题。软组织不良反应所造成的结果与延长幅度成正比，而让人担忧的是关节软骨损害。因为足下垂、新骨畸形等问题均可通过软组织手术治愈，若一旦发生关节软骨损害，将是难以补救的。因此，维持关节软骨营养，防止关节僵硬和关节退行性变，已成为当今肢体延长领域研究的重要课题。传统骨延长术的机械牵拉力只是作用在截骨的两端，在进行肢体延长时对跨越关节的肌（腱）组织没有直接的、可控的机械牵拉力，跨越关节的肌组织在骨长度增加时，肌肉张力也不断增加，不但会引起新骨畸形、足下垂，还会导致不同程度的关节载荷传导紊乱和关节内压力增加。以往肢体延长中对足下垂、踝关节内翻或外翻畸形等一般并发症，主要是通过功能锻炼、肌腱延长手术以及限制延长幅度等措施进行预防和治疗，但大幅度延长时临床结果并不理想。1999年Ronberto报告的230例肢体延长病例中，发生骨与关节畸形的为14%，因足下垂做跟腱延长术的为12%，还有1例"发生不明原因的踝关节半脱位，致永久性后遗症"，并认为足下垂不是并发症，因为这类病人均可发生。可见，对肢体延长诱发的软骨损害趋向和危害尚缺乏理性的认识和有效措施。这也正是人们担心肢体延长"不安全"的原因所在。此类并发症在临床实践中较少发生或更少的报道，但我们经常收治一些用传统骨延长方法发生的严重膝、踝关节畸形、脱位、僵硬，乃至全足的骨样骨性关节炎的病例，因此，仍应有足够的认识。

为了减少延长时关节内压力异常增加，Stanitski在对6只狗股骨的延长中采用跨膝关节的活动牵拉装置的实验性研究，结果延长率达30%，除发现关节液中的糖胺聚糖（glycosaminoglycan，GAG）含量有所下降外，无一例关节发生纤维化或坏死现象。小腿动态弹性同步延长器，实现了骨与软组织的动态同步延长，维持了骨与软组织的动态生理平衡，解决了骨与软组织之间不良反应的矛盾；有效地防止软组织不良反应所引起的足下垂、新骨畸形、关节脱位、关节软骨损伤等问题，显著增加了肢体延长的安全性，提高了延长幅度和延长质量，消除了人们长期来对肢体延长不安全因素的担忧。

四、器械的改进与创新

以往临床上使用的延长器的性能差别不大，但种类繁杂。随着概念的转变与延伸和对技术原理的深入了解,以及适应证的不断拓展,器械在结构、性能上都发生了根本性改变。很多学者研制了更为先进、实用的肢体延长器,极大地适应了临床治疗的需要,拓展了适应证,提高了疗效。如肢体同步动态弹性延长器、肢体延长与矫形器、肢体与骨段延长器、内外结合延长系统和髓腔内全植入骨延长器等构型。上述器械在国内外已有临床应用,现将不同器械的结构与性能特点简述如下。

1. 骨延长器的改进:传统骨延长器是进行肢体延长的经典器械,其结构特点是在截骨的两段,分别穿放钢针和安放延长器,通过缓慢牵拉使骨长度增加;随着骨长度的增加,跨越关节的肌肉、神经等软组织间接受力,最终达到肢体延长的目的。常用的骨延长器有:Ilizarov 骨延长器、Wagner 和 G.D.Bastsiani 单侧延长器(Orthofix S.R.L Bussolengo.Verone Italy)。俄罗斯 Ilizarov 技术中心新研制了高频率电动骨延长器,延长频率可达 60 次/天,以促进新骨形成。骨延长术在以往的临床应用中获得巨大的成功,但必须认识到骨延长术的原理是一种"被动式"的肢体延长概念,进行大幅度延长时存在一定缺陷。特别是患肢邻近关节正常情况下,延长幅度 > 15% 即容易诱发软组织张力增加所引起的临床症状,如足下垂、关节畸形、关节软骨损伤等并发症。

2. 肢体同步动态弹性延长器:是在 Ilizarov 技术基础上的创新,可以避免骨延长时软组织引起的不良反应。器械结构特点(以小腿为例):小腿动态同步延长器由胫骨延长器与动态跨关节装置组成。具有牵伸、加压、关节牵伸和允许关节活动的功能。使用时分别于胫骨截骨的远、近骨段上相应位置和跟骨上穿放钢针,使延长器与胫骨、跟骨构成一个几何不变体,并允许踝关节有 10°左右的背伸、跖屈运动。使用时胫、腓骨与软组织同时被牵伸,并维持踝关节与中立位,允许关节有一定的活动范围,较好地维持了骨与软组织和关节的动态生理平衡。可以较好地防止新骨畸形、足下垂、关节脱位、关节僵直和关节营养障碍,避免关节软骨损伤和骨性关节炎样变等并发症发生。

3. 内外结合肢体延长系统:为缩短传统骨延长器的佩戴的时间,拆除延长器后新骨畸形、再骨折等并发症,带锁髓内钉在肢体延长中的应用,引起了学者的重视。Paley 和 Herzenberg 于 1990 年,在股骨延长中开始将 Orthefix 单侧延长器与带锁锁内针联合应用,并取得了肯定性效果。夏和桃研制的内外结合延长系统,由股骨或胫骨带锁髓内针、骨延长器或同步延长器组成,并配有延长器钢针定位器。根据治疗时间与过程,延长质量和最终疗效综合评价,结果令人非常鼓舞。使用者认为:内外结合的肢体延长技术与 Ilizarov 肢体延长技术相比,大幅度缩短了延长器佩带时间(50% 以上)。髓内针显著增加了延长系统的稳定,可减轻疼痛,简化钢针布局,减少钢针数量、针孔瘢痕、针孔感染。利于早期使用患肢和完全负重对关节功能的康复、骨功能的优化重建。

但随着髓内针的应用,也会带来一些新的问题。如操作难度显著增加,延长器的钢针是一个潜在引起骨感染的因素;小腿筋膜间隔综合征,髓内针折断等。因此,严格的无菌操作,微创技术,认真的术后管理,选用细钢针结构的延长器。一旦发生针孔感染必须及时认真处理,防止感染扩散。另外,增加一次拆除髓内针的手术及相应费用。

4. 肢体与骨段延长器:是指器械具有肢体延长、骨段延长和加压固定的功能。具体方法是在一骨折段上截骨,然后在远近骨折段和中间骨折段上分别穿放钢针,以肢体与骨段延长器连接固定。术后先后分别进行肢体延长和骨段延长,中段骨与远骨段接触后,应实施加压固定直至愈合,如断端有明显错位应切开复位后固定。必须使双侧肢体等长和下肢力线对称。临床上适用于长骨各种原因引起的骨缺损与肢体短缩。如外伤性骨缺损、感染性骨缺损、先天性性胫骨假、长骨骨肿瘤切除后的骨缺损、骨髓炎死骨清除后的骨缺损等。临床常用器械有，改良Ilizarov延长器，Orthefix单侧骨段延长器，以及Baumgart髓内全植入骨段延长器等。肢体骨段延长器技术在国内外已有较多临床应用，已积累了丰富的临床经验，并有一些创造性应用。如针对骨缺损的类型、有无感染和皮肤缺损等情况，在改良Ilizarov肢体与骨段延长器的基础上，在适当位置加穿钢针或皮肤牵拉装置后，即可对皮肤进行逐步牵拉，修复皮肤缺损或瘢痕，多段截骨延长，以及结合带锁髓内针等。

5. 肢体延长与矫形器：是指肢体延长和矫形技术的联合应用，器械特点是在小腿或大腿骨延长器的基础上，在相应的部位安放铰链装置，使器械具有牵拉和畸形矫正的功能（病例），也有将空间矫形器和环式延长器联合应用，该器械构型的相关报道较少，但临床实践已较为常见，作者和秦泗河均有临床应用病例。但现在临床应用医生根据需要自行组合，对于缺少经验者来说有一定困难。对肢体短缩伴有骨或关节畸形时，应用具有矫形功能的延长器可延长肢体和矫正畸形，可避免分期治疗，缩短疗程，减少患者的痛苦。但要求医生除了要很好掌握、熟练肢体延长的技术外，还要很好地了解矫形外科的基本原则，以及术后管理。否则会顾此失彼，诱发更多的临床问题。

6. 髓腔内全植入延长器：Witt和Jagger（1977）首先提出应用体外电磁波控制髓内针的骨延长技术，后经Guichet和Baumgart的改进而进入临床应用并成具有代表性的髓内全植入延长器：Orthofix研制的髓内全植入应力骨延长器（Intrame dullary skeletal kinetic distracter，ISKD），是通过肢体的旋转运动作为动力，使髓内针内部机械传动装置实施骨延长，并依据体外的检测结果指导患者进行操作，临床初步报告满意，但延长量确切性时有误差。另一种是由Witenstein intens GmdH公司和慕尼黑的Ludwig Maximilians University医院联合研发的体外遥控式髓内全植入骨延长器（Fitdone），Baumgart有较多的临床报告。体外遥控式髓内全植入骨延长器的结构极为复杂，它由体外电能控制装置、体内接收装置、微型电机、特殊变速螺杆和滑动髓内针等微型精密构件组成。通过体外遥控方式将电能从体外传送到埋在皮下的接收器装置，然后驱动髓内针内的微电机牵伸延长。该器械是肢体延长的重大突破，临床优点也显而易见，免除了外固定器的术后管理的麻烦和各种不便，避免了针孔引起的难看瘢痕等，使很多患者和临床医生产生极大兴趣。因此，在欧美国家发展的速度较快。作者于2000年在1例双侧胫骨的延长中，应用了体外遥控式髓内全植入骨延长器，经过基本顺利，在延长到3.5cm时有一侧发生机械故障而改用传统骨延长器完成所需的延长长度。机电故障是该器械不可避免的缺陷，发生率在3%左右，一旦发生，意味手术的"失败"，不可避免地给患者造成痛苦和巨大的经济损失。对于经济落后国家而言，昂贵的价格也成为影响使用的"缺点"，但对于国内医疗器械行业来说，是一种机遇和挑战。该器械不适宜生长期儿童、近期有过骨感染、髓腔过细、骨干顶定点畸形及关节强直等患者使用。

五、肢体延长的疗效标准

早期的肢体延长目的，仅仅是追求肢体的等长，直至20世纪后期才有学者提出了功能要求，而当代肢体延长的要求越来越高，不仅涉及长度和功能，下肢力线、双侧对称性，以及皮肤瘢痕等与美观有关的内容，也成为影响肢体延长疗效的评价依据。但由于使用延长器种类、治疗目的、病理特点等因素，很难以制定确切的肢体延长疗效标准。作者参考双下肢延长标准的基础上，提出以下肢体延长评分标准，可以作为参考和商榷。

肢体延长疗效评分标准（满分100分）

主要指标	分数	关节功能	分数	疼痛	分数	外观	分数
正常	40	正常	35	无疼痛	15	满意	10
长度误差每超过5%扣5分	-5	1个关节活动度丧失范围每超过标准值10%。	-5	轻度疼痛：疼痛休息后好转。	-3	基本满意（无客观因素）	-2
下肢力线偏距误差超过±3毫米。	-5	存在客观因素，影响下蹲或上下楼梯。	-5	中度疼痛：有疼痛因素，影响跑跳。	-5	不太满意（无客观因素）	-3
大小腿比例技术原因导致的误差超过10%。	-5	因并发症因素影响跑跳。	-3	重度疼痛：有明显疼痛因素，影响行走。	-10	不满意（无客观因素）	-5
标准：长度±5%；偏距±3毫米；		标准：关节范围丧失在10%以内，行走、下蹲、跑跳接近正常。		标准：正常为无痛。经检查存在疼痛原因的确定疼痛程度。主客观不一致时，将主客观评分相加除2。		标准：医生和患者对外观、步态和疤痕等情况共同评分。意见不统一时，将双方评分相加除2。	

注：①标准评定，是在拆除延长器1年后的复查（随访），是最终疗效的评定；②评定依据为增高协议商定的延长长度和下肢力线，肢体功能，有无疼痛和人体和谐的原则，以事实为依据由医生和患者双方进行评分；③疗效评级：优-90~100分，良-85~89分、可-80~84分、差-79分以下；④如患者拒绝2项内容的评分，即视总分在79分以下。

六、适应证问题

肢体延长术的适应证，既有绝对适应证，也有相对的适应证。现代主题延长技术原则，主要用于各种原因引起的肢体不等长，如骨折后肢体短缩，脊髓灰质炎后遗症、先天性原因的肢体不等长等。20世纪80年代开始用于骨缺损或伴肢体短缩，骨不连伴肢体短缩，骨髓炎死骨清除后的骨缺损，以及肿瘤切除后遗留的骨缺损，先天性胫骨假关节，感染性骨与皮肤缺损，长骨和关节畸形等四肢骨病的治疗。20世纪70年代，随着技术创新和应用技术的提高，双下肢矫形延长术开始用于，侏儒症、佝偻病、成骨不全等患者。1972年Ilizarov、Deviatov、Trokhova等首先报告了为侏儒症实施的双侧上下肢延长术，从而也就开创了"增高手术"的先河。随后，以色列（Ganel等1979），热那亚（Mastragostino、Bagliani、Maggiani，1980），南斯拉夫（Baeblev、Srakar，1984），挪威（Bjerkreim、steen1984），Aldegheri（1985和1986）trivella（1996年）、Alberto（1997年）以及Roberto（1988、1999年）等先后报告了为侏儒症、成骨不全等身材矮小患者的双下肢矫形延长术，并讨论、描述了患者面对身体、功能、心理和社会等方面的问题，表示了对该手术的支持。

俄罗斯库尔干Ilizarov中心，在1990年之前即实施了双下肢延长手术500多例。Peretti等在104例软骨发育不全性侏儒患者行胫骨及股骨延长术，术后患者身高平均增加33cm，但出现很多并发症。Paley提出双下肢延长术符合达·芬奇人体黄金分割法，即正常成年人站立时位，从脐到足底的长度占身高的62%。他分次、分段延长患者的双股骨、双肱骨和双胫骨，总计可增高约30cm。我国的双下肢延长术在骨科临床也有较多报道。如俞宏亮、林月秋、刘斌、党晓谦等。夏和桃、彭爱民、韩义连等报告，为侏儒症、成骨不全等矮身材实施双下肢延长686例，矫正畸形的同时增加身高12～26cm，平均14cm，延长率36%～90%；根据客观、主观、X线、症状4个指标进行打分评级，优良率为99.86%。并发症率为9.6%，轻为6.2%，中为0.26%，无不可逆并发症发生，无足下垂做跟腱延长者。临床观察，绝大多数矮身材患者伴有程度不等的畸形，如膝关节内翻或外翻，长骨弯曲，膝反屈畸形；小腿旋转等畸形，大小腿比例严重失调等。实施肢体延长即可矫正畸形，恢复下肢正常力线，又可适度增加身高，是"一举两得"的结果。因为双下肢矫形延长的质量、长度和数量，代表了肢体延长研究与应用的最高水平。所以，近些年来很多国家，包括美国、德国、法国等发达国家也正竞相开展，很大程度上推动了肢体延长和临床应用。但双下肢矫形延长技术难度大、要求高、风险也高，谨慎开展，避免滥用。

当前，随着肢体延长技术的日臻完善，骨与软组织（神经、血管、肌肉）安全大幅度的延长，已被大量基础研究和临床应用得到充分的验证，这使得人们有可能也有欲望，为这种技术寻求更广阔的应用范围。毋庸讳言，正是这种技术的突破性进展的影响，催生了部分医疗机构开展双下肢延长（增高）手术，引发了一些并发症。客观地说，并非肢体延长技术的固有缺陷，而更多的是应用者缺乏规范、错误操作，以及缺乏质量控制手段和临床经验不足而盲目开展所致。从而使双下肢延长（增高）面临着缺少政策环境、医学伦理的支撑，以及社会公众认知等方面的缺乏。迄今为止，医学自然发展史，是一个不断认识真理的过程，今天看来不可行的事，明天可能为医学和社会所接受。对此，我们应抱着宽容和辩证的态度，在探索、争论中，在人类追求新的健康理念和所付出的代价方面寻找最佳结合点。

总之，肢体延长的适应证既有绝对的，公认的，也有挑战性的。使用者应根据临床需要，结合自己的经验及治疗理念认真、谨慎选择。临床应用应遵循从简单到复杂，从熟练到疑难的原则，在掌握基本原理，熟练操作和积累一定经验后谨慎拓展，避免用简单的"模仿"轻易开展。

七、并发症的防治

有的学者认为：自从Codivilla介绍了短腿延长手术以来，并发症一直折磨着肢体延长技术。早期的肢体延长并发症不但高，而且严重。如1908年，Magnuson在胫骨延长术中，严重休克、死亡、骨不愈合、皮肤坏死、骨髓炎、死骨形成、神经牵拉、癫痫样抽搐均有发生。骨不连是开展早期，严重而高的并发症，一度成为不可以接受肢体延长的原因。随着Ilizarov骨延长技术的推广应用，才使以上问题成为历史。但肢体延长并发症的分类、标准很难制定，因为使用的器械类型、病理特点、延长率等不同情况，并发症的发生率和严重程度也不一样。Paley、simpson、Donald、Roberto等报告的并发症为22%～68%不等。国内报道的并发症比例为9.6%～110%。1996年以来，作者收治的肢体延长并发症有62例，如畸形愈合、骨不愈合、延长骨吸收、膝关节脱位、膝、踝关节僵直以及关节软骨损伤等。并发症种类也可因器械、病种和延长幅度等因素有关，但发生率的高低和严重程度，与医生的学习曲线和经验关系密切，如果已在创伤骨科积累一定骨外固定经验，有利于开展肢体延长的临床实践。Ilizarov、Paley等均探讨过肢体延长并发症分类的问题。作者根据资料分析和临床体会，将肢体延长并发症分为可逆和不可逆的两大类；又根据手术治疗、非手术治疗等疑难程度分为：重度、中度和轻度6小类。

1．可逆并发症

（1）轻度并发症：指只需一般外科处理即可治愈或自行康复，无需手术治疗的问题。如针孔感染、延长器钢针折断、延长期膝关节屈曲畸形等。

（2）中度并发症：是指需全身药物治疗或简单手术才能治愈的问题，如截骨不全、迟延愈合、腓总神经传导功能障碍、低位髌骨等。

（3）重度并发症：是指需要采用综合治疗措施或再次手术才能解决的问题，如早期小腿筋膜综合征、膝关节关节脱位、骨不连、再骨折、畸形愈合或和长度丢失5%以上等。

2．不可逆并发症（后遗症）：指并发症在治疗后肢体仍遗留功能障碍或残缺。

（1）轻度并发症：如骨节软骨损害、骨性关节炎及神经损伤等引起肢体的部分功能障碍等。

（2）中度并发症：神经、肌肉、血管损伤导致的患肢肌力和关节活动丧失。

（3）重度并发症：患肢坏死甚至需要截肢。

肢体延长并发症，绝大多数（98%以上）为可逆并发症，可以治愈，不影响最终疗效；不可逆并发症约0%～2%，最终会遗留不同程度的功能障碍，甚至残疾。近些年来，肢体延长并发症的发生率，已有明显的下降，严重程度也有所降低。但由于缺少技术规范，本不该发生的并发症，却经常发生。严格技术原则，认真术后管理，及时发现问题并正确处理，是减少并发症发生的关键。

回顾肢体延长术的历史，综合分析现状，与其它医学技术的发展历程一样，经历构想-失败-完善，才有今天的成熟。尽管今天的肢体延长技术，在基础研究和临床应用方面已取得很大进展，以往人们对肢体延长的种种"担心"已成为历史，但仍然有还很多问题有待探索和研究。如再生血管的流体力学、神经传导，生长因子、干细胞及生物化学方面的研究；器械的自动化、智能化、数字化研究和促进新骨生长和矿化方面的技术和药品等开发，以及新生骨数量和质量的评估方法的研究等等。但目前临床的主要问题，是如何应用基础研究的成果和新技术指导临床实践，加强国际交流，自主创新，才能健康发展，齐步于国际先进行列。附应用Ilizarov肢体延长技术，治疗下肢大段骨缺损与严重肢体畸形的典型病例介绍（图13-5-1～图13-5-4）

（夏和桃　彭爱民　秦泗河）

第十三章 肢体延长与重建

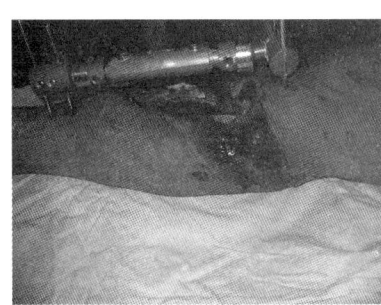
A 右小腿开放性感染性骨折

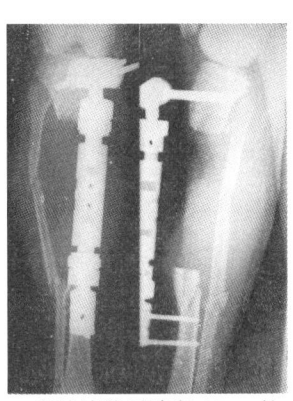
B 病灶清除后遗留 18cm 的骨缺损

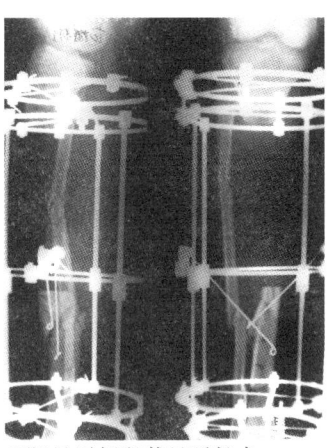
C 胫骨远折段截骨延长术

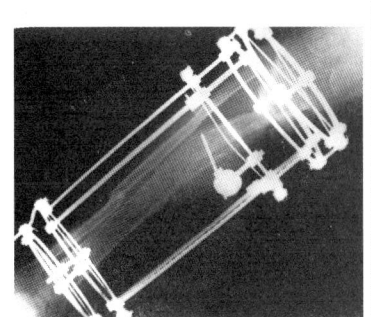
D 骨段缺损修复愈合良好

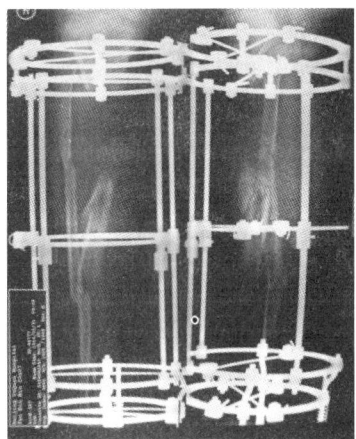
E 骨段与肢体延长术治疗期

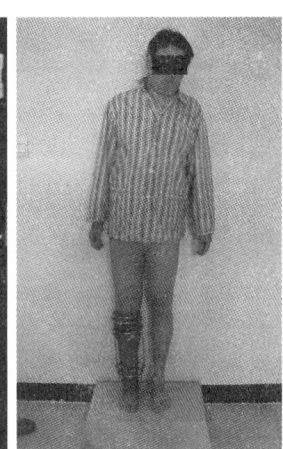
F 治疗中外观

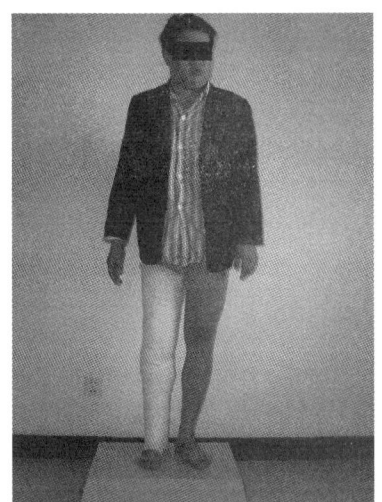
G 拆除外固定器石膏固定

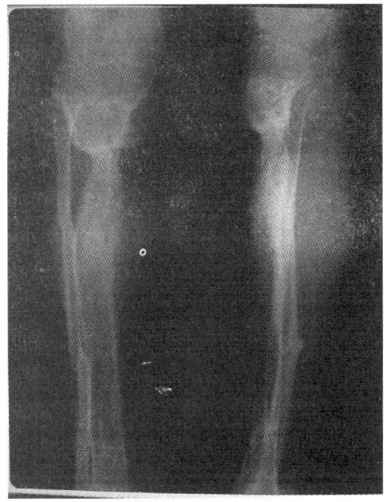
H 拆除外固定器后骨骼愈合

图 13-5-1　患者：男、24 岁，因外伤致右小腿开放粉碎性骨折。在外院进行清创外固定治疗后，遗留肢体短缩 2cm，胫骨缺损 16cm，皮肤创面 13cm × 18cm（图 A、B）。植皮术创面愈合后行骨段与肢体延长术（图 B-E），经过 1 年半的治疗，延长骨段和肢体共 18cm，经过顺利（图 F、G）

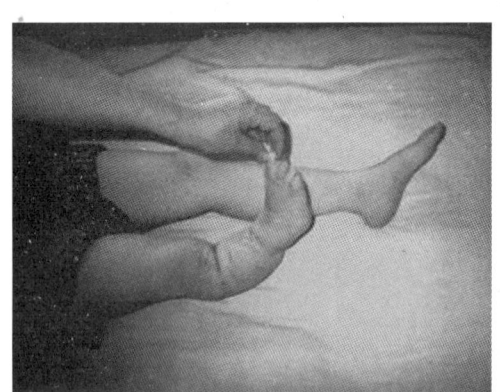
A 术前右小腿外形

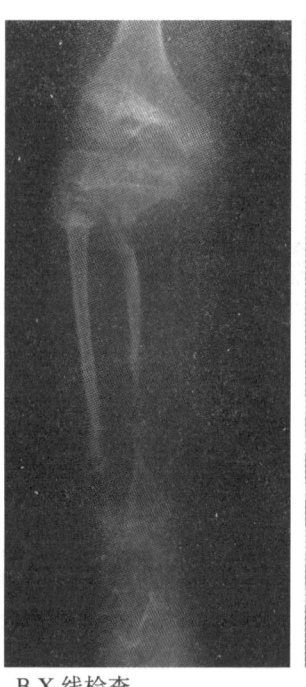
B X线检查

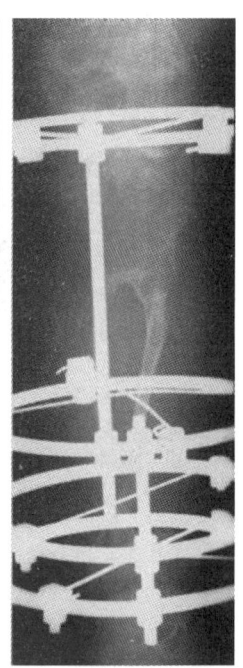
C 将腓骨近断端内移胫骨化后,再实施骨端延长

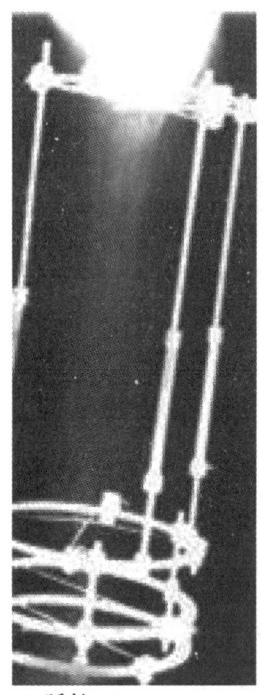
D 延长18cm

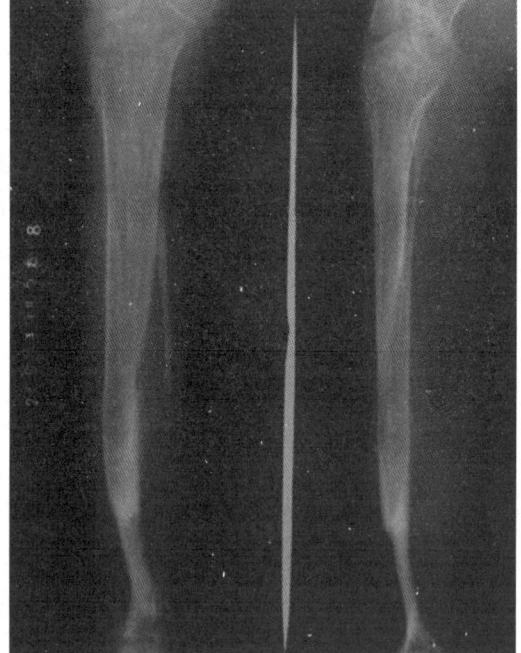
E 缺损的胫骨修复,假关节愈合

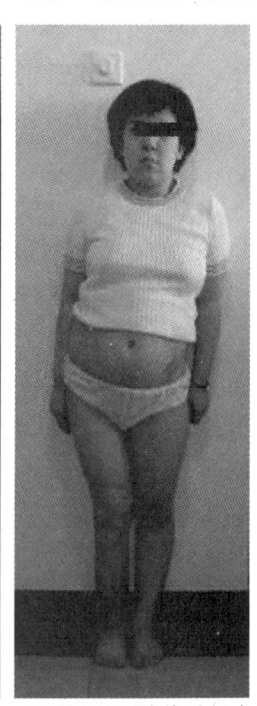
F 可用双下肢徒手行走

图13-5-2 患者、女、9岁,先天性胫骨假关节,5年内多次外固定治疗,结果胫骨吸收、肢体短缩18cm(图A、B)。经分期实施腓骨移位和截骨延长术(图C、D),治愈情况(图E、F)

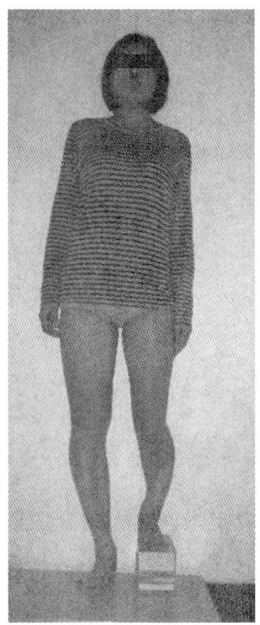
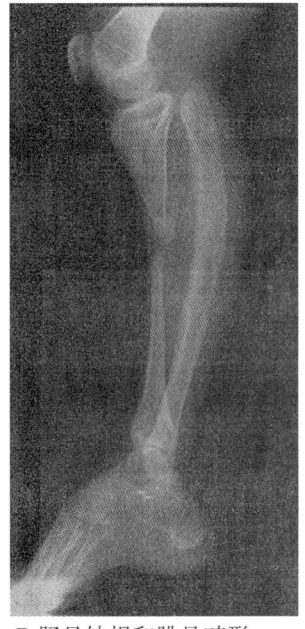
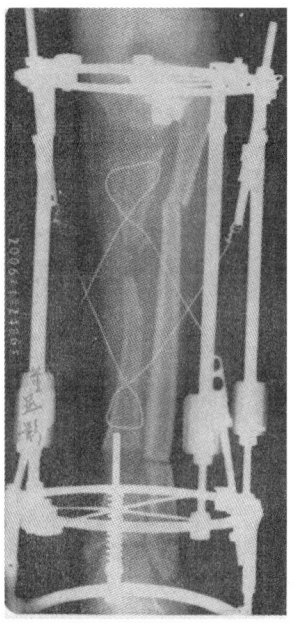

A 左小腿弯曲肢体短缩（12cm）畸形　　B 胫骨缺损和腓骨畸形　　C 胫骨和腓骨远近段截骨术

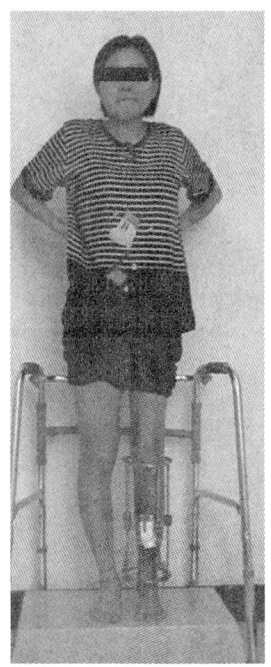
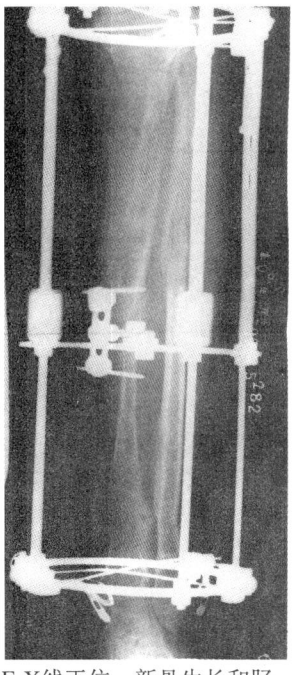
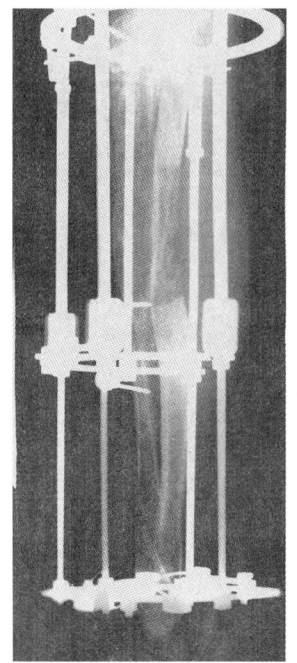

D 骨段与肢体延长结束，双侧下肢等长　　E X线正位，新骨生长和胫骨缺损端骨愈合情况　　F X线，侧位

图 13-5-3　患者、女、24 岁，因儿时患骨髓炎致左胫骨骨缺损与肢体短缩 18cm（图 A、B）。行胫腓骨远近段截骨术（图 C），进行骨段与肢体延长，经过顺利，骨缺损端和延长段新骨愈合良好，恢复肢体长度（图 D-F）

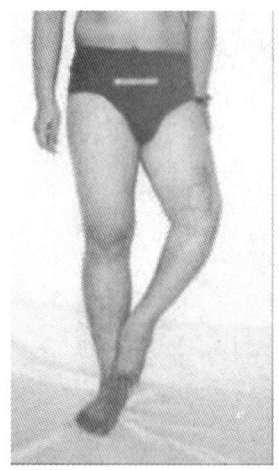 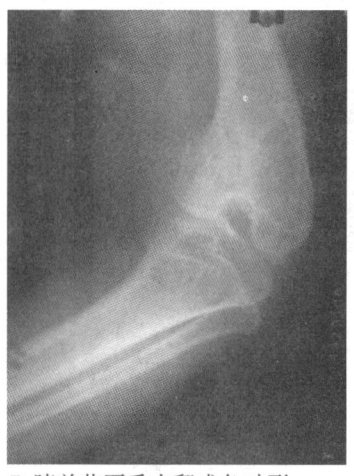 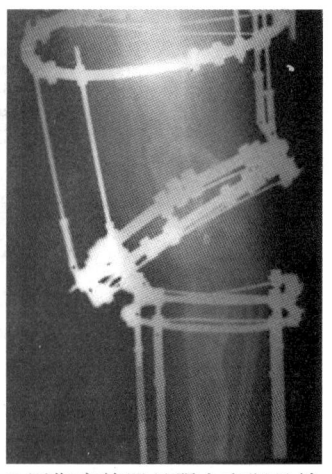

A 术前用单下肢负重行走　　B 膝关节严重内翻成角畸形　　C 同期实施股骨髁上和胫骨结节下截骨矫形和延长术

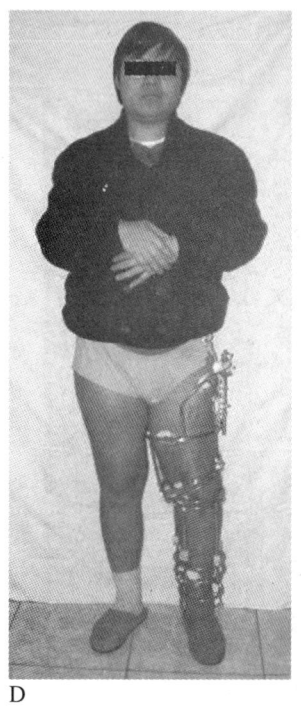 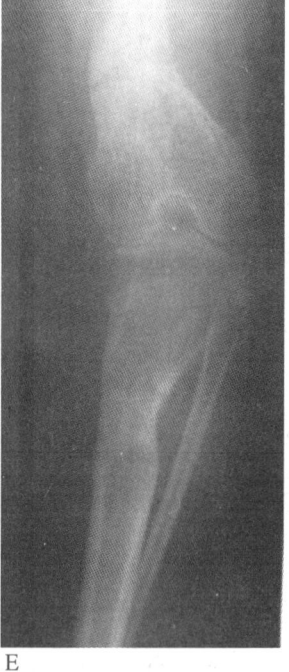 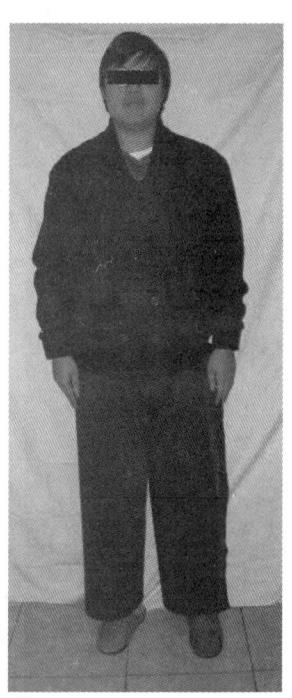

D　　　　　　　　　　　　E　　　　　　　　　　　　F

膝关节畸形矫正，双下肢等长

图 13-5-4　患者、男、22 岁，因骨骺损伤致严重病理性左膝内翻和短缩畸形 18 年，肢体短缩 14cm（图 A、B），行股骨与胫骨截骨逐步矫正畸形及延长（图 C、D），效果满意（图 E、F）

参考文献

1. Ilizarov G A. Clinical application of the tension-stress effect for limb lengthening. Clin Orthop, 1990, 250:8-26.
2. Lewinson D, Rachmiel A, Rihani-Bisharat S, et al. Stimulation of Fos- and Jun-related genes during distraction osteogenesis. J Histochem Cytochem, 2003, 51:1161-8.
3. 王大章，陈刚，廖运茂等．应用牵张成骨整复腭裂的动物实验研究．中华口腔医学杂志，2002, 37:8-11.
4. Farhadieh R, Gianoutsos MP, Yu Y, et al. The Role of Bone Morphogenetic Proteins BMP-2 and BMP-4 and Their Related Postreceptor Signaling System (Smads) in Distraction Osteogenesis of the mandible. J Craniofac Surg, 2004, 15:714-718.
5. 胡静，李继华，唐正龙等．转化生长因子-[beta]1在下颌牵张成骨过程中的表达及意义．华西口腔医学杂志，2002, 20:141-143.
6. Li G, Glenn RD, David RM, et al. Rapid new bone tissue remodeling during Distraction Osteogenesis is associated with apoptosis. J Orthop Research, 2003, 21:28-35.
7. Song HY, Oh CW, Kyung HS, et al. Injected calcium sulfate for consolidation of Distraction Osteogenesis in rabbit tibia. J Pediatric Orthop B, 13:
8. Kaspar D, Neidlinger-Wilke C, Holbein O, et al. Mitogens are increased in the systemic circulation during bone callus healing. J Orthop Res, 2003, 21:320-5.
9. 李刚，秦泗河．牵引成骨技术的基础研究进展与带给骨科的启示．中华外科杂志，2005, 43:540-543.
10. Sato M, Ochi T, Nakase T, et al. Mechanical tension - stress induces expression of bone morphogenetic protein BMP - 2 and BMP-4, but not BMP-6, BMP-7, and GDF-5 mRNA, during distraction osteogen - esis. J Bone Jiner Res, 1999, 14(7):1084.
11. Steinbrech DS, Mehrara BJ, Rowe NM, et al. Gene expression of TGF-β1 receptor, in the rat. J Plast Reconstr Surg, 2000, 105：2028.
12. Okazaki H, Kurokawa T, Nakamura K, et al. Stimulation of bone fomation by recombinant fibroblast growth factor - 2 in callotasis bone lengthening of rabbits. Calcif Tissue Int, 1999, 64(6):542.
13. Hu J, Zou S, Li J, et al. Temporospatial expression of vascular endothelial growth factor and basic fibroblast growth factor during mandibular distraction osteogenesis. J Craniomaxillofac Surg, 2003, 31:238-43.
14. Hansen-Algenstaedt N, Algenstaedt P, Bottcher A, et al. Bilaterally increased VEGF-levels in muscles during experimental unilateral callus distraction. J Orthop Res, 2003, 21:805-12.
15. Hu J, ZouS, Li J, et al. Temporospatial expression of vascular endothelial growth factor and basic fibroblast growth factor during mandibular distraction osteogenesis. J Craniomaxillofac Surg, 2003, 31:238-43.
16. Hansen-Algenstaedt N, Algenstaedt P, Bottcher A, et al. Bilaterally increased VEGF-levels in muscles during experimental unilateral callus distraction. J Orthop Res, 2003, 21:805-12.
17. Alberto P, Reberto A, Antonino Z, et al. Lower-Limb lengthening in short stature. J Bone Joint surg(B), 1997, 79:1014-1018
18. Kun Huang, Yanjun Zeng, Hetao Xia, et al. Alterations in the biorheological features of some soft tissues after limb lengthening, Biortheologg, 1998; 355-363
19. 徐建中，李起鸿．周围神经适应缓慢牵拉激励的机制研究．中华骨科杂志，2000, 20 (10)：586-589.
20. Ilizarov GA. Transosseous osteosynthesis - theoretical and clinical aspects of regeneration and growth of tissue. Berlin: Springer-Verlag, 1992. 137-257.
21. Kaban LB, Thurmuller P, Troulis MJ, et al. Correlation of biomechanical stiffness with plain radiographic and ultrasound data in an experimental mandibular distraction wound. Int J Oral Maxillofac Surg, 2003, 32:296-304.
22. Troulis MJ, Coppe C, O'Neill MJ, et al. Ultrasound: assessment of the distraction osteogenesis wound in patients undergoing mandibular lengthening. J Oral Maxillofac Surg, 2003, 61:1144-9.

23. Hughes CW, Williams RW, Bradley M, et al. Ultrasound monitoring of distraction osteogenesis. Br J Oral Maxillofac Surg, 2003, 41:256-8.
24. Wu CC, Chen WJ. Tibial lengthening: technique for speedy lengthening by external fixation and secondary internal fixation. J Trauma, 2003, 54:1159-65.
25. Moore DC, Leblanc CW, Muller R, et al. Physiologic weight-bearing increases new vessel formation during distraction osteogenesis: a micro-tomographic imaging study. J Orthop Res, 2003, 21:489-96.
26. Kesemenli CC, Subasi M, Kaya H, et al. The effects of electromagnetic field on distraction osteogenesis. Yonsei Med J, 2003, 44:385-91.
27. Fredericks DC, Piehl DJ, Baker JT, et al. Effects of pulsed electromagnetic field stimulation on distraction osteogenesis in the rabbit tibial leg lengthening model. J Pediatr Orthop, 2003, 23:478-83.
28. Paley D, Herzenberg JE, Paremain G, et al. Femoral lengthening over an intramedullary nail. Matched-case comparison with Ilizarov femoral lengthening. J Bone Joint surg(Am), 1997, 79:1464-1480.
29. Wiedemana M. Callus distraction: a new method? Clin Orthop, 1996, 327:291.
30. Wagner H. Operative beinverlngerung. Der chirurg, 1971, 6:260.
31. 夏和桃,彭爱民,罗先正. 带锁髓内针与骨延长器在小腿延长中的联合应用. 中华外科杂志, 2005, 43: 495-498
32. 戴克戎. 力学生物学在骨与关节软骨研究中的应用. 中华骨科杂志, 2006, 6: 429-431.
33. Simpson HRW, Cunningham JL, Kenwright. The forces which develop in the tissues during leg lengthening. J Bone Joint Surg, 1996, 78(B):979-983.
34. Nakamura E, Mizuta H, Takagi K. Knee cartilage injury after tibial lengthening. Radiographic and histological studies in rabbits after 3-6 month. Acta Orthop Scand, 1995, 66:313-316.
35. Hiroshima K. Changes of the hip joint following femoral lengthening. Seikeisaigaigeka, 1991, 35:15-21.
36. 王序权,李起鸿. 肢体延长对关节组织形态及功能的影响. 中华骨科杂志, 1999, 10: 623-625.
37. Hu J, Zou S, Li J, et al. Temporospatial expression of vascular endothelial growth factor and basic fibroblast growth factor during mandibular distraction osteogenesis. J Craniomaxillofac Surg, 2003, 31:238-43.
38. Kawamura B, The principles and technique of limb lengthening. Internat orthop, 1981, 5:69
39. Roberto A. Distraction Osteogenesis for Lengthening of the Tibia in Patients Who Have Limb-Length Discrepancy or Short Stature. J Bone Joint Surg, 1999, 81: 624-634
40. Stanitski DF, Rossman K, Torosian M. The effect of femoral lengthening on knee articular cartilage: the role of apparatus extension across the joint. J Pediatr Orthop, 1996, 16:151-15.
41. 秦泗河,夏和桃,彭爱民等. 小腿与跟腱同步动态延长器的研制及临床应用. 中华外科杂志, 2004, 42 (19).1157-1160.
42. Bastini GD, Aldegheri R, Renzi-Brivio L, et al. Limb lengthening by distraction of the epiphyseal plate. J Bone Joint Surg, 1986, 68B:545.
43. 秦泗河. 脊髓灰质炎后遗症的外科治疗. 北京: 人民卫生出版社, 2006. 366-374.
44. Paley D, Herzenberg JE, Paremain G, et al. Femoral lengthening over an intramedullary nail. Matched-case comparison with Ilizarov Femoral lengthening. J Bone Joint surg(Am), 1997, 79:1464-1480.
45. 罗先正,邱贵兴主编. 髓内钉内固定. 北京: 人民卫生出版社, 1997. 151-155.
46. 夏和桃,彭爱民. 骨外固定技术结合病灶清除治疗下肢长骨感染性骨缺损. 中国创伤骨科杂志, 1999, 1(1) 52-54.
47. 许建中,李起鸿,杨柳等. 骨外固定技术治疗复杂骨不连与骨缺损. 中华外科杂志, 2002, 38: 280-283.
48. Maffulli N, Lombari C, matarazzo L, et al. A review of 240 patients undergoing distraction osteogenesis for congenital post-traumatic or postinfective lower limb length discrepancy. J am coll surg, 1996, 182:394-402.
49. Ilizarov GA. The tension-stress effect on the genesis and growth of tissues:Part I. The influence of stability of fixation and soft-tissue preservation. Clin Orthop Relat Res, 1989, (238):249-281.
50. Guicht JM. Limd lengthening and deformities corrections with the femoral Albizzia nail. orthpade, 1999, 28:1066-77

51. Baumgart R,Betz A, Schweiberer LA. Fully implantable motorized intramedullary nail for limb lengthening and bone transport.Clin Orthop, 1997, (343):135-43.
51. Stefan Hankemeier,Hans-Christoph pape,ThomasGosling,et al.lmproved comfort in lower limb lengthening with the intramedullary skeletal kinetic distractor:principles and preliminary clinical experien-ces.Arch Orthop Trauma Surg, 2004, 124:129-133.
53. Ilizarov G A., Deviatov AA, Trokhova VG. Operativnol udlinenie ukorochennol nizhnef konechnosti. Vesn Khir，1972，107:100-3
54. A Ganel, H Horoszowski, M Kamhin,et al.Leg lengthening in achondroplastic childvea. Clin Orthop, 1979,144: 194-197
55. Mastragostino S, Bagliani GP, Maggiani M. Nanismi disarmonici ed allungamento chirurgico. In: Atti del simposio sull'acondroplasia, Stresa 1980. Milano: Centro Auxologico Italiano, 1980:65-80.
56. Baebler B, Srakar F. Elongation of the shaft of the long bones at the University Orthopaedic Hospital in Ljubljana from 1963 to 1982.In:Leg Length Inequality. International Orthopaedic Symposium, Utrecht, 1984;6.
57. Bjerkreim J, Steen H. Bilateral lengthening of the lower limbs in short stature. In: Leg Length Inequality, International Orthopaedic Symposium, Utrecht, 1984;42a.
58. Aldegheri R, De Bastiani G, Renzi-Brivio L. Allungamento diafisario dell arto inferiore (studio di 78 casi). Chir Organi Mov 1985;70:111-9.(Eng. Abstr.)
59. Aldegheri R, Tessari G, Lavini F. Aspetti psicologici e relazionali dell'acondroplasico sottoposto ad allungamento degli arti inferiori. Acta Paediatr Latina 1986;39:106-15.
60. De Bastiani G,Aldegheri R,Renzi-Brivio L,Trivella G.Limb lengthening by callus distraction(callotasis).J Pediatr Orthop 1987;7:129-34.
61. G.P.trivella,F.brigadoi,R.aladegheri.Leg lengthening in turner dwarfism. J Bone Joint Surgery(Br)，1996,290-293
62. Alberto P,Reberto A,Antonino Z, et al. Lower-Limb lengthening in short stature.J Bone Joint surg(Br),1997,79；1014-1018
63. Ilizarov GA.Clinical application of the tension-stress effect for limb lengthening .Clin Orthop, 1990,250:8-26.
64. Peretti G, Memeo A, Paronzini A, et al. Staged lengthening in the prevention of dwarfism in achondroplastic children: a preliminary report. J Pediatr Orthop B, 1995,4:58-64
65. 秦泗河．Ilizarov技术概述．中华骨科杂志，2006，9：642-645.
66. 俞宏亮，赵立登，许超等．双下肢同步延长治疗软骨发育不全性侏儒症．中华骨科杂志，1996，10（16）：627-629
67. 林月秋，周中英，李主一等．成年人矮身材增高手术50例报告．中国矫形外科杂志，1997，5:432-433
68. 秦泗河主编．下肢畸形外科．北京：人民卫生出版社，1998.598-602
69. 刘斌，张义生，夏和桃．改良双侧胫骨延长术的疗效分析．中国修复重建外科杂志，2001，15（4）：214-216
70. 党晓谦，王坤正，柏传毅等．胫骨截骨延长治疗双小腿不等长及矮小症．中国矫形外科杂志，2003，11（11）3、4：166-168
71. 夏和桃，彭爱民，韩义连等．矮身材和侏儒症的双下肢内外结合延长术（一）．中国矫形外科杂志，2005，13（17）1285-1288.
72. 夏和桃，彭爱民，韩义连等．矮身材和侏儒症的双下肢内外结合延长术（二）．中国矫形外科杂志，2005，13（19）1247-1249.
73. 王丹，胡蕴玉．肢体延长术发展简史．中华医史杂志，1998，2:81-84.
74. Ilizarov GA. The tension-stress effect on the genesis and growth of tissues: Part Ⅰ. The influence of stability of fixation and soft-tissue preservation. Clin Orthop, 1989, 238:249.
75. Paley D. Problems, obstacles, and complication of the limb lengthening by the Ilizarov. Technique. Clin Orthop, 1990, 250:81.

第十四章 小儿骨与关节损伤外科治疗的原则

一、骺板

也称生长板（growth plate），小儿特有的生长板由软骨细胞组成，故具有橡胶样韧性，也有减震的作用，保护关节面避免遭受像成人常见的严重粉碎性骨折。然而生长板在强度方面比韧带弱，所以小儿骨骺分离多见，而韧带损伤断裂极为少见，因此做任何小儿韧带损伤的诊断应慎重。小儿竹节状骨折（翘棱骨折）和骨骺分离相当于成人的韧带损伤。

通过骺板的软骨细胞增殖与成骨活动产生垂直骺板增长能力称骺板的生长潜力，故将骺板称生长板。这种潜力在同一骨和各骨之间均有恒定的比例，使骨骼发育得以相称的进行。一般而言，骨骺骨化中心出现越早，其骺板的生长潜力就越大。经研究，在上肢、肩和腕部生长潜力大于肘部；在下肢则膝部生长潜力大于踝部，髋部则最小。由于骺板具有生长潜力，故在损伤后可能引起生长障碍或者紊乱——过度生长、生长迟缓、生长停止和不对称生长。幸好临床所见多为轻度生长紊乱，而严重生长障碍较少见。骺板部分损伤会造成该区骨骺早闭或周边性骨骺间的骨桥形成，引起进行性成角畸形。

Bright 和 Elmore 发现生长板对牵引力的抗力最强，对扭转力的抗力最弱。另外还发现生长板本身能移位 0.5mm。

二、肥厚的骨膜

小儿骨膜不像成人那样菲薄，不但肥厚而且还具有很大的强度，因此除有更积极的生骨能力外，在骨折后常常在一侧骨膜完整未断形成一铰链。若合理应用三点矫形原理，则骨膜铰链会迫使骨折达到满意复位，否则会成为复位的障碍。在幼儿由于骨膜肥厚坚强，外伤常常发生竹节状骨折或"蹒跚骨折"，骨膜完整，因此临床症状不明显，屡屡发生误诊或漏诊。

三、骨骼有巨大的可塑性能

小儿骨骼无机盐比成人少，并且有较多的骨孔和哈佛管，多孔骨结构在小儿骨折中可以说明三大生物力学的不同：①在骨折发生前有很大的可塑性，即柔软易弯曲；②可缓解应力的集中，减少骨折的发生；③小儿骨能在张力和压力作用下均可发生骨折，而成人只能在张力作用下发生骨折。所以骨发生弯曲而不引起骨折，发生骨折时也常常是柳枝骨折和翘棱骨折。上述的骨发生弯曲这就是小儿骨折中特有的一型，即弯曲型骨折，从临床检查发现患肢成角、弯曲，然而 X 线片只见有弯曲而无骨折线，如有些孟氏骨折，只有尺骨弯曲和桡骨头脱位；又如胫骨骨折，腓骨只见弯曲。更特殊的是弯曲局部不产生骨痂，该弯曲畸形不易自行矫正。

四、在生长发育中矫形能力强

小儿骨骺生长过程中对骨折造成的畸形有较强的矫正能力，有时甚至非常严重的成角畸形和一定的短缩畸形，也能在数月至数年中矫正。这种能力在骨干骨折中更为明显，年龄越小矫正能力也越强。因此新生儿产伤股骨干骨折发生近80°成角畸形或者短缩畸形为股骨全长的1/2左右，均能矫正到接近正常。这种矫正能力在10岁以内者几乎是大儿童的3倍。这种情况在成人骨折中根本不会发生，假若不了解此种特性而处理小儿骨折，常常发生不必要的切开复位或多次手法暴力整复。作者经常收治一些由于按成人治疗原则处理后造成许多并发症的患儿，如感染、不愈合、骨骺损伤和神经血管损伤等。另一原因是不明白小儿骨科特点的年轻医生和家属一味追求解剖对位，其中大部分患儿遭受了不必要的手术，而少数患儿反而造成严重后果甚至是终身残疾。作者特别强调：因为小儿有很强的塑形能力，所以在小儿骨折中除少数情况外非手术治疗可获得满意结果，这一点是国内外小儿矫形外科学者的共识。

五、骨折愈合快

小儿骨折愈合过程相当快，例如股骨干骨折，新生儿只需3周，而成人则需20周左右，又如肱骨髁上骨折，儿童一般需要2周即可达到初步愈合，因为小儿骨膜有很强的成骨能力，骨痂生长多且快。

小儿骨折不愈合者极少，甚至有作者认为，骨折不愈合不是小儿骨折的并发症，若发生骨折不愈合多系严重的复杂创伤，如车祸造成严重软组织损伤与骨缺损和合并感染，或切开复位内固定不当所致，而且多发生在大年龄儿童。在一般情况下不愈合多因骨折间隙嵌入软组织或移位的关节内骨折被关节浸泡而发生。有作者报道30例小儿骨折不愈合中，以下肢最多为20例，其中胫骨15例。关于不愈合因素的统计中软组织缺损和感染占77%（表14-1-1、2）。

表 14-1-1 骨折不愈合部位分布（小儿）

部位	例数
胫骨	15
股骨	5
尺骨	4
肱骨	3
桡骨	2
腓骨	1

表 14-1-2 骨折不愈合因素（小儿）

因素	例数
软组织缺损	17
感染	13
切开复位内固定不当	6
手术操作失误	3
复合因素	17

六、关节僵直少见

一个未损伤的正常肘关节固定6周是不会发生僵直的。然而一个受伤的肘关节则十分不同，可能发生僵直。不管X线表现如何，固定时间不应超过3周。因为少数病例也会发生此并发症。

七、小儿骨折分型

见表 14-1-2

（一）弯曲型

该型骨折是小儿特有的，虽少见，但与其他骨折完全不同。X线可见无任何骨折线和成角畸形，只有弯曲。最大特征是始终无骨痂生成，而且畸形呈永久性，无塑形倾向，多见于尺骨和腓骨。

（二）竹节型

也称压力型或翘棱型骨折。该型骨折亦是小儿特有的，一般发生在长骨的干骺端，该处骨的多孔性变化最明显，骨质也因此有较好的韧性但不太坚强。当垂直外力传达到干骺端的压力超过承受能力时即产生此型骨折，好似压缩骨折。此型骨膜完整无损，故局部肿胀不明显；而触痛和患儿不敢负重或不敢持物是主要临床症状，X线检查则清楚可见典型竹节状改变。该型极易漏诊，应仔细检查。

（三）柳枝型

是小儿多见的骨折类型，也是多数医生熟知的一型。该型骨折是由于传达暴力超过了骨的可塑性变形限度而发生骨折。张力一边发生骨折，压力一边发生弯曲就形成典型的柳枝型骨折。最重要的特点是手法整复时必须矫正，否则不能维持满意的复位，因为它会反弹。

（四）完全型

暴力较大时发生与成人相同的骨折，骨质完全断裂，同样有移位和成角，其特性与成人型一样，如横断、斜形或粉碎形骨折等。

八、骨骺损伤

骨骺损伤是小儿和青少年特有的损伤，比较多见。

骨骺损伤分型：分型较多，现仅介绍多数学者所接受的3种分型。

1. Salter-Harris 分型

第一型（Ⅰ型）：骨骺分离。分离一般发生在生长板的肥大层，故软骨的生长带留在骨骺一侧，所以多不引起生长障碍。婴幼儿骺板软骨层较宽，容易发生骨骺分离，据统计，占骨骺损伤的15.9%，惟一的X线征象是骨化中心移位，若无移位，X线检查看不到阳性表现，容易误诊。该型复位容易，预后良好。而股骨头骨骺分离由于骺动脉多被破坏，预后不佳。该型也可见于坏血病、佝偻病、骨髓炎和内分泌疾病所致的病理性损伤。

第二型（Ⅱ型）：骨骺分离伴干骺端骨折。该型损伤最多见，占骨骺损伤的48.2%。好发部位在桡骨远端，肱骨近端及胫骨远端。多发生在10~16岁的儿童。骨折线通过肥大层并累及干骺端的一部分，骨折片呈三角形。在骨折端成角之凸侧有骨膜撕裂，而凹侧骨骨膜完整，复位容易，预后良好。

第三型（Ⅲ型）：骨骺骨折。属于关节内骨折，骨折线从关节面开始穿过骨骺，再平行横越部分骺板的肥大层。该型占骨骺损伤的4%。多发生于胫骨远端内侧或外侧和肱骨远端外侧。无移位关节面平整者预后良好，有移位者需切开复位内固定，一般移位越过2mm者即是切开复位的适应证。

第四型（Ⅳ型）：骨骺和干骺端骨折。该型也较多见，仅次于第二型，占30.2%。骨折线呈斜形贯穿关节面骨骺、骺板及干骺端。由于骨折通过生长板全层，所以容易引起生长发育障碍，也由于通过关节面故容易产生关节畸形和关节僵硬，多见者为鱼尾状畸形，有时也发生不愈合。此型多见于10岁以下小儿的肱骨外髁及年龄较大儿童的胫骨远端。此型必须切开复位及内固定，保证关节面平滑，骨折间歇的紧密闭合防止不愈合，生长板的"细胞对细胞"同位愈合以保证生长不发生紊乱，该型有3个亚型不被人们注意，各有其特点，A型：骨折线通过骨性骨骺，达不到准确对位，骨桥生成的危险很大，容易造成生长障碍。B型：骨折线通过软骨骨骺，骨桥不容易生成。C型：阶梯式骨折线，与salterⅢ型相似，可允许稳定的闭合复位。

第五型（Ⅴ型）：骺板挤压性损伤。少见，只占骨骺损伤的1%。由于严重暴力造成，相当于骺板软骨的压缩骨折。有学者指出此型损伤只发生一个方向活动的关节，如膝关节和踝关节。由于软骨细胞严重损伤破坏或来自骺营养血管广泛损伤，导致骺板早闭和生长停止。逐渐出现骨骼变形和关节畸形。但早期X线表现常常为阴性结果，多在晚期发生生长障碍时才能作出诊断。

2．Andrew 分型

第一型：骨骺分离，相当于 Salter-Harris 分型Ⅰ和Ⅱ型。

第二型：骨骺骨折，相当于 Salter-Harris 分型Ⅲ和Ⅳ型。

第三型：骺板挤压损伤，相当于 Salter-Harris 分型Ⅴ型。

3．Poland 分型

第一型：单纯和完全分离。

第二型：合并骨骺骨折的部分分离。

第三型：合并骨骺骨折的部分分离。

第四型：合并骨骺骨折的完全分离。

九、骨骺损伤后遗症

骨骺板静止层（生发层）损伤（如外伤、炎症和放射等）后容易形成部分性骨桥，即部分性骨骺早闭，也就是骨骺与干骺板软骨由骨组织代替，称为骨桥。由此产生生长障碍的严重后果。骨桥所在部位和范围不同后果也不同。当骨桥位于中央，范围不大，骨桥的牵制力小，未超过周围正常软骨对称性生长潜力时，可使骨桥被拉长变细和拉断，而又愈合又形成骨桥，就这样一次又一次地反复进行，但对生长影响极小。中央型骨桥范围较广，牵制力超过生长板的生长潜力时，则出现中央部位生长停止，形成鱼尾状畸形。当骨桥位于周围的一部分时，则出现进行性外翻或内翻畸形。范围遍及整个骺板时则出现骨骺早闭，生长完全停止，必然引起肢体短缩。

骨骺板生长潜力的测量结果表明，3kg或生长板横断面15g/mm²牵制力就可以限制胫骨近端骨骺的生长，即每一软骨细胞柱15mg的牵制力可产生以上情况。动物实验得出类似结果，在小牛胫骨近端加以 31kg/cm² 的力，可产生抑制生长的作用。

引起骨短缩畸形时多以骨延长术或健侧骨短缩术或者骨骺阻滞术等进行治疗，常常以多次截骨术矫正畸形。Langenskiold（1967）首先报道胫骨远端骨桥切除后，在空腔填充游离脂肪组织可矫正畸形，以后又有残腔填充骨蜡、软骨、塑料等材料的报告，这些已成为治疗部分骨骺早闭的有效措施。

十、软骨膜环损伤

软骨膜环是骨膜的延续部分，包绕着生长板，而且可调节骨的直径。该部位的损伤只见于小儿。虽然该损伤少见，一旦发生则能产生特殊的后果。软骨膜环一端掀起翻转位者，将产生创伤性外生骨疣，在临床和实验中均获得同样结果。若软骨膜环损伤消失者（常由于摩擦腐蚀损伤所致）可以跨越骺板形成骨骺与干骺端的骨桥，这可能产生进行性成角畸形。在临床最多是由草坪除草器削刮伤及内踝，另外在外科手术时也可由外侧副韧带将股骨外髁远端软骨膜环掀起，若不准确复位有产生骨桥的危险。早期诊断较为困难，一般在晚期才出现以上改变。不了解这种小儿特殊损伤，在晚期出现骨疣或骨桥仍不能解释发病的真正原因。

十一、骨折诊断注意点

在小儿骨折领域里，诊断是非常重要的，任何诊断错误将导致因治疗不当而产生不良后果，有时是严重的结果。切不可以成人的诊断和治疗原则对待小儿。

（一）认真阅读 X 线片避免误诊

明显的 X 线发现，容易遗漏或忽略细微的骨折或脱位（邻近的）如孟氏骨折在 X 线片上常常因只看到尺骨骨折而遗漏了桡骨头脱位，晚期才发现脱位，但为时已晚，只能手术复位。所以凡发现尺骨骨折，尤其中上1/3骨折并有成角畸形或重叠移位，必须明确有无桡骨头脱位。首先要有一个包括肘关节的标准 X 线片，然后判断桡骨头与肱骨小头的关系是否正常，不论任何位置投照，桡骨干纵轴中心线向上延长必然通过肱骨小头中心点，此为正常，否则为肱桡关节脱位。

（二）没有移位的骨骺分离（Salter-Harris Ⅰ型）

是常见的损伤，然而 X 线片不显示任何阳性征象，而在生长板部位的触痛是惟一的诊断依据。虽然在压迫分离照相可显示骨骺分离的存在，但在临床上多不必要。只有在大年龄儿童膝关节周围的骨骺分离时，才有必要行此特殊"压迫分离照相"，以鉴别侧副韧带是否断裂，因为后者需进行手术修补，没有移位的骨骺分离在腓骨远端较多见。

（三）小儿弯曲型和竹节型骨折的诊断

这两型骨折骨膜完整、畸形轻微、肿胀不明显，此种骨折多系婴幼儿，容易发生漏诊。所以遇到婴幼儿不管有无明确的外伤史，临床表现患儿不敢站立着地或不敢持物，医生应仔细耐心检查，寻找肢体某部位固定不变的压痛点，若存在上述压痛点，很可能局部有骨折，应进行 X 线检查，会发现有竹节状骨折或裂纹骨折等。因此可以说，在骨折误诊中婴幼儿占绝对多数。除仔细检查外，应同时进行 X 线检查，这是非常必要的。

（四）早期应力性骨折

早期应力性骨折在诊断上有一定的困难，因此当临床表现有疼痛和跛行等症状时，骨扫描常可显示骨疏松区（骨吸收增加），后期可见明显的骨痂，仍然看不见骨折线者，必须与某些新生物做鉴别。遇此情况应进行断层照相，可显示骨折线，有可能避免不必要的活体组织检查。

十二、小儿骨折诊断常因骨骺而发生错误

小儿骨骺骨化中心出现和闭合年龄不相同，因此应熟悉它，否则容易发生错误。例如：肱骨远端全骨骺分离，在生后10个月前X线表现为肘关节脱位；6～7岁前只见肱骨小头和尺桡骨一起移位，因肱桡关节始终维持正常关系，可与肱骨小头骨骺分离相鉴别；当在11～12岁以后则显示肱骨小头和滑车骨骺与尺桡骨一起移位。除骨化中心出现的年龄对诊断有重要价值外，在不同年龄则骨化中心的大小、形态和位置对诊断也有很大帮助。所以只有平时多观察正常骨骺的大小、形态和位置，才能在发生骨折和骺分离时，对它们的异常作出正确判断。

骨骺尚未全部骨化的婴儿，发生无移位的骨骺分离（Salter-Harris I 型），只能通过生长板水平环形触痛作出诊断，如发生在肘关节诊断就更加困难，肱骨远端全骨骺分离在X线片显示肱骨干和尺桡骨干的正常关系发生改变即移位，所以误诊为肘关节脱位。可以用以下方法进行鉴别：①肘关节脱位在学龄前儿童极少见，小婴儿更为罕见，而骨骺分离相对多见。②凡有上述X线表现者可按肱骨髁上骨折（与肱骨远端全骨骺分离治疗相同）进行复位，复位成功后，X线可恢复正常，当伸直肘关节时，则复位前的"脱位"像立刻重新出现，这与肱骨髁上骨折相似。然而肘关节脱位一旦复位，则比较稳定，不易再脱位。③伤后2周X线可见到骨痂，又因多系尺偏型骨折，所以在尺侧出现骨痂，日后多遗留肘内翻，但肘关节脱位一般无骨痂生成。

又如股骨远端骨骺分离，在新生儿期可见骨化核（生后即存在），但较小。理应不该有诊断方面的问题，发生该损伤时，由于缺乏经验的医生不熟悉股骨远端骨骺的正确位置，发生诊断方面的困难。正确的X线正位观，骨骺小且在宽的干骺端的正中位置；侧位像，有30°后倾。若以上正常关系发生改变，因考虑该损伤。

（一）正确辨认骺板非常重要

把骺板（或骺线）当作骨折线这是经常发生的错误，尤其在肱骨近端和尺骨近端。原因在于对生长板的存在、形态及何时出现不了解，如肱骨近端有3个骨化中心：第一个是肱骨头骨骺，在生后4～6个月显影；另一个是肱骨大结节，在3岁左右显影；最后一个是小结节骨骺，在5岁左右显影，直到7岁三者合并成一个骨化中心，生长板向下凹陷，因此拍照位置稍有不正（骨骺偏离骺板中心，会出现两条线，经验缺乏者会把下线当作骨折线。鉴别的方法是两骺板线在内外骨皮质处是相连的，线是光滑的，不像骨折那样呈锯齿状。临床检查局部无压痛和肿胀）。又例如尺骨鹰嘴骨骺有时骨化不规则，甚至连续性中断成为几个骨化核，也误诊为骨折，区别要点骺线光滑，周围软组织无肿胀和局部压痛。

（二）完整的病史可帮助作出正确诊断

常有些病史不完整或不可靠而发生诊断错误。如肘部骨折误诊为桡骨头半脱位，进行按摩复位，不但无效，症状反而加重，若有完整的病史即可鉴别。桡骨头半脱位多在5岁前因牵拉手腕所致，而骨折多为摔倒所致。又如有些医生在陈旧性孟氏骨折进行切开复位时才发现患者是先天性桡骨头脱位而无法复位。发生错误的最初原因也是询问病史不详细、不确切。这些病例无外伤史或者只有轻微外伤，数日即愈，而不像孟氏骨折需2～3个月方能恢

复正常。另外X线表现桡骨头骨骺呈圆形向上隆凸,然而正常表现是骨骺呈盘状,向下有凹陷。有些病例对侧也存在桡骨小头脱位,可进一步证明是先天性。

(三) 关节造影可协助诊断

如肘关节发生病变而临床及X线片仍不能确诊时,可以进行造影。因骨骺尚未完全骨化而发生骨骺分离者,如12岁内的滑车骨骺分离,1岁以内肱骨远端全骨骺分离等诊断多有困难,可借助关节造影获得明确诊断。

一般采用50%泛影酸钠在肘后三头肌腱外侧注入关节,先将关节积血抽尽,然后注射1~4ml,立即摄片,勿超过15min,防止因吸收而显影不清晰。造影术后1h会完全被吸收。

(四) 患儿哭闹烦躁可能预示在治疗过程中出现问题

当骨折复位、固定或牵引后,疼痛应明显减轻或安睡。若此时患儿表现反常,哭闹不安,表现极不合作,如果医生没有经验,往往作出"娇惯任性"似乎合理的解释而不作认真检查。此时可能是治疗过程中发生了并发症,或者由于治疗不当如石膏、胶布或绷带过紧,或者粗暴复位等造成神经挤压或发生肌间隔综合征,需要紧急处理,否则会出现严重的后果,甚至致残。

十三、切开复位适应证

小儿骨折由于上述特点,多数骨折采用保守治疗可取得满意的效果,不必像成人那样行切开复位,尤其是管状骨骨折多不需要手术复位。笔者经常接受一些因切开复位造成骨骺损伤、感染,甚至因复杂手术使病情恶化或抢救,应该牢记"治疗的对象是病儿而不是X线片",这句话更适合小儿骨折的治疗。因此掌握小儿骨切开复位的适应证是很重要的。以下骨折可考虑切开复位。

(一) 多数关节内骨折

关节内骨折治疗原则与成人相似,要求解剖学对位,使关节面光滑完整,力求达到关节功能的恢复,尤其小儿更需要功能完好的关节。另外,在小儿有相当大的一部分关节内骨折是骺板损伤中的Salter-Harris第Ⅲ型和Ⅳ型,若复位不满意,不但丧失关节活动功能,而且还可能引起生长发育障碍和紊乱,继而发生肢体畸形,如肢体短缩、膝内翻或膝外翻,肘内翻或肘外翻等关节畸形,上述损伤所致畸形呈进行性,直至16~18岁才能停止。所以必须手术复位,精确对位。如肘关节内骨折,只要移位超过2mm即为切开复位的适应证,而且应急诊进行手术,克氏针交叉固定。凡伤后超过2~3周,再手术复位,不但不能达到良好对位而且有可能造成生长紊乱,因为骺板软骨在10天内即愈合,超过10天手术剥离愈合的软骨时会损伤骺板生发层。

(二) 部分牵拉性骨骺损伤

如肱骨内上髁骨骺分离、肱骨外上髁骨骺分离等,伤后X线诊断有时发生困难,或认为骨块小不影响肘关节活动,往往不被重视。但内上髁是前臂屈肌总腱的起点,外上髁是前臂伸肌总腱的起点,翻转移位,则不能使正常骨骺闭合,即不能与肱骨主干融合在一起,两者之间为纤维性连接,必然使手和腕的伸屈力量减弱,虽然在一般情况下无明显异常,但在屈腕提重物等动作时会发生突然酸痛或无力,故笔者强调应切开复位。

(三) 多发骨折或合并其他脏器损伤

因骨折部位多,易发生治疗和护理矛盾和困难,可选择一处或两处行切开复位,以解决矛盾和困难。如股骨干骨折合并胫骨上端骨折及踝部损伤，因无法牵引可行股骨干切开复位。又如胫腓骨髁斜形骨折合并跟骨骨折，因跟骨无法牵引可行胫骨切开复位。又如长管状骨骨折合并胸腹脏器损伤时就容易些。

（四）去大脑僵直

去大脑僵直有严重痉挛的患儿，保守治疗如牵引、石膏或小夹板固定均有困难，可考虑行切开复位内固定，然后再施以石膏外固定，可得到较满意的治疗效果。

（五）合并神经血管损伤的骨折

合并神经血管损伤的骨折，尤其开放性骨折，应以探查血管神经为主，进行必要的吻合术或移植术，然后在条件具备时行骨折内固定。

（六）某些手法复位失败者

如孟氏骨折、前臂双骨折，闭合复位失败，估计可能严重影响旋转功能，需切开复位。

（七）骨软骨骨折

多见于膝和踝关节，若有严重移位会严重影响关节功能者，应切开复位或切除骨块，以求早期活动和有利关节面修复。

（戴祥麒）